中华名医传世经典名著大系

陆士谔传世名著

陆士谔◎著

潘华信　点校

天津出版传媒集团

天津科学技术出版社

图书在版编目（CIP）数据

陆士谔传世名著 / 陆士谔著 ；潘华信点校. -- 天津 ：天津科学技术出版社，2020.1

ISBN 978-7-5576-7221-8

Ⅰ.①陆… Ⅱ.①陆… ②潘… Ⅲ. ①中医临床-经验-中国-近代 Ⅳ. ①R249.52

中国版本图书馆CIP数据核字(2019)第254600号

陆士谔传世名著

LUSHIE CHUANSHIMINGZHU

责任编辑：梁　旭 曹　阳

责任印制：兰　毅

出　　版：天津出版传媒集团
　　　　　天津科学技术出版社

地　　址：天津市西康路 35 号

邮　　编：300051

电　　话：（022）23332393（发行科）23332369（编辑部）

网　　址：www.tjkjcbs.com.cn

发　　行：新华书店经销

印　　刷：天津兴湘印务有限公司

开本 710×1000　1/16　印张 46.75　字数 801 000

2020年1月第1版第1次印刷

定价：238.00 元

目 录

分类王孟英医案

医学南针

第一编 脏腑南针

全体总论

一、头面之部

人头为诸阳之会，诸阴脉皆至颈胸中而还，独诸阳脉皆上至头耳。脑为髓海，其部位在头之最高部，以其为用，存而不泻也，故与髓、骨、脉、胆、女子胞同名为奇恒之府，考脑髓之生也。由于肾系贯脊，通于脊髓，肾精足，则人脊化髓，上循入脑而为脑髓，精气之所会，故称之为髓之海，髓足则精气能供五藏六府之驱使，知觉运动，无不爽健，盖各藏能使髓，非髓能使各藏也，故头肥脑满者，人必聪慧而强健。因房劳而病者，必觉头脑空晕，后脑隶于督脉，督脉主乎肾，肾为作强之官，故后脑关于运动者为多；前脑隶于任脉，任脉合乎心，心为君主之官，故前脑关于知觉者为多。自印堂至额颅，上颠顶，从脑下项，皆足太阳经脉之部也。两颧属肾，《刺热论》云：色荣颧骨，其热内连肾也。两目为肝之窍，而五藏精华，皆注于目，故瞳神属肾，黑眼属肝，白眼属肺，内外眦肉属心，眼包属脾，而两目之所以关系于五藏者，则以太阳脉终目内眦，少阳脉终目外眦，阳明脉绕眼，终目下承泪穴，厥阴脉人脑而交于目系，肾之督脉，人脑通于目系，手少阴心之脉，其支者，上挟咽，系目系，且经曰，裹结筋骨气血之精，而与脉并为系，上属于脑，后出于项中，故其关系之巨如此。鼻为肺窍，而位居中央，又属乎脾，鼻内口鼻交通之处，则为颃颡，气从此分出于口为唾，分出于鼻为涕，故经曰，颃颡者，分气之所泄也。口为脾窍，内外唇肉，脾所主也，舌为心苗，齿为骨余，而齿龈则为牙床，又属乎胃，舌之下，腮之内，为廉泉玉英，乃水液之上源也。耳为肾窍，两少阴同气，故心亦开窍乎耳。胃足阳明之脉，起于鼻交颇中，循鼻外人齿中，挟口环唇，胆足少阳之脉，起于目锐眦，上抵头角，循耳后，入耳中，出走耳前，此头面之部位，各有所属也。

二、胸腹之部

头面之下，前有咽喉，后有颈项，咽喉二窍，同出一脘，异途施化，喉窍俗名气管，咽窍俗名食管。咽系柔空，下接于胃，为饮食之路，水谷同下，并归胃中，乃粮运之关津，以司六府之出纳者也；喉则下接于肺，主气之呼吸，肺为华盖，以覆诸藏，司呼吸出入，为人身之管龠也。咽喉之中，则为颃颡，颃颡之上，则为舌本，舌本居下腭之尽处，而上腭之尽处，则为小舌，所谓会厌也。太阴脾脉络舌本，少阴肾脉络舌本，阳明胃脉络舌本，咽喉之外，则有动脉居乎两旁，所谓人迎之脉，乃胃足阳明之脉也。人迎之下，锁骨空处，则为缺盆，肺所主也，肺覆而盂，前两叶包心，在后有峡及肺根，所谓根者，即气管也，肺有肺衣薄而通明，包肺四面，肺叶中藏有气管，气管之末为气泡，其能呼吸者，衣与泡之功用也。肺恶寒，形寒饮冷则伤肺者，以寒乃水之气，水入肺中，碍其呼吸也，火克金，热伤肺者，以肺衣与气泡，体极柔薄，不耐酷热也。阳明经脉，行身之前，自面部而至胸膈，皆阳明经脉所主也。缺盆之下，两乳之上，谓之膺中，膺中之中，谓之上膈，即上焦也。经云：上焦开发，宣五谷味，熏肤充身泽毛，若雾露之溉也。上膈而下，谓之膈中，即胸膈也，胸膈之间，谓之膻中，膻中即心包络也，包代心宣化，为臣使之官，主血主脉，横通四布，盖心包象为仰盂，为心之外卫，凡脾、胃、肝、胆、两肾、膀胱，各有一系，系于包络之旁，以通于心，此下有膈膜遮蔽浊气，使不得上薰心肺也。包络之内，即是心，心之形圆，上阔而下尖，周围夹膜，即是包络，其上有肺罩之，空悬胸中，其下有膈膜遮截，此膈名膻，故经称包络为膻中也，心乃火藏，得肾水之济，则光明朗润，能烛照一切，故为君主之官，而神明出焉。包络之下，即有胃络两络而相通横布于经络之间，总之肺为五藏之长，心为百体之君。唐容川曰：由肾系下生连网油膜，是为下焦，中生板油，是为中焦，上生膈膜，是为上焦，则心肺在乎上焦之部也，膈膜之下，谓之中焦，胃有三脘，上焦之部，即上脘也，中焦之部，即中脘也，下焦之部，即下脘也。自咽至胃，长一尺六寸，通谓之咽门，咽门下是膈膜，膈膜之下为胃，胃为仓廪之官专主纳谷，其上口曰贲门，与咽门相接，下口曰幽门，与小肠相接，后面与肝膜相连，前面与膈膜相连，下与脾相曲抱，脾主化谷，胃之纳，全赖脾之化也，胃为阳，脾为阴，纳谷少者，胃阳虚，纳谷多而不化者，脾阴虚，盖胃体阳而用阴，脾体阴而用阳，一燥一湿，正互为工用也。头面之下，后有颈项，项之中央，名为风府，项之两旁，名为风池，项下高耸大椎，乃脊骨之第一椎，自脊骨而下．至七节之两旁，名为膈俞。经云：七节之旁，中有小心，以明膈俞之穴，乃心气之游行出入，而太阳经脉行身之背，此胸背之部位，各有所属也。胸膈之下腹也，胸膈下侧胁也，前胸后背，而胁则居胸背之间，行身之侧，胁之上为腋，胁之下为季胁，太阳行身之背而主开，阳明行身之前而主阖，少阳行身之侧而主枢，舍开则不能阖，舍阖则不能开，舍枢则不能开阖，是枢者乃开阖之关键也。大腹名为坤土，坤土太阴之脾土也，大腹之上，下脘之间，名为中土，中土，阳明胃土也，大肠名回肠，盘旋于腹之左右，小肠居大肠之前，脐乃小肠之总结，而贴脐左右，乃冲脉所出。经云：冲脉出于脐左右之动脉者是也。脐之下则为小腹，小腹两旁，名为少腹，小腹者，少阴水藏膀胱水府之所属也。少腹者，厥阴肝藏胞中血海之所居也。血海居膀胱之外，名曰胞中，膀胱居血海之内，故曰膀胱者，胞之室也。从小腹而入前阴，乃少阴、太阴、阳明三经之属。经云：肾开窍于二阴，是前阴者属少阴也。经云：前阴者宗筋之所聚，太阴阳明之所合也；又阳明主润宗筋，是前阴又属太阴阳明也。阴囊卵核，乃厥阴肝经之所属。故经云：厥阴病则舌卷囊缩，舌卷手厥阴，囊缩足厥阴也。又云：厥阴气绝，则卵上缩而终，此胁腹之部位，各有所属也。

三、四肢之部

两手两足曰四肢，两手之上，则有肘腋，两足之上，则有腘髀，两肘两腋两腘两髀，名曰八谿。从臂至手，乃手太阴肺金所出，而兼手少阴厥阴，此手之三阴，从胸走手也；从足至股，乃足太阴脾经所出，而兼足少阴厥阴，此足之三阴，从足走腹也。夫手足三阴三阳，十二经脉交相通贯行于周身，手之三阴，从胸走手，手之三阳，从手走头，是手三阴三阳而

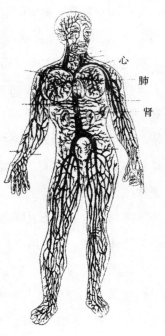

心
肺
肾

全体之图

循行于手臂矣；足之三阳，从头走足，足之三阴，从足走腹，是足三阴三阳而循行于足股也。此手足之部位，各有所属也。

全体总论，义则宗《灵》《素》两经，文则取高士宗、陈修园、唐容川三家之精髓而贯通之。字句虽间有增损，要不背乎本旨，士谔识。

一、心说

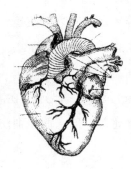

心图

南方生热，热生火，火生苦，苦生心，心者君主之官，神明出焉。诸血皆属于心，心藏神，心开窍于耳，心之合脉也，其荣色也，其主肾也，心合小肠，小肠者受盛之府。心在体为脉，在色为赤，在音为徵，在声为笑，在变动为忧，在窍为舌，在味为苦，在志为喜，其液为汗，其荣为色，其臭为焦。心恶热，忧愁思虑则伤心。

二、肝说

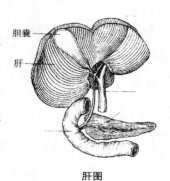

胆囊

肝

肝图

东方生风，风生木，木生酸，酸生肝，肝者将军之官，谋虑出焉。诸筋皆属于肝，肝藏魂，肝开窍于目，肝之合筋也，其荣爪也。其主肺也，肝合胆，胆者中精之府。肝在体为筋，在色为苍，在音为角，在声为呼，在变动为握，在窍为目，在味为酸，其液为泪，其华在爪，其臭为臊。肝恶风，悲怒气逆则伤肝。唐容川曰：肝之阳藏于阴，故主谋；胆之阳出于阴故主断，肝盖体阴而用阳也。

三、脾说

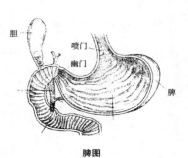

胆

喷门

幽门

脾

脾图

中央生湿，湿生土，土生甘，甘生脾，脾者谏议之官，知周出焉。肌肉皆属于脾，脾藏意，脾开窍于口，脾之合肉也，其荣唇也。其主肝也，脾合胃，胃者五谷之府。脾在体为肉，在色为黄，在音为宫，在声为歌，在窍为口，在味为甘，在志为思．在液为涎，其荣为唇，其臭为香。脾恶湿，饮食劳倦则伤脾。

四、肺说

西方生燥，燥生金，金生辛，辛生肺，肺者相傅之官，治节出焉。诸气皆属于肺，肺藏魄，肺开窍于鼻，肺之合皮也，其荣毛也。其主心也，肺合大肠，大肠者传导之府。肺在体为皮毛，在色为白，在音为商，在声为哭，在变动为颏，其窍为鼻，在味为辛，在志为忧，在液为涕，其荣为毛，其臭为腥。肺恶寒，形寒饮冷则伤肺。

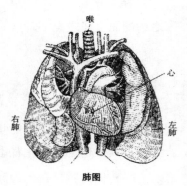

肺图

五、肾说

北方生寒，寒生水，水生咸，咸生肾，肾者作强之官，伎巧出焉。诸骨皆属于肾，肾藏志，肾开窍于耳，又开窍于二阴，肾之合骨也，其荣发也。其主脾也，肾合膀胱，膀胱者津液之府。肾在体为骨，在色为黑，在音为羽，在声为呻，在变动为傈，在窍为耳，在味为咸，在志为恐，在液为唾，其荣为发，其臭为腐。肾恶燥，久坐湿地，强力入房则伤肾。

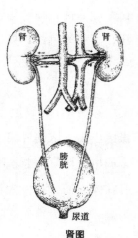

肾图

六、心包络说（图见心图）

膻中者，臣使之官，喜乐出焉，心主之宫城也。陈修园曰：手厥阴之脉，出属心包，手三阳之脉，散络心包，是手与心主合，故心包络称手心主，五藏加此一藏，实六藏也。唐容川曰：膻即胸前膈膜，周回连著肋脊，以遮浊气，膈膜名膻，而居膻之中者，则是心包络，相心布令，居于膻膈之中，故名膻中，属相火，又主血，以血济火，则和而不烈，故主喜乐。心忧者，包络之火不宣也；心过喜者，包络之火太盛也。

七、胆说（图见肝图）

胆者，中正之官，决断出焉，十一藏皆取决于胆，中精之府也，存而不泻，与脑、髓、骨、脉、女子胞同为奇恒之府。唐容川曰：胆汁多者，其人不惧，胆火旺者，其人不惧，太过者不得乎中，则失其正，是以敢为横暴，不及者，每存惧怯，亦不得乎中正也。胆气不刚不柔，则得成为中正之官，而临事自有决断。

八、胃说

胃者，仓廪之官，五味出焉，泻而不存，与大肠、小肠、三焦、膀胱同为传化之府，职司输泻，名曰太仓，称为水谷之海，盖十一藏皆赖以滋养者也。胃有五窍，号曰闾门。唐容川曰：上窍主纳水谷者也；下窍入小肠，主化谷之糟粕也；旁窍入三焦膜油之中，主行水之余沥也；中通于脾为一窍，所以化水谷者也；上输于脯为一窍，所以布精汁者也，故云胃五窍者闾门也。胃体阳而用阴，故香岩治胃，每顾胃阴，治久病首顾胃气也。

九、大肠小肠说

大肠者传导之官，变化出焉。小肠者，受盛之官，化物出焉。大肠属金，为肺之府，小肠属火，为心之府。唐容川曰：小肠上接于胃，凡胃所纳之物，皆受盛于小肠之中，小肠通体皆是油膜相连，其油膜中皆有微丝血管与小肠通，胆之苦汁，从微丝血管，注入肠中，以化食物，脾之甜汁，亦注入小肠化物，而物所化之精汁，即从膜中出小肠而达各藏，故曰化物出焉。小肠与心相通之路，则从油膜中之丝管，上膈达包络以

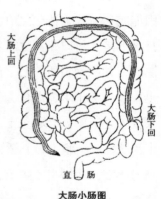

大肠小肠图

达于心也。食物在小肠，化为液，出于连网，遂上奉心而生血。心遗热于小肠，则化物不出，为痢为淋，脾阴不足，则中焦不能受盛，膈食便结，三焦相火不足，不能薰化水谷，则为溏泻。小肠中物，精汁尽化，则变为糟粕而出，其所以能出之故，则赖大肠为之传导，而大肠所以能传导者，以其为肺之府，肺气下达故也，是以理大便，必须调肺气。

十、三焦说

三焦者，决渎之官，水道出焉，传化之府也。唐容川曰：焦古作瞧，即人

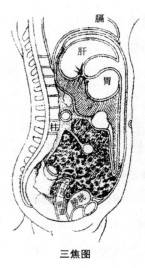

膈 肝 胃 柱

三焦图

身之膜膈，俗所谓网油，并周身之膜皆是也，网油连着膀胱，水因得从网油中渗入膀胱，即古所名三焦者决渎之官，水道出焉是矣。三焦之根出于肾中，两肾之间，有油膜一条，贯于脊骨，是为焦原，从此系发生板油，连胸前之膈，以上循胸中，人心包络，连肺系上咽，其外出为手背胸前之腠理，是为上焦，从板油连及鸡冠油，著于小肠，其外出为腰腹之腠理，是为中焦，从板油连及网油，后连大肠，前连膀胱，中为胞室，其外出为臀胫少腹之腠理，是为下焦。人饮入之水，由三焦而下膀胱，则决渎通快，如三焦不利，则水道闭，外为肿胀矣。

十一、膀胱说

膀胱者，州都之官，津液藏焉，气化则能出焉。因藏津液，故为寒水之府；因能气化，故为传化之府。唐容川曰：凡人饮食之水，无不入于膀胱，膀胱如人身之洲渚，故曰州都之官。人但知膀胱主溺，而不知水入膀胱，化气上行，则为津液，其所剩余质，乃下出而为溺，经文所谓气化则能出者，谓出津液，非出溺也。盖火交于水，即化为气，人心主火，人鼻吸入之气，乃是天阳，亦属火，凡人吸入之天阳，合心火下至胞中，则蒸动膀胱之水，化而为气，既化为气，则透出膀胱，入于胞中，上循脐旁气冲，上膈入肺，而还出于口鼻，在口舌脏腑之中，则为津液，而横出于皮毛，以薰肤润肌而为汗，所谓气则津液能出者此也，且吸从脊入，督脉主之，呼从膈出，冲任两脉主之，吸入阳也，火交于水也，呼出阴也，气仍可返为水也。火不足以蒸水，则津液不升，气不得化，水不足以济火，则津液干枯，小水不下。

死生论

儒门论死生，曰未知生，焉知死，士谔窃谓儒门重人事，固不当究心微妙，以分其政事之思，若吾医门，专以身心性命为学者也，不知其死，何能知生，故吾人当穷究死之所以，为为学之第一步，肝魂肺魄心神，吾人恃以为生者也，此三者存于吾身则生，离于吾身则死。魂升魄降，魂，阳神也，魄，阴神也，肺主气而合皮毛，气为阳，皮毛居表属阳，是肺为阳藏也，肝主血而合筋，血为阴，筋居里属阴，是肝为阴藏也。以同气相求而论，则阳宜与阳合，阴宜与阴合，魂宜藏于肺，魄宜藏于肝也。而何以魂不藏于肺而偏藏于肝，魄不藏于肝而偏藏于肺，此中妙理，吾人应深究也。吾尝潜心默索，而叹造化生机之妙，夫肺不为相传之官而出其制节乎，肺之所以得行其制节，魄之功也，魄主降，肺为魄宰而肃降有权矣；肝不为将军之官而出其谋虑乎，肝之所以得富谋虑，魂之功也，魂主升，肝为魂宰而思虑周详矣。盖一则阴济乎阳，一则阳出乎阴也，使魂不居肝而居肺，则有升无降，立见喘逆不止，魄不居肺而居肝，则有降无升，何能奉心化赤，故人之得生，全恃阴以养阳，坎离相应，心肾互交，心之神亦藉乎肾之精也。经曰：阴精所奉其人寿，阴精者，吾人生命之源也，平脉论证，可不于人之阴精眷眷顾之。

汪讱庵十二经脉歌

　　手太阴肺脉中焦起，下络大肠胃口行，上膈属肺从肺系，横从腋下臑（音柔）内萦，前干心与心包脉，下肘循臂骨上廉，遂入寸口上鱼际，大指内侧爪甲根。支络还从腕后出，接次指交阳明经。

　　手太阴肺之脉，起于中焦，还循胃口，上膈属肺系，出腋下，至肘臂，入寸口，出大指之端。

　　手阳明经大肠脉，次指内侧起商阳，循指上廉出合谷，两骨两筋中间行，循臂入肘行臑外，肩髃（音隅，肩端两骨也）前廉柱骨旁，会此下入缺盆内，络肺下膈属大肠。支从缺盆上入颈，斜贯两颊下齿当，挟口人中交左右，上挟鼻孔尽迎香。

　　手阳明大肠脉，起大指次指之

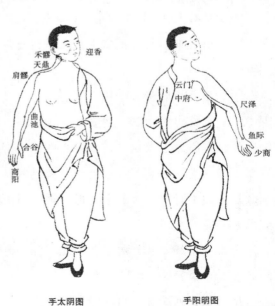

手太阴图　　　手阳明图

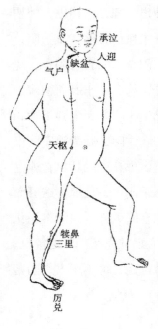

足阳明图

端，出合谷，行曲池，上肩贯颊，夹鼻孔，下齿，入络肺，下膈，属大肠。

足阳明胃鼻颊起，下循鼻外入上齿，环唇挟口交承浆，颐后大迎颊车里，耳前发际至额颅。支循喉咙缺盆入，下膈属胃络脾宫，直者下乳挟脐中；支起胃口循腹里，下行直合气街逢，遂由脾关下膝膑，循胫足跗中指通；支从中指入大指，历兑之穴经尽矣。

足阳明胃经脉，起眼下，入齿，环唇，循喉咙，下膈，属胃，络脾，下挟脐，至膝下，入足中指。

太阴脾起足大指，循指内侧白肉际，过核骨后内踝前，上腨（音善）循胫膝股里，股内前廉入腹中，属脾络胃上膈通，挟咽连舌散舌下。支者从胃注心宫。

足太阴脾之脉，起大指之端，上膝股，入腹，属脾，络胃，上挟咽，连舌本，散舌下。

手少阴心起心经，下膈直络小肠承。支者挟咽系目系，直者心系上肺膦，下腋循膈后廉出，太阴心主之后行，下肘循臂抵掌后，锐骨之端小指停。

手少阴心之脉，起于心中，出心系，下膈，络小肠，复上肺，出腋下，至肘抵掌中，入小指之内，其支者上挟咽。

手太阳经小肠脉，小指之端起少泽，循手上腕出踝中，上臂骨出肘内侧，两筋之间膈后廉，出肩解而绕肩胛，交肩之下入缺盆，直络心中循嗌咽，下膈抵胃属小肠。支从缺盆上颈颊，至目锐眦入耳中，支者别颊复上颛（音拙，目下也）抵鼻至于目内眦，络颧交足太阳接。

手太阳小肠之脉，起小指之端，循手外，上肘，绕肩，入络心下膈，抵胃入小肠。

足太阳经膀胱脉，目内眦上额交巅，支者从巅入

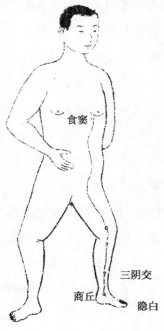

足太阴图

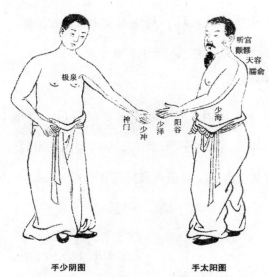

手少阴图　　手太阳图

耳角，直者从巅络脑间，还出下项循肩膊，挟脊抵腰循膂旋，络肾正属膀胱府，一支贯臀入腘传，一支从膊别贯胛，挟脊循髀合腘行，贯腨出踝循京骨，小指外侧至阴（穴）全。

足太阳膀胱之脉，起目内眦，上额交巅，下脑后，挟脊，抵腰，入络肾，下属膀胱，循髀外，下至踝，终足小指。

足肾经脉属少阴，斜从小指趋足心，出于然骨循内踝，入跟上腨腘内寻，上股后廉直贯脊，属肾下络膀胱深，直者从肾贯肝膈，入肺挟舌循喉咙，支者从肺络心上，注于胸交手厥阴。

足少阴肾之脉，起小指之下，循内踝，上股，贯脊，属肾，络膀胱，循喉咙，挟舌本。其支者出络心。

手厥阴经心主标，心包下膈络三焦，起自胸中支出胁，下腋三寸循臑迢，太阴少阴中间走，入肘下臂两筋超，行掌心从中指出，支从小指次指交。

手厥阴包络之脉，起于胸中，属心包络，下膈，历三焦，出腋入肘，抵掌中，循中指之端。

手少阳经三焦脉，起手小指次指间，循腕出臂之两骨，贯肘循臑外上肩，交出足少阳之后，入缺盆布膻中传，散络心包而下膈，循属三焦表里联，支从膻中缺盆出，上项出耳上角巅，以屈下颊而至出页，支从耳后入耳缘，出走耳前交两颊，至目锐眦胆经连。

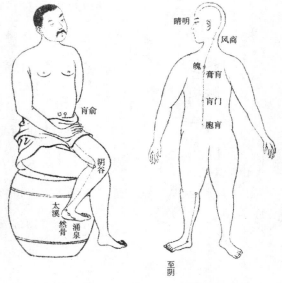

足少阴图　　足太阳图

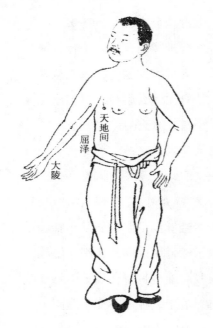

手厥阴图

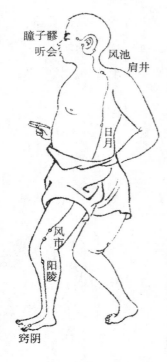

足少阳图

手少阳三焦之脉，起小指次指之端，循于衣上贯肘，入缺盆，布膻中，络心包络，下膈，属三焦；支者出耳上角。

足少阳脉胆之经，起乎两目锐眦边，上抵头角下耳后，循颈行手少阳前，至肩却出少阳后，入缺盆从支者分，耳后入耳耳前走，支别锐眦下大迎，合手少阳抵于颧，下加颊车下颈连，复合缺盆下胸膈，络肝属胆表里萦，循胁里向气街出，绕毛际入髀厌横，直者从缺盆下腋，循胸季胁过章门，下合髀厌髀阳外，出膝外廉外辅缘，下抵绝骨出外踝，循跗入小次指间，支者别跗人大指，循指歧骨出其端。

足少阳胆之脉，起于目锐眦，绕耳前后，至肩下，循胁里，络肝，属胆，下至足，入小指之间。

足厥阴肝脉所终，大指之端毛际丛，循足跗上上内踝，出太阴后入腘中，循股入毛绕阴器，上抵小腹侠胃通，属肝络胆上贯膈，布于胁肋循喉咙，上入颃颡连目系，出额会督顶巅逢，支者后从目系出，下行颊里交环唇，支者从肝别贯膈，上主于肺乃交宫。

足厥阴肝之脉，起大指丛毛之际，上足跗，循股内，

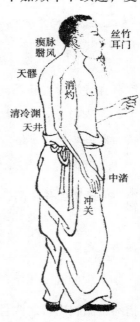

手少阳图

过阴器，抵小腹，属肝络胆，挟胃贯膈，循喉咙，上过目系，与督脉会于颠顶。

按手之三阴，从胸走手，手之三阳，从手走头，足之三阳，从头走足，足之三阴，从足走腹。六经惟阳明多气多血，太阳厥阴少气多血，若太阴少阴少阳，均多气而少血也。

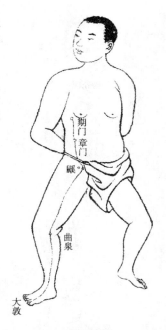

足厥阴图

汪讱庵奇经八脉歌

任脉起于中极底，以上毛际循腹里，上于关元至咽喉，上颐循面入目是。

任脉起于少腹之内，胞室之下，出会阴之分，上毛际，循脐中央，至膻中，上喉咙，绕唇，终于唇下之承浆穴，与督脉交。

冲起气街并少阴，挟脐上行胸中至，冲为五藏六府海，五藏六府所禀气，上渗诸阳灌诸精，从下冲上取兹义，亦有并肾下行者，注少阴络气街出，阴股内廉人䏶中，伏行骨行骨内踝际，下渗三阴灌诸络，以温肌肉至跗指。际，下渗三阴灌诸络，以温肌肉至跗指。

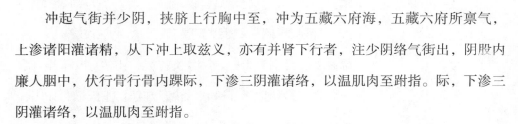

冲脉起于少腹之内，胞中，挟脐左右上行，并足阳明之脉，至胸中而散，上挟咽。

督起小腹骨中央，入系廷孔络阴器，会篡至后别绕臀，与巨阳络少阴比，上股贯脊属肾行，上同太阳起内眦，上额交巅络脑间，下项循肩仍挟脊，抵腰络肾循男茎，下篡亦与女子类，又从少腹贯脐中，贯心入喉颐及唇，上系目下中央际，此为并任亦同冲，大抵三脉同一本，《灵》《素》言之每错综。

督脉起于肾中，下至胞室，乃下行，络阴器，至尻贯脊，历腰俞，上脑后，

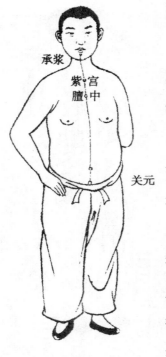

任脉图

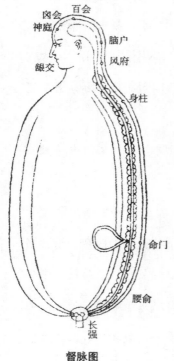

督脉图

交颠至囟会，入鼻柱，终于人中，与任脉交。

蹻乃少阴之别脉，起于然骨至内踝，直上阴股入阴间，上循胸入缺盆过，出人迎前入頄（颧也）眦，合于太阳阳蹻和。

按：十二经是正经，八脉是奇经，阳维阳两跻脉，附于太阳经，行身之背，则阳维阳跻之病当从太阳治矣；阴维阴跻两脉，行身之前，附于太阴，则阴维阴跻之病，当从太阴治矣。冲任督带四脉，主治有别，关系极要，汪氏以未说破三字略之，毋乃太疏。

经脉详于《灵枢经》卷三经脉第十、经别第十一，第其文古奥，初学每叹望洋。歌诀之文，最便记诵，诸家歌诀，惟汪切庵氏最为详明，故特采其精华，删其芜秽，又节录经文，证于脉歌之下，学者苟能熟此，以进求《灵枢》原文则得矣。

夹咽

通谷

肓俞

气街

冲脉图

唐容川带脉释义

带脉，当肾十四椎，出属带脉，围身一周，前垂至胞中。

带脉总束诸脉，使不妄行，如人束带故名。究带脉之所从出，则贯肾系，是带当属肾，女子系胞，全赖带脉主之，盖以其根结于命门也，环腰贯脐，居于身之中停；又当属之于脾，故脾病则女子带下，以其属脾而又下垂于胞中，故随带而下也。

　　带脉后有十四椎，当肾之中，前在脐，绕腰一周，带脉一穴，则在季胁，当少阳部位。近图带脉三穴，一带脉穴，在足少阳胆经，季胁之下，一寸八分；再下三寸，为五枢穴；又下为维道穴，似带脉绕行三匝，而有上中下三穴也。然《难经》云：脉带起于季胁，回身一周，无三匝之说也。又《灵枢经》云：足少阴脉别走太阳，至十四椎，属带脉。后人遂以带为肾之别脉，非也，属带脉者，谓其为带脉所管束，非言带脉是肾之脉也；因其穴居少阳之界，以为少阳脉者，亦非也，肝胆能为带脉之病，然带脉终非肝胆之脉。盖带主管结前后，前束任而经心小肠之脐中，后束督而经肾系之中，人身惟脾主中州，交合水火，带脉适当腰腹之中，应归为脾之脉也，其穴在胁，亦以前不居任位，后不居督位，正见其管束前后也。或疑带脉不与脾连，岂知腹中膜油，皆脾之物，肾著汤治带脉，以脾为主，女科以妇人带下，皆归于脾，良有以也。

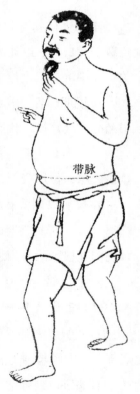

带脉

带脉图

第二编　切脉南针

脉之部位

　　秦越人曰，寸口者，脉之大会，手太阴之动脉也，五藏六府之所终始，故法取于寸口也，以寸关尺，分为三部，浮中沉，别为九候，九候者，寸之浮中沉，关之浮中沉，尺之浮中沉也。兹特以脏腑支配于三部，绘图如下。

　　（说明）左寸所以列心、膻中、小肠者，以小肠为心之府，府宜从藏，膻中乃心主之宫城，代心宣化，为臣使之官，故皆列于左寸也。

　　左关所以列肝、胆者，胆为肝之府，肝乃藏血之藏，位居肾上，故列之于左关也。

　　左尺所以列肾、膀胱及小肠者，肾与心为坎离相合，膀胱乃肾之府，肠位居下，且心与肾阴阳互根，故皆列之于下也。

　　左手三部，主血者多，心主血，肝藏血，膻中代心宣化，小肠与心表里相通。

　　右寸所以列肺、胸中、大肠者，胸中乃肺之部分，大肠与肺为表里，故皆列之于右寸也。

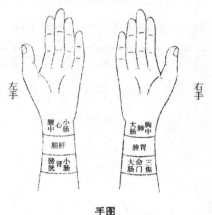

手图

　　右关所以列脾、胃者，脾胃位居中州，胃主纳，脾主化，故皆列之于右关也。

　　右尺所以列命门、三焦、大肠者，《难经》右为命门左为肾，三焦根于命门，大肠位原居下，故皆列之于下也。

　　右手三部，主气者多，肺主气，脾胃之纳化，大肠之传导，三焦之敷布，无不藉气以行也。关之部位正对掌后之高骨，从关至尺泽，名曰尺，从关至鱼际，名曰寸，尺脉之部位，得尺中一寸，寸脉之部位，得寸内九分，寸脉与尺脉分界处，即名为关脉，寸关尺合计共一寸九分。鱼际，大指本节后内廉大白肉，名曰鱼，其赤白肉分界，即名鱼际；尺泽，在肘中约文上动脉。故《难经》曰：分寸为尺，分尺为寸，尺寸终始一寸九分也。

切脉图说 医者一呼一吸，病者脉来四至为和平之象，或间以五至为闰息，是盖我之息长，非彼之脉数也。

切脉要诀

一、脉之大纲

切脉之法，全在识其大纲，大纲不过是浮、沉、迟、数四个字。浮沉是审其起伏，迟数是察其至数，浮沉之间，迟数寓焉。凡脉一见浮沉迟数之象，即是病脉，若是无病之人，其脉必不浮不沉而在中，不迟不数而五至，是谓平脉，是有胃气，可以神求，不可以象求也。病脉则浮象在表，应病亦为在表，浮者，轻按乃得，重按不见之谓也，在浮脉虽或有里证，而主表是其大纲；沉象在里，应病亦为在里，沉者，轻按不得，重按乃得之谓也，沉脉虽或有表证，而主里是其大纲。一息五六至者曰数脉，数为阳，阳主热，向数有浮沉，浮而数应表热，沉而数应里热，虽数脉亦有病在藏者，然六府为阳，阳脉营其府，则主府是其大纲；一息三至或二至者曰迟，迟为阴，阴主寒，而迟有浮沉，浮而迟应表寒，沉而迟应里寒，虽迟脉多有病在府者，然五藏为阴，而阴脉营其藏，则主藏是其大纲。脉状种种，总概括于浮、沉、迟、数四个字，然四者之中，又当以独沉、独浮、独迟、独数为准则，而独见于何部，即以何部深求其表里脏腑之所在，则病无遁情。故浮为阳为表，诊为风为虚，沉为阴为里，诊为湿为实，迟为在藏，为寒为冷，数为在府，为热为燥，而须知浮为在表，则散大而芤，可以类推，沉为在里，则细小而伏，可以类推，迟者为寒，则徐缓涩结之属可类也，数者为热，则洪滑疾促之属可类也。并于脉虚之为不足，而类推短濡微弱之属．脉实之

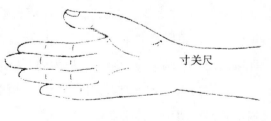

寸关尺

切脉图

为有余，而类推弦紧动革之属。且也浮为表矣，而凡阴虚者，脉必浮而无力，是浮不可以概言表，可升散乎；沉为里矣，而凡表邪初感之甚者，阴寒束于皮毛，阳气不能外达，则脉必先见沉紧，是沉不可以概言里，可攻内乎；迟为寒矣，而伤寒初退，余热未清，脉多迟滑，是迟不可以概言热，可寒凉乎；微细类虚矣，而痛极壅闭者，脉多伏匿，是伏不可以概言虚，可骤补乎；洪弦类实矣，而真阴大亏者，必关格倍常，是强不可以概言实，可消伐乎，故必须参之于望色，参之于闻声，参之于询问症情，四诊合参而病情始获了然。

二、脉之常变

以上所论，不过言乎病脉之常，而犹未尽其变也，今试言其变。瘦小之人，气居于表，六脉常带浮洪；肥盛之人，气敛于中，六脉常带沉数，此因肥瘦而异者，其变一也。性急之人，五至方为平脉，性缓之人，四至便作热医，此因性情而异者，其变二也。身长之人，下指时宜疏，身短之人，下指时宜密，此因短长而异者，其变三也。北方之人，每见强实，南方之人，每多柔弱，此因地之南北而异者，其变四也。春脉弦，夏脉钩，秋脉毛，冬脉石，此因天气之寒暖而异者，其变五也。少壮之脉多大，老年之脉多虚，婴儿之脉常七至，此因年之老小而异者，其变六也。酒后之脉多数，饭后之脉多洪，远行之脉必疾，久饥之脉必空，此因饥饱劳役而异者，其变七也。妇人女子尺脉常盛，右手之脉常大，而怨女尼姑脉多濡弱，此因境遇而异者。其变八也。明乎此则知切脉之要，不仅在逐脉审察，尤贵在随人变通矣。

三、脉之阴阳

或曰：昔仲景著《伤寒》，论脉有阴阳之分，今言不及此，得毋漏乎？答曰：非有漏也，脉之大要，约而言之，只浮沉迟数，已见其梗概，博而致之，虽二十四字，（《千金》论脉只二十四字，后人则增为二十七脉、二十八脉矣）未尽其精详，即以阴阳论，则关前为阳，关后为阴，浮取为阳，沉取为阴，躁数为阳，迟慢为阴，有力为阳，无力为阴，长大为阳，短小为阴，故仲景名浮大滑动数曰阳，沉弱涩弦迟曰阴也。善乎慈谿柯韵伯之言曰：脉有十种，阴阳两分，即具五法，浮沉是脉体，大弱是脉势，滑涩是脉气，动弦是脉形，迟数是脉息，总是病脉而非平脉也。脉有对看法，有正看法，有平看法，有互看法，有彻底看法，如有浮即有沉，有大即有弱，有滑即有涩，有数即有迟，合之于病，则浮为在表，沉为在里，大为有余，弱为不足，滑为血多，涩为气少，动为搏阳，弦为搏阴，数为在府，迟为在藏，此为对看法也；如浮大滑动数，脉气之有余者名阳，当知其中有阳胜阴病之机，沉弱涩弦迟脉气之不足者名阴，当知其中有阴胜阳病之机，此为正看法也；夫阴阳之在天地间也，有余而往（有余是邪气有余），不足随之（不足是正气不足），不足而往，有余从之，知从知随，气可与期，故其始为浮为大为滑为动为数，其继也反沉反弱反涩反弦反迟者，是阳消阴长之机，其病为进，其始也为沉为弱为涩为弦为迟，其继也微浮微大微滑微动微数者，是阳进阴退之机，其病为欲愈，此为反看法也；浮为阳，如更兼大动滑数之阳脉，是为纯阳，必阳盛阴虚之病矣，沉为阴，而更兼弱涩弦迟之阴脉，是为重阴，必阴盛阳虚之病矣，此为平看法；如浮而弱，浮而涩，浮而弦，浮而迟者，此阳中有阴，其人阳虚，而阴气早伏于阳脉中也，将有亡阳之变，当以扶阳为急务矣，如沉而滑，沉而动，沉而数者，阴中有阳，其人阴虚，而阳邪下陷于阴脉中也，将有阴竭之患，当以存阴为深虑矣，此为互看法；如浮大滑动数之脉体虽不变，然始为有力之强阳，终为无力之微阳，知阳将绝矣，沉弱涩弦迟之脉，虽喜变而为阴，如忽然暴见浮大滑动数之状，是阴极似阳，知反照之不长，余烬之易灭也，是为彻底看法。更有真阴真阳之看法，所谓阳者，胃脘之阳也，脉有胃气，是知不死，所谓阴者，真藏之脉也，脉见真藏者死，然邪气之来也，紧而疾，谷气之来也，徐而和，此又不得以迟数定阴阳矣。柯氏于阴阳两脉，可谓详细周备. 然察脉而不明上、下、来、去、至、止六个字，则阴阳虚实，何从辨乎？上者为阳，来者为阳，至者为阳，下者为阴，去者为阴，止者为阴。所谓上者，自尺部上于寸口，阳生于阴也；下者，自寸口下于尺部，阴生于阳也；来者，自骨肉之分，而出于皮肤之际，气之升也；去者，自皮肤之际，而还于骨肉之分，气之降也，应曰至，息曰止，柯氏之十脉五法，不由此道，更何从辨。

四、脉之死生

尺脉者，脉之根也，盖水为天一之元，肾水得命门真阳，始能敷布全身，滋养脏腑，故察人死生，全以尺脉有无为断。王叔和曰，寸关虽无，尺犹不绝，如此之流，何忧殒灭，谓脉尚有根也，若尺脉已败，是犹树木之根，已全腐烂，虽叶绿枝青，何能持久，然尺脉有无，有两种候法，一即以关脉以下之尺部为尺脉，一则沉候至骨，以脉来无根，为尺脉无根，盖《难经》以持脉如三菽之重，与皮毛相得者为肺脉，如六菽之重，与血脉相得者为心脉，如九菽之重，与肌肉相得者为脾脉，如十二菽之重，与筋平者为肝脉，按之至骨举指来疾者，为肾脉，则六脉浮候皆肺，沉候皆肾也，故沉候无脉，断为肾气已绝。经曰，诸脉浮而无根者死，正谓此也。

五、妇人脉法

妇人脉与男子异者，以有天癸胎产也，故于天癸胎产而外，诸病皆治从男子切脉之法，亦与男子无异，古人论女子天癸未行之时，属少阴，天癸既行，属厥阴，天癸已绝，属太阴，则女子当天癸之未行与已绝，其治法皆无异于男子，惟天癸既行而后，须处处顾及冲任耳，然亦不可太泥，迩来女科，不论病情何苦，辄以四物汤为不祧之祖，正坐此天癸既行属厥阴一语之弊，吾谓妇人病而无关天癸，可与男子一般看法，其候脉，亦与候男子之脉同法。

妇人女子尺脉常盛，而右手脉大，皆其常也。若尺脉微涩，或滑而断绝不匀，或左尺脉浮，或左关沉急，皆经闭不调之候也；若三部浮沉正等，脉来流利均匀和平，无他病而不月者，孕也。经曰，阴搏阳别，谓之有子，以尺内阴脉搏手，则其中有阳脉也，阴阳相毂，故能有子，体弱之妇，尺内按之不绝，便是有子，月断病多，六脉不病，亦为有子。

六、辨胎脉法

脉动人产门者，有胎也，尺中脉滑而旺者胎脉，手少阴（左寸）脉动甚者妊子也，脉滑而疾重手按之散者，三月胎候也，和滑而代者二月也，重手按之，但疾而不散者，五月也，中冲是阳明胃脉连络，脉来滑疾者，受孕及九旬，关上一动一止者一月，一动二止者二月，依此推之，万不失一，左手尺脉浮洪者为男，右手尺脉沉实者为女，左手寸口脉大为男，右手寸口脉沉细为女，足太阳膀胱洪大是男，足太阴脉洪是女，阳脉皆为男，阴脉皆为女，阴中见阳为男，阳中见阴为女，两手尺部俱洪者为两男，两手尺部俱沉实者为两女，左手脉逆者，为三男，右手脉顺者，为三女，寸关尺连疾相应，是一男一女。此其大略耳，不过示学者以切脉之门径，若欲深造，自当穷研《内》《难》两经《伤寒》《金匮》《千金》诸书，心领神悟，则切而知之为巧，庶几近之，至《脉经》《脉诀》等，不过备参考之助，不必专攻可也。

切脉篇，乃士谔受自师门者，大半采取叶香岩、柯韵伯、张景岳、薛生白及近人唐容川等各名家之精华，舍短从长，冶群金而成宝，非一人之私言，亦非一家之偏见，读者幸毋轻视。

脉　诗

陈修园四言脉诗

四言脉诀，创自崔紫虚，李濒湖、李士材及《冯氏锦囊》诸家互有增删，然以囿于王叔和、高阳生、滑伯仁旧说，胪列愈多，指下愈乱，陈氏斥为非繁而无绪，即简而不赅，真知言也，独陈修园之新著四言脉诗，简而能赅，确而贴切，其说均本之张心在持脉大法，韵言便于记诵，学者苟能熟习之，应用自无穷也。

一、八脉

浮（轻手著于皮肤之上而即见之谓也）

浮为主表，属府属阳，轻手一诊，形象彰彰。浮而有力，洪脉火炀（主火）；浮而无力，虚脉气伤（主气虚）；浮而虚甚，散脉靡常（主气血散）；浮如葱管，芤脉血殃（主失血）；浮如按鼓，革脉外强（外强中空较芤更甚，主阴阳不交）；浮而柔细，濡脉湿妨（主湿）。浮兼六脉，疑似当详。

芤（苦侯切，本草葱一名芤是，芤乃葱之别名，脉以芤名象葱形也）

濡（人朱切，滞也、泽也、柔韧也）

沉（重手按于肌肉之上而始见之谓也，浮沉二脉以手按之轻重得之，此其显而易见者也）　沉为主里，属藏属阴，重手寻按，如了于心，沉而著骨，伏脉邪深（主闭邪）；沉而底硬（与革脉同，但革浮而牢沉），牢脉寒淫（主寒实）；沉而细软，弱脉虚寻（主血虚）。沉兼三脉，须守规箴。

21

寻按（轻下手于皮肤之上曰举，以诊心肺之脉也，略重按于肌肉之间曰按，以诊脾胃之脉也，重手推于筋骨之下曰寻，以诊肝肾之脉也）

迟（一息脉来三至二至或一息一至也）

迟为主寒，藏病亦是，三至二至，数目可揣，迟而不愆（稍迟而不愆四至之期），缓脉最美（无病）；迟而不流（往来不流利），涩脉血否（主血少）；迟而偶停（无定数），结脉郁实（主气郁痰滞）；迟止定期（促者数中一止也，结者迟中一止也，皆无定数，若有定数则为代矣，大抵代脉在三四至中，其止有定数），代脉多死（主气绝，惟孕妇见此不妨，以气为胎所阻，营卫行至胞宫，或略一停顿也）。迟兼四脉，各有条理。

数（一息脉来五六至或七八至也，迟数二脉以息之至数辨之，又显而易见者也）

数为主热，府病亦同，五至以上，七（至）八（至）人终。数而流利，滑脉痰濛（主痰主食，若指下清，则主气和）；数而牵转，紧脉寒攻（主寒主痛）；数而有止，促脉热烘（主阳邪内陷）；数见于关（关中如豆摇动），动脉崩中（崩中脱血也，主阴阳相搏）。数见四脉，休得朦胧。

细（脉状细小如线也）

细主诸虚，蛛丝其象，脉道属阴，病情可想。细不显明，微脉气殃（主阴阳气绝）；细而小浮（细者脉形之细如丝也，小者脉势之往来不大也，且兼之以浮，即昔人所谓如絮浮水面是也），濡脉湿长（主湿亦主气虚浮脉亦兼之）；细而小沉，弱脉失养（血虚沉脉亦兼之）。细中三脉，须辨朗朗。

大（脉状粗大如指也，细大二脉以形象之阔窄分之，又为显而易见者也）

大主诸实，形阔易知，阳脉为病，邪实可思。大而涌沸，洪脉热司（主热甚，间亦有主内虚者，惟以脉根之虚实为辨）；大而坚硬，实脉邪持，大兼二脉，病审相宜。

短（脉来短缩，上不及于寸，下不及于尺也）

短主素弱，不由病伤，上下相准，缩而不长，诸脉兼此，宜补阴阳，动脉属短，治法另商。

长（脉来迢长，上至鱼际，下至尺泽也，长短二脉以部位之过与不及验之，又为显而易见者也）

长主素强，得之最罕，上鱼人尺（上鱼际，下尺泽），迢迢不短，正气之治，长中带缓，若是阳邪，指下涌沸，中见实脉，另有条款。

以上八脉，显然可见，取其可见者为提纲，以推其所不易见，则不显者皆显矣。八脉相兼，亦非条目之所能尽，皆可以此法推之，如浮而数为热，浮而迟为表寒，沉而数为里热，沉而迟为里寒，又于表里寒热四者之中，审其为细，则属于虚，审其为大，则属于实，又须于表里寒热虚实六者之中，审其为短，知其为素禀之衰，疗病须兼顾其基址，审其为长，知其素禀之盛，攻邪务绝其根株，此凭脉治病之秘法也。

二、七怪脉（皆死脉也）

雀啄连连，止而又作（肝绝）；屋漏水流，半时一落，弹石沉弦，按之指搏（肾绝）；乍密乍疏，乱如解索（脾绝）；本息（息不动也）末摇，鱼翔相若（心绝）；虾游冉冉，忽然一跃（大肠绝）：釜沸空浮，绝无根脚（肺绝）。七怪一形，医休下药。

此言五藏绝脉也，六府中独言大肠与胃者，以其属于阳明，一为仓廪之官，一为传导之官，为全身之最重者也。

三、妇人脉

妇人之脉，尺大于寸，尺脉涩微，经愆定论，三部如常，经停莫恨，尺或有神，得胎如愿，妇人有胎，亦取左寸，不知神门（神门穴为心脉所过），占之不遁，月断病多，六脉不病，体弱未形，有胎可庆，妇人经停，脉来滑疾，按有散形，三月可必，按之不散，五月是实，和滑而代，二月为率。

妇人有孕，尺内数弦，内崩血下，革脉亦然，将产之脉，名曰离经（离时常脉），内动胎气，外变脉形，新产伤阴，出血不止，尺不上关，十有九死，尺弱而涩，肠（小肠也）冷恶寒，年少得之，受孕良难，年大得之，绝产血干。

四、小儿脉

五岁以下，脉无由验，食指三关（第一节寅位为风关，第二节卯位为气关，第三节辰位为命关，以男左女右为则），脉络可占，热见紫纹，伤寒红象，青惊白疳，直同影响，隐隐淡黄，无病可想，黑色日危，心为快快，若在风关，病轻

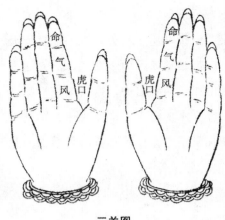

三关图

弗忌，若在气关，病重留意，若在命关，危急须记，脉纹人掌，内钩之始，弯里风寒，弯外积致（食积致病），五岁以上，可诊脉位（以一指按其寸关尺），指下推求，大率七至，加则火门，减则寒类，余照成人，求之以意，更有变蒸，脉乱身热，不食汗多，或吐或渴，原有定期，与病分别，疹痘之初，四末寒彻，面赤气粗，涕泪弗辍，半岁小儿，外候最切，按其额中（以名中食三指，候于

孩之额前眉端发际之间，食指近发为上，名指近眉为下，中指为中），病情可晰，外感于风，三指俱热，内外俱寒，三指冷洌，上热下寒，食中（二）指热，设若夹惊，名中（二）指热，设若食停，食指独热。

说脉、脉诗两篇，均言病脉，非言平脉也，旧诀以浮芤滑实弦紧洪为七表，而洪而兼阔之大脉，竟然脱去，以沉微迟缓濡伏弱涩为八里，以长短虚促结代牢动细为九道，不无可议处，浮沉迟数为诊脉四大纲，旧诀竟脱去数字，谬甚。李濒湖、李士材增之为二十七字，陈修园又增人大脉成为二十八脉，然脉名愈繁，指下愈乱，益病无定情，脉不单见也，故士谔谈脉，惟以浮沉迟数四字为纲领，示学者以举隅反三之道，行远自迩，登高自卑，当可免君子所呵责欤。

平　脉

平脉者，无病之脉也，有五藏之平脉，有四时六气之平脉，有男女之平脉，有赋禀殊异之平脉，学者不可不知。

一、五藏之平脉

心脉浮大而散，肺脉浮涩而短，脾脉缓大而敦，肝脉弦长而和，肾脉沉软而滑。

二、四时六气之平脉

十二月大寒至二月春分为初之气，厥阴风木主令。经曰：厥阴之至，其脉弦。

春分至小满为二之气，少阴君火主令。经曰：少阴之至，其脉钩。

小满至六月大暑为三之气，少阳相火主令。经曰：少阳之至，其脉大而浮，大暑至八月秋分为四之气，太阴湿土主令，经曰，太阴之至，其脉沉。

秋分至十月小雪为五之气，阳明燥金主令。经曰：阳明之至，短而涩。

小雪至十二月大寒为六之气，太阳寒水主令。经曰：太阳之至，大而长，春脉多弦，夏脉多洪，秋脉如毛，冬脉如石。

三、男女之平脉

男子阳为主，两寸常旺于尺，女子阴为主，两尺常旺于寸，乃其常也，反之者病。

四、赋禀殊异之平脉

瘦小之人，气居于表，六脉常带浮洪，肥盛之人，气敛于中，六脉常带沉数，性急之人，脉行似数，性缓之人，脉行如迟，少壮之脉多大，老年之脉多虚。又有反关脉，脉在关后必反其手诊之始得，更有六阴六阳之脉，六阴脉六脉常现弱象，六阳脉六脉常现洪象。

第三编　望色南针

望面色之法

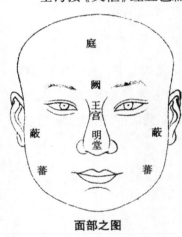

面部之图

士谔按《灵枢》经五色篇，明堂者鼻也，阙者眉间也，庭者颜也，蕃者颊侧也，蔽者耳门也。明堂后人名之曰准头，阙后人名之曰印堂，蕃后人名之曰颊，蔽后人名之曰耳门。图中之王宫，后人名之曰山根，即此面中部位，命名已有今古之不同，则无怪支配脏腑之互有出入也。夫色为气之华，望色不过辨正气之盛衰，不必是古非今，类于刻舟求剑，意以会之，神以悟之，正不妨两存其说也。古法宗《灵枢》经，于五藏六府外，全身之首面肢节皆隶焉，今法创自六朝时高阳生，有五藏而无六府，以府隶于藏也，六府且无，何况肢节，后人喜其简便，多舍《灵枢》而从之。

古法面部脏腑之支配

《灵枢经》五色篇曰：明堂骨，高以起，平以直，五藏次于中央，六府挟其两侧，首面上于阙庭，王宫在于下极，五藏安于胸中，真色以致，病色不见，明堂润泽以清，五官恶得无辨乎。

薛生白曰：肺心肝脾之候，皆在鼻中，六府之候，皆在四旁，故一曰次于中央，一曰挟其两侧，下极居两目之中，心之部也，心为君主，故曰王宫，惟五藏和平而安于胸中则其正色自致，病色不见，明堂必然清润，此五官之所以有辨也。

士谔按此言其平色也，不知辨平色，何能辨病色，平色之最要者，惟明堂清润，皮肤华泽，故曰真色以致，明堂润泽以清。

庭者首面也（后人谓之天庭，天庭最高，色见于此者，上应首面之疾），阙上者，咽喉也（阙在眉心，阙上者，眉心之上也，其位亦高，故应咽喉之病），阙中者，肺也（阙中眉心也，中部之最高者，故应肺），下极者心也（下极者两目之间，后人谓之山根，心居肺之下，故下极应心），直下者肝也（下极之下为鼻柱，后人谓之年寿，肝在心之下，故直下应肝），肝左者胆也（胆附于肝，故肝左应胆，言其在年寿之左右也），下者脾也（年寿之下，后人谓之准头，是为面王，亦曰明堂，准头属土，居面之中央，故以应脾），方上者胃也（准头两旁为方上，即迎香之上鼻隧是也，后人谓之兰台廷尉，脾与胃为表里，脾居中而胃居外，故方上应胃），中央者大肠也（中央者，面之中央，谓迎香之外，颧骨之下，大肠之应也），挟大肠者肾也（挟大肠者，颊之上也，四藏皆一，惟肾有两，四藏居腹，惟肾附脊，故四藏次于中央，而肾独应于两颊），当肾者脐也（肾与脐对，故当肾之下应脐），面王以上者，小肠

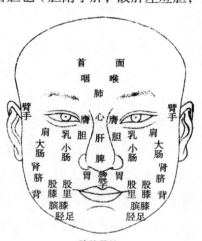

《灵枢》经脏腑支配图

也（面王鼻准也，小肠为府，应挟两侧，故面王之上，两颧之内，小肠之应也），面王以下者，膀胱子处也（面王以下者，人中也，是为膀胱子处之应，子处，子宫也，凡人人中平浅而无髭者，多无子，是正子处之应，以上皆五藏六府之应也。）颧者肩也（此下均是肢节之应，颧为骨之本，而居中部之上，故以应肩），颧后者臂也（臂接乎肩，故颧后以应臂），臂下者手也（手接乎臂也），目内眦上者，膺乳也（目内眦上者，阙下两旁也，胸两旁高处为膺，膺乳者，应胸前也），挟绳而上者背也（颊之外曰绳，身之后为背，故背应于挟绳之上），循牙车以下者股也（牙车，牙床也，牙车以下主下部，故以应股），中央者膝也（中央，两牙车之中央也），膝以下者，胫也，当胫以下者足也（胫接于膝，足接于胫，以次而下也），巨分者，股里也（巨分者，口旁大纹处也，股里者，股之内侧也），巨屈者膝膑也（巨屈，颊下曲骨也，膝膑，膝盖骨也，此盖统指膝部而言），此

五藏六府肢节之部也，能别左右，是谓大道，男女异位，故曰阴阳（阳从左，阴从右，左右者阴阳之道路也），男子左为逆，右为从，女子右为逆，左为从，故曰阴阳异位。

庭者首面也，以下均是《灵枢》经文，注释均是薛生白手笔，学者参观面部支配图自明。

病色论

察人之病，先留心望其面部脏腑支配之所，若本部之色，隐然陷于骨间，便是病机将发之兆。然其色部虽有变见，只系互相乘袭，并无克贼之色，病虽甚，必不死，如心部见黄，肝部见赤，肺部见黑，肾部见青，乃是子气袭于母部，名之曰乘袭；如心部见黑，肝部见白，肺部见赤，肾部见黄，此是贼邪来克也。青黑之色为痛，黄赤之色为热，白色为寒，五色各有所主病也。望色以测其病之轻重，其色粗而明者主阳，沉而夭者主阴，阴阳交见，其病必重。其色上行者，浊气方升而色日增也，病势必日增矣，其色下行如云彻散者，滞气将散矣，病将愈矣。五藏之部为内部，六府之部为外部，六府为表，五藏为里，凡病色先起外部而后及内部者，其病自表人里，是外为本而内为标，当先治其外，后治其内；若先起内部，而后及外部者，其病自里出表，是阴为本而阳为标，当先治其阴，后治其阳。眉间名曰阙中，如色薄而泽，是为风病，葢风病在阳，皮毛受之也，色深而浊是为痹病，葢痹病在阴，肉骨受之也。至如厥逆之病，起于四肢，则病在下而色亦见于地，地者面之下部也，大邪之气，入于脏腑，元气之大虚也可知，不病而猝死矣，赤色出两颧，大如拇指，成块成条，聚而不散者，病虽小愈必猝死。额上名曰庭，后人称之曰天庭，有黑色大如拇指，成块成条，聚而不散者，此为最凶之色，必不病而猝死。凡五色之见于面部者，沉浊为内，浮泽为外，黄赤为风，青黑为痛，白为寒，黄

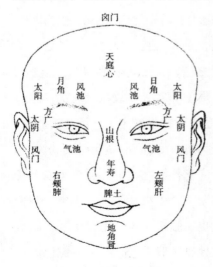

高阳生脏腑支配图

而膏润为脓，赤甚者为血，痛甚为挛，寒甚为皮不仁，又色多青则痛，多黑则痹，黄赤则热，多白则寒，五色皆见则寒热。望色之法，察其浮沉，以知浅深，浮者病浅，沉者病深也；察其泽夭，以观成败，泽者无伤，夭者必败也，察其散搏，以知远近，散者病近，搏者病远也；察其上下，以知病处，上者病在上，下者病在下也。若色明不见粗反见沉夭者，其病为甚，其色虽不明泽，而亦无沉夭之色者，病必不甚也，其色散驹驹然未有聚，现于外之病色，既散而不聚，则其为病之尚属散也可知，虽有气痛，积聚断未成也。水邪克火，肾乘心也，心先病于中，而肾色则应于外，如以下极而见黑色者是也。不惟心肾，诸藏皆然。凡肝部见肺色，肺部见心色，肾部见脾色，脾部见肝色，及六府之相克者，其色皆如是也。面王以下今名人中，为小肠膀胱子处之部，故男子色在于面王，为小腹痛，下为卵痛，其园直为茎痛，色高则为本，色下则为首，狐疝溃阴之属也，女子色在于面王，为膀胱子处之病，色散为痛，气滞无形也，色搏为聚，血凝有积也，其积聚之或方或圆或左或右，亦各如其外色之形见，若其色从下行，当应至尾骶，而为浸淫带浊，或暴因饮食，即下见不洁，色见左者，病在左，色见右者，病在右。凡色有邪而聚散不端者，病之所在也，故但察面色所指之处，而病可知矣，正色凡五，青黑赤白黄，皆宜端满，端谓无邪，满谓充足也，若不当见而见者，即系病色，非正色矣，凡邪随色见，各有所向，而尖锐之处，即其乘虚所进之方，如尖锐向上，则首面正气空虚，而邪乘之向上也可知，推之于向下向左向右，无不皆然。五色配五藏，青为肝，赤为心，白为肺，黄为脾，黑为肾，肝合筋，心合脉，肺合皮，脾合肉，肾合骨，青如草兹者死，青如翠羽者生，赤如血不血者死，赤如鸡冠者生，白如枯骨者死，白如豕膏者生，黄如枳实者死，黄如蟹腹者生，黑如炲者死，黑如乌羽者生，此即病色以断死生之诀也。所谓正色端满者，乃系五藏所生之外荣，生于心如以缟裹朱，生于肺如以缟裹红，生于肝如以缟裹绀，生于脾如以缟裹栝蒌实，生于肾如以缟裹紫，故曰，赤欲如白裹朱，不欲如赭，白欲如鹅羽，不欲如盐，青欲如苍璧之泽，不欲如蓝，黄欲如罗裹雄黄，不欲如黄土，黑欲如重漆色，不欲如地苍，此之谓也。然部位骨骼隆厚者，有寿之征，即经所谓五官以辨，阙庭必张，乃立明堂，明堂广大，蕃蔽见外，方壁高基，引垂居外者也；部位骨骼萎弱者，夭亡之兆，即经所谓五金官不辨，阙庭不张，小其明堂，蕃蔽不见，又埤其墙，墙下无基，垂角去外者也。凡相五色之奇脉，面黄目青，面黄目赤，面黄目白，面黄目黑者，皆不死也，面青目赤，面赤目白，面青目黑，面黑目白，面赤目青，皆死也。望色之要，尽于是矣，神而明之，是在读者。

病色论，其义则宗《灵》《素》两经，其文则摭录张景岳、薛生白、陈修园诸名家之注释，间或参以己意，要不背乎本旨，非士谔一人之私言，一家之偏见也。

陈修园曰：相传额心鼻脾左颊肝右颊肺颐肾之法，简捷可从，又须审其五色以定五藏之病，色周于面者，辨其有神无神，色分于部者，审其相生相克，暗谈者病从内生，紫浊者邪自外受，郁多憔悴。病久瘦黄，山根明亮，须知欲愈之疴，环口黑黎，休医已绝之肾，言难尽意，医要会心。

高阳生辨色赋

察儿形式，先分部位，左颊青龙属肝，右颊白虎属肺，天庭高而离阳心火，地角低而坎阴肾水，鼻在面中，脾应唇际，红色见而热痰壅盛，青色露而肝风怔悸，如煤之黑，为痛中恶逆传，似橘之黄，食伤脾虚吐利，白乃疳劳，紫为热炽，青遮日角难医，黑掩太阳不治，年寿赤光，多生脓血，山根青黑，每多灾异，朱雀贯于双瞳（朱雀赤脉也），火入水乡，青龙达于四白，肝乘肺位（一作脾位），泻痢而戴阳须防，咳嗽而拖蓝可忌，疼痛方殷，面青而唇口㖞，肝风欲发，面赤而目窜视，火光焰熠，外感风寒，金气浮浮，中藏积滞，乍黄乍白，疳积连绵，又赤又青，风邪瘈瘲，气乏囟（思晋切）门成坑，血衰头毛作穗，肝气眼生眵泪，脾冷流涎滞颐。面目虚浮，定腹胀而上喘，眉毛频蹙必腹痛而多啼，左右两颊似青黛，知为客忤，风气二池如黄土，无乃伤脾，风门黑主疝青为风，方广光滑吉昏暗危（耳前日风门，眉稍日方广）。手如数物兮，肝风将发，面若涂朱兮，心火燃眉，坐卧爱暖，风寒之入，伸缩就冷，烦燥何疑，肚大脚小，脾欲困而成疳，目瞪口张，势已危而必毙。噫！五体以头为尊，一面惟神可恃，况声之轻重不同，啼之干湿顿异，呵欠连绵，知病之欲作，忽然惊叫，识火之将炜，此察证之规绳，幸拳拳而不悖。此赋乃六朝时高阳生所作，临诊辨证，颇为得手，幼科家奉为金科玉律者也，故录出以为学者一助。

陈修园望色诗（附说）

额心鼻脾左颊肝右颊肺颧肾，面上之部位可察也，肝青肺白心赤脾黄肾黑，面上之五色可察也，部位察其相生克，五色察其神有无，大抵外感不妨滞浊，久病忌呈鲜妍，惟黄色见于面目，既不枯槁，又不浮泽，为欲愈之候。

面部脏腑部位古今名目表

俗名	今名	古名	古俗名	古部位	今部位
额	天庭	庭	颜	首面	心
额下		阙上		咽喉	
眉心	印堂	阙中		肺	
眉梁	山根	王宫	下极	心	
鼻柱	年寿	直下		肝	
鼻尖	准头	明堂	面王	脾	
鼻隧	兰台廷尉	方上		胃	
颧				肩肾	
耳门	风门	蔽		臂手	
颊侧		绳		背	
颊		蕃		肾脐	左肝右肺
人中		面王以下		膀胱子处	脾
面之下部	地角	地		四肢	肾

春夏秋冬长夏时，青黄赤白黑随宜，左肝右肺形呈颊，心额肾颧鼻主脾，察位须知生者吉，审时若遇克堪悲，更于黯泽分新旧，隐隐微黄是愈期。

望舌苔之法

舌苔两字，须要分看，舌是舌，苔是苔，舌以察原气之衰盛，苔以察病状之浅深。舌苔须分作三部看，舌尖属上焦，舌心属中焦，舌根属下焦，此分看法也；薄苔为上焦，稍厚为中焦，最厚为下焦，此合看法也。病之现于苔者，外感居多，本篇所述，乃伤寒温热二症之苔，学者苟能善悟，即此以推察六淫之舌苔、内伤之舌苔，通一毕万应用自无穷也。

一、白苔

温热白苔

苔白而薄是外感风寒,法当疏散;薄白而干是肺津已伤,当进以清润之品;如麦冬花露、芦根汁等,白厚而干燥,是已胃燥气伤,当加甘草滋润药中,使之甘守津还;苔白底绛,是湿遏热伏,防其就干,当先泄湿透热,再从里透于外,则变润矣;初病舌就干,如神不昏,急加养正透邪之药,神已昏,则是内匮,脉滑脘闷,则是痰阻于中,而液不上潮,补益未可投也;舌苔不燥,而自觉闷极,脾湿盛也,或有伤痕血迹,必问曾否搔挖,不能以有血而遂作枯症治,中宫有痰饮水血者,舌多不燥,慎毋误认为寒,白苔粘腻,口觉甜味,吐出浊厚涎沫,是为脾瘅病,乃湿热气聚,与谷气相搏,盈满则上泛也,当用省头草等芳香辛散以逐之;苔如碱者,胃中宿滞,挟浊而郁伏,当急急开泄,否则闭结中焦,何能从膜原达出乎,脾瘅病之苔,于辨苔外更须察其舌本,如舌本红赤,而涎沫厚浊,小溲黄赤,其为热也无疑,当辛通苦降以泄浊,舌本色淡不红,而涎沫稀粘,小溲清白,则是脾虚不摄矣,宜温中以摄液,如理中或四君加益智之类可也;舌白如粉而滑,四边色现紫绛,是温疫病初人膜原,未归胃府,热为浊所闭,其浊又极重,当急急透解,否则即将传陷而入,然须细审,舌绛而白苔满布,法宜清肃肺胃,若神气昏瞆,则法当开痰。总之望舌之法,不过在苔之薄与厚,质之燥与润,舌癏之红与淡,薄则邪轻,厚则邪重,燥乃津伤,润多湿滞,红为热甚,淡乃气虚,此其大略也,然望舌不过是望色之一种,尤须参之于目睛,参之于面色,合之于切脉,合之于闻声,合之于询问,如二便之形状,胸脘之情形,细心体认,务于同中求其异,则病情自能了然,温热如是,他症亦何尝不如是。

伤寒白苔

张诞先曰:伤寒邪在皮毛,初则舌有白沫,次则白涎白滑,再次白屑白泡,有舌中,舌尖、舌根之不同,是寒邪入经之微甚也。舌乃心之苗,心属南方火,当赤色,今反见白色者,是火不能制金也。初则寒郁皮肤,毛窍不得疏通,热气不得外泄,故恶寒发热,在太阳经,则头痛身热项背强腰瘠疼等,传至阳明经,则有白屑满舌,虽症有烦燥,如脉浮紧者,犹当汗之,在少阳经者,则白苔白滑,用小紫胡汤和之，胃虚者，理中汤温之，如白色少变黄者大紫胡、大小承气分轻重下之。白舌亦有死症，如根尖俱黑而中则白，乃金水太过，火土气绝于内，虽无凶证，亦必死也；若白苔老极，如煮熟相似者，心气绝而肺色乘于上也，始因食瓜果冰水等物，阳气不得发越所致，为必死之候，用枳实理中，间有生者。

二、黄苔

温热黄苔

黄苔不甚厚而滑者，热未伤津，犹可清热透表，盖热一入营，即见舌绛苔黄，今因苔不甚厚，知其邪结未深，尚可清热，用辛开之品，从表透发，因其滑润，知其津尚未伤，得以化汗而解；若黄薄而干，津已伤矣，虽苔薄邪轻，亦必秘结难出，苦重之药当禁，宜甘寒轻剂，以养其津，津回舌润，再清余邪也；苔黄或浊，中脘痞胀或痛，可与泻心汤或小陷胸汤，随证治之；如苔白不燥，或黄白相兼，或灰白而不渴，虽有脘中痞闷，宜从开泄，宣通气滞，以达归于肺，慎不可乱投苦泄，因其中有外邪未解表先结者，有邪郁未申，或表属中冷者，皆阳气不化，阴邪壅滞故也，故凡视温症，必察胸脘，如系拒按，必先开泄；苔白不渴，多挟痰湿，轻用橘蔻菖蒲，重用枳实连夏；虽舌绛神昏，但见胸下拒按，即不可率投凉润；必参以辛开之品，始有效也；舌黄或渴，须要有地之黄，若黄而光滑，乃无形湿热中有虚象，大忌前法矣，盖舌苔如地上初生之草，必须有根，无根即为浮垢，刮之即去，乃无形湿热，而胃无结实之邪也，若妄用攻泻，则内伤而表邪反陷矣，至邪已入里，舌苔或黄甚，或如沉香色，或如灰黄色，或老黄色，或中有断纹，则表证必无，或十只存一，其脐以上之大腹，必满或胀或痛，里证悉具，皆当下之，师小承气汤意，用槟榔、青皮、枳实、元明粉、生首乌等。然湿为阴邪，脾乃湿土，脾阳虚则湿聚腹满，按之不坚，虽见各色舌苔，其色必滑，黄为热，白为寒，便不宜下，当以扶脾燥湿为主，热者佐以凉药，寒者进以温剂。若苔白不燥，口中自觉粘腻者，仅可用厚朴、槟榔等苦辛微温之品，口中苦渴者，邪已化热，必改用淡渗苦降微凉之剂，温剂当禁，渴喜热饮者，邪虽化热，痰饮尚内盛也，宜温胆汤（竹茹、枳实、半夏、陈皮、茯苓、甘草、生姜、大枣）加黄连，若气塞为胀，则有虚实寒热之不同，均当辨别，以利气和气为主治。舌胀大不能出口，神情清爽者，为脾湿胃热，郁极化风，用大黄磨人当用剂内；舌胀自消，神不清者，即属心脾两藏之病；风温症之苔，风从火化，白苔亦必转黄，肺热则咳嗽汗泄，胃热则口渴烦闷，当以川贝、牛蒡、桑皮、连翘、陈皮、竹叶之属凉泄里热，若黄而已干，则桑皮、陈皮均嫌其燥，须易栝蒌、黄芩，庶不转伤其液；苔黄而有身热咳嗽、口渴下利、谵语、胸痞等症，则温邪由肺胃下注大肠矣，当以黄芩、甘草、黄连、桑叶、银花、橘皮之属，盖邪由府出，乃是病之去路，利不因寒，润药亦多可用，故下利一症，不必顾累可也；苔黄或焦红，而有壮热、口渴、发痉、神昏、谵语或笑等症，邪灼心包，营血已耗，当以犀角、羚羊、牛地、元参、钩藤、银花露、鲜菖蒲、至宝丹以清热救阴，泄邪平肝；苔黄起刺而有口渴、谵语、囊缩、舌硬、手搐、神昏等症，宜鲜生地、芦根、生首乌、鲜稻根等味，若脉有力，大便不通，大黄亦可加入；舌苔干黄起刺，或转黑色，而有发痉、撮空、神昏、笑妄、大便不通等症，是热邪闭结阳明，亟宜用承气汤（厚朴枳实、大黄、芒硝）下夺，否则垢浊熏蒸，神明蔽塞，腐肠烁液，莫可挽回矣。总之白苔不必定是寒，黄苔无有不挟热，而黄苔中又有关湿渗、清热、救阴、下夺诸法，其审苔之厚薄，质之润燥，及平脉辨症，则与白苔无二致也。

伤寒黄苔

张诞先曰，黄苔者里证也，伤寒至阳明府实，胃中火盛，火乘土位，故有此苔，当分轻重泻之。初则微黄，次则深黄有滑，甚则干黄、焦黄也，其症有大热大渴，便秘谵语，痞结自利，或因失汗发黄，或畜血如狂，皆湿热太盛、小便不利所致，若目黄如金，身黄如橘，宜茵陈蒿汤，五苓散，栀子檗皮汤等，如畜血在上焦，犀角地黄汤，中焦，桃仁承气汤，下焦，代抵当汤，凡血症见血则愈，切不可与冷水，饮之必死。大抵舌黄证虽重，若脉长者，中土有气也，下之则安；如脉弦下利，舌苔黄中有黑色者，皆危证也；如干黄苔，下之后，反大热而喘脉躁者死；舌黄而有黑滑者，下之后大热脉躁者死；黄苔中乱生黑斑者，其证必大渴谵语，身无斑者，大承气汤下之，如脉涩谵语，循衣摸床，身黄斑黑者，俱不治，出稀黑粪者死；黄苔从中至尖通黑者，乃火土燥而热毒最深也，两感伤寒必死，恶寒甚者亦死，如不恶寒，口燥咽干而下利臭水者，用调胃承气汤下之，十中可救四五，口干齿燥形脱者不治；舌根灰色而尖黄，虽比黑根少轻，如再过一二日亦黑也，难治，无烦躁直视，脉沉而有力者，大柴胡加减治之；舌根黑尖黄，黑多黄少者，胃气已绝也，虽无恶证恶脉，亦恐暴变一时；舌苔老黄极而中有黑刺者，皆由失汗所致，邪毒内陷已深，急进调胃承气汤，十中可保一二。

三、绛苔

温热绛苔

邪热传营，舌色必绛，绛，深红色也。初传，绛色中兼黄白色，盖绛者尚是舌本，黄白者方是色苔，此气分之邪未尽也，法当泄卫透营；纯绛鲜泽者，包络受病也；然绛而不燥，实因有痰，若苦胸闷，尤为痰据，宜犀角、鲜生地、连翘、郁金、石菖蒲等，延之数日，外热一陷，里络就闭，非菖蒲、郁金等所能开，须用牛黄丸、至宝丹之类，以开其闭，恐其昏厥为痉也。热已人营，则舌色绛，胃火烁液，则舌心干，当加黄连、石膏于犀角、生地等药中，以清营热而救胃津，即白虎加生地之例也；若烦渴烦热舌心干，四边色红，中心或黄或白者，知其热不在血分，而在上焦气分，气热烁津，急用凉膈散（连翘、大黄、芒硝、甘草、黄芩、薄荷、山栀）散其无形之热，勿用血药，引入血分，以湿腻难散也；舌色绛，望之若干，手扪之原有津液，此营热蒸其胃中浊气成痰，不能下降，反上熏而蒙蔽心包也；舌色绛而上有粘腻，似苔非苔者，中挟秽浊之气，急加芳香逐之；舌绛欲伸出口，而抵齿难骤伸者，痰阻舌根，有内风也；舌绛而光亮，胃阴亡也，急用甘凉濡润之品，炙甘草汤（甘草、生地、麦冬、麻仁、桂枝、生姜、人参、阿胶、大枣）去姜桂加石斛，以蔗浆易饴糖；舌绛而干燥者，火邪劫营，法当凉血清火，晋三犀角地黄汤（犀角、生地、连翘、生甘草）加元参、花粉、紫草、银花、丹参、莲子心、竹叶之类，若不能饮冷者，胃中气液两亡也，宜炙甘草汤原方；舌绛而有碎点黄白者，当生疳也，大红点者，热毒乘心也，用黄连金汁；绛而不鲜，干枯而痿者，肾阴涸也，急以阿胶、鸡子黄、地黄、天冬等救之，脾肾脉皆连舌本，脾肾气败，舌亦短而不伸，形貌面色，必现枯瘁，此乃死症居多；舌心绛而干，此乃胃热，心营受灼，盖舌心是胃之分野，舌尖乃心之外候，当于清胃方中，加入清心之品，如白虎、加生地、黄连、犀角、竹叶、莲子心之类，倘延及于舌尖，为津干火盛，须再加西洋参、花粉、梨汁、蔗浆可也；舌尖绛而独干，乃是心火上炎，导赤散（生地、木通、甘草梢）人童溲尤良；第舌尖之独干，虽知由于心热，而其热尚有在气在血之分，热在气分者必渴，以气热劫津也，热在血分，其津虽耗，其气不热，故口干而不渴也，多饮能消水者为渴，不能多饮，但欲略润者为干，倘血分无热而口干，是阳气虚，不能生化津液，与此又大不同也。舌淡红无色，或干而色不荣者，是胃津伤而气无化液也，当用炙甘草汤，不可用寒凉药；红嫩如新生，望之似润而燥渴殆甚者，为妄行汗下，以致津液竭也。风温之舌绛齿板，而有身大热、口大渴、目赤唇肿，气粗、痰咳、神昏谵语、下利黄水等兼证，此乃风温热毒，深入阳明营分，用犀角、连翘、元参、赤芍、丹皮、紫草、川贝、人中黄、葛根、麦冬解毒提斑，间有生者；湿热症之舌焦红或缩，而有壮热、烦渴、斑疹、胸痞、自利、神昏、痉厥，是热邪充斥表里三焦，宜大剂犀角、羚羊、生地、元参、银花露、紫草、竹沥、金汁、鲜菖蒲等味。舌光如镜而有口大渴、胸闷欲绝、干呕不止、脉细数之兼症，是胃液受劫，胆火上冲也，宜西瓜汁、金汁、鲜生地汁、甘蔗汁，磨服郁金、木香、香附、乌药等味；温疫之苔，有舌上发丁，或红或紫，大如马乳，小如樱桃，三五不等，流脓出血者，法当重清心火，宜清温败毒散（生石膏、小生地、犀角、川连、山栀、桔梗、黄芩、知母、赤芍、元参、连翘、生甘草、丹皮、鲜竹叶）增石膏、犀角、连翘加银花；舌卜成坑，愈后自平，或加蔷薇根、金汁之类，外以珠黄研细糁之，属坑亦易平也；再舌长大胀出口外，是乃热毒乘心，宜内服泻心汤，外砭去恶血，再用片脑、人中黄糁舌上即愈；舌频出口为弄舌，锯至鼻尖上下，或口角左右者，此为恶候，用解毒汤加生地，效则生，不效则死；舌痿软而不能动者，乃是心藏受伤，虽参脉症施治，十难救一；舌根强硬失音，或邪结咽嗌，以致不语者，死症也，如脉有神而外症轻者，用清心降火去风痰药，多有生者；舌上出血如溅，乃心藏邪热壅盛所致，宜犀角地黄汤加大黄、黄连辈治之；温热症而舌见两路灰色，是病后复伤饮食所致，令人身热谵语，循衣撮空，脉滑者一下便安，脉涩下出黑粪者死；舌色干红而长细者，乃少阴之气绝于内而不上通于舌也，纵无他症，脉再衰绝，朝夕恐难保矣；舌有颤掉不安，蠕蠕瞤动者，名曰舌战，此因汗多亡阳，或漏风所致，法当大补气血。

四、黑苔

温热黑苔

黑苔大有虚实寒热之不同，黄白之苔，因食酸味，其色即黑，食橄榄亦能变黑，尤当询问也。舌润不燥，每苔而有如烟煤隐隐者，不渴肢寒，是肾水来乘心火，其阳虚极矣；如口渴烦热，平时胃燥舌也，若燥者甘寒益胃，若润者甘温扶中；若黑而燥裂者，火极变水，色如焚木成炭而黑色，虚实不辨，死生反掌，盖虚寒症虽见黑苔，其舌色必润而不紫赤，识此最为秘诀。有阴虚黑苔，苔不甚燥，口不甚渴，其舌甚赤，或舌心虽黑，无甚苔垢，舌本枯而不甚赤，虽见便秘烦渴等兼症，而腹无满痛，神不甚昏，法宜壮水滋阴，不可误认为阳虚也；黑苔燥而生刺，但渴不多饮，或不渴，其边或有白苔，舌本或淡而润，乃是假热，治宜温补；舌心并无黑苔，舌根有黑苔而燥者，是热在下焦，法当下之；舌本无苔，独有舌尖黑燥，乃是心火自焚，不可救药；舌黑而滑，水来克火也，为阴证，当温之，如见短缩，此是肾气已竭，为难治，用人参、五味子勉希万一。暑热症夹血，舌心亦多黑润，此全在舌苔外之兼症，细心审察耳；舌黑而干，不是胃有浊邪，实系津枯火炽，急急泻南补北，黄连阿胶鸡子黄汤（黄芩、芍药、余品即见于方名）主之；黑燥而中心厚瘩者，土燥水竭，胃浊邪热干结也，宜用硝黄咸苦下之；遍舌黑色而润，虽见发热胸闷，并无险恶情状，胸膈素有伏痰也，用薤白、栝蒌、半夏、桂枝一剂，黑苔即退，或不用桂枝，即枳壳、桔梗亦效。总之虚寒证黑苔，其本多淡红或红嫩，热症则其本多深赤，更有脾家见症，舌亦多现黑苔。如舌苔黑滑者，多属湿饮伤脾，宜宣中和脾逐饮；白苔而带灰黑，更兼粘腻浮滑者，此太阴在经之湿邪，是从雨雾中得之，宜解肌渗湿；白苔带黑点，或苔见黑纹，而粘腻者，是属太阴气分之湿，宜行湿和脾；黄中带黑而浮滑粘腻者，是太阴湿热内结，宜理湿清热。凡口粘淡而苔黑者，皆当从太阴脾湿治，不可误认为肾气凌心，水来克火。舌上生芒刺，有因上焦热极者，法用青布拭冷薄荷水揩之，即去者为轻，旋生者为险，凉膈散主之；有因表邪挟食者，则有渴不消水、脉滑不数之兼症，用保和加竹沥莱菔汁，或栀豉加枳实并效，若以寒凉抑郁，则必谵语发狂，甚至口噤不语；有因胃蕴大热者，则苔必焦黄或黑，无苔者则舌必深绛，倘舌尖或两边有小赤瘰，是营热郁结，法当开泄气分，以通营清热。

伤寒黑苔

伤寒舌见黑苔，最为危候，盖已是里证而非表证也。如两感一二日间见之必死，若白苔上渐渐中心黑者，是伤寒邪热传里之候，红舌上渐渐黑者，是瘟疫传变，坏症将至也，黑苔有纯黑，有黑晕，有刺，有膈瓣，有瓣底红，有瓣底黑，大抵尖黑犹轻，根黑最重，全黑者总神丹亦难救疗。遍舌黑苔是火极似水，藏气已绝，脉必代结，一二日中必死；黄苔久而变黑，实热亢极之候，必掘开舌苔，视舌本红者，可与大承气汤，舌本黑者，虽无恶候恶脉，必死不治；满舌黑苔干燥而生大刺，揉之触手而响，掘开刺底，红色者心神尚在，法当下之，若刮去芒刺，底下肉色俱黑者，不必辨其何经何脉，必死勿治；舌黑烂而频欲自啮者，必烂至根而死，不治。两感一二日，舌中黑，边白厚者，难治；舌干黑而短，厥阴热极已深，或食填中脘肿胀所致，大剂大承气汤，可救十中一二，服后粪黄热退者生，粪黑热不止者死；舌灰色而无苔，直中三阴而夹冷食也，脉必沉细而迟，不烦不渴，附子理中四逆汤救之，次日，舌变灰中有微黄色者生，渐渐灰缩干黑者死；舌色灰晕重叠者，温邪热毒传遍三阴也，晕一二重者，宜凉膈双解解毒承气下之，晕三重者必死，亦有横纹二三层者，与重晕同为危症；舌灰色而根黄，乃热传厥阴，而胃中复有停滞也，伤寒六七日不利，便发热而利，汗出不止者死，正气脱也；舌边灰色而中淡紫，时时自啮舌尖者，少阴厥气逆上也，死不治；舌见灰黑纹裂者，土邪胜水也，凉膈调胃，十救一二，三下后渴不止热不退者不治；舌见纯蓝色者，中土阳气衰微也，百不一生，微蓝或稍见蓝纹者，木气乘土也，小柴胡去黄芩，加炮姜，若因寒物结滞者，急宜附子理中汤。

五、紫苔

温热紫苔

热传营邪，其人素有瘀伤宿血，在胸膈中挟热而薄，其舌色必紫而暗，扪之湿，当以散血之品，如琥珀、丹参、桃仁、丹皮等，不然，瘀血与热为伍，阻遏正气，遂变如狂发狂之症。紫而肿大者，酒毒冲心也；紫而干晦者，肾肝色泛也，难治；深紫而赤或干润者，为酒毒内蕴，淡紫而带青滑者为寒症。

伤寒紫苔

纯紫苔，因以葱酒发汗，酒毒入心也，或系酒后伤寒，宜升麻葛根汤加石膏、滑石，心烦懊侬者，栀子豉汤，防其发斑也。紫舌中有红斑者，身必发赤斑也，化斑解毒汤加葛根、黄连、青黛，有下证者凉膈散；舌淡紫带青而润，中绊青黑筋者，伤寒直中阴经也，必四肢厥冷，脉沉面黑，四逆汤主之；舌紫短而团困者，食滞中宫而热传厥阴也，与大承气汤，下后热退脉静舌和者生，否则死；舌紫如煮熟者，邪入厥阴，至笃之兆，当归四逆汤；舌现医色者，为寒伤太阴，食停胃府之证也，轻者苔薄，虽腹痛，不下利，桂枝汤加橘半枳朴，痛甚加大黄，冷食不消加干姜、厚朴；苔厚而腹痛甚不止者，必危，盖此种舌乃黄兼黑色，为土邪传水之症，唇干大渴，虽用下夺，鲜有得愈。

六、妊娠舌苔

妊娠患症，邪入经络，轻则母病，重则子伤，枝伤果必坠，理所必然也。舌黑者子母俱死；面赤舌微黑者，当先保胎；舌灰黑者，邪入子宫也，其胎必不能固；若面赤者，根本未伤，当急下以救其母；面舌俱赤者，子母无虞，随证治之可也；面白舌赤者，母气素虚也；面黑舌赤者，子得生而母殒；面赤舌青者，母无妨而子殒；面黑而舌干卷短，或黄黑刺裂，乃里证至急，不下则热邪伤胎，下之则危在顷刻，如无直视、循衣撮空等证，十中可救一二。总之色泽则安，色败则毙，有面舌俱白，母子皆死者，盖色不泽也。

望舌苔法，乃汇集叶香岩、薛一瓢、张诞先、何报之、章虚谷、王潜斋、余师愚、陈平伯、秦皇士、叶子雨等各名家之精髓而成者，铁网珊瑚，搜罗非易，文非一手，贯串极难，间有增损，要不敢背乎本旨，陆士谔识。

望精明之法

精明者，目也，五藏六府之精气，皆上注于目而为之精，故曰精明，精聚则神全，所以能视万物，别白黑审短长，故命之寿夭，病之衰盛其眸子俱莫能掩，故目匡陷，真藏见，目不见人者，可以断之为立死，以目不见人，神气已脱也，若精衰神衰，则惟颠倒错乱，以长为短，以白为黑而已。目赤色者，病在心，白色者病在肺，青色者病在肝，黄色者病在脾，黑色者病在肾，黄色不可名者，病在胸中，胸中者，肺胃之部也。凡诊目痛，见赤脉从上而下者，是太阳病，以足太阳经为目之上纲也，赤脉从下而上者，是阳明病，以足阳明经为目之下纲也，赤目从外而走内者，是少阳病，以少阳经外行于锐眦之后也；诊寒热，则当反其目以视之，见中有赤脉，形如红线，从上而下，贯于瞳子，见有一脉，即知其越一岁而死，见一脉有半，即知其越一岁半而死，见有二脉，即知其越二岁而死，见有二脉半，即知其越二岁半而死，见有三脉，即知其越三岁而死。若夫目转而运者，五阴之气俱绝矣，是为志先死，志先死者，不问何病，可决其一日半而死，盖目者，五藏六府之精也，营卫魂魄之所常营，神气之所生也，故神劳则魂魄散，志意乱，是故瞳子黑眼法于阴，白眼赤脉法于阳，阴阳合传而精明也，故精之窠为眼，骨之精为瞳子，筋之精为黑眼，血之精为络，其窠气之精为白眼，肌肉之精为约束，裹撷筋骨血气之精而与脉并为系，上属于脑，后出于项中，凡邪中于项，其人既深，即随眼系以入于脑，脑感邪气即转动，转动则引目系急，目系急则目眩睛斜，而左右之脉，互有缓急矣，故其视物也必歧，歧者视一为两之谓也，明乎此则精神魂魄散不相得，猝然有非常之见者，不难推悟而及之。目为心之使，心为神之合，故心有所喜，神有所恶，猝然相感，则精气亦乱者，视误故惑，神移乃复也。

望齿之法

齿为肾之余，龈为胃之络，热邪不燥胃津，必耗肾液，盖胃脉络于上龈，大肠脉络于下龈，血循经络而行，病深动血，必结瓣于上，阳血者色必紫，紫如干漆，是为阳明之血，可清可泄，阴血者色必黄，黄如酱瓣，是为少阴之血，阳血若见，安胃为主，阴血若见，救肾为要，然黄如豆瓣色多险，以阴下竭阳上厥也。齿光燥如石，胃热甚也，若有无汗恶寒之兼症，卫气偏胜，辛凉泄卫透汗为要；色如枯骨，肾液已竭之征，为难治；如上半截润者，水不上承，心火上炎也，急急清心救水，俟枯处转润为妥；咬牙啮齿，是湿热化风痉病，但咬牙而不啮齿，是胃热，气走其络也，咬牙而脉证皆衰者，虚则喜实，是胃虚无谷以内荣也，舌本不缩而硬，牙关咬定难开者，若非风痰阻络，即是欲作痉证，用酸物擦之即开；齿垢如灰糕样者，胃气无权，津亡，湿浊用事也，多死；初病，齿缝流清血，痛者出于龈，是胃火冲激也，不痛者出于牙根，是龙火内燔也；齿焦无垢者死，肾水枯故齿焦，胃液竭故无垢也，齿焦有垢者，肾热胃劫，火虽盛而气液尚未竭也，当以调胃承气微下之，肾水亏者，以玉女煎清胃滋肾。

验齿秘诀，乃叶香岩先生所发明者，吾人于此，即可推悟一切。知齿为骨之余，验齿能辨肾气之盛衰，即可悟爪为筋之余，验爪能测肝家之情状，推之于发为血之余，须为气之余，皆可以此法测之也。

望全身形状法

鼻为肺之官，所以司呼吸也，目为肝之官，所以辨颜色也，口唇为脾之官，所以纳水谷也，舌为心之官，所以辨滋味也，耳为肾之官，所以听声音也。故肺病则喘息鼻张，肝病则眦青，脾病则唇黄，心病则舌卷短以赤，肾病则颧与颜黑，故察五窍之外状，即能知五藏之内病。五藏六府之精气，皆上升于头，以成七窍之用，故头为精明之府，如头低垂而不能举，目深陷而无光者，是精神将夺之兆也；背乃藏俞所系，为胸中之府，如背曲肩随，是府将坏之兆也；肾系于腰，故腰为肾之府，如转摇不能，是肾将惫之兆也；膝为筋之府，屈伸不能，行则偻俯，是筋将惫之兆也；髓充于骨，故骨为髓之府，不能久立，行则振掉，是骨将惫之兆也。手太阴气绝，则皮毛焦，太阴本行气温于皮毛者也，故气不荣则皮毛焦，皮毛焦则津液去皮节，津液去皮节，则爪枯毛折，毛折者则毛先死，丙笃丁死，火胜金也；手少阴气绝，则脉不通，脉不通则血不流，血不流则发色不泽，故其面黑如漆柴者，血先死，壬笃癸死，水胜火也；足太阴气绝者，则脉不荣肌肉，唇舌为肌肉之本，脉不荣则肌肉软，肌肉软则舌痿，人中满，人中满则唇反，唇反者肉先死，甲笃乙死，木胜土也；足少阴气绝则骨枯，少阴者冬脉也，伏行而濡骨髓者也，故骨不濡则肉不能著也，骨肉不相亲，则肉软却，肉软却故齿长而垢，发无泽，发无泽者骨先死，戊笃己死，土胜水也；足厥阴气绝则筋绝，厥阴者肝脉也，肝为筋之合，筋聚于阴器而脉络于舌本者也，故脉弗荣则筋急，筋急则引舌与卵，故唇青舌卷卵缩，则筋先死，庚笃辛死，金胜木也。五阴之气俱绝，则目系转，转则目运，目运则志先死，志先死则远一日半死矣，六阳气绝，则阴与阳相离，离则凑理发泄，绝汗乃出，故旦占夕危，夕占旦死。太阳之脉，其终也，目上视，背反张，手足瘛疭，其色白，绝汗出，乃死矣；少阳终者，耳聋，百节皆纵，目𥈠绝系，色见青白，乃死矣；阳明终者，口目动作，善惊妄言，色黄，胃气绝而无柔和之象，肌肤不仁，则死矣；少阴终者，面黑齿长而垢，腹胀闭不通而死矣；太阴终者，腹胀闭，不得息，善噫善呕，呕则逆，逆则面赤，不逆则上下不通，面黑，皮毛焦而终矣；厥阴终者，中热嗌干，善溺心烦，甚则舌卷卵上缩而终矣。大骨枯槁，如肩脊腰膝等，而见肩垂项倾腰重膝败之证，即是枯槁见象；大肉陷下，如尺肤臀肉等，而见尺肤之削，臀肉之枯，即是陷下见象。

肾主骨，骨枯是肾败，脾主肉，肉陷是脾败。肺主气，气满喘息，则肺败矣，气不归原，形体振动，孤阳外浮而真阴亏矣，如是者，死期不出六月，若加以内痛引肩背病及心经矣，死期不出一月，若加以内痛引肩项，身热脱肉，卧久而筋肉结聚之处，肘膝后肉如块者，已经破裂，是五藏已俱伤矣，真藏脉见，十日内必死，再加以目匡内陷，目能见人者，至其所不胜时而死，不能见人者，立刻死，只是大骨枯槁，大肉陷下，骨髓内消，动作益衰，而未见他证者，一岁内死。

第四编　闻声南针

闻字释义

闻字不能死作听字解。《说文》曰：闻，知闻也，吾人谈医，原不必远论小学，然因字识义，正足以广吾之用，闻字有二义，一是闻声之闻，即俗所谓听也；一是闻气之闻，即俗所谓嗅也。闻声以察盛衰，闻气以验寒热，耳鼻并用，是在智者神而明之耳。

闻声要诀

诊脉之时，病者时时呻吟者，病必盛也，言迟者，风也，声出如从室中言者，中气有湿也；气不相续，言未终止而复言者，此夺气也，仲景所谓郑声，即是指此。衣被不敛，言语骂詈，不避亲疏者，神明之出也，自言见鬼者，邪入厥阴也，谵语而人事不知者，邪入心包也，出言懒怯，先轻后重者，内伤中气也，出言壮厉，先重后轻者，外感邪盛也；攒眉呻吟者，舌头痛也，呻吟而不能行起者，腰足痛也，叫喊而以手按心者，中脘痛也，呻吟而不能转身者，腰痛也，摇头而呻，以手扪腮者，唇齿痛也，行迟而呻者，腰脚痛也。诊脉之时，病者时时吁气者，郁结也，纽而呻者，腹痛也，形羸声哑，痨瘵之不治者，咽中有肺花疮也，暴哑者，风痰伏火，或暴怒叫喊所致也，久病而声嘶血败者，不治之症也，坐而气促者，痰火为哮也，久病气促者，危险之候也，中年之人，声浊者，痰火也。诊脉之时，病者独言独语，首尾不应者，思虑伤神也，伤寒坏病，声哑为狐惑，上唇有疮者，虫食其藏也，下唇有疮者，虫食其肝也，气促喘息，不足以息者，虚甚也，平人无寒热，短气不足以息者，实也。新病闻呃，非火逆，即寒逆也，久病闻呃，胃气欲绝也。大抵气衰言微者为虚，气盛言厉者为实，语言首尾不相顾者为神昏，狂言怒骂者为实热，痰声漉漉者死，新病闻呃者为火逆，久病闻呃者为胃绝，声音清亮，不异于平时为吉，反者为凶。《难经》曰：肺主声，入肝为呼，呼合乎五音之角也，入心为言，言合乎五音之征也，入脾为歌，歌合乎五音之宫也，入肾为呻，呻合乎五音之羽也，自入为哭，哭合乎五音之商也，故五藏有病，不难于闻声求之。

陈修园闻声诗

言微言厉盛衰根，谵语安邪错语惝，虚呃痰鸣非吉兆，声音变旧难返魂。

僧自性闻声诗

肝怒声呼心喜笑，脾为思念发为歌，肺金忧虑形为哭，肾主呻吟恐亦多。

闻气要诀

四诊之闻，不专主于听声也，凡感证必有秽浊之气，鼻观精者，可以闻而知之。凡人病家之室，五官皆宜并用，问答可辨其口气，有痰须辨其臭味，榻前虎子，触鼻可分其寒热，痈疡脓血，审气即知其重轻，余如鼾息肠鸣矢气之类，皆当以耳闻以鼻察者，若但主呼歌呻哭笑数字，则固矣。

第五编　问证南针

问证要旨

病人之爱恶苦乐，即病情虚实寒热之征也，所爱所乐，必其所不足，所恶所苦，必其所有余。故身大热而反喜热饮，即知其为假热真寒，盖口气必不奔腾，大溲必不秘结，小溲必不短赤也；身寒战而反喜寒饮，即知其为假寒真热，盖口气必定奔腾，大溲必定秘结，小溲必定短赤，或且目红而畏火也。《内经》曰：临病人，问所便，故吾人望色切脉而知之，不如病人自言之为尤真切，惟病人有不能言之处，或则言而不知其所以然之故，则赖吾人推求其理耳，吾人正可因其言而知其病之所在。陈修园曰：凡诊病，必先问是何人，或男或女或老或小，或妾婢童仆，问而不答，必是耳聋者，须询其左右，平素何如，盖恐病久致聋，或汗下致聋者，问而懒答或点头者，此必中虚也，答非所问，则昏愦不知人矣，是暴厥，是久病，须当细审。诊妇人，必当问月信，经期之或前或后，或多或少，月水之色，或淡或红，或紫或块，不可忽略，关系极大也，寡妇室女，气血多半凝滞，两尺多滑，不可误断为胎，此问证之要旨也。

问证次序

凡入病家，问证须有次序，先观面色，次切脉，次看舌苔，次察其周身之形状毕，然后开口询问。询问之间，须细心察其声音，察其气息，以合于所问之病情。四诊互参，比其同而究其异，病情既得，然后立方施治，性命攸关，慎毋草草。开口第一句，首问其病起于何日，盖日少为新病，实症居多，日多为久病，虚症居多也；曾食何物，如食冰而病，药用冰煎，若伤肉食，用草果山楂之类，曾有劳怒房欲等事，盖怒则伤肝，劳则内伤元气，房欲则伤肾也。次问初起何症，如初起时头痛发热恶寒者，属外感也，如初起时心腹疼痛，及泻痢等症者，属内伤也；后变何病，如痢变泻变疟为轻，疟泻变痢为重，先喘后胀病在肺，先胀后喘病在脾，先渴后呕为停水之类是也；现在口渴思饮否，盖口不渴，内无热也，口渴欲饮为热，渴不引饮而胸闷者，为湿热，年老之人口干，不欲饮，为津液少，若激水，不欲咽，为蓄血，为阴极发躁；喜热喜冷否，喜热为内寒，喜冷为内热也；口中何味，盖味苦为热，味咸为寒，淡腻为湿，甘为脾热，伤食为酸也；思食否，盖伤食不思食，杂症思食，思食为有胃气，则生，绝食为无胃气则死也；五味中喜食何味，盖喜甘者是脾弱，喜酸者是肝虚也，余可类推；胸中宽否，如不宽者，伤食痰积气滞之症也；腹中有无痛处，无痛者病不在内，主虚，有痛处主食积痰血之类，有痛处而手按则减者为虚，然有痛之虚，亦须细审其部位之上下，如心口痛者，乃心包络痛也，若真心痛者，手足寒至节，不治，胸膺痛者，肺气不调也，胃脘痛者，胃气不和也，两胁痛者，肝胆病也，大腹痛为脾之病，小腹痛为肝肾病；大小便如常否，小便短而黄赤或秘为热，清白为寒，浊如米泔为湿热下陷，大便秘实，久泻久痢为虚，大便黄赤为热，清白为寒，完谷不化为寒，然亦有热迫妄行，不及化谷者，大抵热迫不及化谷者，气必酸臭，小便必黄赤或短也；足冷暖否，足暖是阳证，足冷是阴证，乍冷乍温便结属阳，大便如常属虚。次问平日劳逸喜怒忧思，及素食何物，劳则气散，逸则气滞，喜则伤心，怒则伤肝，忧则伤肺，思虑则伤脾，恐则伤肾，素食厚味则生痰，醉酒则发热。四诊合参，而审症尚不能真确者，未之闻也。

张景岳问证诗新注

一问寒热二问汗

问其寒热多寡以审阴阳，细辨真假，问其汗之有无，以辨风寒，以别虚实。

王秉衡曰：问寒热首二条，皆是伤寒，若发热不恶寒者，温病也。纵挟新感风寒而起，先有恶寒，迨一发热，则必不恶寒矣，此伏气温病也。

外感风温，热邪首先犯肺，肺主皮毛，热则气张而失清肃之权，腠理反疏，则凛冽恶寒，然多口渴易汗，脉证与伤寒迥异，经云气盛身寒，得之伤寒，气虚身热，得之伤暑，所谓身寒者，寒邪在表，虽身热而仍恶寒也。暑为阳邪，发热即恶热，亦有微恶寒者，日微，仍不甚恶寒也，况但在背与周身恶寒迥别，可不细问哉。

三问头身四问便

问其头痛为邪甚，不痛为正虚，暴眩为风火与痰，渐眩为上虚气陷，问其身之部位，以审经络，亦以一身重痛为邪甚，软弱为正虚，问其小便红白多少，大便秘结溏清谷清水，以别寒热虚实。

王秉衡曰：问头身第三条阴虚头痛。叶氏云，多属阳亢，未可竟补，须兼滋阴降火为治，内证发热，亦不可专属阴虚，或食积，或瘀血，或痰凝气滞，皆能发热，必辨证明白，庶不误治，阳虚头痛，则百无一二之症。至于眩晕，不可与头重混同立论，如体肥过食厚味醇酒，胃中必有痰饮，随肝火升腾而作晕者，余初用二陈加栀、连、柴、芍、天麻、钩藤而愈者多，虚则加参术，瘦人胸无阻滞，胃中无痰，可用地黄汤加檗芍之类，盖此证因痰火者多，长沙治眩亦以痰饮为先也，头重则属湿者多，火盛者用清凉以降之，经云邪之所在，皆为不足，上气不足，脑为之不满，耳为之苦鸣，是言邪乘虚客之，非竟言虚也，景岳于二证，皆主上虚清阳不升，亦百中一二耳，盖头项脊背腰膂臂腿诸疼，有内伤外感之别，内伤多虚，亦属气不宣行，外感多实，总由客邪阻气也。

问便云，中气不足，溲便为之变，不可因溺黄而谓之火，强逼枯汁以毙人，叶氏谓妄用通利，则逼枯汁，如养阴清热，何至逼枯，若经言变者，非云小溲黄赤也，统指二便异于常时也，小溲或不禁，或淋漓短少频数，或清而多，大便或滑泄，或燥结，皆异于平日之调和，故谓之变，况劳倦焦思泻利酒色为虚火，若暑热下痢小溲淋痛乃邪火，当分别而治，不可云无火，而用温补以误人，经言邪之所在皆为不足，因不足而邪客之为病，后人脱却上文邪之所在句，竟言虚而用补，谬矣。大便亦要调和，若愈固者，乃燥结也，当濡养为主，或固结在老年，防有噎膈之患，不可云弥固弥良，故大便固结，必胸腹舒泰，饮食能安，圊不努挣者，始为可喜，溏而频解，解而腹中始快者，此内经所云得后与气，则快然而衰也，非痰饮内阻，则气郁不宣，即泄泻在温热暑疫诸病，正是邪之去路，故不可一闻溏泻，辄以为虚寒而妄投温补止涩也，须问其解之热与不热，色之正与不正，必不觉其热而稀溏，色正者始可断为中气不足也，更有痧疽痘疹将发，而吐泻先作者，前辈皆未之说及也。

五问饮食六问胸

问饮食以察其胃气之强弱，问胸者，该胃口而言也，浊气上于膈，则胸满痛，为结胸，不痛而胀连心下，为痞气。

王秉衡曰：问饮食，谓得食稍安者，必是虚证，未尽然也。痰火证虫证，皆得食稍安，而痰火证更有初服温补极相安者，其中消善食，属于火者，是实证矣，亦有火盛反不能食者，胃热不杀谷也，更有阴液久耗胃阳陡越之除中症，能食善饥，俨如消症，但脉必虚大，按之细软无神，纵与大剂填阴，亦不救也，虽不多见，不可不知；至于热症喜饮，寒症恶饮，人皆知之，而热症挟湿挟痰者，亦不喜饮，或喜沸饮，皆不可误指为寒也，喜饮而不多者，古人但以为阴虚，而不知亦有挟痰饮者。

问胸，叶氏云：胸腹胀满，固不可补，不知饥饱，似胀非胀，是浊气不清，但当理滞气，不宜骤用参术，补住浊气而为胀满。经云：浊气不降，而生膜胀，即宜补者，须分气血，虚而兼滞者，疏补宜兼，俗云虚不受补者，未知疏补兼行之法耳。盖胸次如天，天空则生气流行不息，然虚痞可补之症，间亦有之，气虚者宜温补，阴虚者宜滋填，若痰饮凝聚，饮食停滞，及温热疫症，邪踞募原者，皆宜开泄为先，不但补药忌投，即凉润之品，亦在所禁，恐病人言之未确，医者必手按其胸腹，有无坚硬拒按，始可断其邪之聚散，最为诊要，更有内痈一症，尤当留意。

七聋八渴俱当辨

问聋者，伤寒以辨其在少阳与厥阴，杂病以聋为重，不聋为轻也；问渴者，以寒热虚实俱有渴，大抵以口中和，索水不欲饮者，为寒，口中热，引饮不休者为热，大渴谵语，不大便者为实，时欲饮水，饮亦不多，二便通利者为虚证。

问聋，此证在伤寒为邪传少阳，在久病为精脱，且考古更有耳聋治肺之法。一瓢先生云：金之结穴在耳中，名曰龙葱，专主乎听，故热症耳聋，皆为金受火烁，治当清肺，不可泥定少阳一经，而再以小柴胡汤益其病也。

王潜斋曰：友人沈辛甫；患温耳聋，四明医人胡士扬用柴胡药多剂，其聋日甚，胡谓进则病进，径投补剂，后服清解，病愈而聋成痼疾，是肺络之热为补药壅塞，竟无出路也。

问渴，谓喜热饮为中寒水亏。叶氏云：水亏则内热，岂有中寒之理？凡喜热饮，皆郁不通畅，故得热则快，得冷则遏，并非水亏也，若水涸精亏者，宜滋阴，反用热药，是杀之也，渴喜热饮，渴不多饮，温热症多有之，皆属痰饮阻遏气机也。

九问旧病十问因

问旧病以知其有夙疾与否，问其致病之由，以为用药之准。

再兼服药参机变

表里寒热补泻之中，自有神机变化之妙。

妇人尤必问经期，迟速闭崩皆可见

妇人以经为主，问其有无迟速以探病情，兼察其有孕与否。

王秉衡曰：女子病首须问带，盖带者女子生而即有，故越人作女科，称带下医也，下多即为病矣。十二岁以外者，问其月事行否，未行而肤色淖泽者虽逾笄不为病，设肤色憔悴，人不长成是劳损也。已行之女与妇人，则询其汛之迟速，血之紫淡，虽患外感，亦当问明女半期远近，然后审证用药，庶无碍血伤胎之患，盖女半期有禁用之药，胎孕有难凭之脉也，产后则恶露之多少，腹块之有无，首先究诘，然胎产诸证，笔难尽罄，总宜审问详明，处方灵活，不可稍有固执庶不误人。

王大昌曰：天地生机，皆在灵空，女子之象，离中虚也，故能孕育。若脂满胞中者，不能有妊，此理之常也，况胎元初结，月事即停，气有余为火，血有余为水，火盛搏水则成痰，呕吐肿满诸病，由此而生，补药最宜慎用，古云胎前无滞，产后无虚是已，然有极虚之妇，受胎即须培补，始能长养者，分娩时必须峻补，始诞育者，既产之后，血气必虚矣，丹溪先生垂大补气血之训，而竟不尽然者，以张景岳之偏尚温补，犹知其非，可见治胎产病之难也。

王潜斋曰：女半期有禁用之药，世俗惟知禁用寒剂，而不知血分有火，或有伏暑者，不但禁用热药，即温动之品亦禁，宜寒宜凉，对证者并不禁也，第必取其有流利之性，而无凝滞之偏者，为良药耳，粗工泥于经产之禁而不详审证因，且古书每于方后注云，妇人加当归，不知变通者，胶柱鼓瑟，遂致变证蜂起杀人如麻，而不知所以，可慨也。

胎前最忌渗利，无湿者虽茯苓，亦须避之，室女服药，禁用虎骨，恐分娩时交骨难开也。

士谔按潜斋"宜寒宜凉，对证并不禁也"之论，真高明之见。民国戊午夏，上海书商葛某令正，产后气喘，额汗如豆，两脉虚浮，脱在顷刻，不及处方，急令磨沉香灌之，汗收喘定，次日，手足忽均木麻，不能举动，脉弱如无，余曰，此血虚生风也，砂糖益母草，皆为禁剂，令以鲜藕、生竹茹、丝瓜络少加红枣煮汤调下六一散一钱，日三服，并以鲜藕生竹茹煮汤代茶，葛求另与药方，余曰，脉弱如此，胃口最宜顾及，药多偏性，秉有异味，即以芍药甘草之和平，余尚虑其碍胃也，服三日而病若失，惟中脘微闷，以金橘饼煎汤饮之，胸闷即舒。是年秋，松江城内名医金省三君之姪女产后患感，金与老医韩半池，诊治月余，病日以增，甚至气逆神昏，邀余往视，余曰，此寻常感症也，深秋暴感，症同春月风温，第春温当冬令固密之余，秋感值夏令发泄之后，虚实之不同一也，况产后阴分大亏，孤阳独旺，诸君恐其瘀阻，大事温运，阴液遭烁，冲阳不为任制，此气逆神昏之所由来也，犹幸舌苔腻滑，胃液尚未尽枯，犹得足以自救，否则燎原莫救矣，予以旋覆花、生牡蛎、天花粉、白芍药、生竹茹、梗通草、飞滑石等，金君虑凉药有阻恶露，余曰，腹不见疼，又无痞块，此乃无瘀铁证，不必顾虑可也，又令以粳米一升，泡汤代水煎药，取谷气生津意也，一剂而气逆平，神不昏矣，去旋覆减牡蛎，加玉竹、沙参，再剂而胃口开，能进粥矣，为之清养而愈。

再添片语告儿科，天花麻疹全占验。

小儿欲作痘疹与外感同，宜辨其手中指、足胫、耳后、筋色为据。

第六编　病机南针

六经病证

仲景论证，首重六经，盖以六经统百病，非以伤寒谈六经也。故善读《伤寒论》者，因伤寒之六经证，即可推悟百病之六经证，不善读者，以为六经见证，专为伤寒立论，画地自限，刻舟求剑矣。

一、太阳经见证

太阳病，脉浮，头项强痛而恶寒，尺寸俱浮者，太阳受病也。其脉上连风府，故头项痛，腰脊强，发热，汗出恶风，脉缓者，名曰中风；恶寒体痛，呕逆，脉阴阳俱紧者，名曰伤寒。发热恶寒者，发于阳也，无热恶寒者，发于阴也。发于阳者，七日愈，发于阴者，六日愈，以阳数七阴数六也。太阳病，发热而渴，不恶寒者为温病，发汗已，身灼热者，名曰风温；太阳病，关节疼痛而烦，脉沉而细者，此名湿痹。太阳病欲解时，从巳至未上。湿家之为病，一身尽疼，发热，身色如熏黄；太阳中暑者，身热，疼重而恶寒，脉微弱，此以夏月伤冷水，水行皮中所致也；太阳中暑，其人汗出，恶寒，身热而渴也。

二、阳明经见证

阳明之为病，胃家实也。阳明中风，口苦咽干，腹满微喘，发热恶寒，脉浮而紧。阳明病，若能食，名中风，不能食，名中寒，尺寸俱长者，阳明受病也，其脉侠鼻络于目，故身热目疼，鼻干不得卧，阳明外证，身热汗自出，不恶寒，反恶热也；阳明病，脉浮而紧者，必潮热，发汗有时，但浮者，必盗汗出，阳明脉大，脉浮而迟，面热赤而战惕者，六七日当汗而解，迟为无阳，不能作汗，其身必痒也；阳明病，法多汗，反无汗，其身如虫行皮肤中，此久虚故也；阳明病，反无汗而小便利，二三日呕而咳，手足厥者，必苦头痛，若不咳不呕，手足不厥者，头不痛；阳明病，但头眩，不恶寒，故能食而咳，其人必咽痛，若不咳者，咽不痛；阳明病，口燥，但欲漱水，不欲咽者，此必衄，脉浮发热，口干鼻燥，能食者则衄。有太阳阳明，有正阳阳明，有少阳阳明。太阳阳明者，脾约是也；少阳阳明者，发汗，利小便已，胃中燥，烦实，大便难是也；阳明之为病，胃家实也。阳明居中土也，万物所归，无所复传，始虽恶寒，二日自止，此为阳明病也，阳明病，初欲食，小便反不利，大便自调，其人骨节疼，翕然如有热状，奄然发狂，溅然汗出而解者，此水不胜谷气，与汗共并，脉紧则愈。阳明病欲解时，从申至戌上。

三、少阳经见证

少阳之为病，口苦舌干目眩也。伤寒脉弦细，头痛发热者属少阳，少阳不可发汗，发汗则谵语，此属胃，胃和则愈，胃不和，则烦而燥。少阳中风，两耳无所闻，目赤胸中满而烦者不可吐下，吐下则悸而惊，尺寸俱弦者，少阳受病也，其脉循胁络于耳，故胸胁满而耳聋。太阳与少阳并病，脉弦头强痛，或眩冒结胸，心下痞，则两阳皆有之证，两阳并病，阳气重可知，不可发汗，发汗则谵语，若谵语不止，当刺期门；太阳少阳并病，心下硬，头项强，而眩者，当刺大椎、肺俞，慎勿下之；太阳少阳并病，而反下之，成结胸，心下硬，下利不止，水浆不下，其人心烦，伤寒三日，少阳脉小者，欲已也。少阳病欲解时，从寅至辰上。

三阳合病脉浮大上关上，但欲眠睡，目合则汗，伤寒六七日无大热，其人烦燥者，此为阳去入阴也，伤寒三日，三阳为尽，三阴当受邪，其人反能食，而不呕，此为三阴不受邪也。

四、太阴经见证

太阴之为病，腹满而吐食不下，自利益甚，时腹自痛，尺寸俱沉细者，太阴受病也，其脉布胃中，络于嗌，故腹满而嗌干，伤寒脉浮而缓，手足自温者，系在太阴，太阴当发身黄，若小便自利者，不能发黄，至七八日，虽暴烦下利，日十余行，必自止，以脾家实，腐秽当去故也，自利不渴者属太阴，以其藏有寒故也，当温之，宜四逆辈，伤寒下利，日十余行，脉反实者死。太阴病欲解时，从亥至丑上。

五、少阴经见证

少阴之为病，脉微细，但欲寐也。少阴病欲吐不吐，心烦，但欲寐，五六日自利而渴者，属少阴也，虚故引水自救，若小便色白者，以下焦虚有寒，不能制水故也，尺寸俱沉者，少阴受病也，以其脉贯肾络于肺，系舌本，故口燥舌干而渴，少阴病脉沉细数，病为在里不可发汗，少阴病，脉微不可发汗，亡阳故也，阳已虚，尺中弱涩者，复不可下之，病人脉阴阳俱紧，及汗出者，亡阳也，此属少阴，法当咽痛而复吐利。少阴中风，脉阳微阴浮者，为欲愈，少阴病，若利自止，恶寒身蜷而利，手足逆冷者不治；少阴病，恶寒而蜷，时自烦，欲去衣被者可治；少阴病，四逆恶寒而蜷，脉不至，不烦而躁者死；少阴病，吐利烦躁四逆者死；少阴病，下利止而头眩，时时自冒者死。少阴病欲解时，从子至寅上。

六、厥阴经见证

厥阴之为病，消渴，气上撞心，心中疼热，饥而不欲食，食即吐蛔。下之利不止，尺寸俱微缓者，厥阴受病也，以其脉循阴器，络于肝，故烦满而囊缩。厥阴中风，脉微浮为欲愈，不浮为未愈。厥阴病欲解时，从丑至卯上。

以上均采自仲景《伤寒论》者，读者当熟记于心，三阳经皆有头痛症，当认定何者属于太阳，何者属于阳明，何者属于少阳，三阴经皆有下利症，须认定不渴而利属何经，渴而下利属何经，下之利不止者属何经，三阳经惟阳明有腹满症，三阴经睢厥阴有头痛症，此尤不可不进求诸《伤寒论》全书也。

六经病证歌

一、手足太阳经（手太阳小肠　足太阳膀胱少气多血）

嗌痛颔肿头难回，肩似拔兮臑似折，耳聋目黄肿颊间，是所生病为主液，（以上手太阳经）此经少气而多血，头痛脊痛腰如折，目似脱兮项似拔，腘如结兮腨如裂，痔疟狂癫疾并生，衄衂目黄而泪出，囟项背腰尻（苦高切）腘腨，病若动时痛皆彻。

二、手足阳明经（手阳明大肠　足阳明胃　多气多血）

阳明血盛气亦盛，是动齿痛颈亦肿，是主津液病所生，目黄口干衄䶦动，喉痹痛在肩前髃，大指次指痛不用，（以上手阳明经）振寒呻欠而颜黑，病至恶见火与人，忌闻木声心惕惕，闭户塞牖欲独处，甚则登高弃衣走，贲响腹胀为骭厥，狂疟温淫及汗出，衄䶦口喝并唇胗（音轸，唇疮也），颈肿喉痹腹水肿，膺乳膝膑股伏兔，肝外足跗上皆痛，气盛热在身以前，有余消谷溺黄甚，不足身以前皆寒，胃中寒而腹胀壅。

三、手足少阳经（手少阳三焦　足少阳胆　多气少血）

少阳少血还多气，耳聋嗌肿及喉痹，气所生病汗出多，颊肿痛及目锐眦，耳后肩髃肘臂外，皆痛废及小次指，（以上手少阳经）是动口苦善太息，心胁疼痛转侧难，足热面尘体无泽，头痛颔痛锐眦痛，缺盆肿痛亦痛胁，马刀侠瘿颈腋生，汗出振寒多疟疾，胸胁髀膝胫绝骨，外踝皆痛及诸节。

四、手足太阴经（手太阴肺足太阴脾　多气少血）

太阴多气而少血，是动则为喘满咳，膨膨肺胀缺盆痛，两手交瞀（音茂）为臂厥，肺所主病咳上气，喘渴烦心胸满结，臑臂之内前廉痛，为厥或为掌中热，肩背痛是气有余，小便数欠而汗出，气虚亦痛溺色变，少气不足以报息，（以上手太阴经）此经血少而气旺，是动即病舌本强，食则呕出胃脘痛，心中善噫而腹胀，得后与气快然衰，脾病身重不能摇，瘕泄水闭及黄疸，烦心心痛食难消，强立股膝内多肿，不能卧因胃不和。

五、手足少阴经（手少阴心　足少阴肾少血多气）

少阴少血而多气，是动咽干心痛应，目黄胁痛渴欲饮，臂臑内痛掌热蒸，（以上手少阴经）肾经多气而少血，是动病饥不欲食，咳唾有血喝喝喘，目𥊚心悬坐起辄，善恐如人将捕之，咽肿舌干兼口热，上气心痛或心烦，黄疸肠澼及痿厥，脊股后廉之内痛，嗜卧足下热痛切。

六、手足厥阴经（手厥阴心包络足厥阴肝少气多血）

厥阴少气原多血，是动则病手心热，是主脉所生病者，掌热心烦心痛掣，（以上手厥阴经）肝经血多而气少，腰痛俯仰难为工，妇少腹肿男㿉疝，嗌干脱色面尘蒙，胸满呕逆及飧泄，狐疝遗尿或闭癃。

奇经病证

督病少腹冲心痛，不得前后冲疝攻，其在女子为不孕，嗌干遗溺及痔癃，任病男疝女瘕带，冲病里急气逆冲。

此汪讱庵经络病证歌诀也，有韵之文，最便记诵，学者熟此，再求诸《灵》《素》原文则得矣。

诸病所属

百病之生也，皆生于风寒暑湿燥火以之化之变也。

气之正者为化，气之邪者为变，故曰之化之变也。

诸风掉眩，皆属于肝。

肝为风藏，凡风病皆属于肝，风类不一，故曰诸风。掉，摇也，眩，运也。肝主筋，凡筋之病，如猝倒痉痫抽掣摇战等，皆摇之现状也。肝开窍于目，凡目之病，如昏晕妄见头目旋转等，皆眩之现状也。风主动摇，掉眩皆系风象，故不论是虚是实，外风内风，总名之曰病风。

诸寒收引，皆属于肾。

拘急而收曲曰收，繟缓而引长曰引，阳气不达，则肢骨不为用，皆寒之见证也，盖拘收引弹，与抽掣缩短不同，拘收引弹，是寒证，属诸肾，抽掣缩短，是风证，属诸肝也。

诸气膹郁，皆属于肺。

气之喘急者曰膹，气之否闷者曰郁，肺主气而为相傅之官，故气病皆当治肺。

诸湿肿满，皆属于脾。

皮肤浮胖曰肿，腹内胀塞曰满，脾主肌肉，主四肢，腹又脾之部位，凡脾运不健，则湿气壅滞，水不下行，故有肿满之证。

诸热瞀瘈，皆属于火。

眼目昏花曰瞀，手足抽掣曰瘈，邪热伤神则瞀，亢阳伤血则瘈，故皆属于火。

唐容川日，瘛是肝筋为火所灼，无血养筋，故缩扯，瘛与弹缓不收有异，当辨之。

诸痛痒疮，皆属于心。

血分凝结阻滞其气，气与血争则痛，血虚生热，兼动风气，风火相扇则痒，气血阻滞则成疮疡，心主血，此皆病之关系血分者，故曰皆属于心，凡痞满臌胀等，与血分无关者，皆不痛，当细辨也。

诸厥固泄，皆属于下。

厥逆也，厥有阴阳二证，阳衰于下，则为寒厥，阴衰于下，则为热厥。固，前后不通也，阴虚则无气，无气则清浊不化，寒闭也，火盛则水亏，水亏则精液干涸，热结也；泄，二阴不固也，命门火衰则阳虚失禁，寒泄也，命门水衰，则火迫注遗，热泄也。下，肾也，盖肾居五藏之下，为水火阴阳之宅，开窍于二阴，故诸厥固泄，皆属于下。

诸痿喘呕，皆属于上。

痿有筋痿、肉痿、脉痿、骨痿之辨，故曰诸痿，凡支体痿弱，多在下部，而曰属于上者，如五藏使人痿者，因肺热叶焦，发为痿躄也；肺居上焦，故属于上，气急曰喘，病在肺也；吐而有物有声曰呕，病在胃口也。逆而不降，是皆上焦之病。

诸禁鼓栗，如丧神守，皆属于火。

禁，噤也，寒厥咬牙曰禁；鼓，鼓颔也；栗，战也。凡病寒战而精神不能主持，如丧失神守者皆火之病也。然火有虚实之辨，若表里热甚而外生寒栗者，所谓热极生寒，重阳必阴也。心火热甚，亢极而战，反兼水化制之，故为寒栗者，皆言火之实也，若阴盛阳虚而生寒栗者，阳虚畏外寒，阴胜则为寒，寒则真气去，去则虚，虚则寒搏于皮肤之间，皆言火之虚。有伤寒将解而为战汗者，其人本虚，是以作战有痎疟之为寒栗者，疟之发也，始则阳并于阴，既则阳复阴仇，并于阳则阳胜，并于阴则阴胜，阴胜则寒，阳胜则热，更寒更热，更实更虚也，由此观之，可见诸禁鼓栗，虽皆属火，必有虚实之分，必加如丧神守之兼证，乃可断为实火。

诸痉项强，皆属于湿。

唐容川曰，寒湿则筋脉凝，热湿则筋脉胀，故皆能发痉与项强之证。

诸逆冲上，皆属于火。

火性炎上，故诸逆冲上者，皆属于火。凡是冲脉气逆，头目咽喉胸中受病，吐咳呛呕等，均系心肝之火，挟冲脉上行也。

诸胀腹大，皆属于热。

热气内盛者，在肺则胀于上，在脾胃则胀于中，在肝肾则胀于下，此以热邪所至，乃为烦满，故曰诸胀。腹大，唐容川氏谓是单腹胀，此证是肝不疏泄，脾不运化，肝不疏泄，则小便不利，水停为胀，脾不运化，则单腹胀，属于热者，因肝木乘脾也，热字与火字有别，在大为热，热属气分，在地为火，火属血分，热则气分之水多壅，故主胀大。

诸躁狂越，皆属于火。

躁，烦躁不宁也，狂，狂乱也，越，失常度也。热盛于外，则肢体躁扰，热盛于内，则神志躁烦，盖火入于肺则烦，火入于肾则躁，烦为热之轻，躁为热之甚，邪入于阳则狂，如骂詈不避亲疏，狂之证也，升高逾垣，越之证也。

诸暴强直，皆属于风。

唐容川曰，强直僵仆倒地，暴者猝然发作，风性迅速，故能暴发，凡风均属之肝，肝属筋脉，风中筋脉，不能引动，则强直矣，风者阳动而阴应之也，故风具阴阳两性，中风之阴，则为寒风，中风之阳，则为热风，无论寒热，均有强直之证，宜细辨之。

诸病有声，按之如鼓，皆属于热。

按之如鼓，胀而有声也，为阳气所逆，故属于热，唐容川曰，此有声与肠鸣不同，肠鸣则转气切痛下泄，属水渍入肠，发为洞泻，是寒非热也，此有声乃在人皮里膜内连网油膜之中，凡人身连网油膜，均是三焦，乃相火之府，行水之道路也，水火相激，往往发声，但其声绵绵，与雷鸣切痛者有异，按之亦能作声，又拒手，如按鼓皮，以其在皮膜间，故按之如鼓，是三焦之火，与水为仇也，故曰，皆属于热。盖三焦为行气之府，气多则能鼓吹其膜中之管，使之有声，如橡皮人搦之则声出矣。

诸病胕肿，疼酸惊骇，皆属于火。

胕，足背，肿，浮肿。胕肿疼酸者，阳入于外，火在经也，惊骇不宁者，热乘阴分，火在藏也，盖足肿皆发于厥阴阳明两经，阳明之脉行足背，厥阴之脉起足大指丛毛，行内踝，肝木生热，壅遏胃气之湿，则循经下注而发足肿，极酸疼也，若热邪入陷，则惊骇不宁矣。

诸转反戾，水液浑浊，皆属于热。

左右扭掉曰转，角弓反张曰反，其身屈曲曰戾，转在侧，属少阳经，反在后，属太阳经，戾在前，属阳明经。水液浑浊，小便不清也，三焦为决渎之官，水液浑浊，属三焦经。

诸病水液，澄澈清冷，皆属于寒。

水液者，上下所出皆是也，水体清，其气寒，故凡或吐或利，水谷不化，而澄澈清冷者，皆得寒水之化，如秋冬寒冷，水必澄清也。

诸呕吐酸，暴注下迫，皆属于热。

唐容川曰，呕谓干呕，是火逆也，吐有寒证，吐酸则无寒证，暴注下迫，里急后重，逼塞不得畅，俗名痢证，皆属于热者，属于肝经之热也，肝火上逆，则呕吐酸，肝火下注，则痢下迫，因肝欲疏泄，肺欲收敛，金木不和，故欲泻不得，且痢多发于秋，金克木也。

脏腑为病

五气所病，心为噫，肺为咳，肝为语，脾为吞，肾为欠为嚏，胃为气逆，为哕为恐，大肠小肠为泄，下焦溢为水，膀胱不利为癃，不约为遗溺，胆为怒，是为五病；五精所并，精气并于心则喜，并于肺则悲，并于肝则忧，并于脾则畏，并于肾则恐，是谓五并，虚而相并者也。五劳所伤，久视伤血，久卧伤气，久坐伤肉，久立伤骨，久行伤筋；怒则气上，喜则气缓，悲则气消恐则气下，寒则气收，热则气泄，惊则气乱，劳则气耗，思则气结。

四时所病

春气者病在头，夏气者病在藏，秋气者病在肩背，冬气者病在四肢。故春善病鼽衄，仲夏善病胸胁，长夏善病洞泄寒中，秋善病风疟，冬善病痹厥。诸病所属脏腑为病四时所病三篇，均采自《内经》者，读者宜玩索其有注处，推悟其无注处，如心何以为噫，肺何以为咳，春病何以在头，夏病何以在藏，及心何以不病咳而病噫，春何以不病藏而病头，推求其理，能举隅反三，则天下无难读之书矣，不然，逐字详解，不过印定后人耳目，徒使读者死于句下，岂开悟之道乎。

第七编　论药南针

辨药要诀

　　古人论药，约有数端，一以品类分者，如草部、木部、金石部、昆虫部、禽兽部等，李濒湖其最著也；一以性分者，如寒性、热性、平性、温性等，诸家之药性赋是也；一以气分者，则专重阴阳升降浮沉，李东垣其最著也；一以形色气味五运六气论者，徐洄溪之《本草百种》、唐容川之《本草问答》，其最著也；一以地分者，专论地气之厚薄，土性之燥湿，孙思邈《千金方》，其最著也。然药字从草，则草木是其主体，金石多属镇定，昆虫多属攻破，禽兽多属补益，无非佐草木之所不及，是以品类分者，未必尽当矣，论性气，论道地，果已稍高一等，然为学在乎致用，则与其挂一而漏万，孰若举隅以反三，士谔平日于论药一道，每喜以现有之形色气味，溯气化之五运六气，盖是法实辨药之秘诀，不论谁人，试取一花一草以相询问，虽此花此草，平日绝未见过，而观其形，察其色，嗅其气，尝其味，而此花此草之能治何疾，吾已了然于胸中。盖诸根皆升，诸子皆降，诸花与叶皆散，乃其常也，有不然者，乃其变也；心以治心，筋以治筋，络以治络，皮以治皮，乃其常也，有不然者，乃其变也；色白入肺，色赤人心，色青入肝，色黄人脾，色黑入肾，乃其常也，有不然者，乃其变也；中空者皆能疏气，芒刺者皆能息风，有芽者皆能透发，多汁者皆能增液；辛甘之味无降，苦咸之味无升，酸涩之味无散，甘淡之味无攻，知此而药之大要得矣。

诸根皆升

　　今请先论诸根。升麻、葛根、黄芪、均是升药而所升各有不同，升麻根大于苗，其得气之独厚可知，根中多孔窍，其能吸引地中水液，以上达于苗叶也可知，气味辛甘，又合于上升之气味，唐容川曰，合形味论性，皆主于升，故曰升麻，为升发上行之专药，正谓此也；葛根，其根虽深，而身系藤蔓，惟根实而少孔，故葛根力能升津，不若升麻之只能升气也；黄芪，根中虚松有孔道，味较升麻为厚，故升而能补，不若升麻之升而不补也。即此以推，则羌独活之能升太阳之气，祛太阳之湿，以根深而气味辛烈也；独活之能人少阴，以色黑而味更辛、气更烈也；葱白入土不深，功专升散者，以气胜于味也；生姜既主升散，又主降饮止呕者，以味胜于气也；白芷之能升散肺胃两经风寒，姜黄之能破结去滞，可类推矣。至牛膝、灵仙、茜草、大黄等，根既坚实，无升达之孔道，味又苦泻，无升发之能力，其主降而不主升，乃根之变格，与升麻等上升之义，不难对勘而知；若甘草、地黄之有味无气，则主静而不主动矣；白术、苍术、野术之有气有味，则静而兼动矣，味胜则静多，气烈则动甚；人参之阳生于阴，冬虫草之阳潜于阴，气不剧烈，味又和平，此乃天地之精气，结成世界之灵品，能升能降，可阴可阳，又不可以常理论矣。故知白术在气分之作用，则远志在血分之为用可悟矣，推之于当归，推之于芎藭，虽动静广狭之有异，理则一也；知地黄在血分之作用，则天花粉在气分之为用可悟矣，推之于山药，推之于玄参，虽有入脾入肾之各殊，理则一也；知牛膝、大黄等之作用，则丹皮之动血，芍药之破结，亦可悟也。

诸子皆降

唐容川曰，物下极则反上，物上极则反下，草木上生果实，为已极矣，故返而下行。实核之性，在于内敛，故降而兼收，然果实仁核之主收降，亦有须合形色气味论之，方为确当。麻仁、巴豆、蓖麻子、葶苈，皆能滑利，下大便，以有油也，但麻仁无辛烈之性，故但能润降，不能速下；蓖麻子味辛气温，是有气以行其油滑之性，故其行速；巴豆大辛则烈，大热则悍，以悍烈行其滑利，故剽劫不留也；葶苈味苦辛，而性滑利，隐寓巴豆、大黄二者之性，故极速降，能大泻肺中之痰饮脓血，诚猛药也。杏仁亦有油，但得苦味，而无辛烈之气，故降而不急，桃仁以花红入血，仁又有生气，故桃仁能破血，亦能生血，故知巴豆、麻仁之降利，即可悟杏仁、桃仁之为用，推之于松子仁、胡桃肉，凡有油者，无不皆然矣，惟偏于苦者利于降，偏于甘者利于补，偏于涩者利于涩耳，而滑利则其本性也。枳壳、陈皮、槟榔、郁金、花椒、苍耳子、蔓荆子，均是子也，而为用各异，枳壳木实，味系纯苦，故理胃气；陈皮辛香，辛则能升，香则能散，故能治脾胃，又能理肺也；槟榔沉降之性，自上而下，故能治小腹疝气，亦能兼利胸膈，以味不烈，降性缓也；郁金乃姜黄之子，气较姜黄为薄味，较姜黄为胜，故行血之功甚于行气。大抵性重且速者，直达下焦，而不能兼利上焦，气味轻且缓者，则皆能降利上焦。以上所举，均气味之轻且缓者，若橘核、楂核、荔枝核，则均专治下焦之气矣，至苍耳有芒而体轻松，蔓荆味辛而气发散，花椒气味辛温，此乃诸子中之变格，不当以诸子为主体，当以形色气味为主体矣（如辛味无降芒刺息风之类）。唐容川曰，同是果实，又有皮肉仁核之分，皮肉在外，容有升散之理，仁核在内，则专主收降，断无升散。是以牵牛子、车前子，皆兼降利，荔枝核、山楂核，皆主降散，白蔻仁、西砂仁，味虽辛，而究在温中以降气，柏子仁、酸枣仁，功虽补而要在润心以降火，故诸子之降，约分三端，味苦质实者，其降必沉，味辛气香者，降必兼散，味淡气薄者，降必渗利，知此而诸子之能事毕矣，即非诸子而具降性之药，不论是根是身是金石，其能事亦毕矣。

诸花与叶皆散

徐洄溪曰，凡物之生于天地间，气性何如，则入于人身，其奏效亦如之，盖人者，得天地之和气以生，其气血之性，肖乎天地，故以物性之偏者投之，而亦无不应也。诸花居茎梢之上，翩翩欲舞，其气之轻扬也可知，居至高之位，禀轻扬之气，故多能散头目之邪，以头目居上，合乎上者上之义也。甘菊花气香味平，能散头目之风邪，金银花味苦，则散阳明头目之风热矣，凡芳香之品，皆能治头目肌表之疾。但香则无不辛燥者，惟菊花、银花，味清而质轻，气芳而不烈，此温热家所以奉此二花为主药，有桑菊饮、银翘散之剂欤。辛夷花味辛气散，专散脑鼻内之风寒；蜜蒙花则散眼内之风邪；梅花先春而开，为百花之魁，色白气清，能解先天之痘毒，以从天一之阳，引毒外解也；玫瑰花色赤而香烈，即能疏肝理气矣。至如厚朴花之宽中，为气味浓厚也；芙蓉花之收敛，为质液胶腻也；旋覆花之润利去痰，为花既滴露而生，味又微咸也；月季花之通经，为月月花开月月红也，此实花药中之变格。

唐容川曰，草木之叶，多得风气，故多主散，风以散之也。盖叶在四旁，自然专主四散，故竹叶能清肌肉中之热，荷叶能散皮肤中之热，桑叶之息风，菊叶之解毒，橘叶之疏肝，枇杷叶之理肺，桃叶能散血分之寒热，苏叶能散气分之寒热，无非一散字也。豨莶叶大而有毛，则主去周身之风矣，巡骨风，苍耳叶，八角风，皆叶大而有芒角．其得风气也甚于豨莶，则散风之力，亦远过于豨莶矣，至艾叶之温胞室，柏叶之清血，此又叶之变格，当舍叶而论形色气味矣。温热家治病，喜用花与叶，以温邪初感，多在上焦，花与叶体轻而主散，所谓上焦如羽，非轻不举，即徐之才轻可去实义也。

知诸花与叶之皆散，则诸枝之主散可知，惟枝之体较叶为沉，则其散之力亦较叶为进，且草枝木枝，又有轻重之分，故苏枝仅能散肌肉之风寒，桂枝则力能走筋骨，能通心矣，桑枝、桃枝、槐枝，能达四肢，亦此义也。知诸根之皆升，则诸干之为用可知也，故麻黄、柴胡、青蒿、藿香之属，皆主升散，所以升而兼散者，以根在土中，禀浊阴之气，干在土外，禀清阳之气也，麻黄入太阳，柴胡、青蒿入少阳，藿梗祛上焦之湿，又在形色气味之别也。

本篇大半采辑徐洄溪、唐容川之说，非癖有嗜痂，以钩玄摘要，极有灵机，学者苟能善悟，则举隅反三，自无难用之药，若欲务博，自当求之诸家本草。

李东垣药性赋

便于记诵，莫如有韵之文，而诸家药性赋，惟李东垣氏简而能该，约而有当。兹特录其寒热温平四赋，标以记号，加以注释，学者苟熟习之，得心应手，应用自无穷矣。

寒性赋

诸药赋性，此类最寒。犀角解乎心热（牛属土而犀则居水，其得水土之精可知，凡物之毒者，投水土则毒自化，犀得水土之精，故化毒之功为多，其角中虚，有通灵之象，故能养心除邪，凡邪入心包者，非犀角不能引邪外出）；羚羊清乎肺肝（羚羊挂角树梢，身悬而睡，其筋最直，角尤为精气所在，故性微寒，功专舒筋，不仅内靖肝热，且能引邪外出）。泽泻利水通淋，而补阴不足（泽泻生于根下，能化气上行，引肾阴以达于上，故曰补阴不足）；海藻散瘿破气，而治疝何难（海藻生于水中，味微咸而具草之质，是秉水木二气，故能清火润肝木，其能散瘿治疝，咸能软坚也）。闻之菊花能明目而清头风（菊得天地秋金清肃之气，而不甚燥烈，故于头目风火之疾尤宜）；射干疗咽闭而消痈毒（射干味苦能降利也）。薏苡理脚气而除风湿（薏苡生于茎，上能化气下行，引肺阳以降于下）；藕节消瘀血而止吐衄（藕生水中，有孔能通气，其节至坚而生气全由此递达，其汁越时变赤，故入血，其消瘀，通之力也，通则不滞矣，味甘而润，故能止衄）。栝蒌子下气润肺喘兮，又且宽中（栝蒌多汁，故能润肺，下气宽中，降之力也）；车前子止泻利小便兮，尤能明目（车前性至难死，虽日遭车轮之蹂躏，而犹能生发，其气之盛也可知，其能止泻，化气分利之力也）。是以黄柏疮用（苦能清火），兜铃嗽医（苦能降气）。地骨皮有退热除蒸之效（除骨蒸之热），薄荷叶宜消风清肿之施（辛凉透泄）。宽中下气，枳壳缓而枳实速也（苦寒降气）；疗肌解表，干葛先而柴胡次之（葛根入太阳阳明二经，能升下陷之清阳，王潜斋曰，误用能伤胃液，柴胡入少阳经，能升泄少阳之邪，所谓表者，少阳之表也，王潜斋曰，误用最劫肝阴）。百部治肺热，咳嗽可止（百部性能杀虫，其苦降之力可知）；栀子凉心肾，鼻衄最宜（栀子体轻多汁，形状像心，故人心，心肾同属少阴，故兼入肾，体系木实，本在诸子皆降之例，性又苦降，柯韵伯所谓屈曲下行者也）。玄参治结热毒痈，清利咽膈（味苦咸，色黑，入肾，肾阴得滋，而咽膈自然清利，热退而痈毒自消）；升麻消风热肿毒，发散疮痍（升麻性升，此必风热为阴邪遏蔽，气郁成疮肿者）。尝闻腻粉抑肺而敛肛门；金箔镇心而安魂魄（重镇之效）。茵陈主黄疸而利水（茵陈秉北方之色，经冬不凋，傲霜凌雪，历遍冬寒之气，故能除热破结）；瞿麦治热淋之有血。朴硝通大肠，破血而止痰癖（朴硝味咸，咸能润燥，咸以软坚）；石膏治头疼，解肌而消烦渴（石膏大寒，寒能胜热，味甘而辛，性沉而主降，已备秋金之体，色白通肺，实重而含津，已具生水之用）。前胡除内外之痰实（降气之效）；滑石利六腑之涩结（渗湿之效）。天门冬止嗽，补血冷而润肝心；麦门冬清心，解烦渴而除肺热（天冬、麦冬，均系有汁滋润之品，天冬汁浓于麦冬故其力亦较麦冬为厚）。又闻治虚烦，除哕呕，须用竹茹（竹纹细致，内坚而中空，凌冬不凋，且又多汁，其气之盛也可知，性喜南行，又能从阴引阳，竹茹象人身筋络，舒络之功最胜，其治烦除呕，舒络之效也，络舒气自顺矣）；通秘结，导瘀血，必资大黄（味苦大寒，得地火之阴味，色黄为火之退气所发见，故能退火，专下血分之结，味厚有烈，气味既降而气又助之，故能速下）。宣黄连治冷热之痢，又厚肠胃而止泻（味苦而气不烈，且又无油滑之汁，故只能清火燥湿，而不能下达也）；淫羊藿疗风寒之痹，且补阴虚而助阳（行气之效）。茅根止血与吐衄（色白味甘，根能四达，交春而发，含有生意，其能止血，舒气之效也）；石韦通淋于小肠。熟地黄补血且疗虚损；生地黄宣血更医眼疮（生地黄得中央湿土之气而生，内含润泽，土之湿也，外现黄色，土之色也，及经蒸晒，变成黑色，名熟地矣，味甘又属土之味，故地黄得土中之水气，润脾而兼滋肾，其能补血也何疑，至宣血，必佐以宣血之品，若地黄本性，则断不能宣血也）。赤芍药破血而疗腹疼，烦热亦解；白芍药补虚而生新血，退热尤良（厥阴为阴之尽，芍药居三春之末，为百花之殿，气适合乎厥阴，故治血之功多，邹润安氏称其能破阴结，则疗腹疼，生新血，破结之力也）。若乃消肿满逐水于牵牛（降水之效），除毒热杀虫于贯众（贯众能解水毒，其杀虫，苦之力也）。金铃子治疝气而补精血；萱草根治五淋而消乳肿。侧柏叶治血山崩漏之疾（柏叶性燥气香，阴虚者慎之）；香附子理血气妇人之用。地肤子利膀胱，可洗皮肤之风；山豆根解热毒，能止咽喉之痛。白薇皮去风治筋弱，而疗足顽痹；旋覆花明目治头风，而消痰嗽壅。又况荆芥穗清头目便血，疏风散疮之用（荆芥性似薄荷，故能散皮毛，而质比薄荷略沉，故能入血分以散肌肉），栝蒌根疗黄疸毒痛，消渴解痰之忧（蒌根寒能清热，所谓解痰，必热痰也）。地榆疗崩漏，止血止痢；昆布破疝气，散瘿散瘤（昆布味咸，咸能软坚也）。疗伤寒，治虚烦，淡竹叶之功倍；除结气，破瘀血，牡丹皮之用同（丹皮气香，味兼苦辛，为血中气药，专于行血破瘀，故能堕胎消癖，若无瘀而血热妄行，及血虚而无外感者皆不可用，惟入于养阴剂中，则阴药藉以宣行而不滞，并可收其凉血之功，故阴虚人热入血分而患赤痢者，最为妙品，然气香而浊，极易作呕，胃弱者服之即吐，用者审之）。知母止嗽而骨蒸退（知母寒能清热，其所止之嗽，必热嗽也），牡蛎涩精而虚汗收（重能镇逆，咸能软坚，不仅涩精止汗也）。贝母清痰止咳嗽而利心肺；桔梗开肺利胸膈而治咽喉（桔梗开肺气之结，宣心气之郁，上焦药也，肺气开则府气通，故亦治腹痛下利，若下焦阴虚而浮火易动者即当慎之，病虽见于上焦，而来源于下焦者，尤为禁剂）。若夫黄芩治诸热，兼主五淋；槐花治肠风，焦者，尤为禁剂。若夫黄芩治诸热，兼主五淋；槐花治肠风，亦医痔痢。常山理痰结而治温疟；葶苈泻肺喘而通水气。此六十六种药性之寒，又当考图经以博其所治，观夫方书以参其所用，其庶几矣。

热性赋

药有温热，又当审详。欲温中以荜拨；用发散以生姜（荜拨是子，故温中，生姜是根，故发散）。五味子止嗽痰，且滋肾水（五味止嗽，必同干姜，大抵藉干姜辛温之力为多，酸能生津，故滋肾水），腽肭脐疗劳瘵，更壮元阳。原夫川芎祛风湿，补血清头（川芎味既苦辛，质不柔润，性专走窜，主行心肝之血，苦辛则能生血，走窜则能祛风湿）；续断治崩漏，益筋强脚（续断筋纹，如骨节相连，故主接筋骨，去骨节间之风寒）。麻黄表汗以疗咳逆；韭子助阳而医白浊。川乌破积，有消痰治风脾之功；天雄散寒，为去湿助精阳之药。观夫川椒达下，干姜暖中。葫芦巴治虚冷之疝气；生卷柏破癥瘕而血通。白术消痰壅、温胃、兼止吐泻；菖蒲开心气、散冷，更治耳聋（菖蒲能于水石中横行四达，辛烈芳香，其气之盛也可知，故清解药用之，赖以祛痰秽之浊而卫宫城，滋养药用之，藉以宣心思之结而通神明，周文王嗜此，多男而寿，良有以也）。丁香快脾胃而止吐逆；良姜止心气痛之攻冲。肉苁蓉填精益肾；石硫黄暖胃驱虫。胡椒主去痰而除冷；秦椒主攻痛而治风。吴茱萸疗心腹之冷气；灵砂定心脏之怔忡。盖夫散肾冷、助脾胃，须荜澄茄；疗心疼，破积聚，用蓬莪茂。缩砂止吐泻安胎，化酒食之剂；附子疗虚寒翻胃，壮元阳之力。白豆蔻治冷泻，疗痛止痛于乳香；红豆蔻止吐酸，消血杀虫于干漆。岂不知鹿茸生精血，腰脊崩漏之均补；虎骨壮筋骨，寒湿毒风之并祛。檀香定霍乱，而心气之痛愈；鹿角秘精髓，而腰脊之疼除。消肿益血于米醋；下气散寒于紫苏。扁豆助脾，则酒有行药破血之用；麝香开窍，则葱为通中发汗之需。尝观五灵脂治崩漏，理血气之刺疼；麒麟竭止血出，疗金疮之伤折。麋茸壮阳以助肾；当归补虚而养血。乌贼骨止带下，且除崩漏目翳（五灵脂治崩漏，是通法，乌贼骨治崩漏，是塞法）；鹿角胶止血崩，能补虚羸劳绝。白花蛇治瘫痪，除风痒之癣疹；乌梢蛇疗不仁，去疮疡之风热。图经云，乌药有治冷气之效；禹余粮乃疗崩漏之因。巴豆利痰水，能破寒积；独活疗诸风，不论久新。

山茱萸治头晕遗精之药；白石英医咳嗽吐脓之人。厚朴温胃而去呕胀，消痰亦验；肉桂行血而疗心痛，止汗如神。是则鲫鱼有温胃之功；代赭乃镇肝之剂。沉香下气补肾，定霍乱之心疼；橘皮开胃去痰，导壅滞之逆气。此六十种药性之热，又当博本草而取治焉。

温性赋

温药总括，医家素谙。木香理乎气滞（木香以气胜，故其功皆在乎气，且其形，茎五枝五叶五节，五皆合脾土之数，香而不散，则气能下达，故理脾之功居多），半夏主于风痰（半夏色白而味辛，为肺经燥湿之药，盖肺属金，喜敛而不喜散，敛则肺叶垂而气顺，散则肺叶张而气逆，半夏之辛，与姜桂之辛迥别，入喉则闭不能言，涂金疮则血不复出，辛中带涩，故能疏而又能敛也，且辛之敛与酸之敛不同，酸则一主于敛。辛则敛之中有发散之意，尤与肺投合也）。苍术治目盲，燥脾去湿宜用；萝卜去膨胀，下气制面尤堪（萝卜能制面毒，故一名莱菔，言来麰之所服也，种类甚多，生用能解风火温燥湿热之邪，故烟毒、煤毒、酒毒、火毒、失音、痰闭、中风、咽喉诸病，无不立奏神效，熟用补脾肺，和肠胃，耐风寒，肥健人，可以代粮救荒，诚蔬圃中圣品也）。况夫钟乳粉补肺气，兼疗肺虚；青盐治腹疼，兼滋肾水。山药腰湿能医；阿胶痢嗽皆止。赤石脂治精浊而止泻，兼补崩中（塞治之效）；阳起石暖子宫以壮阳，更疗阴痿（阳起石生于泰山山谷，为云母石之根，其山冬不积雪，夏则生云，积阳上升，故或乘火气而上飞，或随日气而升腾，凡人病阳气下陷，阳物不举者，用以升举阳气，亦以阳助阳之义而已，惟稍一不慎，即令人发狂而死，亦足见金石之性酷矣）。诚以紫菀治嗽（肺气得宣则嗽自己），防风祛风；苍耳子透脑止涕，威灵仙宣风通气。细辛去头风，止嗽而齿痛（此必少阴伏风内发者）；艾叶治崩漏，安胎而医痢红（艾叶能温血室，此必是火不足者）。羌活明目驱风，除湿毒肿痛；白芷止崩治肿，疗痔漏疮痈。若乃红蓝花通经，治产后恶血之余（红花色赤多汁，生血行血之品也，盖妇人有余于气，不足于血。所不足者，乃冲任之血，散于皮肤肌腠之间，充肤热肉，生毫毛，男子上唇口而生髭须，女人月事以时下，故多不足也，花性上行，花开散蔓，主生皮肤间散血，能资妇人之不足，故主治妇人之风，缘血虚则皮毛之腠理不密，而易于受风也，此血主冲任，故专治胎产恶血，仲景红蓝花酒，单治妇人六十二种风病，此即治风先治血，血行风自灭之意也）；刘寄奴散血，疗汤火金疮之苦。减风湿之痛，则茵芋叶；疗折伤之症，则骨碎补。藿香叶辟恶气而定霍乱；草果仁温脾胃而止呕吐。巴戟天治阴疝白浊，补肾尤滋；玄胡索理气痛血凝，调经有助（瘀破则经自调）。尝闻款冬花润肺，去痰嗽以定喘（款冬花生于冬月水雪之中，而花又在根下，乃坎中含阳之象，故能引肺中阳气下行，而为利痰止嗽之药）；肉豆蔻温中，止霍乱而助脾。抚芎走经络之痛；何首乌治疮疥之资。姜黄能下气，破恶血之积；防已宜消肿，去风湿之施（防已生汉中，纹如车辐，主通气行水）。藁本除风，主妇人阴痛之用；仙茅益肾，扶元气虚弱之衰。乃曰，破故纸温肾，补精髓与劳伤；宣木瓜入肝，疗脚气与水肿。杏仁润肺燥止嗽之剂；茴香治疝气肾疼之用。诃子生精止渴，兼疗滑泄之痾（固涩之效）；秦艽攻风逐水，又除肢节之痛（秦艽肌纹，左右交缠，故治左右偏风筋脉疼痛之症）。槟榔豁痰而逐水，杀寸白虫；杜仲益肾而添精，去腰膝重（杜仲乃木之皮，中有韧丝，足见秉气之厚，丝能通气，其去腰膝重，通气之效也）。当知紫石英疗惊悸崩中之疾（石性重镇，紫能入血故也）；橘核仁治腰疼疝气之癀。金樱子兮涩溃精；紫苏子兮下气涎。淡豆豉发伤寒之表；大小蓟除诸血之鲜。益智安神，治小便之频数；麻仁润肺，利六府之燥坚。抑又闻补虚弱，排疮脓，莫若黄芪（黄芪根长数尺，深入土中，体极虚松，能吸引土下黄泉之水，以上生其苗叶，气即水也，引水即是引气，根中虚松窍大者，所引水气极多，故气盛而补气）；强腰脚，壮筋骨，无如狗脊。菟丝子补肾以明目（子中最有脂膏者，莫如菟丝，且炒熟则芳香，又润而不滑，故能补益肝肾也）；马兰花治疝而有益。此五十四种药性之温，更宜参图经而默识也。

平性赋

详论药性，平和惟在。以硼砂而去积；用龙齿以安魂。青皮快膈，除膨胀且利脾胃；芡实益精，治白浊兼补真元。原夫木贼草去目翳，崩漏亦医；花蕊石治金疮，血行则却（花蕊石得一气之偏，神于化血，他药行血，皆能伤气此独能使血自化，而气不伤，真去瘀妙品，惟其力能化血为水，故体弱者慎之）。决明和肝气，治眼之剂；天麻主脾湿，祛风之药。甘草和诸药而解百毒，盖以性平；石斛平胃气而补肾虚，更医脚弱。观夫商陆治肿，覆盆益精。琥珀安神而破血（琥珀乃松脂人地所化，松为阳木，其脂乃阳汁也，性能粘合，久则化为凝吸之性，故能拾芥，盖其汁外凝，其阳内敛，擦之使热，则阳气外发，而其体粘，停擦使冷，则阳气内返，而其性收吸，故遇芥则能粘吸也，人身之魂阳也，而藏于肝血阴分之中，与琥珀之阳气敛藏于阴魄之中，更无以异，是以琥珀有安魂定魄之功）；朱砂镇心而有灵（朱砂正赤，为纯阳之色，火之色也，烧之有水银出，水银为纯阴，阴藏于阳，恰合离火之德，是知朱砂乃天地阴阳之气，自然锻炼而成者也，故能补坎水以填离宫，为养血安神妙品，彼以色赤入心，体重能镇为释者，犹皮相之论也）。牛膝强足补精，兼疗腰痛；龙骨止汗住湿，更治血崩（龙系纯阳之物，虽入土化石，既属龙形，阳之气未脱也，故昔人以龙骨牡蛎，适合阴阳之德，其止汗住湿治血崩，固不仅涩之力也）。甘松理风气而痛止（甘松味甘而香烈，故主理脾之气）；蒺藜疗风疮而目明。人参润肺宁心，开脾助胃（人参生手辽东树林阴湿之地，夫生于阴湿，秉水阴润泽之气也，故味苦甘而有汁液，发之为三桠五叶，阳数也，此苗从阴湿中发出，是由阴生阳，故于甘苦阴味之中，饶有一番生阳之气，此气可尝而得之也，人身之元气，由肾水之中，以上达于肺，生于阴而出于阳，与人参由阴生阳，同一理也，所以人参大能化气，气化而上出于口鼻，即是津液，人参生津之理如是，非从以其味而已）；蒲黄止崩治衄，消瘀调经（蒲生水中，花香行水，水即气也，水行则气行，气止则血止，故蒲黄能止刀伤之血）。岂不以南星醒脾，去惊风痰吐之忧；三棱破积，除血块气滞之症。没石主泄泻而神效；皂角治风痰而响应。桑螵蛸疗遗精之泄；鸭头血医水肿之盛。蛤蜊治劳嗽（蛤蜊交尾而死，能通阴阳之气，故治劳嗽），牛蒡子疏风壅之痰；全蝎主风瘫，酸枣仁去怔忡之病。尝闻桑寄生益血安胎，且止腰痛；大腹子去膨下气，亦令胃和。小草、远志俱有宁心之妙；木通、猪苓，尤为利水所罗。莲肉有清心醒脾之妙；没药任治疮散血之科。郁李仁润肠宣水，去浮肿之疾；茯神宁心益智，除惊悸之科。白茯苓补虚劳，多在心脾之有眚；赤茯苓破结血，独利水道以无毒（茯苓乃松之精汁，流注于根而生，是得天之阳，以下返其宅者也，下有茯苓，其松颠上有茯苓苗，名威喜芝，茯苓在土中，气自能上应于苗，得松之精，则有木性，能疏土也，凝土之质，味淡色白，功主渗利，能行水也，其气不相连接，自上应于苗，故能化气上行而益气，人身之气，乃水中一阳所化，茯苓以质之渗行其水，而气之阳助其化，所以为化气行水之要药，白者入气，赤者入气而兼能人血矣）。因知麦蘖有助脾化食之功；小麦有止汗养心之力。白附子去面风之游走；大腹皮治水肿之泛溢。椿根白皮主泻血；桑根白皮主喘息。桃仁破瘀血兼治腰疼；神曲健脾胃而进饮食。五加皮坚筋骨以立行；柏子仁养心神而有益。抑又闻安息香辟恶，且止心腹之痛；冬瓜仁醒脾，实为饮食之资（冬瓜子生气最盛，他种瓜，瓢烂，子即发芽，惟冬瓜，虽瓜腐瓢烂，子仍不变，能续生气于已死之后，故小仅甘凉清热，能行水通肠，并能续生机于危微之顷，诚宝物也），僵蚕治诸风之喉闭（蚕为食桑之虫，桑叶本能息风，得风而僵，故为治风要药）；百合敛肺劳之嗽痿（百合色白而多瓣，其形似肺，始秋而花，又得金气之全者，故为清补肺金之药）。赤小豆解热毒，疮肿宜用；枇杷叶下逆气，哕呕可医（枇杷叶毛多质劲，味苦气凉，隆冬不凋，盛夏不萎，禀激浊扬清之性，抱忘炎耐冷之姿，静而能宣，凡风温温热暑燥诸邪在肺者，皆可用以保柔金而肃治节，香而不燥，凡湿温疫疠秽毒之邪在胃者，皆可用以澄浊气而廓中州，岂只下气治哕呕已哉）。连翘排疮脓与肿毒；石楠叶利筋骨与毛皮。谷蘖养脾（谷本不能行滞，发为芽则能疏土而消米谷），阿魏除邪气而破积；紫河车补血，大枣和药性以开脾。然而鳖甲治劳疟，兼破癥瘕；龟甲坚筋骨，更疗崩疾。乌梅主便血疟痢之用；竹沥治中风声音之失（竹类甚多，其名不一，但验其节起双线者，皆可入药，以壮嫩者为良，若节间单线者，名毛竹，所谓刮肠篦者，即毛竹之笋也，其箨有毛，故名毛竹，勿入药用，凡种竹向西北，其根无不向东南行者，卢氏谓其禀木火之气信矣，然既傲雪凌霜，亦能忘炎敌暑，四时不改其操，性极平和，号为君子，且植物之本，无不由小而渐大，惟竹出土之后，虽干青云而直上，能不改其本体之恒，故节字从竹，表其无毫发之放溢也，其皮最韧而紧，名之曰筎，塞舟不漏，以鲜者人药曰茹，清五志之火，祛秽浊之邪，调气养营，可塞血窦，胎前产后，无所不宜，叶则内息肝胆之风，外清温暑之热，故有安神止痉之功，沥则其液也，故能补血养经络，达四肢而起废疾，凡病人久不理发，结而难梳者，用竹沥加麻油和匀润之，即可梳通，故一切忧思郁结之病无不治之，世人但用以开痰结，陋矣。此六十八种平和之药，更宜参《本草》而求其详悉也。

　　李东垣药性赋，乃向友人吴献忱处借来，系旧抄本，与坊间所行本，字句颇有出入，如桔梗开肺句，坊本作桔梗下气，则与桔梗本性大反背矣，巴豆利痰水，能破寒积句，坊本作能破积热，亦与巴豆性，大不相符，此种出入，关系极大，注释亦非士谔一人之私言，乃采集徐洄溪、王秉衡、王潜斋、唐容川各名家之精英而参以己意者，学者倘能举隅反三，于有注之药，推悟到无注之品，识药辨性，思过半矣。

十八反歌

本草明言十八反。

反者，各怀酷毒，两仇不共，共则必害事也。然有大毒之疾，又须用大毒之药以劫之，如古方感应丸，用巴豆牵牛同剂，以为攻坚破积之用；四物汤加入参、五灵脂以治血块；二陈汤加藜芦、细辛以吐风痰；丹溪治尸瘵莲心散，以甘草莞花同剂，盖其妙处，正在利其相反。虽然，学识不到者，慎毋轻效古人也。

半蒌贝芨蔹攻乌。

乌头反　半夏　栝蒌　贝母　白芨　白蔹

藻戟遂芫俱战草。

甘草反　大戟　芫花甘遂　海藻

诸参辛芍叛藜芦。

藜芦反　细辛　芍药　人参　沙参苦参　丹参

十九畏歌

硫黄原是火中精，朴硝一见使相争。水银莫与砒霜见，狠毒最怕密陀僧。巴豆性列最为上，偏与牵牛不顺情。丁香莫与郁金见，牙硝难合京三棱。川乌、草乌不顺犀，人参最怕五灵脂。官桂善能调冷气，若逢石脂便相欺。大凡修合看顺逆，炮燠炙煿莫相依。

唐容川曰，性之反者，如水火冰炭之不容，故不可同用，然仲景有甘遂甘草同用者，又取以相战以成功，后人识力不及，总以不用为是，至于相畏相使，可不必论，相忌亦难尽拘，然服麻黄细辛，忌油腻，服蜜与地黄，忌葱白，服黄腊，忌鸡肉，此皆大不同者，在所当忌，不可不知。

第八编　释方南针

制方大要

君一臣二，奇之制也；君二臣四，偶之制也；君二臣三，奇之制也；君二臣六，偶之制也；君一臣二，制之小也；君一臣三佐五，制之中也；君一臣三佐九，制之大也。

近者奇之，远者偶之。汗者不以偶，下者不以奇。补上治上制以缓，补下治下制以急。急则气味厚，缓则气味薄。近而上制以缓，补下治下制以急。急则气味厚，缓则气味薄。近而奇偶制，小其服也，远而奇偶制，大其服也。奇之不去则偶之，是谓重方，偶之不去，则反佐以取之。

坚者削之，客者除之，劳者温之，结者散之，留者攻之，燥者濡之，急者缓之，散者收之，损者益之，逸者行之，惊者平之。

逆者正治，从者反治，热因寒用，寒因热用，塞因塞用，通因通用，其始则同，其终则异，可使破积，可使溃坚，可使气和，可使必已。

因其轻而扬之，因其重而减之，因其衰而彰之，形不足者，温之以气，精不足者，补之以味，其高者因而越之，下者引而竭之，中满者泻之于内，其有邪者积形以为汗，在皮者汗而发之，慓悍者按而收之，实者散而泻之，血实宜决之，气虚宜掣引之。病在下，取之上，病在上，取之下，病在中，旁取之，大毒治病，十去其六，常毒治病，十去其七，小毒治病，十去其八，无毒治病，十去其九。

积阳为天，积阴为地，阳为气，阴为味，天食人以五气，地食人以五味，五气入鼻，藏于心肺，五味入口，藏于肠胃，阴味出下窍，阳气出上窍，清阳发腠理，浊阴走五脏，清阳实四肢，浊阴归六府，味厚者为阴，薄者为阴中之阳，气厚者为阳，薄者为阳中之阴，味厚则泄，薄则通，气薄则发泄，厚则发热，辛甘发散为阳，酸苦涌泄为阴，咸味涌泄为阴，淡味渗泄为阳，六者或收或散，或缓或急，或润或燥，或冥或坚，所以利而行之，调其气使平也。

少阳之上，火气治之，中见厥阴；阳明之上，燥气治之，中见太阴；太阳之上，寒气治之，中见少阴；厥阴之上，风气治之，中见少阳；少阴之上，热气治之，中见太阳；太阴之上，湿气治之，中见阳明。所谓本也，本之下中之见也，中见之下，气之标也，标本不同，气象应异，少阳太阴，从本，少阴太阳，从本从标，阳明厥阴，不从标本，从乎中也，故从本者，化生于本，从标本者，有标本之化，从中者，以中气为化也。病发而有余，本而标之，先治其本，后治其标；病发而不足，标而本之，先治其标，后治其本。

此篇乃节取《内经》之文，辑录而成者，伊尹之《汤液经》，仲景之《伤寒》《金匮》，以及唐孙思邈之《千金方》等，无不宗此意而立方，所以方皆有法，效如桴鼓，冠之篇首，所以示学者以绳墨也。

古方歌诀释义

汤方只是药名分两，有义无文，最难记忆，而古方立法精严，为百代之绳墨，学医者又万不能不熟记者也。汪切庵、陈修园编为歌诀，最便学者，兹特采录于下，间有士谔自撰者，意取明达，不事雕饰，并从北周徐之才之十剂法，分类编次，学者触类旁通，可即于读方之项悟其用法焉。

补可扶弱（共五十二方）

四君子汤（局方）　六君子汤香砂六君子汤　五味异功散（钱氏）

四君子汤中和义．参术茯苓甘草比（人参、白术、茯苓各二钱，炙甘草一钱，气味中和，故名曰君子，出于局方），加入夏陈（半夏、陈皮）名六君，祛痰补气阳虚饵（前方加陈皮一钱顺气，半夏二钱除痰，名六君子汤），除却半夏名异功（钱氏五味异功散），或加（木）香砂（仁）胃寒使（六君子汤加木香、砂仁各八分以行气消胀，名为香砂六君子汤）。

柯韵伯曰，四君子，气分之总方也，人参致冲和之气，白术培中宫，茯苓清治节，甘草调五藏，诸气既治，病从何来？然拨乱反正，又不能无为而治，必举夫行气之品以辅之，则补品不至泥而不行，故加陈皮以利肺金之逆气，半夏以疏脾土之湿气，而痰饮可除也，加木香以行三焦之滞气，砂仁以通脾肾之元气，而愤郁可开也，四君得四辅而补力倍宣，四辅有四君而元气大振，相须而相得益彰者乎。

温经汤

治妇人年五十，所病下利，数十日不止，暮即发热，少腹里急腹满，手掌烦热，唇口干燥，此属带下，何以故？曾经半产，瘀血在少腹不去，何以知之？其证唇口干燥，当以此汤主之，亦主妇人少腹寒，久不受胎，兼治崩中去血，或月水来多，及至期不来，吴茱萸三两，当归芎䓖、芍药、人参、桂枝、阿胶、丹皮、甘草各二两，生姜三两，半夏半升，麦冬一升，水一斗，煮取三升，分温三服。

温经芎芍草归人，胶桂丹皮二两均，半夏半升麦倍用，姜黄三两对君陈。陈灵石曰，方中当归、芎䓖、芍药、阿胶，肝药也，丹皮、桂枝，心药也，吴茱萸肝药亦胃药也，半夏胃药亦冲药也，麦门冬、甘草胃药也，人参补五藏，生姜利诸气也，病在经血，以血生于心藏于肝也，冲为血海也，胃属阳明，厥阴冲脉丽之也，然细绎方意，以阳明为主，用吴茱萸驱阳明中土之寒，即以麦门冬滋阳明中土之燥，一寒一热，不使偶偏，所以谓之温也，用半夏生姜者，以姜能去秽而胃气安，夏能降逆而胃气顺也，其余皆相辅而成温之之用，绝无逐瘀之品，故过期不来者能通之，月来过多者能止之，少腹寒而不受胎者，并能治之，统治带下三十六病，其神妙不可言也。

士谔按唐容川言温经汤辛温降利，与川芎同功，可为巧解。

补中益气汤　调中益气汤（俱东垣方）

补中益气（东垣方），（黄）芪（蜜炙钱半）（白）术（土炒五分）陈（皮五分）升（麻）柴（胡各三分）（人）参（甘）草（炙各一钱）当归身（五分），虚劳内伤功独擅，亦治阳虚外感因。（加）木香苍术易（除当）归（白）术，调中益气畅脾神（名调中益气汤）。

柯韵伯曰，仲景有建中、理中二法，风木内干于中气，用建中汤；寒水内凌于中气，用理中汤。至若劳倦形气衰少，阴虚而生内热，表证颇同外感，惟东垣知其为劳倦伤脾，谷气不盛，阳气下陷于阴，而发热，故制补中之剂，得发表之品，而中自安，益气之剂，赖清气之，品而气益倍，此用药相须之妙也，是方也，用以补脾，使地道卑而上行，亦可以补心肺，损其肺者，益其气，损其心者，调其营卫也，亦可以补肝，木郁则达之也，惟不宜于肾，阴虚于下者，不宜升，阳虚于下者，更不宜升也。

升阳益胃汤（东垣方）

升阳益胃参术芪，黄连半夏草陈皮，苓泻防风羌独活，柴胡白芍枣姜随（西黄芪二两，人参、半夏、炙甘草各一钱，羌活、独活、防风、白芍炒各五钱，陈皮四钱，白术、茯苓、泽泻、柴胡各三钱，黄连二钱，每服三钱，加姜枣煎）。

汪切庵曰，六君子助阳补脾除痰，重用黄芪，补气固胃，柴胡羌独除湿升阳，泽泻茯苓泻热降浊，加芍药和血敛阴，少佐黄连以退阴火，此方补中有散，发中有收，脾胃诸方，多从此防也。

四物汤（局方）　八珍汤　十全大补汤　人参养荣汤

四物归地芍川芎，血证诸方括此中（当归酒洗、熟地各三钱，白芍二钱，川芎一钱半），若与四君诸品合（参术苓草），双疗气血八珍崇；桂芪加入八珍煎，大补功宏号十全（八珍加黄芪、肉桂名十全大补汤）；再益志陈五味子，去芎辛窜养荣专（十全大补汤去川芎加陈皮、五味子、远志名人参养荣汤，方用白芍一钱五分，人参、白术、陈皮、炙芪、茯苓、当归、桂心、炙草各一钱，熟地七分半，远志五分，五味子十四粒，姜枣水煎）。

陈修园曰。十全大补汤为气血双补之剂，柯韵伯病其补气而不用行气之品，则气虚之甚者，无气以受其补，补血而仍用行血之药于其间，则血虚之甚者，更无血以流行，正非过贬语，而人参养荣汤之妙，从仲景小建中汤、黄芪建中汤套出，何以知之？以其用生芍药为君知之也，芍药苦平破滞，本泻药非补药也，若与甘草同用，则为滋阴之品，若与生姜、大枣、肉桂同用，则为和营卫之品，若与附子干姜同用，则能急收阳气归根于阴，又为补肾之品，虽非补药，昔贤往往取为补药之主，其旨微矣。此方以芍药为君，建中汤诸品俱在，恶饴糖之过甜动呕。故以熟地、当归、白术、人参诸种甘润之品，代饴糖以补至阴，然饴糖制造，主以麦蘖，麦为心谷，心者化血而奉生者也，故又代以远志之入心，麦造为蘖，能疏达而畅气也，故又代以陈皮之行气，建中汤中原有胸满去枣加茯苓之例，故用茯苓，细思其用意，无非从建中套出，故气血两虚变见诸证者，皆可服也。其以养荣名汤奈何？心主荣而苦缓，必得五味之酸以收之，使荣行脉中而流于四藏，非若十全八珍之泛泛无归也。

小建中汤（仲景）　黄芪建中汤　黄芪五物汤　十四味建中汤

八味大建中汤

小建中汤芍药多，桂姜甘草大枣和，更加饴糖补中藏，虚劳腹冷服之瘥（芍药六两，桂枝、生姜各三两，甘草一两，枣十二枚，饴糖一升），增入黄芪名亦尔（再加黄芪两半名黄芪建中汤，若除饴糖即名黄芪五物汤），表虚身痛效无过，又有建中十四味，阴斑劳损起沉疴，十全大补加附子，麦夏苁蓉仔细哦（即十全大补汤加附子、麦冬、半夏、肉苁蓉名十四味建中，除茯苓、白术、麦冬、川芎、熟地、肉苁蓉名八味大建中汤，治同）。

当归生姜羊肉汤（金匮）　千金羊肉汤

当归生姜羊肉汤，产中腹痛蓐劳匡（当归三两，生姜五两，羊肉一斤），亦有加入参芪者，千金四物甘桂姜（芎、归、芍、地、甘草、干姜、肉桂加羊肉煎）。

金匮胶艾汤　妇宝丹　妇人良方胶艾汤

胶艾汤中四物先，阿胶艾叶甘草全（阿胶、川芎、甘草各二两，艾叶、当归各三两，芍药、地黄各四两，酒水煎，内阿胶烊化服下）。妇人良方单胶艾（亦名胶艾汤），胎动血漏腹痛痊，胶艾四物加香附（香附用童便盐水酒醋各浸三日，炒），方名妇宝调经专。

当归补血汤

血虚身热有良方，古有当归补血汤，五倍黄芪归一分（黄芪一两，当归二钱五分，水煎服），真阴濡布主之阳。

保元汤

补养诸汤首保元，参芪桂草四般存（黄芪三钱，人参二钱，甘草一钱，肉桂春夏三分秋冬六七分，水煎服），大入虚损儿科痘，三气持纲语不烦。

柯韵伯曰，保元者，保守其元气之谓也。气一而已，主肾为先天真元之气，主胃为后天水谷之气者，此指发生而言也，又水谷之精气，行于经隧为荣气，水谷之悍气，行于脉外为卫气，大气之积于胸中而司呼吸者为宗气，是分后天运用之元气而为之也，又外应皮毛，协荣卫，而主一身之表者，为太阳膀胱之气，内通五藏，司治节，而主一身之里者，为太阴肺金之气，通行内外腠理，而主一身之半表，半里者，为少阳三焦之气，是以先天运行之元气而为三也，此方用黄芪和表，人参固里，甘草和中，三气治而元气足矣，昔李东垣以此三味能泻火补金培土，为除烦热之圣药，镇小儿惊，效如桴鼓。魏桂岩得之，以治痘家阳虚顶陷、血虚浆清、皮薄发痒、难灌难敛者，始终用之，以为血脱须补气，阳生则阴长，有起死回生之功，故名之为保元也，又少佐肉桂，分四时之气而增损之，谓桂能治血，以推动其毒，扶阳益气，以充达周身，血在内引之出表，则气从内托，血外散，引之归根，则气从外护，参芪非桂引导，不能独树其功，桂不得甘草和平血气，亦不能绪其条理，要非浅见寡闻者，能窥其万一也。四君子中不用白术，避其燥，不用茯苓，恐其渗也，用桂而不用四物者，恶芎之辛散，归之湿润，芍药之苦寒，地黄之泥滞故耳，如宜燥则加苓术，宜润则加归，除烦加芍，散表加芎，斯又当理会矣。

独参汤

功建三才得令名，脉微血脱可回生，人参煎取稠粘汁，专任方知气力宏。

天王补心丹

天王遗下补心丹，为悯山僧讲课难（邓天王锡此方于志允和尚），归地二冬酸柏远，三参苓桔味为丸（酸枣仁、当归各一两，生地四两，柏子仁、麦冬、天冬各一两，远志五钱，五味子一两，白茯苓、人参、丹参、元参、桔梗各五钱，炼蜜丸金箔为衣，灯心枣汤下）。

六味地黄丸（千金）　桂附地黄丸（金匮）

六味滋阴益肾肝，茱薯丹泽地苓丸（山茱肉、薯蓣各四两，丹皮、泽泻、白茯苓各三两，熟地八两，炼蜜丸），再加桂附扶真大（前方加肉桂一两，附子一枚炮，名桂附地黄丸，原名肾气丸），八味功同九转丹。

还少丹

杨氏传来还少丹，茱蓣苓地杜牛餐，苁蓉楮实茴巴枸，远志菖蒲味枣丸（山茱肉、山药、茯苓、熟地、杜仲、牛膝、肉苁蓉、楮实子、小茴香、巴戟天去骨、枸杞、远志去骨、石菖蒲五味子各二两，红枣百枚，姜煮去皮、核，炼蜜丸）。

龟鹿二仙胶

人有三奇精气神，求之任督守吾真，二仙胶取龟和鹿，枸杞人参共四珍（鹿角血者十斤，龟板十斤，枸杞二十两，人参十五两，用铅坛如法熬膏）。

归脾汤（济生）　薛氏加味归脾汤

归脾汤用术参芪，归草茯神远志随，酸枣木香龙眼肉，煎加姜枣益心脾（白术、炙黄芪、茯神各二钱，人参、酸枣仁各二钱，远志、木香各五分，炙甘草一钱，龙眼肉五枚，当归二钱），益以丹皮山栀子，脾虚发热用之奇（薛氏加山栀、丹皮各一钱，名加味归脾汤治脾虚发热颇效）。

丹溪大补阴丸　虎潜丸　加味虎潜丸

大补阴丸绝妙方，向盲问道只他凉，地黄知柏滋兼降，龟板沉潜制亢阳（黄柏、知母各四两酒炒，熟地、炙龟板各六两，猪脊髓蒸熟和，炼蜜为丸），再加归芍干姜橘，牛膝虎胫与琐阳，丸以酒煮羯羊肉，虎潜治痿是神方（黄柏、知母、熟地各三两，龟板四两，白芍、当归、牛膝各二两，虎胫骨、琐阳、陈皮各一两五钱，干姜五钱，酒煮羯羊肉为丸，名虎潜丸），再益参芪苓兔杜，蓣杞故纸去姜羊，脊筋为丸名加味（照虎潜丸方再加入参、黄芪、杜仲、菟丝子、茯苓、破故纸、山药、枸杞去羊肉、干姜，以猪脊髓蒸熟炼蜜丸，名加味虎潜丸），滋肾补气壮元阳。

黄芪鳖甲散

黄芪鳖甲地骨皮，艽菀参苓柴半知，地黄芍药天冬桂，甘橘桑皮劳热宜（黄芪、鳖甲、天冬各五钱，地骨皮、秦艽、茯苓、柴胡各三钱，紫菀、半夏、知母、生地、白芍、桑皮、炙草各二钱半，人参、肉桂、桔梗各钱半，每服一两加姜煎）。

百合固金汤

百合固金二地黄，玄参贝母橘甘藏，麦冬芍药当归配，喘咳痰血肺家伤（生地二钱，熟地三钱，麦冬钱半，贝母、百合、当归、白芍、甘草各一钱，玄参、桔梗各八分）。

东垣益气聪明汤

益气聪明汤蔓荆，升葛参芪黄柏并，再加芍药炙甘草，耳聋目障服之清（参芪各五钱，蔓荆子、葛根各三钱，黄柏、白芍各二钱，升麻钱半，炙草一钱，每服四钱）。

海藏紫菀汤

紫菀汤中知贝母，参苓五味阿胶偶，再加甘橘治肺伤（紫菀、知母、贝母、阿胶各二钱，人参、茯苓、甘草、桔梗各五分，五味十二粒），咳血吐痰劳热久。

金匮薯蓣丸

三十薯蓣二十草（甘草），三姜（干姜）二敛（白敛）百枚枣，桔茯柴胡五分匀，人参阿胶七分讨，更有六分不参差，芎芍杏防麦（麦冬）术（白术）好，豆卷地归曲桂枝，均宜十分和药捣，蜜丸弹大酒服之，尽一百丸功可造，风气百疾并诸虚，调济阴阳为至宝（三十，三十分，二十，二十分也，余可类推）。

魏念庭曰，人之元气在肺，人之元阳在肾，既剥削则难于遽复矣，全赖后天之谷气资益其生，是荣卫非脾胃不能宣通，而气血非饮食无由平复也，仲景故为虚劳诸不足而兼风气百疾，立此薯蓣丸之法，方中以薯蓣为主，专理脾胃，上损下损，至此可以撑持，以人参、白术、茯苓、干姜、豆卷、大枣、神曲、甘草助之，除湿益气，而中土之令得行矣，以当归、芎劳、芍药、地黄、麦冬、阿胶养血滋阴，以柴胡、桂枝、防风去邪散热，以杏仁、桔梗、白敛下气开郁，惟恐虚而有热之人，滋补之药，上拒不受，故为散其邪热，开其逆郁，而气血平顺，补益得纳，为至当不易之道也。

金匮酸枣仁汤

枣仁二升先煮汤，茯知（茯苓、知母）二两佐之良，芎甘各一（一两）相调剂，服后安然足睡乡（盖治虚劳虚烦不得眠也）。

金匮当归散

万物原来自土生，土中涵湿遂生生，一斤芎芍归滋血，八（两）术（一）斤苓大化成。

金匮白术散

胎由土载术之功，养血相资妙有劳，阴气上凌椒摄下，蚝潜龙性得真诠，苦痛芍药加最美，心中毒痛倚芎是（倍加芎劳也），吐痛不食心又烦，加夏（半夏）甘枚一（两）细（细辛）使，酸浆水须服后吞，若还不呕药可止，不解小麦煮汁尝，已后渴者大麦喜，既愈常服勿轻抛，壶中阴阳大变理。

仲景附子汤

生附二枚附子汤，白术四两主斯方，芍苓（芍药、茯苓）三两，人参二（两），背冷脉沉身痛详。

仲景理中丸

吐利腹痛用理中，丸汤分两各三同（言均系三两也），术姜参草（甘草）刚柔济，服后还余啜粥功。

圣愈汤

四物加入参黄芪，汤名圣愈治血虚，醇厚和平合圣度，静中有动气能舒。

十味地黄丸

桂附地黄倍桂附，芍药元参四两加（各加四两），方名十味出千金，上热下寒治无差。

正元丹

人参制以附子汁（人参三两，用川附子一两五钱，煮汁收入，去附子），黄芪制以川芎汁（黄芪一两五钱，用川芎一两，酒煮收入，去川芎），山药制以干姜汁（山药一两，用干姜三钱，煎汁收入，去干姜），白术制以陈皮汁（白术二两，用陈皮五钱，煮汁收入，去陈皮），茯苓制以肉桂汁（茯苓二两，用肉桂六钱.酒煮汁收入，去肉桂），甘草制以乌药汁（甘草一两五钱，用乌药一两，收入，去乌药），六味除苓缓火焙，焙干同捣丸以蜜，丹名正气元补少火，温而不燥斯为美。

金匮大建中汤

痛呕食难属大寒，腹冲头足触之难，干姜四两椒二合，参二（两）饴（一）升食粥安。

葛可久戊字保真汤

参芪归地术三钱，赤白茯苓朴草兼，赤芍陈皮钱半等（自赤苓至陈皮均各钱半也），味柴白术三冬编，骨皮熟地和知柏，各一钱加姜枣煎，（以下乃因证加减法）骨蒸又见悸和惊，枣远（酸枣仁、远志）茯神柏子仁，淋浊萆（薢）乌（药）猪（苓）泽（泻）入，遗精龙牡莲须（莲）心，小便涩要加石苇，扁蓄木通共赤苓，燥加青蒿石（膏）滑（石）鳖（甲），麻根盗汗蛎浮（麦）芪（此十药神书治虚弱骨蒸体虚方也）。

壬字白凤膏

参苓平胃散（姜制炒厚朴、陈皮去白各五两，米泔浸苍术炒八两，炙甘草三两，人参、茯苓各二两）一升，京枣二升酒一瓶，黑嘴白毛肥鸭一，照方如法制来斟。

此治一切久怯极虚惫，咳嗽吐痰咯血发热方也，制法：将黑嘴白鸭缚定脚，量患人饮酒多少，随量以酒荡温，将鸭项割开，滴血入酒搅匀，饮之，直入肺经，润补其肺，却将鸭干净去毛，于胁边开一孔，取去肠杂拭干，次将枣子去核，每个中实纳参苓平胃丸末，填满鸭肚中，用麻絷定，以沙瓶一个，置鸭在内，四围用火慢煨，将陈酒作三次添入，煮干为度，然后将枣子阴干，随意用参汤化下，后服补髓丹，则补髓生精，和血顺气。

癸字补髓丹

猪羊脊膂（乌）鸡团鱼（猪脊膂、羊脊膂各一条，团鱼一枚，乌鸡一只），煮擂宜当去骨需（四味制净去骨存肉，用酒一大碗于沙瓶内煮熟，擂细再用后药），霜柿十枚京枣百，建莲八两五条薯（大山药五条，莲肉半斤，京枣一百枚，霜柿十枚，四味修制净用井花水一大瓶，子沙瓮内煮熟细擂与前熟肉一处用慢火熬之），熟和前味熬文火，黄腊明胶渐入诸，知柏四君平胃（厚朴、陈皮、苍术、炙草）末，各加一两制丸茹（明胶四两，黄腊三两，逐渐下与前八味和一处，研成膏子，和平胃散末、四君子汤末并知母、黄柏末各一两，共搜和成剂，十分坚硬，入白蜜同熬，取起放青石上，用水捶打如泥，丸如梧桐子大，每服一百丸，枣汤下）。

重可镇怯（共十五方）

磁砂丸

磁砂丸最媾阴阳（磁石一两，朱砂一两），神曲能俾谷气昌（神曲三两，以水一两和作饼，煮浮，入前药，炼蜜为丸），内障黑花聋并治，若医癫痫有奇长。

柯韵伯曰：此丸治癫痫之圣剂，盖狂痴是心肾脾三藏之病，心藏神，脾藏意与智，肾藏精与志，心者神明之主也。经云，主不明则十二官危，使道闭塞而不通，形乃大伤，即此谓也。然主何以不明也，心法离而属火，真水藏其中，若天一之真水不足（指心阴言），地二之虚火妄行，所谓天气者蔽塞，地气者冒昧，日月不明，邪害空窍，故目多妄见而作此奇疾也，非金石之重剂以镇之，狂必不止，朱砂禀南方之赤色，入通于心，能降无根之火，而安神明，磁石禀北方之黑色，入通于肾，吸肺金之气以生精，坠炎上之火以定志，二石体重而主降，性寒而滋阴，志同道合，奏功可立俟矣，神曲推陈致新，上交心神，下达肾志，以生意志，且食入于阴，长气于阳，夺其食则已，此内经治狂法也，食消则意智明而精神治，是用神曲之旨乎，炼蜜和丸，又甘以缓之矣。

旋覆代赭汤

五两生姜夏半升，草旋三两噫堪凭，人参二两赭石一（两），枣十二枚力始胜。罗东逸曰，此仲景治正虚气不归元，而承领上下之圣方也，盖发汗吐下后，邪虽去而胃气之亏损益多，胃气既亏，三焦亦因之而失职，阳无所归，阴无所纳，而不降，是以浊邪留滞，伏饮为逆，故心下痞硬，噫气不除。方中以人参甘草养正补虚，姜枣和脾养胃，所以定安中州者至矣，更以土石得土气之甘而沉者，使之敛浮镇逆，领人参以归气于下，旋覆之辛而润者，用之开肺涤饮，佐半夏以蠲痰饮于上，苟非二物承领上下，则何能除噫气而消心下之痞硬乎。观仲景治下焦水气上凌，振振欲擗地者，用真武汤镇之，利在下焦大肠滑脱者，用赤石脂禹余粮汤固之，此胃虚于中，气不及下，复用此法领之，而胸中转否为泰，其为归元固下之法，各极其妙如此。

苏子降气汤

降气汤中苏半归，橘前沉朴草姜依（苏子、橘皮、半夏、当归、前胡、厚朴各一钱，沉香、炙甘草各五分，加姜煎，一方无沉香，加肉桂），风寒咳嗽痰涎喘，暴病无妨任指挥。

陈修园曰，苏子、前胡、橘皮、半夏，降气，气行则痰行也，风寒郁于皮毛，则肺气逆而为喘，数药香能解表，气以血为家，喘则流荡而忘返，故用当归以补血，喘则气急，故用甘草以缓其急，然出气者肺也，纳气者肾也，故用沉香之纳气入肾，或肉桂之引火归元为引导也，故诸药行而痰嗽气喘自平，盖师仲景喘家作桂子汤加厚朴、杏子意也。

朱砂安神丸

安神丸剂亦寻常，归草朱连生地黄（朱砂另研，黄连各半两，生地黄三钱，当归、甘草各二钱，为末，酒泡蒸饼，丸如麻子，朱砂为衣，每服三十丸，临卧时津液下），昏乱怔忡时不瘳，操存须令守其乡。

陈修园曰，东垣之方，多杂乱无纪，惟此方用朱砂之重以镇怯，黄连之苦以清热，当归之卒以嘘血，更取甘草之甘，以制黄连之太过，地黄之润，以助当归所不及，方意颇纯，亦堪节取。

四磨汤

四磨汤治七情侵，参领槟乌及黑沉（人参、台乌、槟榔、沉香，四味等分，各磨浓汁，煎三五沸，空心服），磨汁微煎调逆气，虚中实证此方寻。

王又原曰，七情所感皆能为病，然愈于壮者之行，而成于弱者之著，愚者不察，一遇上气喘急，满闷不食，谓是实者宜泻，辄投破耗等药，得药非不暂快，初投之而应，投之久而不应矣。夫呼出为阳，吸入为阴，肺阳气旺，则清肃下行，归于肾阴，是气有所收摄，不复散而上逆，若正气既衰，邪气必盛，纵欲削坚破滞，邪气必不伏降。方用人参泻壮火以扶正气，沉香纳之于肾，而后以槟榔、乌药从而导之，所谓实必顾虚，泻必先补也，四味气味俱厚，磨则取其味之全，煎则取其气之达，气味齐到，效如桴鼓矣。

黑锡丹

镇纳浮阳黑锡丹，硫黄入锡结成团（黑锡、硫黄各三两，同炒结砂，研至无声为度），胡卢故纸茴沉木，桂附金铃肉蔻丸（胡芦巴、沉香、熟附子、肉桂各半两，茴香、破故纸、肉豆蔻、金铃子去核、木香各一两，研末，酒煮，面糊为丸梧子大，阴干以布袋擦令光泽，每服四十丸，姜汤下）。

陈修园曰，此方一派辛温之中，杂以金铃子之苦寒为导，妙不可言。故脾元久冷，上实下虚，胸中痰饮，或上攻头目，及奔豚上气，两胁膨胀，并阴阳气不升降，五种水气，脚气上攻，或猝暴中风，痰潮上膈等证，无不投之立效也。

全真一气汤

生脉散加熟地黄（五七钱），白术（三钱）牛膝附子（各二钱）襄，此乃冯氏（锦囊）得意作，滋阴降火号神方。

二加龙骨牡蛎汤

生姜白芍与红枣，龙骨等分各三钱，炙草白薇均钱半，牡蛎四钱附一钱，方探造化阴阳妙，脱去劳症顿成仙。

葛可人庚字沉香消化丸

南星皂半茯苓陈，礞石明矾二两均，枳实壳皆需两半，薄苓一两五钱沉。

青礞石　明矾　猪牙皂角　生南星　生半夏　白茯苓陈皮　枳壳　枳实各一两五钱　黄芩　薄荷各一两　沉香五钱

上为细末和匀，姜汁浸神曲，为丸梧桐子大，每服百丸，夜临卧，饴糖拌吞，嚼太平丸，二药相攻，痰嗽除根。

陈修园曰：此方即滚痰丸，去大黄加明矾、皂角、南星、半夏、茯苓、陈皮、枳壳、枳实、薄荷是也，方面略同，而功用则有南辕北辙之判。彼以大黄领各种化痰之药，从大肠一滚而下，而不知不得痰之所在，徒下其粪则反伤胃气也，盖痰者水也，水者气也，水性下行，得火则上沸而为痰，方中所以取用黄芩以清火，水非气不行，气滞则水亦滞，遂停瘀不行而为痰，方中所以取用沉香、陈皮、枳壳、枳实等药，重重叠叠，以顺气化气行气，且水泛滥则患大，由于地中行则天下安，方中取半夏南星之辛温，茯苓之淡渗，以燥治湿，即以土制水之义，语云，见痰休治痰是也，方中惟礞石化痰为水，质重而力大，薄荷利气化痰，体轻而行速，二味为治标之药，亦轻重各得其宜，最妙若明矾、皂角二味，凡水浑浊，入明矾搅之，则浊者立刻转清矣，衣服污秽，以皂角洗之，则污者随涤而净矣，古人制方之周到如此。

济生橘核丸

橘核丸中川楝桂，朴实延胡藻带昆，桃仁二术酒糊合（橘核、川楝子、海藻、海带、昆布、桃仁各二两，桂心、厚朴、枳实、延胡索、木通、木香各五钱，酒糊为丸，盐汤或酒下），颓疝痛顽盐酒吞。

丁香柿蒂汤　济人丁香柿蒂汤　丁香柿蒂竹茹汤

丁香柿蒂人参姜，呃逆因寒中气戕（丁香、柿蒂各二钱，人参一钱，生姜五片），济生香蒂仅二味，或加竹橘用皆良（加竹茹、橘红名丁香柿蒂竹茹汤）。

三因四七汤　局方四七汤

四七汤理七情气，半夏厚朴（均姜汁炒半夏五钱，厚朴三钱）茯苓（四钱）苏（紫苏二钱），姜枣煎之舒郁结，痰涎呕痛尽能纾，又有局方名四七，参桂夏草（人参、官桂、半夏各一钱，甘草五分，加姜煎）妙更殊。

轻可去实（共三十方）

桂枝汤

项强头痛汗憎风，桂芍生姜三两同，枣十二枚草二两，解肌还藉粥之功。柯韵伯曰，此为仲景群方之魁，乃滋阴和阳，调和营卫，解肌发汗之总方也，惟以脉弱自汗为主耳，是方用桂枝发汗，即用芍药止汗，生姜之辛，佐桂以解肌，大枣之甘，佐芍以和里，桂芍之相须，姜枣之相得，阴阳表里，并行而不悖，是刚柔相济以为和也，甘草甘平，有安内攘外之功，用以调和气血者，即以调和表里，且以调和诸药矣，而精义尤在啜稀热粥以助药力，盖谷气内充，外邪勿复入，热粥以继药之后，则余邪勿复留，复方之妙用又如此。

麻黄汤

七十杏仁三两麻，一甘二桂（麻黄三两，桂枝二两，杏仁七十枚，甘草一两）效堪夸，喘而无汗头身痛，温服休教粥到牙。

柯韵伯曰，此为开表逐邪发汗之峻剂也。麻黄中空外直，宛如毛窍骨节，故能去骨节之风寒，从毛窍而出，为卫分发散风寒之品；桂枝之条纵横，宛如经脉细络，能人心化液，通经络而出汗，为荣分散解风寒之品；杏仁为心果，温能助心散寒，苦能清肺下气，为上焦逐邪定喘之品；甘草甘平，外拒风寒，内和气血，为中宫安内攘外之品。此汤入胃，行气于玄府，输精于皮毛，斯毛脉合精而涔涔汗出，在表之邪，其尽去而不留，痛止喘平，寒热顿解，不烦啜粥而藉汗于谷也，其不用姜枣者，以生姜之性，横散解肌，碍麻黄之上升，大枣之性，滞泥于膈，碍杏仁之速降，此欲急于直达，稍缓则不迅，横散则不峻矣，盖此乃纯阳之剂，过于发散，如单刀直入之将，投之恰当，一战成功，不当则不戢而招祸，故用之发表，可一而不可再也。

葛根汤

四两葛根三两麻，枣十二枚效堪嘉，桂甘芍二姜三两，无汗憎风下利夸。柯韵伯曰，治头项强痛，背亦强，牵引几几然，脉浮无汗，恶寒，兼治风寒在表而自利者，此开表逐邪之轻剂也，比麻黄青龙之剂较轻，然几几更甚于项强，而无汗不失为表实。葛根味甘气凉，能起阴气而生津液，滋筋脉而舒其牵引，故以为君，麻黄、生姜，能开玄府腠理之闭塞，祛风而出汗，故以为臣，寒热俱轻，故少佐桂芍，同甘枣以和里，此于麻桂二方之间，衡其轻重，而为调和表里之剂也。要知葛根秉性轻清，赋体厚重，轻可去实，重可镇动，厚可固里，一物而三美备，然惟表实里虚者宜之，胃家实者，非所宜也。

大青龙汤

二两桂甘（桂枝、甘草）三两姜（生姜），膏（石膏）如鸡子六（两）麻黄，枣（大枣）十二枚杏（杏仁）五十（枚），无汗烦（躁）仲景方。

柯韵伯曰，太阳中风，脉浮紧，头痛发热，恶寒，身疼，不汗出而烦躁，此麻黄证之剧者，故加味以治之也。诸证全是麻黄，有喘与烦躁之别，喘者是寒郁其气，升降不得自如，故多用杏仁之苦以降气，烦躁是热伤其气，无津不能作汗，故特加石膏之甘以生津，然其性沉而大寒，恐内热顿除，而表寒不解，变为寒中，而挟热下利，是引贼破家矣，故必倍麻黄以发表，倍甘草以和中，更用姜枣以调荣卫，一汗而表里双解，风热两除，此大青龙清内攘外之功，所以佐麻桂二方之不及也。

小青龙汤

桂麻姜芍草辛三（两），夏味半升记要谙，表不解兮心下水，咳而发热句中探（麻黄、芍药、细辛、干姜、甘草、桂枝、半夏、五味子），若渴去夏取蒌根，三两加来功亦壮，微利去麻加芫花，熬赤取如鸡子样，若噎去麻炮附加，只用一枚功莫上，麻去再加四两苓，能如尿短小腹胀，若喘除麻加杏仁，须去皮尖半升量。

柯韵伯曰，伤寒表不解，心下有水气，干呕或渴或利，或噎，或小便不利，小腹满，或喘者，用此发汗而利水。夫阳之汗以天地之雨名之，水气入心则为汗，一汗而外邪顿解矣，此因心气不足，汗出不彻，故寒热不解，而心下有水气，其咳是水气射肺之征，干呕知水气未入于胃也，心下乃包络相火所居之地，水火相射，其病不可拟摹，如水气下而不上，则或渴或利，上而不下，则或噎或喘，留于肠胃，则小便不利，而少腹应满耳，惟发热干呕而渴，是本方之常证，此于桂枝汤去大枣之泥，加麻黄以开玄府，细辛逐水气，半夏除呕，五味、干姜以除咳也，以于姜易生姜者，生姜之味气，不如干姜之猛烈，其大温足以逐心下之水，苦辛可以解五味之酸，且发表既有麻黄、细辛之直锐，更有藉生姜之横散矣。若渴者是心液不足，故去半夏之燥热，加栝蒌根之生津，若微利与噎，小便不利与喘者，病机偏于向里，故去麻黄之发表，加附子以除噎，芫花茯苓以利水，杏仁以定喘耳。两青龙俱两解表里法，大青龙治里热，小青龙治里寒，故发表之药同，而治里之药殊也。

桂枝加葛根汤　治太阳病项背强几几反汗出恶风者

葛根四两走经输，项背几几入汗濡，只取桂枝汤一料，加来此味妙相须。

桂枝麻黄各半汤治太阳病得之八九日，脉微而恶寒，此阴阳俱虚，不可更发汗更吐更下，面色反有热色者，未欲解也，以其不得小汗出，身必痒，与此汤。

桂枝一两十六铢，甘芍姜麻一两符，杏二十四枚枣四粒，面呈热色痒均躯。

小柴胡汤　治少阳经发热，口苦耳聋，其脉弦者，又治太阳阳明二经，发热不退，寒热往来。

柴胡八两少阳凭，枣十二枚夏半升，三两姜参苓与草，去滓重煮有奇能，胸烦不呕除夏参，蒌实一枚应加煮，若渴除夏加入参，合前四两五钱与，蒌根清热且生津，再加四两功更钜，腹中痛者除黄芩，芍加三两对君语，胁下痞硬大枣除，牡蛎四两应生杵，心下若悸尿不长，除芩加茯（苓）四两侣，外有微热除人参，加桂三两汗休阻，咳除参枣并生姜，加入干姜二两许，五味半升法宜加，温肺散寒力莫御。

张令韶曰，柴胡二月生苗，感一阳初生之气，香气直达云霄，又禀太阳之气，故能从少阳之枢，以达太阳之气；半夏生当夏半，感一阴之气而生，启阴气之上升者也；黄芩气味苦寒，外实而内空腐，能解形身之外热；甘草、人参、大枣，助中焦之脾土，由中而达外；生姜所以发散宣通者也，此从内达外之方也。胸中烦者，邪气内侵君主，故去半夏之躁；不呕者中胃和而不虚，故去人参之补，加栝蒌实之苦寒，导大热以下降也；渴者阳明燥金气盛，故去半夏之辛，倍人参以生津，加栝蒌根引阴液以上升也；腹中痛者，邪干中土，故去黄芩之苦寒，加芍药以通脾络也；胁下痞硬者，厥阴肝气不舒，故加牡蛎之纯壮，能破肝之牝脏，其味咸能软坚，兼除胁下之痞，去大枣之甘缓，欲其行之捷也；心下悸，小便不利者，肾气上乘，而积水故下，故去黄芩，恐苦寒以伤君火，加茯苓保心气以制水邪也；不渴，外有微热者，其病仍在太阳，故不必生液之人参，宜加解外之桂枝，覆取微汗也；咳者形寒伤肺，肺气上逆，故加干姜之热，以温肺，五味之敛，以降逆，凡咳皆去人参，长沙之秘旨，既有干姜之温，不用生姜之散，既有五味之敛，不用大枣之缓也。

大柴胡汤 治太阳病未解，便传入阳明，大便不通，热实心烦，或寒热往来，其脉沉实者。

八（两）柴（胡）四（枚）枳五（两）生姜，芩芍三两二（两）大黄，半夏半升十二枣，少阳实症下之良。

九味羌活汤（一名冲和汤）

冲和汤内用防风，羌芷辛苍草与芎，汗本于阴芩地妙（羌活、防风、苍术各钱半，白芷、川芎、黄芩、生地、甘草各二钱，细辛九分，加生姜葱白煎之），三阳解表一方通。

陈修园曰，羌活散太阳之寒，为拨乱反正之药，能除头痛项强，及一身疼痛，无汗者以此为主，防风驱太阳之风，能除头痛项强，恶风自汗者，以此为主，又恐风寒不解，传入他经，以白芷断阳明之路，黄芩断少阳之路，苍术断太阴之路，川芎断厥阴之路，细辛断少阴之路，又以甘草协和诸药，使和衷共济也，佐以生地者，汗化于液，补阴即托邪之法也。

人参败毒散

人参败毒草苓芎，羌独柴前枳桔同（人参、茯苓、枳壳、桔梗、前胡、柴胡、羌活、独活、川芎各一钱，甘草五分，加生姜煎，烦热口渴加黄芩），瘟疫伤寒噤口痢，托邪扶正有奇功（加陈仓米三钱，治噤口痢）。

香苏饮加味香苏饮

香苏饮纳草陈皮（紫苏叶二钱，炒香附、炒陈皮各钱半，炙草一钱，加姜葱水煎），汗顾阴阳用颇奇，芄芥芎防蔓子入（再加秦艽、荆芥、川芎、蔓荆子各一钱，名加味香苏饮），解肌活套亦须知（加味香苏饮出《医学心悟》）。

升麻葛根汤

钱氏升麻葛根汤，芍药甘草合成方（升麻三钱，葛根芍药各二钱，炙草一钱），阳明发热兼头痛，下痢生斑疹痘良（治阳明表热下利，兼治痘疹初发）。

千金小续命汤

小续命汤桂附芎，麻黄参芍杏防风，黄芩防己兼甘草（防风一钱一分，桂枝、麻黄、人参、酒芍、杏仁、川芎、黄芩、防己、甘草各八分，附子四分，姜枣煎服），六经中风此方通。

此通治六经中风喎邪不遂，语言涩蹇，及刚柔二痉，亦治厥阴风湿，徐洄溪极善用之。

地黄饮子

地黄饮子少阴方，桂附蓉苓并地黄，麦味远蒲萸戟斛，薄荷加入煮须详（肉桂、附子、肉苁蓉、茯苓、熟地、麦冬、五味子、远志、菖蒲、山萸、巴戟、石斛各五分，薄荷叶七片，水一杯，二分煎，八分温服）。

此治舌暗不能言，足废不能行，乃少阴气厥不至的症，浊药轻投，真良法也，方撰自河间。

资寿解语汤

资寿特名解语汤，专需竹沥佐些姜，羌防桂附羚羊角，酸枣麻甘十味详（羌活五分，防风、附子、羚羊角、酸枣仁、天麻各一钱，肉桂八分，炙甘草五分，水二杯，煎八分，入竹沥五钱，生姜汁二钱，调服）。喻氏加味治肾气（不萦于舌本），杞乌天菊元参菖（枸杞、首乌、天冬、菊花、石菖蒲、元参）。

治中风脾缓舌强不语，半身不遂，与地黄饮子同意，但彼重在肾，此重在脾。

藿香正气散

藿香正气芷陈苏，甘橘陈苓术朴俱，夏曲腹皮加姜枣，感伤岚瘴并能驱（藿香、白芷、大腹皮、紫苏、茯苓各三两，陈皮、白术、厚朴、半夏曲、桔梗各二两，甘草一两，每服五钱，加姜枣煎）。

三物香薷饮　黄连香薷饮　五物香薷饮　六味香薷饮　十味香薷饮

二香散　藿薷汤　香葛汤

三物香薷豆朴先（香薷、扁豆、厚朴），若云热盛加黄连（黄连、香薷饮），或加苓（茯苓）草（甘草）名五物，利湿祛暑木瓜宣（加木瓜名六味香薷饮），再加参芪与陈术，兼治内伤十味全，二香合入香苏饮（五味香薷饮合香苏饮名二香散），仍有藿薷（汤）香葛（汤）传（三物香薷饮合藿香正气散名藿薷汤，三物香薷饮加葛根名香葛汤）。

五积散

局方五积散神奇，归芍参芎用更奇，橘芷夏苓姜桂草，麻苍枳朴与陈皮（当归、麻黄、苍术、陈皮各一钱，厚朴、干姜、芍药、枳壳各八分，半夏、白芷各七分，桔梗、炙草、茯苓、肉桂、人参各五分，川芎四分，加姜三片，葱白三茎）。

治感冒寒邪，头疼身痛，项背拘急，恶寒呕吐，肚腹疼痛，及寒湿客于经络，腰脚骨髓酸痛，及痘疮寒胜等症。

小柴胡加常山汤　小柴胡去参加青皮汤

常山（三钱，生用不炒）加入小柴胡，疟症三发服之瘥（凡疟症三发之后，皆可服，天明时一服，疟未发前，一时一服，神效，服后欲吐者，即以手指探吐，痰吐尽则愈），去参加青（青皮）小柴胡，疟病初起功效多。

麻黄附子细辛汤

麻黄二两细辛同，附子一枚力最雄，始得少阴反发热，脉沉的证奏奇功。

宣可决壅（共十六方）

栀子豉汤　栀子甘草豉汤　栀子生姜豉汤　栀子厚朴汤　栀子干姜汤　栀子蘗皮汤

山栀香豉治何为，烦恼难眠胸窒宜，十四枚栀四合豉，先豉后栀煎法奇（此栀子豉汤也）。栀豉原方效堪夸，气羸二两炙甘加（此栀子甘草豉汤也）。加入五两生姜煮，专取生姜治呕家（此栀子生姜豉汤也），朴须四两枳四枚，十四山栀亦妙哉，下后心烦还腹满，止烦泄满效兼该（此栀子厚朴汤也）。十四山栀二两姜，以丸误下救偏方，微烦身热君须记，辛苦相须尽所长（此栀子干姜汤也）。里郁业经向外驱，身黄发热四言规，草须一两柏二两，十五枚栀不去皮（此栀子柏皮汤也）。

柯韵伯曰，此阳明半表里涌泄之和剂也。栀子苦能泄热，寒能胜热，其形象心，又赤色通心，故主治心中上下一切症；豆形象肾，又黑色入肾，制而为豉，轻浮上行，能使心腹之浊邪，上出于口，一吐而心腹得舒，表里之烦热悉除矣。所以然者，二阳之病心脾，以上诸症是心热，不是胃家热，即本论所云有热属藏者致之，不令发汗之谓也。若夫热伤气者少气，加甘草以益气，虚热相搏者多呕，加生姜以散邪，此可为夹虚者立法也；若素有宿食者，加枳实以降之，地道不通者，加大黄以润之，此可为实热者立法也。如妄下后而心烦腹满，坐卧不安者，是热已入胃，便不当吐，故去香豉，心热未解，不宜更下，故只用栀子以除烦，佐枳朴以泄满，此两解心腹之妙，是小承气之变局也；或以丸药下之，心中微烦，外热不去，是知寒气留中，而上焦留热，故任栀子以除烦，用干姜逐内寒以散表热，此甘草泻心之化方也。若因于伤寒而肌肉发黄者，是寒邪已解而热不得越，当两解表里之热，故用栀子以除内烦，柏皮以散外热，佐甘草以和之，是又茵陈汤之轻剂矣，此皆栀豉汤加减以御阳明表证之变幻者。夫栀子之性，能屈曲下行，不是上涌之剂，惟豉之腐气，上薰心肺，能令人吐耳，观瓜蒂散必用豉汁和服，是吐在豉而不在栀矣。

瓜蒂散

病在胸中气分乖，咽喉息碍痞难排，平行瓜豆（熬黄瓜蒂、赤小豆）还调豉（香豉一盒，同煮作稀粥），寸脉微浮涌吐佳。

柯韵伯曰，此阳明涌泄之峻剂，治邪结于胸中者也。瓜蒂色青，像东方甲木之化，得春升生发之机，能提胃中阳气，以除胸中之寒热，为吐剂中第一品，然其性走而不守，与栀子之守而不走者异，故必得谷气以和之；赤小豆形色像心，甘酸可以保心气，黑豆形色像肾，性本沉重，霉熟而使轻浮，能令肾家之精气交于心，胸中之浊气出于口。作为稀糜，调服二味，虽快吐而不伤神，奏功之捷，胜于汗下矣。

三圣散

瓜蒂散去赤小豆，加入黎芦郁金凑（张子和去赤豆加藜芦、防风，一方去赤豆加入郁金、姜汁，俱名三圣散），专吐实热与风痰，三圣散定子和手。

参芦散　烧盐方　乌附尖

虚人参芦或竹沥，实痰乌附尖方透（丹溪以浆水和乌附尖治剧痰），千金尚有烧盐方，一切积滞功能奏（烧盐热汤，以指探吐）。

稀涎汤　通关散

稀涎皂半草矾班（皂角一个，大半夏十四枚，炙草一钱，白矾二钱，共为末，每服一钱，用生姜少许，冲温水灌之，得吐痰涎即醒），直中痰潮此斩关，更有通关辛皂末（细辛皂角为末，吹鼻中，名通关散），吹来得嚏保生还。

越鞠丸

六郁宜施越鞠丸，芎苍曲附并栀餐，食停气血湿痰火，得此调和顷刻安。吴鹤皋曰，香附开气郁，梅芎调血郁（抚芎味辛入肝胆），苍术燥湿郁，栀子清火郁，神曲消食郁，各等分，麦芽煎汤泛丸，又湿郁加茯苓、白芷，火郁加青黛，痰郁加星、夏、栝蒌、海石，血郁加桃仁、红花，气郁加木香、槟榔，食郁加麦芽、山楂，挟寒加吴茱萸，故脏腑一切痰食气血诸郁，为痛为呕为胀为利，服之无不其效如神也。

逍遥散　八味逍遥散

逍遥散用芍当归，术草柴苓慎勿违（柴胡、当归、白术、白芍、茯苓各一钱，炙甘草五分，加煨姜薄荷煎），散郁除蒸功最捷，丹栀加入有元机（加丹皮、栀子名八味逍遥散，治肝伤血少）。

赵羽皇曰，此治肝郁之病，而肝之所以郁者，一为土虚不能升木，一为血少不能养肝也。盖肝为木气，全赖土以滋培，水以灌溉，若中土虚则木不升而郁，阴血少则肝不滋而枯。方用白术、茯苓者，助土德以升木也，当归、芍药者，益荣血以养肝也，薄荷解热，甘草和平，独柴胡一味，一以为厥阴之报使，一以升发诸阳，经云，木郁则达之，遂其曲直之性，故名之曰逍遥。

通可行滞（共十一方）

五苓散

猪术茯苓十八铢，泽宜一两六铢符，桂枝半两磨调服，暖水频吞汗出苏。

沈果之曰，中风发热六七日不解而烦，有表里症，渴欲饮水，水入则吐者，名曰水逆，五苓散主之，盖表证为太阳不足，故用桂以宣阳气，通津液于周身，即内经水精四布，五经并行之旨，非用之以通水道下出也，里证为三焦之气化不宣，故用泻术二苓以通三焦之闭塞，非开膀胱之溺窍也。夫下焦之气化不宣，则腹胀而小便不利，水蓄膀胱，是为胞痹，此乃水蓄于膀胱之外，不能化入膀胱，故用五苓以化之，至小便不利，汗出而渴者，亦主以是方，而不渴者茯苓甘草汤主之，盖渴为阳气不足，水不上升也，不升则不得降，故用桂以升之，二苓泽泻以降之，而用术以为中枢，盖为蒸腾津液设也。

十枣汤

大戟芫花甘遂平，妙将十枣煮汤行，中风表证全除尽，里气未和此法程。

此汤三味皆辛苦寒毒之品，直决水邪，大伤元气，故选十枣以君之，一以顾其脾胃，一以缓其峻毒也。

导赤散

导赤原来地与通，草梢竹叶四般同（生地、木通、甘草梢、竹叶），口糜茎痛兼淋沥，泻火功归补水中。

五淋散

五淋散用草栀仁，归芍茯苓亦共珍（赤茯苓三钱，芍药、山栀仁各二钱，当归、细甘草各一钱四分，加灯心煎服），气化原由阴以育，调行水道妙通神。

猪苓汤

泽（泻）（阿）胶猪茯滑（石）相连（各一两），咳呕心烦渴不眠，煮好去滓胶后入，育阴利水法兼全。

此汤与五苓之用，有天渊之别，五苓散治太阳，是暖肾以行水，故加桂枝，此汤治阳明少阴结热，是滋阴以行水，故去桂枝、白术，加滑石、阿胶。

通关丸

溺癃不渴下焦疏（言宜疏通下焦也），知柏（黄柏、知母俱酒炒各二两）同行肉桂扶（肉桂二钱，炼蜜丸梧子大，空腹服五十丸，白汤下），丸号通关能利水（治下焦湿热，小便点滴不通，以致腹闭欲绝），又名滋肾补阴虚。

六一散　益元散　红玉散　碧玉散　鸡苏散

六一散中滑石甘（滑石六两，甘草一两末之），热邪表里可兼探，益元（散）再入朱砂研（加朱砂三钱名益元散），泻北玄机在补南。

加黄丹少许，名红玉散，加青黛少许，名碧玉散，加薄荷叶末少许，名鸡苏散，完素以此方治七十余症，称为凡间仙药，惟小溲清长者，慎勿服之。

泄可去闭（共十九方）

大承气汤

大黄四两朴半斤，枳五（枚）硝三（芒硝三合）急下云，枳朴先熬（水一斗，先煮枳实、厚朴，取五升，去滓，纳大黄煮取二升，去滓，纳芒硝，微火，一两沸，分温再服）黄后入，去滓硝入火微熏。

此方治阳明病，大实大满，大便不通，腹痛大热，其脉沉实者。

小承气汤

朴二（两）枳三（枚）四两黄（大黄），小承微结好商量，长沙（张仲景也）下法分轻重，妙在同煎切勿忘。

此方治阳明病潮热，大便难，脉沉而滑，及内实腹痛者。

调胃承气汤

调和胃气炙甘功，硝用半升地道通，草二（两）大黄四两足，法中之法妙无穷。

此方治汗后恶热，谵言心烦中满脉浮者。

桃仁承气汤

五十桃仁四两黄，桂硝（桂枝、芒硝各二两）二两草（甘草）同行，膀胱热结如狂证，外解方攻用此汤。

抵当汤

大黄三两抵当汤，里指任冲不指胱，虻蛭桃仁各三十，攻其血下定其狂。

此方治太阳病，热在下焦，小腹硬满，下血乃愈，所以然者，以太阳经瘀热在里故也。

抵当丸

三十五桃仁三两黄，虻虫水蛭二十枚详，捣丸四个煎宜一（四味捣分为四丸，以水一升煮一丸，取七合服），有热尿长腹满尝。

水蛭至难死，故丸仍煎服也，士谔曾以蛭，卷入纸吹，烧之，成烬，沃以温水，则化成小蛭，蠕然复活，此物入腹为患极大，用者慎之。

大陷胸丸

大陷胸丸法最超，半升葶苈杏硝调（葶、杏、硝各半升也），项强如痉君须记，八两大黄取急消（研末，丸如弹，别捣甘遂末一钱匕，白蜜二合，水二升，煮取一升，温顿服）。

此方治结胸证，项亦强，如柔痉状，下之则和，主以此方。

大陷胸汤

一钱甘遂一升硝，六两大黄力颇饶，日晡热潮腹痛满，胸前结聚此方消。

此方治大结胸证，脉沉而紧，心下痛，按之石鞭者，一钱甘遂，非钱两之钱，乃以一枚铜钱作匕，取甘遂末满一铜钱也。

白散

巴豆熬来研似脂，只需一分守成规，更加桔贝（桔梗、贝母）均三分，寒实结胸细辨医。

一分三分之分字，非分两之分，乃分剂之分，此散用白饮和服，强人半个钱匕，弱者减之，病在膈上必吐，在膈下必利，不利，进热粥一杯，利不止，进冷粥一杯。

三一承气汤

大承气汤加甘草（二钱），方名三一作河间，矩镬虽已逾仲景，外科杂症颇相宜。

备急丸

姜豆大黄备急丸（干姜、大黄各二两，巴豆一两，去皮，研如脂，和蜜丸如豆大，密藏勿泄气，每服三四丸），专攻闭痛及停寒，兼疗下恶人昏倒，阴结垂危得此安。

温脾汤

温脾桂附与干姜，朴草同行佐大黄，泄泻流连知痼冷（附子、干姜、甘草、桂心、厚朴各二钱，大黄四分），温通并用效非常。

大黄一味，用得非常巧妙，读者能知其意乎。

凉膈散

凉膈硝黄栀子翘，黄芩甘草薄荷饶，再加竹叶调蜂蜜（连翘一钱半，大黄酒浸，芒硝、甘草各一钱，栀子、黄芩、薄荷各五分，加竹叶七片，生蜜一匙），膈上如焚一服消。

防风通圣散　双解散

防风通圣大黄硝，荆芥麻黄栀芍翘，甘桔芎归膏滑石，薄荷芩术力偏饶（大黄、芒硝、防风、荆芥、麻黄、栀子、白芍、连翘、川芎、当归、薄荷、白术各五分，桔梗、黄芩、石膏各一钱，甘草二钱，滑石三钱，加姜葱煎）。

吴鹤皋曰，防风麻黄，解表药也，风热之在皮肤者，得之由汗而泄；荆芥、薄荷，清上药也，风热之在巅顶者，得之由鼻而泄；大黄、芒硝，通利药也，风热之在肠胃者，得之由后而泄；滑石、栀子，水道药也，风热之在决渎者，得之由溺而泄。风淫于胸膈，肺胃受邪，石膏、桔梗，清肺胃也，而连翘、黄芩，又所以祛诸经之游火，风之为患，肝木主之，川芎、归、芍，和肝血也，而甘草、白术，所以和胃气而健脾。刘守真氏长治火，此方之旨详且悉哉，亦治失下发斑三焦火实，全方除硝黄，名曰双解散，解表有麻黄、防风、薄荷、荆芥、川芎，解里有石膏、滑石、黄芩、栀子、连翘，复有当归、芍药以和血，桔梗、白术、甘草以调气，荣卫皆和，表里俱畅，故曰双解，本方名曰通圣，极言其功用之妙耳。

失笑散　独圣散

失笑（散）蒲黄及五灵（蒲黄、五灵脂等分生研，每服三钱，酒煎服，名失笑散），晕平痛止积无停，山楂二两糖便入，独圣散功同更守经（山楂二两，水煎，用童便砂糖调服，名独圣散）。

乙字花蕊石散

花蕊石须火煅研，炖分酒醋和童便，功能化瘀为黄水，轻用三钱重五钱。

甲字十灰散

十灰大小蓟大黄，栀子茅根茜草香，侧柏叶同荷叶等，棕榈皮并牡丹尝。

滑可去著（共十一方）

东垣润肠丸

润肠丸用归尾羌，桃仁麻仁及大黄（归尾、羌活、大黄各五钱，桃仁、大麻仁各一两，蜜丸），或加芜防皂角子（加秦芜、防风、皂角子，烧存性，细研），风秘血秘善通肠。

东垣通幽汤　当归润肠汤

通幽汤中二地俱，桃仁红花归草濡，升麻升清以降浊（生地、熟地各五分，桃仁研，红花、归身、甘草炙、升麻各一钱），噎塞便闭此方需，有加麻仁大黄者，当归润肠汤名殊。

芍药汤

初利多宗芍药汤，芩连槟草桂归香（芍药三钱，黄芩、黄连、当归各八分，肉桂三分，甘草、槟榔、木香各五分，服后痢不减，加大黄），须知调气兼行血，后重便脓自尔康。

搜风顺气丸

搜风顺气大黄蒸，郁李麻仁山药增，防独车前及槟枳，菟丝牛膝山茱仍，中风风秘及气秘，肠风下血总堪凭（大黄九蒸九晒五两，大麻仕、郁李仁去皮、车前子、山萸肉酒蒸、山药酒蒸、牛膝各三两，菟丝子酒浸，防风、独活、槟榔、枳壳、麸炒各一两，蜜丸）。

脾约丸

燥热便难脾约丸，芍麻枳朴杏黄餐（白芍、大麻仁、杏仁去皮尖、枳实、厚朴、姜炒各五两半，蒸大黄十两，炼蜜丸梧子大，白汤下二十丸，大便利即止），润而甘缓存津液，溺数肠干得此安。

更衣丸

更衣丸用荟砂研，滴酒为丸服二钱（朱砂五钱，研如飞面，芦荟七钱，研细，滴酒和丸，每服二钱，好酒送下），阴病津枯肠秘结，交通水火效如仙。

礞石滚痰丸

隐君遗下滚痰方，礞石黄芩及大黄，少佐沉香为引导，顽痰怪证力能匡（青礞石三两，用焰硝一两，同入瓦罐，盐泥封固，煅至石色如金为度，大黄酒蒸，黄芩酒洗各八两，沉香一两为末，水丸，姜汤下）。

此丸量虚实服，服过咽即便仰卧，令药徐徐而下，半日不可饮食行动，待药气渐下二肠，然而动作饮食，服后喉间稠粘壅塞，乃药病相拒故也，少顷，药力到，自然愈。

指迷茯苓丸

指迷最切茯苓丸，风化芒硝分外看，枳半合成四味药，停痰伏饮胜灵丹（制半夏、茯苓各二两，风化硝二钱半，枳壳五钱，研末，姜汁丸梧子大）。

蜜煎导法　猪胆汁导法

蜜煎导法通大便（熬蜜如饴，捻作挺子，掺皂角末，或盐，其上乘热，纳谷道中），或将胆汁灌肛中（用猪胆汁和醋，以竹管插肛门中，将汁灌入），不欲苦寒伤胃府，阳明无热勿轻攻。

涩可固脱（共十五方）

当归六黄汤

火炎汗出（自汗、盗汗）六黄汤，二地芩连柏与当（生地、熟地、黄柏、黄芩、黄连、当归各等分，黄芪加倍），倍用黄芪偏走表，苦坚妙用敛浮阳。

芪附汤

卫阳不固汗汪洋，须用黄芪（一两）附子（五钱）汤，附暖丹田元气至，得芪固脱守其乡。

玉屏风散

玉屏风散主诸风，止汗先求裛通，发在芪防（黄芪、防风）收在术（白术），热除湿去主中宫。

威喜丸

和剂傅来威喜丸，梦遗带浊服之安，茯苓煮晒和黄蜡，专治阳虚血海寒。

此方用白茯苓去皮四两切块，用猪苓二钱半，入于瓷器内，煮二十余沸，去猪苓，取出晒干为末，黄蜡四两，融化搜和茯苓为丸，如弹子大，每空心细嚼，满口生津，徐徐咽服，以小便清利为效，忌米醋，尤忌气怒动精，凡元阳虚惫遗精白浊及妇人血海久冷淫带梦泄等证，无不效也。

赤石子禹余粮汤

赤石余粮各一斤，下焦下利此汤欣，理中不应宜斯法，炉底填来得所闻。

东垣诃子散　河间诃子散

诃子散用治寒泻，炮姜粟壳橘红也（诃子煨七分，炮姜六分，罂粟壳蜜炙、橘红各五分，研末服之），河间木香诃草连，仍用术芍煎汤下（诃子一两，半生半煨，木香五钱，黄连三钱，甘草二钱，为末，煎白术白芍汤，调服，不止加厚朴二钱），二方药异治略同，亦主脱肛便血者。

济生乌梅丸

下血淋漓治颇难，济生遗下乌梅丸，僵蚕炒研乌梅捣，醋下几回病即安。

此方用僵蚕一两，炒乌梅肉一两半，共为末，醋糊为丸，桐子大，每服四五十丸，空心醋汤送下。

斗门秘传方

斗门治痢有良方，黑豆干姜芍药良，甘草地榆罂粟壳（干姜四钱，黑豆一两半，炒去皮，罂粟壳八钱，蜜炙，地榆、甘草各六钱，白芍三钱，分三四帖，水一盅半，煎八分服），血脓噤口并堪尝。

圣济附子丸

附子丸中连与姜，乌梅研炒佐之良（附子炮、乌梅肉炒各一两，黄连炒二两，干姜炒一两，为末，炼蜜丸梧子大，米饮下三十丸），寒中泻利皆神验，互用温凉请细详。

四神丸

四神故纸（四两酒浸炒）与吴萸（一两盐水炒），肉蔻（二两面里煨）除油五味（三两煨）须，大枣（四十九枚）须同生姜（四两）煮烂（去姜捣枣肉，合前药为丸），五更肾泻火衰扶（临睡盐汤下）。

金锁固精丸

金锁固精芡实研，莲须龙牡蒺藜连，又将莲粉为糊合，梦泄多遗久服蠲。

此方用芡实蒸莲蕊须，沙苑、蒺藜炒各二两，龙骨酥炙，牡蛎盐水煮一日夜，煅粉各三两，莲子粉为丸，盐汤或酒下。

封髓丹

妄梦遗精封髓丹，砂仁黄柏草和丸（砂仁一两，黄柏三两，炙甘草七钱，蜜丸用淡苁蓉五钱，酒浸一宿，煎三四沸，食前送下，或淡盐汤下），大封大固春常在，巧夺先天造化机。

此方较之金锁固精，不啻天渊之别，盖深合肾者主蛰封藏之本经意也。

真人养脏汤

真人养藏木香诃，粟壳当归肉蔻科，术芍桂参甘草共（诃子面里煨，一两二钱，罂粟壳去蒂蜜炙，三两六钱，肉豆蔻面裹煨五钱，当归、白术炒、白芍酒炒、人参各六钱，木香二两四钱，桂枝八钱，生甘草一两八钱，每服四钱，藏寒甚加附子，一方无当归，有干姜），脱肛久痢即安和。

此方用木香独重，读者能知其故乎。

桃花汤

一升粳米一斤脂（赤石脂），脂半磨研法亦奇，一两干姜同煮服，少阴脓血是良规（赤石脂一半全用，一半筛末，三味同煮，俟米熟，去滓，纳石脂末方寸匕，温服七合，日三服，一服愈，余勿服）。

湿可润燥（共十方）

炙甘草汤

结代脉须四两甘，枣枚三十桂姜三（两），半升麻（仁）麦（冬各半升）一斤地（生地），二两参胶（人参、阿胶各二两）酒水煎（酒七升，水八升）。

黄连阿胶汤

四两黄连二两胶，二枚鸡子取黄敲，一（两）芩二（两）芍心烦治，更治难眠睫不交。

猪肤汤

斤许猪肤斗水煎，水煎减半滓须捐，再投粉（白粉五合）蜜（白蜜一升）熬香服，烦利咽疼胸满痊。

已字太平丸

二两三冬（天冬、麦冬、款冬）二母（知母、贝母）如（各二两也），归连二地杏阿珠，各需两半（自当归至阿胶珠各两半也）余皆两，京墨蒲黄薄桔俱（白蜜四两，炼熟，下诸药末，匀之，上火入麝香少许，二三沸，丸如弹子）。

辛字润肺膏

真粉真酥并柿霜，杏仁净研两半当（各一两也），蜜加二两调粘用，灌入肺（羊肺一具也）中水煮尝。

清燥救肺汤

救肺汤中参草麻，石膏胶杏麦枇杷，经霜收下干桑叶，解郁滋干效足夸。

喻嘉言制此方，霜桑叶三钱，煅石膏二钱半，甘草、黑芝麻各一钱，人参、杏仁去皮尖各七分，阿胶八分，枇杷叶去毛蜜炙一片，麦冬一钱二分，痰多加贝母，血枯加生地，热甚加犀角、羚羊角。

琼玉膏

琼玉膏中生地黄，参苓白蜜炼膏尝，肺枯干咳虚劳症，金水相滋效倍彰。

鲜生地四斤，取汁一斤同白蜜二升，熬沸，用绢滤过，将茯苓十二两，人参三两，各研末，入前汁和匀，以瓷瓶，用纸十余层加箬叶封固，入砂锅内，以长流水淹瓶颈，桑柴火煮三昼夜，取出，换纸絮口，以蜡封固，悬井中一日，取起，仍煮半日，汤调服。

生脉散

生脉冬味与参施（人参五分，麦冬八分，五味子九分），暑热刑金脉不支，若认脉虚通共剂，操刀之咎属伊谁。

韭汁牛乳饮　五汁安中饮

韭汁牛乳反胃滋，养荣散瘀润肠奇（朱丹溪以牛乳半斤，韭汁少许，滚汤顿服，名韭汁牛乳饮），五汁安中姜梨藕（张任侯以牛乳六分，韭汁、姜汁、藕汁、梨汁各一分，和服，名五汁安中饮），三般加入用随宜。

燥可去湿（共七方）

神术汤

术防甘草湿家尝（苍术三钱，防风二钱，甘草一钱，加葱白生姜），神术名汤得意方，自说法超麻桂上（王海藏作此方云，无汗用苍术以代麻黄汤，有汗用白术以待桂枝汤），可知全未梦南阳。

此乃太阴风湿方也，与三阳证毫无关涉，用者慎之。

平胃散

平胃散用朴陈皮，苍术合甘四味宜（苍术米泔浸二钱，厚朴姜汁炒、陈皮、甘草炙各一钱，姜枣煎），除湿宽胸驱瘴疠，调和胃气此方施。

土运太过曰敦阜，不及曰卑监，东垣制平胃散，平土之卑监也。

五皮饮

五皮饮用五般皮，陈茯姜桑大腹奇（陈皮、茯苓皮、姜皮、桑白皮、大腹皮），或用五茄（皮）易桑白，脾虚肤胀此方宜。

二陈汤

二陈汤用夏和陈，益以茯苓甘草臣（半夏二钱，陈皮一钱，茯苓三钱，炙草八分，加姜煎），利气调中兼去湿，诸凡痰饮此为珍。

萆薢分清饮

萆薢分清主石蒲，草梢乌药智仁俱（乌药、益智仁、石菖蒲、萆薢各等分，甘草梢减半），煎成又入盐些少（加盐少许），淋浊（遗精白浊）流连数服驱。

肾著汤

腰痛如带五千钱（此带脉为病也），肾著汤方岂偶然，甘草茯苓姜与术（甘草二钱，白术、干姜、茯苓各四钱），长沙老法谱新篇。

一味白术散

白术一两用酒煎，伤湿身痛服之痊，不能饮者代以水，湿去身轻快似仙。

寒能胜热（共四十方）

白虎汤

阳明白虎辨非难（大热大汗大渴），难在阳邪背恶寒，知（母）六（两）膏斤（石膏一斤）甘（草）二两，米加六合服之安。

王潜斋曰，白虎汤神于解热，妙用无穷，加入参则补气以生津，加桂枝则和营而化疟，加苍术则清湿以治痿，变而为竹叶石膏汤，则为热病后之补剂，余因推广其义，凡暑热霍乱之兼表邪者，加香薷、苏叶之类，转筋之热极似寒，非反佐莫能深入者，少加细辛、威灵仙之类，痰湿阻滞者，加厚朴、半夏之类，血虚内热者，加生地、地丁之类，中虚气弱者，加白术、苡仁之类，病衰而气短精乏者，加大枣、枸杞之类，无不奏效如神也。

黄芩汤　黄芩加半夏生姜汤

大枣十二（枚）守成箴，二两芍甘三两芩，利用本方呕加味，姜三（两）夏取半升斟。

邹润安曰，黄芩汤证之脉必数，黄芩所治之热，必自里达外，不治但在表分之热矣，然仲景用黄芩有三耦焉，气分热结者，与柴胡为耦，血分热结者，与芍药为耦，湿热阻中者，与黄连为耦，以柴胡能开气分之结，不能泄气分之热，芍药能开血分之结，不能清迫血之热，黄连能治湿生之热，不能治热生之湿，譬之解斗，但去其斗者，未平其致斗之怒，斗终未已也，故黄芩协柴胡，能清气分之热，协芍药能泄迫血之热，协黄连能解热生之湿也。

大黄黄连泻心汤

痞症分歧辨向趋，关浮心痞按之濡，大黄二两黄连一（两），麻沸汤调病缓驱。

泻白散

泻白甘桑地骨皮，再加粳米四般宜（桑白皮、地骨皮各一钱，甘草五分，粳米百粒），秋伤燥令成痰嗽，火气承金此法奇。

甘露饮

甘露二冬二地（天冬、麦冬、生地、熟地）均，枇杷芩枳（黄芩、枳壳、枇杷叶）斛茵（石斛、茵陈）伦，合和甘草平虚热（等分煎温服），口烂龈糜吐衄珍。

陈修园曰，足阳明胃为燥土，喜润而恶燥，喜降而恶升，故以二冬、二地、石斛、甘草之润以补之，枇杷、枳壳之降以顺之，若用连柏之苦则增其燥，若用芪术之补则虑其升，即有湿热，用一味黄芩以折之，一味茵陈以渗之足矣，盖以阳明之治，最重在养津液三字，此方二地、二冬等药，即猪苓汤、阿胶以育阴意也，茵陈、黄芩以折热而去湿，即猪苓汤中之用滑泽以除垢意也。

左金丸　香连丸

茱连六一左金丸，肝郁胁疼吞吐酸（黄连六两，吴茱萸一两，盐汤泡，名左金丸，治肝藏实火，左胁下疼，或吐酸水），更有痢门通用剂，香连丸子醋糊丸（黄连二十两，以吴茱萸十两，水拌浸一宿，同炒，去吴茱萸，加入木香四两八钱五分，二味共研末，醋糊梧子大，名香连丸）。

陈修园曰，肝实作痛，惟肺金能平之，故用黄连泻心火，不使克金，且心为肝子，实则泻其子也，吴茱萸人肝，苦辛大热，苦能引热下行，同气相求之义也，辛能开郁散结，通则不痛之义也，何以谓之左金，木从左而制从金也，至于香连丸，取黄连之苦以除湿，寒以除热，且藉其苦以坚大便之滑，况又得木香之行气止痛，温脾和胃，以为佐使，故久痢之偏热者，可以统治也。

温胆汤

温胆汤方本二陈，竹茹枳实合和匀（竹茹、枳实、半夏各一两，橘红一两五钱，茯苓七钱，炙甘草四钱，每服四五钱，生姜一片，红枣五枚，水一盏，五分煎，七分服），不眠惊悸虚烦呕，日暖风和木气伸。

罗东逸曰，胆为中正之官，清净之府，喜宁谧，恶烦扰，喜柔和，不喜壅郁，盖东方木德，少阳温和之气也，是以虚烦惊悸者，中正之官，以熵热而不宁也，热呕吐苦者，清净之府，以郁久而不谧也，痰气上逆者，土家湿热反乘，而木不得遂其条达也，如是者首当清热，及解利三焦。方中以竹茹清胃脘之阳，而臣以甘草橘半，通胃以调其气，佐以枳实，除三焦之痰壅，使以茯苓平渗，致中焦之清气，且以驱邪，且以养正，三焦平而少阳平，三焦正而少阳正，胆家有不清宁而和者乎，和即温也，温之者，实凉之也，晋三亦云，胆气退热为温，非谓胆寒而温之也。王潜斋曰，此方去姜枣，加黄连，治湿热挟痰而化疟者甚妙，古人所未知也。

生姜泻心汤

汗余痞证四（两）生姜，芩草人参三两行（黄芩、甘草、人参各三两），一两干姜枣十二，一（两）连（黄连）半夏半升量。

陈平伯曰，君生姜之辛温善散者，宣泄水气，复以干姜参草之甘温守中者，培养中州，然后以芩连之苦寒者，涤热泄痞，名曰生姜泻心，赖以泻心下之痞，而兼擅补中散水之长也，倘无水气，必不用半夏、生姜之辛散，不涉中虚，亦无取干姜参草之补中，要知仲景泻心汤有五，然除大黄黄连泻心汤正治之外，皆随症加减之方也。

甘草泻心汤

下余痞作腹雷鸣，甘（草）四（两）姜芩（干姜、黄芩）三两平，一两黄连半升夏，枣枚十二效同神。

陈平伯曰，心下痞本非可下之实热，但妄下胃虚，客热内陷，上逆心下耳，是以胃气愈虚，痞结愈甚，夫虚者宜补，故用甘温以补虚，客者宜除，必藉苦寒以泄热。方中倍用甘草者，下利不止，完谷不化，此非禀九土之精者，不能和胃而缓中，方名甘草泻心，见泄热之品，得补中之力而其用始神也。

按伊尹汤液经，此方中有人参三两，治狐惑蚀于上部，则声嗄者。

半夏泻心汤

三两姜参炙草芩（黄芩、干姜、甘草、人参各三两），一连（黄连一两）痞症呕多寻，半升半夏枣十二，去滓重煎守古箴。

陈古愚曰，痞者否也，天气不降地气不升之义也，芩连大苦以降天气，姜枣人参辛甘以升地气，君以半夏者，因此症起于呕，取半夏之降逆，止呕如神，亦即小柴胡汤去柴胡加黄连，以生姜易干姜是也。

附子泻心汤

一枚附子泻心汤，一两连芩二（两）大黄，汗出恶寒心下痞，专煎（附子）轻渍（芩连黄以麻沸汤二升渍之，须臾绞，去滓，纳附子汁，分温再服）要参详。

附子专煮，扶阳欲其熟而性重，三黄汤渍，开痞欲其生而性轻也。

茵陈蒿汤

二两大黄十四栀，茵陈六两早煎宜，身黄尿短腹微满，解自前阴法最奇。

柯韵伯曰，太阳阳明俱有发黄证，但头汗出而身无汗，则热不得外越，小便不利，则热不得下利，故瘀热在里而发黄。然里有不同，肌肉是太阳之里，当汗而发之，故用麻黄连翘赤小豆汤；心胸是太阳之里，阳明之表，当寒以胜之，故用栀子柏皮汤，乃清火法；肠胃是阳明之里，当泻之于内，故立本方，是逐秽法。茵陈禀北方之色，经冬不凋，傲霜凌雪，偏受大寒之气，故能除热邪留结，率栀子以通水源，大黄以调胃实，令一身内外瘀热，悉从小便而出，腹满自减，肠胃无伤，乃合引而竭之之法，此阳明利水之圣剂也。又按仲景治阳明渴饮有三法，太阳篇之五苓散，微发汗以散水气者不与焉，若大渴烦躁，小便自利者，白虎汤加参，清火而生津，脉浮发热，小便不利者，猪苓汤滋阴以利水，若小便不利而发黄腹满者，茵陈汤以泄热，令黄从小便出，病情治法，胸有成竹矣。窃思仲景利小便，必用气化之品，通大便，必用承气之品，以小便由于气化也，兹小便不利，不用二苓者何？本论云，阳明病，汗出多而渴者，不可与猪苓汤，以汗多胃中燥，猪苓汤复利小便故也，须知阳明汗出而多渴者，不可用，则汗不出而渴者，津液先虚。更不可用，明矣。此主以推陈致新之茵陈，佐以屈曲下行之栀子，不用枳朴，以承气与芒硝之峻利，则大黄但能润肠泄热，缓缓而行，故必一宿而腹始减，黄从小便去，而不由大肠去，仲景立法之奇，匪夷所思耳。

白虎加入参汤

服桂渴烦大汗倾，液血肌腠涸阳明，膏斤（石膏一斤）知六（知母六两）参三两，二草（炙甘草二两）六粳米（六合）熟成。

邹润安曰，伤寒脉浮，发热无汗，其表不解者，不可与白虎汤，渴欲饮水，无表证者，白虎加入参汤主之，可见白虎加入参汤之治，重在渴也，其时时恶风，则非常常恶风矣，背微恶寒，则非遍身恶寒矣，常常恶风遍身恶寒者，谓之表证，时时恶风，背微恶寒者，表邪已经化热，特尚未尽耳，谓之无表证可也。然邪热充斥，津液消亡，用栝蒌根生津止渴可也，何以必用人参。《灵枢》决气篇，腠理发泄，汗出凑凑，是谓津，津为水，阴属也，能外达上通则阳矣，夫是之谓阴中之阳，人参亦阴中之阳，惟其入阴，故能补阴，惟其为阴中之阳，故能入阴，使人阴中之气，化为津不化为火，是非栝蒌根可为力矣。

竹叶石膏汤

三参二草一斤膏（人参三两，甘草二两，石膏一斤），病后虚羸呕逆叨，粳夏（粳米、半夏）半升叶（竹叶）二把，麦冬还配一升熬。

张隐庵曰，竹叶凌冬青翠，得冬令寒水之气，半夏生当夏半，得一阴之气，参草粳米资养胃气，以生津液，麦冬通胃之络，石膏纹肌色白，能通胃中之逆气，达于肌腠，总令津液生而中气足，虚热解而吐自平矣。

麻黄杏仁甘草石膏汤

四两麻黄八两膏，二（两）甘（草）五十杏同熬（杏仁五十枚），须知禁桂为阳盛，喘汗全凭热势操。

柯韵伯曰，此方为温病之主剂，凡冬不藏精之人，邪热伏于脏腑，至东风解冻，伏邪自内而出，治当乘其热而汗之，热随汗解矣，此证头项痛与伤寒尽同，惟不恶寒而渴以别之。症系有热无寒，故于麻黄汤去桂，易石膏以解表里俱热之症，歧伯所云，未满三日，可汗而已者，此法是也。此病不发于寒时，而发于风令，故又名曰风温，其脉阴阳俱浮，其症自汗身重，盖阳浮，则强于卫外而闭气，故身重，当用麻黄开表以逐邪，阴浮不能藏精而汗出，当用石膏镇阴以清火，表里俱热，则中气不运，升降不得自如，故多眠鼻鼾，语言难出，当用杏仁甘草以调气，此方备升降轻重之性，足以当之。温病初起，可用以解表清里，汗后复可用以平内热之猖狂，下后可复用彻伏邪之留恋，与风寒不解，用桂枝汤同法，例云，桂枝下咽，阳盛必毙，特开此凉解一法，为大青龙汤之变法，白虎汤之先著也，然此症但热无寒，用青龙则不宜姜桂，恐脉流薄疾，班黄狂作矣，此症但热不虚，用白虎则不宜参米，恐食入于阴，则长气于阳，谵语腹胀矣。此为解表之剂，若无喘鼾语言难出等症，则又白虎之症治矣，凡治温病，表里之实用此汤，表里之虚，用白虎加参米，相须相济者也，若葛根黄芩黄连汤，则治痢而不治喘，要知温病下后无利不止证，葛根黄连之燥，非治温药，其麻黄专于外达，与葛根之和中发表不同，石膏甘润，与黄连之苦燥悬殊，同是凉解表里，同是汗出而喘，而用药有毫厘之辨矣。

白头翁汤　白头翁加阿胶甘草汤

三两黄连柏与秦（黄柏、秦皮各三两），白头二两妙通神，病缘热利时思水，下重难通此药珍，产后病此身虚甚，阿胶甘草二两存（加阿胶、甘草各二两）。

柯韵伯曰，三阴俱有下利症。自利不渴者属太阴，是藏有寒也，自利而渴者，属少阴，以下焦虚寒，津液不升，故引水自救也，惟厥阴下利属于热，以厥阴主肝而司相火，肝旺则气上撞心，火郁则热利下重，湿热秽气，奔迫广肠魄门，重滞而难出。《内经》云，暴注下迫者是矣，脉沉为在里，弦为肝脉，是木郁之征也，渴欲饮水，厥阴病则消渴也，白头翁临风偏静，长于驱风，用为君者，以厥阴风木，风动则木摇而火旺，欲平走窍之火，必宁摇动之风，秦皮木小而高，得清阳上升之象，以之为臣，是木郁达之，所以遂其发陈之性也，黄连泻君火，可除上焦之火，是苦以发之，黄柏泻相火，可止下焦之利，是苦以坚之也。治厥阴热利有二，初利用此方，以升阳散火，是谓下者举之，寒因热用法；久利则用乌梅丸之酸以收火，佐以苦寒，杂以温补，是谓逆之从之，随所利而行之，调其气使之平也。

金匮泻心汤

大热上攻心气伤（心气不足也），清浊二道血洋洋（吐血、衄血也），大黄二两芩连一（黄芩、黄连各一两），釜下抽薪请细详。

栀子大黄汤

酒瘅懊憹郁热蒸，大黄二两豉盈升，山栀十四（枚）枳（实）枚五，上下分清要顺承。

百合知母汤

病非应汗汗伤阴，知母当遵三两箴，渍去沫涎七（枚）百合，别煎泉水是金针（先以水洗百合渍一宿，当白沫出去其水，别以泉水二升，煎取一升，去滓，别以泉水二升，煎知母取一升，后合煎，取一升五，合温再服）。

百合鸡子黄汤

不应议吐吐伤中，必伏阴精上奉功，百合七枚洗去沫，鸡黄后入搅浑融。

百合滑石代赭石汤

不应议下下之差，既下还当竭旧邪，百合七枚赭弹大，滑须三两效堪夸。

百合地黄汤

不经汗下吐诸伤，形但如初守太阳（迁延日久始终在太阳经不变者），地汁一升百合七（枚），阴柔最是化刚阳。

百合滑石散

前此寒无热亦无，变成发热热堪虞，清疏滑石宜三两，百合烘筛一两需。

邹润安曰，玩百合知母汤，可以见汗则伤气，邪搏于气分，为消渴热中也；

玩百合鸡子黄汤，可以见吐则伤上，邪扰于心，为烦懊不寐也；玩百合代赭汤，可以见下则伤血，邪搏于血分，为血脉中热也；玩百合地黄汤，可以见不经吐下发汗，则系百脉一宗，悉致其病，无气血上下之偏矣。所谓百脉一宗者何，平人气象论日，胃之大络，名曰虚里，出于左乳下，其动应衣，为脉宗气，是最近于心，乃著邪焉，是以见证行卧不安，如有神灵，皆心中转辗不适之状，口苦小便数，身形如和，其脉微数，皆心中热郁气悗之征。以此例之，本经百合主邪气腹满心痛，盖有若合符节者，而治法始终不外百合，则以心本不任受邪，心而竟为邪扰，则不责将之谋虑不审，即责相之治节不行，今邪阻于上而不下行，为肺之不主肃降，无能遁矣，故欲征其愈期，极宜验其小便，凡溺时必肺气下导，小便乃出，今气拄于头，即欲下行，上先有过，则肺行之轩举不随气之支结不降，亦又何疑，乃头中之不适，复分三等，其最甚者，至气上拄而为痛，其次则不痛，而为淅淅然，又其次则因小便通而快然，即此验其轩举支结之浅深微甚，既了如指掌矣，况合之以百合地黄汤下云，大便当如漆，百合滑石散下云微利者止服，热则除，则百合之利大小便，又与本经吻合矣。

栝蒌牡蛎散

洗而仍渴属浮阳，牡蛎蒌根并等量，研末饮调方寸匕，寒兼咸苦效逾常。

邹润安曰，百合病至一月不解，而变成渴，以百合汤洗之而仍不差，则病为伤中上之阴无疑，虽然，仅曰渴不曰欲饮水，且不烦不热，究竟病无驻足之所，仅渴之一端，为得所依藉耳，于此见昔之百脉一宗，悉致其病者，今则上焦已化，而在下者尚未化也，上焦已化，百脉之病已蠲其半，百合遂无所用之，而下焦之未化者，不得不选用牡蛎，使之召阳归阴，而其主脑，尤在治上焦之已化者，故方中配以从阳化阴之栝蒌根，两物等分，标则升栝蒌于牡蛎之上，为一方之统摄也。

丁字保和汤

治久嗽肺痿成痿，知母、贝母、天门冬、款冬花各三钱，天花粉、薏苡仁、杏仁、五味子各二钱，甘草、兜铃、紫菀、百合、桔梗、阿胶、当归、地黄、紫苏、薄荷、百部各钱半，水二盅，生姜三片，煎一盅，入饴糖一匙，调服，日三服，食后各进一盅，与保真汤相问服。血盛，加炒蒲黄、茜根、藕节、大蓟、小蓟、茅花、当归；痰盛，加南星、半夏、陈皮、茯苓、枳实、枳壳；喘盛，加桑白皮、陈皮、萝卜子、葶苈子、苏子；热甚，加山栀、黄连、黄芩、黄柏、连翘、大黄、款冬花；风盛，加荆芥、防风、菊花、细辛、香附、旋覆花；寒甚，加人参、桂枝、蜡片、芍药。

知贝款天冬各三，二钱杏薏味天花，五分二百阿归地，紫苑兜苏薄桔甘。（以下乃加减法）归茅大小蓟蒲黄，藕节茜根血盛当，痰盛南星陈半入，茯苓枳实壳须将，喘加桑白陈皮等，萝卜葶苏三子详，热盛芩连栀柏款，连翘合并大黄吞，风加香附荆防细，旋覆菊花六件良，寒甚加参兼牡桂，芍加腊片不须言。

陈修园曰，大抵奇之弗去而耦之，一方不去而复之，如韩信将兵，多多益善，且其轻重大有法度，如生姜之辛，温以润肺，饴糖之甘，培土以生金，卓然大家，可知仙方非凡人所可窥测也，但喘甚加萝卜子，与地黄相反，临时自当去取。

普济消毒饮

黄芩酒炒、黄连酒炒各五钱，玄参、生甘草、桔梗、柴胡、陈皮各二钱，鼠粘子、板蓝根、马勃、连翘、薄荷各一钱，僵蚕、升麻各七分，末服。

普济消毒芩连鼠，玄参甘橘蓝根侣，升柴马勃连翘陈，僵蚕薄荷为末咀，或加入参及大黄，大头天行力能御。

李东垣曰，此邪热客心肺之间，上攻头面为肿，以承气泻之，是为诛伐无辜，遂处此方，全活甚众。

金铃子散

金铃子散妙如神，须辨诸疼作止频，金铃子与元胡索，酒调服下法温辛。

陈修园曰，金铃子引心包相火下行，从小肠膀胱而出，元胡索和一身上下诸痛，每服三钱各等分，配合得法，所以神效。

丹参饮

心腹诸疼是妙方，丹参十分作提纲，檀砂（檀香、砂仁）一分聊为佐，入咽咸知效验彰。

百合汤

久痛原来郁气凝，若投辛热痛频增，重需百合（一两）轻清品，乌药（三钱）同煎亦准绳。

地骨皮散

治阴虚火旺，骨蒸发热，日静夜剧者，妇人热入血室，胎前发热者。

即四物汤加地骨皮、牡丹皮各三钱（四物汤乃芎归地芍四味）。

柯韵伯曰，阴虚者阳必凑之故热，仲景曰，阴弱则发热，阳气下陷入阴中必发热，然当分三阴而治之。阳邪陷入太阴脾部，当补中益气以升举之，清阳复位而火自熄也；若陷入少阴肾部，当六味地黄丸以对待之，壮水之主而火自平也；陷入厥阴肝部，当地骨皮饮以凉补之，血有所藏而火自安也。四物汤为肝家滋阴调血之剂，加地骨皮清志中之火以安肾，补其母也，加牡丹皮清神中之火以凉心，泻其子也，二皮凉而不润，但清肝火，不伤脾胃，与四物汤加知柏之湿润而苦寒者不同矣，故逍遥散治肝火之郁于本藏者也，木郁达之，顺其性也，地骨皮饮治阳邪之陷于肝藏也，客者除之，勿纵寇以遭患也，二者皆肝家得力之剂。

河间清震汤

清震汤治雷头风，升麻苍术两般攻，荷叶一枚升胃气，邪从上散不传中。

滋肾丸

治肺痿、声嘶、喉痹、咳气、烦躁。

即通关丸（见通剂），黄柏、知母俱酒炒各二两，肉桂二钱，炼蜜丸如桐子大，每服五十丸。

罗东边曰，此丸为肾家水竭火炎而设，夫水竭则肾涸，肾涸则下泉不钟而阳盛于上，斯喉痹痰结烦躁之证作，火炎则金伤，金伤则上源不泽，无以蒸晌布呕，斯声嘶咳血焦痿之证生，此时以六味补水，水不能遽生也，以生脉保金，金不免犹燥也，惟急用黄柏之苦以坚肾，则能伏龙家之沸火，是谓浚其源而安其流，继用知母之清以凉肺，则能全破伤之燥金，是谓沛之雨而腾之露，然恐水火之不相入而相射也，故益以肉桂之反佐为用，兼以导龙归海，于是坎盈窗而流渐长矣，此滋肾之旨也。

清暑益气汤

清暑益气草参芪，麦味青陈曲柏奇，二术葛归升泽泻，暑伤元气此为宜。

吴鹤皋曰，暑令行于夏，至长夏则兼湿令矣，此方兼而治之，炎暑则表气易泄，兼湿则中气不固，黄芪轻清散表气，又能领人参、五味之苦酸，同达于表，以实表，神曲消磨伤中气，又能佐白术、甘草之甘温，消补互用以调中，酷暑横流，肺金受病，人参、五味、麦冬，所以补肺敛肺清肺，经所谓扶其所不胜也，火盛则水衰，故以黄柏、泽泻滋其化源，津液亡则口渴，故以当归、葛根生其胃液，清气不升，升麻可升，浊气不降，二皮可降，苍术之用，为兼长夏湿也。

龙胆泻肝汤

治胁痛、口苦、耳聋、耳肿、筋痿、阴湿、热痒、阴肿、血浊、溲血，胆草三分，栀子、黄芩、泽泻、柴胡各一钱，车前子、木通各五分，当归二分，甘草、生地各三分。

龙胆泻肝通泽柴，车前生地草归偕，栀芩一派清凉品，湿热肝邪力可排。

龙胆、柴胡泻肝胆之火，佐以黄芩、栀子、木通、车前、泽泻，俾湿火从小便而出，然泻之过甚，恐伤肝血，故又以生地当归补之，肝苦急，急食甘以缓之，故以甘草缓其急，且欲以大甘之味济其大苦，不令过于泄下也。

当归芦荟丸

治肝经实大，头晕目眩，耳聋耳鸣，惊悸搐搦，躁扰狂越，大便秘结，小便涩滞，或胸腹作痛，阴囊肿胀，凡属肝经实火，皆宜服之。当归、胆草酒洗，栀子、黄连、黄柏、黄芩各一两，大黄、青黛水飞、芦荟各五钱，木香二钱五分，麝香五分，炒神曲糊丸，姜汤下，每服二十丸。

当归芦荟黛栀将，木麝二香及四黄，龙胆共成十一味，诸凡肝火尽能攘。

陈修园曰，五藏各有火，而肝火最横，肝火一动，每挟诸经之火，相持为害。故以青黛、芦荟、龙胆入本经而直折之，又以黄芩泻肺火，黄连泻心火，黄柏泻肾火，栀子泻三焦火，分诸经而泻之，而最横之肝火失其党援而乃平。然火旺则血虚，故以当归之补血者为君，火旺则胃实，故以大黄之通滞者为臣，气有余便是火，故以麝香之主持正气，神曲之化导积气，木香之通行滞气者为佐，气降火亦降，自然之势也，况又得芩连栀柏分泻各经，青黛、芦荟、龙胆直折本经，内外应合以为之使，立法最奇也。

犀角地黄汤

生地两半，白芍一两，丹皮、犀角各二钱半，每服五钱。

犀角地黄芍药汤，血升胃热火邪干，斑黄阳毒皆堪治，或益柴芩总伐肝。

柯韵伯曰，气为阳，血为阴，阳密乃固，阳盛则阴伤矣，阴平阳秘，阴虚者阳必凑之矣。故气有余即是火，火即血室，血不荣经，即随逆气而妄行，上升者出于口鼻，下陷者出于二便，虽有在经在府之分，要皆心肝受热所致也。心为荣血之主，心火旺则血不宁，故用犀角、生地酸咸甘寒之味，以清君火，肝为藏血之室，肝火旺则血不守，故用丹皮、芍药辛苦微寒之品以平相火，此方虽曰清火，而实滋阴之剂。盖血失则阴虚，阴虚则无气，故阴不足者当补之以味，勿得反伤其气也，若用芩连胆草栀柏以泻其气，则阳之剧者苦从火化，阳已衰者气从苦发，燎原而飞越矣。

四生丸

生侧柏叶、生艾叶、生荷叶、生地黄各等分，捣为丸，如鸡子大，每服一丸，滚汤化下，治阳盛阴虚，血热妄行，或吐或衄者。

四生丸用叶三般，艾柏鲜荷生地班，共捣成团入水化，血随火降一时还。

柯韵伯曰，心肾不交，则五藏齐损，阴虚而阳无所附，则火炎上焦，阳盛则阳络伤，故血上溢于口鼻也。凡草木之性，生者凉而熟之则温，熟者补而生者泻，四味皆清寒之品，尽取其生者而捣烂为丸，所以全其水气，不经火煮，更以远于火令矣，生地多膏，清心肾而通血脉之源，柏叶西指，清肺经而调荣卫之气，艾叶芳香，入脾胃而和生血之司，荷叶法震，入肝家而和藏血之室，五藏安堵则水火不相射，阴平阳秘，而血归经矣。是方也可暂用以遏妄行之血，如多用则伤荣，盖血得寒则瘀血不散，而新血不生也，设但知清火凉血，而不用归脾养荣等剂，以善其后，鲜有不绵连岁月而毙者，非立方之不善，妄用者之过耳。

热可制寒（共二十四方）

白通汤　白通加猪胆汁汤

葱白四茎，干姜一两，生附子一枚，水三升，煮取一升，去滓，分温再服，治少阴病下利者，此方主之。白通汤中加猪胆汁一合，人尿五合，汤成纳猪胆汁人尿，和令相得温服，治少阴病下利，脉微者，与白通汤，利不止，厥逆无脉，干呕而烦者，此方主之。服汤已，脉暴出者死，脉微数者生。

葱白四茎一两姜，全仗生附白通汤，脉微下利肢兼厥，干呕心烦尿胆囊。

陈元犀曰，脉始于足少阴肾，主于手少阴心，生于足阳明胃，少阴下利脉微者，肾藏之生阳不升也，与白通汤以启下陷之阳，若利不止，厥逆无脉，干呕烦者，心无所主胃无所生肾无所始也，白通汤三面俱到，加胆汁、人尿调和后入，生气俱在，为效倍速，苦咸合为一家，入咽之顷，苦先入心，即随咸味而直交于肾，肾得心君之助，则升阳之气升，又有附子在下以启之，干姜从中以接之，葱白自上以通之，利止厥回，不烦不呕，脉可微续，危证必仗此大方也。若服此汤后脉不微续，而暴出，灯光之回焰，吾亦无可奈何矣。

通脉四逆汤

治少阴病，下利清谷，里寒外热，手足厥冷，脉微欲绝，身反不恶寒，其人面色赤，或腹痛或干呕，或咽痛，或利止脉不出者，此方主之。甘草三两，干姜三两，生附子一枚，水三升，煮一升二合，去滓，分温再服，其脉即出者愈。面赤色者加葱九茎，腹中痛者，去葱加芍药二两，呕者加生姜二两，咽痛者去芍药加桔梗一两，利止脉不出者，去桔梗，加入参三两。

一枚生附草姜三，招纳亡阳此指南，外热里寒面赤厥，脉微通法法中探，面赤加葱茎用九，腹痛去葱真好手，葱去换芍二两加，呕者生姜二两偶，咽痛去芍桔须加，桔梗一两循经走，脉若不出二两参，桔梗丢开莫掣肘。

桂枝附子汤　桂枝附子去桂加白术汤

治伤寒八九日，风湿相搏，身体疼痛，不能自转侧，不呕不渴，脉浮虚而涩者，此方主之。若其人大便硬，小便自利者，去桂加白术主之，桂枝四两，附子三枚炮，大枣十二枚，生姜三两，甘草二两。

三姜二草附枚三，四桂同投是指南，大枣方中十二粒，痛难转侧此方探，大便若硬小便通，脉涩虚浮湿胜风，即用前方须去桂，术加四两有奇功。

真武汤

太阳病发汗，汗出不解，其人仍发热，心下悸，头眩身瞤动，振振欲擗地者，此方主之。少阴病，三四日不已，至四五日，腹痛，小便不利，四肢沉重，疼痛，自下利者，此为有水气，其人或咳，或小便自利，或呕者，此方主之。茯苓三两，芍药三两，生姜三两，白术二两，附子一枚炮，水八升，煮取三升，去滓，温服七合，日三服。

生姜芍药数皆三，二两白术一附探，便短咳频兼腹痛，驱寒镇水与君谈，咳加五味要半升，干姜细辛一两具，小便若利恐耗津，须去茯苓肾始固，下利去芍加干姜，二两温中能守住，若呕去附加生姜，足前须到半斤数。

吴茱萸汤

治厥阴病干呕吐涎沫者主之，少阴病，吐利，手足厥冷，烦躁欲死者主之，又食谷欲呕者，属阳明也，吴茱萸汤主之，得汤反剧者，属上焦也。吴茱萸一升，洗，人参三两，生姜六两，大枣十二枚，以水七升，煮取二升，去滓，温服七合，日三服。

升许吴茱三两参，生姜六两救寒侵，枣投十二中宫主，吐利头痛烦躁寻。

陈古愚曰，少阴之脏，皆本阳明之水谷以资生，而复交会于中土，若上吐下利，则中土太虚，中土虚则气不行于四末，故手足逆冷，中土虚，不能导乎少阴之气而下交，则为烦，不能引足少阴之气而上交，则为躁，甚则烦躁欲死。方用吴茱萸之大辛大温，以救将绝之阳，佐人参之冲和，以安中气，姜枣和胃以行四末，师于不治之证，不忍坐视，专求阳明，是得绝处逢生之妙，所以与通脉四逆汤，白通加猪胆汁汤，三方鼎峙也。论云食谷欲呕者，属阳明也，吴茱萸汤主之，又云干呕吐涎沫头痛者，吴茱萸汤主之，此阳明之正方也，或谓吴茱萸降浊阴之气，为厥阴专药，然温中散寒，又为三阴并生之药，而佐以人参姜枣，又为胃阳衰败之神方，昔贤所以有论方不论药之训也。

乌头汤

治历节病不可屈伸疼痛者，又主脚气疼痛，不可屈伸。麻黄、芍药、黄芪、炙甘草各三两，乌头五枚，将乌头㕮咀以蜜二升，煎取一升，即出乌头，另四味，以水三升，煮取一升，去滓，内蜜煎中，更煎之，服七合，不知，尽服之。

历节疼来不屈伸，或加脚气痛维均，芍芪麻草皆三两，五粒乌头蜜煮匀。

尤在泾曰，此治寒湿历节之正法也，寒湿之邪，非麻黄、乌头不能去，而病在筋节，又非皮毛之邪，可一汗而散者，故以黄芪之补，白芍之平，甘草之缓，牵制二物，俾得深入而去留邪，如卫瓘监邓钟入蜀，使其成功，而不及于乱，乃制方之要妙也。

薏苡附子散

治胸痹缓急者，薏苡仁十五两，大附子十枚炮，二味杵为散，服方寸匕，日三服。

痹来缓急属阳微，附子十枚切莫违，更有薏仁十五两，筋资阴养得阳归。

乌头赤石脂丸

治心痛彻背，背痛彻心者，乌头一分炮，蜀椒、干姜各一两，附子半两，赤石脂一两，共末之，蜜丸如桐子大，食前服一丸，日三服，不知，稍加服。

彻背彻胸痛不休，阳光欲熄实堪忧，乌头一分五钱附，赤石椒姜一两求。

喻嘉言曰，前后牵连痛楚，气血疆界俱乱，若用气分诸药，转益其痛，势必危殆，仲景用蜀椒、乌头一派辛辣，以温散其阴邪，然恐胸背既乱之气难安，而即于温药队中，取用干姜之守，赤石脂之涩，以填塞厥气所横冲之新队，俾胸之气自行于胸，背之气自行于背，各不相犯，其患乃除，此炼石补天之精义也。

九痛丸

九痛者，九种心痛也，一虫、二注、三风、四悸、五食、六饮、七冷、八热、九去，来痛而以一方治之者，岂痛虽有九，其因于积冷结气者多耶，附子三两炮，生狼牙、巴豆去皮熬研如膏，干姜、吴茱萸、人参各一两，六味末之，炼蜜丸如梧桐子大，酒下，强人服三丸，弱者二丸，日三服，兼治卒中，恶腹胀口不能言，又治连年积冷流注心胸痛，并冷气冲上，落马坠车血疾等症，皆主之，忌口如常法。

九种心疼治不难，狼萸姜豆附参安，附须三两余皆一，攻补同行仔细看。

赤丸方

治寒气厥逆者，乌头二两炮，茯苓四两，细辛一两，半夏四两，四味研末，炼蜜为丸，如麻子大，朱砂为衣，食前服，用酒下，每服三丸，日再服，一服不知，稍增，以知为度。

寒而厥逆孰为珍，四两夏苓一两辛，中有乌头二两炮，蜜丸朱色妙如神。

大乌头煎

治腹满脉弦而紧，弦则卫气不行，即恶寒，紧则不欲食，邪正相搏，即为寒疝，寒疝绕脐痛，若发则白津出，手足厥冷，其脉沉紧者，大乌头五枚，去皮熬，以水三升，煮取一升，去滓，内蜜二升，煎令水气尽，取二升，强人服七合，弱人服五合，不差，明日再服，不可一日更服。

沉紧而弦痛绕脐，白津厥逆冷凄凄，乌头五个煮添蜜，顷刻颠危快挈提。

乌头桂枝汤

治寒疝腹中痛，逆冷，手足不仁，若身疼痛，灸刺诸药不能治者，此汤主之。乌头五枚，以蜜二斤煎，减半，去滓，以桂枝汤五合解之，合得一升，服五合，不知，即服三合，又不知，即加至五合，其知者如醉状，得吐者为中病。

腹痛身疼肢不仁，药攻刺灸治非真，桂枝汤照原方煮，蜜煮乌头合用神。

回阳急救膏

陶节庵方，附子、炮姜、肉桂、人参各五分，白术、茯苓各一钱，半夏、陈皮各七分，甘草三分，五味子九粒，姜水煎。

回阳急救用六君，桂附干姜五味群，加麝三厘或胆汁，三阴寒厥见奇勋。

益元汤

益元艾附与干姜，麦味知连参草将，葱白童便为引导，内寒外热是慈航。

济生肾气丸

熟地四两，茯苓三两，山药、山萸、丹皮、泽泻、肉桂、车前子、牛膝各一两，附子五钱，蜜丸，空心米汤下。

肾气丸名别济生，车前牛膝合之成，肤膨腹肿痰如壅，气化絪缊组水自行。

张景岳曰，地黄、山药、丹皮以养阴中之真水，山萸、桂附以化阴中之阳气，茯苓、泽泻、车前、牛膝等以利阴中之滞，能使气化于精，即所以治肺也，补火生土，即所以治脾也，壮水利窍，即所以治肾也，水肿乃肺脾肾三脏之病，此方所以治其本。

三生饮

治卒中，昏不知人，口眼㖞斜，半身不遂，并痰厥阴厥。生南星一两，生川乌、生附子各去皮各五钱，木香二钱，每服一两，加参一两。

三生饮用附乌星，香入些微是引经，参汁对调宋薛氏，风痰卒倒效神灵。

柯韵伯曰，风为阳邪，风中无寒，不甚伤人，惟风中挟寒，害斯剧矣，寒轻而在表者，宜发汗以透邪，寒重而入里者，非温中补虚，终不可救，此取三物之大辛大热者，且不炮不制，更佐以木香，乘其至刚至锐之气而用之，非以治风，实以治寒也，然邪之所凑，其气必虚，但知勇于攻邪，若正气虚而不支，能无倒戈之患乎？必用人参两许以驾驭其邪，此立斋先生真知确见，立于不败之地，而获万全之效者也。若在庸手，必谓补住邪气，而不敢用，此谨熟阴阳，毋与众论，岐伯所以叮咛致告耳，观其每服五钱，必四服而邪气始出，今之畏事者，用乌附数分，必制熟而后敢用，更以芩连监制之焉，能挽回如此危证哉，古今人不相及如此。

参附汤　术附汤　芪附汤

三方均一君一臣，君药均系一两，臣药均系五钱。

阴盛阳虚汗自流，肾阳脱汗参附求，脾阳遏郁术和附，若是卫阳芪附投。

喻嘉言曰，卫外之阳，不固而自汗，则用芪附，脾中之阳，郁遏而自汗，则用术附，肾中之阳，浮游而自汗，则用参附。凡属阳虚自汗，不能舍三方为治，三方之用大矣，然芪附可治虚风，术附可治寒湿，参附可状元神，三者亦交相为用，若用所当用，功效如神，诚足贵也。

近效白术汤

即术附汤减半，加炙甘草一钱五分，生姜三片，红枣二枚，水煎服，治风虚头重眩，苦极不知食味，暖肌，补中益精气。

喻嘉言曰，此方治肾气空虚之人，外风入肾，恰似乌洞之中，阴风惨惨，昼夜不息，挟肾中浊阴之气，厥逆上攻，其头间重眩之苦，至极难耐，兼以胃气亦虚，不知食味。故方中全不用风门药，但用附子暖其水藏，白术甘草暖其土藏，水土一暖，则浊阴之气尽趋于下，而头苦重眩及不知食味之症除矣。观冬月井中水暖，土中气暖，其浊阴之气，且不能出于地，岂更能加于天乎？制方之义，可谓精矣，此所以用之而获近效也，士谔按此方之妙，全在引火以致水，益肾以化气，喻解精极，惜尚有未透。

附子理中汤

即理中汤加熟附子二钱。

士谔按附子肾药也，与参草之补脾阴，姜术之助脾阳异矣。仲景曰，理中者，理中焦也，益以附子，治兼脾肾，凡治吐后大泻不止，用此方急回脾肾之阳，原无不可，然仍名理中，则义不切矣，宜陈修园氏斥为时方也。

鸡鸣散

治脚气第一品药，不问男女皆可服，如感风湿流注，脚痛不可忍，筋脉浮肿者，并宜服之，其效如神。槟榔七枚，橘红、木瓜各一两，吴茱萸、苏叶各三两，桔梗、生姜各半两，水三大碗，慢火煎至一碗半，取渣，再入水两碗，煎取一小碗，两汁相和，安置床头，次日五更，分三五次，冷服之，冬月略温亦可，服药至天明，当下黑粪水，即是肾家所感寒湿之毒气也，至早饭时，必痛住肿消，只宜迟吃饭，使药力作效，此方并无所忌。

鸡鸣散是绝奇方，苏叶茱萸桔梗姜，瓜橘槟榔煎冷服，肿浮脚气效彰彰。

陈修园曰，寒湿之气著于下焦而不去，故用生姜、吴茱萸以驱寒，橘红、槟榔以除湿，然驱寒除湿之药颇多，而数品皆以气胜，加以紫苏为血中之气药，辛香扑鼻，更助其气，气盛则行远，取著者行之之义也，又佐以木瓜之酸，桔梗之苦，经云，酸苦涌泄为阴，俾寒湿之气，得大气之药，从微汗而解之，解之而不能尽者，更从大便以泄之，战则必胜之意也。其服于鸡鸣时奈何？一取其空腹则药力专行，一取其阳盛则阳药得气也，其必冷服奈何？以湿为阴邪，冷汗亦为阴属，以阴从阴，混为一家，先诱之而后攻之也。

第九编　运气南针

运气推原

内经论运气，详言天人相应之理，极精极微，有司天、在泉、间气之分，有主岁、主时、太过不及之别，有南政、北政、地位之相反，有天符、岁会、三合之不齐，名目既繁，文又简奥，遂使后人聚讼纷纷，信疑参半。信之者谓某气主岁，必有某病，治当用某法，准此说也，则只消悬拟六气主方，分配于日历之下，令病家按岁时以觅方自服可也，必无是理，故信者之说，类乎刻舟求剑；疑之者则谓司天在泉为必无之事，运气不过是圣人诊脉之一法，此则心粗气浮，类乎坐井观天以蠡测海矣。士谔从学唐师纯斋，风雨晦明，间常讨论运气一得之愚，颇不遭吾师呵斥，敢质之后之君子。

经曰，在天为气，在地成形，形气相感而化万物，又曰地为人之下，太虚之中者也，冯乎大气举之也。又曰，升已而降，降者谓天，降已而升，升者谓地，又曰，显明之右，君火之位也，君火之右，退行一步，相火治之，复行一步，土气治之，复行一步，金气治之，复行一步，水气治之，复行一步，木气治之，复行一步，君火治之，相火之下，水气治之，水位之下，土气承之，土位之下，风气承之，风位之下，金气承之，金位之下，火气承之，君火之下，阴精承之，亢则害承乃制。观此则知地在太虚之中，所以能载华岳而不重振河海而不泄者，全赖乎大气举之也，大气何物？何以能举如许之大地，轻若鸿毛，则以大地自能旋转，健行不息也，阴静阳动，大地向右旋转，即感君火相火之气，则太虚中必有纯阳之巨物，能吸运此大地也可知。向之者为昼，背之者为夜，将向将背之顷为朝暮，知此而信天文家大地绕日阳说之非诞妄矣，环绕有定时，而一岁二十四节气成，升降有定位，而六气主岁太过不及应，迩于日阳则为暑，远于日阳则为寒，将迩之时为春，将远之时为秋也，春夏阳升阴降，秋冬阳降阴升，一则阳出自阴，一则阳潜于阴也。故吾人知一岁二十四节气，即可悟子午卯酉，为一日之二分二至，昼夜朝暮，为一日之春夏秋冬也，吾人知一岁有主时之六气，即可悟每年有主岁之司天在泉也，盖一岁之所以有节气，每年之所以有司天在泉，全在此大地转旋之力。知迩于日阳之为暑，即知迩于日阳之为君火相火司天矣，知远于日阳之为寒，即知远于日阳之为寒水湿土司天矣，推之于风木，推之于燥金，无不皆然，且天机活泼，大地之健行，非必如天文家所逆测，有呆板轨道，丝毫不误也，故气候亦有时而不齐，则主时之二十四节气，主岁之司天在泉，虽循行不忒，而寒暖未必尽符矣。司天在泉间气，有时极验，有时或不应者，此也，此经所以有南政北政反其位，天符岁会三合不齐之说也。昧者不知推测，漫以司天运气为欺人之学，抑何陋也。

　　风寒暑湿燥火，施之者天也，受之者地也，一施一受，万物以成，此犹是所当然语也，吾人当勘进一步，求其所以然之故，则知此六气之所以能感吾大地，仍在大地自身之健行，迩于日阳，远于日阳，其迩其远，相差之程几许也。

陈修园运气图

五阴年主不及　　　　五阳年主太过

子午寅申辰戌为阳主太过
丑未卯酉巳亥为阴主不及
五运主气之图

六气主岁及间气加临之图

　　在天为气，在地成形，形气相感而化万物，吾人当知气皆天赋，天赋之质，均无性情，雨露霜雪，是其征也，形皆地赋，地赋之质，均有性而无情，草木土石，是其征也，天地相感，气形斯具，气形具则性情备焉，鸟兽虫鱼，是其征也，且即气形具性情备之鸟兽而分别观之，凡本乎天者亲上，故鸟之卵皆系著于脊，本乎地者亲下，故兽之胎皆系著于腹，即鸟兽本体而合观之，涎涕汗泪，得天之气也，羽毛鳞甲，得地之形也。凡此种种物类，无一非六气之所陶铸，六气之所以陶铸，无一非大地健行之功也。

大气能包举大地，日阳能吸运大地，大地又自能旋转，其所以然之故，仍不过一气之余烈耳。气之上下者曰升降，气之往复者曰出入，窍横之物，皆有出入往复之气，窍竖之物，皆有上下升降之气，何以明之？吾人居室中，试开窗当户而立，虽天静无风，觉有拂拂之气，冲击于吾人，盖窗户系横窍，此即往复出入气也，明乎此而耳目与口之为用可知矣。阳升则井寒，阴升则水暖，以物投井，及叶坠空中，均翩翩不疾者，有升气碍之也，虚管溉满，捻上悬之，水固不泄者，无升气则不能降也，小口空瓶，顿溉不入者，阻其升气则物亦不能降也，明乎此而鼻与二阴之为用可知矣。盖均竖窍也，故

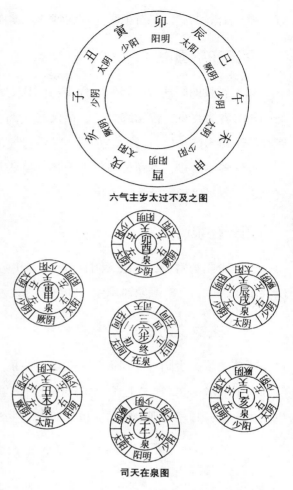

六气主岁太过不及之图

司天在泉图

非出入则无以生长壮老，非升降则无以化收存，盖出入废则神机化灭，升降息则气立孤危也。经曰，天枢之上，天气主之，天枢之下，地气主之，气交之分，人气从之，万物由之，明乎此而司天在泉间气，与吾人息息相关之理可知矣，谓为诊脉之一法，呜呼可。

圣人知运气之于吾人，有息息相关理，故立甲乙丙丁戊己庚辛壬癸十天干以纪五运，立子丑寅卯辰巳午未申酉戌亥十二地支以纪六气，甲子互交，又适合六气之数，故天之五运，地之五行，人之五藏，圣人因无以状之，又欲昭示后人，不得不命名以纪状也，其生克承亢之理，则明示后人以变化活动之机，奈何疑之者类乎坐井观天，信之者近于刻舟求剑，正学失传，甚可痛也。

少阴司天，则阳明在泉。少阴在上，则左：太阴、右厥阴，阳明在下，则左太阳、

右少阳，上下主岁，左右主时，六期环转，周而复始。

司天在泉图说

司天在泉四间气者，客气之六步也。凡主岁者为司天．位当三之气，司天之下，相对者为在泉，位当终之气，司天之左，为天之左间，右为天之右间，每岁客气始于司天前二位，乃地之左间，是为初气，以至二气三气，而终于在泉之六气，每气各主一步，然司天通主上半年，在泉通主下半年，故又日岁半已前，天气主之，岁半以后，地气主之也。

司天在泉诗

子午少阴为君火，丑未太阴临湿土，寅申少阳相火王，卯酉阳明燥金所，辰戌太阳寒水边，己亥厥阴风木主，初气起地之左间，司天在泉对面数。

六气主岁主时主气客气释

子午之岁，少阴君火司天，阳明燥金在泉。初气之主气，厥阴风木也，其客气则太阳寒水也；二气之主气，少阴君火也，其客气则厥阴阴风木也；三气之主气，少阳相火也，其客气则少阴君火也；四气之主气，太阴湿土也，其客气则太阴湿土也；五气之主气，阳明燥金也，其客气则少阳相火也；六气之主气，太阳寒水也，其客气则阳明燥金也。

主时之气，谓之主气，加临之气，谓之客气，主气不移，

静而守位，加临之气，司天在泉，六气环转。

丑未之岁，太阴湿土司天，太阳寒水在泉。初气之主气，厥阴风木也，其客气则厥阴风木也；二气之主气，少阴君火也，其客

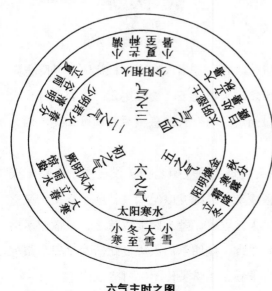

六气主时之图

气则少阴君火也；三气之主气，少阳相火也，其客气则太阴湿土也；四气之主气，太阴湿土也，其客气则少阳相火也；五气之主气，阳明燥金也，其客气则阳明燥金也；六气之主气，太阳寒水也，其客气则太阳寒水也。

寅申之岁，少阳相火司天，厥阴风木在泉。初气之主气，厥阴风木也，其客气则少阴君火也；二气之主气，少阴君火也，其客气则太阴湿土也；三气之主气，少阳相火也，其客气则少阳相火也；四气之主气，太阴湿土也，其客气则阳明燥金也；五气之主气，阳明燥金也，其客气则太阳寒水也；六气之主气，太阳寒水也，其客气则厥阴风木也。

卯酉之岁，阳明燥金司天，少阴君火在泉。初气之主气，厥阴风木也，其客气则太阴湿土也；二气之主气，少阴君火也，其客气则少阳相火也；三气之主气，少阳相火也，其客气则阳明燥金也；四气之主气，太阴湿土也，其客气则太阳寒水也；五气之主气，阳明燥金也，其客气则厥阴风木也；六气之主气，太阳寒水也，其客气则少阴君火也。

辰戌之岁，太阳寒水司天，太阴湿土在泉。初气之主气，厥阴风木也，其客气则少阳相火也；二气之主气，少阴君火也，其客气则阳明燥金也；三气之主气，少阳相火也，其客气则太阳寒水也；四气之主气，太阴湿土也，其客气则厥阴风木也；五气之主气. 阳明燥金也，其客气则少阴君火也；六气之主气，太阳寒水也，其客气则太阴湿土也。

己亥之岁，厥阴风木司天，少阳相火在泉。初气之主气，厥阴风木也，其客气则少阳相火也；二气之主气，少阴君火也，其客气则太阳寒水也；三气之主气，少阳相火也，其客气则厥阴风木也：四气之主气，太阴湿土也，其客气则少阴君火也；五气之主气，阳明燥金也，其客气则太阴湿土也；六气之主气，太阳寒水也，其客气则少阳相火也。

主时之气为主气，加临之气为客气，其加临之第三气为司天，能通主上半年，加临之第六气为在泉，能通主下半年，其加临之初气二气四气五气，俱为间气，而初之气为地之左间，二之气为天之右间，四之气为天之左间，五之气为地之右间，客胜为从，主胜为逆，天气左旋，所以迎大地也，故木火土金水，自右行于左，地气右旋，所以就日阳也，故风火湿燥寒，自左行于右。

一年二十四节气，分统于六气，每气各统四节，大寒、立春、雨水、惊蛰，统于初之气；春分、清明、谷雨、立夏，统于二之气；小满、芒种、夏至、小暑，统于三之气；大暑、立秋、处暑、白露，统于四之气；秋分、寒露、霜降、立冬，统于五之气；小雪、大雪、冬至、小寒、统于六之气。

大地，一圆形物也，吾人于何验之？验之于大地所生之万物，试观草木之干，禽兽之骨，昆虫之体，以及百果之果，百蔬之子，有一非圆形者乎，即最高贵之吾人，自顶至踵，有一非圆形者乎，大地者，万物之母也，子从母气，即可知大地本体之为圆形矣，惟圆也，故能向右旋转，健行不息，火曰炎上，日阳既属纯阳，必具火性，上者为阳，下者为阴，大地向右旋转；自初之气至三之气，则自下而上，为之从阴出阳，自四之气至终之气，则自上而下，为之从阳引阴，此主时之六气，所以年年不易，名之曰主气也，大地向右旋转，则其自下而上，自上而下，为斜行而非直行也可知，既系斜行，则有偏于阴之时，即有偏于阳之时，六岁循环，周而复始，此主岁之司天在泉间气，所以年年更易也，名之曰客气也。张飞畴、徐洄溪辈，未曾悉心研究，一笔抹杀，张目之为非《素问》原文，徐斥之为欺人之学，毋乃同乎。

第十编　读法南针

读书法

　　医学，身心性命之学也，医工，生杀性命之人也。为学不精，虽日抱生人之志，而日行杀人之事，非志杀之，不学杀之也。临事草率，心粗气浮，审证不精，杂药乱投，其蔽也粗，杀人之一也；临证游移，意存规避，不求有功，但求无过，其蔽也苟，杀人之一也；亦知审证，亦知合脉，胆不副识，知而不行，惟以轻药，敷衍病家，其蔽也浅，杀人之一也；镂心刻画，一意求深，识为学蔽，标本反差，其蔽也深，杀人之一也，此四等人尧舜其心，桀纣其政，日杀不辜，吾未如何。然第一第二系不学者，第三第四系学者，盖第一等之不学者，必高谈阔论，日以上工自命，目无难题，轻视一切，即俗所谓暴学三年，天下去得，实乃不知死活之人也，第二等则圆滑之流，第三等亦知读书，亦知认证，惜信古不笃，用药未能丝丝入扣，第四等则死读古书，惟知深入，即俗所谓钻入牛角尖者也，此四等人皆不读书之病也。非不读书也，不知读书法之病也，第一等不过稍事涉猎，未曾悉心研究；第二等则稍曾研究，知难而退，畏古如虎，不敢再读；第三第四，则亦悉心研究矣，惟仅知所当然，而不知所以然，故治辄颠顸，见效甚少也。士谓不敏，从师五载，临证十年，无一日不治病，无一日不读书，于古人书每不肯轻易忽略，于常中求其变，于变中合其常，知其所当然，必更求其所以然，潜心默索，彻夜穷研，玩索有得，恍若神悟，每与吾师讨论，往往默契，而临证犹不敢自夸无失，则甚矣医学之难也。读书难，读医书尤难，读医书而得真诠，则难之尤难，虽然，无难也，读书之法，有四字真诀，得之者智，不得者愚，四诀维何？第一字之诀曰信，凡读古书，须先存一信仰心，切不可稍怀疑虑，盖吾学方求自古书，倘怀疑虑，求学之志不诚矣，学何由进，吾须极信其说，更进求其所以然之故，犹忆二十年前，士谔初读《素问》，见阴阳五行生克之说，心窃窃疑虑，缘方寸间满怀欧人科学新说，以阴阳五行生克为空谈，屡读屡废，毫无寸进，后病咳血，服西药转剧，延吾师唐纯斋先生诊治，畅聆木火刑金之论，服其方，良效，因思阴阳五行生克，乃数千年来之古学说，此数千年中，岂无聪明特达之士，倘无真理存于其间，决不传流至今也，于是发愤再读，信心稍坚，所获亦稍富，此时心中惟存一中国医学，偏于理想，欧洲医学，偏于实验，各有所得，两失其平之观念已耳，越半年，信心又稍坚，觉古圣论理之精，察病之细，远出欧医之上，其阴阳五行生克，不过一病变之代名词，俗子不识，致多鉴说，又阅一年，学始大进，信心亦愈坚，知古圣天纵之圣，不但洞见脏腑，且亦亲行剖视，其定名论道，天之五运，地之五行，人之五藏，息息相关之理，与世上所有金木水火土五物，同名而异品，不能混为一谈，视同一物也。夫日运曰行，均变动不居者也，故火曰炎上，则知五运五行之火，是炎上，凡含有炎上之性者，皆可名之曰火，不必专指一火也，水曰润下，凡含有润下之性者，皆可以水视之，推之于曲直之木，从革之金，稼穑之土，无不皆然，且金之所以名从革，为主肃降也，凡物之含有金德者，皆能肃降，炎上是升，从革是降，曲直是条达，稼穑是敦厚，润下是濡泽，明乎此而五运五行之真理得，其所以生克承亢之理，亦不难进勘而知也，同此《素问》，心怀疑虑，读之毫无寸进，心存信仰，读之学顿大进，此信字诀之所以居第一也。第二字之诀曰静，心粗气浮，则不能辨是非，审美恶，读医书须反复咏诵，潜心默索，知其所当然，更当穷究其所以然，故刘河间、李东垣、朱丹溪、张子和、张洁古、张景岳之学说，主肾主脾，主寒主温，主攻主补，各走极端，人皆病其偏，吾以静心察之，知鹅湖鹿洞，不过仕智偶歧，各有所长，各成其是，甲之说为此病而立，乙之说为彼病而作，用苟得当，无不成宜，此静字诀之不可少也。第三字之诀曰大，仲景为医中之圣，《伤寒》为医方之祖，而自来读《伤寒论》者，金谓《伤寒论》一百十三方，为伤寒一症而设，正坐此眼光不大之故也，故须放大眼光，知六经统百病，不仅伤寒属六经，太阳之头痛恶寒，阳明之胃家实，少阳之寒热往来，太阴之腹满下利，少阴之但欲寐，厥阴之消渴气上冲心，伤寒如是，非伤寒亦何尝不如是，故读仲景书者，须放大眼光，知伤寒论是治凡百感症圣法，《金匮》是治凡百杂病圣法，此大字诀之为必要也。第四字之诀曰细，读医书须细心探索，不仅一句一字，不肯轻易忽略，更须探索到字里行间之外。吾尝谓读书而仅知注意有字处，非善读者，必须注意到无字处，始为善读古书者，况医乃身心性命之学，坐而言，即当起而行，不如此，何能得心应手。吾见庸工治病，偶用古方不应，不咎自己粗率，转谓尽信书则不如无书，于是弃古不学矣，俗子偶读古书，不肯细心探索，转以陶渊明不求甚解自命，误己误人，莫此为甚。吾见叶香岩、薛生白、徐洄溪、魏玉璜、陈修园、王潜斋等诸名家，其一生学术，得力于读书者大半，而潜斋读书心眼之细，尤为士谔所钦佩者也。潜斋归砚录云，明史载光宗谅暗，郑贵妃进美女四人，上不豫，内医崔文昪用大黄药，一日夜，三四十起，头目眩晕，不能动履。杨涟疏劾之云，有心之误耶，无心之误耶，有心则虀粉不足偿，无心则一误岂可再误。上宣涟入，目注久之，方从哲荐李可灼进红丸，上饮汤辄喘，药进乃受，上喜，称忠臣者再，顷之传圣体用药后，暖润舒畅，复进一丸，明旦驾崩矣，从哲拟旨赏可灼银五十两，以王舜安疏，改罚俸一年，于是言者蜂起，谓文昪情罪不减张差，而可灼次之，并劾从哲，从哲疏辨，自请削夺，可灼遣戍，文昪发遣南京。愚谓此胜国三大案之一，实千古之大疑案也，论者纷纷，迄未得其病情，以文人多不知医耳。吾友仁和徐君亚枝尝云，李可灼进红丸于光宗也．先有奄人崔文昪之用大黄，故尤悔庵拟明乐府，有大黄一下法不治，红丸虽进补已迟之句，其谓文昪误下，固然矣，而以红丸为补则非是，盖光宗之病，阳明实而太阳未罢之证也。史载进红丸后，圣体暖润舒畅，则前此用大黄时，必恶寒无汗、周身拘急之证悉具，大黄下之，汤饮不受，明是误下成结胸之证，红丸者丸而色红，莫知所用何药，余竟必是开太阳兼陷胸之晶，所以进后暖润舒畅，史载上不豫于进美女之下，或太阳经府均病，配红铅为经府双解之剂，故其丸色红，则仍是下法，不是补法，嘉言所谓得其下之之力，非得其补之之力者也，至于明旦驾崩，或因小愈而复犯女色，宫闱邃密，外庭莫知，不然，岂有暖润舒畅之转机，未尝变症，而甫隔一夜，遂能长逝乎，观此而潜斋读书心眼之细，可见一斑矣。士谔浅陋，寝馈于斯道，十有余载，每读有方书，见其方必先搜求其证据，偶有一二药与证未合，必苦思力索，以探求其所以然，读无方书，审其症，则必悬拟方药，以求与证相合，一息尚存，此志不容少懈，而老大无能，犹不能尽愈诸病，则甚矣医学之难也。兹将习医必读诸书，开列于下。

《灵枢经》《难经》《叶天士医案》

《素问》《伤寒论》徐洄溪《古方新解》

《神农本草》《千金方》王潜斋《温热经纬》

《金匮》《十药神书》潜斋《医学丛书》

《医宗金鉴》《外台秘要》

温病条辨

序 一

温病条辨一书，士谔肄业时，吾师作为禁书，不令阅视。初颇不解，及出而临证，购阅之，始知门径未清者，极易为所误也。盖作是书者，自命为跳出伤寒圈子，而不知其书之误，正误在深中伤寒之毒。夫仲景论伤寒，不过因病论症，因症立方，初无成见，而后世注家，有类经者，有类症者，有类方者，而类经各家之注，出主入奴，最为纷纭扰攘，于是有一二日传何经，三四日传何经，五六日传何经之说。作者深信传经之说，故限定日数，划分三焦路线，欲使病邪如火车之行于铁轨，不准有丝毫溢出，以死书限活病，以致谬误百出，有时且不能自圆其说，其实温热病只消分清营卫气血，辨明何者在卫，何者在营，在气也外见何症，在血也外见何症，在营在卫如何治法，在气在血如何治法，如是而已足。若欲再进一层，自当分经论治，原不必以三焦自困也，即柯韵伯、徐洄溪之注伤寒也，一则类症作论，一则类方释义，有是症即有是方，此药冈何而减，彼药因何而加，直截了当，初不以一日太阳二日阳明为拘也，作者无端创出一温病三焦说，规定一二日，三四日，五六日，作茧自缚，自寻苦恼，而于温病最要之见症，反多脱漏，使读者徒记其通套不切之方，按时抄写，自误误人。士谔屡欲批评，酬应旁午，屡笔屡止。去年秋，偶于友人处，得见手抄本王孟英所评温病条辨，借归细读，不禁狂喜，因不辞愚陋，畅加评摘，并援引王语，以见孟英前辈已先得吾心，非士谔一人之私言也。知我罪我，悉任后贤。

中华民国辛酉夏历四月燥金司天之候青浦陆士谔序于松江医寓

序　二

　　昔淳于公有言，人之所病，疾病多，医之所病，病方少。夫病多而方少，未有甚于温病者矣，何也？六气之中，君相二火无论已，风湿与燥，无不兼温，惟寒水与温相反，然伤寒者必病热，天下之病，孰有多于温病者乎。方书始于仲景，仲景之书，专论伤寒，此六气中之一气耳，其中有兼言风者，亦有兼言温者，然所谓风者，寒中之气，所谓温者，寒中之温，以其书本论伤寒也，其余五气，概未之及，是以后世无传焉，虽然作者谓圣，述者谓明，学者诚能究其文，通其义，化而裁之，推而行之，以治六气可也，以治内伤可也，亡如世鲜知十之才，士以阙如为耻，不能举一反三，惟务按图索骥，盖自叔和而下，大约皆以伤寒之法疗六气之疴，御风以絺，指鹿为马，迨试而辄困，亦知其术之疏也。因而沿习故方，略变药味，冲和、解肌诸汤，纷然著录。至陶氏之书出，遂居然以杜撰之伤寒，治天下之六气。不独仲景之书所未言者，不能发明，并仲景已定之书，尽遭窜易。世俗乐其浅近，相与宗之，而生民之祸亟矣！又有吴又可者，著《温疫论》，其方本治一时之时疫，而世误以治常候之温热。最后若方中行、喻嘉言诸子，虽列温病于伤寒之外，而治法则终未离乎伤寒之中。惟金源刘河间守真氏者，独知热病，超出诸家，所著《六书》，分三焦论治，而不墨守六经，庶几幽室一灯，中流一柱。惜其人朴而少文，其论简而未畅，其方时亦杂而不精，承其后者，又不能阐明其意，裨补其疏。而下士闻道，若张景岳之徒，方且怪而訾之，于是其学不明，其说不行。而世之俗医，遇温热之病，无不首先发表，杂以消导，继则峻投攻下，或妄用温补，轻者以重，重者以死。幸免则自谓己功，致死则不言己过，即病者亦但知膏肓难挽，而不悟药石杀人。父以授子，师以传弟，举世同风．牢不可破，肺腑无语，冤鬼夜嗥，二千余年，略同一辙，可胜慨哉！我朝治洽学明，名贤辈出，咸知溯原《灵》《素》，问道长沙，自吴人叶天士氏《温病论》，《温病续论》出，然后当名辨物。好学之士，咸知向方；而贪常习故之流，犹且各是师说，恶闻至论；其粗工略知疏节，未达精旨，施之于用，罕得十全。吾友鞠通吴子，怀救世之心，秉超悟之哲，嗜学不厌，研理务精，抗志以希古人，虚心而师百氏。病斯世之贸贸也，述先贤之格言，摅生平之心得，穷源竟委，作为是书。然犹未敢自信，且惧世之未信之也，藏诸笥者久之。予谓学者之心，固无自信时也。然以天下至多之病，而竟无应病之方，幸而得之，亟宜出而公之，譬如拯溺救焚，岂待整冠束发，况乎心理无异，大道不孤，是书一出。子云其人，必当旦暮遇之，且将有阐明其意，裨补其疏，使天札之民，咸登仁寿者，此天下后世之幸，亦吴子之幸也。若夫折扬皇荂，嗑然而笑，阳春白雪，和仅数人，自古如斯。知我罪我，一任当世，岂不善乎？吴子以为然，遂相与评骘而授之梓，嘉庆十有七年，壮月既望，同里愚弟汪廷珍谨序。

序 三

　　天以五运六气，化生万物，不能无过不及之差，于是有六潘之邪，非谓病寒不病温，病温不病寒也。后汉张仲景著《伤寒论》，发明轩岐之奥旨，日星河岳之丽天地，任百世之钻仰，而义蕴仍未尽也。然其书专为伤寒而设，未尝遍及于六潘也。奈后之医者，以治伤寒之法，应无穷之变，势必至如凿柄之不相入。至明陶节庵六书，大改仲景之法，后之学者，苦张之艰深，乐陶之简易，莫不奉为蓍蔡，而于六潘之邪，混而为一，其死于病者十二三，死于医者十八九，而仲景之说，视如土苴矣。余来京师，获交吴子鞠通，见其治疾，一以仲景为依归，而变化因心，不拘常格，往往神明于法之外，而究不离乎法之中，非有得于仲景深者不能。久之，乃出所著《温病条辨》七卷，自温而热而暑而湿而燥，一一条分缕析，莫不究其病之所从生，推而至于所终极，其为方也约而精，其为论也闳以肆，俾二千余年之尘雾，豁然一开，昔人谓仲景为轩岐之功臣，鞠通亦仲景之功臣也。余少时颇有志于医，年逾四十，始知其艰，乃废然而返，今读鞠通之书，目识心融，若有牖其明而启其秘者，不诚学医者一大快事哉，爰不辞而为之序。嘉庆辛未四月既望，宝应朱彬序。

序 四

　　立天之道，曰阴与阳；立地之道，曰柔与刚；立人之道，曰仁与义。医，仁道也，而必智以先之，勇以副之，仁以成之。智之所到，汤液针灸任施，无处不当，否则鲁莽不经，草菅民命矣，独是聪明者予智自雄，涉猎者穿凿为智，皆非也，必也博览载籍，上下古今，目如电，心如发，智足以周乎万物，而后可以道济天下也，在昔有熊御极，生而神灵，犹师资于俅贷，季歧伯而内经作，周秦而降，代有哲人，东汉长沙而外，能径窥轩岐之壹奥者，指不多屈，外是缅一家言，争著为书，曾未见长沙之项背者比比，所以医方之祖，必推仲景，而仲景之方，首重伤寒，人皆宗之。自晋王叔和编次伤寒论，则割裂附会矣，王好古辈著《伤寒续编》、《伤寒类证》等书，俗眼易明，人多便之。金元以后，所谓仲景之道，日晦一日，嗟夫，晚近庸质，不知仲景，宁识伤寒，不知伤寒，宁识温病，遂至以治寒者治温，自唐宋迄今，千古一辙，可胜浩叹。然则其法当何如，曰天地阴阳，日月水火，罔非对待之理，人自习焉不察，内经平列六气，人自不解耳，伤寒为法，法在救阳，温热为法，法在救阴，明明两大法门，岂可张冠李戴耶。假令长沙复起，必不以伤寒法治温也。（仆）不敏，年少力学，搜求经史之余，偶及方书，心窃为之怦怦，自谓为人子者当知之，然有志焉而未逮也。乾隆丁未春，萱堂弗豫，即以时温见背，悲愤余生，无以自赎，誓必欲精于此道，卢墓之中，环列近代医书，朝研而夕究，茫茫无所发明，求诸师友，流览名家，冀有以启迪之，则所知茫茫无所发明，求诸师友，流览名家，冀有以启迪之，则所知惟糟粕，上溯而及于汉唐，涛至《灵枢》、《素问》诸经，捧读之余，往往声与泪俱，久之别有会心，十年而后，汩汩焉若心花之漫开，觉古之人原非愚我，我自愚耳，离经泥古，厥罪惟均，读书所贵，得间后可。友人吴子鞠通，通儒也，以颖悟之才，而好古敏求，其学医之志，略同于（仆），近师承于叶氏，而远追踪乎仲景，其临证也，虽遇危疾，不避嫌怨；其处方也，一遵内经，效法仲祖；其用药也，随其证而轻重之，而功若桴鼓，其殆智而勇，勇而仁者哉！嘉庆甲子出所著治温法示余，余向之急欲订正者，今乃发复析疑，力矫前非，如拨云见日，宁不快哉，阅十稔而后告成，名曰《温病条辨》，末附三卷，其一为条辨之翼，余二卷，均幼科产后之大纲，皆前人之不明六气而致误者，莫不独出心裁，发前人所未发，呜呼。昌黎有云，莫为之前，虽美弗彰，莫为之后，虽盛弗传，此编既出，将欲悬诸国门，以博弹射，积习之难革者，虽未必一时尽革，但能拾其绪余，即可为苍生之福。数百年后，当必有深识其用心者，夫然后知此编之羽翼长沙，而为长沙之功臣，实亦有熊氏之功臣也，是为序。

　　嘉庆癸酉仲秋谷旦苏完愚弟征保拜书

凡 例

是书，仿仲景伤寒论作法，文尚简要，便于记诵，又恐简则不明，一切议论，悉于分注。注明，俾纲举目张，一见了然，并免后人妄注，致失本文奥义。

是书，虽为温病而设，实可羽翼伤寒，若真能识得伤寒，断不致疑麻桂之法不可用，若真能识得温病，断不致以辛温治伤寒之法治温病。伤寒自以仲景为祖，参考诸家注述可也，温病当于是书中之辨似处究心焉。

晋唐以来诸名家，其识见学问工夫未易窥测，（瑭）岂敢轻率毁谤乎。奈温病一证，诸贤悉未能透过此关，多所弥缝补救，皆未得其本，真心虽疑虑，未敢直断明确，其故皆由不能脱却伤寒论蓝本，其心以为推戴仲景，不知反晦仲景之法。至王安道，始能脱却伤寒，辨证温病，惜其论之未详，立法未备。吴又可力为卸却伤寒，单论温病，惜其立论不精，立法不纯，又不可从。惟叶天士，持论平和，立法精细，然叶氏吴人，所治多南方证，又立论甚简，但有医案散见于杂证之中，人多忽之，而不深究。（瑭）故历取诸贤精妙，考之内经，参以心得，为是编之作。诸贤如木工钻眼已至九分，（瑭）特透此一分作圆满会耳，非敢为高过前贤也，至于驳证处，不得不下直言，恐误来学，礼云事师无犯无隐，（瑭）谨遵之。

是书分为五卷，首卷历引经文为纲，分注为目。原温病之始，一卷为上焦篇，凡一切温病之属上焦者系之；二卷为中焦篇，凡温病之属中焦者系之；三卷为下焦篇，凡温病之属下焦者系之；四卷杂说救逆病后调治，俾闷者心目了然，胸有成局，不致临症混淆，有治上犯中，治中犯下之弊；末附一卷，专论产后调治，与产后惊风，小儿急慢惊风痘证，缘世医每于此证，惑于邪说，随手杀人，毫无依据故也。

经谓先夏至为病温，后夏至为病暑，可见暑亦温之类，暑自温而来，故将暑温、湿温，并收入温病论内，然治法，不能尽温病相同，故上焦篇内第四条，谓温毒、暑温、湿温不在此例。

是书之出，实出于不得已，因世之医温病者，毫无尺度，人之死于温病者，不可胜纪，无论先达后学，有能择其弊窦，补其未备，（瑭）将感之如师资这恩。

是书原为济病者之苦，医医士之病，非为获利而然，有能翻板传播者，听之，务望校对真确。

伤寒论六经，由表入里，由浅及深，须横看。本论论三焦，由上及下，亦由浅入深，须竖看。与伤寒论，为对待文字，有一纵一横之妙，学者诚能合二书而细心体察，自无难识之证，虽不及内伤，而万病诊法，实不出此一纵一横之外。

方中所定分量，宜多宜少，不过大概而已，尚须临证者自行斟酌。盖药必中病而后可，病重药轻，见病不愈，反生疑惑，若病轻药重，伤及无辜，又系医者之大戒。古人治病，胸有定见，目无全牛，故于攻伐之剂，每用多备少服法，于调补之剂，病轻者日再服，重者日三服，甚则日三夜一服。后人治病，多系捉风捕影，往往病东药西，败事甚多，因拘于约方之说，每用药，多者二三钱，少则三五分为率，遂成痼疾。吾见大江南北，用甘草必三五分，夫甘草之性，最为和平，有国老之称，坐镇有余，施为不足，设不假之以重权，乌能为功，即此一端，殊属可笑，医并甘草而不能用，尚望其用他药哉，小能用甘草之医，尚足以言医哉？又见北方儿科，于小儿痘证，自一二朝，用大黄，日加一二钱，甚至三五钱，加至十三四朝，成数两之多，其势必咬牙寒战，灰白塌陷，犹曰此毒未净也，仍须下之，有是理乎。经曰，大毒治病，十衰其六，中毒治病，十衰其七，小毒治病，十衰其八，无毒治病，十衰其九，食养尽之，勿使过剂。医者全在善测病情，宜多宜少，胸有确见，然后依经训约之，庶无过差也。

此书须前后互参，往往义详于前，而略于后，详于后，而略于前，再法有定，而病无定。如温病之不兼湿者，忌刚喜柔，愈后胃阳不复，或因前医过用苦寒，到伤胃阳，亦间有少用刚者；温病之兼湿者，忌柔喜刚，湿退热存之际，乌得不用柔哉，全在临症者，善于病情，毫无差忒也。

是书，原为温病而设，如疟痢疸痹，多因暑温湿温而成，不得不附见数条，以粗立规模。其详不及备载，以有前人之法可据，故不详论，是书所详论，前人之未备者也。

是书着眼处，全在认证无差，用药先后缓急得宜，不求识证之真，而妄议药之可否，不可与言医也。

　　古人有方即有法，故取携自如，无投不利，后世之失，一失于测证无方，识证不真，再失于有方无法。本论于各方条下，必注明系用内经何法，俾学者知先识证，而后有治病之法，先知有治病之法，而后择用何方，有法同而方异者，有方似同而法异者，稍有不真，即不见效，不可不详察也。

　　大匠诲人，必以规矩，学者亦必以规矩。是书有鉴于唐宋以来，人自为规，而不合乎大中至正之规，以至后学宗张者非刘，宗朱者非李，未识医道之全体，故远追玉函经，补前人之未备，尤必详立规矩，使学者有阶可升，至神明变化，出乎规矩之外，而仍不离乎规矩之中，所谓从心所欲，不逾矩，是所望于后之远士贤人，补其不逮，诚不敢自谓尽善又尽美也。

卷　首

原病篇

（一）《六元正纪大论》曰，辰戌之岁，初之气，民厉温病；卯酉之岁，二之气，厉大至，民善暴死，终之气，其病温；寅申之岁，初之气，温病乃起；丑未之岁，二之气，温厉大行，远近咸若；子午之岁，五之气，其病温；己亥之岁，终之气，其病温厉。叙气运，原温病之始也，每岁之温，有早暮微盛不等，司天在泉，主气客气相加临而然也。细考素问注自知，兹不多赘，（按）吴又可谓温病非伤寒，温病多而伤寒少，甚通，谓非其时而有其气，未免有顾此失彼之诮，盖时和岁稔，天气以宁，民气以和，虽当盛之岁亦微，至于凶荒兵火之后，虽应微之岁亦盛，理数自然之道，无足怪者。

（二）《阴阳应象大论》曰，喜怒不节，寒暑过度，生乃不固，故重阴必阳，重阳必阴，故曰，冬伤于寒，春必病温。上节统言司天之病，此下专言人受病之故，细考宋元以来诸名家，皆不知温病伤寒之辨，如庞安常之《卒病论》，朱肱之《活人书》，韩只和之《微旨》，王实之《证治》，刘守真之《伤寒医鉴》、《伤寒直格》，张子和之《伤寒心镜》等书，非以治伤寒之法治温病，即将温暑认作伤寒，而疑麻桂之法不可用，遂别立防风通圣、双解通圣，九味羌活等汤，甚至于辛温药中加苦寒，王安道《逆洄集》中辩之最详，兹不再辩。论温病之最详者，莫过张景岳，吴又可，喻嘉言三家，时医所宗者三家为多，请略陈之，按张景岳、喻嘉言皆著讲寒字，并不理会本文，上有故曰二字，上文有重阴必阳，重阳必阴二句，张氏立论出方，悉与伤寒混，谓温病即伤寒，袭前人之旧，全无实得，固无足论；喻氏立论，虽有分析，中篇亦混入伤寒少阴、厥阴证，出方亦不能外辛温发表、辛热温里，为害实甚。以苦心力学之士，尚不免智者千虑之失，尚何怪后人之无从取法，随手杀人哉，甚矣学问之难也。吴又可实能识得寒温二字，所见之证，实无取乎辛温辛热甘温，又不明伏气为病之理，以为何者为即病之伤寒，何者为不即病待春而发之温病，遂直断温热之原，非风寒所中，不责己之不明，反责经言之谬。（瑭）推原三子之偏，各自有说，张氏混引经文，将论伤寒之文，引证温热，以伤寒化热之后，经亦称热病故也，张氏不能分析，遂将温病认作伤寒；喻氏立论，开口言春温，当初春之际，所见之病，多有寒证，遂将伤寒认作温病；吴氏当崇祯凶荒兵火之际，满眼温疫，遂直辟经文，冬伤于寒，春必病温之文，盖皆各执己见，不能融会贯通也。（瑭按）伏气为病，如春温冬咳温疟，内经已明言之矣，亦有不因伏气，乃司天时令现行之气，如前列大元正纪所云是也，此二者皆理数之常者也，更有非其时而有其气，如又可所云，戾气，间亦有之，乃其变也，惟在司命者，善察其常变，而补救之。

（三）《金匮真言论》曰，夫精者身之本也，故藏于精者，春不病温，易曰，履霜坚冰至，圣人恒示戒于早，必谨于微。记曰凡事豫则立，经曰上工不治已病，治未病，圣人不治已乱，治未乱。此一节当与月令参看，与上条冬伤于寒互看。盖谓冬伤寒则春病温，惟藏精者足以避之，故《素问》首章《上古天真论》，即言男女阴精之所以生，所以长，所以枯之理，次章紧接《四气调神大论》，示人春养生，以为夏奉长之地，夏养长，以为秋奉收之地，秋养收，以为冬奉藏之地，冬养藏，以为春奉生之地。盖能藏精者，一切病患，皆可却，岂独温病为然者，《金匮》谓五脏元真通畅，人即安和是也，何喻氏不明此理，将冬伤于寒，作一大扇文字，将不藏精，又作一大扇文字，将不藏精，而伤于寒，又总作一大扇文字，勉强割裂伤寒论原文以实之，未免有过虑则凿之弊。不藏精三字须活看，不专主房劳说，一切人事之能摇动其精者皆是，即冬日天气应寒，而阳不潜藏，如春日之发泄，甚至桃李反花之类亦是。（汪按）喻氏天资超卓，学力精锐，在此道诚为独辟榛芜，深窥窔奥，但帖括结习太重，往往于间架门面上著力，论伤寒以青龙与桂麻鼎峙，柯氏已正其失矣，乃论温病，仍用三扇，甚至方法数目，一一求合伤寒论，正如汉唐步天以律吕卦爻为主，牵凑补缀，反使正义不明，读者当分别观之也，寓意草中金鉴一条，仍属伤寒．指为温病者非。

（四）《热论篇》曰，凡病伤寒而成温者，先夏至日者为病温，后夏至日者为病暑，暑当与汗出，勿止。温者暑之渐也，先夏至春候也，春气温，阳气发越，阴精不足以承之，故为病温，后夏至温盛为热，热盛则湿动，热与湿搏而为暑也，勿者禁止之词，勿止暑之汗，即治暑之法也。

（五）《刺志论》曰，气盛身寒，得之伤寒，气虚身热，得之伤寒，（此伤寒暑之辨也，经语分明如此，奈何世人，悉以治寒法治温暑哉）。

（六）《生气通天论》曰，因于暑汗，烦则喘喝，静则多言，暑中有火，性急而疏泄，故令人自汗。火与心同气相求，故善烦（烦从火从真谓心气不宁而面若火烁也），烦则喘喝者，火克金故喘，郁遏胸中清廓之气，故欲喝而呻之，其或邪不外张，而内藏于心，则静，心主言，暑邪在心，虽静，亦欲自言不休也。

（七）《论疾诊尺篇》曰，尺肤热甚，脉盛躁者病温也，其脉盛而滑者，病且出也（此节以下诊温病之法）。经之辨温病，分明如是，何世人悉为伤寒，而悉以伤寒足三阴经温法治之哉？张景岳作《类经》，割裂经文，蒙混成章，由未细心细绎也，尺肤热甚，火烁精也，脉盛躁，精被火煎沸也，脉盛而滑，邪机向外也。

（八）《热病篇》曰，热病三日而气口静，人迎躁者，取之诸阳，五十九刺，以泻其热，而出其汗，实其阴以补其不足者。身热甚，阴阳皆静者勿刺也，其可刺者急取之，不汗出则泄，所谓勿刺者，有死征也。热病七日八日动喘而弦者，急刺之，汗且自汗出，浅刺手大指间。热病七日八日脉微小，病者溲，口中干，一日半而死，脉代者一日死。

热病已得汗出，而脉尚躁，喘且复热，勿刺肤，喘甚者死；热病七日八日，脉不躁，躁不散数，后三日中有汗，三日不汗，四日死，未曾汗者，勿腠刺之，热病不知所痛，耳聋不能自收，口干阳热甚，阴颇有寒者，热在骨髓，死不可治。热病已得汗，而脉尚躁盛，此阴脉之极也，死其得汗而脉静者生，热病者脉尚躁盛，而不得汗者，此阳脉之极也，死。（阳脉之极，虽云死征，较前阴阳俱静有差，此症犹可大剂急急救阴，亦有活者。盖已得汗而阳脉躁甚，邪强正弱，正尚能与邪争，若留得一分正气，便有一分生，理只在留之得法耳。至阴阳俱静，邪气深入下焦阴分，正无捍邪之意，直听邪之所为，不死何待）？脉盛躁得汗，静者生，热病不可刺者有九，一曰汗不出，大颧发赤，哕者死；二曰泄而腹满甚者死；三曰目不明，热不已者死；四曰老人婴儿热而腹满者死；五曰汗大出，呕下血者死；六曰舌本烂，热不已者死；七曰咳而衄，汗不出，出不至足者死；八曰髓热者死；九曰热而痉者死，腰折瘈疭，齿噤龂也，凡此九者，不可刺也。太阳之脉，色荣颧骨，热病也，与厥阴脉争见者，死期不过三日，少阳之脉，色荣颊前热病也，与少阴脉争见者，死期不过三日，此节历叙热病之死征，以禁人之刺，盖刺则必死也。然刺固不可，亦间有可药而愈者，盖刺法能泄能通，开热邪之闭结最远，至于益阴以留阳，实刺法之所短，而汤药之所长也。热病三日而气口静，人迎躁者，邪机尚浅在上焦，故取之诸阳，以泄其阳邪，阳气通，则汗随之，实其阴以补其不足者，阳盛则阴衰，泻阳则阴得安其位，故曰实其阴，泻阳之有余，即所以补阴之不足，故曰补其不足也。（实其阴以补其不足，此一句实治温热之吃紧大纲，盖热病未有不耗阴者，其耗之未尽则生，尽则阳无留恋，必脱而死也。真能体味此理，思过半矣，此论中治法实从此处人手）身热甚而脉之阴阳皆静，脉证不应，阳证阴脉，故曰勿刺，热病七八日，动喘而弦，喘为肺气实，弦为风火鼓荡，故浅刺手大指间以泄肺热，肺之热痹开则汗出，大指间肺之少商穴也。热证七八日，脉微小者，邪气深入下焦血分，逼血从小便出，故溲血，肾精告竭，阴液不得上潮，故口中干，脉至微小，不惟阴精竭，阳气亦从而竭矣，死象自明，倘脉实者可治，法详于后。热病已得汗，脉尚躁而喘。故知其复热也，热不为汗衰，火热克金故喘，金受火克，肺之化源欲绝故死，间有可治，法详于后，热病不知所痛，正衰不与邪争也，耳聋阴伤，精欲脱也，不能自收，真气惫也，口干热甚，阳邪独盛也，阴颇有寒，此寒字作虚字讲，谓下焦阴分颇有虚寒之证，以阴精亏损之人，真气败散之象已见，而邪热不退，未有不乘其空虚而入者，故曰热在骨髓，死不治也，其有阴衰阳盛，而真气未至溃败者，犹有治法，详见于后。热病已得汗，而脉尚躁盛，此阴虚之极，故曰死，然虽不可刺，犹可以药沃之，得法亦有生者，法详于后。

　　脉躁盛不得汗，此阳盛之极也，阳盛而至于极，阴无容留之地，故亦曰死，然用药开之得法，犹可生，法详于后。汗不出而颧赤，邪盛不得解也哕，脾阴病也，阴阳齐病，治阳碍阴，治阴碍阳，故曰死也，泄而腹满甚，脾阴病重也，亦系阴阳皆病，目不明；精散而气脱也，经曰精散视歧，又曰，气脱者目不明，热犹未已，仍铄其精，而伤其气，不死得乎，老人婴儿，一则孤阳已衰，一则稚阳未足，既得温热之阳病，又加腹满之阴病，不必至于满甚，而已有死道焉。汗不出为邪阳盛，呕为正阳衰，下血者热邪深入，不得外出，必逼迫阴络之血下注，亦为阴阳两伤也。舌本烂，肾脉胆脉心脉，皆循喉咙系舌本，阳邪深入，则一阴一阳之火，结于血分，肾水不得上济，热退犹可生，热仍不止，故曰死也。衄而衄，邪闭肺络，上行清道，汗出邪泄可生，不然则化源绝矣。髓热者邪入至深，至于肾部也，热而痉，邪入至深，至于肝部也。以上九条，虽皆不可刺，后文亦间立治法。亦有可生者。太阳之脉，色荣颧骨，为热病者，按手太阳之脉，由目内眦，斜络于颧，而与足太阳交，是颧者两太阳交处也，太阳属水，水受火沸，故色荣赤为热病也，与厥阴脉争见，厥阴木也，水受火之反克，金不来生，水反生火，水无容足之地，故死速也。少阳之脉，色荣颊前，为热病者，按手少阳之脉，出耳前，过客主人前，（足少阳穴）交颊至目锐眦，而交足少阳，是颊前两少阳交处也，少阳属相火，火色现于二经交会之处，故为热病也，与少阴脉争见，少阴属君火，二火相炽，水难为受，故亦不出三日而死也。

（九）《评热病论》，帝曰，有温病者，汗出辄复热，而脉躁疾，不为汗衰，狂言不能食，病名为何？岐伯曰，病名阴阳交，交者死也，人所以汗出者，皆生于谷，谷生于精，今邪气交争于骨肉而得汗者，是邪却而精胜也，精胜则当能食，而不复热，复热者邪气也，汗者精气也，今汗出而辄复热者，邪气胜也，不能食者，精无俾也，病而留者，其寿可立而倾也，且夫热论曰，汗出而脉尚躁盛者死，今脉不与汗相应，此不胜其病也，其死明矣，狂言者是失志，失志者死，今见三死，不见一生，虽愈必死也，此节语意自明，经谓必死之症，谁敢谓生，然药之得法，有可生之理，前所谓针药各异用也，详见后。

（十）《刺热篇》曰，肝热病者，小便先黄，腹痛多卧身热，热争则狂言及惊，胁满痛，手足躁，不得安卧，庚辛甚，甲乙大汗，气逆则庚辛日死，刺足厥阴少阳，其逆则头痛员员，脉引冲头也。肝病小便先黄者，肝脉络阴器，又肝主疏泄，肝病则失其疏泄之职，故小便先黄也；腹痛多卧，木病克脾土也，热争，邪热甚而与正气相争也；狂言及惊，手厥阴心包病也，两厥阴同气，热争则手厥阴亦病也；胁满痛，肝脉行身之两旁，胁其要路也；手足躁，不得安卧，肝主风，风潘四末，又木病克土，脾主四肢，木病热，必吸少阴，肾中真阴，阴伤故骚扰不得安卧也；庚辛金日克木，故甚，甲乙肝木旺时，故汗出而愈，气逆谓病重而不顺其可愈之理，故逢其不胜之日而死也。刺足厥阴少阳，厥阴系本脏，少阳厥阴之腑也，并刺之者，病在脏，泻其腑也，逆则头痛以下，肝主升病极而上升之故，自庚辛日甚，以下之理，余脏仿此。

（十一）心热病者，先不乐，数日乃热，热争则卒心痛，烦闷善呕，头痛面赤无汗，壬癸甚，丙丁大汗，气逆，则壬癸死，刺手少阴太阳。心病先不乐者，心包名膻中，居心下，代君用事，经谓膻中为卧使之官，喜乐出焉，心病故不乐也；卒心痛，凡实病皆邪正相争，热争故卒然心痛也；烦闷，心主火，故烦，膻中气不舒故闷，呕肝病也；两厥阴同膻中代心受病，故热甚而争之后，肝病亦见也，且邪居膈上，多善呕也；头痛升火也，面赤火色也，无汗，汗为心液，心病故汗不得通也。

（十二）脾热病者，先头重颊痛，烦心颜青，欲呕，身热，热争则腰痛不可用俯仰，腹满泄，两颔痛，甲乙甚，戊已大汗，气逆则甲乙死，刺足太阴阳明。脾病头先重者，脾属湿土性重，经谓湿中之人也，首如裹，故脾病头先重也，颊少阳部也，土之与木，此负则彼胜，土病而木病亦见也；烦心，脾脉注心也，颜青欲呕，亦木病也；腰痛不可用俯仰，腰为肾之腑，脾主制水，肾为司水之神，脾病不能制水，故腰痛，再脾病胃不能独治，阳明主约束，而利机关，故痛而至于不可用俯仰也；腹满泄，脾经本病也，颔痛亦木病也。

（十三）肺热病者，先淅然厥起毫毛，恶风寒，舌上黄，身热，热争则喘颏，痛走胸膺背，不得太息，头痛不堪，汗出而寒，丙丁甚，庚辛大汗，气逆则丙丁死，刺手太阴阳明，出血如大豆立已。肺病先恶风寒者，肺主气，又主皮毛，肺病则气贲郁，不得捍卫皮毛也，舌上黄者，肺气不化，则湿热聚而为黄苔也。（按：苔字，方书悉作胎，胎乃胎包之胎，特以苔生舌上，故从肉旁，不知古人借用之字甚多，盖湿热蒸而生苔，或黄或白或青或黑，皆因病之深浅或寒或热或燥或湿，而然如春夏问石上土坂之阴面生苔者，然故本论苔字悉从草不从肉）喘气郁极也，颏火克金也，胸膺背之腑也，皆天气主之，肺主天气，肺气郁极，故痛走胸膺背也，走者不定之词，不得太息，气郁之极也，头痛不堪，亦天气贲郁之极也。汗出而寒，毛窍开，故汗出，汗出卫虚，故恶寒，又肺本恶寒也。

（十四）肾热病者，先腰痛骺酸，苦渴，数饮身热，热争则项痛而强，骺寒且酸，足下热不欲言，其逆则项痛，员员澹澹然，戊已甚，壬癸大汗，气逆则戊已死，刺足少阴太阳。

肾病腰先痛者，腰为肾之腑，又肾脉贯脊，会于督之长强穴，骺肾脉入跟中，以上腘内太阳之脉，亦下贯腘内，腨即胻也，酸热，烁液也；苦渴数饮，肾主五液而恶燥，病热则液伤而燥，故苦渴而饮水求救也；项太阳之脉，从巅入络脑，还出别下项，肾病至于热争，脏病甚而移之腑，故项痛而强也，胻寒且酸，胻义见上，寒热极为寒也，酸热烁液也；足下热，肾脉从小指之下，邪趋足心涌泉穴，病甚而热也；不欲言，心主言，肾病则水克火也，员员澹澹，状其痛之甚而无奈也。

（十五）肝热病者，左颊先赤，心热病者，颜先赤，脾热病者，鼻先赤，肺热病者，右颊先赤，肾热病者，颐先赤，病虽未发，见赤色者刺之，名曰治未病。（此节言五脏欲病之先，必各现端绪于其部分，示人早治，以免热争，则病重也。）

（十六）热论篇，帝曰，热病已愈，时有所遗者何也？岐伯曰，诸遗者热甚而强食之，故有所遗也，若此者皆病已衰，而热有所藏，因其谷气相薄，两热相合，故有所遗也，帝曰，治遗奈何？岐伯曰，视其虚实，调其逆从，可使必已也。帝曰，病热当何禁之？岐伯曰，病热少愈，食肉则复，多食则遗，此其禁也。（此节言热病之禁也，语意自明，大抵邪之着人也，每借有质以为依附，热时断不可食，热退必须少食，如兵家坚壁清野之计，必俟热邪尽退，而后可大食也。）

（十七）刺法论，帝曰，余闻五疫之至，皆相染易，无问大小，病状相似，不施救疗，如何可得，不相移易者，岐伯曰，不相染者，正气存内，邪不可干，此言避疫之道。（按）此下尚有避其毒气若干言，以其想青气，想白气等，近于祝由家言，恐后人附会之词，故节之，要亦不能外正气存内，邪不可干，二句之理，语意已尽，不必滋后学之惑也。

（十八）《玉板论要》曰，病温虚甚死，病温之人，精血虚甚！则无阴以胜温热，故死。

（十九）《平人气象论》曰，人一呼脉三动，一吸脉三动，而躁，尺热曰病温，尺不热脉滑曰病风，脉涩曰痹，呼吸俱三动，是六七至脉矣，而气象又急躁，若尺部肌肉热，则为病温，盖温病必伤金水二脏之津液，尺之脉属肾，尺之穴属肺也，此处肌肉热，故知为病温，其不热而脉兼滑者，则为病风，风之伤人也，阳先受之，尺为阴，故不热也，如脉动躁而兼涩，是气有余而血不足，病则为痹矣。

卷一　上焦篇

风温　温热　温疫　温毒　冬温

（一）温病者，有风温、有温热、有温疫、有温毒、有暑温、有湿温、有秋燥、有冬温、有温疟，此九条见于王叔和伤寒例中居多，叔和又牵引难经之文，以神其说，按时推病，实有是证，叔和治病时，亦尝遇是证，但叔和不能别立治法，而叙于伤寒例中，实属蒙混，以伤寒论为治外感之妙法，遂将一切外感，悉收入伤寒例中，而悉以治伤寒之法治之，后人亦不能打破此关，因仍苟简，干余年来，贻患无穷，皆叔和之作俑，兀怪见驳于方有执，喻嘉言诸公也，然诸公虽驳叔和，亦未曾另立方法，喻氏虽立治法，仍不能脱却伤寒圈子，弊与叔和无二，以致后人无所遵依。本论详加考核，准古酌今，细立治法，除伤寒宗仲景法外，俾四时杂感，朗若列眉，未始非叔和有以肇其端，东垣、河间、安道、又可、嘉言、天士宏其议，而（瑭）得以善其后也。风温者，初春阳气始开，厥阴行令，风夹温也；温热者，春末夏初，阳气弛张，温盛为热也；温疫者，厉气流行，多兼秽浊，家家如是，若役使然也；温毒者，诸温夹毒，秽浊太甚也；暑温者，正夏之时，暑病之偏于热者也；湿温者，长夏初秋，湿中生热，即暑病之偏于湿者也；秋燥者，秋金燥烈之气也；冬温者，冬应寒而反温，阳不潜藏，民病温也；温疟者，阴气先伤，又因于暑，阳气独发也。（按）诸家论温，有顾此失彼之病，故是编首揭诸温之大纲，而名其书曰，温病条辨。

（陆评）此开酋'第一条也，列病九项，曰风温，曰温热，曰温疫，曰暑温，曰湿温，曰秋燥，曰冬温，曰温疟，骤观之，搜罗温病，似无疑义，而不知于题旨全未清晰。王孟英有言，冬伤于寒，至春而发者曰温病，夏至后发者曰热病，冬春感风热之邪而病者，首先犯肺，名曰风温，其病于冬者，亦曰冬温，即叶香岩氏论者是也，（风温论见《温热经纬》，春温论见叶天士《幼科医案》）夏至后所发之热病，在内经亦曰暑，以其发于暑令也，故仲景以夏月感暑成病者，名之曰暍，盖暑与暍，皆热之谓也。今鞠通杜撰暑温名目，最属不通，夫和煦之气曰温，亢热之气曰暑，既暑矣，何止于温，鞠通当亦哑然自笑，至于疫证，更不可与温热同治，时邪不正之气，因时而异，即以偏疫证，更不可与温热同治，时邪不正之气，因时而异，即以偏于热者而言，当以吴又可、全师愚两家为正鹄，而温之为毒为疟，乃温病之节目，概而论之，宜乎愈辨愈弄不清。陆九芝曰，吴鞠通《温病条辨》，自条自辨，可发一笑，沈辛甫曰，鞠通混疫于温，实为无识，真确论也。

（二）凡病温者，始于上焦，在手太阴，伤寒由毛窍而入，自下而上，始足太阳，足太阳膀胱属水，寒即水之气，同类相从，故病始于此。古来但言膀胱主表，殆未尽其义，肺者皮毛之合也，独不主表乎，（按人身一脏一腑主表之理，人皆习焉，不察以三才大道言之天为万物之大表，天属金，人之肺亦属金，肺主皮毛，经曰，皮应天，天一生水，地支始于子，而亥为天门乃贞元之会，人之膀胱为寒水之腑，故俱同天气而俱主表也）治法必以仲景六经次传为祖法，温病由口鼻而人，自上而下，鼻通于肺，始手太阴，太阴金也，温者火之气，风者火之母，火未有不克金者，故病始于此。必从河间三焦定论，再寒为阴邪，虽伤寒论亦言中风，此风从西北方来，乃髫发之寒风也，最善收引，阴盛必伤阳，故首郁遏太阳经中之阳气，而为头痛身热等证。太阳阳腑也，伤寒阴邪也，阴盛伤人之阳也，温为阳邪。此论中亦言伤风，此风从东方来，乃解冻之温风也，最善发泄，阳盛必伤阴，故首郁遏太阴经中之阴气，而为咳嗽，自汗口渴头痛身热，尺热等证，太阴阴脏也，温热阳邪也，阳盛伤人之阴也，阴阳两大法门之辨，可了然于心目间矣。夫大明生于东，月生于西，举凡万物，莫不由此少阳少阴之气，以为生成，故万物皆可名之日东西，人乃万物之统领也，得东西之气最全，乃与天地东西之气相应，其病也亦不能不与天地东西之气相应，东西者，阴阳之道路也，由东而往，为木为风为火，为温为热，湿土居中，与火交而成暑，火也者南也，由西而往，为金为燥为水为寒，水也者北也，水火者，阴阳之征兆也，南北者，阴阳之极致也，天地运行，此阴阳以化生万物，故曰天之无恩，而大恩生，天地运行之，阴阳和平，人生之阴阳亦和平，安有所谓病也哉。天地与人之阴阳，一有所偏，即为病也，偏之浅者病浅，偏之深者病深，偏于火者病温病热，偏于水者病清病寒，此水火两大法门之辨，医者不可不知，烛其为水之病也，而温之热之，烛其为火之病也，而凉之寒之，各救其偏，以柢于和平而已，非如鉴之空，一尘不染，如衡之平，毫无依着，不能合乎道妙，岂可各立门户，专主于寒热温凉一家之论而已哉。（瑭）因辨寒病之原于水，温病之原于火也，而并及之。

（陆评）凡病温者始于上焦，在手太阴。嘻，鞠通岂未读内经耶，《素问·生气通天论》曰，冬伤于寒，春必病温；《金匮真言论》曰，夫精者身之本也，故藏于精者，春不病温；《热论篇》曰，凡病伤寒而成温者，先夏至日者为病温，后夏至日者为病暑，是伏气为病，自内而发。实因冬令坚冰至而井泉温，阴外阳内，直至冬至后一阳渐生，人身所伏之阳热，为严寒折遏，感春阳之气而始发，夏至一阴生，人身所伏之阴气，感亢热之气而始发，病系伏气，何关上焦。惟冬春风温，夏喝秋燥，症系暴感，才始于上焦耳，若此等界限不清，而强欲划界以限病，未免动手即错矣。王孟英曰，温热之究三焦者，非谓病必在上焦始，而渐及于中下也，伏气自内而发，则病起于下者有之，胃乃藏垢纳污之所，湿温疫毒，病起于中者有之，暑邪挟湿者，亦犯中焦，又暑属火而心为火藏，同气相求，邪极易犯，虽始上焦，亦不能必其在手太阴一经，明白晓畅，足为吴氏他山。夫伏气之病，发原于内，从事手太阴着手，可谓伐及无辜，湿温夫化热者，须芳香辟秽，已化热者，清热渗湿，暑邪犯心，须用苦寒清热之法，均与肺经无涉也。鞠通于卷首原病篇历引经语，似亦非不知伏气者，而此条劈头就是凡温病者始于上焦在手太阴十二字，不但印定后人眼目，且为病邪划定路线，不许丝毫错误，必无是理，迩来医工一遇温病，即混投肺药，未始非鞠通阶之厉也。

（三）太阴之为病，脉不缓不紧而动数，或两寸独大，尺肤热，头痛，微恶风寒，身热自汗，口渴或不渴而咳，午后热甚者，名曰温病。不缓则非太阳中风矣，不紧则非太阳伤寒矣，动数者风火相煽之象，经谓之躁，两寸独大，火克金也；尺肤热，尺部肌肤热甚，火反克水也；头痛恶风寒，身热自汗，与太阳中风无异，此处最足以相混，于何辨之？于脉动数不缓不紧，证有或渴或咳，尺热午后热甚辨之。太阳头痛，风寒之邪，循太阳经，上至头与项，而项强头痛也，太阴之头痛，肺主天气，天气郁则头亦痛之，且春气在头，又火炎上也，吴又可谓浮泛太阳经者，臆说也。伤寒之恶寒，太阳属寒水而主表，故恶风寒，温病之恶寒，肺合皮毛，而亦主表，故亦恶风寒也；太阳病则周身之阳气郁，故身热，肺主化气，肺病不能化气，气郁则身亦热也；太阳自汗，风疏卫也，太阴自汗，皮毛闭也，肺亦主胃渴，火克金也，咳，肺气郁也，午后热甚，浊邪归下，又火旺时也，又阴受火克之象也。

（四）太阴风温、温热、温疫、冬温，初起恶风寒者，桂枝汤主之，但热不恶寒而渴者，辛凉平剂，银翘散主之，温毒、暑温、湿温、温疟，不在此例。（按）仲景《伤寒论》原文，太阳病，（谓如太阳证即上文头痛身热恶风自汗也）但恶热不恶寒而渴者，名曰温病，桂枝汤主之。盖温病忌汗，最喜解肌，桂枝本为解肌，且桂枝芬香化浊，芍药收阴敛液，甘草败毒和中，姜枣调和荣卫，温病初起，原可用之，此处却变易前法，恶风寒者，主以桂枝，不恶风寒，主以辛凉者，非敢擅违古训也。仲景所云，不恶风寒者，非全不恶风寒也，其先亦恶风寒，迨既热之后乃不恶风寒耳，古文简质，且对太阳中风，热时亦恶风寒言之，故不暇详耳。盖寒水之病，冬气也，非辛温春夏之气，不足以解之，虽曰温病，既恶风寒，明是温自内发，风寒从外搏，成内热外寒之证，故仍旧用桂枝辛温解肌法，俾得微汗，而寒热之邪皆解矣，温热之邪，春夏气也，不恶风寒，则不兼寒风可知，此非辛凉秋金之气，不足以解之，桂枝辛温，以之治温，是以火济火也，故改从内经风淫于内，治以辛凉，佐以苦甘法。

（陆评）按伤寒论太阳篇，太阳病，发热而渴，不恶寒者，为温病。若发汗已，身灼热者，名曰风温，风温为病，脉阴阳俱浮，自汗出，身重多眠睡，鼻息如鼾，语言难出，若被下者，小便不利，直视失溲，若被火者，微发黄色，剧则如惊痫，时瘛疭，若火薰之，一逆尚引日，再逆促命期，仲景原文如是，不但无桂枝汤主之句，且有若发汗已，身灼热之训。盖太阳病有桂枝症，有麻黄症，而此病则现发热而渴不恶寒各症，既非桂枝，亦非麻黄，名之曰温病，自有温病主方，必不浪投桂枝，以桂子下咽，阳盛必毙也。郑云航氏谓仲景立麻黄汤为治寒专方，桂枝汤为治风专方，麻杏石膏汤为治温专方，言虽武断，亦颇有至理，鞠通自命为跳出伤寒圈子，而独于仲景忌用桂枝之温病，硬加桂枝汤主之一句，岂欲于一逆再逆之前，必经一番误治耶。王孟英曰，鞠通既宗叶氏，当详考叶氏论案以立言，如指南温热门第三案云，温邪上受，内入手肺，肺主周身之气，气窒不化，外寒似战慄，其温邪内郁，必从热化。风温门第五案云，风温入肺，气不肯降，形寒内热，乃腠郁之象，用药皆是辛凉轻剂。至《幼科要略》论三时伏气，外感尤为详备，于春温症因外邪引动伏热者，必先辛凉以解新邪，自注用葱豉汤，垂训昭然，何甘违悖，意欲绍述仲圣乎，则祖上之门楣，不可夸为自己之阀阅也。尤在泾曰，温病伏寒变热，少阴之精已被劫夺，虽有新旧合邪，不得更用桂枝汤助热而绝其本也，岂吴氏皆未之闻乎。

桂枝汤方

桂枝（六钱）　芍药（三钱炒）　炙甘草（二钱）　生姜（三片）大枣（二枚去核）煎法服法必如伤寒论原文而后可，不然，不惟失桂枝汤之妙，反生他变病必不除。（伤寒论见前）

（汪按）麻黄、桂枝，即系肺药，故传足不传手，前人多不以为然，但人之经络相通，而天之感气则异，故治法不同也。

辛凉平剂银翘散方

连翘（一两）　银花（一两）　苦桔梗（六钱）　薄荷（六钱）竹叶（四钱）生甘草（五钱）　芥穗（四钱）　淡豆豉（五钱）　牛蒡子（六钱）

右杵为散，每服六钱，鲜苇根汤煎，香气大出，即取服，勿过煎，肺药取轻清，过煎则味厚而人中焦矣。病重者约二时一服，日三服，夜一服，轻者三时一服，日二服，夜一服，病不解者，作再服，盖肺位最高药过重则过病所，少用又有病重药轻之患，故从普济消毒饮，时时轻扬法。今人亦问有用辛凉法者，多不见效，盖病大药轻之故，一不见效，遂改弦易辙，转去转远，即不更张，缓缓延至数日后，必成中下焦证矣。胸膈闷者，加藿香三钱，郁金三钱，护膻中，渴甚者，加花粉，项肿咽痛者，加马勃、元参，衄者，去芥穗、豆豉，加白茅根三钱，侧柏炭三钱，栀子炭三钱，咳者，加杏仁利肺气，二三日病犹在，肺热渐入里，加细生地麦冬，保津液，再不解，或小便短者，加知母、黄芩、栀子之苦寒，与麦地之甘寒，合化阴气，而治热淫所胜。（方论）按温病忌汗之不惟不解，反生他患，盖病在手经，徒阳足太阳无益，病自口鼻吸受而生，徒发其表，亦无益也，且汗为心液，心阳受伤，必有神明内乱，谵语癫狂，内闭外脱之变，再误汗，虽曰伤阳，汗乃五液之一，未始不伤阴也，《伤寒论》曰，尺脉微者，为里虚，禁汗，其义可见，其曰伤阳者，特举其伤之重者而言之耳，温病最善伤阴，用药又复伤阴，岂非为贼立帜乎，此古来用伤寒法治温病之大错也。至若吴又可开首立一达原饮，其意以为直透膜原，使邪速溃，其方施于藜藿壮实人之温疫病，容有愈者，芬香辟秽之功也，若施于膏粱纨袴，及不甚壮实人，未有不败者，盖其方中首用槟榔、草果、厚朴为君，夫槟榔，子之坚者也，诸子皆降，槟榔苦辛而温，体重而坚，由中走下，直达肛门，中下焦药也，草果亦子也，其气臭烈大热，其味苦，太阴脾经之劫药也，厚朴苦温，亦中焦药也，岂有上焦温病，首用中下焦苦温雄烈劫夺之品，先劫少阴津液之理，知母、黄芩，亦皆中焦苦燥里药，岂可用乎，况又有温邪游溢三阳之说，而有三阳经之羌活、葛根、柴胡加法，是仍以伤寒之法杂之，全不知温病治法。后人止谓其不分三焦犹浅说也，其三消饮，加入大黄、芒硝，惟邪入阳明，气体稍壮者，幸得以下而解，或战汗而解，然往往成弱证，虚甚者则死矣，况邪有在卫者，在胸中者，在荣者，入血者，妄用下法，其害可胜言耶，岂视人与铁石一般，并非气血生成者哉。究其始意，原以矫世医以伤寒法治温病之弊，颇能正陶氏之失，奈学未精纯，未足为法，喻氏张氏多以伤寒三阴经法治温病，其说亦非，以世医从之者少，而宗又可者多，故不深辩耳。本方谨遵内经风淫于内，治以辛凉，佐以苦甘，热淫于内，治以咸寒，佐以甘苦之训。（王安道《溯洄集》亦有温暑当用辛凉不当用辛温之论，谓仲景之书为即病之伤寒而设，并未尝为不即病之温暑而设。张凤逵集治暑方亦有暑病首用辛凉继用甘寒再用酸泄酸敛不必用下之论，皆先得我心者）又宗喻嘉言芳香逐秽之说，用东垣清心凉膈散，辛凉苦甘，病初起，且去入里之黄芩，勿犯中焦，加银花辛凉，芥穗芳香，散热解毒，牛蒡子辛平，润肺解热，散结除风利咽，皆手太阴药也，合而论之。经谓冬不藏精，春必病温，又谓藏于精者，春不病温，又谓病温虚甚死，可见病温者，精气先虚，此方之妙，预护其虚，纯然清肃上焦，不犯中下，无开门揖盗之弊，有轻以去实之能，用之得法，自然奏效，此叶氏立法，所以迥出诸家也。

（五）太阴温病，恶风寒，服桂枝汤，恶寒已解，余病不解者，银翘散主之，余证悉减者，减其制。太阴温病，总上条所举而言也，恶寒已解，是全无风寒，止余温病，即禁辛温法，改从辛凉，减其制者，减银翘散之制也。

（六）太阴风温，但咳，身不甚热，微渴者，辛凉轻剂，桑菊饮主之。咳，热伤肺络也，身不甚热，病不重也，渴而微，热不甚也，恐病轻药重，故另立轻剂方。

辛凉轻剂桑菊饮方

杏仁（一钱） 连翘（一钱五分） 薄荷（八分） 桑叶（二钱五分）菊花（一钱） 苦梗（二钱） 甘草（八分） 苇根（二钱）

水二杯，煎取一杯，日二服，二三日不解，气粗似喘，燥在气分者，加石膏、知母，舌绛，暮热甚燥，邪初入荣，加元参二钱，犀角一钱，在血分者去薄荷、苇根，加麦冬、细生地、玉竹、丹皮各二钱，肺热甚加黄芩，渴者加花粉。（方论）此辛甘化风，辛凉微苦之方也，盖肺为清虚之脏，微苦则降，辛凉则平，立此方所以避辛温也。今世金用杏苏散，通治四时咳嗽，不知杏苏散辛温，只宜风寒，不宜风温，且有不分表里之弊，此方独取桑叶、菊花者，桑得箕星之精，箕好风，风气通于肝，故桑叶善平肝风，春乃肝令，而主风，木旺金衰之候，故抑其有余，桑叶芳香有细毛，横纹最多，故亦走肺络，而宣肺气，菊花晚成，芳香味甘，能补金水二脏，故用之以补其不足。风温咳嗽，虽系小病，常见误用辛温重剂，销铄肺液，致久嗽成劳者，不一而足，圣人不忽于细，必谨于微，医者于此等处，尤当加意也。

（七）太阴温病，脉浮洪，舌黄，渴甚，大汗，面赤，恶热者，辛凉重剂，白虎汤主之。脉浮洪，邪在肺经气分也，舌黄热已深，渴甚，津已伤也，大汗热逼津液也，面赤火炎上也，恶热邪欲出而未遂也，辛凉平剂，焉能胜任？非虎啸风生，金飚退热，而又能保津液不可，前贤多用之。

辛凉重剂白虎汤方

生石膏（一两研） 知母（五钱） 生甘草（三钱） 白粳米（一合水八杯煎取三杯分温三服）方论（义见法下，不再立论下仿此）

（八）太阴温病，脉浮大而芤，汗大出微喘，甚至鼻孔扇者，白虎加入参汤主之。脉若散大者，急用之，倍人参，浮大而芤，几于散矣，阴虚而阳不固也，补阴药有鞭长莫及之虞，惟白虎退邪汤，人参固正阳，使阳能生阴，乃救化源欲绝之妙法也，汗涌鼻扇脉散。皆化源欲绝之征兆也。

白虎加入参汤方 即于前方内加入参三钱。

（九）白虎本为达热出表，若其人脉浮弦而细者，不可与也，脉沉者，不可与也，不渴者，不可与也，汗不出者，不可与也，常须识此，勿令误也，此白虎之禁也。（按）白虎慓悍，邪重非其力不举，用之得当，原有立竿见影之妙，若用之不当，祸不旋踵，懦者多不敢用，未免坐误事机。孟浪者不问其脉证之若何，一概用之，甚至石膏用至斤余之多，应手而效者固多，应手而毙者亦复不少，皆未真知确见其所以然之故，故手下无准的也。

（十）太阴温病，气血两燔者，玉女煎去牛膝加元参主之。气血两燔，不可专治一边，故选用张景岳气血两治之玉女煎，去牛膝者，牛膝趋下，不合太阴证之用，改熟地为细生地者，亦取其轻而不重，凉而不温之义，且细生地能发血中之表也，加元参者，取其壮水制火，预防咽痛失血等证也。

玉女煎去牛膝熟地加细生地元参方（辛凉合甘寒法）

生石膏（一两）　知母（四钱）　元参（四钱）　细生地（六钱）麦冬（六钱）

水八杯，煮取三杯，分二次服，渣再取一盅服。

（十一）太阴温病，血从上溢者，犀角地黄汤合银翘散主之。有中焦病者，以中焦法治之，若吐粉红血水者死不治，血从上溢，脉七八至以上，面反黑者死不治，可用清络育阴法。血从上溢，温邪逼迫，血液上走清道，循窍而出，故以银翘散败温毒，以犀角、地黄清血分之伏热，而救水即所以救金也，至粉红水非血非液，实血与液交迫而出，有燎原之势，化源速绝，血从上溢，而脉至七八至，面反黑，火极而似水，反兼胜己之化也．亦燎原之势莫制，下焦津液亏极，不能上济君火，君火反与温热之邪合德，肺金其何以堪，故皆主死，化源绝，乃温病第一死法也。仲子曰，敢问死，孔子曰：未知生，焉知死。（瑭）以为医者不知死，焉能救生，细按温病死状百端，大纲不越五条，在上焦有二，一曰肺之化源绝者死，二曰心神内闭，内闭外脱者死；在中焦亦有二，一曰阳明大实，土克水者死，二曰脾郁发黄，黄极则诸窍为闭，秽浊塞窍者死；在下焦则无非热邪深入，消铄津液，涸尽而死也。

犀角地黄汤方（见下焦篇）

银翘散（方见前）　已用过表药者，去豆豉、芥穗、薄荷。

（十二）太阴温病，口渴甚者，雪梨浆沃之，吐白沫黏滞不快者，五汁饮沃之，此皆甘寒救液法也。

雪梨浆法（甘冷法）　以甜水梨大者一枚，薄切，新汲凉水内浸半日，时时频饮。

五汁饮方（甘寒法）

梨汁　荸荠汁　鲜苇根汁　麦冬汁　藕汁（或用蔗汁）

临时斟酌多少，和匀凉服，不甚喜凉者，重汤炖温服。

（十三）太阴病，得之二三日，舌微黄，寸脉盛，心烦懊憹，起卧不安，欲呕不得呕，无中焦证，栀子豉汤主之。温病二三日．或已汗，或未汗，舌微黄，邪已不全在肺中矣，寸脉盛，心烦懊憹，起卧不安，欲呕不得，邪在上焦膈中也，在上者因而越之，故涌之以栀子，开之以香豉。

栀子豉汤方（酸苦法）

栀子（五枚捣碎）　香豆豉（六钱）

水四杯，先煎栀子数沸，后纳香豉，煮取二杯，先温服一杯，得吐止后服。

（十四）太阴病，得之二三日，心烦不安，痰涎壅盛，胸中痞塞，欲呕者无中焦证，瓜蒂散主之。虚者加参芦，此与上条有轻重之分，有有痰无痰之别，重剂不可轻用，病重药轻，又不能了事，故上条止用栀子豉汤，快涌膈中之热，此以痰涎壅盛，必用瓜蒂散急吐之，恐邪入包宫而成痉厥也。瓜蒂、栀子之苦寒，合赤小豆之甘酸，所谓酸苦涌泄为阴，善吐热痰，亦在上者因而越之方也。

瓜蒂散方（酸苦法）

甜瓜蒂（一钱）　赤小豆（二钱研）　山栀子（二钱）

水二杯，煮取一杯，先服半服，虚者加入参芦（一钱五分）

（十五）太阴温病，寸脉大，舌绛而干，法当渴，令反不渴者，热在荣中也，清荣汤去黄连主之。渴乃温之本病，今反不渴，滋人疑惑，而舌绛且干，两寸脉大，的系温病。盖邪热入荣蒸腾，荣气上升，故不渴，不可疑不渴非温病也，故以清荣汤清荣分之热，去黄连者，不欲其深入也。

清荣汤方（见下）

（十六）太阴温病，不可发汗，发汗而汗不出者，必发斑疹，汗出过多者，必神昏谵语，发斑者，化斑汤主之；发疹者，银翘散去豆豉，加细生地丹皮大青叶倍元参主之，禁升麻、柴胡、当归、防风、羌活、白芷、葛根，三春柳；神昏谵语者，清宫汤主之，牛黄丸、紫雪丹、局方至宝丹亦主之。温病忌汗者，病由口鼻而入，邪不在足太阳之表，故不得伤太阳经也，时医不知，而误发之，若其人热甚血燥，不能蒸汗，温邪郁于肌表血分，故必发斑疹也；若其人表疏一发，而汗出不止，汗为心液，误汗亡阳，心阳伤而神明乱，中无所主，故神昏；心液伤而心血虚，心以阴为体，心阴不能济阳，则阳独亢，心心主言，故谵语不休也。且手经逆传，世罕知之，手太阴病不解，本有必传手厥阴心包之理，况又伤其气血乎。

化斑汤方

石膏（一两）　知母（四钱）　生甘草（三钱）　元参（三钱）犀角（二钱）白粳（一合）

水八杯，煎取三杯，日三服，渣再煎一钟，夜一服。（方论）此热淫于内，治以咸寒，佐以苦甘法也，前人悉用白虎汤作化斑汤者，以其为阳明证也。阳明主肌肉，斑家遍体皆赤，自内而外，故以石膏清肺胃之热，知母清金保肺，而治阳明独胜之热，甘草清热解毒和中，粳米清胃热而保胃液，白粳米阳明燥金之岁谷也。本论独加元参犀角者，以斑色正赤，木火太过，其变最速，但用白虎燥金之品，清肃上焦，恐不胜任，故加元参启肾经之气，上交于肺，庶水天一气，上下循环，不致泉源暴绝也，犀角咸寒，禀水木火相生之气，为灵异之兽，具阳刚之体，主治百毒，蛊疰邪鬼瘴气取其咸寒，救肾水以济心火，托斑外出，而又败毒辟瘟也，再病至发斑，不独在气分矣，故加二味凉血之品。

银翘散去豆豉加细生地丹皮大青叶倍元参方，即于前银翘散去豆豉，加细生地（四钱）　大青叶（三钱）　丹皮（三钱）元参（加至一两）。（方论）银翘散义见前，加四物，取其清血热，去豆豉，畏其温也。（按）吴又可有托里举斑汤，不言疹者，混斑疹为一气也，考温病中发疹者，十之七八，发斑者，十之二三，盖斑乃纯赤，或大片为肌肉之病，故主以化斑汤，专治肌肉，疹系红点高起，麻瘄痧皆一类，系血络中病，故主以芳香透络，辛凉解肌，甘寒清血也。其托里举斑汤，方中用桂升柴芷山甲皆温燥之品，岂不畏其灼津液乎，且前人有痘宜温、疹宜凉之论，实属确见。况温疹更甚于小儿之风热疹乎，其用升柴取其升发之义，不知温病多见于春夏发生之候，天地之气，有升无降，岂可再以升药升之乎，且经谓冬藏精者，春不病温，是温病之人，下焦精气久已不固，安用再升其少阳之气，使下竭上厥乎。经谓无实实，无虚虚，必先岁气，无伐天和，可不知耶，后人皆尤而效之，实不读经文之过也，再（按）时人发温热之表，二三日汗不出者，即云斑疹蔽伏，不惟用升柴羌葛，且重以山川柳发之，不知山川柳一岁三花，故得三春之名，俗传音三春为山川，此柳古称柽木，诗所谓其柽其椐者是也，其性大辛大温，生发最速，横枝极细，善能入络，专发虚寒白疹。若温热气血沸腾之赤疹，岂非见之如雠仇乎，夫善治温病者，原可不必出疹，即有邪郁，二三日或三五日，既不得汗，有不得不疹之势，亦可重者化轻，轻者化无，若一派辛温刚燥，气受其灾，而移热于血，岂非自造斑疹乎，再时医每于症已发出，便称放心，不知邪热炽盛之时，正当谨慎，一有疏忽，为害不浅，再疹不忌泻，若里结须微通之，不可令大泄，致内虚下陷，法在中焦篇。（汪按）三春柳，一名西河柳，又名观音柳，图经别录未载，自缪希雍广笔记，盛推其治疹之功，而用者遂多，不知寒疹须发，温疹不须发，可用辛凉，不可用辛温也，木绵纱之类同此。疹以泻为顺，忌升提，忌补涩，亦不宜下，以犯中下二焦，其疹痢者，当苦寒坚阴，治属中下。

清宫汤方

元参心（三钱）　莲子心（五分）　竹叶卷心（二钱）　连翘（二钱）　犀角（二钱磨冲）　连心麦冬（三钱）

加减法　热痰盛，加竹沥，梨汁，各五匙；咳痰不清，加栝蒌皮一钱五分；热毒盛，加金汁，人中黄；渐欲神昏，加银花三钱，荷叶二钱，石菖蒲一钱。（方论）此咸寒甘苦法．清膻中之方也，谓之清宫者，以膻中为心之宫城也，俱用心者，凡心有生生不已之意，心能入心，即以清秽浊之品，使补心中生生不已之生气，救性命于微芒也，火能令人昏，水能令人清，神昏谵语，水小足而火有余，又有秽浊也，且离以坎为体，元参味苦属水，补离中之虚，犀角灵异味咸，辟秽解毒，所谓灵犀一点通，善通心气，色黑补水，亦能补离中之虚，故以二物为君，莲心甘苦咸，倒生根，由心走肾，能使心火下通于肾，又回环上升，能使肾水上潮于心，故以为使，连翘象心，能退心热，竹叶心锐而中空，能通窍清火，故以为之佐，麦冬之所以用心者，本经称其主心腹结气，伤中伤饱，胃脉络绝，试问去心，焉能散结，气补伤中，通伤饱，续胃脉络绝哉，盖麦冬禀少阴癸水之气，一本横生，根颗连络，有十二枚者，有十四五枚者，所以然之故，手足三阳三阴之络，共有十二，加任之尾翳，肾之长强，共十四，又加脾之大络，共十五，此物性合人身自然之妙也，惟圣人能体物象，察物情，用麦冬以通续脉络，命名与天冬并称门冬者，冬主闭藏，门主开转，谓其有开合之功能也，其妙处全在一心之用，从古并未有去心之明文，张隐庵谓不知始自何人，相沿已久，而不可改。（瑭）遍考始知自陶宏景始也，盖陶氏惑于诸心入心，能令人烦之一语，不知麦冬无毒，载在上品，久服身轻，安能令人烦哉，如参术耆草，以及诸仁诸子，莫不有心，亦皆能令人烦而悉去之哉，陶氏之去麦冬心，智者千虑之失也，此方独取其心，以散心中秽浊之结气，故以之为臣。

安宫牛黄丸方

牛黄（一两）　郁金（一两）　犀角（一两）　黄连（一两）　朱砂（一两）梅片（二钱五分）　麝香（二钱五分）　珍珠（五钱）　山栀（一两）　金簿衣黄芩（一两）

上为极细末，炼老蜜为丸，每丸一钱金箔为衣蜡护，脉虚者，人参汤下，脉实者，银花薄荷汤下，每服一丸，兼治飞尸卒厥，五痫中恶，大人小儿痉厥之因于热者，大人病重体实者，日再服，甚至日三服，小儿服半丸，不知，再服半丸。（方论）此方香化秽浊，而利诸窍，咸寒保肾水而安心体，苦寒通火腑而泻心用之方也，牛黄得日月之精，通心主之神，犀角主治百毒，邪鬼瘴气，珍珠得太阴之精，而通神明，合犀角补水救火，郁金草之香，梅片木之香（按：冰片，洋外老杉木浸成，近世以樟脑打成为之，樟脑发水中之火为害甚大，断不可用），雄黄石之香，麝香乃精血之香，合四香以为用，使闭锢之邪热温毒，深在厥阴之分者，一齐从内透出，而邪秽自消，神明可复也，黄连泻心火，栀子泻心与三焦之火，黄芩泻胆肺之火，使邪火随诸香一齐俱散也，朱砂补心体，合金箔堕痰而镇固，再合珍珠犀角为督战之主帅也。

紫雪丹方（从本事方去黄金）

滑石（一斤）　石膏（一斤）　寒水（一斤）　磁石（水煮二斤捣煎去渣入

后药）羚羊角（五两）木香（五两）犀角（五两）沉香（五两）丁香（一两）升麻（一斤）元参（一斤）炙甘草（半斤）

以上八味，并捣挫入前药汁中煎，去渣入后药，朴硝、硝石各二斤，提净入前药汁中，微火煎，不住手将柳木搅，候汁欲凝，再加入后二味，辰砂（三两研细）麝香（一两二钱研细入煎药拌匀）上合成，退火气，冷水调服一二钱。（方论）诸石利水火而通下窍，磁石元参补肝肾之阴，而上济君火，犀角羚羊泻心胆之火，甘草和诸药而败毒，且缓肝急，诸药皆降，独用一味升麻，盖欲降先升也，诸香化秽浊，或开上窍，或开下窍，使神明不致坐困于浊邪，而终不克复其明也，丹砂色赤，补心而通心火，内含汞而补心体，为坐镇之用，诸药用气，硝独用质者，以其水卤结成，性峻而易消，泻火而散结也。

局方至宝丹方

犀角（一两镑）朱砂（一两飞）琥珀（一两研）玳瑁（一两镑）龙脑牛黄（五钱）麝香（五钱）

以安息重汤炖化，和诸药为丸一百丸，蜡护。（方论）此方会萃各种灵异，皆能补心体，通心用，除秽邪，解热结，共成拨乱反正之功，大抵安宫牛黄丸最凉，紫雪次之，至宝又次之，主治略同，而各有所长，临用对证斟酌可也。

（十七）邪入心包，舌塞肢厥，牛黄丸主之，紫雪丹主之。厥者尽也，阴阳极造其偏，皆能致厥，伤寒之厥，足厥阴病也，温热之厥，手厥阴病也，舌卷囊缩，虽同系厥阴现证，要之舌属手，囊属足也，盖舌为心窍，包络代心用事，肾囊前后，皆肝经所过，断不可以阴阳二厥，混而为一。若陶节庵所云，冷过肘膝，便为阴寒，恣用大热，再热厥之中，亦有三等，有邪在络居多，而阳明证少者，则从芳香，本条所云是也，有邪搏阳明，阳明大实，上冲心包，神迷肢厥，甚至通体皆厥，当从下法，本论载入中焦篇，有日久邪杀阴亏而厥者，则从育阴潜阳法，本论载入下焦篇。

（陆评）珍珠重镇，犀角通灵，病至谵语神昏，投药极宜审慎，究竟是邪入心包，是阳明谵语，亟须辨别。倘病在阳明，误投此种重药，必至引入心包，不可救药。苏医陆九芝曰，吾苏于温热病七日以后，辄用珠粉牛黄二味，珠性极重，力能下死胎胞衣，当阳明病神昏气窒之时，正是热阻胸膈，急须疏达解散之时，而可以此重坠之物，压住其欲疏达之气乎，姑无论其性若何，即此质重而坠之一端，已与欲疏达之病机，大相背戾，每当珠粉下咽，即噤口不言，并狂谵之不作，而脉之数疾顿微，反喜其狂止而人静，嗟乎，狂则自此止矣，人则自此静矣，即或此病不死，亦多成痴呆不慧之人。此正与犀角入肚，表邪一陷，外反不见有热，病家且喜其表热之解，同一机括也，至于牛黄原载本经，自有对病之用，而东垣之言曰，牛黄入肝，治筋，凡中风入藏者，用以入骨追风，固可拔毒向外，若中经中府而即用之，反能引风入骨，如油入面，莫之能出。然则阳明经府之温热，亦若中风之尚未入藏也，何若引之入藏，使之动风，至宝丹、紫雪所以救钟乳五毒，试问阳明经府之病，岂与金石毒等乎，其言虽不无过激，要知吾辈医工，动笔关人性命，于此生死关头，正不可不审慎出之。陆九芝又曰，苏人得寒热病，一二三日，未必遽命医也，至四五日而不能不药矣，医来病家，先以一虚字箝其口，若惟恐其不以为虚者，药用大豆卷、淡豆豉，防其留恋增重也，此数日间绝不用些微辛散，防其虚也，不如是不合病家意，五六日，用生地，用石斛，立案书防其昏谵，不如是而欲以苦寒者去病，病家不乐闻也，越日而昏沉谵妄矣，六七日，用犀角、羚羊角，案则书曰，防其肝风，防其热入心包，不如是而欲以攻下者去病，病家所大畏也，逾时而妄言妄见，手肢掣动矣，如是者谓之一候，一候既过，病势已成，然后珠黄散，苏合香丸，及至宝丹，紫雪丹，贵重之物，于焉毕集，病者则舌强言蹇，目光散乱，囊缩遗尿，手足厥冷，种种恶候，相随而至，于是他无可防，而独防其脱矣，此等病状，皆在七日以外，十三四日之内，病家一味防虚，十分忙乱，至此即有真医，安能将其方真药，希图挽救于不可必得之数，而适陷坎中，亦惟有与时俯仰而已。又曰，人于其时，病经三四日，延过一二人，越日更医到，即问病几日矣，延几人矣，即知豆豉石斛辈皆用过矣，及其更医者再问，亦如前而告以病也何如，虚也何如，即知犀角辈亦皆用过，而病所未剧者，口尚能言，则知珠粉、牛黄尚未用也，于是一用牛黄而口遂噤，一用珠粉而并不能狂，药之诸恶物全，病之诸恶候亦全，所胜者生脉散去五味，复脉汤去姜桂，防其虚脱，病家更无他望矣，其言极有阅历，非常痛切。士谔于此等症，从不肯粗心忽略，包络代心宣化，为君主臣使之官，邪入心包，君主失其臣使，其神昏谵语也，必无时或清，且熟人尽都不识，阳明系廪仓之官，热盛阳明，虽神昏而时或清醒，虽谵语而熟人或尚能认识，君主之神明，未泯没也，且阳明必有腹满症，以此辨认，百无错认。

牛黄丸紫雪丹方（均见前）

（十八）温毒咽痛喉肿，耳前耳后肿，颊肿面正赤，或喉不痛，但外肿，甚则耳聋，俗名大头温，虾蟆温者，普济消毒散，去柴胡升麻主之。初起一二日，再去芩连，三四日加之佳，温毒者，秽浊也，凡地气之秽，未有不因少阳之气，而自能上升者，春夏地气发泄，故多有是证，秋冬地气间有不藏之时，亦或有是证，人身之少阴素虚，不能上济少阳，少阳升腾莫制，亦多成是证，小儿纯阳火多，阴未充长，亦多有是证。咽痛者，经谓一阴一阳结，谓之喉痹，盖少阴少阳之脉，皆循喉咙，少阴主君火，少阳主相火，相济为灾也，耳前耳后，颊前肿者，皆少阳经脉所过之地，颊车不独为阳明经穴也，面赤者，火色也，甚则耳聋者，两少阳之脉，皆入耳中，火有余，则清窍闭也．治法总不能出李东垣普济消毒饮之外，其方之妙，妙在以凉膈散为主，而加化清气之马勃、僵蚕、银花，得轻可去实之妙，再加元参、牛蒡、板蓝根败毒而利肺气，补肾水以上济邪火，去柴胡、升麻者，以升腾飞越，太过之病，不当再用升也，说者谓其引经，亦甚愚矣，凡药不能直至本经者，方用引经药作引，此方皆系轻药，总走上焦，开天气，肃肺气，岂须用升柴直升经气耶，去黄芩、黄连者，芩连里药也，病初起，未至中焦，不得先用里药，故犯中焦也。

（陆评）此症风热壅遏，以致络气不通，头肿如斗，升麻实为要药，考本经，升麻气味甘平苦，微寒无毒，主解百毒，辟温疫邪气，入口皆吐出，中恶腹痛，时气毒疬，诸毒，喉痛口疮，故仲景治阳毒阴毒，升麻鳖甲汤，特以升麻为主药。今鞠通畏升柴之升腾飞越，一并除去，虽加牛蒡、马勃，而上壅之温毒，何从宣泄。此方之升麻，犹之画龙点睛，精神全在此一点，畏其飞腾，少用可也，既有元参、银花、板蓝根之铃制，少许升麻，决不致于偾事，吾敢断言，盖天地造化之机，全在升降出入，病在头面，不升何能宣泄，惟不能过事升提，致酿他变，立方者谨慎可耳。士谔诊治大头瘟，无一症不用升麻，无一症不收全效，确有所见，非理想空谈也。

普济消毒饮去升麻柴胡黄芩黄连方

连翘（一两）　薄荷（三钱）　马勃（四钱）　牛蒡子（六钱）芥穗（三钱）

僵蚕（五钱）　　元参（一两）　　银花（一两）　　板蓝根（五钱）　　苦梗（一两）
甘草（五钱）

上共为粗末，每服六钱，重者八钱，鲜苇根汤煎，去渣服，约二时一服，重者一时许一服。

（十九）温毒外肿，水仙膏主之，并主一切痈疮。（按）水仙花，得金水之精，隆冬开花，味苦微辛，寒滑无毒，苦能降火败毒，辛能散邪热之结，寒能胜热，滑能利痰，其妙用全在汁之胶粘，能拔毒外出，使毒邪不致深入脏腑伤人也。

水仙膏方　水仙花根，不拘多少，剥去老亦皮，与根须入石臼捣如膏，敷肿处，中留一孔出热气，干则易之，以肌肤上生黍米大小黄疮为度。

（二十）温毒敷水仙膏后，皮间有小黄疮如黍米者，不可再敷水仙膏，过敷则痛甚而烂，三黄二香散主之。三黄取其峻泻诸火，而不烂皮肤，二香透络中余热而定痛。

三黄二香散方（苦辛芳香方）

黄连（一两）　　黄柏（一两）　　生大黄（一两）　　乳香（五钱）没药（五钱）
上为极细末，初用细茶汁调敷，干则易之，继则用香油调敷。

（二十一）温毒神昏谵语者，先与安宫牛黄丸，紫雪丹之属，继以清宫汤，安宫牛黄丸，紫雪丹，清宫汤。（并见前）

暑　温

（二十二）形似伤寒，但右脉洪大而数，左脉反小于右，口渴甚，面赤汗大出者，名曰暑温，在手太阴，白虎汤主之，脉芤甚者，白虎加入参汤主之。此标暑温之大纲也，按温者热之渐，热者温之极也，温盛为热，木生火也，热极湿动，火生土也，上热下湿，人居其中，而暑成矣。若纯热不兼湿者，仍归前条温热例，不得混入暑也，形似伤寒者，谓头痛身痛，发热恶寒也，水火极不同件，各造其偏之极，反相同也，故经谓水极而似火也，火极而似水也。伤寒伤于水气之寒，故先恶寒而后发热，寒郁人身卫阳之气，而为热也，故仲伤寒论中，已有发热或未发之文，若伤暑则先发热，热极而后恶寒，盖火盛必克金，肺性本寒，而后恶寒也，然则伤暑之发热恶寒，虽与伤寒相似，其所以然之故，实不同也，学者诚能究心于此，思过半矣。脉洪大而数，甚则芤，对伤寒之脉浮紧而言也，独见于右手者，对伤寒之左脉大而言也，右手主上焦气分，且火克金也，暑从上而下，不比伤寒从下而上，左手主下焦血分也，故伤暑之左脉，反小于右。口渴甚面赤者，对伤寒太阳证，面不赤口不渴而言也，火烁津液，故口渴火甚，未有不烦者，面赤者烦也，烦字从火从页，谓火现于面也。汗大出者，对伤寒汗不出而言也，首白虎例者，盖白虎乃秋金之气，所以退烦暑，白虎乃暑温正例也，其源出自金匮，守先圣之成法也。

白虎汤、白虎加入参汤（方并见见前）

（二十三）金匮谓太阳中喝，发热恶寒，身重而疼痛，其脉弦细芤迟，小便已洒然毛耸，手足逆冷，小有劳，身即热，口开，前板齿燥，若发其汗，则恶寒甚，加温针，则发热甚，数下，则淋甚，可与东垣清暑益气汤。张石顽注，谓太阳中喝，发热恶寒，身重而疼痛，此因暑而伤风露之邪，手太阳标证也，手太阳小肠属火，上应心包二经，皆能制金烁肺，肺受火刑，所以发热恶寒，似足太阳证，其脉或见弦细，或见芤迟，小便已洒然毛耸，此热伤肺胃之气，阳明本证也。（愚按小便已洒然毛耸，似乎非阳明证，乃足太阳膀胱证也，盖膀胱主水，火邪太甚而制金，则寒水来为金母复仇也，所谓五行之极反兼胜已之化）发汗则恶寒，甚者气虚，重夺（当作伤）其津（当作阳）也，温针则发热，甚者重伤经中之液，转助时火，肆虐于外也，数下之则淋甚者，劫其在里之阴，热势乘机内陷也，此段经文本无方治，东垣特立清暑益气汤，足补仲景之未逮，愚按此言太过，仲景当日必有不可立方之故，或曾立方，而后世脱简，皆未可知，岂东垣能立，而仲景反不能立乎？但细按此证，恰可与清暑益气汤，曰可者仅可而有所未尽之词，尚望遇是证者，临时斟酌是善。至沈目南《金匮要略注》，谓当用辛凉甘寒，实与此证不合，盖身重疼痛，证兼寒湿也，即目南自注，谓发热恶寒，身重疼痛，其脉弦细芤迟内暑而兼阴湿之变也，岂有阴湿而用甘寒，柔以济柔之理，既曰阴湿，岂辛凉所能胜任，不待辩而自明。

清暑益气汤方（辛甘化阳酸甘化阴复法）

黄芪（一钱）　黄柏（一钱）　麦冬（二钱）　青皮（一钱）　白术（一钱五分）　升麻（三分）　当归（七分）　炙草（一钱）　神曲（一钱）　人参（一

钱） 泽泻（一钱） 五味子（八分） 陈皮（一钱） 苍术（一钱五分） 葛根（三分） 生姜（二片） 大枣（二枚）

水五杯，煮取二杯，渣再煎一杯，分温二服，虚者得宜，实者禁用，汗不出而但热者禁用。

（二十四）手太阴暑温，如上条证，但汗不出者，新加香薷饮主之，证如上条，指形似伤寒，右脉洪大，左手反小，面赤口渴而言，但以汗不能自出，表实为异，故用香薷饮发暑邪之表也，按香薷辛温芳香，能由肺之经，而达其络，鲜扁豆花，凡花皆散，取其芳香而散，且保肺液，以花易豆者，恶其呆滞也，夏日所生之物，多能解暑，惟扁豆花为最，如无花时，用鲜扁豆皮，若再无此，用生扁豆皮，厚朴苦温，能泻实满，厚朴皮也，虽走中焦，究竟肺主皮毛，以皮从皮，不为治上犯中，若黄连、甘草，纯然里药，暑病初起，且不必用，恐引邪深入，故易以连翘银花，取其辛凉达肺经之表，纯从外表，不必走中也。温病最忌辛温，暑证不忌者，以暑必兼湿，湿为阴邪，非温不解，故此方香薷、厚朴用辛温，而余则佐以辛凉云，下文湿温论中，不惟不忌辛温，且用辛热也。

新加香薷饮方（辛温复辛凉法）

香薷（二钱） 银花（三钱） 鲜扁豆花（三钱） 厚朴（二钱） 连翘（三钱）

水五杯，煮取二杯，先服一杯，得汗止后服，不汗再服，服尽不汗，再作服。

（二十五）手太阴暑温，服香薷饮，微得汗，不可再服，香薷饮，重伤其表，暑必伤气，最令表虚，虽有余证，知在何经，以法治之。（按）伤寒非汗不解，最喜发汗，伤风亦非汗不解，最忌发汗，只宜解肌，此麻桂之异，其治即异其法也。温病亦喜汗解，最忌发汗，只许辛凉解肌，辛温又不可用，妙在导邪外出，俾荣卫气血调和，自然得汗，不必强责其汗也。若暑温湿温，则又不然，暑非汗不解，可用香薷发之，发汗之后，大汗不止，仍归白虎法，固不比伤寒伤风之漏汗不止，而必欲桂附护阳实表，亦不可屡虚其表，致令厥脱也，观古人暑门有生脉散法，其义自见。

（二十六）手太阴暑温，或已经发汗，或未发汗，而汗不止，烦渴而喘，脉洪大有力者，白虎汤主之，脉洪大而芤者，白虎加入参汤主之，身重者湿也，白虎加苍术汤主之，汗多脉散大，喘喝欲脱者，生脉散主之。此条与上文少异者，只已经发汗一句。

白虎加苍术汤方　即于白虎汤内加苍术三钱（方见前）汗多而脉散大，其为阳气发泄太甚，内虚不相留恋可知，生脉散，酸甘化阴，守阴所以留阳，留阳，汗自止也，以人参为君，所以补肺中元气也。

生脉散方（酸甘化阴法）

人参（二钱）　麦冬（二钱去心）　五味子（一钱）

水三杯，煎去八分二杯，分二次服，滓再煎服，脉不敛，再作服，以脉敛为度。

（二十七）手太阴暑温，发汗后，暑证悉减，但头微胀，目不了了，余邪不解者，清络饮主之。邪不解而入中下焦者，以中下法治之，既曰余邪，不可用重剂明矣，只以芳香轻药，清肺络中余邪足矣，倘病深而入中下焦，又不可以浅药治深病也。

清络饮方（辛凉芳香法）

鲜荷叶边（二钱）　鲜银花（二钱）　西瓜翠衣（二钱）　鲜扁豆花（一枚）丝瓜皮（二钱）　鲜竹叶心（二钱）

水二杯；煎取一杯，日二服，凡暑伤肺经气分之轻证，皆可用之。

（二十八）手太阴暑温，但咳尤痰，咳声清高者，清络饮加甘草桔梗甜杏仁麦冬知母主之。咳而无痰，不嗽可知，咳声清高，金音清亮，于咳则哑，偏于火而不兼温也。即用清络饮，清肺络中无形之热，加甘橘开提，甜杏仁利肺，而不伤气，麦冬、知母，保肺阴而制火也。

清络饮加甘橘甜杏仁麦冬汤方　即于清络饮内加甘草一钱，桔梗二钱，甜杏仁二钱，麦冬三钱。

（二十九）两太阴暑温，咳而且嗽，咳声重浊，痰多不甚渴，渴不多饮者，小半夏加茯苓汤，再加厚朴杏仁主之。既咳且嗽，痰涎复多，咳声重浊，重浊者有土首也，其兼足太阴湿土可知，不甚渴，渴不多饮，则其中之有水可知，此暑温而兼水饮者也，故以小半夏加茯苓汤，蠲饮和中，再加厚朴、杏仁，利肺泻湿，预夺其喘满之路，水用甘澜，取其走而不守也，此条应入湿温，却列于此处者，以与上条为对待之文，可以互证也。

小半夏加茯苓汤再加厚朴杏仁方（辛温淡法）

半夏（八钱）　茯苓块（六钱）　厚朴（三钱）　生姜（五钱）杏仁（三钱）

甘澜水八杯，煮取三杯，温服日三服。

（三十）脉虚夜寐不安，烦渴舌赤，时有谵语，目常开不闭，或喜闭不开，暑入手厥阴也，手厥阴暑温，清荣汤主之。舌白滑者，不可与也，夜寐不安，心神虚而阳不得入于阴也，烦渴舌赤，心用恣而心体亏也，时有谵语，神明欲乱也。目常开不闭，目为火户火性急，常欲开以泄其内火，且阳不下交于阴也，或喜闭不开者，阴为亢阳所损，阴损则恶见阳光也，故以清荣汤，急清荣中之热，而保离中之虚也。若舌白滑，不惟热重湿亦重矣，湿重忌柔润药，当于湿温例中求之，故曰不可与清荣汤也。

清荣汤方（咸寒苦甘法）

犀角（三钱）　生地（五钱）　元参（三钱）　竹叶心（一钱）麦冬（三钱）丹砂（二钱）　黄连（二钱五分）　银花（三钱）　连翘（二钱连心用）

水八杯，煮取三杯，日三服。

（三十一）手厥阴暑温，身热不恶寒，精神不了了，时时谵语者，安宫牛黄丸主之，紫雪丹亦主之。身热不恶寒，已无手太阴证，神气欲昏，而又时时谵语，不比上条时有谵语，谨防内闭，故以芳香开窍，苦寒清热为急。

安宫牛黄丸、紫雪丹（方见前）

（三十二）暑温寒热，舌白不渴，吐血者名曰暑瘵，为难治，清络饮加杏仁薏仁滑石汤主之。寒热，热伤于表也，舌白不渴，湿伤于里也，皆在气分，而又吐血，是表里气血俱病，岂非暑瘵重证乎，此证纯清则碍虚，纯补则碍邪，故以清络饮，清血络中之热，而不犯手，加杏仁利气，气为血帅故也，薏仁、滑石，利在里之湿，冀邪退气宁，而血可止也。

清络饮加杏仁薏仁滑石汤方　即于清络饮内，加杏仁二钱，滑石末三钱，薏仁三钱，服法如前，（方法并见前）

（三十三）小儿暑温，身热，卒然痉厥，名曰暑痫，清荣汤主之，亦可少与紫雪丹。小儿之阴，更虚于大人，况暑月乎，一得暑温，不移时有过卫入荣者，盖小儿脏腑薄也，血络受火邪逼迫，火极而内风生，俗名急惊，混与发散消导，死不旋踵，惟以清荣汤清荣分之热而保津液，使液充阳和，自然汗出而解，断断不可发汗也，可少与紫雪丹者，清包络之热，而开内窍也。

（三十四）大人暑痫，亦同上法，热初人荣，肝风内动，手足瘛疭，可于清荣汤中，加钩藤、丹皮、羚羊角。

清荣汤、紫雪丹（方法见前）

伏　暑

（按：暑温、伏暑名虽异而病实同，治法须前后互参，故中下焦篇不另立一门）

（三十五）暑兼湿热，偏于暑之热者为暑温，多手太阴证而宜清，偏于暑之湿者为湿温，多足太阴证而宜温，湿热平等者两解之，各宜分晓，不可温也，此承上启下之文。按暑温、湿温，古来方法，最多精妙，不比前条温病，毫无尺度，本论原可不必再议，特以内经有先夏至为病温，后夏至为病暑之明文，是暑与温流虽异而源则同，不得言温而遗暑，言暑而遗湿，又以历代名家，悉有蒙混之弊，盖夏日三气杂感，本难条分缕析，惟叶氏心灵手巧，精思过人，案中治法，丝丝入扣，可谓汇众善以为长者。惜时人不能知其一二，然其法散见于案中，章程未定，浅学者读之，有望洋之叹，无怪乎后人之无阶而升也，故本论撮拾其大概，粗定规模，俾学者有路可寻，精妙甚多，不及备录，学者仍当参考各家，细绎叶案，而后可以深造。再按张洁古云，静而得之为中暑，动而得之为中热，中暑者阴证，中热者阳证，呜呼，洁古笔下，如是不了了，后人奉以为规矩准绳，此医道之所难言也，试思中暑竟尤动而得之者乎，中热竟无静而得之者乎，似难以动静二字分暑热。又云中暑者，阴证，暑字从日，日岂阴物乎，暑中有火，火岂阴邪乎，暑中有阴耳，湿是也，非纯阴邪也，中热阳证，斯语诚然，要知热中亦兼秽浊，秽浊亦阴类也，是中热，非纯无阴也，盖洁古所指之中暑，即本论后文之湿温也，且所指之中热，即本论前条之温热也。张景岳又细分阴暑阳暑，所谓阴暑者，即暑之偏于湿，而成足太阴之里证也，阳暑者，即暑之偏于热，而成手太阴之表证也，学者非目无全牛，不能批隙中窾，宋元以来之名医，自以为是，而不求之自然之法象，无怪乎道之常不明，而时人之随乎杀人也，可胜慨哉。（汪按）偏湿偏热，伤手伤足，挈领提纲，可谓不易之论，学者从此认清，自不患动手便错矣，又按洁古所谓动者，指奔走劳役之人，触冒天地之热气，而病者也，所谓静者，指富贵安逸之人，纳凉于高堂大厦，以避热而中湿者也，然动者，亦有时中湿，静者亦有时中热，未可拘执，静者一种内，又有乘凉饮冷，无湿气而但中寒气，应用桂枝大顺，甚则理中四逆者，此即夏月伤寒，当一条分缕析也，至景岳于六气治法，全未入门，无足置论。

（三十六）长夏受暑，过夏而发者，名曰伏暑，霜未降而发者少轻，霜既降而发者则重，冬日发者尤重，子午丑未之年为多也。长夏盛暑，气壮者不受也，稍弱者但头晕半刻，或半日而已，次则即病，其不即病而内舍于骨髓，外舍于分肉之间者，气虚者也，盖气虚不能传送暑邪外出，必待秋凉，金气相搏，而后出也，金气本所以退烦，暑金欲退之，而暑无所藏，故伏暑病发也，其有气虚甚者，虽金风亦不能击之使出，必待深秋大凉，初冬微寒，相逼而出，故为尤重也，子午丑未之年，为独多者，子午君火司天，暑本于火也，丑未湿土司天，暑得湿则留也。

（三十七）头痛微恶寒，面赤烦渴舌白，脉濡而数者，虽在冬月，犹为太阴伏暑也。

头痛恶寒，与伤寒无异，面赤烦渴，则非伤寒矣，然犹似伤寒阳明证，若脉濡而数，则断断非伤寒矣，盖寒脉紧，风脉缓，暑脉弱，濡则弱之象，弱即濡之体也，濡即离中虚，火之象也，紧即坎中满，水之象也，火之性热，水之性寒，象各不同，性则迥异，何世人悉以伏暑作伤寒治，而用足六经羌葛柴芩，每每杀人哉，象各不同，性则迥异，故曰虽在冬月，定其非伤寒而为伏暑也，冬月犹为伏暑，秋日可知，伏暑之与伤寒，犹男女之别，一则外实中虚，一则外虚中实，岂可混哉。

（三十八）太阴伏暑，舌白口渴无汗者，银翘散去牛蒡元参加杏仁滑石主之。此邪在气分，而表实之证也。

（三十九）太阴伏暑，舌赤口渴无汗者；银翘散加生地丹皮赤芍麦冬主之。此邪在血分，而表实之证也。

（四十）太阴伏暑，舌白口渴有汗，或大汗不止者，银翘散去牛蒡子元参芥穗加杏仁石膏黄芩主之。脉洪大渴甚汗多者，仍用白虎法，脉虚大而芤者，仍用人参白虎法，此邪在气分而虚表之证也。

（四十一）太阴伏暑，舌赤口渴汗多，加减生脉散主之。此邪在血分而表虚之证也。

银翘散去牛蒡子元参加杏仁滑石方　即于银翘散内去牛蒡子、元参，加杏仁六钱，飞滑石一两，服如银翘散法，胸闷加郁金四钱，香豉四钱，呕而痰多，加半夏六钱，茯苓六钱，小便短，加薏仁八钱，白通草四钱，（银翘散见前）

银翘散加生地丹皮赤芍麦冬方　即于银翘散内加生地六钱，丹皮四钱，赤芍四钱，麦冬六钱，服法如前。

银翘散去牛蒡子元参芥穗加杏仁石膏黄芩方，即于银翘散内去牛蒡子、元参、芥穗，加杏仁六钱，生石膏一两，黄芩五钱，服法如前。

白虎法白虎加入参法（方见前）

加减生脉散方（酸甘化阴法）　沙参（三钱）　麦冬（三钱）五味子（一钱）丹皮（二钱）　细生地（三钱）水五杯，煮二杯，分温再服。

（四十二）伏暑、暑温、湿温，证本一源，前后互参，不可偏执。

湿温　寒湿

（四十三）头痛恶寒，身重疼痛，舌白不渴，脉弦细而濡，面色淡黄，胸闷不饥，午后身热，状若阴虚，病难速已，名曰湿温。汗之则神昏耳聋，甚则自瞑不欲言；下之则洞泄；润之则病深不解，长夏深秋冬日同法，三仁汤主之。头痛恶寒，身重疼痛，有似伤寒，脉弦濡则非伤寒矣，舌白不渴，面色淡黄，则非伤寒之偏于火者矣，胸闷不饥，湿闭清阳道路也，午后身热，状若阴虚者，湿为阴邪，阴邪自旺于阴分，故与阴虚，同一午后身热也，湿为阴邪，自长夏而来，其来有渐，且其性氤氲粘腻，非若寒邪之一汗即解，温热之一凉即退，故难速已，世医不知其为湿温，见其头痛恶寒，身重疼痛也，以为阴寒而汗之，汗伤心阳，湿随辛温发表之药，蒸腾上逆，内蒙心窍则神昏，上蒙清窍则耳聋，目瞑不言。见其中满不饥，以为停滞，而大下之，误下伤阴，而重抑脾阳之升，脾气转陷，湿邪乘热内渍，故洞泄。见其午后身热，以为阴虚，而用柔药润之，湿为膏滞阴邪，再加柔润阴药，二阴相合，同气相求，遂有锢结而不可解之势。惟以三仁汤轻开上焦肺气，盖肺主一身之气，气化则湿亦化也，湿气弥漫，本无形质，以重浊滋味之药治之，愈治愈坏，伏暑湿温，吾乡俗名秋呆子，悉以陶氏六书法治之，不知从何处学来，医者呆，反名病呆，不亦诬乎，再按湿温较诸温病，热虽缓而实重，上焦最少，病势不甚显张，中焦病最多，详见中焦篇，以湿为阴邪故也，当于中焦求之。

三仁汤方

杏仁（五钱）　飞滑石（六钱）　白通草（二钱）　白蔻仁（二钱）　竹叶（二钱）　厚朴（二钱）　生薏仁（六钱）　半夏（五钱）

甘澜水八碗．煮取三碗，每服一碗，日三服。

（四十四）湿温邪入心包，神昏肢逆，清宫汤去莲心麦冬，加银花赤小豆皮，煎送至宝丹，或紫雪丹亦可。湿温著于经络，多身痛身热之候，医者误以为伤寒而汗之，遂成是证。仲景谓湿家忌发汗，发汗则病痓，湿热相搏，循经入络，故以清宫汤清包中之热邪，加银花、赤豆以清湿中之热，而又能直入手厥阴也，至宝丹去秽浊，复神明，若无至宝，即以紫雪代之。

清宫汤去莲心麦冬加银花赤小豆皮方

犀角（一钱）　连翘心（三钱）　元参心（二钱）　竹叶心（二钱）　银花（二钱）　赤小豆皮（三钱）

至宝丹、紫雪丹方（见前）

（四十五）湿温喉阻咽痛，银翘马勃散主之。肺主气，湿温者，肺气不化，郁极而一阴一阳（谓心与胆也）之火俱结也，盖金病不能平木，木反挟心火来刑肺金，喉即肺系，其闭在气分者即阻，闭在血分者即痛也，故以轻药开之。

银翘马勃散方（辛凉微苦法）

连翘（一两）　牛蒡子（六钱）　银花（五钱）　射干（三钱）马勃（二钱）

上杵为散，服如银翘散法，不痛但阻，甚者加滑石六钱，桔梗五钱，苇根五钱（银翘散见前）。

（四十六）太阴湿温，气分痹郁而哕者（俗名为呃），宣痹汤主之。上焦清阳膹郁，亦能致哕，治法故以宣轻肺痹为主。

宣痹汤（苦辛通法）

枇杷叶（二钱）　郁金（一钱五分）　射干（一钱）　自通草（一钱）　香

豆豉（一钱）

水五杯，煮取二杯，分二次服。

（四十七）太阴湿温喘促者，千金苇茎汤加杏仁滑石主之。金匮谓喘在上焦，其息促，太阴湿蒸为痰，喘息不宁，故以苇茎汤轻宣肺气，加杏仁、滑石利窍而逐热饮，若寒饮喘咳者，治属饮家，不在此例。

千金苇茎汤加滑石杏仁汤（辛淡法）

苇茎（五钱）　薏苡仁（五钱）　桃仁（二钱）　冬瓜仁（二钱）滑石（三钱）　杏仁（三钱）

水八杯，煮取三杯，分三次服。

（四十八）金匮谓太阳中暍，身热疼痛而脉微弱，此以夏月伤冷水，水行皮中所致也，一物瓜蒂汤主之。此热少湿多，阳郁致病之方法也。瓜蒂涌吐其邪，暑湿俱解，而清阳复辟矣。

一物瓜蒂汤方

瓜蒂（二十个）

上捣碎以逆流水八杯，煮取三杯，先服一杯，不吐再报吐停后服，虚者，加参芦三钱。

（四十九）寒湿伤阳，形寒脉缓，舌淡或白滑，不渴，经络拘束，桂枝姜附主之。载寒湿所以互证湿温也，按寒湿伤表阳中经络之证，金匮论之甚详，兹不备录，独采叶案一条，以见湿寒湿温，不可混也，形寒脉缓，舌白不渴，而经络拘束，全系寒证，故以姜附温中，白术燥湿，桂枝通行表阳也。

桂枝姜附汤（苦辛热法）

桂枝（六钱）　干姜（三钱）　白术（三钱生）　熟附子（三钱）

水五杯，煮取二杯，渣再煮一杯服。

温　疟

（五十）骨节疼烦时呕，其脉如平，但热不寒，名曰温疟，白虎加桂枝汤主之。阴气先伤，阳气独发，故但热不寒，令人消烁肌肉，与伏暑相似，亦温病之类也，彼此实足以相混，故附于此，可以参观而并见，治以白虎加桂枝汤者，以白虎保肺清金，峻泻阳明独胜之热，使不消烁肌肉，单以桂枝一味，领邪外出，作响道之官，得热因热用之妙，经云奇治之不治，则偶治之，偶治之不治则求其属以衰之是也，又谓之复方。

白虎加桂枝汤方（辛凉苦甘复辛温法）

知母（六钱）　生石膏（一两六钱）　粳米（一合）　桂枝木（三钱）　炙甘草（二钱）

水八碗，煮取三碗，先服一碗，得汗为度，不知再服，知后仍服一剂，中病即已。

（五十一）但热不寒，或微寒多热，舌干口渴，此乃阴气先伤，阳气独发，名曰瘅疟，五汁饮主之。仲景于瘅疟条下，谓以饮食消息之，并未出方，谓如是重病，而不用药，特出饮食二字，重胃气可知。阳明于脏象为阳土，于气运为燥金，病系阴伤阳独，法当救阴何疑，重胃气法，当救胃阴何疑，制阳土燥金之偏胜，配孤阳之独亢，非甘寒柔润而何，此喻氏甘寒之论，其超卓无比论也，叶氏宗之，后世学者，咸当宗之矣。

五汁饮（方见前）

（加减法）此甘寒救胃阴之方也，欲清表热，则加竹叶、连翘，欲泻阳明独胜之热，向保肺之化源，则加知母，欲救阴血，则加生地、元参，欲宣肺气，加杏仁，欲行三焦，开邪出路，则加滑石。

（五十二）舌白渴饮，咳嗽频仍，寒从背起，伏暑所致，名曰肺疟，杏仁汤主之。肺疟疟之至浅者，肺疟虽云易解，稍缓则深，最忌用治疟印板俗例之小柴胡汤，盖肺去少阳半表半里之界尚远，不得引邪深入也，故以杏仁汤轻宣肺气，无使邪聚则愈。

杏仁汤方（苦辛寒法）

杏仁（三钱）　黄芩（一钱五分）　连翘（一钱五分）　滑石（三钱）　桑叶（一钱五分）　茯苓块（三钱）　白蔻皮（八分）　梨皮（二钱）

水三杯，煮取二杯，日再服。

（五十三）热多昏狂，谵语烦渴，舌赤中黄，脉弱而数，名曰心疟，加减银翘散主之，兼秽舌浊口气重者，安宫牛黄丸主之。心疟者，心不受邪，受邪则死，疟邪始受在肺，逆传心包络，其受之浅者。以加减银翘散，清肺与膈中之热，领邪出卫，其受之重者，邪闭心包之窍，则有闭脱之危，故以牛黄丸清宫城而安君主也。

加减银翘散方（辛凉兼芳香法）

连翘（十分）　银花（八分）　元参（五分）　麦冬（五分不去心）　犀角（五分）　竹叶（三分）

共为粗末，每服五钱，煎成去渣，点荷叶汁二三茶匙，日三服。

安宫牛黄丸方（方见前）

秋　燥

（五十四）秋感燥气，右脉数大，伤手太阴气分者，桑杏汤主之。前人有云，六气之中，惟燥不为病，似不尽然，盖以内经少，秋感于燥一条，故有此议耳，如阳明司天之年，岂无燥金之病乎。大抵春秋二令，气候较夏冬之偏热为平和，其由于冬夏之伏气为病者多，其由于本气自病者少，其由于伏气而病者重，本气自病者轻耳，其由于本气自病之燥证，初起必在肺卫. 故以桑杏汤清气分之燥也。

桑杏汤方（辛凉法）

桑叶（一钱）　杏仁（一钱五分）　沙参（二钱）　象贝（一钱）香豉（一钱）　栀皮（一钱）　梨皮（一钱）

水二杯，煮取一杯，顿服之，重者再作服，（轻药不得重用，必过病所再一次煮成三杯，其二三次之气味必变，药之气味俱轻故也）

（五十五）感燥而咳者，桑菊饮主之。亦救肺卫之轻剂也。

桑菊饮方（方见前）

（五十六）燥伤肺胃阴分，或热或咳者，沙参麦冬汤主之。此条较上二条则病深一层矣，故以甘寒救其津液。

沙参麦冬汤方（甘寒法）

沙参（三钱）　玉竹（二钱）　生甘草（一钱）　冬桑叶（一钱五分）　麦冬（三钱）　生扁豆（一钱五分）　花粉（一钱五分）

水五杯，煮取二杯，日再服，久热久咳者，加地骨皮三钱。

（五十七）燥气化火，清窍不利者，翘荷汤主之。清窍不利，如耳鸣目赤，龈胀咽痛之类，翘荷汤者，亦清上焦气分之燥热也。

翘荷汤（辛凉法）

薄荷（一钱五分）　连翘（一钱五分）　生甘草（一钱）　黑栀皮（一钱五分）桔梗（二钱）　菜豆皮（二钱）

水二杯，煮取一杯，顿服之，日服二剂，甚者日三。

加减法　耳鸣者，加羚羊角、苦丁茶；目赤者，加鲜菊叶、苦丁茶、夏枯草；咽痛者，加牛蒡子、黄芩。

（五十八）诸气膹郁，诸痿喘呕之因于燥者，喻氏清燥救肺汤主之。喻氏曰，诸气膹郁之属于肺者，属于肺之燥也，而古今治气郁之方，用辛香行气，绝无一方治肺之燥者；诸痿喘呕之属于上者，亦属于肺之燥也，而古今治法，以痿呕属阳明，以喘属肺，是则呕与痿属之中下，而惟喘属之上矣，所以千百万中，亦无一方及于肺之燥也。即喘之属于肺者，非表即下，非行气即泻气，间有一二用润剂者，又不得其肯綮，总之内经六气，脱误秋伤于燥一气，指长夏之湿，为秋之燥，后人不敢更端其说，置此一气于不理，即或明知理燥，而用药夹杂，如弋获飞虫，茫无定法示人也，今拟此方，命名清燥救肺汤。大约以胃气为主，胃土为肺金之母也，其天门冬虽能保肺，然味苦而气滞，恐反伤胃阻痰，故不用也，其知母能滋肾水清肺金，亦以苦而不用，至如苦寒降火，正治之药，尤在所忌，盖肺金自至于燥，所存阴气，不过一线耳，倘更以苦寒下其气，伤其胃，其人尚有生理乎？诚仿此增损以救肺燥变生诸证，如沃焦救焚，不厌其频，庶克有济耳。

清燥救肺汤方（辛凉甘润法）

石膏（二钱五分）　甘草（一钱）　霜桑叶（三钱）　人参（七分）　杏仁（七分泥）　胡麻仁（一钱炒研）　阿膏（八分）　麦冬（二钱不去心）　枇杷叶（六分去净毛炙）

水一碗，煮六分，频频二三次温服，痰多加贝母、栝蒌，血枯加生地黄，热甚加犀角、羚羊角，或加牛黄。

补秋燥胜气论

（按）前所序之秋燥方论，乃燥之复气也，标气也，盖燥属金而克木，木之子，少阳相火也，火气来复，故现燥热干燥之证。又灵相谓丙丁为手之两阳合明，辰巳为足之两阳合明，阳明本燥标阳也。前人谓燥气化火，经谓燥金之下，火气承之，皆谓是也。案古方书无秋燥之病，近代以来，惟喻氏始补燥气论，其方用甘润微寒，叶氏亦有燥气化火之论，其方用辛凉甘润，乃素问所谓燥化于天，热反胜之，治以辛凉，佐以苦甘法也。（瑭）袭前人之旧，故但叙燥证，复气如前，书已告成，窍思与素问燥淫所胜不合，故杂说篇中，特著燥论一条，详言正化对化胜气复气以补之，其于燥病胜气之现于三焦者，究未出方论，乃不全之书，心终不安。嗣得沈目南先生医征温热病论，内有秋燥一篇，议论通达正大，兹采而录之于后，间有偏胜不圆之处，又详辨之，并特补燥证胜气治法如下，再按胜复之理，与正化对化从本从标之道。近代以来，多不深求，注释之家，亦不甚考，如仲景伤寒论中之麻桂姜附治寒之胜气也，治寒之正化也，治寒之本病也，白虎承气治寒之复气也，治寒之对化也，治寒之标病也，余气俱可从此类推。（太阳本寒标热．对化为火，盖水胜必克火，故《经》载太阳司天，心病为多。末总结之曰病本于心，心火受病，必克金，白虎所以救金也。金受病则坚刚牢固滞塞不通，复气为土，土胜壅塞，反来克本身之真，水承气所以泄金与土而救水也。再《经》谓寒淫所胜，以咸泻之，从来注释家，不过随文释义。其所以用方之故，究未达出本论，不能遍注伤寒，偶举一端，以例其余，明者得此门径熟玩《内经》，自可迎刃而解，能解伤寒，其于本论自无难解者矣。由是推之六气皆然耳）沈目南《燥病论》曰：天元纪大论云，天以六为节，地以五为制。盖六乃风、寒、暑、湿、燥、火为节，五即木、火、土、金、水为制，然天气主外，而一气司六十日有奇，地运主内，而一运主七十二日有奇，故五运六气合行而终一岁，乃天然不易之道也。《内经》失去长夏伤于湿，秋伤于燥，所以燥证湮没，至今不明，先哲虽有言之，皆是内伤津血干枯之证，非谓外感清凉时气之燥。然燥病起于秋分以后，小雪以前，阳明燥金，凉气司令。经云阳明之胜，清发于中，左胠胁痛溏

泄，内为嗌塞，外发㿗病，大凉肃杀，华英改容，毛虫乃殃，胸中不便，嗌塞而
㿗。据此经文，燥令必有凉气感人，肝木受邪而为燥也。惟近代喻嘉，言昂然表
出，可为后世苍生之幸，奈以诸气膹郁，诸痿喘呕，㿗不止而出白血者，谓之燥
病，此乃伤于内者而言，诚与外感燥证不相及也。更自制清燥救肺汤皆以滋阴清
凉之品，施于火热刑金，肺气受热者宜之。若治燥病，则以凉投凉，必反增病剧，
殊不知燥病属凉，谓之次寒，病与感寒同类，经以寒淫所胜，治以甘热，此但燥
淫所胜，平以苦温，乃外用苦温解表，与冬月寒令而用麻桂姜附，其法不同，其
和中攻里则一，故不立方。盖《内经》六气，但分阴阳主治，以风热火三气属阳
同治，但药有辛凉苦寒咸寒之异，湿燥寒三气属阴同治，但药有苦热苦温甘热之
不同，仲景所以立伤寒温病二论，为大纲也。盖性理大全，谓燥属次寒，奈后贤
悉谓属热，大相径庭，如盛夏暑热薰蒸，则人身汗出溅溅，肌肉潮润而不燥也。
冬月寒凝肃杀，而人身干稿燥冽，故深秋燥令气行，人体肺金应之，肌肤亦燥，
乃火令无权，故燥属凉，前人谓热非矣。（按）先生此论，可谓独具只眼，不为
流俗所汩没者，其责喻氏补燥论，用甘寒滋阴之品，殊失燥淫所胜，平以苦温之
法，亦甚有理，但谓诸气膹郁，诸痿喘呕，欺不止出白血，尽属内伤，则与理欠
圆，盖因内伤而致此证者固多，由外感余邪在络转化转热而致此证者亦复不少。
（瑭）前于风温㿗嗽条下，驳杏苏散，补桑菊饮，方论内极言，㿗久留邪致损之
故，与此证同一理也，谓清燥救肺汤，治燥之复气，断非治燥之胜气，喻氏自无
从致辨，若谓竟与燥不相及，未免各就一边谈理。盖喻氏之清燥救肺汤，即《伤
寒论》中后半截之复脉汤也。伤寒必兼毋气之燥，故初用辛温甘热，继用辛凉苦
寒，终用甘润，因其气化之所至而然也。至谓仲景立伤寒、温病二大纲，如《素
问》所云．"寒暑六入，暑统风火"。寒统燥湿，一切外感，皆包于内，其说尤
不尽然。盖尊信仲景太过而失之矣。若然，则仲景之书，当名六气论，或外感论
矣，何以独名《伤寒论》哉？盖仲景当日著书，原为伤寒而设，并未遍著外感，
其论温论暑论湿，偶一及之也。即先生亦补医征温热病论。若系全书，何容又补
哉？（瑭）非好辨，恐后学眉目不清，尊信前辈太过，反将一切外感，总混入《伤
寒论》中，此近代以来之大弊，祸未消灭，尚敢如此立论哉。（汪案）谓善读仲
景之书，不独可以治伤寒，并可以治六气则是，谓仲景之书，已包六气在内则非。

　　（一）秋燥之气，轻则为燥，重则为寒，化气为湿，复气为火。揭燥气之大纲，

兼叙其子母之气，胜复之气，而燥气自明，重则为寒者，寒水乃燥金之子也，化气为湿者，土生金，湿土其母气也。《至真要大论》曰：阳明厥阴，不从标本，从乎中也。又曰：从本者化生于本，从标者有标本之化，从中者以中气为化也。按阳明之上，燥气治之，中见太阴，故本论初未著燥金本气方论，而于疟疝等证，附见于寒湿条下。叶氏医案，谓伏暑内发，新凉外加，多见于伏暑类中，仲景《金匮》，多见于腹痛疟疝门中。

（二）燥伤本脏，头微痛恶寒，咳嗽稀痰，鼻塞嗌塞，脉弦无汗，杏苏散主之。本脏者，肺胃也。《经》有嗌塞而颏之明文，故上焦之病自此始。燥伤皮毛，故头微痛者恶寒也。微痛者不似伤寒痛甚也。阳明之脉，上行头角，故头亦痛也。咳嗽稀痰者，肺恶寒，古人谓燥为小寒也。肺为燥气所搏，不能通调水道，故寒饮停而咳也。鼻塞者鼻为肺窍，嗌塞者嗌为肺系也。脉弦者，寒兼饮也。无汗者，凉捕皮毛也。按杏苏散减小青龙一等，此条当与下焦篇所补之痰饮数条参看。再杏苏散乃时人统治四时伤风咳嗽通用之方，本论前于风温门中已驳之矣。若伤燥凉之咳治以苦温，佐以甘辛，正为合拍。若受伤寒夹饮之咳，则有青龙。若伤春风，与燥已化火，无痰之证，则仍从桑菊饮桑杏汤例。

杏苏散方

苏叶　半夏　茯苓　前胡　苦桔梗　枳壳　甘草　生姜　大姜（去核）　橘皮　杏仁

［加减法］无汗脉弦甚，或紧者，加羌活微透汗。汗后咳不止，去苏叶羌活，加苏梗。兼泄泻腹满者，加苍术厚朴。头痛兼眉棱骨痛者，加白芷。热甚加黄芩，泄泻腹满者不用。（方论）此苦温甘辛也。外感燥凉，故以苏叶前胡辛温之轻者达表。无汗脉紧，故加羌活辛温之重者微发其汗。甘橘从上开，枳杏前芩从下降，则嗌塞鼻塞宣通，而咳可止。橘半茯苓逐饮，而补肺胃之阳。以白芷易原方之白术者，白术中焦脾药也，白芷肺胃本经之药也。且能温肌肉而达皮毛，姜枣为调和荣卫之用。若表凉退而里邪未除，咳不止者，则去走表之苏叶，加降里之苏梗。泄泻腹满，金气太实之里证也，故去黄芩之苦寒，加术朴之苦辛温也。

（三）伤燥，如伤寒太阴证，有汗不咳不呕不痛者，桂枝汤小和之。如伤寒太阳证者，指头痛身痛恶风寒而言也。有汗不得再发其汗，亦如伤寒例，但燥较寒为轻，故少与桂枝小和之也。

（四）燥金司令，头痛身寒热，胸胁痛，甚则疝瘕痛者，桂枝柴胡各半汤，加吴萸楝子茴香木香主之。此金胜克木也，木病与金病并见，表里齐病，故以柴胡达少阳之气，即所以达肝木之气。合桂枝而外出太阳，加芳香定痛，苦温通降也，湿燥寒同为阴邪，故仍从足经例。

桂枝柴胡各半汤加吴萸楝子茴香木香汤方（治以苦温佐以甘辛法）

桂枝　吴茱萸　黄芩　柴胡　广木香　人参　生姜川楝子　白芍　小茴香　炙甘草　大枣（去核）　半夏

（五）燥淫传入中焦，脉短而涩，无表证，无下证，胸痛腹胁胀痛，或呕或泄，苦温甘辛以和之。燥虽传入中焦，既无表里证，不得误汗误下，但以苦温甘辛和之足矣。脉短而涩者，长为木，短为金，滑为润，涩为燥也，胸痛者，肝脉络胸也。腹痛者，金气克木。木病克土也；胁痛者；肝木之本位也；呕者，亦金克木病也；泄者，阳明之上，燥气治之，中见太阴也。或者不定之辞，有痛而兼呕与泄者，有不呕而但泄者，有泄而但呕者，有不兼呕与泄而但痛者，病情有定，病势无定，故但出法而不立方，学者随证化裁可也。药用苦温甘辛者，《经》谓燥淫所胜，治以苦温，佐以甘辛，以苦下之，盖苦温从火化以克金，甘卒从阳化以胜阴也，以苦下之者，金性坚刚，介然成块，病深坚结，非下不可，下文即言下之证。

（六）阳明燥证，里实而坚，未从热化，下之以甘温，已从热化，下之以苦寒。燥证阳明里实而坚满，经统言以苦下之，以苦泄之，今人用下法，多以苦寒，不知此证当别已化未化，用温下寒下两法，随证施治，方为的确。未从热化之脉，必仍短涩，涩即兼紧也，面必青黄，苦温下法，如《金匮》大黄附子细辛汤，新方天台乌药散，（见下焦篇寒湿门）如巴豆霜之类。已从热化之脉，必数而坚，面必赤，舌必黄，再以他证参之，苦寒下法，如三承气之类，而小承气无芒硝，轻用大黄，或酒炒，重用枳朴，则微兼温矣。（附治验）丙辰年，（瑭）治一山阴幕友车姓，年五十五岁，须发已白大半，脐左坚大如盘，隐隐微痛，不大便数十日，先延外科治之，外科以大承气治之，三四次终不通，延余诊视，按之坚冷如石，面色青黄，脉短涩而迟，先尚能食，屡下之后，糜粥不进，不大便已四十九日，余曰：此症也，金气之所结也。以肝本抑郁，又感秋金燥气，小邪中里，久而结成，愈久愈坚，非下不可，然寒下非其治也。以天台乌药散二钱，加巴豆霜一钱，姜汤和服，设三伏以待之，如不通，第二次加巴豆霜分半，再不通，第三次加巴豆霜二分。服至三次后．始下黑亮球四十九枚，坚莫能破，继以苦温甘辛之法调理，渐次能食。又十五日不大便，余如前法下之，第二次而通，下黑亮球十五枚，虽亦坚结，然破之能碎，但燥极耳。外以香油熬川椒熨其坚处，内服苦温芳香透络，月余化尽。于此证方知燥金之气伤人如此，而温下寒下之法，断不容紊也。乙丑年，治通廷尉久疝不愈，时年六十八岁，先是通廷尉外任时，每发疝，医者必用人参，故留邪在络，久不得愈，至乙丑年季夏，受凉复发，坚结肛门，坐卧不得，胀痛不可忍，汗如雨下，七日不大便。余曰："疝本寒邪，凡坚结牢固，皆属金象，况现在势甚危急．非温下不可。"亦用天台乌药散一钱，巴豆霜分许，下至三次始通，通后痛渐定，调以倭硫黄丸，兼以《金匮》蜘蛛散。渐次化净。以上治验二条，俱系下焦证，以出阳明坚结下法，连类而及。

（七）燥气延入下焦，搏于血分而成癥者，无论男妇，化癥回生丹主之。大邪中表之燥证，感而即发者，诚如目南先生所云，与伤寒同法，学者衡其轻重可耳，前所补数条，除减伤寒法等差二条，胸胁腹痛一条，与伤寒微有不同，余俱兼疝瘕者，以经有燥淫所胜，男子癫疝，女子少腹痛之明文。疝瘕已多见寒湿门中，疟证泄泻呕吐，已多见于寒湿湿温门中，此特补小邪中里，深入下焦血分，坚结不散之痼疾，若不知络病宜缓通治法，或妄用急攻，必犯瘕散为蛊之戒。此蛊乃血蛊也，在妇人更多，为极重难治之证，学者不可不豫防之也。化癥回生丹法，系燥淫于内，治以苦温，依以甘辛，以苦下之也。方《金匮》鳖甲煎丸，与回生丹脱化而出，此方以参桂椒姜通补阳气，白芍熟地守补阴液，益母膏通补阴气，而消水气，鳖甲胶通补肝气，而消癥瘕，余俱芳香入络而化浊，且以食血之虫，飞者走络中气分，走者走络中血分，可谓无微不入，无坚不破，又以醋熬大黄三次，约入病所不伤他脏，久病坚结不散者，非此不可，或者病其药味太多，不知用药之道，少用独用，则力大而急，多用众用，则功分而缓。古人缓化之方皆然，所谓有制之师，不畏多，无制之师；少亦乱也，此方合醋与蜜共三十六味，得四九之数，金气生成之数也。

化癥回生丹方

人参（六两）　安南桂（二两）　两头尖（二两）　麝香（二两）片子姜黄（二

两）　公丁香（三两）　　川椒炭（二两）　　虻虫（二两）京三棱（二两）　蒲黄炭（一两）　藏红花（二两）　苏木（三两）桃仁（三两）　苏子霜（二两）五灵脂（二两）　降真香（二两）乾漆（二两）　当归尾（四两）　没药（二两）白芍（四两）　杏仁（三两）　香附米（二两）　吴茱萸（二两）　元胡索（二两）　水蛭（二两）　阿魏（二两）　小茴香炭（二两）　川芎（二两）乳.香（二两）　良姜（二两）　艾炭（二两）　益母膏（八两）　熟地黄（四两）鳖甲胶（二斤）　大黄（八两，共为细末以高米醋一斤半熬浓晒干为末再加醋熬如是三次晒干为末）

共为细末，以鳖甲、益母、大黄三胶和匀，再加炼蜜为丸，重一钱五分，蜡皮封护，用时温开水和，空心眼，瘀甚之证，黄酒下。

一治癥结不散不痛，一治癥发痛甚，一治血痹，一治妇女干血痨证之属实者，一治疟母，左胁痛而寒热者，一治妇女经前作痛古谓之痛经者，一治妇女将欲行经而寒热者，一治妇女将欲行经误食生冷腹痛者，一治妇女经闭，一治妇女经来紫黑，甚至成块者，一治腰痛之因于跌扑死血者，一治产后瘀血，少腹痛拒按者，一治跌扑昏晕欲死者，一治金疮棒疮之有瘀滞者。

（八）燥气久伏下焦，不与血搏，老年八脉空虚，不可与化癥回生丹者，复亨丹主之。金性沉著，久而不散，自非温通络脉不可，既不与血搏成坚硬之块，发时痛胀有形，痛止无形，自不得伤无过之荣血，而用化癥矣。复亨大义谓剥极而复，复则能亨也，其方以温养温燥兼用，盖温燥之方，可暂不可久，况久病虽曰阳虚，阴亦不能独足。至老年八脉空虚，更当豫护其阴。故以石硫黄，补下焦真阳而不伤阴之品为君，佐之以鹿茸枸杞人参茯苓苁蓉补正，而但以归茴椒桂丁香萆薢通冲任与肝肾之邪也。按解产难中，已有通补奇经丸方，此方可以不录，但彼方专以通补八脉为主，此则温养温燥合法，且与上条为对待之方，故并载之。按《难经》：任之为病，男子为七疝，女子为瘕聚。七疝者，朱丹溪谓寒疝、水疝、筋疝、血疝、气疝、狐疝、癫疝为七疝；《袖珍》谓一厥二盘三寒四癥五附六脉七气为七疝。瘕者血病，即妇人之疝也。后世谓蛇瘕、脂瘕、青瘕、黄瘕、狐瘕、血瘕、鳖瘕为八瘕。盖任为天癸生气，故多有形之积，大抵有形之实证，宜前方，无形之虚证，宜此方也。（按）燥金遗病，如疝瘕之类，多见下焦篇寒湿湿温门中，再载在方书，应收入燥门者尚多，以限于边幅，不及备录，已示门径，学者隅反可也。

复亨丹方（苦温甘辛法）

倭硫黄（十分）（按）倭硫黄者石硫黄也水土硫黄断不可用）　鹿茸（八分酒炙）　枸杞子（六分）　人参（四分）　云茯苓（八分）淡苁蓉（八分）　安南桂（四分）　全当归（六分酒浸）　小茴香（六分酒浸与当归同炒黑）　川椒炭（三分）　萆薢（六分）　炙龟板（四分）

益母膏和为丸，小梧桐子大，每服二钱，日再服，冬日渐加至三钱，开水下。（按）前人燥不为病之说，非将寒燥混入一门，即混入湿门矣。盖以燥为寒之始，与寒相似，故混入寒门，又以阳明之上，燥气治之，中见太阴，而阳明从中，以中气为化，故又易混入湿门也。但学医之士，必须眉目清楚，复《内经》之旧，而后中有定见，方不越乎规矩也。

卷二　中焦篇

风温　温热　温疫　温毒　冬温

（一）面目俱赤，语声重浊，呼吸俱粗，大便闭，小便涩，舌苔老黄，甚则黑有芒刺，但恶热不恶寒，日晡益甚者，传至中焦，阳明温病也。脉浮洪躁甚者，白虎汤主之。脉沉数有力，甚则脉体反小而实者，大承气汤主之。暑温、湿温、温疟，不在此例。阳明之脉荣于面，《伤寒论》谓阳明病，面缘缘正赤，火盛必克金，故目白睛亦赤也。

语声重浊，金受火刑而音不清也。呼吸俱粗，谓鼻吸来去俱粗其粗也平等，方是实证，若来粗去不粗，去粗来不粗，或竟不粗，则非阳明实证，当细辨之。粗则喘之渐也，大便闭，阳明实也，小便涩，火腑不通，而阴气不化也。口燥渴，火烁津也，舌苔老黄，肺受胃浊，气不化津也，（按）灵枢论诸脏温病，独肺温病有舌苔之明文，余则无有。可见舌苔乃胃中浊气，薰蒸肺脏，肺气不化而然）。甚则黑者，黑水色也，火极而似水也，又水胜火。大凡五行之极盛，必兼胜己之形，芒刺苔久不化，热极而起坚硬之刺也，倘刺软者，非实证也。不恶寒但恶热者，传至中焦，已无肺证。阳明者，两阳合明也，温邪之热，与阳明之热相搏，故但恶热也，或用白虎，或用承气者，证同而脉异也。浮洪躁甚，邪气近表，脉浮者不可下，凡逐邪者，随其所在，就近而逐之，脉浮则出表为顺，故以白虎之金飚，以退烦热。若沉小有力，病纯在里，则非下夺不可矣，故主以大承气。按吴又可《温疫论》中云："舌苔边白，但见中微黄者，即加大黄。"甚不可从，虽云伤寒，重在误下，温病重在误汗，即误下不似伤寒之逆之甚，究竟承气非可轻尝之品，故云舌苔老黄，甚则黑有芒刺，脉体沉实，的系燥结痞满，方可用之。或问子言温病，以手经主治，力辟用足经药之非，今亦云阳明证者何，阳明特非足经乎？曰阳明如市，胃为十二经之海，土者万物之所归也，诸病未有不过此者。前人云，伤寒传足不传手，误也，一人不能分为两截，总之伤寒由毛窍而豀，豀肉之分，理之小者，由豀而谷，谷肉之分，理之大者，由谷而孙络，孙络络之至细者，由孙络而大络，由大络而经，此经即太阳经也。始太阳，终厥阴。伤寒以足经为主，未始不关手经也；温病由口鼻而入，鼻气通于肺，口气通于胃，肺病逆传，则为心包，上焦病不治，则传中焦，胃与脾也，中焦病不治，即传下焦，肝与肾也，始上焦，终下焦，温病以手经为主，未始不关足经也。但初受之时，断不可以辛温发其阳耳。盖伤寒伤人身之阳，故喜辛温甘温苦热，以救其阳；温病伤人身之阴，故喜辛凉甘寒甘咸，以救其阴。彼此对勘，自可了然于心目中矣。

（陆评）忆二十年前，初读叶香岩《温病论》，见温邪犯肺，逆传心包说，觉耳目一新。因肄业时，吾师只以《素问》、《难经》、仲景《伤寒》、《金匮》为课本，此外各书，不许滥入一字，心极闷苦，骤读叶论，恍临异境，非常快乐，不意已为吾师唐纯斋先生所见，骤问曰：温邪犯肺传心之理，叶氏已经畅言，惟既称曰逆，则必有顺，不难对勘而知，逆传至心包，顺传至何所？当时阅书极少，骤经此一问，苦思再三，才答顺传当至大肠，因肺与大肠相表里，表病内陷，理应如是。唐师曰：理则然矣，症犹未也，肺邪不能飞越至大肠，两阳明同气，必先犯胃，然后到肠。余曰：肺与心皆是脏，胃与肠皆是腑，病脏为重，病腑为轻，肺邪犯胃至肠，由脏至腑，由上至下，较之逆传心包，易治多矣。唐师颇为嘉许，遂许余兼阅叶薛徐王诸书，今观鞠通自注云，肺病逆传，则为心包，上焦失治，则传中焦，始上焦，终下焦，是以传心为应有之症，传腑为失治之症，何其轻重倒置也。王孟英曰，鞠通排定路径，必欲温热病遵其道而行，有是理乎，彼犯肺之邪，若不外解，原以下传于胃为顺，故往往上焦未罢，已及中焦，惟其不能下行为顺，是以内陷膻中为逆传。章虚谷，亦昧此义，乃云火来克金，而肺邪反传于包络，故曰逆，夫从所胜来者为微邪，胡可反以为逆，岂二公皆未读《难经》邪，其不始于上焦者，更无论矣，总之病情万变，惟穷理者乃能应变，而鞠通偏喜用呆板之语，印定后人眼目，是则大可议者也。

白虎汤（方见上焦篇）

大承气汤方　大黄（六钱）　芒硝（三钱）　厚朴（三钱）　枳实（三钱）

水八杯，先煮枳朴，后纳大黄芒硝，煮取三杯，先服一杯，约二时许，得利止后服，不知，再服一杯，再不知，再服。（方论）此苦辛通降咸以入阴法，承气者，承胃气也。盖胃之为腑，体阳而用阴，若在无病时，本系自然下降，今为邪气盘踞于中，阻其下降之气，胃虽自欲下降而不能，非药力助之不可，故承气汤通胃结，救胃阴。仍系承胃腑本来下降之气，非有一毫私智穿凿于其间也，故汤名承气。学者若真能透澈此义，则施用承气，自无弊窦。大黄荡涤热结，芒硝入阴软坚，枳实开幽门之不通，厚朴泻中宫之实满，（厚朴分量不似伤寒病中重用者，治温与治寒不同，畏其燥也）曰大承气者，合四药而观之，可谓无坚不破，无微不入，故曰大也。非真正实热蔽锢，气血俱结者，不可用也。若去入阴之芒硝，则云小矣。去枳朴之攻气结，加甘草以和中，则云调胃矣。

（二）阳明温病，脉浮而促者，减味竹叶石膏汤主之。脉促谓数而时止，如趋者过急，忽一蹶然，其势甚急，故以辛凉透表重剂，逐邪外出则愈。

减味竹叶石膏汤方（辛凉合甘寒法）

竹叶（五钱）　石膏（八钱）　麦冬（六钱）　甘草（三钱）

水八杯，煮取三杯，一时服一杯，约三时令尽。

（三）阳明温病，诸证悉有，而微脉不浮者，小承气汤微和之。以阳明温病发端者，指首条所列阳明证而言也，后凡言阳明温病者仿此。诸证悉有，似非下不可，微则未至十分亢害。但以小承气通和胃气则愈，无庸芒硝之软坚也。

（四）阳明温病，汗多谵语，舌苔老黄而干者，宜小承气汤。汗多，津液散而大便结，苔见干黄，谵语，因结粪而然，故宜承气。

（五）阳明温病，无汗，小便不利，谵语者，先与牛黄丸；不大便，再与调胃承气汤。无汗而小便不利，则大便未定成硬，谵语之不因燥屎可知。不因燥屎而谵语者，犹系心包络证也。故先与牛黄丸以开内窍，服牛黄丸内窍开，大便当下，盖牛黄丸亦有下大便之功。能其仍然不下者，无汗，则外不通，大小便俱闭，则内不通，邪之深结于阴可知，故取芒硝之咸寒，大黄甘草之甘苦寒，不取枳朴之辛燥也。伤寒之谵语，舍燥屎无他证，一则寒邪不兼秽浊，二则由太阳而阳明；温病谵语，有因燥屎，有因邪陷心包，一则温多兼秽，二则自上焦心肺而来，学者常须察识，不可歧路亡羊也。

（六）阳明温病，面目俱赤，肢厥甚则通体皆厥，不瘛疭但神昏，不大便，七八日以外，小便赤，脉沉伏，或并脉亦厥，胸腹满，坚甚，则拒按，喜凉饮者，大承气主之。此一条，须细辨其的是火极似水，热极而厥之证，方可用之。全在目赤，小便赤，腹满坚，喜凉饮定之。

大承气汤（方法见前）

（七）阳明温病，纯利稀水，无粪者，谓之热结旁流，调胃承气汤主之。热极旁流，非气不通，不用枳朴，独取芒硝入阴，以解热结，反以甘草缓芒硝急趋之性，使之留中解结，不然，结不下而水独行，徒使药性伤人也。吴又可用大承气汤者非是。

（八）阳明温病，实热壅塞为哕者下之，连声哕者中焦，声断续，时微时甚者，属下焦。

《金匮》谓哕而腹满，视其前后，知何部不利，利之即愈。阳明实热之哕，下之里气得通则止，但其兼证之轻重，难以预料，故但云下之，而不定方，以俟临证者自为采取耳。再按中焦实证之哕，哕必连声紧促者，胃气大实，逼迫肺气，不得下降，两相攻击而然。若或断或续，乃下焦冲虚之哕，其哕之来路也远，故其声断续也，治属下焦。

（九）阳明温病，下利谵语，阳明脉实，或滑疾者，小承气汤主之。脉不实者，牛黄丸主之，紫雪丹亦主之。

下利谵语，柯氏谓肠虚胃实，故取大黄之濡胃，无庸芒硝之润肠。本论有脉实、脉滑、疾脉不实之辨，恐心包络之谵语，而误以承气下之也，仍主芳香开窍法。

小承气汤方（苦辛通法重）

大黄（五钱）　厚朴（二钱）　枳实（一钱）

水八杯，煮取三杯，先服一杯，得宿粪止后服，不知，再服。

调胃承气汤（热淫于内治以咸寒佐以甘苦法）

大黄（三钱）　芒硝（五钱）　生甘草（二钱）　牛黄丸（方论并见上焦篇）紫雪丹（方论并见上焦篇）

（十）温病三焦俱急，大热大渴，舌燥，脉不浮而躁甚，舌色金黄，痰涎壅甚，不可单行承气者，承气合小陷胸汤主之。三焦俱急，谓上焦未清，已入中焦，阳明大热大渴，脉躁苔焦，阳土燥烈，煎熬肾水。不下，则阴液立见消亡，下则引上焦余邪陷入，恐成结胸之证。故以小陷胸合承气汤，涤三焦之邪，一齐俱出，此因病急，故方亦急也，然非审定是证，不可用是方也。

承气汤小陷胸汤方（苦辛寒法）

生大黄（五钱）　厚朴（二钱）　枳实（二钱）　半夏（三钱）栝蒌（三钱）黄连（二钱）

水八杯，煮取三杯，先服一杯，不下，再服一杯，得快利，止后服，不便，再服。

（十一）阳明温病，无上焦证，数日不大便，当下之。若其人阴素虚，不可行承气者，增液汤主之。服增液汤，已周十二时观之，若大便不下者，合调胃承气汤微和之。此方所以代吴又可承气养荣汤法也。妙在寓泻于补，以补药之体，作泻药之用，既可攻实，又可防虚。余治体虚之温病，与前医误伤津液，不大便，半属半实之证，专以此法救之，无不应手而效。（征按）二十年来，予以此法救温病体虚之当下者，取效屡矣，颇以为独得之奇，而不知鞠通之有是方也，所见略同。

增液汤方（咸寒苦甘法）

元参（一两）　麦冬（八钱连心）　细生地（八钱）

水八杯，煮取三杯，口干则与饮令尽，不便，再作服。（方论）温病之不大便，不出热结口干二者之外，其偏于阳邪炽甚热结之实证，则从承气法矣。其偏于阴亏液涸之半虚半实证，则不可混施承气，故以此法代之。独取元参为君者，元参味苦咸微寒，壮水制火，通二便，启肾水上潮于天，其能治液干，固不待言，本经称其主治腹中寒热结聚，其并能解热结可知。麦冬主治心腹结气，伤中伤饱，胃络脉绝，赢瘦短气，亦系能补能润能通之品，故以为之佐。生地亦主寒热积聚，逐血痹，用细者取其补而不腻，兼能走络也。三者合用，作增水行舟之计，故汤名增液，但非重用不为功。本论于阳明下证峙立三法，热结液干之大实证，则用大承气；偏于热结而液不干者，旁流是也，则用调胃承气；偏于液干多而热结少者，则用增液，所以回护其虚，务存津液之心法也。（按）吴又可纯恃承气以为攻病之具，用之得当，则效，用之不当，其弊有三：一则邪在心包阳明两处，不先开心包，徒攻阳明，下后仍然昏惑谵语，亦将如之何哉？吾知其必不救矣。二则体亏液涸之人，下后作战汗，或随战汗而脱，或不蒸汗，徒战而脱。三者下后，虽能战汗，以阴气大伤，转成上嗽下泄，夜热早凉之怯证，补阳不可，救阴不可，有延至数月而死者，有延至岁余而死者，其死均也。在又可当日瘟疫盛行之际，非寻常温病可比，又初创温病治法，自有矫枉过正，不暇详审之处，断不可概施于今日也。本论分别可与不可与，可补不可补之处，以俟明眼裁定，而又为此按语于后，奉商天下之欲救是证者，至若张氏喻氏有以甘温辛热立法者，湿温有可用之处，然须兼以苦泄淡渗，盖治外邪宜通不宜守也，若风温、温疫、温毒，断不可从。

（十二）阳明温病，下后汗出，当复其阴，益胃汤主之。温热本伤阴之病，下后邪解汗出，汗亦津液之化，阴液受伤，不待言矣，故云当复其阴。此阴指胃阴而言，盖十二经皆禀气于胃，胃阴复而气降得食，则十二经之阴，皆可复矣。欲复其阴，非甘凉不用，汤名益胃者，胃体阳而用阴，取益胃用之义也。下后急议复阴者，恐将来液亏燥起，而成干咳身热之怯症也。

益胃汤方（甘凉法）

沙参（三钱）　麦冬（五钱）　冰糖（一钱）　细生地（五钱）玉竹（一钱五分炒香）

水五杯，煮取三杯分两次服，滓再煮，一杯服。

（十三）下后无汗脉浮者，银翘汤主之；脉浮洪者，白虎汤主之；脉洪而芤者，白虎加入参汤主之。此下后邪气还表之证也。温病之邪，上行极而下，下行极而上，下后里气得通，欲作汗而未能，以脉浮验之，知不在里而在表，逐邪者随其性而宣泄之，就其近而引导之，故主以银翘汤，增液为作汗之具，仍以银花连翘解毒，而轻宣表气，盖亦辛凉合甘寒轻剂法也。若浮而且洪，热气炽甚，津液立见销亡，则非白虎不可。若洪而且芤，金受火克，元气不支，则非加入参不可矣。

银翘汤方（辛凉合甘寒法）

银花（五钱）　连翘（三钱）　竹叶（二钱）　生甘草（一钱）麦冬（四钱）细生地（四钱）

白虎汤、白虎加入参汤（方论并见上焦篇）

（十四）下后无汗，脉不浮而数，清燥汤主之。无汗而脉数，邪之未解可知，但不浮无领邪外出之路，既下之后，又无连下之理，故以清燥法增水敌火，使不致为灾，一半日后，相机易法，即吴又可下后，间服缓剂之法也。但又可清燥汤中用陈皮之燥，柴胡之升，当归之辛窜，津液何堪，以燥清燥，有是理乎？此条乃用其法，而不用其方。

清燥汤方（甘凉法）

麦冬（五钱）　知母（二钱）　人中黄（一钱五分）　细生地（二钱）　元参（三钱）

水八杯，煮取三杯，分三次服。

[加减法]咳嗽胶痰，加沙参三钱，桑叶一钱五分，梨汁半酒杯，牡蛎三钱，牛蒡子三钱，（按）吴又可咳嗽胶痰之证，而有苏子橘红当归，病因于燥，而用燥药非也，在湿温门中不禁。

（十五）下后数日热不退，或退不尽，口燥咽干，舌苔干黑，或金黄色，脉沉而有力者，护胃承气汤微和之，脉沉而弱者，增液汤主之。温病下后，邪气已净，必然脉静身凉，邪气不净，有延至数日，邪气复聚于胃，须再通其里者，甚至屡下而后净者，诚有如吴又可所云，但正气日虚一日，阴津日耗一日，须加意防护其阴，不可稍有卤莽，是在任其责者，临时斟酌尽善耳。吴又可于邪气复聚之证，但主以小承气，本论于此处，分别立法。

护胃承气汤（苦甘法）

生大黄（三钱）　元参（三钱）　细生地（三钱）　丹皮（二钱）知母（二钱）　麦冬（三钱连心）

水五杯，煮取二升，先服一杯，得结粪，止后服，不便再服。

增液汤（方见前）

（十六）阳明温病，下后二三日，下证复现，脉不甚沉，或沉而无力，止可与增液，不可与承气。

此恐犯数下之禁也。（汪按）邪不传不化，传表传里，因势导之，湿热之证，有解表之后，邪复聚表，攻里之后，邪复聚里，或解表之后，邪入于里，攻里之后，邪还于表，甚至温疫邪炽，有下至数十次而后愈者，诚如吴氏所云，总要看其邪正虚实，以定清热养阴之进退。大抵滋阴不厌频烦，攻下切须慎重，盖下后虚邪，与未下实邪不同，攻下稍缓，断无大害，元气一败，无可挽回也。邪少正虚，但与滋阴，便可涤邪。增液益胃之属酌用，邪虚两停，滋阴之中，略佐涤邪，护胃承气主之。即炽正未虚者，亦以增液为主。燥结甚者，间服增液承气，约小其制，方合下后治法。

（十七）阳明温病，下之不通，其证有五：应下失下，正虚不能运药，不运药者死，新加黄龙汤主之；喘促不宁，痰涎壅滞，右寸实大，肺气不降者，宣白承气汤主之；左尺牢坚，小便赤痛，时烦渴甚，导赤承气汤主之；邪闭心包，神昏舌短，内窍不通，饮不解渴者，牛黄承气汤主之；津液不足，无水舟停者，间服增液，再不下者，增减承气汤主之。《经》谓下不通者死，盖下而至于不通，其为危险可知，不忍因其危险难治，而遂弃之。兹按温病中下之不通者，共有五因，其因正虚不运药者，正气既虚，邪气复实，勉拟黄龙法，以人参补正，以大黄逐邪，以冬地增液，邪退正存一线，即可以大队补阴而生，此邪正合治法也。其因肺气不降，而里证又实者，必喘促。寸实，则以杏仁石膏宣肺气之痹，以大黄逐肠胃之结，此脏腑合治法也。其因火腑不通左尺必现牢坚之脉，（左尺小肠脉也，俗候于左寸者，非细考内经自知）小肠热甚，下注膀胱，小便必涓滴赤且痛也。则以导赤去淡通之阳药，加连柏之苦通火腑，大黄芒硝承胃气而通大肠，此二肠同治法也。其因邪闭心包，内窍不通者，前第五条已有先与牛黄丸，再与承气之法。此条系已下而不通，舌短神昏，闭已甚矣。饮不解渴，消亦甚矣。较前条仅仅谵语，则更急而又急，立刻有闭脱之虞，阳明大实不通，有消亡肾液之虞，其势不可稍缓须臾，则以牛黄丸开手少阴之闭，以承气急泻阳明，救足少阴之消，此两少阴合治法也。再此条亦系三焦俱急，当与前第十条用承气陷胸合法者参看，其因阳明太热，津液枯燥，水不足以行舟，而结粪不下者，非增液不可服，增液两剂，法当自下，其或脏燥太甚之人，竟有不下者，则以增液合调胃承气汤，缓缓与服，约二时，服半杯，沃之。此一腑中气血合治法也。

新加黄龙汤（苦甘咸法）

细生地（五钱）　生甘草（二钱）　人参（一钱五分，另煎）　生大黄（三钱）　芒硝（一钱）　元参（五钱）　麦冬（五钱连心）　当归（一钱五分）　海参（二条洗）　姜汁（六匙）

水八杯，煮取三杯，先用一杯，冲参汁五分，姜汁二匙顿服之。如腹中有响声，或转矢气者，为欲便也。候一二时不便，再如前法服一杯，候二十四刻不便，再服第三杯，如服一杯即得便，止后服，酌服益胃汤一剂，（益胃汤方见前）余参或可加入。（方论）此处方以无可处之地，勉尽人力，不肯稍有遗憾之法也。旧方用大承气加参地当归，须知正气久耗，而大便不下者，阴阳俱惫，尤重阴液消亡，不得再用枳朴伤气而耗液，故改用调胃承气取甘草之缓急，合人参补正，微点姜汁，宣通胃气，代枳朴之用，合人参最宣胃气。加麦地元参保津液之难保，而又去因结之积聚，姜汁为宣气分之用，当归为宣血中气分之用。再加海参者，海参咸能化坚，甘能补正，（按）海参之液，数倍于其身，其能补液可知，且蠕动之物，能走络中血分，病久者必入络，故以之为使也。

宣白承气汤方（苦辛淡法）

生石膏（五钱） 生大黄（三钱） 杏仁粉（二钱） 括姜皮（一钱五分）

水五杯，煮取二杯，先服一杯，不知，再服。

导赤承气汤

赤芍（三钱） 细生地（五钱） 生大黄（三钱） 黄连（二钱）黄柏（二钱） 芒硝（一钱）

水五杯，煮取二杯，先服一杯，不下，再服。

牛黄承气汤 即用前安宫牛黄丸二丸化开，调生大黄末三钱，先服一半，不知，再服。（牛黄丸方见上焦篇）

增液承气汤（增液汤方见前） 即于增液汤内加大黄三钱，芒硝一钱五分，水八杯，煮取三杯，先服一杯，不知，再服。

（十八）下后虚烦不眠，心中懊憹，甚至反覆颠倒，栀子豉汤主之。若少气者加甘草，若呕者，加姜汁。邪气半至阳明，半犹在膈下，法能除阳明之邪，不能除膈间之邪，故证现懊憹虚烦，栀子豉汤，涌越其在上之邪也。少气加甘草者，误下固能伤阴，此则以误下而伤胸中阳气，甘能益气，故加之。呕加姜汁者，胃中未至甚热燥结，误下伤胃中阳气，本来乘之故呕，加姜汁和肝而降胃气也，胃气降则不呕矣。

栀子豉汤方（见上焦篇）

栀子豉加甘草汤 即于栀子豉汤内，加甘草二钱，煎法如前。

栀子豉加姜汁汤　即于栀子豉汤内，加姜汁五匙。

（十九）阳明温病，干呕，口苦而渴，尚未可下者，黄连黄芩汤主之。不渴而舌滑者属湿温。温热燥病也，其呕由于邪热夹秽，扰乱中宫而然，故以黄连黄芩彻其热，以芳香蒸变化其浊也。

黄连黄芩汤法（苦寒微辛法）

黄连（二钱）　黄芩（二钱）　郁金（一钱五分）　香豆豉（二钱）

水五杯，煮取二杯，分二次服。

（二十）阳明温病，舌黄燥，肉色绛，不渴者邪在血分，清荣汤主之。若滑者不可与也，当于湿温中求之。温病传里，理当渴甚，今反不渴者，以邪气深入血分，格阴于外，上潮于口，故反不渴者。曾过气分，故苔黄而燥，邪居血分，故舌之肉色绛也。若舌苔白滑灰滑，淡黄而滑，不渴者乃湿气蒸腾之象，不得用清荣，柔以济柔也。（汪按）此条以舌绛为主，（舌绛不渴夜甚乃人荣的候）再按绛而中心黄苔，当气血两清，纯绛鲜红，急涤包络，中心绛干，两清心胃，尖独干绛，专泄火腑，舌绛而光，当濡胃阴，绛而枯痿，急用胶黄，干绛无色，宜投复脉（此二证俱属下焦）。以上俱仍合脉证参详。若舌绛兼有白苔，或黄白相兼，是邪仍在气分，绛而有滑苔者，则为湿热薰蒸，误用血药滋腻，邪必难解，不可不慎也，详见上下二焦。

清荣汤方（见上焦篇）

（二十一）阳明斑者，化斑汤主之。方义并见上焦篇。

（二十二）阳明温病，下后，疹续出者，银翘散去豆豉，加细生地大青紫元参丹皮汤主之。方义并见上焦篇。

（二十三）斑疹，用升提则衄，或厥或呛咳，或昏痉，用壅补则瞀乱。此治斑疹之禁也。斑疹之邪在血络，只喜轻宣凉解。若用柴胡升麻辛温之品，直升少阳，使热血上循清道则衄。过升则下竭，下竭者必上厥。肺为华盖，受热毒之薰蒸，则呛咳。心位正阳，受升提之摧迫则昏痉。若至壅补，使邪无出路，络道比经道最细，诸疮痛痒，皆属于心，既不得外出，其势必返而归之于心，不瞀乱得乎。

（二十四）阳疹阳明证悉具，外出不快，内壅特甚者，调胃承气汤微和之，得通则已，不可令大泄，大泄则内陷。此斑疹下法，微有不同也。斑疹虽宜宣泄，但不可太过，令其内陷，斑疹，虽忌升提，亦畏内陷。方用调胃承气者，避枳朴之温燥，取芒硝之入阴，甘草败毒缓中也。

调胃承气汤（方见前）

（二十五）阳明温毒发痘者，如斑疹法，随其所在而攻之。温毒发痘，如小儿痘疮，或多或少，紫黑色，皆秽浊太甚，疗治失宜而然也，虽不多见，间亦有之，随其所在而攻，谓脉浮则用银翘散，加生地元参，渴加花粉，毒重加金汁人中黄，小便短加芩连之类，脉沉内壅者，酌轻重下之。

（二十六）阳明温毒杨梅疮者，以上法随其所偏而调，重加败毒，兼与利湿。此条尚入湿温，因上条温痘连类而及，故编于此，可以互证也。杨梅疮者，形似杨梅，轻则红紫，重则紫黑，多现于背部面部，亦因感受秽浊而然。如上法者，如上条治温痘之法。毒甚故重加败毒，此证毒附湿而为灾，故兼与利湿，如萆薢土茯苓之类。

（二十七）阳明温病，不甚渴，腹不满，无汗，小便不利，心中懊憹者，必发黄，黄者栀子柏皮汤主之。受邪太重，邪热与胃阳相搏，不得发越，无汗不能自通，热必发黄矣。

栀子柏皮汤方

栀子（五钱）　生甘草（三钱）　黄柏（五钱）

水五杯，煎取二杯，分二次服。（方论）此湿淫于内，以苦燥之，热淫于内，佐以甘苦法也，栀子清肌表，解五黄，又治内烦，黄柏泻膀胱，疗肌肤间热，甘草协和内外。三者其色皆黄，以黄退黄，同气相求也，（按）又可但有茵陈大黄汤，而无栀子柏皮汤，温热发黄，岂可皆下者哉。

（二十八）阳明温热无汗，或但头汗出，身无汗，渴欲饮水，腹满舌燥黄，小便不利者，必发黄，茵陈蒿汤主之。此与上条异者，在口渴腹满耳。上条口不甚渴，腹不满，胃不甚实，故不可下。此则胃家已实，而黄不得退，热不得越，无出表之理，故从事于下趋大小便也。

茵陈蒿汤方

茵陈蒿（六钱）　栀子（三钱）　生大黄（三钱）

水八杯，先煮茵陈减水之半，再入二味，煮成三杯，分三次服，以小便利为度。（方论）此纯苦疾趋之方也。发黄外闭也，腹满内闭也，内外皆闭，其势不可缓，苦性最急，故以纯苦急趋下焦也。黄因热结，泻热者必泻小肠，小肠丙火，非泻不通，胜火者莫如水，茵陈得水之精，开郁莫如发陈，茵陈生发最速，高出众草，主治热结黄疸，故以之为君。栀子通水源而利三焦，大黄除实热而减腹满，故以之为佐也。

（二十九）阳明温病，无汗，实证未剧，不可下，小便不利者，甘苦合化，冬地三黄汤主之。大凡小便不通，有责之膀胱不开者，有责之上游结热者，有责之肺气不化者。温热之小便不通，无膀胱不开证，皆上游（指小肠而言）热结，与肺气不化而然也。小肠火腑，故以三黄苦药通之；热结则液干，故以甘寒润之；金受火刑，化气维艰，故倍用麦冬以化之。

冬地三黄汤方（甘苦合化阴气法）

麦冬（八钱）　黄连（一钱）　苇根汁（半酒杯冲）　元参（四钱）　黄柏（一钱）银　花露（半酒杯冲）　细生地（四钱）　黄芩（一钱）　生甘草（三钱）

水八杯，煮取三杯，分三次服，以便得利为度。

（三十）温病小便不利者，淡渗不可与也，忌五苓八正辈。此用淡渗之禁也。热病有余于火，不足于水，惟以滋水泻火为急务，岂可再以淡渗动阳，而烁津乎？奈何吴又可于小便条下，特立猪苓汤，乃去仲景原方之阿胶反加木通车前，渗而又渗乎？其治小便血分之桃仁汤中，仍用滑石，不识何解。

（三十一）温病燥热，欲解燥者，先滋其干，不可纯用苦寒也，服之反燥甚。此用苦寒之禁也。温病有余于火，不用淡渗，犹易明，并苦寒亦设禁条，则未易明也。举世皆以苦能降火，寒能泻热，坦然用之而无疑，不知苦先入心，其化以燥，服之不应，愈化愈燥。宋人以目为火户，设立三黄汤，久服竟至于瞽，非化燥之明征乎？吾见温病而恣用苦寒，津液干涸，不救者甚多，盖化气比本气更烈，故前条冬地三黄汤，甘寒十之八九，苦寒仅十之一二耳，至茵陈蒿汤之纯苦，止有一用，或者再用，亦无屡用之理。吴又可屡试用黄连之非，而又恣用大黄，惜乎其未通甘寒一法也。

（三十二）阳明温病，下后热退，不可即食，食者必复，周十二时后，缓缓与食，先取清者，勿令饱，饱则必复，复必重也。此下后暴食之禁也。下后虽然热退，余焰尚存，盖无形质之邪，每借有形质者以为依附，必须坚壁清野，勿令即食。一日后，稍可食清而又清之物，若稍重浊，犹必复也，勿者禁止之词，必者断然之词也。

（三十三）阳明温病，下后脉静身不热，舌上津回，十数日不大便，可与益胃增液辈，断不可再与承气也。下后舌苔未尽退，口微渴，面微赤，脉微数，身微热，日浅者亦与增液辈，日深舌微干者，属下焦复脉法也。（益胃汤增液汤见前）勿轻与承气，轻与者肺燥而咳，脾滑而泄，热反不除，渴反甚也，百日死。此数下亡阴之大戒也。下后不大便十数日，甚至二十日，乃肠胃津液受伤之故，不可强责其便，但与复阴，自能便也。此条脉静身凉，人犹易解，至脉虽不燥而未静，身虽不壮热而未凉，俗医必谓邪气不尽，必当再下。在又可法中，亦必再下，不知大毒治病，十衰其六，但与存阴退热，断不误事（下后邪气复聚大热大渴面正赤脉燥甚不在此例）。若轻与苦燥，频伤胃阴，肺之母气受伤，阳明化燥，肺无秉气，反为燥逼，焉得不咳，燥咳久者，必身热而渴也。若脾气为快利所伤，必致滑泄，滑泄则阴伤，而热渴愈加矣。迁延三月，天道小变之期，其势不能再延，故曰百日死也。

（三十四）阳明温病，渴甚者，雪梨浆沃之。

雪梨浆（方法见上焦篇）

（三十五）阳明温病，下后微热，舌苔不退者，薄荷末拭之。以新布蘸新汲凉水，再蘸薄荷细末，频擦舌上。

（三十六）阳明温病、斑疹、温痘、温疮、温毒、发黄，神昏谵语者，安宫牛黄丸主之。

居膈上，胃居膈下，虽有膜隔，其浊气太甚，则亦可上干包络，且病自上焦而来，故必以芳香逐秽开窍为要也。

安宫牛黄丸（方见上焦篇）

（三十七）风温、温热、温疫、温毒、冬温之在中焦，阳明病居多；湿温之在中焦，太阴病居多；暑温则各半也，此诸温不同之大关键也。温热等皆因于火，以火从火，阳明阳土，以阳从阳，故阳明病居多。湿温则以湿从湿，太阴阴土，以阴从阴，则太阴病居多。暑兼湿热，故各半也。

暑温　伏暑

（三十八）脉洪滑，面赤身热头晕，不恶寒，但恶热，舌上黄滑苔，渴欲凉饮，饮不解渴，得水则呕，按之胸下痛，小便短，大便闭者，阳明暑温，水结在胸者，小陷胸汤加枳实主之。脉洪面赤，不恶寒，病已不在上焦矣。暑兼湿热，热甚则渴，引水求救，湿郁中焦，水不下行，反来上逆则呕，胃气不降，则大便闭。故以黄连栝蒌，清在里之热痰，半夏除水痰而强胃。加枳实者，取其苦辛通降，开幽门而引水下行也。

小陷胸加枳实汤方（苦辛寒法）

黄连（二钱）　栝蒌（三钱）　枳实（二钱）　半夏（五钱）

急流水五杯，煮取二杯，分二次服。

（三十九）阳明暑温，脉滑数，不食不饥不便，浊痰凝聚，心下痞者，半夏泻心汤，去人参干姜大枣甘草，加枳实杏仁主之。不饥不便，而有浊痰，心下痞满，湿热互结，而阻中焦气分。故以半夏枳实，开气分之湿结；黄连黄芩，开气分之热结；杏仁开肺，与大肠之气痹。暑中热甚，故去干姜。非伤寒误下之虚痞，故去人参、甘草、大枣，且畏其助湿作满也。

半夏泻心汤，去干姜甘草，加枳实杏仁方，（苦辛寒法）

半夏（一两）　黄连（二钱）　黄芩（三钱）　枳实（二钱）　杏仁（三钱）

水八杯，煮取三杯，分三次服，虚者复纳人参二钱，大枣三枚。

（四十）阳明暑温，湿气已化，热结独存，口燥咽干，渴欲饮水，面目俱赤，舌燥黄脉沉实者，小承气汤各等分下之。暑兼湿热，其有体瘦质燥之人，感受热重湿轻之证，湿先从热化尽，只余热结中焦，具诸下证，方可下之。（汪按）湿热入胃腑，方可下，虽云化热，究从湿来，故枳朴大黄等分用也。大抵温病诊舌为要，痞满之证，见黄燥方可议下，黄而不燥，仍用宣泄，以驱之入胃，或苦温助之化燥，见黄方可用苦泄（泻心陷胸之属）。黄白相兼，或灰白色，仍用开提，（三者杏蔻枳桔之属）以达之于肺，不可误也。又叶天士论伤寒热邪劫烁，下之宜猛；温病多湿邪内抟，下之宜轻；伤寒大便，溏为邪尽，不可下；湿温病大便溏，为邪未尽，便硬方为无湿，不可攻也，此皆要论，不可不知。

小承气汤（方义并见前此处不必以大黄为君，三物各等分可也）

（四十一）暑温蔓延三焦，舌滑微黄，邪在气分者，三石汤主之。邪气久留，舌绛苔少，热缚血分者，加味清宫汤主之。神识不清，热闭内窍者，先与紫雪丹，再与清宫汤。

蔓延三焦，则邪不在一经一脏矣，故以急清肺之脏，象属金色白，阳明之气运，亦属金色白，故肺经之药，多兼走阳明，阳明之药，多兼走肺也。再肺经通调水道，下达膀胱，肺痹开则膀胱亦开，是虽以肺为要领，而胃与膀胱，皆在治中，则三焦俱备矣。是邪在气分，而主以三石汤之奥义也，若邪气久羁，必归血络，心主血脉，故以加味清宫汤主之。内窍欲闭，则热邪盛也，紫雪丹开内窍，而清热最速者也。

三石汤方

飞滑石（三钱）　生石膏（五钱）　寒水石（三钱）　杏仁（三钱）　竹茹（二钱炒）银.花（三钱花钱更妙）　金汁（一酒杯冲）白通草（二钱）

水五杯，煮成二杯分二次温服。（方论）此微苦辛寒兼芳香法也。盖肺病治法，微苦则降，过苦反过病所，辛凉所以清热，芳香所以败毒而化浊也。（按）三石紫雪丹中之君药，取其得庚金之气，清热退暑利窍，兼走肺胃者也。杏仁、通草为宣气分之用，且通草直达膀胱，杏仁直达大肠。竹茹以竹之脉络，而通人之脉络。金汁、银花，败暑中之热毒。

加味清宫汤方（清宫汤方见上焦篇）

即于前清宫汤内，加知母三钱，银花二钱，竹沥五茶匙冲入。（方论）此苦辛寒法也。清宫汤前已论之矣，加此三味者。知母泻阳明独胜之热，而保肺清金；银花败毒而清络；竹沥除胸中火热，止烦闷消渴，合清宫汤，为暑延三焦血分之治也。

（四十二）暑温伏暑，三焦均受，舌灰白，胸痞闷，潮热呕恶，烦渴自利，汗出溺短者，杏仁滑石汤主之。舌白胸痞，自利呕恶，湿为之也；潮热烦渴，汗出溺短，热为之也。热处湿中，湿蕴生热，湿热交混，非偏寒偏热可治，故以杏仁滑石通草，先宣肺气，由肺而达膀胱，以利湿，厚朴苦温而泻湿满，芩连清里而止湿热之利，郁金芳香走窍而开闭结，橘半强胃，而宣湿化痰，以止呕恶，俾三焦混处之邪，各得分解矣。

杏仁滑石汤方（苦辛寒法）

杏仁（三钱）　滑石（三钱）　黄芩（二钱）　橘红（一钱五分）黄连（一钱）　郁金（二钱）　通草（一钱）　厚朴（一钱）　半夏（三钱）

水八杯，煮取三杯，分三次服。

寒　湿

（四十三）湿之入中焦，有寒湿，有热湿，有自表传来，有水谷内蕴，有内外相合。其中伤也，有伤脾阳，有伤脾阴，有伤胃阳，有伤胃阴，有两伤脾胃。伤脾胃之阳者十常八九，伤脾胃之阴者十居一二。彼此混淆，治不中窍，遗患无穷，临证细推，不可泛论。此统言中焦，湿症之总纲也。寒湿者，湿与寒水之气相搏也。盖湿水同类，其在天之阳时为雨露，阴时为霜雪，在江河为水，在土中为湿，体本一源，易于相合，最损人之阳气。热湿者，在天时长夏之际，盛热蒸动，湿气流行也，在人身湿郁本身阳气，久而生热也，兼损人之阴液。自表传来，一由经络而脏腑，一由肺而脾胃。水谷内蕴，肺虚不能化气，脾虚不能散津，或形寒饮冷，或酒客中虚。内外相合，客邪既从表入，而伏邪又从内发也。伤脾阳，在中则不运痞满，传下则洞泄腹痛，伤胃阳，则呕逆不食，膈胀胸痛。两伤脾胃，既有脾证，又有胃证也。其伤脾胃之阴若何？湿久生热，热必伤阴，古称湿火者是也、伤胃阴，则口渴不饥，伤脾阴，则舌尖灰滑，后反黄燥，大便坚结，湿为阴邪，其伤人之阳也，得理之正，故多而常见。其伤人之阴也，乃事之变故，罕而少见。治湿者必须审在何经何脏，兼寒兼热，气分血分，而出辛凉、辛温、甘温、苦温、淡渗、苦渗之治，庶所投必效。若脾病治胃，胃病治脾，兼下焦者单治中焦，或笼统混治，脾胃不分，阴阳寒热不辨，将见肿胀、黄疸、洞泄、衄血、便血，诸证蜂起矣。惟在临证者，细心推求，下手有准的耳。盖上为杂气，兼证甚多，最难分析，岂可泛论湿气而已哉？（汪按）温热湿温，为本书两大纲。温热从口鼻吸受，并无寒证，最忌辛温表解，但当认定门径，不可与伤寒混杂，再能按三焦投药，辨清气血荣卫，不失先后缓急之序，便不致误。湿温为三气杂感，浊阴弥漫，有寒有热，传变不一，全要细察兼证，辨明经络脏腑气血阴阳，滋热二气，偏多偏少，方可论治，故论湿温方法，较温热为多，读者以此意求之，无余蕴矣。（再按）热证清之则愈，湿证宣之则愈，重者往往宣之未愈，待其化热而后清，清而后愈，一为阳病，一兼阴病，至鲁至道，难易较然。

（四十四）足太阴寒湿，痞结胸满，不饥不食，半苓汤主之。此书以温病名，并列寒湿者，以湿温仅与寒湿相对，言寒湿而湿温，更易明晰，痞结胸满，仲景列于太阴篇中，乃湿郁脾阳，足太阴之气，不为鼓动运行，脏病而累及腑，痞结于中，故亦不能食也，故以半夏茯苓，培阳土，以吸阴土之湿，厚朴，苦温以泻湿满，黄连，苦以渗湿重用通草，以利水道，使邪有出路也。

半苓汤方（此苦辛淡渗法也）

半夏（五钱）　茯苓块（五钱）　川连（一钱）　厚朴（三钱）通草（八钱煎汤煮前药）

水十二杯，煮通草成八杯，再入余药煮成三杯，分三次服。

（四十五）足太阴寒湿腹胀，小便不利，大便溏而不爽，若欲滞下者，四苓加厚朴秦皮汤主之，五苓散亦主之。《经》谓太阴所至，发为胀，又谓厥阴气至为胀，盖木克土也。太阴之气不运，以致膀胱之气不化，故小便不利。四苓辛淡渗湿，使膀胱开而出邪，以厚朴泻胀，以秦皮洗肝也。其或肝气不热，则不用秦皮，仍用五苓中之桂枝以和肝，通利三焦，而行太阳之阳气，故五苓散亦主之。

四苓加厚朴秦皮汤（苦温淡法）

茅术（三钱）　厚朴（三钱）　茯苓块（五钱）　猪苓（四钱）秦皮（二钱）泽泻（四钱）

水八杯，煮成八分，三杯，分三次服。

五苓散（甘温淡法）

猪苓（一两）　赤苓（一两）　茯苓（一两）　泽泻（一两六钱）桂枝（五钱）

共为细末，百沸汤和服三钱，日三服。

（四十六）足太阴寒湿，四肢乍冷自利，目黄舌白滑，甚则灰，神倦不语，邪阻脾窍，舌蹇语重，四苓加木瓜草果厚朴汤主之。脾主四肢，脾阳郁，故四肢乍冷。湿渍脾而脾气下溜，故自利。目白精属肺，足太阴寒，则手太阴不能独治，两太阴同气也。且脾主地气,肺主天气,地气上蒸,天气不化,故目睛黄也。白滑与灰,寒湿苔也,湿困中焦,则中气虚寒,中气虚寒,则阳光不治。主正阳者心也,心藏神,故神昏,心主言,心阳虚,故不语,脾窍在舌,湿邪阻窍,则舌蹇,而语声迟重。湿以下行为顺,故以四苓散驱湿下行。加木瓜以平木,治其所不胜也,厚朴以温中行滞,草果温太阴独胜之寒。芳香而达窍,补火以生土,驱浊以生清也。

四苓加木瓜厚朴草果方汤(苦热兼酸淡方)

生于白术(三钱) 猪苓(一钱五分) 泽泻(一钱五分) 赤苓块(五钱)木瓜(一钱) 厚朴(一钱) 草果(八分) 半夏(三钱)

水八杯,煮取八分,三杯,分三次服。阳素虚者,加附子二钱。

(四十七)足太阴寒湿,舌苔滑,中焦滞痞,草果茵陈汤主之。面目俱黄,四肢常厥者,茵陈四逆汤主之。湿滞痞结,非温通而兼开窍不可,故以草果为君。茵陈因陈生新,生发阳气之机最速,故以之为佐。广皮大腹厚朴,共成泻痞之功。猪苓泽泻以导湿外出也。若再加面黄肢逆,则非前汤所能济,故以四逆回厥,茵陈宣湿退黄也。

草果茵陈汤方(苦辛温法)

草果(一钱) 茵陈(三钱) 茯苓皮(三钱) 厚朴(二钱)广皮(一钱五分) 猪苓(二钱) 大腹皮(二钱) 泽泻(一钱五分)

水五杯,煮取一杯,分二次服。

茵陈四逆汤方(苦辛甘热复微寒法)

附子(三钱炮) 干姜(五钱) 炙甘草(二钱) 茵陈(六钱)

水五杯,煮取二杯,温服一杯,厥回止后服,仍厥,再服尽剂,厥不回,再作服。

(四十八)足太阴寒湿,舌白滑,甚则灰,脉迟,不食不寐,大便窒塞,浊阴凝聚,阳伤腹痛,痛甚则肢逆,椒附白通汤主之。此足太阴寒湿,兼足少阴厥阴证也。白滑灰滑,皆寒湿苔也。脉迟者,阳为寒湿所困,来去俱迟也。不食,胃阳痹也。不寐,中焦湿聚,阻遏阳气,不得下交于阴也。大便窒塞,脾与大肠之阳,不能下达也。阳为湿困,反逊位于浊阴,故浊阴得以盘踞中焦而为痛也。凡痛,皆邪正相争之象,虽曰阳困,究竟阳未绝灭,两不相下,故相争而为痛也(后凡言痛者仿此)。椒附白通汤,齐通三焦之阳,而急驱浊阴也。

椒附白通汤方

生附子（三钱炒黑）　川椒（二钱炒黑）　淡干姜（二钱）　葱白（三茎）猪胆汁（半烧酒杯去渣后调入）

水五杯，煮成二杯，分二次凉服。（方论）此苦辛热法复方也。苦与辛合，能阳之通，非热不足以胜重寒而回阳，附子益太阳之标阳，补命门之真火，助少阳之火热，盖人之命火，与太阳之阳，少阳之阳旺，行水自速，三焦通利，湿不得停，焉能聚而为痛，故用附子以为君。火旺则土强，干姜温中逐湿痹，太阴经之本药，川椒燥湿，除胀消食，治心腹冷痛，故以二物为臣。葱白由内而达外，中空，通阳最速，亦主腹痛，故以之为使。浊阴凝聚不散，有格阳之势，故反佐以猪胆汁，猪水畜属肾，以阴求阴也，胆乃甲木，从少阳，阳主开泄，生发之机最速。此用仲景白通汤，与许学士椒附汤，合而裁制者也。

（四十九）阳明寒湿，舌白腐，肛坠痛，便不爽，不喜食，附子理中汤，去甘草，加广皮厚朴汤主之。九窍不和，皆属胃病，胃受寒湿而伤，故肛门坠痛，而便不爽。阳明失阖，故不喜食。理中之人参，补阳明之正，苍术补太阴而渗湿，姜附运坤以劫寒，盖脾阳转而后湿行，湿行而后胃阳复。去甘草，畏其满中也。加厚朴广皮，取其行气。合而言之，辛甘为阳，辛苦能通之义也。

附子理中汤，去甘草加厚朴广皮汤方（辛甘兼苦法）

生茅术（三钱）　人参（一钱五分）　厚朴（二钱）　广皮（一钱五分）炮干姜（一钱五分）　生附子（一钱五分炮黑）

水五杯，煮取八分，二杯，分二次服。（征按）仲景理中汤，原方中用术，令定以苍术者，苍术燥湿而兼解郁，不似白术之呆滞也。丹溪制越鞠丸方，以苍术治湿郁，以上见证，皆郁证也，故用苍术，古书只有术名而无苍白之分至唐本草始分赤白后世又谓赤术为苍术矣）。

（五十）寒湿伤脾胃两阳，寒热不饥，吞酸形寒，或脘中痞闷，或酒客湿聚，苓姜术桂汤主之。此兼运脾胃，宣通阳气之轻剂也。

苓姜术桂汤方（苦辛温法）

茯苓块（五钱）　生姜（三钱）　炒白术（三钱）　桂枝（三钱）水五杯，煮取八分二杯，分温再服。

（五十一）湿伤脾胃两阳，既吐且利，寒热身痛，或不寒热，但腹中痛，名曰霍乱。寒多不欲食水者，理中汤主之。热多欲饮水者，五苓散主之。吐利汗出，发热恶寒，四肢拘急，手足厥冷，四逆汤主之。吐利止而身痛不休者，宜桂枝汤小和之。按霍乱一证，长夏最多，本于阳虚，寒湿凝聚，关系非轻，伤人于顷刻之间，奈时医不读《金匮》，不识病源，不问轻重，一概主以藿香正气散，轻者原有可愈之理，重者死不旋踵，更可笑者，正气散中加黄连麦冬，大用西瓜，治渴欲饮水之霍乱病者，岂堪命乎？（瑭）见之屡矣，故特采《金匮》原文，备录于此。胃阳不伤不吐，脾阳不伤不泻，邪正不争不痛，荣卫不乖不寒，热以不饮水之故，知其为寒，多主以理中汤（原文系理中丸方后自注云：然丸不及汤，盖丸缓而汤速也，且恐丸药不精，故直改从汤）。温中散寒，人参、甘草，胃之守药，白术、甘草，脾之守药，干姜能通能守，上下两泄者，故脾胃两守之，且守中有通，通中有守，以守药作通用，以通药作守用。若热欲饮水之证，饮不解渴，而吐泄不止，则主以五苓，邪热须从小便去，膀胱为小肠之下游，小肠火腑也。五苓通前阴，所以守后阴也，太阳不开，则阳明不阖，开太阳正所以守阳明也，此二汤皆有一举两得之妙。吐利则脾胃之阳虚，汗出则太阳之阳亦虚，发热者浮阳在外也。恶寒者实寒在中也，四肢拘急，脾阳不荣四末，手足厥冷，中土虚，而厥阴肝木来乘病者，四逆汤，善救逆，故名四逆汤。人参甘草守中阳，干姜附子通中阳，人参附子护外阳，干姜甘草护中阳，中外之阳复回，则群阴退避，而厥回矣。吐利止而身痛不休者，中阳复而表阳不和也，故以桂枝汤，温筋络而微和之。

理中汤方（甘热微苦法　此方分量以及后加减法悉照《金匮》原文用者临时斟酌）

人参　甘草　白术　干姜（各三两）

水八杯，煮取三杯，温服一杯，日三服。

［加减法］若脐上筑者，肾气动也，去术加桂四两，吐多者去术加生姜三两，下多者还用术，悸者加茯苓二两，渴欲饮水者，加术，足前成四两半，腹中痛者加入参，足前成四两半，寒暑加干姜，足前成四两半，腹满者去术加附子一枚，服汤后，如食顷，饮热粥一升许，微自汗，勿发揭衣被。

五苓散方（见前）

［加减法］腹满者加厚朴广皮各一两，渴甚面赤脉大紧而急，扇扇不知凉，饮水不知冷，腹痛甚，时时躁烦者，格阳也，加干姜一两五钱（此条非仲景原文余治验也）。百沸汤和，每服五钱，日三服。（汪按湿温、湿疟、寒湿、中寒等证，皆有阴盛格阳。若春温、风温、暑热、温疫、温毒，非犯逆则绝无此证。虽或病前病中，兼犯房劳遗泄，亦断无阴证，而阳盛格阴者，则往往有之，俗医传脉不清，临事狐疑，失之毫厘，人命立绝，此条与温热门中中下焦阳厥数条参看，庶乎临证了然，厥功钜矣。）

四逆汤方（辛甘热法分量临时酌用）

炙甘草（二两）　干姜（一两半）　生附子（一枚去皮）　加入参（一两）

水五茶碗，煮取二碗，分二次服。（按）原方无人参，此独加入参者，前条寒多不饮水，较厥逆尚轻，仲景已用人参，此条诸阳欲脱，中虚更急，不用人参，何以固内？柯韵伯伤寒注云：仲景凡治虚证，以里为重，胁热下利脉微弱者，使用人参，汗后身痛脉沉迟者，便加入参此脉迟而利清谷，且不烦不颏，中气大虚，元气已脱，但补不补，何以救逆乎？观茯苓四逆之烦躁，且以人参，况通脉四逆，岂得无参，是必有脱落耳，备录于此存参。

（五十二）霍乱兼转筋者，五苓散加防己桂枝薏仁主之。寒甚脉紧者，再加附子。

肝藏血，主筋，筋为寒湿搏急而转。故于五苓和霍乱之中，加桂枝温筋，防己急驱下焦血分之寒湿，薏仁主湿痹脚气，扶土抑木，治筋急拘挛，甚寒脉紧，则非纯阳之附子不可。

五苓散加桂枝防己薏仁方（五苓散方见前）　即于前五苓散内加防己一两，桂枝一两半，足前成二两，薏仁二两，寒甚者加附子，大者一枚，杵为细末，每服五钱，百沸汤和，日三，剧者日三夜一，得卧则勿令服。

（五十三）卒中寒湿，内挟秽浊，眩冒欲绝，腹中绞痛，脉沉静而迟，甚则伏，欲吐不得吐，欲利不得利，甚则转筋，四肢欲厥，俗名发痧，又名干霍乱。转筋者俗名转筋火，古方书不载（不载者，不载上三条之俗名耳，若是证当于《金匮》腹满腹痛心痛寒条参看自得），蜀椒救中汤主之。九痛丸亦可服。语乱者先服至宝丹，再与汤药。（按）此证夏日湿蒸之时最多，故因霍乱而类记于此。中阳本虚，内停寒湿，又为蒸腾秽浊之气所干，由口鼻而直行中道，其致腹中阳气受逼，所以相争而为绞痛。胃阳不转，虽欲吐而不得，脾阳困闭，虽欲利而不能，其或经络亦受寒湿，则筋如转索，而后者向前矣，中阳虚而肝木来乘则厥，俗名发沙者何？盖以此证病来迅速，或不及延医，或医亦不识，相传以钱，或用磁碗口蘸姜汤，或蔗油刮其关节，刮则其血皆分，住则复合，数数分合，动则生阳，关节通而气得转，往往有随手而愈者。刮处必现血点，红紫如沙，故名沙也。但刮后须十二时不饮水，方不再发，不然则留邪在络，稍受寒发怒，则举发矣。以其欲吐不吐，欲利不利，而腹痛，故名干霍乱。其转筋名转筋火者，以常发于夏月，夏月火令，又病迅速如火也。其实乃茯阴与湿相搏之故，以大建中之蜀椒，急驱浊阴下行，干姜温中，去人参胶饴者，畏其满而守也。加厚朴以泻湿中浊气，槟榔以散结气直达下焦，广皮通行十二经之气。改名救中汤，急驱浊阴，所以救中焦之真阳也。九痛九一面扶正，一面驱邪，其驱邪之功最速，故亦可服。再按前吐泻之霍乱，有阴阳二证，干霍乱则纯有阴而无阳，所谓天地不通，闭塞而成冬，有若否卦之义。若语言乱者，邪干心包，故先以至宝丹，驱包络之邪也。

（陆评）书名温病条辨，而所列霍乱，皆是寒症。夫霍乱为百病之一，其致病之由，岂尽限于寒之端。《经》言诸逆冲上，皆属于火；诸呕吐酸，暴注下迫，皆属于热；诸转反戾，水液浑浊，皆属于热；诸热瞀瘛，皆属于火，故霍乱转筋，而吐出味酸，泻出浑浊，大渴狂叫者，必属于热者也，温剂下咽必毙。若夫寒霍乱，则其吐也泻也，必清冷，而不酸臭；其转筋也，必拘急而收曲，弹缓而引长。此盖诸寒收引，皆属于肾；诸厥固泄，皆属于下；诸病水液，澄澈清冷，皆属于寒，症情大异，鞠通恶得有其一，以忘其二哉。

士谔每年夏秋治霍乱症，不下数百，属暑热者，十居六七，属暑湿者，十仅二三，间有一二症，精液因吐泻而大脱，急须补养者，用寒凉，用温燥，用和养，用温补，方法不一，而治多获效，故临证当活泼泼地，断难划地自限。沈辛甫曰，鞠通书蓝本叶氏，有前人未见及而补之者，如秋燥增入正化痉瘛，别为两条，谈理抑何精细，有前人已见及而忘之者。如霍乱症自具暑湿门，岫云未经摘出，而伊遂不知有热，疝气条，当分暴久治。香岩先生叶已道明而伊又惟知有寒。盖心思之用，各有至不至，虽两间亦有缺陷世界，而况人乎？又曰，鞠通所云之疝，多系暴疝，而久者又系宿瘕病，故可一以温下取下。若疝虽有历久不痊，然聚则有形，散即无形，初非真有物焉，如瘀积腹中也。又云，干霍乱以生芋杵汁，下咽即生，远胜盐汤探吐，暑疹初起，用丝瓜汁杵涂之，或荷花瓣贴之皆妙，不必水仙根也，其言皆足补吴书所未及。

救中汤方（苦辛通法）

蜀椒（三钱炒出汗）　淡干姜（四钱）　厚朴（二钱）　槟榔（二钱）　广皮（二钱）

水五杯，煮取二杯，分二次服，兼转筋者，加桂枝三钱，防己五钱，薏仁三钱，厥者加附子二钱。

九痛丸方（治九种心痛苦辛甘热法）

附子（三两）　生狼牙（一两）　人参（一两）　干姜（一两）吴茱萸（一两）　巴豆（一两去皮心熬碾如膏）

蜜丸梧子大，酒下，强人初服三丸，日三服，弱者二丸。兼治卒中恶，腹胀痛，口不能言。又治连年积冷流注，心胸痛，并冷冲上气，落马坠车，血病等症，皆主之。忌口如常法。（方论）《内经》有五藏胃腑心痛，并痰盅食积，即为九痛也。心痛之因，非风即寒，故以干姜附子驱寒壮阳，吴茱萸能降肝脏浊阴下行，生狼牙善驱浮风，以巴豆驱逐痰虫陈滞之积，人参养正驱邪，因其药品气血皆入，补泻攻伐皆备，故治中恶腹胀痛等症。附录外台走马汤，治中恶心痛腹胀，大便不通，苦辛热法。沈目南注云：中恶之证，俗谓绞肠乌痧，即秽臭恶毒之气。直从口鼻入于心胸肠胃，脏腑壅塞，正气不行，故心痛腹胀，大便不通，是为实证。非似六淫侵入而有表里清浊之分，故用巴豆极热大毒峻猛之剂，急攻其邪，佐杏仁以利肺与大肠之气，使邪从后阴，一扫尽除，则病得愈，若缓须臾，正气不通，荣卫阴阳机息则死，是取通则不痛之义也。

巴豆（二枚去心皮熬）　杏仁（二枚）

上二味以绵缠槌令碎，热汤二合，捻取自汁饮之当下，老小弱强量之，通治飞尸鬼击病。（按）《医方集解》中，治霍乱，用阴阳水一法，有协和阴阳，使不相争之义，又治干霍乱，用盐汤探吐一法，盖闭塞至极之证，除针灸之外，莫如吐法，通阳最速，夫呕厥阴气也。寒痛太阳寒水气也，否冬象也，冬令太阳寒水，得厥阴气至，风能上升，则一阳开泄，万象皆有生机矣，至针法治病最速，取祸亦不缓，当于甲乙经中求之，非善针者不可令针也。（汪案）玉龙经干霍乱，取委中，今世俗多用热水急拍腿湾，红筋高起，则刺之出血愈。又（按）此证亦有不由触秽受寒，但因郁怒而发者，其宜急攻下气，与触秽受寒同。（征按）沙证向无方论，人多忽之，然其病起于仓卒，或不识其证，或不得其治，戕人甚速，总因其人浊阴素重，清阳不振，偶感浊阴之气，由口鼻直行中道，邪正交争，荣卫逆乱。近世治之者，率有三法，不知起自何人，一则刮之前。按所云是也。一则淬之以大灯草，或纸燃蘸蔗油，照看其头面额角及胸前腹上肩膊等处，凡皮肤间隐隐有红点发出，或如蚊迹，或累累坟起，疏密不同，层次难定，一经照出，轻轻灼而淬之，爆响有声，则病者似觉轻松痛减。一则刺之，其法以针按穴刺出血，凡十处，名曰放沙，此皆针灸遗意，但不见古书，故不悉载。义有试法，与以生黄豆嚼之，不醒者沙，觉有豆腥气者非沙，与试疔同，患此者俗忌生姜蔗油之类。余历验多年，知其言亦不谬，曾见有少女服生姜而毙，有少男服干姜一夜而死，余俱随觉随解之耳。前二方中，俱有干姜，似与俗说相悖，然干姜与槟榔巴豆并用，正使邪有出路，既有出路，则干姜不为患矣。但后之人不用此方则已，用此方而妄减其制，必反误事，不可不知，至若羌活麻黄则在所大禁，余尚有二方附记于后，以备裁采。

立生丹 治伤暑霍乱沙证，疟痢泄泻心痛胃痛腹痛吞吐酸水，及一切阴寒之证，结胸小儿寒痉。

母丁香（一两二钱） 沉香（四钱） 茅苍术（一两二钱） 明雄黄（一两二钱）

上为细末。用蟾酥八钱，铜锅内加火酒，一小杯化开，人前药末，丸绿豆大，每服二丸，小儿一丸，温水送下。又下死胎如神，凡被蝎蜂螫者，调涂立效，惟孕妇忌之。此方妙在刚燥药中加芳香透络蟾乃土之精，上应月魄，物之浊而灵者，其酥入络，以毒攻毒，而方又有所监制，故应手取效耳。

独胜散 治绞肠痧，痛急指甲唇俱青，危在顷刻。

马粪（年久弥佳）不拘急分两瓦上焙干为末，老酒冲服二三钱，不知再作服。此方妙在以浊攻浊，马性刚善走，在卦为干，粪乃浊阴所结，其象圆，其性通，故能摩荡浊阴之邪，仍出下窍。忆昔年济南方切庵莅任九江，临行一女子忽患沙证，就地滚嚎，声嘶欲绝。切庵云：偶因择日不谨，误犯红沙，或应此乎，余急授此方，求马粪不得，即用骡粪，并非陈者，亦随手奏功。

湿　温

（五十四）湿热上焦未清，里虚内陷，神识如蒙，舌滑脉缓，人参泻心汤，加白芍主之。湿在上焦，若中阳不虚者，必始终在上焦，断不内陷，或因中阳本虚，或因误伤于药，其势必致内陷。湿之中人也，首如裹，目如蒙，热能令人昏，故神识如蒙。此与热邪直入包络，谵语神昏有间。里虚故用人参以护里阳，白芍以护真阴。湿陷于里，故用干姜枳实之辛通，湿中兼热，故用黄芩黄连之苦降，此邪已内陷，其势不能还表，法用通降，从里治也。

人参泻心汤方（苦辛寒兼甘法）

人参（二钱）　干姜（二钱）　黄连（一钱五分）　黄芩（一钱五分）　枳实（一钱）　生白芍（二钱）

水五杯，煮取二杯，分二次服，滓再煮一杯服。

（五十五）湿热受口鼻，由募原直走中道，不饥不食，机窍不灵，三香汤主之。此邪从上焦来，还使上焦去法也。

三香汤方（微苦微辛微寒兼香芳法）

栝蒌皮（二钱）　桔梗（三钱）　黑山栀（二钱）　枳壳（二钱）郁金（二钱）　香豉（二钱）　降香木（三钱）

水五杯，煮取二杯，分二次温服。（方论）按此证由上焦而来，其机尚浅，故用蒌皮桔梗枳壳，微苦微辛开上，山栀轻浮微苦清热，香豉郁金降香，化中上之秽浊而开郁。上条以下焦为邪之出路，故用重；此条以上焦为邪之出路，故用轻。以下三焦均受者则用分消，彼此互参，可以知叶氏之因证制方，心灵手巧处矣，惜散见于案中，而人多不察，兹特为拈出，以概其余。

（五十六）吸受秽湿，三焦分布，热蒸头胀，身痛呕逆，小便不通，神识昏迷，舌白，渴不多饮，先宜芳香，通神利窍，安宫牛黄丸。继用淡渗，分消浊湿，茯苓皮汤。（按）此证表里经络脏腑三焦，俱为湿热所困，最畏内闭外脱。故急以牛黄丸宣窍清热，而护神明。但牛黄丸不能利湿分消，故继以茯苓皮汤。

安宫牛黄丸（方法见上焦篇）

茯苓皮汤（淡渗兼微辛微凉法）

茯苓皮（五钱） 生薏仁（五钱） 猪苓（三钱） 大腹皮（三钱） 白通草（三钱） 淡竹叶（二钱）

水八杯，煮取二杯，分三次服。

（五十七）阳明湿温，气壅为哕者，新制橘皮竹茹汤主之。（按）《金匮》橘皮竹茹汤，乃胃虚受邪之治。今治湿热壅遏胃气致哕，不宜用参甘峻补，故改用柿蒂，（按）柿成于秋，得阳明燥金之主气，且其形多方，他果未之有也，故治肺胃之病有独胜。（肺之脏象属金胃之运气属金）柿蒂乃柿之归束处，凡花皆散，凡子皆降，凡降先收，从生而散而收而降，皆一蒂为之也，治逆呃之能事毕矣。（再按草木一身芦与蒂为升降之门户，载生气上升者，芦也；受阴精归藏者，蒂也。格物者，不可不于此会心焉）

新制橘皮竹茹汤（苦辛通降法）

橘皮（三钱） 竹茹（三钱） 柿蒂（七枚） 姜汁（三茶匙冲）

水五杯，煮取二杯，分二次温服，不知再作服。有痰火者，加竹沥栝蒌霜，有瘀血者加桃仁。

（五十八）三焦湿郁，升降失司，脘连腹胀，大便不爽，一加减正气散主之。

为三焦受邪，彼以分消开窍为急务，此以升降中焦为定法. 各因见证之不同也。

一加减正气散方

藿香梗（二钱） 厚朴（二钱） 杏仁（二钱） 茯苓（二钱）广皮（一钱）神曲（一钱五分） 麦芽（一钱五分） 绵菌陈（二钱）大腹皮（一钱）

水五杯，煮二杯，再服。（方论）正气散本苦辛温兼甘法，今加减之，乃苦辛微寒法也。去原方之紫苏白芷，无须发表也。去甘橘，此证以中焦为扼要，不必提上焦也。只以藿香化浊，厚朴广皮茯苓大腹泻湿满。加杏仁利肺与大肠之气，神曲麦芽升降胃脾之气，茵陈宣湿郁而动生发之气。藿香但用梗，取其走中不走外也。茯苓但用皮，以诸皮皆凉，泻湿热独胜也。

（五十九）湿郁三焦，脘闷便溏，身痛舌白，脉象糢糊，二加减正气散主之。

上条中焦病重，故以升降中焦为要。此条脘闷便溏，中焦证也。身痛舌白，脉象糠糊，则经络证矣。故加防己急走经络中湿郁。以便溏不可比大便不爽，故加通草薏仁利小便，所以实大便也。大豆黄卷从湿热蒸变而成，能化蕴酿之湿热，而蒸变脾胃之气也。

二加减正气散（苦辛淡法）

藿香梗（三钱）　广皮（二钱）　厚朴（二钱）　茯苓皮（三钱）　木防己（三钱）　大豆黄卷（二钱）　川通草（一钱五分）　薏苡仁（三钱）

水八杯，煮三杯，三次服。

（六十）秽湿著里，舌黄脘闷，气机不宣，久则酿热，三加减正气散主之。前两法一以升降为主，一以急宣经隧为主。此则以舌黄之故，预知其内已伏热，久必化热，而身亦热矣。故加杏仁利肺气，气化则湿热俱化。滑石辛淡而凉，清湿中之热，合藿香，所以宣气机之不宣也。

三加减正气散方（苦辛寒法）

藿香（三钱连梗叶）　茯苓皮（三钱）　厚朴（二钱）　广皮（一钱五分）杏仁（三钱）　滑石（五钱）

水五杯，煮二杯，再服。

（六十一）秽湿著里，邪阻气分，舌白滑，脉右缓，四加减正气散主之。以右脉见缓之故，知气分之湿阻。故加草果、楂肉、神曲，急运坤阳，使足太阴之地气，不上蒸手太阴之天气也。

四加减正气散方（苦辛温法）

藿香梗（三钱）　厚朴（二钱）　茯苓（三钱）　广皮（一钱五分）　草果（一钱）　查肉（五钱炒）　神曲（二钱）

水五杯，煮二杯滓再煮一杯，三次服。

（六十二）秽湿著里，脘闷便泄，五加减正气散主之。秽湿而致腕闷，故用正气散之香开；便泄而知脾胃俱伤，故加大腹运脾气，谷芽升胃气也。以上二条，应入前寒湿类中，以同为加减正气散法，欲观者知化裁古方之妙，故列于此。

五加减正气散方（苦辛温法）

藿香梗　广皮　茯苓块　厚朴　大腹皮　谷芽　苍术

水五杯，煮二杯，日再服。（按）今人以藿香正气散统治四时感冒，试问四时止一气行令乎，抑各司一气，且无兼气乎？况受气之身躯脏腑，又各有不等乎？历观前五法均用正气散，而各有加法不同，亦可知用药非丝丝入扣，不能中病，彼泛论四时不正之气，与统治一切诸病之方，皆未望见轩岐之堂室者也，乌可云医乎？

（六十三）脉缓身痛，舌淡黄而滑，渴不多饮，或竟不渴，汗出热解，继而复热，内不能运水谷之湿，外复感时令之湿，发表攻里，两不可施，误认伤寒，必转坏证，徒清热则湿不退，徒祛湿则热愈炽，黄芩滑石汤主之。脉缓身痛，有似中风，但不浮，舌滑不渴饮，则非中风矣。若系中风，汗出则身痛解，而热不作矣。今继而复热者，乃湿热相蒸之汗，湿属阴邪，其气留连，不能因汗而退，故继而复热。内不能运水谷之湿，脾胃困于湿也。外复受时令之湿，经络亦困于湿矣。倘以伤寒发表攻里之法施之，发表则诛伐无过之表阳，伤而成痉。攻里则脾胃之阳伤，而成洞泄，寒中故必转坏证也。湿热两伤，不可偏治，故以黄芩滑石茯苓皮，清湿中之热，蔻仁猪苓，宣湿邪之正，再加腹皮通草，共成宣气利小便之功。气化则湿化，小便利则火腑通，而热自清矣。

黄芩滑石汤方（苦辛寒法）

黄芩（三钱）　滑石（三钱）　茯苓皮（三钱）　大腹皮（二钱）白蔻仁（二钱）　通草（一钱）　猪苓（三钱）

水六杯，煮取二杯，滓再煮一杯，分温三服。

（六十四）阳明湿温，呕而小渴者，小半夏加茯苓汤主之。呕甚而痞者，半夏泻心汤去人参干姜大枣甘草，加枳实生姜主之。呕而不渴者，饮多热少也，故主以小半夏加茯苓，逐其饮而呕自止。呕而兼痞，热邪内陷，与饮相搏，有固结不通之患，故以半夏泻心，去参姜甘枣之补中，加枳实生姜之宣胃也。

小半夏加茯苓汤

半夏（六钱）　茯苓（六钱）　生姜（四钱）

水五杯，煮取二杯，分二次服。

半夏泻心汤

去人参干姜甘草大枣，加枳实生姜方，半夏（六钱）　黄连（二钱）　黄芩（三钱）　枳实（三钱）　生姜（三钱）

水八杯，煮取三杯，分三次服。虚者复纳人参大枣。（征按）湿之为病，其来也渐，其去也迟，譬若小人易进而难退也。湿温之痞，与湿寒异，湿寒之痞，兼有食积。湿温之痞热陷邪留，故呕而兼痞也。水气上逆则呕，水停膈间则痞，上干于头则眩，中凌于心则悸，方目本文，字字俱有斟酌，难为粗心者道。

（六十五）湿聚热蒸，蕴于经络，寒战热炽，骨骱烦疼，舌色灰滞，面目萎黄，病名湿痹，宣痹汤主之。《经》谓风寒湿三者合而为痹，《金匮》谓经热则痹，盖《金匮》诚补《内经》之不足，痹之因于寒者固多，痹之兼乎热者亦复不少，合参二经原文，细验于临证之时，自有权衡，本论因载湿温而类及热痹，见湿温门中，原有痹证，不及备载痹证之全，学者欲求全豹，当于《内经》、《金匮》喻氏、叶氏支及宋元诸名家，合而参之自得。大抵不越寒热两条，虚实异治。寒痹势重，而治反易，热痹势缓，而治反难。实者单病躯壳易治，虚者兼病脏腑夹痰饮腹满等证，则难治矣。犹之伤寒两感也。此条以舌灰目黄，知其为湿中生热；寒战热炽，知其在经络；骨骱疼痛，知其为痹证。若泛用治湿之药，而不知循经入络，则罔效矣。故以防己急走经络之湿，杏仁开肺气之先，连翘清气分之湿热，赤豆清血分之湿热，滑石利窍而清热中之湿，山栀肃肺而泻湿中之热，薏苡淡渗而主挛痹，半夏辛平而主寒热，蚕沙化浊道中清气。痛甚加片子姜黄，海桐皮者，所以宣络而止痛也。

宣痹汤方〔苦辛通法〕

防己（五钱）　杏仁（五钱）　滑石（五钱）　连翘（三钱）　山栀（三钱）薏苡（五钱）　半夏（三钱醋炒）　晚蚕沙（二钱）　赤小豆皮（赤小豆乃五谷中之赤小豆，味酸肉赤，凉水浸取皮用，非药肆中之赤小豆，药肆中之赤豆，乃广中野豆，赤皮蒂黑肉黄，不入药者也）

水八杯，煮取二杯，分温三服，痛甚加片子姜黄二钱，海桐皮三钱。

（六十六）湿郁经脉，身热身痛，汗多自利，胸腹白疹，内外合邪，纯辛走表，纯苦清热，皆在所忌，辛凉淡法薏苡竹叶散主之。上条但痹在经脉，此则脏腑亦有邪矣，故又立一法。汗多则表阳开，身痛则表邪郁，表阳开而不解表邪，其为风湿无疑，盖汗之解者寒邪也，风为阳邪，尚不能以汗解，况湿为重浊之阴邪，故虽有汗不解也，学者于有汗不解之证，当识其非风则湿，或为风湿相搏也。自利者小便必短，白疹者风湿郁于经络毛窍，此湿停热郁之证，故主以辛凉解肌表之热，辛淡渗透在里之湿，俾表邪从气化而散，里邪从小便而驱，双解表里之妙法也，与下条互勘自明。

薏苡竹叶散方（辛凉淡法亦轻以去实法）

薏苡（五钱） 竹叶（三钱） 飞滑石（五钱） 白蔻仁（一钱五分） 连翘（三钱） 茯苓块（五钱） 白通草（一钱五分）

共为细末，每服五钱，日三服。

（六十七）风暑寒湿，杂感混淆，气不主宣，咳嗽头胀，不饥，舌白，肢体若废，杏仁薏苡汤主之。杂感混淆，病非一端，乃以气不主宣四字为扼要，故以宣气之药为君，既兼雨湿中寒邪，自当变辛凉为辛温。此条应入寒湿类中，列于此者，以其为上条之对待也。

杏仁薏苡汤（苦辛温法）

杏仁（三钱） 薏苡（三钱） 桂枝（五钱） 生姜（七分） 厚朴（一钱）半夏（一钱五分） 防己（一钱五分） 白蒺藜（二钱）

水五杯，煮三杯，滓再煮一杯，分温三服。

（六十八）暑温痹者，加减木防己汤主之。此治痹之祖方也。风胜则引，引者（吊痛掣痛之类，或上或下，四肢游走作痛，经谓行痹是也）加桂枝桑叶。湿胜则肿，肿者，（土曰敦阜）加滑石、萆薢、苍术。寒胜则痛，痛者加防己、桂枝、姜黄、海桐皮。面赤口涎自出者，（《灵枢》谓胃热则廉泉开）重加石膏、知母。绝无汗者，加羌活、苍术。汗多者，加黄芪、炙甘草。兼痰饮者，加半夏、厚朴、广皮。不能备载全文，故以祖方加减，如此聊试门径而已。

加减木防己汤（苦温辛凉复法）

防己（六钱） 桂枝（三钱） 石膏（六钱） 杏仁（四钱） 滑石（四钱）白通草（二钱） 薏苡（三钱）

水八杯，煮取三杯，分温三服，见小效，不即退者，加重服，日三夜一。（汪按）痹证有周行著之分，其原有风寒湿热之异，奈古方多以寒湿论治，且多杂用风药，不知湿家忌汗，圣训昭然，寒湿固有，热湿尤多，误用辛温，其害立见。再外感初伤气分，惟贵宣通，误认虚证，投柔腻补药，其祸尤酷，学者细考本文，可得治热痹之梗概矣。

（六十九）湿热不解，久酿成疸，古有成法，不及备载，聊列数则，以备规矩（下疟痢等证仿此）。本论之作，原补前人之未备，已有成法可循者，安能尽录，因横列四时杂感，不能不列湿温，连翘类而及，又不能不列黄疸疟痢，不过略标法则而已。（按）湿温门中，其证最多，其方最火，盖土居中位，秽浊所归，四方皆至，悉可兼证，故错综参伍，无穷极也。即以黄疸一证而言，《金匮》有辨证三十五条，出治一十二方，先审黄之必发不发，在于小便之利与不利。疸之易治难治，在于口之渴与不渴。再察瘀热入胃之因，或因外并，或因内发，或因食谷，或因酣酒，或因劳色，或随经蓄血，入水黄汗，上盛者，一身尽热，下郁者，小便为难。又有表虚里虚，热除作哕，火劫致黄。知病有不一之因，故治有不紊之法，于是脉弦胁痛，少阳未罢，仍主以和。渴饮水浆，阳明化燥，急当泻热。湿在上以辛散，以风胜。湿在下以苦泄，以淡渗，如狂蓄血，势所必攻，汗后溺白，自宜投补。酒客多蕴热，先用清中，加之分利后必顾其脾阳。女劳有秽浊，始以解毒，继以滑窍，终当峻补真阴。表虚者实卫，里虚者建中，入水火劫，以及治逆，赤证各立方论，以为后学津梁，至寒湿在里之治。阳明篇中，惟见一则不出方论，指人以寒湿中求之，盖脾本畏木而喜风，燥制水而恶寒湿。今阴黄一证，寒湿相搏，譬如卑监之土，须暴风日之阳，纯阴之病，疗以辛热无疑，方虽不出，法已显然。奈丹溪云：不必分五疸，总是如盦酱相似，以为得治黄之扼要，殊不知以之治阳黄，犹嫌其混，以之治阴黄，恶乎可哉？喻嘉言于阴黄一证，竟谓仲景方论亡失，恍若无所循从，惟罗谦甫具有卓识，力辨阴阳，遵仲景寒湿之旨，出茵陈四逆汤之治。（瑭）于阴黄一证，究心有年，悉用罗氏法而化裁之，无不应手取效，问有始即寒湿，从太阳寒水之化。继因其人阳气，尚未十分衰败，得燥热药数帖，阳明转燥金之化，而为阳证者，即从阳黄例治之。

（七十）夏秋疸病，湿热气蒸，外干时令，内蕴水谷，必以宣通气分为要，失治则为肿胀，由黄疸而肿胀者，苦辛淡法，二金汤主之。（此揭疸病之由，与治疸之法，失治之变，又因变制方之法也。）

二金汤方（苦辛淡法）

鸡内金（五钱）　海金沙（五钱）　厚朴（三钱）　大腹皮（二钱）　猪苓（三

钱）　白通草（二钱）

水八杯，煮取三杯，分三次温服。

（七十一）诸黄疸小便短者，茵陈五苓散主之。沈氏目南云：此黄疸气分实证，通治之方也。胃为水谷之海，荣卫之源，风入胃家气分，风湿相蒸，是为阳黄湿热，流于膀胱，气郁不化，则小便不利。当用五苓散，宣通表里之邪，茵陈开郁而清湿热。

茵陈五苓散（方见前，五苓散系苦辛温法，今茵陈倍五苓乃苦辛微寒法）

茵陈末（一钱）　五苓散（五分）

共为细末和匀，每服三钱，日三服，《金匮》方不及备载，当于本书研究，独采此方者，以其为实证通治之方，备外风内湿一则也。

（七十二）黄疸脉沉，中痞恶心，便结溺赤，病属三焦，里证，杏仁石膏汤主之。前条而解表里，此条统治三焦，有一纵一横之义。杏仁石膏开上焦，姜半开中焦，枳实则由中驱下矣。山栀通行三焦，黄柏直清下焦，凡通宣三焦之方，皆扼重上焦，以上焦为病之始入，且为气化之先，虽统宣三焦之方，而汤则名杏仁石膏也。

杏仁石膏汤方（苦辛寒法）

杏仁（五钱）　石膏（八钱）　半夏（五钱）　山栀（三钱）　枳实汁（每次三茶匙冲）　姜汁（每次三茶匙冲）

水八杯，煮取三杯，分三次温服。

（七十三）素积劳倦，再感湿温，误用发表，身面俱黄，不饥溺赤，连翘赤豆饮，煎送保和丸。前第七十条，由黄变而他病，此则由他病而变黄，亦遥相对待。证系两感，故方用连翘赤豆饮，以解其外，保和丸以和其中，俾湿温劳倦治逆，一齐解散矣。保和丸苦温而运脾阳，行在里之湿，陈皮连翘，由中达外，其行浊固然矣，兼治劳倦者何，《经》云：劳者温之，盖人身之动作云为，皆赖阳气为之主张，积劳伤阳，劳倦者因劳而倦也，倦者四肢倦怠也，脾主四肢，脾阳伤则四肢倦而无力也。再肺属金而主气，气者阳也，脾属土而生金，阳气虽分内外，其实特一气之转输耳，劳虽自外而来，以阳既伤，则中阳不得独运，中阳不运，是人之赖食湿以生者，反为湿食所困，脾既困于食湿，安能不失牝马之贞，而上承乾健乎？古人善治劳者，前则有仲景，后则有东垣，皆从此处得手，奈之何后世医者，但云劳病，辄用补阴，非惑于丹溪一家之说哉，本论原为外感而设，并不及内伤，兹特因两感而略言之。

连翘赤豆饮方（苦辛微寒法）

连翘（二钱）　山栀（一钱）　通草（一钱）　赤豆（二钱）　花粉（一钱）香豆豉（一钱）煎送保和丸三钱。

保和丸方（苦辛温平法）

山楂　神曲　茯苓　陈皮　萄子　连翘　半夏

（七十四）湿甚为热，疟邪痞结心下，舌白口渴，烦躁自利，初身痛，继则心下亦痛，泻心汤主之。（此疟邪结心下气分之方也）

泻心汤（方法见前）

（七十五）疮家湿疟，忌用发散，苍术白虎汤加草果主之。《金匮》谓疮家忌汗，发汗则病痉。盖以疮者血脉间病，心主血脉。血脉必虚而热，然后成疮，既成疮以后，疮脓又系血液所化，汗为心液，由血液而达毛窍，再发汗以伤其心液，不痉何待？故以白虎辛凉重剂，清阳明之热，湿由肺卫而出，加苍术草果，温散脾中重滞之寒湿. 亦由肺卫而出。阳明阳土；清以石膏知母之辛凉。太阴阴土，温以苍术草果之苦温。适合脏腑脏之宜，矫其一偏之性而已。

苍术白虎汤加草果方（辛凉复苦温法，白虎汤方见上焦篇）即前白虎汤内加苍术、草果。

（七十六）背寒，胸中痞结，疟来日晏，邪渐入阴，草果知母汤主之。此素积烦劳，末病先虚，故伏邪不肯解散，正阳馁弱，邪热固结。是以草果温太阴独胜之寒，知母泻阳明独胜之热，厚朴佐草果，泻中焦之湿蕴，合姜半而开痞结，花粉佐知母，而生津退热。脾胃兼病，最畏木克，乌梅、黄芩清热而和肝，疟来日晏，邪欲入阴，其所以升之使出者，全赖草果（俗以乌梅、五味等酸敛，是知其一莫知其他也，酸味秉厥阴之气居五味之首，与辛味合用，开发阳气最速，观小青龙汤自知）。

草果知母汤方（苦辛寒兼酸法）

草果（一钱五分）　知母（二钱）　半夏（三钱）　厚朴（二钱）黄芩（一钱五分）　乌梅（一钱五分）　花粉（一钱五分）　姜汁（五匙冲）

水五杯,煮取二杯,分二次温服。(按)此方即吴又可之达原饮,去槟榔加半夏乌梅姜汁,治中焦热结阳陷之证,最为合拍,吴氏乃以治不兼湿邪之瘟疫初起,其谬甚矣。(再按)前贤制方,与集书者选方,不过示学者知法度,为学者立模范而已,未能预测后来之病证,其变幻若何?其兼证若何?其年岁又若何?所谓大匠诲人,能与人规矩,不能使人巧,至于奇巧绝伦之处,不能传,亦不可传,可遇而不可求,可暂而不可常也。学者当心领神会,先务识其所以然之故,而后增减古方之药品,分量宜重宜轻,宜多宜寡,自有准的,所谓神而明之存乎其人。

(七十七)疟伤胃阳,气逆不降,热刲胃液,不饥不饱,不食不便,渴不欲饮,味变酸浊,加减人参泻心汤主之。此虽阳气受伤,阴汁被劫,恰偏于伤为多,故救阳立胃基之药四,存阴泻邪热之药二,喻氏所谓变胃而不受胃变之法也。

加减人参泻心汤(苦辛温复碱寒法)

人参(二钱)　黄连(一钱五分)　枳实(一钱)　干姜(一钱五分)　生姜(二钱)　牡蛎(二钱)

水五杯,煮取二杯,分二次温服。(按)大辛大温,与大苦大寒合方,乃厥阴经之定例,盖别脏之与腑,皆分而为二,或上下,或左右,不过经络贯通,脂膜相连耳。惟肝之与胆合而为一。胆即居于肝之内,肝动则胆亦动,胆动而肝即随,肝宜温,胆宜凉,仲景乌梅圆泻心汤,立万世法程矣。于小柴胡先露其端,此证疟邪扰胃,致令胃气上逆,而亦用此辛温寒苦合法者何?盖胃之为腑,体阳而用阴,本系下降,无上升之理,其呕吐哕痞,有时上逆升者胃气,所以使胃气上升者,非胃气也,肝与胆也。故古人以呕为肝病,今人则以为胃病已耳。(汪按)古人云:肝为刚脏,能受柔药,胃为柔脏,能受刚药,故胃阳伤者,可与刚中之柔,不可与柔中之刚。又云:治肝不效,每以胃药收功,盖土衰木必乘之,扶阳明所以制厥阴也。再考厥阴为阴阳交际之处,贞下起元,内藏相火,故用寒必复热,用热必复寒,仲景茱萸四逆,当归四逆,不用纯阳,乌梅泻心,阴阳并用为此也。(先贤于内伤肾肝,阴中之阳者,用羊肉、鹿茸等血肉之品,不用姜附,及温肾必助凉肝,皆此义。)至胃为中土,伤阳则为卑监,当用刚远柔,伤阴则为燥亢,当用柔远刚,阳衰者少佐宣畅,权衡在手,斯临证无差矣。

(七十八)疟伤胃阴、不饥、小饱、小使,潮热,得食则烦热愈加,津液不复者，麦冬麻仁汤主之。暑湿伤气，疟邪伤阴，故见证如是。此条与上条不饥不饱不便相同，上条以气逆味酸不食辨阳伤。此条以潮热食，则烦热愈加，定阴伤也。阴伤既定，复胃阴者，莫若甘寒，复酸味者，酸甘化阴也。两条胃病，皆有不便者何？九窍不和，皆属胃病也。

麦冬麻仁汤方（酸甘化阴法）

麦冬（五钱连心）　火麻仁（四钱）　生白芍（四钱）　何首乌（三钱）乌梅肉（二钱）　知母（二钱）

水八杯，煮取三杯，分三次温服。

（七十九）太阴脾疟，寒起四末，不渴多呕，热聚心胸，黄连白芍汤主之。烦躁甚者，可另服牛黄丸一丸。脾主四肢，寒起四末，而不渴，故知其为脾疟也。热聚心胸而多呕，中土病而肝木来乘。故方以两和肝胃为主，此偏于热甚，故清热甚，故清热之品重，而以芍药收脾阴也。

黄连白芍药汤方（苦辛寒法）

黄连（二钱）　黄芩（二钱）　半夏（三钱）　枳实（一钱五分）白芍（三钱）　姜汁（五匙冲）

水八杯，煮取三杯，分三次温服。

（八十）太阴脾疟，脉濡，寒热，疟来日迟，腹微满，四肢不暖，露姜饮主之。此偏于太阴虚寒，故以甘温补正，其退邪之妙，全在用露，清肃能清邪热，甘润不伤正阴，又得气化之妙谛。

露姜饮方（甘温复甘凉法）

人参（一钱）　生姜（一钱）

水两杯，煮成一杯，露一宿，重汤温服。

（八十一）太阴脾疟，脉弦而缓，寒战，甚则呕吐意气，腹鸣溏泄，苦辛寒法，不中与也。苦辛温法，加味露姜饮主之。上条纯是太阴虚寒，此条邪气更甚，脉兼弦，则土中有木矣，故加温燥，泄水退邪。

加味露姜饮方（苦辛温法）

人参（一钱）　半夏（二钱）　草果（一钱）　生姜（二钱）　广皮（一钱）青皮（一钱醋炒）

水二杯半，煮成一杯，滴荷露三匙温服，渣再煮一杯服。

（八十二）中焦疟，寒热久不止，气虚留邪，补中益气汤主之。留邪以气虚之故，自升阳益气立法。

补中益气汤方

炙黄芪（一钱五分）　人参（一钱）　炙甘草（一钱）　白术（一钱炒）
广皮（五分）　当归（五分）　升麻（三分炙）　柴胡（三分炙）　生姜（三片）
大枣（二枚去核）

水五杯，煮取二杯，渣再煮一杯，分温三服。

（八十三）脉左弦，暮热早凉，汗解渴饮，少阳疟偏于热重者，青蒿鳖甲汤主之。少阳切近三阴，立法以一面领邪外出，一面防邪内人，为要领，小柴胡汤，以柴胡领邪，以人参、大枣、甘草护正，以柴胡清表热，以黄芩甘草苦甘清里热，半夏生姜两和肝胃，蠲内饮，宣胃阳，降胃阴，疏肝，用生姜大枣，调和荣卫，使表者不争，里者内安，清者清，补者补，升者升，降者降，平者平，故曰和也。青蒿鳖甲汤，用小柴胡法，而小变之，却不用小柴胡之药者，小柴胡原为伤寒立方，疟缘于暑湿，其受邪之源，本自不同，故必变通其药味，以同在少阳一经，故不能离其法。青蒿鳖甲汤，以青蒿领邪，青蒿较柴胡力软，且芳香逐秽开络之功，则较柴胡有独胜。寒邪伤阳，柴胡汤中之人参、甘草、生姜，皆护阳者也。暑热伤阴，故改用鳖甲护阴，鳖甲乃蠕动之物，且能人阴络搜邪。柴胡汤以胁痛干呕，为饮邪所致，故以姜半通阳降阴，而清饮邪。青蒿鳖甲汤，以邪热伤阴，则用知母花粉，以清热邪而止渴，丹皮清少阳血分，桑叶清少阳络中气分。宗古法而变古方者，以邪之偏寒偏热不同也。此叶氏之读古书，善用古方，岂他人之死于句下者，所可同日语哉。

（八十四）少阳疟，如伤寒证者，小柴胡汤主之。渴甚者，去半夏加栝蒌根。脉弦迟者，小柴胡加干姜陈皮汤主之。少阳疟，如伤寒少阳证，乃偏于寒重而热轻，故仍从小柴胡法。若内躁渴甚，则去半夏之燥，加栝蒌根生津止渴。脉弦则寒更重矣，《金匮》谓弦迟者，当温之，故于小柴胡汤内加干姜陈皮温中，且能由中达外，使中阳得伸，逐邪外出也。

（陆评）小柴胡系少阳枢机主剂，伤寒论中，言之极详，与温热何涉，乃滥人于此，此与上焦篇风温条，插入桂枝汤，同一眉目不清。夫病状万变，炎凉烦刻，原难刻舟求剑，第鞠通自命为跳出伤寒圈子，则开温热门径，则此等处自当认清温热题目。沈辛甫曰，叶香岩知暑湿时疟，与风寒正疟迥别，融会圣言，惟从清解，所见甚超。而洄溪反以不用柴胡，屡肆诋讪，食古不化，徐公且然，况其下乎，若是则鞠通固不足责矣。

青蒿鳖甲汤方（苦辛咸寒法）

青蒿（三钱）　知母（二钱）　桑叶（二钱）　鳖甲（五钱）　丹皮（一钱）花粉（二钱）

水五杯，煮取二杯，疟来前，分二次温服。

小柴胡汤方（苦辛甘温法）

柴胡（三钱）　黄芩（一钱五分）　半夏（二钱）　人参（一钱）炙甘草（一钱五分）　生姜（三片）　大枣（二枚去核）

水五杯，煮取二杯，分二次温服，加减如《伤寒论》中法，渴甚者，去半夏，加栝蒌三钱。

小柴胡加干姜陈皮汤方（苦辛温法）　即于小柴胡汤内加干姜二钱，陈皮二钱，水八杯，煮取三杯，分三次温服。

（八十五）舌白脘闷，寒起四末，渴喜热饮，湿蕴之故，名曰湿疟，厚朴草果汤主之。

此热少湿多之证。舌白脘闷，皆湿为之也。寒起四末，湿郁脾阳，脾主四肢，故寒起于此。渴热也，当喜凉饮，而反喜热饮者，湿为阴邪，弥漫于中，喜热以开之也。故方法以苦辛通降，纯用温开，而不必苦寒也。

厚朴草果汤方（苦辛温法）

厚朴（一钱五分）　杏仁（一钱五分）　草果（一钱）　半夏（二钱）　茯苓块（三钱）　广皮（一钱）

水五杯，煮取二杯，分二次温服。（按）中焦之疟，脾胃正当其冲，偏于热者胃受之，法则偏于救胃；偏于湿者脾受之，法则偏于救脾。胃阳腑也，救胃必用甘寒苦寒；脾阴脏也，救脾必用甘温苦辛，两平者两救之。本论列疟证，寥寥数则，略备大纲，不能偏载，然于此数条反复对勘，彼此互印，再从上焦篇究来路，下焦篇阅归路，其规矩准绳，亦可知其大略矣。

（八十六）湿温内蕴，夹杂饮食停滞，气不得运，血不得行，遂成滞下，俗名痢疾。古称重证，以其深入脏腑也。初起腹前胀者易治，日久不痛，并不胀者难治。脉小弱者易治，脉实大数者难治，老年久衰，实大小弱，并难治，脉调和易治。日数十行者易治，一行或有或无者难治。面色便色鲜明者易治，秽暗者难治。噤口痢属实者尚可治，属虚者难治。先滞（俗所谓痢疾）后利（俗谓之泄泻）者易治，先利后滞者难治。先滞后疟者易治，先疟后滞者难治。本年新受者易治，上年伏暑酒客积热，老年阳虚积湿者难治。季肋少腹无动气疝瘕者易治，有者难治。此痢疾之大刚，虽罗列难治易治十数条，总不出邪机向外者易治，深入脏络者难治也。谚云，饿不死的伤寒，不死的痢疾。时人解云：凡病伤寒者，当禁其食，令病者饿，则不互与外邪相搏而死也。痢疾日下数十行，下者既多，肠胃空虚，必令病者多食，则不至肠胃尽空而死也。不知此二语，乃古之贤医，金针度人处，后人不审病情，不识句读，以致妄解耳。按《内经》热病禁食，在少愈之际，不在受病之初，仲景《伤寒论》中，现有食粥却病之条，但不可食重浊肥腻耳。痢疾暑湿夹饮食内伤，邪非一端，胃肠均受其殃，古人每云淡薄滋味，如何可以恣食，与邪气团成一片，病久不解耶？吾见痢疾，不戒口腹而死者，不可胜数。盖此二语，"饿"字、"膜"字，皆自为一句，谓患伤寒之人，尚知饿而思食，是不死之证，其死者医杀之也。盖伤寒暑发之病，自外而来，若伤卫而未及于荣，病人知饿，病机尚浅，医者助胃气，捍外侮，则愈，故云不死，若不饿则重矣，仲景谓风病能食，寒病不能食是也。痢疾久伏之邪，由内下注，若脏气有余，不肯容留邪气，彼此互争则膜，邪机向外，医者顺水推舟则愈，故云不死，若脏气已虚，纯逊邪气，则不膜而寇深矣。

（八十七）自利不爽，欲作滞下，腹中拘急，小便短者，四苓合芩芍汤主之。既自利（俗谓泄泻）矣，理当快利，而又不爽者何？盖湿中藏热，气为湿热郁伤，而不得畅遂其本性，故滞，脏腑之中，全赖此一气之转输，气既滞矣，焉有不欲作滞下之理乎，日欲作，作而不遂也。拘急不爽之象，积滞之情状也。小便短者，湿注太阴。阑门（小肠之末．大肠之始、）不分水，膀胱不渗湿也。故以四苓散分阑门，通膀胱，开支河，使邪不直注大肠。合芩芍法宣气分，清积滞，预夺其滞下之路也。此乃初起之方，久痢阴伤，不可分利，故方后云，久利不再用之。

（按）浙人倪涵初作疟痢三方，于痢疾条下，先立禁汗、禁分利、禁大下、禁温补之法，是诚见世之妄医者，误汗、误下、误分利、误温补，以致沉疴不起，痛心疾首，而有是作也。然一概禁之，未免因噎废食，且其三方亦何能包括痢门诸证，是安于小成，而不深究大体也。（瑭）勤求古训，静与心谋，以为可汗则汗，可下则下，可清则清，可补则补，一视其证之所现，而不可先有成见也。至于误之一字，医者时刻留心，犹恐思虑不及，学术不到，岂可谬于见闻而不加察哉？

四苓合芩芍汤方（苦辛寒法）

苍术（二钱） 猪苓（二钱） 茯苓（二钱） 泽泻（二钱） 白芍（二钱）黄芩（二钱） 广皮（一钱五分） 厚朴（二钱） 木香（一钱）

水五杯，煮取二杯，分二次温服，久痢不再用之。

（八十八）暑温风寒杂感，寒热迭作，表证正盛，里证复急，腹不和而滞下者，活人败毒散主之。此证乃内伤水谷之酿湿，外受时令之风湿，中气本自不足人，又气为湿伤，内外俱急。立方之法，以人参为君，坐镇中州，为督战之帅，以二活二胡合芎劳，从半表半里之际，领邪外出，喻氏所谓逆流挽舟者此也。以枳壳宣中焦之气，茯苓渗中焦之湿，以桔梗开肺与大肠之痹，甘草和合诸药，乃陷者举之法。不治痢而治致痢之源，痢之初起，增寒壮热者，非此不可也。若云统治伤寒温疫瘴气则不可，凡病各有所因，岂一方之所得而统之也？此方存风湿门中，用处甚多，若湿不兼风而兼热者，即不合拍，奚况温热门乎？世医用此方治温病，已非一日，吾只见其害，未见其利也。

活人败毒散（辛甘湿法）

羌活 独活 茯苓 川芎 枳壳 柴胡 人参 前胡桔便（以上各一两）甘草（五钱）

共为细末，每服二钱，水一杯，生姜三片，煎至七分，顿服之。热毒冲胃，噤口者本方加陈仓米各等分，名仓廪散。服法如前，加一倍，噤口属虚者勿用之。

（汪按）噤口有虚实之分，此方虚者固不可用，即实证亦惟表证，重者当用，若中焦湿气热壅滞，当用丹溪人参黄连法，虚者当于理中等法求之。

（八十九）滞下已成，腹胀痛，加减芩芍汤主之。此滞下初成之实证，一以疏利肠间湿热为主。

加减芩芍汤方（苦辛寒法）

白芍（三钱）　黄芩（二钱）　黄连（一钱五分）　厚朴（二钱）木香（一钱煨）　广皮（二钱）

水八杯，煮取三杯，分三次温服，忌油腻生冷。

加减法　肛坠者，加槟榔二钱。腹痛甚欲便，便后痛减，再痛再便者，白滞加附子一钱五分，酒炒大黄三钱。红滞加肉桂一钱五分，酒炒大黄三钱，通爽后即止，不可频下。如积未净，当减其制，红积加归尾一钱五分，红花一钱，桃仁二钱。舌浊脉实，有食积者，加楂肉一钱五分，神曲二钱，枳壳一钱五分。湿重者，目黄舌白不渴加茵陈三钱，白通草二钱，滑石一钱。

（九十）滞下湿热内蕴，中焦痞结，神色昏乱，泻心汤主之。滞下由于湿热内蕴，以致中痞，但以泻心治痞结之所由来，而滞自止矣。

泻心汤（方法见前）

（九十一）滞下红白，舌色灰黄，渴不多饮，小溲不利，滑石藿香汤主之。此暑湿内伏，三焦气机阻窒，故不肯见积治积，乃以辛淡渗湿宣气，芳香利窍，治所以致只之因，庶积滞不期愈而自愈矣。

滑石藿香汤（辛淡合芳香法）

飞滑石（三钱）　白通草（一钱）　猪苓（二钱）　茯苓皮（三钱）　藿香梗（二钱）　厚朴（二钱）　白蔻仁（一钱）　广皮（一钱）

水五杯，煮取二杯，分二次服。

（九十二）湿温下利，脱肛，五苓散加寒水石主之。此急开支河，俾湿去而利自止。

五苓散加寒水石方（辛温淡复寒法，五苓散见前）即于五苓散内，加寒水石三钱，如服五苓散法，久痢不在用之。

（九十三）久痢阳明不阖，人参石脂汤主之。九窍不和，皆属胃病，久痢胃虚，虚则寒，胃气下溜，故以堵截阳明为法。

人参石脂汤方（辛甘温合涩法即桃花汤之变法也）

人参（三钱）　赤石脂（三钱细末）　炮姜（三钱）　白粳米（一合炒）

水五杯，先煮人参、白米、炮姜令浓，得二杯，后调石脂细末和匀，分二次服。

（九十四）自利腹满，小便清长，脉濡而小，病在太阴，法当温脏，勿事通腑，加减附子理中汤主之。此偏于湿合脏阴无热之证，故以附子理中汤。去甘守之人参、甘草，加通运之茯苓、厚朴。

加减附子理中汤（苦辛温法）

白术（三钱）　附子（二钱）　干姜（二钱）　茯苓（三钱、）　厚朴（二钱）

水五杯，煮取二杯，分二次温服。（汪按）理中不独湿困太阴宜用，每见夏日伤冰水瓜果，立时发痫者，止有寒湿，并无热证，小儿尤多此证，小便亦或短赤，不可拘执。宜用理中，甚则加附子，瓜果积加丁香草果，下利滞湿者加当归，其有误用克伐者，则人参又当倍矣。上焦有暑湿，或呕者，反佐姜少许。

（九十五）自利不渴者属太阴，甚则哕，（俗名呃忒）冲气逆急，救土败，附子粳米汤主之。此条较上条更危，上条阴湿与脏阴相合，而脏之真阳未败，此则脏阳结而邪阴与脏阴毫于忌惮。故上条犹系通补，此则纯用守补矣，扶阳抑阴之大法如此。

附子粳米汤方（苦辛热法）

人参（三钱）　附子（二钱）　炙甘草（二钱）　粳米（一合）干姜（二钱）

水五杯，煮取二杯，滓再煮一杯，分三次服。

（九十六）疟邪，热气内陷，变痢，久延时日，脾胃气衰，面浮腹膨，里急肛坠，中虚伏邪加减小柴胡汤主之。疟邪在经者，多较之邪在脏腑者浅，痢则深于疟矣。内陷云者，由浅入深也。治之之法，不出喻氏逆流挽舟之议，盖陷而入者，仍提而使之出也。故以柴胡由下而上，入深出浅，合黄芩两和阴阳之邪，以人参合谷芽宣补胃阳，丹皮归芍内护三阴。谷芽推气分之滞，山楂推血分之滞，谷芽升气分，故推谷滞，山楂降血分，故推肉滞也。

加减小柴胡汤（苦辛温法）

柴胡（三钱）　黄芩（二钱）　人参（一钱）　丹皮（一钱）　白芍（二钱炒）
当归（一钱五分上炒）　谷芽（一钱五分）　山楂（一钱五分炒）

水八杯，煮取三杯，分三次温服。

（九十七）春温内陷，下痢，最易厥脱，加减黄连阿胶汤主之。春温内陷，其为气热多湿少明矣。热必伤阴，故立法以救阴为主，救阴之法，岂能出育阴胫阴两法外哉。此黄连之坚阴，阿胶之育阴，所以合而名汤也。从黄连者黄芩，从阿胶者生地、白芍也，炙草则统甘苦而并和之。此下三条，应列下焦，以与诸内陷并观，故列于此。

加减黄连阿胶汤（甘寒苦寒合化阴气法）

黄连（三钱）　阿胶（三钱）　黄芩（三钱）　炒生地（四钱）生白芍（五钱）　炙甘草（一钱五分）

水八杯，煮取三杯，分三次温服。

（九十八）气虚下陷，加减补中益气汤主之。此邪少虚多，偏于气分之证，故以升补为主。

加减补中益气汤，（甘温法）

人参（二钱）　黄耆（二钱）　广皮（一钱）　炙甘草（一钱）归身（二钱）炒白芍（三钱）　防风（五分）　升麻（三分）

水八杯，煮取三杯，分三次温服。

（九十九）内虚下陷，热利下重，腹痛，脉左小右大，加味白头翁汤主之。此内虚，湿热下陷，将成滞下之方，仲景厥阴篇，谓热利下重者，白头翁汤主之。（按）热注下焦，设不差必圊脓血，脉右大者，邪从上中而来，左小者下焦受邪，坚结不散之象。故以白头翁无风而摇者，禀甲乙之气，透发下陷之邪，使之上出，又能有风而静，禀辛庚之气，清能除热，燥能除湿，湿热之积滞去，而腹痛自止。秦皮得水木相生之气，色碧而气味苦寒，所以能清肝热。黄连得少阴水精，能清肠澼之热。黄柏得水土之精，渗湿而清热。加黄芩、白芍者，内陷之证，由上而中而下，且右手脉大，上中尚有余邪。故以黄芩清肠胃之热，兼清肌表之热，黄柏黄连，但走中下，黄芩则走中上，盖黄芩手足阳明手太阴药也。白芍去恶血，生新血，且能调血中之气也。（按）仲景太阳篇，有表证未罢，误下而成协热下利之证，心下痞硬之寒证，则用桂枝人参汤，脉促之热证，则用葛根黄连黄芩汤，与此不同。

加味白头翁汤（苦寒法）

白头翁（三钱）　秦皮（二钱）　黄连（二钱）　黄柏（二钱）白芍（二钱）黄芩（三钱）

水八杯，煮取三杯，分三次服。（汪按）治痢之法，非通则涩，扼要在有邪无邪，阴阳气血，浅深久暂虚实之间，稍误则危，不可不慎也。又痢俱兼湿，例禁柔腻，（温邪痢者非）其有久痢阴虚，当摄纳阴液，或阴中阳虚，应用理阴等法者，属下焦。（征按）滞下自利诸条，俱系下焦篇证，似不应列入中焦，要知致病之由，则自中焦而起，所以《金匮》方中只有黄芩汤，以治太阳少阳两经合病之下利，遂开万世治利之门，《经》云：治病必求其本，此之谓也。

秋　燥

（一百）燥伤胃阴，五汁饮主之，玉竹麦门冬汤主之。五汁饮（方法见前上焦篇）

玉竹麦门冬汤（甘寒法）

玉竹（三钱）　麦冬（三钱）　沙参（三钱）　生甘草（一钱）

水五杯，煮取二杯，分二次服。上气者加生扁豆，气虚者加入参。

（一百一）胃液干燥，外感已净者，牛乳饮主之。此以津血填津血法也。

牛乳饮（甘寒法）

牛乳（一钱）

重汤炖热，顿服之，甚者日再服。

（一百二）燥证气血两燔者，玉女煎主之。玉女煎方（见上焦篇）

（汪按）燥证路径无多，故方法甚简，始用辛凉，继用甘凉，与温热相似，但温热传至中焦，间有当用寒苦者，燥证则惟喜柔润，最忌苦燥，断无用之之理也。其有湿未退，而燥已起，及上燥下湿，下燥上湿者，俱见湿门。

卷三　下焦篇

风温　温热　温疫　温毒　冬温

（一）风温、温热、温疫、温毒、冬温，邪在阳明久羁。或已下，或未下，身热面赤，口干舌燥，甚则齿黑唇裂，脉沉实者，仍可下之；脉虚大，手足心热，甚于手足背者，加减复脉汤主之。温邪久羁中焦，阳明阳土，未有不克少阴癸水者，或已下而阴伤，或未下而阴竭。若实证居多，正气未至溃败，脉来沉实有力，尚可假手于一下，即方去参桂姜枣之补阳，加白芍收三阴之阴，故云加减复脉汤。在仲景当日治伤于寒者之结代，自有取于参桂姜枣复脉中之阳，今治伤于温者之阳亢阴竭，不得再补其阳也，用古法而不拘用古方，医者之化裁也。

（二）温病误表，津液补劫，心中震震，舌强神昏，宜复脉法，复其津液，舌上津回则生，汗自出，中无所主者，救逆汤主之。误表动阳，心气伤则心震，心液伤则舌蹇，故宜复脉，复其津液也。若伤之太甚，阴阳有脱离之象，复脉亦不胜任，则非救逆不可。

（三）温病耳聋，病系少阴，与柴胡汤者必死，六七日以后，宜复脉辈复其精。温病无三阳经证，却有阳明腑证（中焦篇已申明腑证之由矣）、三阴脏证。盖脏者藏也，藏精者也。温病最善伤精，三阴实当其冲，如阳明结则脾阴伤而不行，脾胃脏腑，切近相连，夫累及妻，理固然也，有急下以存津液一法。土实则水虚，浸假而累及少阴矣，耳聋不卧等证是也。水虚则木强，浸假而累及厥阴矣，目闭痉厥等证是也。此由上及下，由阳入阴之道路，学者不可不知。按温病耳聋，灵素称其必死，岂少阳耳聋，竟至于死耶？《经》谓肾开窍于耳，脱精者耳聋，盖初则阳火上闭，阴精不得上承，清窍不通，继则阳亢阴竭，若再以小柴胡汤直升少阳，其势必至下竭上厥，不死何待？何时医悉以陶氏六书统治四时一切病证，而不究心于灵素难经也哉。（瑭）于温病六七日以外，壮火少减，阴火内炽，耳聋者悉以复阴得效，日宜复脉辈者，不过立法如此，临时对证，加减尽善，是所望于当其任者。

（四）劳倦内伤，复感温病，六七日以外，不解者，宜复脉法。此两感治法也。甘能益气，凡甘皆补，故宜复脉。服二三帖后，身不热而倦甚，仍加入参。

（五）温病已汗而不得汗，已下而热不退，六七日以外，脉尚躁盛者，重与复脉汤。已与发汗而不得汗，已与通里而热不除，其为汗下不当可知。脉尚躁盛，邪固不为药衰，正气亦尚能与邪气分争，故须重与复脉，扶正以敌邪，正胜则生矣。

（六）温病误用升散，脉结代，甚则脉两至者，重与复脉，虽有他证，后治之。此留人治病法也，即仲景里急，急当救里之义。

（七）汗下后，口燥咽干，神倦欲眠，舌赤苔老，与复脉汤。在中焦下后，与益胃汤，复胃中津液，以邪气未曾深入下焦。若口燥咽干，乃少阴之液，无以上供，神欲眠，有少阴但欲寐之象，故与复脉。

（八）热邪深入，或在少阴，或在厥阴，均宜复脉。此言复脉为热邪劫阴之总司也。盖少阴藏精，厥阴必待少阴精足，而后能生，二经均可主以复脉者，乙癸同源也。

加减复脉汤方（甘润存津法）

炙甘草（六钱）　干地黄（六钱（按）地黄三种用法，生地者、鲜地黄末晒干者，也可入药煮用，其性甘凉上中焦用以退热存津。干地黄者乃生地晒干，已为丙火炼过，去其寒凉之性，本草称其甘平。熟地制以酒与砂仁九蒸九晒而成，是又以丙火丁火合炼之也，故其性甘温。奈何今人悉以干地黄为生地，北人并不知世有生地，言谓干地黄为生地，而日寒凉，指鹿为马不可不辨）　生白芍（六钱）　麦冬（五钱不去心）阿胶（三钱）　麻仁（三钱（按）柯韵伯谓旧传麻仁者误，当系枣仁，彼见今治温热有取于麻仁者，从心悸动三字中看出传写之误，不为无益，气润去燥故仍从麻仁）

水八杯，煮取八分，三杯，分三次服，剧者加甘草至一两，地黄、白芍八钱，麦冬七钱，日三夜一服。

救逆汤方（镇摄法）　即于加减复脉汤内，去麻仁，加生龙骨四钱，生牡蛎八钱，煎如复脉法，脉虚大欲散者，加入参二钱。

（九）下后大便溏甚，周十二时，三四行，脉仍数者，未可与复脉汤，一甲煎主之。服一二日，大便不溏者，可与一甲复脉汤。下后，法当数日不大便，今反溏而频数，非其人真阳素虚，即下之不得其道，有亡阴之虑，若以复脉滑润，是以存阴之品，反为泻阴之用。故以牡蛎一味，单用则力大，既能存阴，又涩大便，且清在里之余热，一物而三用之。

一甲煎（咸寒兼涩法）　生牡蛎（二两碾细）

水八杯，煮取三杯，分温三服。

一甲复脉汤方　即于加减复脉汤内，去麻仁，加牡蛎一两（加减复脉汤见前）。

（十）下焦温病，但大便溏者，即与一甲复脉汤。

温病深入下焦劫阴，必以救阴为急务，然救阴之药多滑润，但见大便溏，不必待日三四行，即以一甲复脉法，复阴之中，预防泄阴之弊。

（十一）少阴温病，真阴欲竭，壮火复炽，心中烦，不得卧者，黄连阿胶汤主之。（按）前复脉法，为邪少虚多之治，其有阴既亏而实邪正盛，甘草即不合拍。心中烦，阳邪挟心阳独亢于上，心体之阴，无容留之地，故烦杂无奈。不得卧，阳亢不入于阴，阴虚不受阳纳，虽欲卧得乎。此证阴阳各自为道，不相交互，去死不远，故以黄芩从黄连，外泻壮火，而内坚真阴。以芍药从阿胶，内护真阴，而外扞亢阳。名黄连阿胶汤者，取一刚以御外侮，一柔以护内主之义也。其交关变化，神明不测之妙，全在一鸡子黄，前人训鸡子黄，金谓鸡为巽木，得心之母气，色赤入心，虚则补母而已，理虽至当，殆未尽其妙，盖鸡子黄有地球之象，为血肉有情，生生不已，乃奠安中焦之圣品，有甘草之功能而灵于甘草，其正中有孔，故能上通心气，下达肾气，居中以达两头，有莲子之妙用，其性和平，能使亢者不争，弱者得振，其气焦臭，故上补心，其味甘咸，故下补肾。再释家有地水风火之喻，此证大风一起，荡然无余，鸡子黄镇定中焦，通彻上下，合阿胶能预熄内风之震动也。然不知人身阴阳相抱之义，必未能识仲景用鸡子黄之妙，

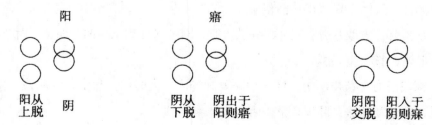

阳　　　　　瘛

阳从上脱　阴　　阴从下脱　阴出于阳则瘛　　阴阳交脱　阳入于阴则寐

谨将人身阴阳生死，寤寐图形，开列于后，以便学者人道有阶也。

黄连阿胶汤方（苦甘咸寒法）

黄连（四钱）　黄芩（一钱）　阿胶（三钱）　白芍（一钱）　鸡子黄（二枚）

水八杯，先煎三物，取三杯，去滓，纳胶烊尽，再纳鸡子黄，搅令相得，日三服。（征按）此《金匮》治伤寒少阴病，二三日以上，心烦不得卧之主方也。二三日以上，寒变热之时也。少阴多寐，以传经之阳邪灼阴，故不得卧，与少阴温病，确乎少阴多寐，以传经之阳邪灼阴，故不得卧，与少阴温炳，确乎相合，阳亢不入于阴，阴虚不受阳纳，二语虽倡自叶氏，然亦自经入，卫气留于阳，则阳气满，不得入于阴，则阴气虚，故目不瞑而烦，可为一切不寐之总纲。他如湿痰留于肺腑不寐，《内经》则有半夏汤以通其阳，其方则以千里外之流水，扬万遍，取五升，炊以苇薪，沸则纳秫米一升，半夏五合，炊至升半，去渣饮汁一小杯，日三服，以知为度。虚烦不眠，仲祖则有酸枣仁汤，以和其阴，方用枣仁二升，知母、茯苓、川芎各二两，甘草一两，以水八升，煮酸枣仁得六升，纳诸药，煮取三升，分温三服。又如胆虚不寐，本事方有鳖甲丸，鳖甲、枣仁、羌活、牛膝、五味、参芪各等分，细末密丸桐子大，每用温酒服三四十丸。痰热不眠，集验方有温胆汤，橘红、半夏、茯神、甘草、枳实、竹茹，振悸不眠，半夏、陈皮、甘草、芡实、茯苓、竹茹，虚劳不寐，枣仁二两，碾末，同半夏二合煮糜，入地黄汁一合，再煮，时时与服。六一散加牛黄，治烦躁不眠，竹叶汤调服炒枣仁末，治脾虚不眠之类，条例甚多，总不出乎安胃和中，俾阳明之气顺，则阴阳之路，可通而已矣。

（陆评）病至少阴，全以阳之微甚为断，故仲景少阴篇，有手足温者可治，时自烦，欲去衣被者可治。手足反温，脉紧反去，虽烦下利，必自愈，吐利，手足不逆冷，反发热者，不死。盖心为君主之官，肾乃封藏之本，偶有偏胜，尚不为害。若心中烦，不得卧，此不过下焦水阴之气，不能上交于君火，上焦君火之气，不能下人于水阴，于壮火毫无关涉，故用黄连阿胶汤，使已离之水火，重行既济。若果少火悉成壮火，则见证必有口燥咽干，或且泻出青色水，心下痛，则仲景原有急下存阴之正法在，鞠通认心肾不交，为真阴欲竭，壮火复炽，一何谬也。

（十二）夜热早凉，热退无汗，热自阴来者，青蒿鳖甲汤主之。

夜行阴分而热，日行阳分而凉，邪气深伏阴分可知，热退无汗，邪不出表而仍归阴分，更可知矣。故曰热自阴分而来，非上中焦之阳热也。邪气深伏阴分，混处气血之中，不能纯用养阴，又非壮火，更不得任用苦燥，故以鳖甲蠕动之物，入肝经至阴之分，既能养阴，又能入络搜邪。以青蒿芳香透络，从少阳领邪外出，细生地清阴络之热，丹皮泻血中之伏火，知母者知病之母也，佐鳖甲、青蒿而成搜剔之功焉。再此方有先入后出之妙，青蒿不能直入阴分，有鳖甲领之入也；鳖甲不能独出阳分，有青蒿领之出也。

青蒿鳖甲汤方（辛凉合甘寒法）

青蒿（二钱）　鳖甲（五钱）　细生地（四钱）　知母（二钱）丹皮（三钱）

水五杯，煮取二杯，日再服。

（十三）热邪深入下焦，脉沉数，舌干齿黑，手指但觉蠕动，急防痉厥，二甲复脉汤主之。此示人痉厥之渐也。温病七八日以后，热深不解，口中津液干涸，但觉手指掣动，即当防其痉厥，不必俟其已厥而后治也。故以复脉育阴，加入介属潜阳，使阴阳交纽，庶厥可不作也。

二甲复脉汤方（成寒甘润法，加减复脉汤见前）　即于加减复脉汤内加生牡蛎五钱，生鳖甲八钱。

（十四）下焦温病，热深厥甚，脉细促，心中儋儋大动，甚则心中痛者，三甲腹脉汤主之。前二甲复脉，防痉厥之渐，即痉厥已作，亦可以二甲复脉止厥，兹又加龟板，名三甲者，以心中大动，甚则痛而然也。心中动者，火以水为体，肝风鸱张，立刻有吸尽西江之势，肾水本虚，不能济肝，而后发痉，既痉而水难猝补，心之本体欲失，故儋儋然大动也。甚则痛者，阴维为病主心痛，此证热久伤阴，八脉丽于肝肾，肝肾虚而累及阴维，故心痛。非如寒气客于心胸之心痛，可用温通，故以镇肾气补任脉通阴维之龟板，止心痛，合入肝搜邪之二甲，相济成功也。

三甲复脉汤方（同二甲汤法）　即于二甲复脉汤内，加生龟板一两。

（十五）既厥且哕（俗名呃忒），脉细而劲，小定风珠主之。湿邪久踞下焦，烁肝液为厥，扰冲脉为哕，脉阴阳俱减则细，肝脉横强则劲，故以鸡子黄实土而定内风，龟板补任，（谓任脉）而振冲脉，阿胶沉降补液而熄肝风，淡菜生于咸水之中，而能淡，外偶内奇，有坎卦之象，能补阴中之真阳，其形翕阖，故又能潜真阳之上动。童便以浊液仍归浊道，用以为使也。名定风珠者，以鸡子黄宛如珠形，得巽木之精，而能熄肝风，肝为巽木，巽为风也。龟亦有珠，具真武之德，而镇震木，震为雷，在人为胆，雷震未有无风者，雷静而风亦静矣。亢阳直上巅顶，龙上于天也。制龙者龟也，古者豢龙御龙之法，失传已久，其大要不出乎此。

小定风珠方（甘寒咸法）

鸡子黄（一枚生用）　真阿胶（二钱）　生龟板（六钱）　童便（半杯）淡菜（三钱）

水五杯，先煮龟板淡菜得二杯，去滓，入阿胶上火烊化，纳鸡子黄，搅令相得，再冲童便，顿服之。

（陆评）病至既厥且哕，胃气之弱也可知，夫病久且欲顾其胃气；况脉细而劲肝升极盛乎。定风珠腥秽腻浊，即无病胃弱之人，下咽亦将难受，果投此剂，其危必速，无论若何填补之品，必不能入口即化为气血。盖吾人转运，全赖阳明，投药要义，首顾胃气，士谔治此等症，辄以鲜莲子不去心、鲜荷梗、鲜藕片、料豆、红枣、竹二青、生熟谷芽，并以米泡汤，代水煎药，同道每笑谔，药轻病重，胆力太怯，谔笑不与辨，而每投辄效，彼辈辄称余医运大佳，其实谷气生精，彼辈自不曾领悟耳。

（十六）热邪久羁，吸烁真阴，或因误表，或因妄攻，神倦瘛疭，脉气虚弱，舌绛苔少，时时欲脱者，大定风珠主之。此邪气已去八九，真阴仅存一二之治也。观脉虚苔少可知，故以大队浓浊填阴塞隙，介属潜阳镇定，以鸡子黄一味，从足太阴，下安足三阴，上济手三阴，使上下交合，阴得安其位，斯阳可立根基，俾阴阳有眷属一家之义，庶可不致绝脱欤。

大定风珠方（酸甘咸法）

生白芍（六钱）　阿胶（三钱）　生龟板（四钱）　乾地黄（六钱）　麻仁（二钱）　五味子（二钱）　生牡蛎（四钱）　麦冬（六钱连心）　炙甘草（四钱）鸡子黄（二枚生）　鳖甲（四钱生）

水八杯，煮取三杯，去滓，再入鸡子黄，搅令相得，分三次服。喘加入参，自汗者加龙骨、人参、小麦，悸者加茯神、人参、小麦。

（陆评）苏医陆九芝，论温偏重阳明，固属一家之言，而其评论鞠通，颇有独到处。其言曰，温病本在中焦，鞠通乃先移之于上焦，谓切不可用中焦药，痛戒中焦之芩连，而其下即云热邪久羁，吸铄真阴，热邪久羁，肌肤甲错，皆鞠通所自言，皆鞠通自己所告人者。先自制桑翘银菊两方，嗣是方名清宫，用犀角牛黄，方名增液，用元参麦冬，以及一甲二甲三甲之复脉汤，小定风珠，大定风珠，无非滋腻伤阴，引邪内陷，病至此，不可为矣。夫言温病本在中焦，是不许有暴感风温也，其言不免武断，而言滋腻伤阴，引邪内陷，则确切不移之论也。

（十七）壮火尚盛者，不得用定风珠复脉；邪少虚多者，不得用黄连阿胶汤；阴虚欲痉者，不得用青蒿鳖甲汤。此诸方之禁也。前数方，虽皆为存阴退热而设，其中有以补阴之品，为退热之用者，有一面补阴，一面搜邪者，有一面填阴，一面护阳者，各宜心领神会，不可混也。

（十八）痉厥神昏，舌短烦躁，手少阴证未罢者，先与牛黄紫雪辈，开窍搜邪，再与复脉汤存阴，三甲潜阳，临证细参，勿致倒乱。痉厥神昏，舌蹇烦躁，统而言之曰厥阴证。然有手经足经之分，在上焦以清邪为主，清邪之后，必继以存阴，在下焦以存阴为主，存阴之先，若邪尚有余，必先以搜邪，手少阴证未罢，如寸脉大，口气重，颧赤，白睛亦，热壮之类。

（十九）邪气久羁，肌肤甲错，或因下后邪欲溃，或因存阴得液蒸汗，正色已虚，不能即出，阴阳互争而战者，欲作战汗也，复脉汤热饮之，虚甚者加入参，肌肉尚盛者，但令静，勿妄动也。（按）伤寒汗解，必在下前，温病多在下后，缚解而后得汗．诚有如吴又可所云者。凡欲汗者必当先烦，乃有汗而解。若正虚邪重，或邪已深入下焦，得下后里通，或因津液枯燥，服存阴药，液增欲汗，邪正努力纷争，则作战汗，战之得汗则生，汗不得出则死。此系生死关头，在顷刻之间，战者阳极而似阴也。肌肤业已甲错，其津液之枯燥，固不待言，故以复脉加入参，助其一臂之力，送汗出表。若其人肌肤尚厚，未至大虚者，无取复脉之助正，但当听其自然，勿事骚扰可耳，次日再议补阴未迟。

（二十）时欲漱口，不欲咽，大便黑而易者，有瘀血也，犀角地黄汤主之。邪在血分，不欲饮水，热邪燥液口干，又欲求救于水，故但欲漱口，不欲咽也。瘀血溢于肠间，血色久瘀则黑，血性柔润，故大便黑而易也。犀角味咸，入下焦血分以清热，地黄去积聚而补阴，白芍去恶血生新血，丹皮泻血中伏火，此蓄血自得下行，故用此轻剂以调之也。

犀角地黄汤方（甘咸微苦法）

乾地黄（一两）　生白芍（三钱）　丹皮（三钱）　犀角（三钱）

水五杯，煮取二杯，分二次服，渣再煮一杯服。

（二十一）少腹坚满，小便自利，夜热昼凉，大便闭，脉沉实者，蓄血也，桃仁承气汤主之，甚则抵当汤。少腹坚满，法当小便不利，今反自利，则非膀胱气闭可知。夜热者阴热也，昼凉者，邪气隐伏阴分也。大便闭者血分结也。故以桃仁承气通血分之闭结也。若闭结太甚，桃仁承气不得行，则非抵当不可，然不可轻用，不得不备一法耳。

桃仁承气汤方（苦辛咸寒法）

大黄（五钱）　芒硝（二钱）　桃仁（三钱）　当归（三钱）　芍药（三钱）
丹皮（三钱）

水八杯，煮取三杯，先服一杯，得下，止后服，不再服。

抵当汤方（飞走攻络苦咸法）

大黄（五钱）　虻虫（二十枚炙干为末）　桃仁（五钱）　水蛭（五分炙干为末）

水八杯，煮取三杯，先服一杯，得下，止后服，不知再服。

（二十二）温病脉法当数，今反不数而濡小者，热撤里虚也。里虚下利稀水，或便脓血者桃花汤主之。温病之脉本数，因用清热药撤其热，热撤里虚，脉见濡小，下焦空虚则寒，即不下利，亦当温补，况又下利稀水脓血乎。故用少阴自利，关闸不藏，堵截阳明法。

桃花汤方（甘温兼湿法）

赤石脂（一两半整用煎半为细末调）　炮姜（五钱）　白粳米（二合）

水八杯，煮取三杯，去渣，入石脂末一钱五分，分三次服，若一服愈，余勿服，虚甚者加入参。

（二十三）温病七八日以后，脉虚数，舌绛苔少，下利日数十行，完谷不化，身虽热者，桃花粥主之。上条以脉不数而濡小，下利稀水，定其为虚寒，而用温涩。此条脉虽数，而日下数十行，至于完谷不化，其里邪已为泄泻下行殆尽，完谷不化，脾阳下陷，火灭之象，脉虽数而虚，苔化而少，身虽余热未退，亦虚热也。纯系关闸不藏见证，补之稍缓，则脱，故改桃花汤为粥，取其逗留中焦之意，此条认定"完谷不化"四字要紧。

桃花粥方（甘温兼涩法）

人参（三钱） 炙甘草（三钱） 赤石脂（六钱细末） 白粳米（二合）

水六杯，先煮参草，得六杯，去渣，再入粳米煮，得三杯，纳石脂末三钱，顿服之，利不止，再服第二杯，如上法，利止停后服。或先因过用寒凉，脉不数，身不热者，加干姜三钱。（汪按）前一甲煎为下后滑泄者，设此二方为阳虚而关闸撤者设，当审证用之，此外有虽下利而邪未净，如热结旁流之类，仍当下，及热利下重，当用苦寒坚阴，如白头翁汤、芩芍汤类者，各有本条，不在此例，不可误用。其湿温疟痢等证，有当兼用升提者又一例，邪提者又一例，邪热不杀谷，亦有完谷一证，不可不慎．当干脉之虚实，并兼现之证辨之。

（二十四）温病少阴下利，咽痛，胸满心烦者，猪肤汤主之。此《伤寒论》原文。（按）温病热入少阴，逼液下走，自利咽痛，亦复不少，故采录于此。柯氏云，少阴下利，下焦虚矣，少阴脉循喉咙，其支者出络心，注胸中，咽痛胸满心烦者，肾火不藏，循经而上走于阳分也，阳并于上，阴并于下，火不下交于肾，水不上承于心，此未济之象。猪为水畜，而津液在肤，用其肤以除上浮之虚火，佐白蜜、白粉之甘，泻心润肺而和脾，滋化源，培母气，水升火降，上热自除，而下利自止矣。

猪肤汤方（甘润法）

猪肤（一斤用白皮从内刮去肥令如纸薄）

上一味，以水一斗，煮取五升，去渣，加白蜜一升，白米粉五合，熬香和令相得。

（陆评）下利而兼胸满心烦，且有咽痛，则非下利清谷，与自利不止也可知，乃是郁热下注。猪肤白蜜，无非润燥，白粉无非养胃，谓为水升火降，如何说得去，与其说他是水升火降，还是说他是水生火降，较为贴切。

（二十五）温病少阴咽痛者，可与甘草汤，不差者，与桔便汤。柯氏云，但咽痛而无下利胸满心烦等证，但甘以缓之足矣，不差者，配以桔梗，辛以散之也，其热微，故用此轻剂耳。

甘草汤方（甘缓法）

甘草（二两）

上一味，以水三升，煮取一升半，去渣，分温再服。

桔梗汤（苦辛甘开提法）

甘草（二两）　桔梗（二两）

法同前。

（陆评）猪肤汤，是清润法，甘草桔梗两汤，是清火开郁法，盖仲景用甘草无不炙，独此两方，甘草下皆无炙字，其主重清火也可知。

（二十六）温病入少阴，呕而咽中伤，生疮不能语，声不出者，苦酒汤主之。王氏晋三云，若酒汤治少阴水亏，不能上济君火，而咽生疮，声不出者，疮者疳也，半夏之辛滑，佐以鸡子清之甘润，有利窍通声之功，无燥津涸液之虑，然半夏之功能，全赖苦酒摄入阴分，刮涎敛疮，即阴火沸腾，亦可因苦酒而降矣，故以为名。

苦酒汤方（酸甘微辛法）

半夏（二钱制）　鸡子（一枚去黄纳上苦酒鸡子壳中）

上二味，纳半夏著苦酒中，以鸡子壳置刀环中安火上，令三沸，去渣，少少含咽之，不差，更作三剂。（征按）醋能开胃散水，饮热解毒，局方消暑丸，尝以之煮半夏，亦此意也。

（陆评）王孟英曰，自二十四条至二十六条，皆冬寒伏，春温初发之始，乃妄谓温热温疫，自上中传下之治，岂非梦呓。夫病状万变，谓温病内陷，必不至少阴，固难免武断，然陷至少阴，必有脉微细，但欲寐，渴而燥躁，四肢逆冷等见症，若但咽痛，或咽痛胸满心烦下利，却是伏邪外透之象，王语极有见地。

（二十七）妇女温病，经水适来，脉数耳聋，干呕烦渴，辛凉退热，兼清血分，甚至十数，日不解，邪陷发痉者，竹叶玉女煎主之。此与两感证同法，辛凉解肌，兼清血分者，所以补上中焦之未备，甚至数十日不解，邪陷发痉，外热未除，里热又急，故以玉女煎加竹叶，两清表里之热。

竹叶玉女煎方（辛凉合甘寒微苦法）

生石膏（六钱）　乾地黄（四钱）　麦冬（四钱）　知母（二钱）牛膝（二钱）　竹叶（三钱）

水八杯，先煮石膏、地黄得五杯，再入余四味，煮成二杯，先服一杯，候六

时覆之，病解停后服，不解再服。（上焦用玉女煎去牛膝者，以牛膝为下焦药，不得引邪深入也，兹在下焦，故仍用之）

（二十八）热入血室，医与两清气血，邪去其半脉数，余邪不解者，护阳和阴汤主之。此系承上条而言之也，大凡体质素虚之人，驱邪及半，必兼护养元气，仍佐清邪，故以参甘护元阳，而以白芍、麦冬、生地和阴清邪也。

护阳和阴汤方（甘凉甘温复法偏于甘凉即复脉汤法也）

白芍（五钱）　炙甘草（二钱）　麦冬（二钱连心炒）　乾地黄（三钱炒）

水五杯，煮取二杯，分二次温服。

（二十九）热入血室，邪去八九，右脉虚数，暮微寒热者，加减复脉汤，仍用参主之。

此热入血室之邪少虚多，亦以复脉为主法，脉右虚数，是邪不独在血分，故仍用参以补气，暮微寒热，不可用作邪实，乃气血俱虚，荣卫不和之故。

加减复脉汤仍用参方

即于前后脉汤内加入参三钱。（复脉汤见前）

（三十）热病，经水适至，十余日不解，舌痿饮冷，心烦热，神气忽清忽乱，脉左长右沉，瘀热在里也，加减桃仁承气汤主之。前条十数日不解，用玉女煎者，以气分之邪尚多，故用气血两解，此条以脉左沉，不与右之长同，而神气忽乱，定其为血两解，此条以脉左沉，不与右之长同，而神气忽乱，定其为蓄血，故以逐血分瘀热为急务也。

加减桃仁承气汤方（苦辛走络法）

大黄（三钱制）　桃仁（三钱炒）　细生地（六钱）　丹皮（四钱）　泽兰（二钱）　人中白（二钱）

水八杯，煮去三杯，先服一杯，候六时下黑血，下后神清渴减，止后服，不知渐进。（按）邵新甫云，老热入血室，金匮有五法，第一条主小柴胡，因寒热而用，虽经水适断，急提少阳之邪，勿令下陷为最；第二条伤寒发热，经水适来，已现昼明夜剧，谵语见鬼，恐人认阳明实证，故有无犯胃气及上二焦之戒；第三条中风寒热，经水适来，七八日脉迟身凉，胸胁满，如结胸状，谵语者，显无表证，全露热入血室之候，自当急刺期门，使人知针力比药力尤捷；第四条阳明病，下血谵语，但头汗出，亦为热入血室，亦刺期门，汗出而愈；第五条明其一证而有别因为害，如痰潮上脘，昏冒不知，当先化其痰，后除其热。仲景教人当知变通，故不厌推广其义，乃今人一遇是证，不辨热入之轻重，血室之盈亏，遽与小柴胡汤，贻害必多。要之热甚而血瘀者，与桃仁承气，及山甲归尾之属。血舍空而热者，用犀角地黄汤，加丹参木通之属，邪表未尽，而表证仍兼者，不妨借温通为使。血结胸，有桂枝红花汤，如丹参蛤桃仁之治，昏狂甚，进牛黄膏，调入清气化结之煎。再观叶案中，有两解气血燔蒸之玉女煎法，热甚阴伤，有育阴养气之复脉法，又有护阴涤热之缓攻法，先圣后贤，其治条分缕析，学者审证定方，慎毋拘乎柴胡一法也。

（三十一）温病愈后，嗽稀痰而不咳，彻夜不寐者，半夏汤主之。此中焦阳气素虚之人，偶感温病，医以辛凉甘寒，或苦寒清温热，不知十衰七八之戒，用药过剂，以致中焦反停寒饮，令胃不和，故不寐也。半夏逐痰饮而和胃，秫米秉燥金之气而成，故能补阳明燥气之不及，而渗其饮，饮退则胃和，寐可立至，故曰覆杯则寐也。

半夏汤方（辛甘淡法）

半夏（八钱制）　秫米（二两，即俗所谓高粱是也，古人谓之稷令，或名为芦稷，如南方难得，则以薏仁代入）

水八杯，煮取三杯，分三次温服。（汪按）不寐之因甚多，有阴虚不受阳纳者，有阳亢不入阴者，有胆热者，有肝用不足者，有心气虚者，有心液虚者，有蹻脉不和者，有痰饮扰心者，温热病中，往往有兼不寐者，各察其因而治之，斯不误矣。

（三十二）饮退得寐，舌滑，食不进者，半夏桂枝汤主之。此以胃腑虽和，荣卫不和，阳未卒复，故以前半夏汤合桂枝汤，调其荣卫，和其中阳，自能食也。

半夏桂枝汤方（辛温甘淡法）

半夏（六钱）　秫米（一两）　白芍（六钱）　桂枝（四钱，虽云桂枝汤，却用小建中汤法桂枝少于白芍者表里异治也）　炙甘草（钱）生姜（二钱）　大枣（二枚去核）

水八杯，煮取三杯，分温三服。

（三十三）温病解后，脉迟，身冷如水，冷汗自出者，桂枝汤主之。此亦阳气素虚之体质，热邪甫退，即露阳虚，故以桂枝汤复其阳也。

桂枝汤方（见上焦篇，但此处用桂枝分量与芍药等，不必多于芍药也，亦不必啜粥再令汗出，即仲景以桂枝汤小和之法是也）

（三十四）温病愈后，面色萎黄，舌淡不欲饮水，脉迟而弦，不食者，小建中汤主之。

此亦阳虚之质也，故以小建中，小小建其中焦之阳气，中阳复则能食，能食则诸阳皆可复也。

小建中汤方（甘温法）

白芍（六钱酒炒）　桂枝（四钱）　甘草（三钱炙）　生姜（二钱）　大枣（二枚去核）　胶饴（五钱）

水八杯，煮取三杯，去渣，入胶饴，上火烊化，分温三服。（汪按）温热病，虑涸其阴，湿温病虑虚其阳，病后调理，温热当以滋阴为法，（甘凉或酸）湿温当以扶阳为法，（甘温或佐辛甘）不可错误。热病解后，脉静身凉，然而炎威虽退一，余焰犹存，略予甘温，燎原复炽，饮食尚能助邪，况参术姜桂及二陈之类乎。但体质不同，或平素阳虚，或寒凉过当，邪去正衰，不扶其阳，则气立孤危，故列益阳数法于右，以备采用。所谓有者求之，无者求之，学者固不可不知有此法，煎非见之真确，断不可冒昧轻投也。寒湿湿温，病后化燥，当用凉润者，可以隔反。

（三十五）温病愈后，或一月至一年，面微赤，脉数，暮热，常思饮，不欲食者，五汁饮主之，牛乳饮亦主之。病后肌肤枯燥，小便溺管痛，或微燥咳，或不思食，皆胃阴虚也，与益胃五汁辈。前复脉等汤，复下焦之阴，此由中焦胃用之阴不降，胃体之阳独亢，故以甘润法救胃用，配胃体，则自然欲食，断不可与俗套开胃健食之辛燥药，致令燥咳成痨也。

五汁饮牛乳饮方（五汁饮方法见上焦篇，牛乳饮方见中焦篇）

益胃汤（见中焦篇）（按）吴又可云，病后与其调理不善，莫若静以待动，是不知要领之言也。夫病后调理，较易于治病，岂有能治病，又不能调理之理乎？但病后调理，不轻于治病，若其治病之初，未曾犯逆，处处得法，轻者三五日而解，重者七八日而解，解后无余邪，病者未受大伤，原可不必以药调理，但以饮食调理足矣，经所谓食养尽之是也。若病之始受既重，医者又有误表、误攻、误燥、误凉之弊，遗殃于病者之气血，将见外感变而为内伤矣。全赖医者善补其过（谓未犯他医之逆，或其人阳素虚阴素亏，或前因邪气太盛，攻剂不得不重，或本虚邪不能张，须随清随补之类），而补人之过（谓已犯前医之治逆），退杀气（谓余邪或药伤），迎生气（或养胃阴，或护胃阳，或填肾阴，或兼固肾阳，以迎其先天之后生气），活人于万全，岂得听之而已哉？万一变生不测，推委于病者之家，能不愧于心乎。至调理大要，温病后，一以养阴为主，饮食之坚硬浓厚者，不可骤进，间有阳气素虚之体质，热病一退，即露旧亏，又不可固执养阴之说，而灭其阳火。故本论中焦篇，列益胃增液清燥等汤，下焦篇，列复脉三甲五汁等复阴之法，乃热病调理之常理也；下焦篇，又列建中半夏桂枝数法，以为阳气素虚，或误伤凉药之用，乃其变也。经所谓有者求之，无者求之，微者责之，盛者责之，全赖司其任者，心诚求之也。

暑温　伏暑

（三十六）暑邪深入少阴，消渴者连梅汤主之；入厥阴麻痹者，连梅汤主之；心热烦躁，神迷甚者，先与紫雪丹，再与连梅汤。肾主五液而恶燥，暑先入心，助心火独亢于上，肾液不供，故消渴也。再心与肾均无少阴主火，暑为火邪，以火从火，二火相搏，水难为济，不消渴得乎？以黄连泻壮火，使不烁津，以乌梅之酸以生津，合黄连酸苦为阴，以色黑沉降之阿胶救肾水，麦冬生地，合乌梅酸甘化阴，庶消渴可止也。肝主筋而受液于肾，邪热伤阴，筋经无所秉受，故麻痹也。再包络与肝，均为厥阴，主风木，暑先入心，包络代受，风火相搏，不麻痹得乎？以黄连泻克水之火，以乌梅得木气之先，补肝之正，阿胶增液而熄肝风，冬地补水以柔木，庶麻痹可止也。心热烦躁，神迷甚，先与紫雪丹者，开暑邪之出路，俾梅连有入路也。

连梅汤方（酸甘化阴酸苦泄热法）

云连（二钱）　乌梅（三钱去核）　麦冬（三钱连心）　生地（三钱）　阿胶（二钱）

水五杯，煎去二杯，分二次服。脉虚大而芤者，加入参。

（三十七）暑邪深入厥阴舌灰消渴，心下板实，呕恶吐蛔，寒热，下利血水，甚至声音不出，上下格拒者，椒梅汤主之。此土败木乘，正虚邪炽，最危之候，故以酸苦泄热，辅正驱邪，立法，据理制方，冀其转关耳。

椒梅汤方（酸苦复辛甘法，即仲景乌梅圆法也。方义已见中焦篇）

黄连（二钱） 黄芩（二钱） 干姜（二钱） 白芍（三钱生）川椒（三钱炒黑） 乌梅（三钱去核） 人参（二钱） 枳实（一钱五分） 半夏（二钱）

水八杯，煮取三杯，分三次服。

（三十八）暑邪误治，胃口伤残，延及中下，气塞填胸，燥乱口渴，邪结内踞，清浊交混者，来复丹主之。此正气误伤于药，邪气得以窃据于中，固结而不可解，攻补难施之危证，勉力旋转，清浊一法耳。

来复丹汤（酸温法）

太阴元精石（一两） 舶上硫黄（一两） 硝石（一两同硫黄为末．微火炒结砂子大） 橘红（二钱） 青皮（二钱去白） 五灵脂（二钱，澄去砂，炒令烟尽）

（方论）晋三王氏云：《易》言一阳，来复于下，在人则为少阳生气所出之脏，病上盛下虚，则阳气去，生气竭，此丹能复阳于下，故曰来复。元精石乃盐卤至阴之精，硫黄乃纯阳石火之精，宝热相配，阴阳互济，有扶危拯逆之功。硝石化硫为水，亦可佐元硫以降逆。灵脂引经，入肝最速，能引石性，内走厥阴，外达少阳，以交阴阳之枢纽。使以橘红、青皮者，纳气必先利气，用以为肝胆之向导也。

（三十九）暑邪久热，寝不安，食不甘，神识不清，阴液元气两伤者，三才汤主之。凡热病久入下焦，消燥真阴，必以复阴为主，其或元气亦伤，又必兼护其阳，三才汤两复阴阳，而偏于复阴为多者。温热温疫末传，邪退八九之际，亦有用处，暑温末传，亦用有复脉三甲黄连阿胶等汤之处，彼此互参，勿得偏执。盖暑温不列于诸温之内，而另立一门者，以后夏至为病暑，湿气大动，不兼湿不得名暑温，仍归温热门矣。既兼湿则受病之初，自不得与诸温同法，若病至末传，湿邪已化，惟余热伤之阴其大略多与诸温同法，其不同者，前后数条，已另立法矣。

三才汤方（甘凉法）

人参（三钱） 天冬（二钱） 干地黄（五钱）

水五杯，浓煎两杯，分二次温服。欲服阴者，加麦冬、五味子；欲服阳者，加茯苓、炙甘草。

（四十）蓄血，热入血室，与温热同法。

（四十一）伏暑湿温胁痛，或咳或不咳，无寒但潮热，或竟寒热如疟状，不可误认柴胡证，香附旋覆花汤主之。久不解者，间用控涎丹。（按）伏暑湿温，积留支饮，悬于胁下。而成胁痛之证甚多，即《金匮》水在肝，而用十枣之证，彼因里水久痛之证甚多，即《金匮》水在肝，而用十枣之证，彼因里水久积，非峻攻不可。此因时令之邪，与里水新捕，其根不固，不必用十枣之太峻。只以香附旋覆善通肝络，而逐胁下之饮；苏子、杏仁降肺气而化饮，所谓建金以平木；广皮半夏，消痰饮之正；茯苓薏仁，开太阳而合阳明。所谓治水者，必实土，中流涨者，开支河之法也。用之得当，不过三五日自愈，其或前医，不识病因，不合治法，致使水无出路，久居胁下，恐成悬饮内痛之证，为患非轻，虽不必用十枣之峻，然不能出其范围，故改用陈无择之控涎丹，缓攻其饮。

香附旋覆花汤方（苦辛淡合，芳香开络法）

生香附（三钱）　旋覆花（三钱绢包）　苏子霜（三钱）　广皮（二钱）半夏（五钱）　茯苓块（三钱）　薏仁（五钱）

水八杯，煮取三杯，分三次温服。腹满者加厚朴，甚痛者降香末。

控涎丹方（苦寒从治法，痰饮阴病也。以苦寒治阴病，所谓求其属，以衰之是也。按肾经以脏而言，属水，其味成，其气寒。以经而言，属少阴，主火，其味苦，其气化燥热肾主水故苦寒为水之属不独咸寒为水之属也。盖真阳藏之于肾，故肾与心并称少阴，而并主火也。知此理则知用苦寒、成寒之法矣。泻火之有余用苦寒，寒能制火，苦从火化，正治之中亦有从治；泻水之太过亦用苦寒，寒从水气，苦从火味，从治之中亦有正治；所谓水火各造其偏之极皆相似也。苦成寒治火之有余，水之不足为正治。亦有治水之有余火之不足者，如介属芒硝并能行水，行则火复乃从治也。）

甘遂（去心制）　大戟（去皮制）　白芥子

上等分为细末，神曲糊为丸，梧子大，每服九丸，姜汤下，壮者加之，赢者灭之，以知为度。

寒 湿

（四十二）湿之为物也。在天之阳时为雨露，阴时为霜雪，在山为泉，在川为水，包含于土中者为湿，其在人身也。上焦与肺合，中焦与脾合，其流于下焦也。与少阴癸水合。此统举湿在天地人身之大纲。异出同源，以明土为杂气，水为天一所生，无处不合者也。上焦与肺合者，肺主太阴湿土之气，肺病湿则气不得化，有云雾之象，向之火制金者，今反水克火矣。故肺病而心亦病也。观素问寒水司天之年，则曰阳气先不治，自知，故上焦一以开肺气，救心阳为治。中焦与脾合者，脾主湿土之质，为受湿之区，故中焦湿证最多，脾与胃为夫妻，脾病而胃不能独治，再胃之脏象为土，土恶湿也。故开沟渠，运中阳，崇刚土，作提防之治，悉载中焦。上中不治，其势必流于下焦，《易》曰水流湿，《素问》曰湿伤于下，下焦乃少阴癸水，湿之质，即水也，焉得不与肾水相合。吾见湿流下焦，邪水旺一分，正水反亏一分，正愈亏而邪愈旺，不可为矣。夫肾之真水，生于一阳，坎中满也。故治少阴之湿，一以护肾阳，使火能生土为主，肾与膀胱为夫妻，泄膀胱之积，水从下治，亦所以安肾中真阳也。脾为肾之上游，升脾阳从上治，亦所以使水不没肾中真阳也。其厥阴也奈何？盖水能生木，水太过，木反不生，木无生气，自失其疏泄之任，经有风湿交争，风不胜湿之文，可知湿土太过，则风木亦有不胜之时，故治厥阴之湿，以复其风木之本性，使能疏泄为主也。（本论）原以温热为主，而类及于四时杂感，以宋元以来，不明仲景伤寒一书，专为伤寒而设，乃以伤寒一书应四时无穷之变，殊不合拍，遂至人著一书，而悉以伤寒名书，陶氏则以一人而屡著伤寒书，且多立妄诞不经名色，使后世学者，如行昏雾之中，渺不自觉其身之坠于渊也。今胪列四时杂感，春温夏热，长夏暑湿，秋燥冬寒，得其要领，效如反掌。夫春温夏热秋燥，所伤皆阴液也。学者苟能时时预护，处处提防，岂复有精竭人亡之虑，伤寒所伤者阳气也，学者诚能保护得法，自无寒化热而伤阴，水负火而难救之虞，即使有受伤处，临证者知何者当护阳，何者当救阴，何者当先护阳，何者当先救阴，因端竟委，可备知终始而超道妙之神。（瑭）所以三致意者，乃在湿温一证，盖土为杂气，寄旺四时，藏垢纳污，无所不受，其间错综变化，不可枚举。其在上焦也，如伤寒；其在下焦也，如内伤；其在中焦也，或如外感，或如内伤。至人之受病也，亦有外感，亦有内伤，使学者心摇目眩，无从捉摸，其变证也。则有湿痹水气，咳嗽痰饮，黄汗黄瘅，肿胀疟疾，痢疾淋症带症，便血疝气痔疮痈脓等证，较之风火燥寒四门之中，倍而又倍，苟非条分缕析，体贴入微，未有不张冠李戴者。（汪按）近代俗医，皆以伤寒法治温热暑燥，人手妄用表散，末后又误认虚痨，妄行补阴补阳，以至生民夭枉此书所为作也。若湿温之症，则又不然，世有粗工，稍知热病，一遇湿温，亦以温热之法施之，较之误认温热为僵寒者，厥罪惟均，盖湿温一症，半阴半阳，其反复变迁，不可穷极，而又氤氲粘腻，不似伤寒之一表即解，温热之一清即愈，施治之法，万绪千端，无容一毫执著，篇中所述，亦只举其一隅，学者务宜勤求古训，精研理气，而后能贯通融会，泛应不穷。《经》云，知其要者，一言而终，不知其要，流散无穷，是在潜心深造者矣。

　　（陆评）宋元以来，不明仲景伤寒一书，专为伤寒而设，乃以伤寒一书，应四时无穷之变．殊不合拍云云，鞠通之言，一何妄耶？《难经》曰，伤寒有五，有中风，有伤寒，有湿温，有热病，有温病。仲景即本此意而著伤寒论，故太阳篇曰，太阳病，发热汗出恶风，脉缓者，名为中风；太阳病，或已发热，或未发热，必恶寒体痛呕逆，脉阴阳俱紧，名曰伤寒；太阳病，发热而渴，不恶寒者乃温病；太阳病，关节疼痛而烦，脉沉而细者，此名湿痹；病者一身尽疼，发热日晡所剧者，此名风湿；太阳中热者，喝是也，其人汗出恶寒，身热而渴也，是古人以风寒湿暑温五气为病，皆曰伤寒。仲景之以伤寒名书，犹论语首篇之名学而，孟子首篇之名梁惠王，非首篇之论，章章学而，首卷之书，章章梁惠王也。余尝言六经统百病，不仅伤寒属六经，太阳之头痛恶寒，阳明之胃家实，少阳之寒热往来，太阴之腹满下利，少阴之但欲寐，厥阴之消渴气上冲心，伤寒如是，非伤寒亦何尝不如是。故读仲景书者，须知伤寒论是治凡百感症圣法，今鞠通偏欲以伤寒论划归伤寒一症，使活法顿变成死法，背道离经，谬妄一至于是。王孟英曰，吴氏直未读伤寒论也，注伤寒者无虑数十家，皆以为专论伤寒之书，故恒觉支离附会，考论中，风寒温喝湿五气为病，古人皆曰伤寒，故《难经》云，伤寒有五，而仲圣以伤寒名其书也，此等大纲不清，岂可率尔著书。

　　（四十三）湿久不治，伏足少阴，舌白身痛，足跗浮肿，鹿附汤主之。湿伏少阴，故以鹿茸补督脉之阳，督脉根于少阴，所谓八脉丽于肝肾也。督脉总督诸阳，此阳一升，则诸阳听令。附子补肾中真阳，通行十二经，佐之以菟丝，凭空行气，而升发少阴，则身痛可休，以独味草果，温太阴独胜之寒，以醒脾阳，则地气上蒸，天气之白苔可除，且草果，子也，凡子皆达下焦，以茯苓淡渗，佐附子开膀胱，小便得利，而跗肿可愈矣。

鹿附汤方（苦辛咸）

鹿茸（五钱）　附子（三钱）　草果（一钱）　菟丝子（三钱）茯苓（五钱）

水五杯，煮取二杯，日再服，渣再煮，一杯服。

（四十四）脾阳消乏，肾阳亦惫者，安肾汤主之。凡肾阳惫者，必补督脉，故以鹿茸为君，附子、韭子等补肾中真阳，但以苓术二味渗湿而补脾阳，釜底增薪法也（以阳安矣）。

安肾汤方（辛甘温法）

鹿茸（三钱）　葫芦巴（三钱）　韭子（一钱）　大茴香（二钱）附子（二钱）　补骨脂（三钱）　茅术（二钱）　茯苓（三钱）　兔丝子（三钱）

水八杯，煮取三杯，分三次服，大便溏者，加赤石脂，久病恶汤者，可用二十分作丸。

（四十五）湿久伤阳，痿弱不振，肢体麻痹，痔疮下血，术附姜苓汤主之，按痔疮有寒湿、热湿之分，下血亦有寒湿热湿之分，本论不及备载，但载寒湿痔疮下血者，以世医但知有热湿痔疮下血，悉以槐花地榆从事，并不知有寒湿之因，畏姜附如虎，故因下焦寒湿，而类及之，方则两补脾肾两阳也。

术附姜苓汤方（辛温苦淡法）

生白术（五钱）　附子（三钱）　干姜（三钱）　茯苓（五钱）

水五升，煮取二杯，日再服。

（四十六）先便后血，小肠寒湿，黄土汤主之。此因上条而类及，以补偏救弊也，义见前条注下，前方纯用刚者，此方则以刚药健脾，而渗温，柔药保肝肾之阴，而补丧失之血，刚柔相济，又立一法，以开学者门径，后世黑地黄丸法，盖仿诸此。

黄土汤方（甘苦合用刚柔互济法）

甘草（三两）　乾地黄（三两）　附子（三两）　阿胶（三两）黄芩（三两）灶中黄土（半斤）

水八升，煮取二升，分温二服（分两服法，悉录古方，未敢增减，用者自行斟酌可也）。（征按）李东垣云：古之方剂，分量与今不同，云一升，即今之大白盏也，曰"字"，二分半也。铢四分也。四字曰钱，十分也。二十四铢为一两。云三两，即今之二两。云一两，即今之六钱半也。云一升，即二合半也。古之一两，今用六钱可也。以上所用古方，俱可类推。

（四十七）秋湿内伏，冬寒外加，脉紧无汗，恶寒身痛喘欬稀痰，胸满，舌白滑，恶水不欲饮，甚则倚息不得卧，腹中微胀，小青龙汤主之。脉数有汗，小青龙去麻辛主之。大汗出者，倍桂枝减干姜加麻黄根。此条以经有秋伤于湿，冬生颏嗽之明文。故补三焦饮症数则，略示门径。按《经》谓秋伤于湿者，以长夏湿土之气，介在秋夏之间，七月大火西流，月建申，申者阳气毕伸也。湿无阳气不发，阳伸之极，湿发亦重，人感此而至，冬日寒水司令，湿水同体相搏而病矣。喻氏擅改经文，谓湿日燥者，不明六气运行之道，如大寒冬令也，厥阴气至，而纸鸢起矣。四月夏令也，古谓首夏犹清和，俗谓四月为麦秀寒，均谓时虽夏令，风木之气，犹未尽减也，他令仿此，至于湿土寄旺四时，虽在冬令，朱子谓将大雨雪，必先微温。姜微温则阳气通，阳气通则湿行，湿行而雪势成矣，况秋日竟无湿气乎？此其间有说焉，经所言之秋，指中秋以前而言，秋之前半截也。喻氏所指之秋，指秋分以后而言，秋之后半截也。古脱燥论，盖世远年湮，残缺脱简耳，喻氏补论诚是，但不应擅改经文，竟崇已说，而不体夫日月运行，寒暑倚伏之理与气也。

喻氏学问诚高，特霸气未消，其温病论，亦犯此病，学者遇欬嗽之证，兼合脉色，以详察其何因，为湿为燥为风为火，为阴虚，为阳弱，为前后伏气，为现行时令，为外感而发动内伤，为内伤而即招引外感，历历分明，或当用温用凉，用补用泻，或寓补于泻，或寓泻于补，择用先师何法何方，妙手空空，毫无成见，因物付物，自无差忒矣。即如此症，以喘欬痰稀，不欲饮水，胸满腹胀舌白，定其为伏湿痰饮所致，以脉紧无汗为遇寒而发，故用仲景先师辛温甘酸之小青龙，外发寒而内蠲饮，龙行而火随，故寒可去，龙动而水行，故饮可蠲，以自汗脉数（此因饮邪上冲肺气之数，不可认为火数），为遇风而发，不可再行误汗伤阳，使饮无畏忌，故去汤中之麻黄细辛，发太阳少阴之表者，倍桂枝以安其表，汗甚则以麻黄根收表疏之汗。夫根有归束之义，麻黄能行太阳之表，即以其根归束太阳之气也。大汗出减干姜者，畏其辛而致汗也。有汗去麻辛，不去干姜者，干姜根而中实，色黄而圆（土象也，土性缓），不比麻黄干而中空，色青而直（木象也，木性急，干姜岂性缓药哉，较之麻黄为缓耳，且干姜得丙火煅炼而成，能守中阳，麻黄则纯行卫阳，故其慓急之性远甚于干姜也），细辛细而辛窜，走络最急也（且少阴之报使误经，发少阴汗者必伐血）。

小青龙汤方（辛甘复酸法）

麻黄（三钱去节）　甘草（三钱炙）　桂枝（五钱去皮）　芍药（三钱）五味（二钱）　干姜（三钱）　半夏（五钱）　细辛（二钱）

水八碗，先煮麻黄，减一碗许，去上沫，纳诸药煮取三碗，去滓，温服一碗，得效，缓后服，不知再服。

（四十八）喘咳息促，吐稀涎，脉洪数，右大于左，喉哑，是为热饮，麻杏石甘汤主之。

《金匮》谓病痰饮者，当以温药和之，盖饮属阴邪，非温不化，故饮病当温者，十有八九。然当清者亦有一二。如此证，息促，知在上焦；涎稀，知非劳伤之欬，亦非火邪之但欬无痰而喉哑者可比；右大于左，纯然肺病；此乃饮邪隔拒，心火壅遏，肺气不能下达。音出于肺，金实不鸣，故以麻黄中空而达外，杏仁中实而降里，石膏辛淡性寒，质重而气清，合麻杏而宣气分之郁热，甘草之甘以缓急，补土以生金也。（按）此方即大青龙之去桂枝姜枣者也。

麻杏甘石汤方（辛凉甘淡法）

麻黄（三钱去节）　杏仁（三钱去皮尖碾细）　石膏（三钱碾）甘草（二钱炙）

水八杯，先煮麻黄，减二杯去沫，纳诸药，煮取三杯，先服一杯，以喉亮为度。

（四十九）支饮不得息，葶苈大枣泻肺汤主之。支饮上拥胸膈，直阻肺气，不令下降，呼息难通，非用急法不可，故以禀金火之气，破癥瘕积聚，通利水道，性急之葶苈，急泻肺中之壅塞。然其性慓悍，药必入胃过脾，恐伤脾胃中和之气，故以守中之大枣，护脾胃而监制之，使不旁伤他脏。一急一缓，一苦一甘，相须成功也。

葶苈大枣泻肺汤（苦辛甘法）

苦葶苈（三钱砂香碾细）　大枣（五枚去核）

水五杯，煮成二杯，分二次服，得效减其制，不效再作服，衰其大半而止。

（五十）饮家反渴，必重用辛，上焦加干姜桂枝；中焦加枳实橘皮；下焦加附子生姜。《金匮》谓干姜、桂枝为热药也，服之当遂渴，今反不渴者饮也，是以小渴，定其为饮，人所易知也。又云水在肺，其人渴，是饮家亦有渴症，人所不知，今人见渴投凉轻，则用花粉、冬地，重则用石膏、知母，全然不识病情，盖火欬无痰，劳欬胶痰，饮欬稀痰，兼风寒则难出，不兼风寒则易出，深则难出，浅则易出。其在上焦也，郁遏肺气，不能清肃下降，反挟心火上升，烁咽，渴欲饮水，愈饮愈渴，饮后水不得行，则愈饮愈欬，愈欬愈渴，明知其为渴而饮也，用辛何妨，《内经》所谓辛能润是也。以干姜峻散肺中寒水之气，而补肺金之体，使肺气得宣，而渴止欬定矣。其在中焦也，水停心下，郁遏心气，不得下降，反来上烁咽喉，又格拒肾中真液，不得上潮于喉，故嗌干而渴也。重用枳实，急通幽门，使水得下行，而脏气各安其位，各司其事，不渴不欬矣。其在下焦也，水郁膀胱，格拒真水，不得外滋上潮，且邪水旺一分，真水反亏一分，藏真水者肾也，肾恶燥，又肾脉入心，由心人肺，从肺系上循喉咙，平人之不渴者，全赖此脉之通调，开窍于舌下玉英廉泉，水滋生矣，今下焦水积而肾脉不得通调，故亦渴也。附子合生姜为真武法，补北方司水之神，使邪水畅流，而真水滋生矣。大抵饮家，当恶水不渴者，其病犹轻，渴者，其病必重，如温热应渴，渴者犹轻，不渴者甚重，重反象也。所谓加者，于应用方中重加之也。

（五十一）饮家阴吹，脉弦而迟，不得固执《金匮》法，当反用之，橘半桂苓枳姜汤主之。《金匮》谓阴吹正喧，猪膏发煎主之。盖以胃中津液不足，大肠津液枯槁，气不后行，逼走前阴，故重用润法，俾津液充足流行，浊气仍归旧路矣。若饮家之阴吹，则大不然，盖痰饮蟠居中焦，必有不寐、不食、不饱、不便、恶水等证，脉不数而迟弦．其为非津液之枯槁．乃津液之积聚胃口可知，故用九窍不和，皆属胃病例，峻通胃液下行，使大肠得胃中津液滋润，而病如失矣。此证系余治验，故附录于此，以开一条门径。

橘半桂苓枳姜汤（苦辛淡法）

半夏（二两）　小枳实（一两）　橘皮（六钱）　桂枝（一两）茯苓块（六钱）　生姜（六钱）

甘澜水十碗，煮成四碗，分四次，日三夜一服，以愈为度。愈后以温中补脾，使饮不聚为要，其下焦虚寒者，温下焦，肥人用温燥法，瘦人用温平法。（按）痰饮有四，除久留之伏饮，非因暑湿暴得者不议外，悬饮已见于伏暑例中，暑饮相搏，见上焦篇第二十九条，兹特补支饮、溢饮之由，及暑湿暴得者，望医者及时去病，以免留伏之患，并补《金匮》所未及者，二条，以开后学读书之法。《金匮》溢饮条下，谓大青龙汤主之，小青龙汤亦主之，注家俱不甚晰，何以同一溢饮，而用寒用热，两不相侔哉。（按）大青龙有石膏、杏仁、生姜、大枣，而无干姜、细辛、五味、半夏、白芍，盖大青龙主脉洪数，面赤喉哑之热饮，小青龙主脉弦紧不渴之寒饮也。由此类推，胸中有微饮，苓桂术甘汤主之，肾气丸亦主之，苓桂术甘，外饮治脾也，肾气丸内饮治肾也。再胸痹门中，胸痹，心中痞，留气结在胸，满胁下，逆抢心，枳实薤白汤主之，人参汤亦主之。又何以一通一补，而主一胸痹乎？盖胸痹因寒湿痰饮之实证，则宜通阳补之，不惟不愈，人参增气，且致喘满，若无风寒痰饮之外因，不内外因，但系胸中清阳之气，不足而痹痛者，如苦读书而妄想，好歌曲而无度，重伤胸中阳气者，老人清阳日薄者，若再以薤白栝蒌枳实滑之泻之通之，是速之成劳也。断非人参汤不可，学者能从此类推，方不死于句下，方可与言读书也。

（陆评）王孟英曰，痰湿阻气之阴吹证，实前人所未道及，又曰，阴吹乃妇人常有之事，别无所苦者，自亦不知为病，况系隐微，医更不知。相传产后未弥月而啖葱，则有此，不可谓为病也，惟吹之太喧而大便坚滞者，或由肠燥，或由瘀阻，或由痰滞，以致腑气不通，而逼走前阴也，然亦但宜润其燥，化其瘀，宣其痰，不必治其吹也。

（五十二）暴感寒湿成疝，寒热往来，脉弦反数，舌白滑，或无苔不渴，当脐痛，或胁下痛，椒桂汤主之。此亦邪中里证也。疝气结如山也，此肝脏本虚，或素有肝郁，或因暴怒，又猝感寒湿，秋月多得之，既有寒热之表证，又有脐痛之里证，表里俱急，不得不用两解方。以川椒、吴萸、小茴香直入肝藏之里，又芳香化浊流气，以柴胡从少阳领邪出表，病在肝，治在胆。又以桂枝协济柴胡者，病在少阴，治在太阳也。经所谓病在脏，治其腑之义也，况又有寒热之表证乎。佐以青皮、广皮，从中达外，峻伐肝邪也，使以良姜，温下焦之里也，水用急流，驱浊阴使无留滞也。

椒桂汤方（苦辛通法）

川椒（六钱炒黑）　桂枝（六钱）　良姜（三钱）　柴胡（六钱）小茴香（四钱）　广皮（三钱）　吴茱萸（四钱泡淡）　青皮（三钱）

急流水八碗，煮成三碗，温服一碗，覆被令微汗佳。不汗服第二碗，接饮生姜汤促之得汗，次早再服第三碗，不必覆被再令汗。

（五十三）寒疝脉弦紧，胁下偏痛发热，大黄附子汤主之。此邪居厥阴，表里俱急，故用温下法，以两解之也。脉弦，为肝郁，紧，里寒也，胁下偏痛，肝胆经络为寒湿所搏，郁于血分而为痛也。发热者，胆因肝而郁也，故用附子温里通阳，细辛暖水脏而散寒湿之邪，肝胆无出路，故用大黄，借胃腑以为出路也。大黄之苦，合附子细辛之辛，苦与辛合，能降能通，通则下痛也。

大黄附子汤方（苦辛温下法）

大黄（五钱）　熟附子（五钱）　细辛（三钱）

水五杯，煮取二杯，分温二服（原方分量甚重，此则从时改轻，临时对证斟酌）。

（五十四）寒疝，少腹或脐旁，下引睾丸，或掣胁下，掣腰，痛不可忍者，天台乌药散主之。此寒湿客于肝肾小肠而为病，故方用温通厥足阴手太阳之药也。乌药祛膀胱冷气，能消肿止痛，木香透络定痛，青皮行气伐肝，良姜温脏刮寒，茴香温关元，暖腰肾，又能透络定痛，槟榔至坚，直达肛门，散结气，使坚者溃，聚者散，引诸药逐浊气，由肛门而出，川楝导小肠湿热，由小便下行，炒以斩关夺门之巴豆，用气味而不用形质，使巴豆帅气药，散无形之寒，随槟榔下出肛门，川楝得巴豆迅烈之气，遂有形之湿，从小便而去，俾有形无形之结邪，一齐解散，而病根拔矣。（按）疝瘕之证尚多，以其因于寒湿，故因下焦寒湿，而类及三条，略示门径。直接中焦篇腹满腹痛等证。古人良法甚火，而张子租专主于下，本之《金匮》病至其年月日时，复发者当下之例，而方则从大黄附子汤悟入，并将淋滞痔疮癃闭等证，悉收入疝门，盖此下焦寒湿湿热居多。而叶氏于妇科，久病癫瘕，则以通补奇经，温养肝肾为主。盖主本《内经》任脉为病，男子七疝，女子带下瘕聚也。此外良法甚多，学者当于各家求之，兹不备载。

天台乌药散方（苦辛热急通法）

乌药（五钱）　木香（五钱）　小茴香（五钱炒黑）　良姜（五钱炒）　青

皮（五钱）　川楝（十枚）　巴豆（七十二粒）　槟榔（五钱）

先以巴豆微打破，加麸数合，炒川楝子，以巴豆黑透为度，去巴豆麸子不用，但以川楝同前药为极细末，黄酒和服一钱，不能饮者姜汤代之，重者日再服，痛不可忍者日三服。

湿　温

（五十五）湿温久羁，三焦弥漫，神昏窍阻，少腹硬满，大便不下，宣清导浊汤主之。

此湿久郁结于下焦，气分闭塞不通之象，故用能升能降，苦泄滞淡渗湿之猪苓合甘少淡多之茯苓，以渗湿利气，寒水石色白性寒，由肺直达肛门，宣湿清热，盖膀胱主气化，肺开气化之源，肺藏魄，肛门曰魄门，肺与大肠相表里之义也。晚蚕沙化浊中清气，大凡肉体未有死而不腐者，蚕则僵而不腐，得清气之纯粹者也，故其粪不臭不变色，得蚕之纯清，虽走浊道，而清气独全，既能下走少腹之浊部，又能化浊湿而使之归清，以己之正，正人之不正也。用晚者本年再生之蚕，取其生化最速也。皂荚辛咸性燥，入肺与大肠，金能退暑，燥能除湿，辛能通上下关窍，子更直达下焦，通大便之虚闭，合之前药，俾郁结之湿邪，由大便而一齐解散矣。二苓寒石，化无形之气；蚕沙皂子，逐有形之湿也。

宣清导浊汤（苦辛淡法）

猪苓（五钱）　茯苓（五钱）　寒水石（六钱）　晚蚕砂（四钱）皂荚子（三钱去皮）

水五杯，煮成两杯，分二次服，以大便通快为度。

（五十六）湿凝气阻，三焦俱闭，二便不便，半硫丸主之。热伤气，湿亦伤气者何？热伤气者，肺主气而属金，火克金，则肺所主之气伤矣。肺主天气，脾主地气，俱属太阴湿土，湿气太过，反伤本脏化气，湿久浊凝，至于下焦，气不惟伤而且阻矣。气为湿阻，故二便不通。今人之通大便，悉用大黄，不知大黄性寒，主热结有形之燥粪。若湿阻无形之气，气既伤而且阻，非温补真阳不可，硫黄热而不能燥，能疏利大肠，半夏能入阴，燥胜湿，辛下气，温开郁，三焦通而二便利矣。（按）上条之便闭，偏于湿重，故以行湿为主，此条之便闭，偏于气虚，故以补为主。盖肾司二便，肾中真阳为湿所困，久而弥虚，失其本然之职，故助之以硫黄。肝主疏泄，风湿相为胜负，风胜则湿行，湿凝则风息，而失其疏泄之能，故通之以半夏。若湿尽热结，实有燥粪不下，则又不能不用大黄矣，学者详审其证司也。

半硫黄丸（酸辛温法）

石硫黄（硫黄有三种，土黄、水黄、石黄也。入药必用产于石者，土黄土纹，水黄直丝，色皆滞暗而臭，惟石硫黄方棱石纹而有宝光，不臭仙家谓之黄矾，其形大势如矾。按硫黄感石之精，聚土之液，相结而成，生于艮土者，少土也，其石晶莹，其气清而毒小，生于坤土者，恶，坤土者，老土也，秽浊之所归也，其色板滞，其气浊而毒重，不堪入药，只可作火药，用石黄产于外洋，来自舶上，所谓倭黄，是也入莱菔内煮六时则毒去）半夏（制）

上二味各等分为细末，蒸饼为丸，梧子大，每服一二钱，白开水送下（（按）半硫丸通虚闭，若久久便溏，取半硫丸亦能成条，皆其补肾燥湿之功也、）。

（五十七）浊湿久留，下注于肛，气闭肛门，坠痛，胃不喜食，舌苔腐白，术附汤主之。

此浊湿久留肠胃，致肾阳亦困，而肛门坠痛也。肛门之脉曰尻，肾虚则痛，气结亦痛，但气结之痛有二：寒湿、热湿也。热湿气实之坠痛，如滞下门中，用黄连槟榔之证是也。此则气虚而为寒湿所闭，故以参附峻补肾中元阳之气姜术补脾中健运之气，朴橘行浊湿之滞气，俾虚者充，闭者通，浊者行，而坠痛自止，胃开进食矣。（按）肛痛有得之大恐，或房劳者，治以参鹿之属，证属虚劳，与此对勘，故并及之。再此条应入寒湿门，以与上三条有互相发明之妙，故列于此，以便学者之触悟也。

术附汤方（苦辛温法）

生茅术（五钱）　人参（二钱）　厚朴（三钱）　生附子（三钱）炮姜（三钱）　广皮（三钱）

水五杯，煮成两杯，先服一杯，约三时再服一杯，以肛痛愈为度。

（五十八）疟邪久羁，因疟成劳，谓之劳疟。络虚而痛，阳虚而胀，胁有疟母，邪留正伤，加味异功汤主之。此证气血两伤，《经》云劳者温之，故以异功温补中焦之气，归桂合异功温养下焦之血，以姜枣调和荣卫，使气血相生，而劳疟自愈。此方补气，人所易见，补血人所不知。《经》谓中焦受气，取汁变化而赤，是谓血。凡阴阳两伤者，必于气中补血，定例也。

加味异功汤方（苦甘温阳法）

人参（三钱）　当归（一钱五分）　肉桂（一钱五分）　炙甘草（二钱）茯苓（三钱）　于术（三钱炒焦）　生姜（三钱）　大枣（二枚去核）　广皮（二钱）

水五杯，煮成两杯，渣再煮一杯，分三次服。

（五十九）疟久不解，胁下成块。谓之疟母，鳖甲煎丸主之。疟邪久扰，正气必虚，清阳失转运之机，浊阴生窍踞之渐，气闭则痰凝血滞，而块势成矣。胁下乃少阳厥阴所过之地，（按）少阳厥阴为枢，疟不离乎肝胆，久扰则脏腑皆困，转枢失职，故积成结块，居于所部之分，谓之疟母者，以其由疟而成，且无已时也。（按）《金匮》原文，疟病以月一日发，当以十五日愈，设不瘥，当月尽解，如其不瘥，当云何，此结为癥瘕，名曰疟母，急治之，宜鳖甲煎丸。盖人身之气血，与天地相应，故疟邪之着于人身也，其盈缩进退，亦必与天地相应，如月一日发者，发于黑昼，月廓空时，气之虚也，当俟十五日愈，五者生数之终，十者成数之极，生成之盈数相会，五日一元，十五日三元一周，一气来复，白昼月月满之时，天气实而人气复，邪气退而病当愈，设不瘥，必俟天气再转，当于月尽解，如其不瘥，又当云何？然月自亏而满阴已盛而阳已缩，自满而亏阳已长而阴已消，天地阴阳之盈缩消长已周，病尚不愈，是本身之气血，不能与天地之化机，相为流转，日久根深，牢不可破，故宜急治也。

鳖甲煎丸方

鳖甲（十二分炙）　乌扇（三分烧）　黄芩（三分）　柴胡（六分）　鼠妇（三分熬）　干姜（三分）　大黄（三分）　芍药（五分）桂枝（三分）　葶苈（一分熬）　石苇（三分去毛）　厚朴（三分）牡丹皮（五分）　瞿麦（二分）紫葳（三分）　半夏（一分）　人参（一分）　䗪虫（五分熬）　阿胶（三分炒）蜂窝（四分炙）　赤硝（十二分）　蜣螂（六分熬）　桃仁（二分）

上二十三味，为细末，取煅灶下灰一斗，清酒一斛，五斗浸灰，俟酒尽一半，着鳖甲于中煮，今泛澜如胶漆，绞取汁，纳诸药，煎为丸，如梧子大，空心服七丸，日三服。

（方论）此辛苦通降，咸走络法。鳖甲煎丸者，君鳖甲而以煎成丸也，与他法迥异，故曰煎丸。方以鳖甲为君者，以鳖甲守神入里，专入肝经血分，能消癥瘕，领带四虫，深入脏络，飞者升，走者降，飞者兼走络中气分，走者纯走络中血分，助以桃仁、丹皮、紫葳之破满行血，副以葶苈、石苇、瞿麦之行气渗湿，臣以柴胡桂枝二汤，总去三阳经末结之邪，大承气，急驱入腑已结之渣滓，佐以人参干姜阿胶，护养鼓荡气血之正，俾邪无容留之地，而深入脏络之病根拔矣。（按）小柴胡汤中有甘草，大承气汤中有枳实，仲景之所以去甘草，畏其太缓，凡走络药，不须守法，去枳实畏其太急，而直走肠胃，亦非络药所宜也。

（六十）太阴三疟，腹胀不渴，呕水，温脾汤主之。三疟本系深入脏真之痼疾，往往经年不愈，现脾胃症，犹属稍轻。腹胀不渴，脾寒也。故以草果温太阴独胜之寒，辅以厚朴消胀。呕水者，胃寒也。故以生姜降逆，辅以茯苓渗湿而养正。蜀漆乃常山苗，其性急走疟邪，导以桂枝，外达太阳也。

温脾汤方（苦辛温里法）

草果（二钱）　桂枝（三钱）　生姜（五钱）　茯苓（五钱）　蜀漆（三钱炒）
厚朴（三钱）

水五杯，煮两杯，分二次温服。

（六十一）少阴三疟，久而不愈，形寒嗜卧，舌淡脉微，发时不渴，气血两虚，扶阳汤主之。《疟论篇》，黄帝问曰：时有间二日，或至数日发，或渴或不渴，其故何也？岐伯曰：其间日者，邪气客于六腑，而有时与卫气相失，不能相得，故休数日乃作也。疟者阴阳更甚也，或甚或不甚，故或渴或不渴。《刺疟篇》曰：足少阴之疟，令人呕吐甚，多寒热，热多寒少，欲闭户牖而处，其病难已。夫少阴疟，邪入至深，本难速已，三疟又系积重难反，与卫气相失之证，久不愈，其常也。既已久不愈矣，气也血也，有不随时日耗散也哉。形寒热卧，少阴本证，舌淡脉微不渴，阳微之象，故以鹿茸为君，峻补督脉，一者八脉丽于肝肾，少阴虚则八脉亦虚，一者督脉总督诸阳为卫气之根本，人参附子桂枝随鹿茸而峻补太阳，以实卫气，当归随鹿茸以补血中之气，通阴中之阳，单以蜀漆一味，急提难出之疟邪，随诸阳药努力奋争，由卫而出，阴脏阴证，故汤以扶阳为名。

扶阳汤（辛甘温阳法）

鹿茸（五钱生锉末先用黄酒煎得） 熟附子（三钱） 人参（二钱） 粗桂枝（三钱） 当归（二钱） 蜀漆（三钱炒黑）

水八杯，加入鹿茸酒煎成三小杯，日三服。

（六十二）厥阴三疟，日久不已，劳则发热，或有痞结，气逆欲呕，减味乌梅圆法主之。凡厥阴病甚，未有不犯阳明者，邪不深不成三疟，三疟本有难已之势。既久不已，阴阳两伤；劳则内发热者，阴气伤也；痞结者，阴邪也；气逆欲呕者，厥阴犯阳明，而阳明之阳将惫也。故以乌梅圆治之，刚柔并用，柔以救阴，而顺厥阴刚脏之体，刚以救，而救阳明阳腑之体也。

减味乌梅圆法（酸苦为阴辛甘为阳复法，以下方中多无分量，以分量本难预定，用者临时斟酌可也）

半夏 黄连 干姜 吴萸 茯苓 桂枝 白芍 川椒（炒黑） 乌梅

（按）疟痢两门，日久不治，暑湿之邪，与下焦气血混处者，或偏阴偏阳，偏刚偏柔，或宜补宜泻，宜通宜涩，或从太阴，或从少阴，或从厥阴，或护阳明，至其杂证至多，不及备载。本论原为温暑而设，附录数条于湿温门中者，以见疟痢之原起于暑湿，俾学者识得源头，使杂证有所统属，粗具规模而已，欲求美备，勤绎各家。

（六十三）酒客久痢，饮食不减，茵陈白芷汤主之。久痢无他证，而且能饮食如故，知其病之未伤脏真胃土，而在肠中也。痢久不止者，酒客湿热下注，故以风药之辛，佐以苦味入肠，芳香凉淡也。盖辛能胜湿而升脾阳，苦能渗湿清热，芳香悦脾而燥湿，凉能清热，淡能渗湿也。俾湿热去而脾阳升，痢自止矣。

茵陈白芷汤方（苦辛淡法）

绵茵陈 白芷 北秦皮 茯苓皮 黄柏 藿香

（六十四）老年久痢，脾阳受伤，食滑便溏，肾阳亦衰，双补汤主之。老年下虚久痢，脾伤而及肾，食滑便溏，亦系脾肾两伤，无腹痛肛坠气胀等证，邪少虚多矣。矣故以人参、山药、茯苓、莲子、芡实甘温而淡者，补脾渗湿，再莲子、芡实水中之谷，补土而不克水者也。以补骨、苁蓉、巴戟、兔丝、覆盆、萸肉、五味酸甘微辛者，升补肾脏阴中之阳，而兼能益精气，安五脏者也。此条与上条当对看，上条以酒客久痢，脏真未伤，而湿热尚重，故虽日久，仍以清热渗湿为主；此条老年以久痢，湿热无多，而脏真已歉，故虽滞下不净，一以补脏固正立法，于此亦可以悟治病之必先识证也。

双补汤方（复方也法见注中）

人参　山药　茯苓　莲子　芡实　补骨脂　苁蓉　萸肉　五味子　巴戟天菟丝子　覆盆子

（六十五）久痢小便不通，厌食欲呕，加减理阴煎主之。此由阳而伤及阴也。小便不通，阴液涸矣，厌食欲呕，脾胃两阳败矣，故以熟地、白芷、五味收三阴之阴，附子通肾阳，炮姜理脾阳，茯苓理胃阳也。按原方通守兼施，刚柔互用，而名理阴煎者，意在偏护阴也。熟地守下焦血分，甘草守中焦气分，当归通下焦血分，炮姜通中焦气分，盖气能统血，由气分之通，及血分之守，此其所以为理也。此方法甘草、当归，加白芍、五味、附子、茯苓者，为其厌食欲呕也。若久痢阳不见伤，无食少欲呕之象，但阴伤甚者，又可去刚增柔矣。用成方总以活泼流动。对证审药为要。

加减理阴煎方（辛淡为阳酸甘化阴复法，凡复法皆久病未可以一法了事者）

熟地　白芍　附子　五味　炮姜　茯苓

（六十六）久痢带瘀血，肛中气坠，腹中不痛，断下渗湿汤主之。此涩血分之法也。腹不痛，无积滞可知，无积滞可用涩也。然腹中虽无积滞，而肛门下坠，痢带瘀血，是气分之湿热，久而入于血分。故重用樗根皮之苦燥湿，寒胜热，涩以断下，专入血分，而涩血为君，地榆得先春之气，木火之精，去瘀生新，茅术、黄柏、赤苓、猪苓开膀胱，使气分之湿热，由前阴而去，不致遗留于血分也，楂肉亦为化瘀而设，银花为败毒而然。

断下渗湿汤方（苦辛淡法）

樗皮根（一两炒黑）　生茅术（一钱）　生黄柏（一钱）　地榆（二钱五分炒黑）　赤苓（三钱）　猪苓（三钱五分）

水八杯，煮成三杯，分三次服。

（六十七）下痢无度，脉微细，肢厥不进食，桃花汤主之。此涩阳明阳分法也。下痢无度，关闸不藏，脉微细肢厥，阳欲脱也，故以赤石脂急涩下焦，粳米合石脂堵截阳明，干姜温里而回阳，俾痢止则阴留，阴留则阳斯恋矣。

桃花汤（方法见前）

（六十八）久痢阴伤气陷，肛坠尻酸，地黄余粮汤主之。此涩少阴阴分法也。肛门坠而尻脉酸，肾虚而津液消亡之象，故以熟地五味补肾，而酸甘化阴，余粮固涩下焦，而酸可除，坠可止，痢可愈也。（按石脂、余粮皆系石药，而性涩，桃花汤用石脂不用余粮，此则用余粮而不用石脂，盖石脂甘温，桃花温剂也，余粮甘平，此方救阴剂也，无取乎湿而有取乎平也）

地黄余粮汤方（酸甘兼涩法）

熟地黄　禹余粮五味子

（六十九）久痢伤肾，下焦不固，肠腻滑下，纳谷运迟，三神丸主之。此涩少阴阴中之阳法也。肠腻滑下，知下焦之不固，纳谷运迟，在久痢之后，不惟脾阳不运，而肾中真阳亦衰矣，故用三神丸，温补肾阳，五味兼收其阴，肉果涩自滑之脱也。

三神丸方（酸甘辛温兼涩法，亦复方也）

五味子　补骨脂　肉果（去净油）

（七十）久痢伤阴，口渴舌干，微热微咳，人参乌梅汤主之。口渴微咳，于久痢之后，无湿热客邪款证，故知其阴液太伤，热病液涸，急以救阴为务。

人参乌梅汤（酸甘化阴法）

人参　莲子（炒）　炙甘草　乌梅　木瓜　山药

（按）此方于救阴之中，仍然兼护脾胃，若液亏甚而土无他病者，则去山药、莲子，加生地、麦冬，又一法也。

（七十一）痢久阴阳两伤，少腹肛坠，腰胯脊髀酸痛，由脏腑伤及奇经，参茸汤主之。少腹坠，冲脉虚也，肛坠，下焦之阴虚也，腰，肾之腑也，胯，胆之穴也，（谓环跳）脊，太阳夹督脉之部也，髀，阳明部也，俱酸痛者，由阴络而伤及奇经也。参补阳明，鹿补督脉，归茴补冲脉，兔丝、附子升少阴，杜仲主腰痛，俾八脉有权，肝肾有养，而痛可止，坠可升提也。（按环跳本穴属胆太阳少阴之络，实会于此）

参茸汤（辛甘温法）

人参　鹿茸　附子　当归（炒）　茴香（炒）　菟丝子　杜仲

（按）此方虽曰阴阳两补而偏于阳，若其人但坠，而不腰脊痛，偏于阴伤多者，可于本方去附子，加补骨脂，又一法也。

（七十二）久痢伤及厥阴，上犯阳明，气上撞心，饥不欲食，干呕腹痛，乌梅圆主之。

肝为刚脏，内寄相火，非纯刚所能折，阳明腑，非刚药不复其体，仲景厥阴篇中，列乌梅圆，治木犯阳明之吐蛔，自注曰，又主久痢方，然久痢之症不一，亦非可一概用之也。叶氏于木犯阳明之疟痢，必用其法而化裁之。大抵柔则加白芍、木瓜之类，刚则加吴萸、香附之类，多不用桂枝细辛黄柏，其与久痢纯然厥阴见证，而无犯阳明之呕，而不食撞心者，则又纯乎用柔，是治厥阴久痢之又一法也。（按）泻心热寒并用，而乌梅圆则又寒热刚柔并用矣。盖泻心治胸膈间病，犹非纯在厥阴也，不过肝脉络胸耳。若乌梅圆则治厥阴，防少阳护阳明之全剂。

乌梅圆方（酸甘辛苦复法，酸甘化阴，辛苦通降，又辛甘为阳，酸苦为阴）

乌梅　细辛　干姜　黄连　当归　附子　蜀椒（炒焦去汗）　桂枝　人参黄柏

此乌梅圆本方也，独无论者，以前贤名注林立，兹不再赘，分量制法，悉载《伤寒论》中。

（七十三）休息痢，经年不愈，下焦阴阳皆虚，不能故摄，少腹气结，有似癥瘕，参芍汤主之。休息痢者，或作或止，止而复作，故名休息，古称难治，所以然者，正气尚旺之人，即受湿暑水谷血食之邪，太重，必日数十行，而为胀为痛，为里急后重等证，必不或作或辍也。其成休息证者，大抵有二，皆以正虚之故，一则正虚留邪在络，至其年月日时复发，而见积滞腹痛之实证者，可遵仲景，凡病至其年月日时复发者当下之例，而用少少温下法，兼通络脉，以去其隐伏之邪，或丸药缓攻，俟积尽而即补之，或攻补兼施，中下并治，此虚中之实证也；一则纯然虚证，以痢久滑泄太过，下焦阴阳两伤，气结似乎癥瘕，而实非癥瘕，舍温补其何从，故以参苓炙草守补中焦，参附固下焦之阳，白芍五味收三阴之阴，而以少阴为主，盖肾司二便也，汤名参芍者取阴阳坚固之义。

参苓汤方（辛甘为阴酸甘化阴复法）

人参　白芍　附子　茯苓　炙甘草　五味子

（七十四）噤口痢，热气上冲，肠中热阻似闭，腹痛在下尤甚者，白头翁汤主之。此噤口痢之实证，而偏于热重之方也。

白头翁汤（方注见中焦篇）

（七十五）噤口痢左脉细数，右手脉弦，干呕腹痛，里急后重，积下不爽，加减泻心汤主之。此亦噤口痢之实证，而偏于湿热太重者也。脉细数，湿热着里之象，右手弦者，木入土之象也．故以泻心去守中之品，而实以运之，辛以开之，苦以降之，加银花之败热毒，楂炭之克血积，木香之通气积，白芍以收阴气，更能于土中拔木也。

加减泻心汤方（苦辛寒）

川连　黄芩　干姜　查炭　白芍　木香汁

（七十六）噤口痢呕恶不饥，积少痛缓，形衰脉弦，舌白不渴，加味参术散主之。此噤口痢邪少虚多，治中焦之法也。积少痛缓，则知邪少，舌白者无热，形衰不渴，不饥不食，则知胃关欲闭矣。脉弦者，《金匮》谓弦则为减，盖谓阴精阳气，俱不足也，灵枢谓诸小脉者，阴阳形不足也，勿取以针，调以甘药也，仲景实本于此，而作建中汤，治诸虚不足，为一切虚劳之祖方。李东垣又从此化出补气益中，升阳益气，清暑益气等汤，皆甘温除大热法，究不若建中之纯盖建中以德胜，而补中以才胜者也。调以甘药者，十二经皆秉气于胃，胃复则者二经之诸虚不足皆可复。叶氏治虚多脉弦之噤口痢，仿古之参苓白术散而加之者，亦同诸虚不足，调以甘药之义，又从仲景东垣两法化出，而人急复胃气为要者也。

加味参苓白术散方（本方甘淡微苦法，加则辛甘化阳，芳香悦脾微，辛以通微，苦以降也）

人参（二钱）　白术（一钱五分炒焦）　茯苓（一钱五）　桔梗（一钱）
砂仁（七分炒）　炮姜（一钱）　肉豆蔻（一钱）　炙甘草（五分）

共为极细末，每服一钱五分，香粳米汤调服，日二次。（方论）参苓白术散原方，兼治脾胃，而以胃为主者也，其功但止土虚无邪之泄泻而已，此方则通宣三焦，提上焦，涩下焦，而以醒中焦为要者也，参苓白术加炙草则成四君矣。（按）四君以参苓为胃中通药，胃者腑也，腑以通为补也。白术炙草，为脾经守药，脾者脏也，脏以守为补也，茯苓淡渗，下达膀胱，为通中之通，人参甘苦，益肺胃之气，为通中之守，白术苦能渗湿，为守中之通，甘草纯甘，不兼他味，又为守中之守也，合四君为脾胃两补之方。加扁豆、薏仁，以补脾胃之体，炮姜以补肺肾之用，桔梗从上焦开提清气，砂仁、肉蔻，从下焦固涩浊气，二物皆芳香，能涩滑脱，而又能通下焦之郁滞，兼醒脾阳也，为未取其留中也，引以香粳米，亦以其芳香悦土，以胃所喜为补也。上下干旋，无非冀胃气渐醒，可以转危为安也。

（七十七）噤口痢胃关不开，由于肾关不开也，肉苁蓉汤主之。此噤口痢邪少虚多，治下焦之法也。盖噤口日久，有责在胃者，上条是也。亦有由于肾关不开，而胃关愈闭者，则当以下焦为主，方之重用苁蓉者，以苁蓉感马精而生，精血所生之草，而有肉者也，马为火畜，精为水阴，禀少阴水火之气，而归于太阴坤土之药，其性温润平和，有从容之意，故得从容之名，补下焦阳中之阴有殊功。《本经》称其强阴益精，消癥瘕。强阴者，火气也，益精者，水气也，癥瘕乃气血积众有形之邪，水火既济，中土气盛，而积聚自消。兹以噤口痢，阴阳俱损，水土两伤，久而滞下之积聚未清，苁蓉乃确当之品也，佐以附子补阴中之阳，人参甘姜补土，当归白芍补肝肾，芍用桂制者，恐其呆滞，且束入少阴血分也。

肉苁蓉汤（辛甘法）

肉苁蓉（一两泡淡）　附子（二钱）　人参（二钱）　干姜炭（二钱）　当归（二钱）　白芍（三钱肉桂汤浸炒）

水八杯，煮成三杯，分三次，缓缓服，胃稍开，再作服。

秋　燥

（七十八）燥久伤及肝肾之阴，上盛下虚，昼凉夜热，或干咳，或不咳，甚则痉厥者，三甲复脉汤主之，定风珠亦主之，专翁大生膏亦主之。肾主五液，而恶燥，或由外感邪气，久羁而伤及肾阴，或不由外感，而内伤致燥，均以培养津液为主。肝木全赖肾水滋养，肾水枯竭，肝断不能独治，所谓乙癸同源，故肝肾并称也。三方由浅入深，定风浓于复脉，皆由汤从急治，专翁取乾坤之静，多用血肉之品，熬膏为丸，从缓治，盖下焦深远，草木无情，故用有情缓治。再暴虚亦复者，则用二汤，久虚难复者，则用专翁。专翁之妙，以下焦丧失，皆腥臭脂膏，即以腥臭脂膏补之，较之丹溪之知柏地黄，云治雷龙之火，而安肾燥，明眼自能辨之。盖凡甘能补，凡苦能泻，独不知苦先人心，其化以燥乎，再雷龙不能以刚药直折也，肾水足则静，自能安其专翁之性，肾水亏则动而燥，固燥而躁也，善安雷龙者，莫如专翁，观者察之。

三甲复脉汤，定风珠并见前，专翁大生膏（酸甘咸法）

人参（二斤，无力者以制洋参代之）　茯苓（二斤）　龟板（一斤熬胶）乌骨鸡（一对）　鳖甲（一斤另熬胶）　牡蛎（一斤）　鲍鱼（二斤）　莲子（二斤）　芡实（三斤）　熟地黄（三斤）　沙苑蒺藜（一斤）　白蜜（一斤）　枸杞子（一斤炒黑）　海参（二斤）　白芍（二斤）　五味子（半斤）　麦冬（二斤不去心）　羊腰子（八对）猪脊髓（一斤）　鸡子黄（二十圆）　可胶（二斤）

上药分四铜锅（忌铁器搅，用铜勺）以有情归有情者二，无情归无情者二，文火细炼三昼夜，去渣，再熬六昼夜，陆续合为一锅，煎炼成膏，末下三胶，合蜜和匀。以方中有粉无汁之，茯苓白芍莲子芡实为细末，合膏为丸，每服二钱，渐加至三钱。日三服，约一日一两，期年为度，每殒胎必三月。肝虚而热者，加天冬一斤，桑寄生一斤，同熬膏，再加鹿茸二十四两为末。（本方以阴生于八成于七，故用三七二十一之奇方守阴也，加方用阳生于七成于八三八二十四之偶方，以生胎之阳也，古法通广多用偶，守法多用奇，阴阳互也）（征按）此集，始于银翘散之清芬，终于专翁膏之浊臭，本乎天者亲上，本乎地者亲下，则各从其类也，后之览者，亦可以悟三焦大意矣。

（陆评）吴氏此书，不过将《指南》《温热》《暑湿》各案，穿插而成，惜未将《内经》《难经》《伤寒论》诸书，溯本穷源，即叶香岩《温热论》，《幼科要略》，亦不汇参，故虽曰，发明叶氏，而实未得其精奥也。至采附各方，不但剪裁未善，去取亦有未当，后三卷《杂说》《解产难》《解儿难》等篇，皆可传之作，远胜三焦条辨多矣，杂说中惟霍乱不得吐泻，治以苦辛芳热一语为可议，《条辨》中可议处极多。

此评语，海宁王孟英先生作也，王氏聪明才辨，其治病手眼，实出吴氏之上。余已汇其全案，分类付刊，盖世所传王氏医案，仅仁术志、回春录两种，所遗几至大半，且编年而不分类，检阅极感不便，余在师门，肄业所及，特将王孟英医案全书一十七卷，分类编抄，用以自课。后得王氏所评《温病条辨》，读之大快，因以平日不满之处，畅所欲言，批以问世，非敢抨击前贤，亦不敢引王氏自重实惧读者随波逐流，自误误人也。犹忆庚申二月，余在沪治一春温症，立案书方，分经用药，后医批余方案云，症非伤寒，何必六经论治，噫，若而人者，不几毕世为鞠通所误耶。

卷四　杂说

汗　论

　　汗也者，合阴精阳气蒸化而出者也。《内经》云，人这汗以天地之雨名之，盖汗之为物，以阳气为运用也，以阴精为材料，阴精有余，阳气不足，则汗不能自出，不出则死，阳气有余，阴精不足，多能自出，再发则痉，痉亦死，或熏灼而不出，不出亦死也。其有阴精有余，阳气不足，又为寒邪肃杀之气所搏，不能自出者，必用辛温味薄急走之药，以运用其阳气，仲景之治伤寒是也。伤寒一书，始终以救阳气为主。其有阳气有余，阴精不足，又为温热升发之气所铄，而汗自出，或不出者，必用辛凉以止其自出之汗，用甘凉甘润，培养其阴精为材料，以为正汗之地，本论之治温热是也。本论始终以救阴精为主，此伤寒所以不可不发汗。温热病断不可发汗之大较也。唐宋以来，多昧于此，是以人各著一伤寒书，而病温热者之祸亟矣。呜呼！天道欤？抑人事欤？

方中行先生或问六气论

　　原文云，或问天有六气，风寒暑湿燥火，经皆揭出病条例以立论，而不揭燥火，燥火无病可论乎？曰：《素问》言春伤于风，夏伤于暑，秋伤于湿，冬伤于寒者，盖以四气之在四时，各有专令，故皆专病也。燥火无专令，故不专病，而寄病于百病之中，犹土无正位，而寄王于四时辰戌丑未之末，不揭者，无病，无燥火也。愚按此论牵强臆断，不足取信，盖信经太过则凿之病也。春风夏火，长夏湿土，秋燥冬寒，此所谓播五行于四时也。《经》言先夏至为温病，即火之谓；夏伤于暑，指长夏中央土而言也；秋伤于湿，指初秋而言，乃上令湿土之气，流行未尽。盖天之行令，每微于令之初，而盛于令之末，至正秋伤燥，想代远年湮，脱简故耳。喻氏补之诚是，但不当硬改经文，已详论于下焦寒湿第四十七条中，今乃以土寄王四时，比燥火，则谬甚矣。夫寄王者，湿土也，岂燥火哉？以先生之高明，而于六气乃昧昧焉，亦千虑之失矣。

伤寒注论

仲祖《伤寒论》，诚为金科玉律，奈注解甚难，盖代远年湮，中间不无脱简，又为后人妄增，断不能起仲景于九原而问之，何条在先，何条在后，何处尚有若干文字，何处系后人伪增，惟有阙疑阙殆，择其可信者而取之，不可信者而考之，已尔。创斯注者，则有林氏，成氏，大抵随文顺解，不能透发精义，然创始实难，不为无功。有明中行方先生，实能苦心力索，畅所欲言，溯本探微，阐幽发秘，虽未能处处合拍，而大端已具。喻氏起而作尚论，补其阙略，发其所未发，亦诚仲景之功臣也。然除却心解数处，其大端亦从方论中来，不应力诋方氏，北海林先生刻方氏前条辨附刻尚论篇，历数喻氏僭窃之罪，条分而畅评之。喻氏之后，又有高氏注尚论发明，亦有心得可取处，其大端暗窃方氏，明尊喻氏，而又力诋喻氏，亦如喻氏之于方氏也。北平刘觉庵先生，起而证之，亦如林北海之证尚论者然，公道自在人心也。其他如郑氏、程氏之后条辨，无足取者，明眼人自识之。舒驰远之集注，一以喻氏为主，兼引程郊倩之后条辨，杂以及门之论断，若不知有方氏之前条辨者，遂以喻氏窃方氏之论，直谓为喻氏书矣。此外有沈自南注，张隐庵集注，程云来集注，皆可阅。至慈谿柯韵伯注《伤寒论》，著来苏集，聪明才辨，不无发明，可供采择，然其自序中，谓大青龙一证，方喻之注大错，目之曰郑声，曰杨墨，及取三注对勘，虚中切理而细绎之，柯注谓风有阴阳，汗出脉缓之桂枝证，是中鼓动之阳风，汗不出，脉紧频躁之大青龙证，是中凛冽之阴风，试问中鼓动之阳风者，而主以桂枝辛甘温法，置《内经》风淫于内，治以辛凉，佐以甘苦之正法于何地。仲景自序云，撰用素问九卷，反背《素问》而立法耶？且以中鼓动之阳风者，主以甘温之桂枝，中凛冽之阴风者，反主以寒凉之石膏，有是理乎？其注烦躁，又曰热淫于内，则心神烦扰，风淫于内，故手足躁乱，（方先生原注风为烦寒则燥）既曰凛冽阴风。又曰热淫于内，有是理乎？种种矛盾，不可枚举。方氏立风伤卫，寒伤荣，风寒两伤荣卫，吾不敢谓即仲景之本来面目，然欲便后学眉目清楚，不为无见。如柯氏之所序，亦未必即仲景之心法，而高于方氏也。其删改原文处，多逞臆说，不若方氏之纯正矣。且方氏创通大义，其功不可没。喻氏、高氏、柯氏，三子之于方氏，补偏救弊，其卓识妙悟，不无可取，而独恶其自高己见，各立门户，务掩前人之善耳。后之学者，其各以明道济世为急。毋以争名竞胜为心，民生幸甚矣。汪按分风寒荣卫三法，始于成氏，未为甚非，至方氏始各立疆界，喻氏并将温病小儿，分为三法，则愈失愈远矣。

风 论

《内经》曰，风为百病之长，又曰风者善行而数变。夫风何以为百病之长乎？《大易》曰，元者善之长也。盖冬至四十五日以后，夜半少阳起而立春，于立春前十五日，交大寒节，而厥阴风木行令，所以疏泄一年之阳气，以布德行仁，生养万物者也。故王者功德既成以后，制礼作乐，舞八佾而宣八风，所谓四时和，八风理，而民不夭折，风非害人者也。人之腠理密而精气足者，岂以是而病哉？而不然者，则病斯起矣。以天地生生之具，反为人受害之物，恩极大而害亦广矣。盖风之体不一，而风之用有殊，春风自下而上，夏风横行空中，秋风自上而下，冬风刮地而行，其方位也，则有四正四隅，此方位之合于四时八节也。立春起艮方，从东北隅而来，名之曰条风，八节各随其方而起，常理也。如立春起坤方，谓之冲风，人谓之虚邪贼风，为其乘月建之虚，则其变也。春初之风，则夹寒水之母气，春末之风，则带火热之子气，夏初之风，则木气未尽，而炎火渐生，长夏之风，则挟暑气、湿气、木气（未为木库），大雨而后，暴凉则挟寒水之气，久晴不雨，以其近秋也。而先行躁气，是长夏之风，无所不兼，而人则无所不病矣。初秋则挟湿气，季秋则兼寒水之气，所以报冬气也。初冬犹兼燥金之气，正冬则寒水本令，而季冬又报来春风木之气，纸鸢起矣。再由五运六气而推大运，如甲己之岁，其风多兼湿气，一年六气中，客气所加何气？则风亦兼其气而行令焉，然则五运六气，非风不行。风也者，六气之帅也，诸病之领袖也。故曰百病之长也，其数变也，奈何？如夏日早南风，少移时，则由西而北而东，方南风之时，则晴而热，由北而东，则雨而寒矣。四时皆有早暮之变，不若夏日之数，而易见耳。夫夏日，曰长曰化，以盛万物也。而病亦因之而盛，阴符所谓害生于恩也。无论四时之风，皆带凉气者，木以水为母也，转化转热者，木生火也。且其体无微不入，其用无处不有，学者诚能体察风之体用，而于六淫之病，思过半矣。前人多守定一桂枝，以为治风之祖方，下此则以羌防柴葛，为治风之要药，皆未体风之情，与《内经》之精义者也。桂枝汤在伤寒书内，所治之风，风兼寒者也，治风之变法也，若风之不兼寒者，则从《内经》风淫于内，治以辛凉，佐以甘苦，治风之正法也。以辛凉为正，而甘温为变者何，风者木也，辛凉者金气，金能制木故也，风转化转热，辛凉苦甘，则化凉气也。

医书亦有经子史集论

儒书有经子史集，医书亦有经子史集。《灵枢》《素问》《神农本经》《难经》《伤寒论》《金匮》《玉函经》，为医门之经，而诸家注论，治验类案，本草方书等，则医之子史集也。经细而子史集粗，经纯而子史集杂，理固然也。学者必不可不尊经，不尊经，则学无根柢，或流于异端，然尊经太过，死于句下，则为贤者过之。孟子所谓，尽信书则不如无书也。不肖者不知有经，仲景先师所谓各承家技，终始顺旧，省疾问病，务在口给，相对斯须，便处汤药，自汉时而已然矣，遑问后世，此道之所以常不明而常不行也。

本论起银翘散论

本论第一方用桂枝汤者，以初春余寒之气未消，虽曰风温（系少阳之气），少阳紧承厥阴，厥阴根乎寒水，初起恶寒之证尚多，故仍以桂枝为首，犹时文之领上文来脉也。本论方法之始，实始于银翘散。（汪按）温病首桂枝，宗仲景也，再按初春少阳主令，柴胡证亦时有，果诊候确当，亦当用之。本论不载者，以世俗多妄，以柴胡通治四时杂感，故不欲相混，恐致伤寒温病界限不清耳。（吴按）六气播于四时，常理也。诊病者要知夏日亦有寒病，冬日亦有温病，次年春夏，尚有上年伏暑，错综变化，不可枚举，全在测证的确。本论凡例内云，除伤寒宗仲景法外，俾四时杂感，朗若列眉，后世学者，察证之时，若真知确见其为伤寒，无论何时，自当仍宗仲景，若真知六气中为何气，非伤寒者，则于本论中求之，上焦篇，辨伤寒温暑疑似之间最详。

本论粗具规模论

本论以前人信经太过（《经》谓热病者皆伤寒之类也，又以《伤寒论》为方法之祖，故前人遂于伤寒法中求温热中行且犯此病），混六气于一伤寒论中，治法悉用辛温，其明者亦自觉不合，而未能自立模范。（瑭）哀道之不明，人之不得其死，不自揣度，而作是书，非与人争名，亦毫无求胜前贤之私心也。至其序论采录处，粗陈大略，未能精详，如暑证中之大顺散、冷香饮子浆水散之类，俱未收录，一以前人已有，不必屋上架屋，一以卷帙纷繁，作者既苦目力无多，观者反畏繁而不览，是以本论不过粗具三焦六淫之大概规模而已，惟望后之贤者，进而求之，引而伸之，斯愚者之大幸耳。

寒疫论

世多言寒疫者，究其病状，则憎寒壮热，头痛骨节烦疼，虽发热而不甚渴，时行则里巷之中，病俱相类，若役使者然，非若温病之不甚头痛骨痛而渴甚，故名曰寒疫耳。盖六气寒水司天在泉，或五运寒水太过之岁，或六气中加临之客气为寒水，不论四时，或有是证，其未化热而恶寒之时，则用辛温解肌，既化热之后，如风温证者，则用辛凉清热，无二理也。

伪病名论

病有一定之名，近有古无今有之伪名，盖因俗人不识本病之名，而伪造者，因而乱治，以致误人性命。如滞下，肠澼，下便脓血，古有之矣，今则反名曰痢疾，盖利者滑利之义，古称自利者，皆泄泻通利太过之证也。滞者淤涩不通之象，二义正相反矣。然治法尚无大疵谬也。至妇人阴挺、阴蚀、阴痒、阴菌等证，古有明文，大抵多因于肝经郁结，湿热下注，浸淫而成，近日北人名之曰瘄，历考古文，并无是字，焉有是病，而治法，则用一种恶劣妇人，以针刺之，或用细勾勾之，利刀割之，十割九死，哀哉。其或间有一二刀伤不重，去血不多，病本轻微者，得愈，则恣索重谢，试思前阴乃肾之部，肝经蟠结之地，冲任督三脉，由此而分走前后，岂可肆用刀勾之所，甚则肝郁胁痛，经闭寒热等证，而亦名之曰瘄，无形可割，则以大针针之，在妇人犹可借口，曰妇人隐疾，以妇人治之，甚至数岁之男孩，痔疮疝瘕疳疾，外感之遗邪，总而名之曰瘄，而针之割之，更属可恶，在庸俗乡愚，信而用之，犹可说也。竟有读书明理之文人，而亦为之蛊惑，不亦怪哉。又如暑月中恶腹痛，若霍乱而不得吐泻，烦闷欲死，阴凝之痞证也。治以苦辛芳热，则愈，或霍乱则轻，论在中焦寒湿门中，乃今世相传谓之痧证，又有绞肠痧、乌痧之名，遂至方书中亦有此等名目矣，俗治以钱刮关节，使血气一分一合，数分数合，而阳气行，行则通，通则痞开，痛减而愈，但愈后周十二时，不可饮水，饮水得阴气之凝，则留邪在络，遇寒或怒（动厥阴），则不时举发，发则必刮痧也。是则痧固伪名，刮痧乃通阳之法，虽流俗之治，颇能救急，犹可也，但禁水甚难，最易留邪，无奈近日以刮痧之法，刮温病。夫温病，阳邪也。刮则通阳太急，阴液立见消亡，虽后来医治得法，百无一生。吾亲见有痉而死者，有痒不可忍而死者，庸俗之习，牢不可破，岂不哀哉，此外伪名，妄治颇多，兹特举其尤者耳，若时医随口捏造伪名，南北皆有，不胜指屈矣。呜呼，名不正，必害于事，学者可不察乎？

温病起手太阴论

四时温病多似伤寒，起足太阳，今谓温病起手太阴，何以手太阴亦主外感乎？伤寒手太阴之见证，何以大略似足太阳乎？手足有上下之分，阴阳有反正之义，庸可混乎。《素问·平人气象论》曰，藏真高于肺，以行荣卫阴阳也。《伤寒论》中，分荣分卫，言阳言阴，以外感初起，必由卫而荣，由阳而阴，足太阳如人家大门，由外以统内，主荣卫阴阳，手太阴为华盖，三才之天，由上以统下，亦由外以包内，亦主荣卫阴阳，故大略相同也。大虽同而细终异，异者何？如太阳之窍，主出，太阴之窍，兼主出入，太阳之窍开于下，太阴之窍开于上之类，学者须于同中求异，异中验同，同异互参，真铨自见。

（按）昔贤有云：伤寒传足不传手，是说也，举世莫明其故，考诸阴阳别论，三阳三阴之脉，皆起于足，不起于手，人之伤于寒也，每伤于太阳寒水之地气，故其应于人身也，足先受之，太阳根起于至阴，其穴在足小指次指之端，太阴根起于厉，其穴在足大指次指之端，少阳根起于窍阴，其穴在足小指次指之端，太阴根起于隐白，其穴在足大指之端，少阴根起于涌泉，其穴在足心下蜷指宛宛中，厥阴根起于大敦，其穴在足大指三毛中，其行于周身也。三阳脉行于表，三阴脉行于里。外为阳，内为阴，背为阳，腹为阴，伤寒由表入里，由浅入深，以次相传，必然之势，惟其足先受也，其病则重在足，自不传于手经，不然，岂有一人之身，截而为二之理，而六气之邪，又有所偏向哉？若赵氏医贯中，直将三阳三阴传经之说，一概抹煞，并不分伤寒温病，以一逍遥散主治，又不免师心悖经之弊。以上所云，盖指冬月之正伤寒也。初春去冬未远，寒水之气尚在，至若四时伤寒，虽非寒水之气，而亦不免于浊阴之地气，诚不若温病所受，受于身半以上，多从鼻孔而入，盖身半以上，主天气，肺开窍于鼻，亦天气也。

燥气论

前三焦篇所序之燥气，皆言化热伤津之证，治以辛甘微凉，（金必克木木受克则子为母复仇火来胜复矣）未及寒化，盖燥气寒化，乃燥气之正。《素问》谓阳明所至，为清劲是也。《素问》又谓燥极而泽（土为金母，水为金子也）。本论多类及于寒湿伏暑门中，如腹痛呕吐之类，《经》谓燥淫所胜，民病善呕，心胁痛不能转侧者是也。治以温苦，内经治燥之正法也。前人有六气之中，惟燥不为病之说，盖以燥统于寒，（吴氏素问注云，寒统燥湿，暑统风火故云寒暑六气也）而近于寒，凡见燥病，只以为寒而不知其为燥也，合六气而观之，余俱主生，燥独主杀，岂不为病者乎？细读《素问》自知。再前三篇原为温病而设，而类及于暑温湿温，其于伏暑湿温门中，尤必三致意者。盖以秋日暑湿踞于内，新凉燥气加于外，燥湿兼至，最难界限清楚，稍不确当，其败坏不可胜言，《经》谓粗工治病，湿证未已，燥证复起，盖谓此也（湿有兼热兼寒，暑有兼风兼燥，燥有寒化热化，先将暑湿燥分开，再将寒热辨明，自有准的）。

外感总数论

天以六气生万物，其错综变化，无形之妙用，愚者未易窥测，而人之受病，即从此而来，近人止知六气太过，曰六淫之邪，内经亦未穷极其变，夫六气伤人，岂界限清楚，毫无兼气者也。以六乘六，盖三十六病也，夫天地大道之数，无不始于一而成于三，如一三为三，三三如九，九九八十一，而黄钟始备。六气为病，必再以三十六数，乘三十六，得一千二百九十六条，而外感之数始穷，此中犹不兼内伤若兼内伤若兼内伤，则靡可纪极矣。呜呼！近人凡见外感，主以一柴葛解肌汤，岂不谬哉。

治病法论

治外感如将（兵贵神速，机圆法活，去邪务尽，善后务细，盖早乎一日，则人少受一日之害），治内伤如相（坐镇从容，神机默运，无功可言，无德可见，而人登寿域），治上焦如羽（非轻不举），治中焦如衡（非平不安），治下焦如权（非重不沉）。

吴又可温病禁黄连论

唐宋以来，治温热病者，初用辛温发表，见病不为药衰，则恣用苦寒大队，芩连知柏，愈服愈燥，河间且犯此弊，盖苦先人心，其化以燥，燥气化火，反见齿板黑，舌短黑，唇裂黑之象，火极而似水也。吴又可，非之诚是，但又不识苦寒化燥之理，以为黄连守而不走，大黄走而不守，夫黄连不可轻用，大黄与黄连同一苦寒药，迅利于黄连百倍，反可轻用哉？余见普济消毒饮，于温病初起，必去芩连，畏其入里而犯中下焦也。于应用芩连方内，必大队甘寒以监之，但令清热化阴，不令化燥，如阳亢不寐，火腑不通等证。于酒客便溏频数者，则重用之，湿温门则不惟不忌，芩连仍重赖之，盖欲其化燥也。语云：药用当而通神，医者之于药，何好何恶，惟当之是求。（汪按）王太仆曰，大热而甚寒之不寒是无水也，苦寒者寒之也，甘寒者壮水之主，以制阳光也。

风温温热气复论

仲景谓腰以上肿当发汗，腰以下肿当利小便。盖指湿家风水、皮水之肿而言。又谓无水虚肿，当发其汗，盖指阳气闭结，而阴不虚者言也。若温热大伤阴气之后，由阴精损及阳气，愈后阳气暴复，阴尚亏歉之至，岂可发汗利小便者？吴又可于气复条下，谓血乃气之依归，气先血而生，无所依归，故暂浮肿，但静养节饮食自愈。余见世人每遇浮肿，便与淡渗利小便方法，岂不畏津液消亡，而成三肖证，快利津液，为肺痈肺痿证，与阴虚咳嗽身热之劳损证哉？余治是证，悉用复脉汤，重加甘草，只补其未足之阴，以配其已复之阳，而肿自消，千治千得，无少差谬，敢以告后之治温热气复者。暑温、湿温，不在此例。

治血论

人之血，即天地之水也，在卦为坎（坎为血卦），治水者，不求之水之所以治，而但曰治水，吾未见其能治也。盖善治水者，不治水而治气，坎之上下两阴爻，水也，坎之中阳气也，其原分自干之中阳，干之上下两阳，臣与民也，干之中阳，在上为君，在下为师，天下有君师，各行其道于天下，而彝伦不叙者乎？天下有彝伦攸叙，而水不治者乎？此洪范所以归本皇极，而与禹贡相为表里者也。故善治血者，不求之有形之血，而求之无形之气，盖阳能统阴，阴不能统阳，气能生血，血不能生气，倘气有未和，如男子不能正家，而责之无知之妇人，不亦拙乎？至于治之之法，上焦之血，责之肺气，或心气，中焦之血，责之胃气，或脾气，下焦之血，责之肺气，肾气，八脉之气，治水与血之法，间亦有用通者，开支河也。有用塞者，崇提防也，然皆已病之后，不得不与治其末病，非未病之先，专治其本之道也。（汪按）血虚者补其气，而血自生，血滞者，调其气，而血自通，血外溢者，降其气，而血自下，血内溢者，固其气，而血自止。

九窍论

人身九窍，上窍七，下窍二，上窍为阳，下窍为阴，尽人而知之也。其中阴阳奇偶生成之妙谛，《内经》未言，兹特补而论之。阳窍反用偶，阴窍反用奇，上窍统为阳，耳目视听，其气清为阳，鼻臭口食，其气浊用则阴也。耳听无形之声为上窍，阳中之至阳，中虚而形纵，两开相离其远。目视有形之色为上窍，阳中之阴，中实而横，两开相离较近，鼻臭无形之气为上窍，阴中之阳，虚而形纵，虽亦两窍，外则仍统于一。口食有形之五味为上窍，阴中之阴，中又虚又实，有出有纳而形横，外虽一窍，而中仍二，合上窍观之，阳者偏，阴者正，土居中位也。阳者纵，阴者横，纵走气而横走血，血阴而气阳也。虽曰七窍，实则八也。阳窍外阳（七数）而内阴，（八数）外奇而内偶，阳生于七，成于八也。生数阳也，成数阴也。阳窍用成数，七八成数也。下窍能化生之前阴，阴中之阳也。外虽一窍，而内实二窍。阳用偶也，后阴但主出浊，为阴中之至阴，内外皆一而已，阴窍用奇也，合下窍观之，虽曰二窍，暗则三也。阴窍外阴（二数）而内阳，（三数）外偶而内奇，阴窍用生数，二三生数也，上窍明七，阳也，暗八，阴也，下窍明二，阴也，暗三，阳也，合上下窍而论之，明九暗十一，十一者一也，九为老，一为少，老成而少生也，九为阳数之终，一为阳数之始，始终上下，一阳气之循环也。开窍者运阳气也，妙谛无穷，一互字而已，但互中之互，最为难识。余尝叹曰，修身者是字难，格致者互字难。汪按此即阴阳互根之义，发明极精核。

形体论

《内经》之论形体，头足腹背，经络脏腑详矣。而独未总论夫形体之大纲，不揣鄙陋补之。人之形体，顶天立地，端直以长，不偏不倚，木之象也。在天为元，在五常为仁，是天以仁付之人也，故使其体直，而麟凤龟龙之属莫与焉。孔子曰，人之生也直，罔之生也幸而免，蓬藤葳蕤，直之对也。程子谓生理本直，味本字之义，盖言天以本直之理，生此端直之形，人自当行公直之行也。人之形体，无鳞介毛羽，谓之倮虫，倮者土也，土主信，是地以信付之人也。人受天之仁，受地之信，备健顺五常之德，而有精神魂魄心意志思智虑，以行孝悌忠信，以期不负天地付界之重，自别于麟凤龟龙之属，故孟子曰，万物皆备于我矣。又曰惟圣人然后可以践形，孝经曰，天地之道人为贵，人可不识人之形体以为生哉？医可不识人之形体，以为治哉？（征按）本论补伤寒论未备而作也。杂说一卷，又补篇中遗意，而欲拯流俗之弊。未作九窍形体二论，总结全部，兼补《内经》之所阙，欲人见著知微，明体达用，即如九窍形体，日在目前，犹且习焉不察，从未经人道破，甚矣格致之难也。儒者不能格致，则无以穷理尽性以至于命，是负天之所生，医者不能格致，则无以处方用法，生物生人，日从事于轩岐之书，亦犹是瞑行而索途耳。盖人之自生，与生人之生，异出同原，皆赖此一点不忍之心为之，所谓仁也。论形体而归本于造化，见天地付界甚重，不可不自重，而又望人甚重以重之，是篇也，兼形气名物理数而言，非若小家倚于一偏之论而已也，其不忍之心，为何如耶？（汪按）杂说一编，因本论有未备者，作此以纬之，虽偶及形体气血，大旨仍以发明本论，非泛言医理也。妇人小儿，各有专科，然自温病门径未清，因而产后惊风，急惊慢惊之伪名，纷纭舛错，故作解产难，解儿难，痘疹之为证，仍与六气同治，痘难原于胎毒，亦因六气而发，故并及之。盖温病门径不清，势必以他法妄治，然非诸证门径皆清，亦不能辨明温病，经云知其要者，一言而终，是所望于学者之博学详说，而一以贯之也。

卷五　解产难

解产难题辞

天地化生万物，人为至贵，四海之大，林林总总，孰非母产？然则母之产子也，得天地四时日月水火自然之气化，而亦有难云乎哉？曰人为之也。产后偶有疾病，不能不有赖于医，无如医者不识病，亦不识药，而又相沿故习，伪立病名，或有成法可守者，而不过，或无成法可守者，而妄生议论，或固执古人一偏之论，而不知所变通，种种遗患，不可以更仆数，夫以不识之药，处于不识之病，有不死之理乎？其死也，病家不知其所以然，死者更不知其所以然而医者亦复不知其所以然，呜呼冤哉。（瑭）目击神伤，作解产难。

产后总论

产后治法，前人颇多，非如温病混入《伤寒论》中，毫无尺度者也，奈前人亦不无间有偏见，且散见于诸书之中，今人读书不能搜求拣择，以致因陋就简，相习成风。兹特指出路头，学者随其所指，而进步焉，当不歧于路矣。本论不及备录，古法之关略者，补之，偏胜者，论之，流俗之坏乱者，正之，治验之可法者，表之。

产后三大证论一

产后惊风之说，由来已久，方中行先生驳之最详，兹不复议。《金匮》谓新产妇人有三病，一者病痉，二者病郁冒，三者大便难。新产血虚，多汗出喜中风，故令人病痉；亡血复汗，故令郁冒；亡津液胃燥，故大便难。产妇郁冒，其脉微弱，呕不能食，大便反坚，但头汗出，所以然者，血虚而厥，厥而必冒，冒家欲解，必大汗出，以血虚下厥，孤阳上出，故头汗出，所以产妇喜汗出者，亡阴血虚，阳气独盛，故当汗出，阴阳乃复，大便坚，呕不能食，小柴胡汤主之，病解能食，七八日后发热者，此为胃实，大承气汤主之。按此论乃产后大势之全体也，而方则为汗出中风一偏之证而设，故沈自南谓仲景本意，发明产后气血虽虚，然有实证，即当治实，不可顾虑其虚，反致病剧也。

产后三大证论二

按产后亦有不因中风，而本脏自病，郁冒痉厥，大便难，三大证者，盖血虚则厥，阳孤则冒，液短则大便难，冒者汗者，脉多洪大而芤，痉者厥也，脉则弦数，叶氏谓之肝风内动。余每用三甲复脉，大小定风珠，及专翕大生膏而愈（方法注论悉载下焦篇），浅深次第，临时斟酌。

产后三大证论三

《心典》云，血虚汗出，筋脉失养，风入而益其劲，此筋病也。亡阴血虚，阳气遂厥，而寒复郁之，则头眩而目瞀，此神病也。胃藏津液，而灌溉诸阳，亡津液胃燥，则大肠失其润，而大便难，此液病也。三者不同，其为亡血伤津则一，故皆为产后所有之病，即此推之，凡产后血虚诸证，可心领而神会矣。按以上三大证，皆可用三甲复脉，大小定风珠，专翕膏主之。盖此六方，皆能润筋，皆能守神，皆能增液故也。但有浅深次第之不同耳，产后无他病，但大便难者，可与增液汤（方注并见中焦篇温热门）。以上七方，产后血虚液短，虽微有外感，或外感已去大半，邪少虚多者，便可选用，不必俟外感尽净，而后用之也。再产后误用风药，误用辛温刚燥，致令津液受伤者，并可以前七方斟酌救之。余制此七方，实从《金匮》原文体会而来，用之无不应手而效，故敢以告来者。

产后瘀血论

张石顽云，产后元气亏损，恶露乘虚上攻，眼花头眩，或心下满闷，神昏口噤，或痰涎壅盛者，急用热童便主之。或血下多而晕，或神昏烦乱，芎归汤，加入参、泽兰、童便兼补而散之。（此条极须斟酌，血下多而晕，血虚可知，岂有再用芎归、泽兰辛窜走血中气分之品，以益其虚哉！其方全赖人参固之，然人参在今日值重难办方今不善，人参又不易得，莫若用三甲复脉大小定风珠之为愈也，明者悟之）又败血上冲有三，或歌舞谈笑，或怒骂坐卧，甚则逾墙上屋，此败血冲心多死，用花蕊石散，或琥珀黑龙丹。如虽闷乱不至癫狂者，失笑散加郁金。若饱闷呕恶，腹满胀痛者，此败血冲胃，五种散，或平胃加姜桂，不应，送来复丹。呕逆腹胀，血化为水者，《金匮》下瘀血汤。若面赤呕逆欲死，或喘急者，此败血冲肺，人参苏木，甚则加芒硝荡涤之。大抵冲心者，十难救一，冲胃者，五死五生，冲肺者，十全一二，又产后口鼻起黑色，而鼻衄者，是胃气虚败，而血滞也，急用人参苏木，稍迟不救。愚按产后原有瘀血上冲等证，张氏论之详矣。产后瘀血实症，必有腹痛拒按情形，如果痛处拒按，轻者用生化汤，重者用回生丹最妙。盖回生丹以醋煮大黄，约人病所，而不伤他脏，内多飞走有情食血之虫，又有人参护正，何瘀不破？何正能伤？近见产妇腹痛，医者并不问拒按喜按一，概以生化汤从事，甚至病家亦不延医，每至产后必服生化汤十数帖，成阴虚痨病，可胜悼哉？余见古本达生篇中，生化汤方下注云，专治产后瘀血腹痛，儿枕痛，能化瘀生新也。方与病对，确有所据，近日刻本，直云治产后诸病，甚至有注产下即服者，不通已极，可恶可恨。再达生篇一书，大要教人静镇，待造化之自然，妙不可言，而所用方药，则未可尽信，如达生汤下怀孕九月后服，多服尤妙。所谓天下本无事，庸人自扰之矣？岂有不问孕妇之身体脉象，一概投药之理乎？假如沉涩之脉，服达生汤则可，若流利洪滑之脉，血中之气本旺，血分温暖，何可再用辛走气乎？必致产后下血过多，而成痉厥矣。如此等不通之语，辨之不胜其辨，可为长太息也。（征按）近时有保产无忧饮一方，不知起自何人，盛行都下，无论产前何病，一概用之，甚至有孕妇人无病亦服之，名曰安胎，而药肆中，即以此方并生化汤撮合现成，谓之官方药，治胎前产后一切病证，更觉可笑。

产后宜补宜泻论

朱丹溪云：产后当大补气血，即有杂病，以末治之，一切病多是血虚，皆不可发表。张景岳云：产后既有表邪，不得不解，既有火邪，不得不清，既有内伤，停滞，不得不开通消导，不可偏执。如产后外感风寒，头痛身热，便实中满，脉紧数洪大有力，此表邪实病也。又火盛者必热渴烦躁，或便结腹胀，口鼻舌焦黑，酷喜冷饮，眼眵尿痛溺赤，脉洪滑，此内热实病也。又或因产过食，致停蓄不散，此内伤实病也。又或郁怒动肝，胸胁胀痛，大便不利，脉弦滑，此气逆实病也。又或恶露未尽，瘀血上冲，心腹胀满，疼痛拒按，大便难，小便利，此血逆实证也。遇此等实证，若用大补，是养虎为患，误矣。愚按二子之说，各有见地，不可偏废，亦不可偏听。丹溪谓产后不可发表，仲景先师，原有亡血禁汗之条，盖汗之则痉也。产后气血诚虚，不可以不补，然杂证一概置之不问，则亦不可，张氏驳之诚是。但治产后之实证，自有妙法，妙法为何，手挥目送是也，手下所治系实证，目中心中意中，注定是产后，识证真，对病确，一击而罢，治上不犯中，治中不犯下，目中清楚，指下清楚，笔下再清楚，治产后之能事毕矣。如外感自上焦而来，固云治上不犯中，然药反不可过轻，须用多备少，服法中病即已，外感已，即复其虚。所谓无粮之兵，贵在速战，若畏产后虚怯，用药过轻，延至三四日后，反不能胜药矣。余治产后温暑，每用此方，如腹痛拒按，则化瘀。喜按，即补络。快如转丸，总要医者，平日用功，参悟古书，临证不可有丝毫成见而已。

产后六气为病论

产后六气为病，除伤寒遵仲景师外（孕妇伤寒，后人有六汤法合），当于前三焦篇中求之。斟酌轻重，或速去其邪，所谓无粮之师，贵在速战者是也。或兼护其虚，一面扶正，一面驱邪，大抵初起以速清为要，重证亦必用攻。余治黄氏温热，妊娠七月，胎已欲动，大实大热，目突舌烂，乃前医过于胆顾所致，用大承气一服，热退胎安，今所生子二十一岁矣。如果六气与痉瘛之因，暾然心目，俗传产后惊风之说可息矣。

产后不可用白芍辨

朱丹溪，谓产后不可用白芍，恐伐生生之气，则大谬不然，但视其为虚寒热耳。若系虚寒虽非是产后，亦不可用。如仲景有桂枝汤去芍药法，小青龙去芍药法。若系虚热，必宜用之收阴，后世不善读书者，古人良法不知守，此等偏谬处，偏牢记在心，误尽大事，可发一叹。按白芍花开春末夏初，禀厥阴风木之全体，得少阴君火之气化，炎上作苦，故气味苦平，（本经芍药无酸字，但云味苦平无毒，酸字后世妄加者也）主治邪气腹痛，除血痹，破坚积，寒热疝瘕，止痛，利小便，益气，岂伐生生之气者乎？使伐生气，仲景小建中汤，补诸虚不足，而以之为君乎？张隐庵本草，崇原中论之最详。（征按）产后之不用白芍，犹之乎产后之不用人参也。世俗医者云，不怕胎前一两，只怕产后一分。其言产后之不参也。余荆室素禀阳微，产后恶露亦少，忽尔郁冒不知人，仆妇儿女环侍逾时，皆以为死，且唤且哭，余审视之，知其为阳气不复也，急以独参汤，灌之乃苏，而其母家犹以为猛浪，甚矣，邪说之害，良可叹也。

产后误用归芎亦能致瘈论

当归、川芎，为产后要药。然惟血寒而滞者为宜，若血虚而热者，断不可用，盖当归七八月开花，得燥金辛烈之气，香窜异常，甚于麻辛，不过麻辛无汁而味薄，当归多汁而味厚耳，用之得当，功力最速，用之不当，为害亦不浅。如亡血液亏，孤阳上冒等证，而欲望其补血，不亦愚哉？盖当止能运血，衰多益寡，急走善窜，不能静守，误服致瘈，瘈甚则脱，川芎有车轮纹，其性更急于当归，盖物性之偏，长于通者，必不长于守也。世人不敢用白芍，而恣用当归、川芎，何其颠倒哉。

产后当究奇经论

产后虚在八脉，孙真人创论于前，叶天士畅明于后，妇科所当首识者也。盖八脉丽于肝肾，如树木之有本也。阴阳交构，胎前产后，生生化化，全赖乎此。

古语云，医道乎，通化道者，此其大关也。

下死胎不可拘执论

死胎不下，不可拘执成方，而悉用通方，当求其不下之故，参之临时所现之证若何，补易救弊，而胎自下也。余治一妇，死胎不下二日矣，诊其脉，则洪大而芤，问其证则大汗不止，精神恍惚欲脱。余曰，此心气太虚，不能固胎。不问胎死与否，先固心气，用救逆汤加入参，煮三杯，服一杯而汗敛，服二杯而神清气宁，三杯未服而死胎下矣。下后补肝肾之阴，以配心阳之用而愈，若执成方，而用平胃朴硝，有生理乎？

催生不可拘执论

催生亦不可拘执一辙，阳虚者补阳，阴损者翕阴，血滞者通血。余治一妇，素日脉迟而有癥瘕，寒积厥痛，余用通脉八脉大剂丸料，服半载而成胎，产时五日不下，是夕方延余诊视，余视其面青，诊其脉再至，用安边桂五钱，加入温经补气之品，作三杯，服二杯而生矣。亦未尝服过第三杯也。次日诊其脉涩，腹痛拒按，仍令其服第三杯，又减其制，用一帖下症块长七八寸，宽二三寸，其人腹中症块，本有二枚，兹下其二，不敢再通矣。仍用温通八脉，由渐而愈，其他治验甚多，略举一二，以见门途耳。

产后当补心气论

产后心虚一证，最为吃紧，盖小儿禀父之肾气，母之心气而成，胞宫之脉，上系心包，产后心气，十有九虚，故产后补心气，亦大扼要。再水火各自为用，互相为体，产后肾液虚，则心体亦虚，补肾阴以配心阳，取坎填离法也。余每于产后惊悸脉芤者，用加味大定风珠，护效多矣。（方见下焦篇即大定风珠加入参龙骨秋小麦茯神者）产后一切外感，当于本论三焦篇中求之，再细参叶案则备矣。

产后虚寒虚热分别论治论

产后虚热，前则有三甲复脉三方，大小定风珠二方，专翕膏一方，增液汤一方。三甲增液原为温病善后而设．定风珠专翕膏，则为产后虚损无力，服人参而设者也。古人谓产后不怕虚寒，单怕虚热，盖温经之药，多能补虚，而补虚之品，难以清热也。故本论详立补阴七法，所以补丹溪之未备，又立通补奇经丸，为下焦虚寒而设，又立天根月窟膏，为产后及劳伤下焦阴阳两伤而设也。乃从阳补阴，从阴补阳，互法所谓天根月密问，来往，三十六宫都是春也。（汪按）产后别有类白虎一证，大热大汗大渴，全似白虎，惟脉大而无力，东垣用补血汤治之，余用有验，盖此证本于劳役伤阳，不徒阴虚，此汤即从仲景羊肉汤化出也。

保胎论一

每殒胎五六月者，责之中焦，不能荫胎，宜平日常服小建中汤，下焦不足者，天根月窟膏，蒸动命门真火，上蒸脾阳，下固八脉发，真精充足，自能固胎矣。（汪按）五六月堕胎者，用杜仲续断丸，脾虚甚者加白术，三月堕胎者，用逍遥散，加生地，热甚者，加黄芩，亦能保胎，论中所立膏方，乃为虚损之甚，精血衰亏者设耳。

（陆按）闻之黄锦芳曰，杜仲、续断二味，举世用以安胎，而不知续断味苦，专入血分，活血消肿。故乳痈症结，肠风痔瘘，金疮跌仆，一切血瘀之症，皆可用也。虽稍有涩性，行不至泄，然误施于气弱气陷之妇女，则顺流而下，奔迫莫御，而有排山倒海之势，岂区区涩味所能止其万一者乎？杜仲色紫而润，辛甘微温，性专入肝，补气强筋，筋强则骨亦健，凡肾虚肾寒脚弱之病，用之最宜。若气陷气弱之辈，断不可服，以其性最引气下行，而无上升坚固之意也。夫胎坠本忌血行气陷，其服此二味，亦有奏效者，以人身气血贵乎温通，胎坠之因不一，亦有因肾气不温，经血凝滞，而胞胎失荫者，得此二味，则气煦血濡，不滞不漏，而胎自安矣。止为下虚上实者设也，故胎坠而尺强寸弱者，动作少气者，表虚恶风，汗时出者，心下悬饥，得食则止者，一身之气，尽欲下坠者，皆在禁例。奈作俑者既不分辨明晰，流传既久，遂以为安胎圣药，总缘医理不明，药性不晓，证候不知，见方号为神验，虽滑胎之妇，亦尔通用，岂知杜仲续断，原或因于跌仆，或下寒挟瘀而胎动者之妙剂，苟不知审顾区别而妄用之，则不但不能安胎，反能催坠胎，甚有殒其母命者，可不戒哉？黄氏之言，虽或过当，然二味药性，均非上升之品，则无可讳言，余故于胞系不固之妇，颇谨谨也，汪注五六月堕胎，用杜仲续断丸，印定后人耳目，不足为训。

保胎论二

每殒胎必三月者，肝虚而热，古人主以桑寄生汤，夫寄生临时保胎，多有鞭长莫及之患，且方中重用人参，合天冬，岂尽人而能用者哉？莫若平时长服二十四味专翕膏，（方见下焦篇秋燥门）轻者一料，即能大生，重者两料（滑过三四次者），永不堕胎，每一料，得干丸药二十斤，每日早中晚饭三次，每服三钱，约服一钱，必须戒房事，毋令速速成胎方妙。盖肝热者，成胎甚易，虚者又不能保，速成速堕，速堕速成，当见一年内，二三次堕者，不死不休，仍未成育一子也。专翕纯静翕摄阳动之太过，（肝虚热易成易堕，岂非动之太过乎）药用有情者，半以补下焦精血之损，以洋参数斤代人参，九制以去其苦寒之性，炼九日以合其纯一之体，约费不过三四钱人参之价，可办矣。愚制二十一味专翕膏，原为产后亡血过多，虚不肯复，痉厥心悸等证而设，后加麋茸、桑寄生、天冬三味，保三月殒胎，三四次者，获效多矣，故敢以告来者。

通补奇经丸（甘灵微辛法）

鹿茸（八两，力不能者以嫩毛角代之）　紫石英（生研极细二两）龟板（炙四两）　枸杞子（四两）　当归（炒黑四两）　肉苁蓉（六两）　小茴香（炒黑四两）　鹿角胶（六两）　沙苑蒺藜（二两）　补骨脂（四两）　人参（力绵者以丸制洋参代之，人参用二两，洋参用四两）　杜仲（二两）

上为极细末，炼蜜为丸，如梧子大，每服二钱，渐加至三钱，大便溏者，加莲子，芡实、牡蛎，各四两以蒺藜，洋参，熬膏法丸。淋带者，加桑螵蛸，菟丝子各四两。癥瘕久聚，少腹痛者，去补骨、蒺藜、杜仲，加肉桂、丁香各二两。

天根月窟膏方（酸甘咸微辛法　阴阳两补，通守兼施，复法也）

鹿茸（一斤）　乌骨鸡（一对）　鲍鱼（二斤）　鹿角胶（一斤）鸡子黄（十六枚）　海参（二斤）　龟板（二斤）　羊腰子（十六枚）桑螵蛸（一斤）　乌贼骨（一斤）　茯苓（二斤）　牡蛎（二斤）　洋参（三斤）　菟丝子（一斤）　龙骨（二斤）　莲子（三斤）　桂圆肉（一斤）　熟地（四斤）　沙苑蒺藜（二斤）　白芍（二斤）　芡实（二斤）　归身（一斤）　小茴香（一斤）　补骨脂（二斤）　枸杞子（二斤）　肉苁蓉（二斤）　萸肉（一斤）　紫石英（一斤）　生杜仲（一斤）　牛膝（一斤）　萆薢（一斤）　白蜜（三斤）

上三十二味，熬如专翁膏法，用铜锅四口，以有情归有情者二，无情归无情者二，文火次第煎炼，取汁，另入一净锅内，细炼九昼夜，成膏后下胶蜜，以方中有粉无汗之茯苓、莲子、芡实、牡蛎、龙骨、鹿茸，及白芍，乌贼骨八味，为极细末，和前膏为丸，梧子大，每服三钱，日三服。此方治下焦，阴阳两伤，八脉告损，急不能复，胃气尚健（胃弱者不可与，恐不能传化重浊之药也），无湿热证者；男子遗精滑泄，精寒无子，腰膝酸痛之属肾虚者（以上数条有湿热皆不可服也）；老年体瘦，痹中头晕耳鸣，左肢麻痹，缓纵不收，属下焦阴阳两虚者（以上焦诸证有单属下焦阴虚者，宜专翁膏，不宜此方）；妇人产后下亏，淋带癥瘕，胞宫虚寒无子，数数殒胎，或少年生育过多，年老腰膝尻胯酸痛者。

卷六　解儿难

儿科总论

古称难治者，莫如小儿，名之曰哑科。以其疾痛烦苦，不能自达，且其脏腑薄，藩篱疏，易于传变，肌肤嫩，神气怯，易于感动。其用药也，稍呆则滞，稍重则伤，稍不对证，则莫知其乡，捉风补影，转救转剧，转去转远。惟较之成人，无七情六欲之伤，外不过六淫，内不过饮食胎毒而已，然不精于方脉妇科，透澈生化之源者，断不能作儿科也。

（汪按）小儿但无色欲耳，喜怒悲恐，较之成人，更专且笃，亦不可不察也。

俗传儿科为纯阳辩

古称小儿纯阳，此凡灶家言，谓其未曾破身耳，非盛阳之谓，小儿稚阳未充，稚阴未长者也。男子生于七，成于八，故八月生乳牙，少有知识，八岁换食牙，渐开智慧，十六而精通，可以有子，三八二十四岁真牙生（俗谓尽根牙），而精足，筋骨坚强，可以任事，盖阴气长而阳亦充矣。女子生于八，成于七，故七月生乳牙，知提携，七岁换食牙，知识开，不令与男子同席，二七十四而天癸至，三七二十一岁，而真牙生，阴始足，阴足而阳充也，命之嫁。小儿岂盛阳者哉？俗谓女子知识，恒早于男子者，阳进阴退故也。

儿科用药论

世人以小儿为纯阳也，故重用苦寒，夫苦寒药，儿科之大禁也，丹溪谓产妇白芍，伐生生之气，不知儿科用苦寒，最伐生生之气也。小儿春令也，东方也，木德也。其味酸甘，酸味人或知之，甘则人多不识。盖弦脉者，木脉也。《经》谓弦无胃气者死，胃气者，甘味也，木离土则死，再验之木实，则更知其所以然矣。木实惟初春之梅子，酸多甘少，其他皆甘多酸少者也。故调小儿之味，宜甘多酸少，如钱仲阳之六味丸是也。苦寒所以不可轻用者何？炎上作苦，万物见火而化，苦能渗湿，人俣虫也。体属湿土，湿淫固为人害，人无湿则死，故湿重者肥，湿少者瘦，小儿之湿，可尽渗哉？在用药者，以为泻火，不知愈泻愈瘦，愈化愈燥，苦先人心，其化以燥也。而且重伐胃汁，直至痉厥而死者有之，小儿之火，惟壮火可减，若少火，则所赖以生者，何可恣用苦寒，以清之哉？故存阴退热，为第一妙法。存阴退热，莫过六味之酸甘化阴也。惟湿温门中，与辛淡合用，燥火则不可也。余前序温热，虽在大人，凡用苦寒，必多用甘监之，惟酒客不禁。

儿科风药禁

近日行方脉者，无论四时所感为何气，一概羌防柴葛，不知仲景先师，有风家禁汗，亡血家禁汗，湿家禁汗，疮家禁汗四条，皆为其血虚致痉也。然则小儿痉病，多半为医所造，皆不识六气之故。

痉因质疑

痉病之因，素问曰，诸痉项强，皆属于湿。此湿字大有可疑，盖风字误传为湿字也。余少读方中行先生痉书，一士治病，留心痉证，觉六气皆能致痉，风为百病之长，六气莫不由风而伤人，所谓痉病现证，皆风木刚强屈拗之象，湿性下行而柔，木性上行而刚，单一湿字，似难包得诸证，且湿字与强项字即不对，中行痉书一十八条，除引《素问》《千金》二条，余十六条，内脉二条，证十四条，俱无湿字证据。如脉二条，一曰夫痉脉按之坚如弦，直上下行，二曰脉经云，痉家其脉伏，坚直上下，皆风木之象，湿之反面也。余十四条，风寒致痉居其十，风家禁下一条，疮家禁汗一条，新产亡血二条，皆无所谓湿也者，即千金一条，曰太阳中风，重感于寒湿，则变痉也。上下文义不续，亦不可以为据。中行法云，痉自《素问》以来，其见于《伤寒论》者，乃叔和所述《金匮》之略也。千金虽有此言，未见其精悉，可见中行亦疑之，且千金一书，杂乱无章，多有后人羼杂，难以为据。《灵》和《素问》二书，非神圣不能道，然多述于战国汉人之笔，可信者十分八九，其不可信者一二。如其中，多有后世官名地名，岂轩岐逆料后世之语，而先言之哉。且代远年湮，不无脱简错伪之处。（瑭）学术浅陋，不敢信此湿字，亦不敢直断其非，阙疑以俟来者。（汪按）古书甚少，除朝廷史志外，其余学术，皆师弟以口耳相传，直至战国时，始著之竹帛，如《内经》等书，后人或以为岐黄自作，或以后人伪话，皆非也。

湿痉或问

或问子疑《素问》痉因于湿，而又谓六淫之邪，皆能致痉，亦复有湿痉一条，岂不自相矛盾乎？曰：吾所疑者诸字皆字，似湿之一字，不能包括诸痉，惟风可以该括，一也。再者湿性柔，不能致强，初起之湿痉，必兼风而后成也，且俗名痉为惊风，原有急慢二条，所谓急者，一感即痉，先痉而后病，所谓慢者，病久而致痉者也。一感即痉者，只要认证真，用药确，一二帖即愈，易治也。病久而痉者，非伤脾阳，肝木来乘，即伤胃汁肝阴，肝风鸱张，一虚寒，一虚热，为难治也。吾见湿因致痉，先病后痉者多，如夏月小儿暑湿泄泻暴注，一昼夜百数十行，下多亡阴，肝乘致痉之类，霍乱最能致痉，皆先病后痉者也。当合之杂说中风论一条参看，以卒得痉病而论，风为百病之长，六淫之邪，皆因风而入，以久病致痉而论，其强直背反瘛疭之状，皆肝风内动为之也，似风之一字，可以包得诸痉，要知痉者筋病也，知痉之为筋病，思过半矣。

痉有寒热虚实四大纲论

六淫致痉，实证也。产妇亡血，病久致痉，风家误下，温病误汗，疮家发汗者，虚痉也。风寒风湿致痉者，寒证也。风温、风热、风暑、燥火致痉者，热痉也。（按此皆瘛证属火，后世统为之痉矣，后另有论）俗称慢脾风者，虚寒痉也，本论后述本脏自病者，虚热痉也（亦系瘛证）。

小儿痉病共有九大纲论

寒痉，仲景先师所述，方法具在，但须对证细加寻绎，如所云：太阳证体强几几然，脉沉迟之类，有汗为柔痉，为风多寒少，而用桂枝汤加法，无汗为刚痉，为寒痉，而用葛根汤，汤内有麻黄，乃不以桂枝为名，亦不以麻黄立名者，以其病已至阳明也。诸如此类，须平时熟读其书，临时再加谨慎，手下自有准的矣。

风寒嗽咳致痉者，用杏苏散，辛温例，自当附入寒门。

风温痉，（按此即瘛证，少阳之气为之也，下温热、暑温、秋燥皆同此例）乃风之正令，阳气发泄之候，君火主气之时，宜用辛凉正法。轻麦冬玉女煎，以白虎合冬地之类，神昏谵语，兼用芳香，以开膻中，如清宫汤、牛黄丸、紫雪丹之类，愈后用六味，三才复脉辈，以复其丧失之津液。

风温咳嗽致痉者，用桑菊饮（方见上焦篇），银翘散，辛凉例，与风寒咳嗽迥别，断不可一概用杏苏辛温也。

温热痉，（即六淫之火气消铄真阴者也，《内经》谓先夏至为病温者是也）即同上风温论治，但风温之痉，病者轻而少，温热之致痉者，多而重也，药之轻重浅深，视病轻重浅深而已。

暑痉，（暑兼温热，后有温痉一条，此则偏于热多，湿火之病去温热不远《经》谓后夏至为病暑者是也）（按）俗名小儿急惊风者，惟暑月最多，而兼证最杂，非心如澄潭，目如智珠，笔如分水犀者，未易办此。盖小儿肤薄神怯，经络脏腑嫩小，不奈三气发泄，邪之势如奔马，其传变也，急如掣电，岂粗疏者所能当此任哉！如夏月小儿，身热头痛，项强无汗，此暑兼风寒者也，宜新加香薷饮，有汗则仍用银翘散，重加桑叶，咳嗽则用桑菊饮，汗多则用白虎，脉芤而喘，则用人参白虎，身重汗少，则用苍术白虎，脉芤面赤，多言，喘喝欲脱者，即用生脉散，神识不清者，即用清营汤，加钩藤，丹皮，羚羊角，神昏者，兼用紫雪丹，牛黄丸等，病势轻微者，用清络饮之类。方法悉载上焦篇，学者当与前三焦篇，暑门中细心求之，但分用，或用四之一，或用四之二，量儿之壮弱大小加减之。痉因于暑，只治致痉之因，而痉自止，不必沾沾但于痉中求之。若执痉以求痉，吾不知痉为何物，夫痉，病名也。头痛亦病名也，善治头痛者．必问致头痛之因。盖头痛，有伤寒头痛，伤风头痛，暑头痛，热头痛，湿头痛，燥头痛，痰厥头痛，阳虚头痛，阴虚头痛，跌扑头痛，心火欲作痈脓之头痛，肝风内动上窜少阳胆络之偏头痛，朝发暮死之真头痛，若不问其致痛之因，如时人但见头痛，一以羌活、藁本从事，何头痛之能愈哉？况痉病之难治者乎？

湿痉，（按：此一条瘛痉兼有其因于寒湿者，则兼太阳寒水气，其泄泻太甚，下多亡阴者，本气来乘则瘛矣）按中湿即痉者少，盖湿性柔而下行，不似风刚而上升也。其间有兼风之痉，名医类案中，有一条云，小儿吐睨欲作痫者，五苓散最妙。本论湿温上焦篇，有三仁汤一法，邪入心包，用清宫汤，去莲心、麦冬，加银花、赤小豆皮一法，用紫雪丹一法，银翘马勃散一法，千金苇茎汤加滑石杏仁一法；而寒湿例中，有形似伤寒，舌白不渴，经络拘急，桂枝姜附汤一法，凡此非必皆现痉病而后治。盖既感外邪，久而致痉，于其未痉之先，知系感受何邪，以法治之，而痉病之源绝矣，岂不愈于见痉治痉哉？若儿科能于六淫之邪，见几于早，吾知小儿之痉病必少，湿久致痉者多，盖湿为浊邪，最善弥漫三焦，上蔽清窍，内蒙膻中，学者当于前中焦下焦篇中求之，由疟痢而致痉者，见其所伤之偏阴偏阳，而补救之，于疟痢门中求之。

燥痉，燥气化火，消铄津液，亦能致痉，其似略似风温，学者当于本论前三焦篇，秋燥门中求之，但正秋之时，有伏暑内发，新凉外加之证，燥者宜辛凉甘润，有伏暑则兼湿矣，兼湿则宜苦辛淡，甚则苦辛寒矣，不可不遍加察焉，燥气化寒，胁痛呕吐，法用苦温，佐以甘辛。

内伤饮食痉，（俗所谓慢脾风者是）按此证，必先由于吐泻，有脾胃两伤者，有专伤脾阳者，有专伤胃阳者，有伤及肾阳者，参苓白术散，四君、六君、异功，补中，益气，理中等汤，皆可选用。虚寒甚者，理中加丁香、肉桂、肉果、诃子之类，因他病伤寒凉药者，亦同此例。叶案中，有风阴入脾络一条，方在小儿痫痉厥门中，其小儿吐泻门中，言此证最为详细，案后华岫云驳俗论最妙，学者不可不静心体察焉，再参之钱仲阳、薛立斋、李东垣、张景岳诸家，可无余蕴矣。再案此证，最险，最为难治，世之讹传，案治已久，四海同风，历有年所，方中行驳之于前，论君子畅论于后，至今日而其伪风不息，是所望于后之强有力者，敢悉取其伪书而焚耳。细观叶家治法之妙，全在见吐泻时，先防其痉，非于既而痉后设法也。故余前治六淫之痉，亦同此法，所谓上古不治已病，治未病，圣人不治已乱，治未乱也。

客忤痉（俗所谓惊吓是也）（按）小儿神怯气弱，或见非常之物，听非常之响，或失足落空，跌扑之类，百证中或有一二，小儿所有痉病，皆因于瞭吓也。证现发热，或无汗，或有汗，面时青时赤，梦中呓语，手足蠕动，宜后脉汤，去参桂姜枣，加丹参丹皮犀角补心之体，以配心之用，大便结者，加元参，溏者，加牡蛎，而汗多神不宁，有恐惧之象者，加龙骨、整琥珀、整朱砂块，（取其气而不用其质自无流弊）必细询病家，确有所见者，方用此例。若语涉支离猜疑不定者，静心再诊，必得确情而后用药。愚儿三岁，六月初九日辰时，倚门落空，少时发热，随热随痉，昏不知人，手足如冰，无脉，至戌时而痉止，身热神昏无汗，次日早，余方与复脉汤，去参桂姜枣，每日一帖，服三四杯，不饮不食，至十四日巳时，得战汗而愈。若当痉厥神昏之际，妄动乱治，岂有生理乎？盖痉厥则阴阳逆乱，少不合拍，则不可救，病家情急，因乱投药饵，胡针乱灸而死者，不可胜纪，病家中无主宰，医者又无主宰，儿命其何堪哉？如包络热重，唇舌燥，目白睛有赤缕者，牛黄清心丸本论牛黄安宫丸，紫雪丹辈，亦可酌而用之。（汪按）世妄传惊风之证，惟此一证，可副其名，其因风因热等项之惊，神气昏愦，往往对面击鼓放铳，全然不知，客忤之证，则神惊胆怯，畏见异言异服，极易分别也。又按此证，心气素虚者，复脉中须仍用人参。

本脏自病痉（此证则瘈病也）按此证，由于平日儿之父母，恐儿之受寒，覆被过多，着衣过厚，或冬日房屋热炕过暖，以致小儿每日出汗，汗多亡血，亦如产妇亡血致痉一理。肝主血，肝以血为自养，血足则柔，血虚则强，故曰本脏自病。然此一痉也，又实为六淫致痉之根，盖汗多亡血者，本脏自病，汗多亡卫外之阳，则易感六淫之邪也，全赖明医，参透此理于平日，预先告谕小儿之父母，勿令过暖，汗多亡血，暗中少却无穷之病矣。所谓治未病也，治本脏自病法，一以育阴柔肝为主．即同产后血亡致痉一例，所谓血足风自灭也，六味丸，复脉汤，三甲复脉三方，大小定风珠二方，专翕膏，皆可选用，专翕膏为痉止后，每日服四五钱，分二次，为填阴善后计也。六淫俱汗致痉者，亦同此例，救风温，温热误汗者，先与存阴，不比伤寒误汗者，急与护阳也，盖寒病不足在阳，温病不足在阴也。（征按）痉证有五，乃督脉病也，秦越人《难经》督脉为病，脊强而厥，张仲景《金匮》脊强者，五痉之总名，其证卒口噤，背反而瘛疭，此段重重细说，可以补张仲景之未备。

小儿易痉总论

按小儿易痉之故，一由于肌肤薄弱，脏腑嫩小，传变最速。一由近世不明六气感人之理，一见外感，无论何邪，即与发表。既痉之后，重用苦寒，虽在壮男壮女，二三十岁，误汗致痉而死者，何可胜数，小儿薄弱，则更多矣。余于医学，不敢自信，然留心此证，几三十年，自觉洞澈此理，尝谓六气明而痉必少，敢以质之明贤，共商救世之术也。

痉病瘛病总论

《素问》谓太阳所至为痉，少阳所至为瘛。盖痉者水也，瘛者火也，又有寒厥、热厥之论最详，后人不分痉、瘛、厥为三病，统言曰惊风痰热，曰角弓反张，曰瘛疭，曰抽掣，曰痫痉厥，方中行作痉书，其或问中所论，亦混瘛而为痉，笼统议论。叶案中，治痫痉厥最详，而统称痉厥，无瘛之名目，亦混瘛为痉，考之他书，更无分别，前痉病论，因之从时人所易知也。谨按痉者强直之谓，后人所谓角弓反张，古人所谓痉也。瘛者蠕动引缩之谓，后人所谓抽掣搐搦，古人所谓瘛也。抽掣搐搦不止者，瘛也。时作时止，止后或数日，或数月复发，发亦不待治，而自止者，痫也。四肢冷如冰者，厥也，四肢热如火者，厥也，有时而冷如冰，有时而热如火者，亦厥也。大抵痉瘛痫厥四门，当以寒热虚实辨之，自无差错。仲景刚痉柔痉之论，为伤寒而设，未尝议及瘛病，故总在寒水一门，兼风则有有汗之柔痉，盖寒而实者也。除寒痉外，皆瘛病之实而热者也。湿门则有寒痉，有热瘛，有实有虚，热病久耗其液，则成虚热之瘛矣。前列小儿本脏自病一条，则虚热也。产后惊风之痉，有寒痉，仲景所云是也。有热瘛，本论所补是也。总之痉病宜用刚而温，瘛病宜用柔而凉，又有痉而兼瘛，瘛而兼痉，所谓水极而似火，火种而似水也。至于痫证，亦有虚有实，有留邪在络之客邪，有五志过极之脏气，叶案中辨之最详，分别治之可也。（瑭）因前辈混瘛与痉为一证，故分晰而详论之，以备采择。（征按）此亦数千余年之疑案，莫能剖而析之，女娲炼石补天，予独不以其言为河汉。

六气当汗不当汗论

六气六门，止有寒水一门，断不可不发汗者，伤寒脉紧无汗，用麻黄汤正条，风寒挟痰饮，用大小青龙一条。饮者，寒水也。水气无寒，用麻黄甘草附子麻黄等汤，水者寒水也，有汗者即无护阳，湿门亦有发汗之条，兼寒者也，其不兼寒而汗自出者，则多护阳之方，其他风寒禁汗，暑门禁汗，亡血禁汗，疮家禁寒，禁汗之条颇多，前已言之矣。盖伤于寒者，必入太阳，寒水与寒水一家，同类相从也。其不可不发者何，太阳本寒标热，寒邪内合寒水之气，止有寒之本，而无标热之阳，不成其为太阳矣。水来克火，如一阳陷于二阴之中，故急用辛湿发汗，提阳外出，欲提阳者，乌得不用辛温哉？若温暑伤于太阴，火克金也，太阴本燥标湿，若再用辛温，外助温暑之火，内助脏气之燥，两燥相合，而土之气化无从，不成其为太阴矣。津液消亡，不痉何待？故初用辛凉，以救本脏之燥，而外退温暑之热，继用甘润，内救本脏之湿，外敌温暑之火，而脏象化气，本来面目可不失矣。此温暑之断不可发汗，即不发汗之辛甘，亦在所当禁也。且伤寒门中，兼风而自汗者，即禁汗，所谓有汗不得用麻黄，无奈近世以羌活代麻黄，不知羌活之更烈于麻黄也。盖麻黄之发汗，中空而通，色青而疏泄，生于内地，去节方发汗，不去节尚能通能流，其气味亦薄。若羌活，乃羌地所产独活，气味雄烈，不可当，试以麻黄一两，煮于一室之内，两三人坐于其侧，无所苦也。以羌活一两煮于一室内，两三人坐于其侧，则其气味之发泄，弱者即不能受矣。温暑门之用羌防柴葛，产后亡血家之用当归、川芎、泽兰、炮姜，同一杀人利剑，有心者共筹之。（征按）麻黄轻虚，形如肺管，宣阳救肺，过壅塞之证，有用至一二两方效者。羌活中实，形如骨节，故能窜走周身，追风至骨，其去麻黄远矣。

疳疾论

疳者干也，人所共知，不知干生于湿，湿生于土虚，土虚生于饮食不节，饮食不节，生于儿之父母之爱其子，惟恐其儿之饥渴也。盖小儿之脏腑薄弱，能化一合者，与一合有半，即不能化，而脾气郁矣。再小儿初能饮食，见食即爱，不择精粗，不知满足。及脾气已郁而不舒，有拘急之象．儿之父母，犹认为饥渴，而强与之，日复一日，脾因郁而水谷之气不化，水谷之气不化，而脾愈郁，不为胃行津液，湿斯停矣。土恶湿，湿停而脾胃俱病矣，中焦受气，取汁变化，而赤是谓血，中焦不受水谷之气，无以生血，而血干矣。再水谷之精气，内入五脏，为五脏之汁，水谷之悍气，循太阳外出，捍卫外侮之邪，而为卫气，中焦受伤，无以散精气，则五脏之汁亦干，无以行悍气，而卫气亦馁，卫气馁，故多汗，汗多而荣血愈虚。血虚故肢体日瘦，中焦湿聚不化而腹满，腹日满而肢愈瘦，故曰干生于湿也。医者，诚能识得干生于湿，湿生于土虚，且扶土之不暇，犹敢恣用苦寒，峻伤其胃气，重泻其脾气哉？治法，允推东垣、钱氏、陈氏、薛氏、叶氏，诚得仲景之心法者也。疏补中焦，第一妙法；升降胃气，第二妙法；升陷下之脾阳，第三妙法；甘淡养胃，第四妙法：调和荣卫。第五妙法；食后击鼓，以鼓动脾阳，第六妙法（即古者以乐侑食之义鼓荡阳气使之运用也）；《难经》谓伤其脾胃者，调其饮食，第七妙法；如果生有疳虫，再少用苦寒酸辛，如芦荟、胡黄连、乌梅、史君、川椒之类，此八妙法；若见疳，即与苦寒杀虫，便误矣，考洁古东垣，每用丸药，缓运脾阳，缓宣肺气，盖有取乎渣质有形，与汤药异岐，亦第九妙法也。近日都下相传，一方以全蝎三钱，烘干为末，每用精牛肉四两，作肉团数枚，加蝎末少许，蒸热，令儿逐日食之，以全蝎末完为度，治疳疾有殊功。愚思蝎色青属木，肝经之虫，善窜而疏土，其性阴，兼通阴络，疏脾郁之久病在络者，最良，然其性慓悍有毒，牛肉甘温，得坤土之精，最善补土，禀牝马之贞，其性健顺，既能补脾之体，又能运脾之用，牛肉得全蝎而愈健，全蝎得牛肉而不悍，一通一补，相需成功，亦可备用。一味金鸡散亦妙，（用鸡内金不经水洗者，不拘多少，烘干为末，不拘何食物皆加之，性能杀虫磨积，即鸡之脾，能复脾之本性）小儿疳疾，有爱食生米、黄土、黄灰、纸布之类者，皆因小儿无知，初饮食时，不拘何物即食之，脾不能运，久而生虫，愈爱食之矣。全在提携之者，有以谨之于先，若既病治法，亦惟有暂运脾阳，有虫者兼与杀虫，断勿令再食，以新推陈，换其脏腑之怯，复其本来之真，方妙。（征按）奇偶偏方，每多奏效，其力专也。犹忆幼务举业时，业师华阴孝廉李公，世精于医，有以患疳证之小儿，来求治者，出一方，则推大枣百十枚去核，象核之大小，实以生军，外里以面，煨透熟捣为丸，如小枣核大，每服匕丸，日再服，神效，此一亦一通补法也。

痘证总论

《素问》曰，治病必求其本。盖不知其本，举手便误，后虽有锦绣心思，皆鞭长莫及矣。治痘明家，古来不下数十，可称尽善，不比温病，毫无把握，尚俟愚陋之鄙论也。但古人治法良多，而议病究未透过来路，皆由不明六气为病，与温病之源，故论痘发之源者，只及其半，谓痘证为先天胎毒，由肝肾而肠胃，而心肺是矣。总未议及，发于子午卯酉之年，而他年罕发者何故？盖子午者，君火司天，卯酉者君火在泉，人身之司君火者少阴也，少阴有两脏，心与肾也。先天之毒，藏于肾脏，肾者坎也。有二阴以恋一阳，又以太阳寒水为腑，故不发也。必侍君火之年，与人身君火之气相搏，激而后发也。故北口外，寒水凝结之所，永不发痘，盖人生之胎毒如火药，岁气之君火如火线，非此引之不发，以是知痘证与温病之发，同一类也。试观六元正纪所载，温厉大行，民病温厉之处，皆君相两火加临之候，未有寒水湿土加临而病温者，亦可知愚之非臆说矣。

痘证禁表药论

表药者．为寒水之气，郁于人之反肤经络，与人身寒水之气相结，不能自出而设者也。痘证由君火温气而发，要表药何用，以寒水应用之药，而用之君火之证，是犹缘木而求鱼也。缘木求鱼无后灾，以表药治痘疮，后必有大灾，盖痘以筋骨为本根，以肌骨为战场，以皮肤结痂为成功之地，用表药虚表，先坏其立功之地，故八九朝灰白塌陷，咬牙寒战，倒靥黑陷之证，蜂起矣。古方精妙，不可胜数，惟表药之方，吾不敢信，今人且恣用羌防柴葛升麻紫苏矣，更有愚之愚者，用表药以发闷证是也。痘发内由肝肾，外由血络，闷证有紫白之分，紫闷者枭毒把持太过，法宜清凉败毒，古用枣亦百祥丸，从肝肾之阴内透，用紫雪芳凉，从心包之阳外透，白闷则本身虚寒，气血不支之证，峻用温补气血，托之外出，按理立方，以尽人力，病在里而责之表，不亦愚哉。

痘证初起用药论

痘证初起，用药甚难，难者何？预护之为难也。盖痘之放盘灌浆结痂，总从见点之初立根基，非深思远虑者不能也。且其形势未曾显张，大约辛凉解肌，芳香透络，化浊解毒者，十之七八，本身气血虚寒，用温煦保元者，十之二三，尤必审定儿之壮弱肥瘦，黑白青黄，所偏者何在，所不足者何在，审视体质明白，再看已未见点，所出何苗，参之春夏秋冬，天气寒热燥湿，所病何时，而后定方，务于十七日前，先清其感之外邪七日后，只有胎毒，便不夹杂矣。（征按）治痘之法，全是活泼泼地，不可执一，谚云：走马看伤寒，回头看痘疹，言其转关最速也。

治痘明家论

治痘之明家甚多，皆不可偏废者也。若专主于寒热温凉，一家之论，希图省事，祸斯亟矣。痘科首推钱仲阳、陈文中二家，钱主寒凉，陈主温热，在二家不无偏胜，在后学实不可偏废。盖二家犹水火也，似乎极不同性，宗此则害彼，宗彼则害此，然万物莫不成于水火，使天时有暑而无寒，万物焦矣，有寒而无暑，万物冰矣，一阴一阳谓之道，二家之学，似乎相背，其实相需，实为万世治痘立宗旨。宗之若何？大约七日以前，外感用事，痘发由温气之行，用钱之凉者，十之八九，用陈之温者，一二，七日以后，本身气血用事，纯赖脏真之火，练毒成浆，此火不能外鼓，必致内陷，用陈之温者多，而用钱之凉者少也。若始终实热者，始终用钱，始终虚寒者，则始终用陈，痘科无一定之证，故无一定之方也。丹溪立解毒和中安表之说，亦最为扼要，痘本有毒可解，但须解之于七日之前，有毒郁，而不放肥，不上浆者，乌得不解毒哉？如天之亢阳不雨，万物不生矣。痘证必须和中，盖脾胃最为吃紧，前所谓以中焦作战场也，安表之论，更为妙谛，表不安，虽至将成犹败也，前所谓以皮肤结痂，为成功之地，而可不安之也哉。安之不暇，而可混发以伤之也哉？至其宗钱而非陈，则其偏也。万以脾胃为主，魏氏以保元为主，亦确有见识，虽旨从二家脱化，而稍偏于陈，费建中《救偏琐言》，盖救世人不明痘之全体大用，偏用陈文中之辛热者也，书名救偏，其意可知，若专主其法，悉以大黄、石膏从事，则救偏而反偏矣。胡氏辄投汗下，下法犹有用处，汗法则不可者也。翁仲仁《金镜录》一书，诚为痘科宝筏，其妙处全在于看，认证真确，治之自效，初学必须先熟读其书，而后历求诸家，方不误事。后此翟氏，聂氏，深以气血盈亏，解毒化毒分晰，阐扬钱氏陈氏底蕴，超出诸家之上，然分别太多，恐读书者，目眩，愚谓看法，必宗翁氏。叶氏有补翁仲仁不及之条，治法兼用钱陈，以翟氏聂氏为钱陈之注，参考诸家可也。近日都下盛行，正宗一书，大抵用费氏胡氏之法，而推广之，恣用大汗大下，名归宗汤，石膏、大黄始终重用，此在枭毒太过则可，岂可以概治天下之小儿哉？南方江西江南等省，乃全恃种痘，一遇自出之痘，全无治法，医者无论何痘，概禁寒凉，以致有毒火者，轻者重，重者死，此皆偏之为害也。

痘疮稀少不可恃论

相传痘疮稀少，不过数十粒，或百余粒，根颗圆绽者，以为状元痘，可不服药，愚则以为三四日间，亦须用辛凉解毒药一帖，无庸多服，七八日间，亦宜用甘温托浆药一帖，多不过二帖，务令浆行满足。所以然者何？愚尝见稀少之痘，竟有浆行不足，结痂后，患目，毒流心肝二经，或数月，或年后，烦躁而死矣，不可救药者。（汪按）产者常也，可不服药，痘则病也，当以药调。惟药之不当，反不如勿药耳。所云三四七八日者，当参之形色，不可执一。

痘证限期论

痘证限期，近日时医，以为十二日结痂之后，便云收功，古传百日内，皆痘科事也。愚有表姬女，于三四月间出痘，浆行不足，百日内患目，目珠高出眼外，延至次年二月方死，死时面现五色，忽而青、而赤、而黄、而白、而黑，盖毒气遍历五脏，三昼夜而后气绝，至今思之，犹觉惨甚。医者可不慎哉？十二日，结痂之限期也，况结痂之限，亦无定期，儿生三岁以后，方以十二日为准，若初周以后，只九日限耳，未周一岁之孩者，不过七日限。

行浆务令满足论

近时人心不古，竟尚粉饰，草草了事，痘顶初浑，便云浆足，病家不知，惟医是听，浆不足者，发痘毒犹可医治，若发于关节隐处，亦至丧命，或成废人，患目烦躁者，百无一生，即不死而双目失明矣。愚经历不少，浆色大约以黄豆色为准，痘多者，腿脚稍清犹可，愚一生所治之痘，痘后毫无遗患，无他谬巧，行浆足也。近时之弊，大约有三，一由于七日前过用寒凉，七日后又不知补托，畏温药如虎，甚至一以大黄从事，此用药之不精也；二由于不识浆色，此目力之不精也；三由存心粉饰，心地之不慈也。余存心不敢粉饰，故不忍粉饰，口过直而心过慈，以致与世不合，目击儿之颠连疾苦，而莫能救，不亦大可哀哉！今作此论，力矫时弊，实从数十年经历中得来，见痘后之证，百难于痘前，盖痘前有浆可上，痘后无浆可行，痘前自内而外出，外出者顺，痘后自外而内陷，内陷者逆也，毒陷于络，犹可以法救之，毒陷于脏，而脏真伤，考古竟无良法可救，由逆痘而死者，医可以对儿，由治法不精，而遗毒死者，其何以对小儿哉？阅是论者，其思慎之于始乎。（汪按）北方之一以大黄从事，犹南方之专用升发温补也。然北方之法，在枭毒之证，有宜用者，余甥女出痘于二十日外，犹日用大黄，计前后用大黄至四五斤，石膏称是，然后收功，每日服四两大黄浓汁，方能进食，此亦不可不知，总之无一定之痘，故无一定之理，前论二言尽之矣。

疹　论

若明六气为病，疹不难治，但疹之限期最迫，只有三日，一以辛凉为主，如俗所用防风广皮升麻柴胡之类，皆在所禁。俗见疹必表，外道也。大约先用辛凉清解，后用甘凉收功，赤疹误用麻黄三春柳等，辛温伤肺，以喘咳欲厥者，初用辛凉，加苦梗旋覆花，上提下降，甚则用白虎，加旋覆杏仁，继用甘凉加旋覆花以救之，咳大减者去之。凡小儿，连咳数十声，不能回转，半日方回如鸡声音，千金苇茎汤，合葶苈大枣泻肺汤主之。近世则用大黄者，杀之也。盖葶苈走肺经气分，虽兼走大肠，然从上下降，而又有大枣以载之缓之，使不急于趋下，大黄则纯走肠胃血分，下有形之，滞并不走肺，徒伤其无过之地，故也，若因执病在脏，泻其腑之法，则误矣。

泻白散不可妄用论

　　钱氏制泻白散，方用桑白皮、地骨皮、甘草、粳米、治肺火，皮肤蒸热，日晡尤甚，喘咳气急，面肿热郁肺逆等证，历来注此方者，只言其功，不知其弊，如李时珍，以为泻肺诸方之准绳，虽明如王晋三、叶天士，犹率意用之。愚按此方，治热病后，与小儿痘后外感已尽，真气不得归元，咳嗽上声，身虚热者甚良。若兼一毫外感，即不可用，如风寒风温，正盛之时，而用桑皮地骨，或于别方中加桑皮，或加地骨，如油入面，锢结而不可解也。《金匮》金疮门中，王不留行散，取用桑东南根白皮，以引生气，烧灰存性以止血。张仲景方后自注云：小疮即粉之，大疮但服之，产后亦可服，如风寒桑根勿取之。沈自南注云，风寒表邪在经络，桑根下降，故勿取之。愚按桑白皮，虽色白入肺，然桑得箕星之精，箕好风，风通气于肝，实肝经之本药也。且桑叶横纹最多，而注络，故蚕食桑叶而成丝，丝络象也。桑皮纯丝结成象筋，亦主络，肝主筋主血，络亦主血，象筋与络者，必走肝，同类相从也。肝经下络阴器，如树根之蟠结于土中，桑根最为坚结，诗称彻彼桑土，易言系于苞桑是也。再按肾脉之真者，从肾上贯肝膈，入肺中，循喉咙，括舌本，其支者从肺出，络心，注胸中，肺与肾为子母，金下生水，桑根之性下达而坚结，由肺下走肝肾者也。内伤不妨用之，外感则引邪入肝肾之阴，而咳嗽永不愈矣。吾从妹八九岁时，春日患伤风咳嗽，医用杏苏散，加桑白皮，至今将五十岁，咳嗽永无愈期，年重一年，试思如不可治之嗽，当早死矣。如可治之嗽，何以至四十年不愈哉？亦可以知其故矣。愚见其儿，久嗽不愈者，多因桑皮地骨，凡服过桑皮地骨，而嗽之不愈者，即不可治，伏陷之邪，无法使之吐出也。至于地骨皮之不可用者，余因仲景先师，风寒禁桑皮而悟入者也。盖凡树木之根，皆生地中，而独枸杞之根，名地骨者何？盖枸杞之根深入黄泉，无所终极，古又名之曰，仙人杖，盖言凡人莫得而知其所终也。木本之入下最深者，未有如地骨者，故独得地骨之名。凡药有独异之形，独异之性，得独异之名，知必有独异之功能，亦必有独异之偏胜也。

地骨入下最深，禀少阴水阴之气，主骨蒸之劳热，力能至骨，有风寒外感者，而可用之哉？或曰桑皮、地骨，良药也。子何畏之若是？余曰：人参、甘草，非良药耶？实证用人参，中满用甘草，外感用桑皮、地骨，同一弊也。

万物各有偏论

无不偏之药，则无统治之法，知方书内所云：某方统治四时不正之气，甚至有兼治内伤产妇者，皆不通之论也，近日方书盛行者，莫过汪切庵《医方集解》一书，其中此类甚多，以其书文理颇通，世多读之，而不知其非也。天下有一书，而可以通治四时者乎？宜春即不宜夏，宜春夏更不宜秋冬，余一生体认之物情，只有五谷作饭，可以统治四时饿病，其他未之闻也。在五谷尚有偏胜，最中和者莫过饮食，且有云冬日饮汤，夏日饮水之别乎，况于药。得天地五运六气之纯者，莫如人，人之本源虽一，而人之气质，其偏胜为何如者，人之中最中和者，莫如圣人，而圣人之中，且有偏于任，偏于清，偏于和之异。千古以来，不偏者数人而已，常人则各有偏。如《灵枢》所载，阴阳五等可知也，降人一等，禽与兽也，降禽兽一等，乃木也，降木一等，草也，降草一等，金与石也，用药治病者，用偏以矫其偏，以药之偏胜太过，故有宜用，有宜避者，合病情者用之，不合者避之而已。无好尚，无畏忌，惟病是从，医者性情，中正和平，然后可以用药，自不犯偏于寒热温凉一家之固执，而亦无笼统治病之弊矣。（汪按）食能养人，不能医病，药能医病，不能养人，无病而服药，有病而议药，此人之大患也。茯苓、甘草，误用亦能杀人，巴豆、砒霜，对病即能起死。舍病而论药，庸人之通病也。又按今世医者学医，惟求其稳，然非通何由得便，非当无所谓稳，舍通而求便，舍当而求稳，必夭人性命矣。

草木各得一太极论

古来著本草者，皆逐论其气味性情，未尝总论夫形体之大纲，生长化藏之运用，兹特补之。盖芦主生，干与枝叶主长，花主化，子主收，根主藏，木也。草则收藏皆在子，凡干皆升，芦胜于干，凡叶皆散，花胜于叶，凡枝走络，须胜于枝，凡根皆降，子胜于根，由芦之升而长而化而收，子则复降而升而化而收矣，此草木各得一太极之理也。愚之学，实不足以著书，是编之作，补苴罅漏而已，末附二卷，解儿难，解产难，简之又简，只摘其吃紧大端，与近时流弊，约略言之耳，览者谅之。

解儿难题词

儿曷为乎有难？曰天时、人事为之也、难于天者一，难于人者二。天之大德曰生，曷为乎难儿也？曰天不能不以阴阳五行化生万物，五行之运，不能不少有所偏，在天原所以相制，在儿任其气则生，不任其气则难，虽天亦无如何，此儿之难于天者也。其难于人者奈何？曰一难于儿之父母，一难于庸陋之医。天下之儿，皆天下父母所生，天下父母，有不欲其儿之生者乎？曷为难于父母耶？曰即难于父母，欲其儿之生者也，父母曰人生于温，死于寒，故父母惟恐其儿之寒，父母曰人以食为天，饥则死，故父母惟恐其儿之饥。天下之儿，得全其生者，此也，天下之儿，或受其难者，亦此也。谚有之曰，小儿无冻饿之患，有饱暖之灾。此发乎情，不能止乎礼义，止知以慈为慈，不知以不慈为慈，此儿之难于父母者也。天下之医，操生人之病，未有不欲天下之儿之生，未有不利天下之儿之生，天下之儿之难，未有不赖天下之医之有以生之也。然则医也者，所以补天与父母之不逮以生者也，曷为乎，天下之儿，难于天下之医也？曰天下若无医，则天下之儿难犹少，且难于天与父母，无怨也。人受生于天与父母，即难于天与父母，又何怨乎？自天下之医愈多，斯天下之儿难愈广也？曰医也者，顺天之时，测气之偏，适人之情，体物之理，名也、物也、象也、数也，无所不通，而受之以谦，而后可以言医者，尤必上与天地呼吸相通，下与小儿呼吸相遇，而守之以诚，而后可以为医。奈何挟生人之名，为利己之术，不求岁气，不畏天和，统举四时，率投三法．毫无知识，囿于见闻，并不察色知之谓何，闻声之谓何，朝微夕甚之谓何，或轻或重之谓何，甚至一方之中，外自太阳，内至厥阴，既与发表，又与攻里，且坚执小儿纯阳之说，无论何气使然，一以寒凉为准，无论何邪为病，一以攻伐为先。谬造惊风之说，惑世诬民，妄为疳疾之丸，戕生伐性，天下之儿之难，宁有终穷乎？前代贤医，历有辨难，而未成书，（瑭）虽不才，愿解儿难。

分类王孟英医案

卷　一

外　感

家叔南山，于秋间患感，日治日剧，渐至神昏谵妄，肢振动惕。施秦两医，皆谓元虚欲脱，议投峻补。家慈闻而疑之曰：盍与孟英商之？孟英诊曰：无恐也。通络蠲痰，可以即愈。用石菖蒲、羚羊角、丝瓜络、冬瓜子、苡仁、桑枝、旋覆、橘络、葱须、贝母、钩藤、胆星为剂，化服万氏牛黄清心丸一颗。覆杯即安，调理半月而愈。

丙申春，蜀人石符生，将赴邓云崖司马之招，经杭抱病，侨于张柳吟之旧馆，亦为寓侧陈六顺治困。居停主人知之，即告以柳吟仆病之事，石闻之悚然，亟遣人延孟英诊焉。脉沉而涩滞，模糊不分至数，肢凉畏冷，涎沫上涌，二便涩少，神气不爽，曰：此途次感风湿之邪，失于解散，已从热化，加以温补，致气机愈形窒塞，邪热漫无出路，必致烁液成痰，逆行而上。但与舒展气机，则痰行热降，诸恙自瘳矣。以黄连、黄芩、枳实、橘皮、栀子、淡豉、桔梗、杏仁、贝母、郁金、通草、紫菀、竹茹、芦菔汁等药，三服而起，调理匝旬遂愈。

夏间王某患感，越医谢树金治之，病虽退而能食矣，但不能起坐，类乎瘫痪。延已月余，人皆谓其成废。所亲钟某浼孟英视之，曰：此多服表散，汗出过分，气血两伤，肢骸失其营养，脉微而细，舌亮无苔，与大剂参、芪、归、术、熟地、杜仲、菟丝、牛膝、枸杞、山药、木瓜、黄肉、葳蕤、续断、桑枝，气血双补，而补血之药重于补气。以汗为血液，阴分偏伤也。数十而起。

一劳力人阴分素亏，骤感风湿，两膝刺痛酸软，此症延久，即成鹤膝风。不能稍立。孟英以六味地黄汤加独活、豆卷。精当。一剂知，二剂已。

毛允之戌冬患感，初治以温散，继即以滋阴，病日以剧。延至亥春，或疑为百日之痨，或谓是伤寒坏证。而凤山僧主升、柴、芪、术以补之，丁卯桥用轻粉、巴霜以下之。杂药遍投，形神日瘁。乃尊学周延孟英视之，脉来涩数上溢，呃忒，口腻，虽觉嗜饮，而水难下膈，频吐涎沫，便秘溺赤，潮热往来，少腹如烙，按之亦不坚满，曰：此病原属冬温，治以表散，则津液伤而热乃炽；继以滋填，热邪愈锢；再施温补，气机更窒；升、柴、芪、术，欲升其清，而反助其逆；巴霜、轻粉，欲降其浊，而尽劫其阴。病及三月，发热不是表邪；便秘旬余，结涩非关积滞。且脉涩为津液之已伤，数是热邪之留著，溢乃气机为热邪所壅而不得下行。岂非温邪未去，得补而胶固难除，徒使其内烁真阴，上熏清道，以致一身之气，尽失肃清之令，法当搜剔余邪，使热去津存，即是培元之道。伸其治节，俾浊气下趋，乃为宣达之机。何必执参、茸为补虚，指硝、黄为通降哉。以北沙参、紫菀、麦冬、知母、花粉、兰草、石斛、丹皮、黄芩、桑叶、栀子、黄连、木通、银花、橘皮、竹茹、芦根、橄榄、枇杷叶、地栗、海蛇等，出入为方。服之各恙递减，糜粥渐加。半月后始得大解，而腹热全消，谷食亦安。乃与滋阴善后而愈。清热生津治法固善，然亦此人本元坚固，故屡误之后犹能挽回，否则亦难为力矣。

庄半霞，芝阶中翰之三郎也。闱后患感，日作寒热七八次，神气昏迷，微斑隐隐。医者无策，始迎孟英诊之曰：此平昔饮酒，积热深蕴，挟感而发。理从清解，必误投温补，以致热势披猖若是。询之，果三场皆服参，且携枣子浸烧酒入闱。初病尚不至此，因连服羌、防、姜、桂，渐以滋甚。孟英曰：是矣。先以白虎汤三剂，斑化而寒热渐已。继用大苦寒之药，泻其结热，所下黑矢皆作枣子气。旬日后，与甘润滋濡之法，两月始得痊愈。

陈足甫禀质素弱，上年曾经吐血，今夏患感之后，咳嗽夜热，饮食渐减。医作损治，滋阴潜阳，久服不效。秋杪孟英诊之曰：阴分诚虚，第感后余热逗留于肺，阻气机之肃降，搏津液以为痰。此关不清，虽与滋填培补之药，亦焉能飞渡而行其事耶？先清肺气以保胃液，俾治节行而灌溉输；然后以甘润浓厚之法，补实真阴，始克有济。乃尊仰山闻之，击节叹服。如法施之，果渐康复。晡热夜热，原有肺热、血瘀二候，断非滋阴所能愈。况温病之后，咳嗽夜热，显为遗邪在肺，滋阴药愈没干涉矣。

栖流所司药陈芝田，于仲夏患感，诸医投以温散，延至旬日，神昏谵妄，肢搐耳聋，舌黑唇焦，囊缩溺滴，胸口隐隐微斑，一望而知其危矣。转邀孟英诊之，脉细数而促，曰：阴亏热炽，液将涸矣。遂用西洋参、元参、生地、二冬、知、柏、楝实、石斛、白芍、甘草梢、银花、木通、犀角、石菖蒲，大剂投之。孟英能善用大剂，故能起不治之症，亦古人所未有也。次日复诊，其家人云：七八日来，小溲不过涓滴，昨药服六七个时辰后，解得小溲半杯。孟英曰：此即转机也。然阴气枯竭，甘凉濡润，不厌其多。于前方，再加龟板、鳖甲、百合、花粉，大锅煎之，频灌勿歇。如是者八日，神气始清，诸恙悉退。纯用滋阴之药，调治匝月而瘳。予谓孟英学识过人，热肠独具，凡遇危险之候，从不轻弃，最肯出心任怨以图之。如此案八日后神气始清，若经别手，纵使治法不错，而一二帖后不甚起色，必规避坚辞，致病家惑乱，谋及道旁。虽不死于病，亦必死于药矣。此在医者之识老心坚，又须病家之善于择而任之专也。谈何易耶？且闻孟英尝云：温热液涸神昏，有投犀角、地黄等药至十余剂，始得神清液复者。因温热案最夥，不暇详录，姑识此以告司人之命者。一派甘寒之药，既可涤热，又以生津，真治温良法也。惟湿温证宜稍加斟酌耳。

江小香病势危笃，浼人迎孟英诊之，脉虚弦而小数，头痛偏于左后，子夜热燥，肢冷欲呕，口干不欲饮，不饥不欲食，舌謇言涩，溺黄而频。曰：体属素虚，此由患感时过投温散，阴津阳气皆伤。后来进补而势反日剧者，滋腻妨其中运，刚烈动其内风，知此二语方可论药。以致医者佥云表之不应，补亦无功，竟成无药可治之证。虽然，不过难治耳，未可遽弃也。与秋石水拌制高丽参、苁蓉、首乌、生白芍、牡蛎、楝实、盐水炒橘红、桑葚、石斛、蒺藜、茯苓煎，吞饭丸肉桂心五分。一剂躁平呕止，各恙皆减。连投数服，粥食渐安，乃去首乌、桂、楝，加砂仁末拌炒熟地、菊花、枸杞。半月而瘳。从阴引阳，从阳引阴，绝妙机轴。

石诵义夏杪患感，多医广药，病势日增。延逾一月，始请孟英诊焉。脉至右寸关滑数上溢，左手弦数，耳聋口苦，热甚于夜，胸次迷闷，频吐粘沫，啜饮咽喉阻塞，便溏溺赤，间有谵语。曰：此暑热始终在肺，并不传经，一剂白虎汤可愈者，何以久延至此也？乃尊北涯，出前所服方见示。孟英一一阅之，惟初诊顾听泉用清解肺卫法为不谬耳。其余温散升提，滋阴凉血，各有来历，皆费心思，原是好方，惜未中病。而北涯因其溏泄，见孟英君石膏以为治，不敢与服。次日复诊，自陈昨药未投，惟求另施妥法。孟英曰：我法最妥，而君以为未妥者，为石膏之性寒耳。第药以对病为妥，此病舍此法，别无再妥之方。若必以模棱迎合为妥，恐贤郎之病不妥矣。北涯闻而感悟，颇有姑且服之之意。而病者偶索方一看，见首列石膏，即曰：我胸中但觉一团冷气，汤水皆须热呷，此药安可投乎？坚不肯服。然素仰孟英手眼，越日仍延过诊，且告之故。孟英曰：吾于是证，正欲发明。夫邪在肺经，清肃之令不行，津液凝滞，结成涎沫，盘踞胸中，升降之机亦窒，大气仅能旁趋而转旋，是一团涎沫之中，为气机所不能流行之地，其觉冷也，不亦宜乎？且予初诊时，即断为不传经之候，所以尚有今日，而能自觉胸中之冷。若传入心包，则舌黑神昏，才合吴古年之犀角地黄矣。然虽不传经，延之逾月，热愈久而液愈涸，药愈乱而病愈深，切勿以白虎为不妥，急急投之为妙。于是有敢服之心矣。而又有人云：曾目击所亲某，石膏甫下咽，而命亦随之。况月余之病，耳聋泄泻，正气已亏，究宜慎用。北涯闻之惶惑，仍不敢投。乃约翼口广征名士，会商可否。比孟英往诊，而群贤毕至。且见北涯求神拜佛，意乱心慌，殊可怜悯。欲与众商榷，恐转生掣肘，以误其病，遂不遑谦让，援笔立案云：病既久延，药无小效，主人之方寸乱矣。予三疏白虎而不用，今仍赴招诊视者，欲求其病之愈也。夫有是病则有是药，诸君不必各抒高见，希原自用之愚。古云鼻塞治心，耳聋治肺，肺移热于大肠，则为肠澼。是皆白虎之专司，何必拘少阳而疑虚寒哉！放胆服之，勿再因循，致贻伊戚也。坐中顾听泉见案，即谓北涯曰：孟英肠热胆坚，极堪倚赖。如犹不信，我辈别无善法也。顾友梅、许芷卿、赵笛楼亦皆谓是。疏方以白虎加西洋参、贝母、花粉、黄芩、紫菀、杏仁、冬瓜仁、枇杷叶、竹叶、竹茹、竹黄。而一剂甫投，咽喉即利。三服后各恙皆去，糜粥渐安。乃改甘润生津，调理而愈。予谓此案不仅治法可传，其阐发病情处，识见直超古人之上。论亦根柢喻氏，而更加明透。

姚雪蕉孝廉之太夫人，年逾花甲，患感两月，医皆束手，始延孟英诊之。身已不能转侧，水饮难于下咽，声音不出，便溺不通，曰：此热邪逗留不去，津液剥削殆尽。计其受病之时，正当酷暑，岂即温补是投，但知其虚而不知其病耶？阅前服诸方，惟初手顾听泉从吸受暑邪、轻清开上立治，为合法耳，余方非不是起死回生之药，其如与病无涉何。而阮某小柴胡方，服之最多。盖医者执此和解之法，谓不犯汗吐下三者之险，岂不稳当？病家见其参、胡并用，谓补正祛邪，具一举两全之美，最为上策。孰知和解足少阳传经伤寒之剂，不可以概和各经各气之各病。徒使参、胡升提热邪以上逆，致一身之治节，无以清肃下行；而姜、枣温腻湿浊于中焦，致运化之枢机失其灌溉之布，气机愈窒，津液愈干。和解之汤愈进，而气愈不和，病愈不解。今则虽有良治，而咽喉仅容点滴，气结津枯，至于此极，英雄无用武之地矣。雪蕉昆季，力恳挽救，乃疏甘凉清润之方。嘱其不限时刻，不计多寡，频以水匙挑入，使其渐渗下喉。而一日之间，仅灌一小杯许，其病势之危，于此可想。直灌至旬余，气机始渐流行，药可服小半剂矣。人见转机之难，不无议论旁生。赖孟英镇静不摇，乃得日以向愈，粥食渐加。惟大解久不行，或以为忧。孟英曰：无恐也。水到渠成，谷食安而津液充，则自解矣。若欲速妄攻，则久不纳谷之胃，尚有何物以供其荡涤哉？至九月下旬，始有欲解之势。孟英连与补气益血之药，尚不能下。于前方加蜣螂一对，热服即解。凡不更衣者，计及五十日矣，闻者莫不惊异。继以平补善后而痊。

金宽甫初冬患感。局医黄某，闻其向来不拘何病，总须温药而痊，胸怀成见，进以姜、桂之方。渐至足冷面赤，谵语烦躁，疑为戴阳而束手矣。举家彷徨，延孟英诊焉。曰：此伏邪晚发，误与升提，热浮于上，清解可安。宽甫犹以向不服凉药为疑，方中芩、连之类，坚不肯用。乃兄愿谷中翰，极力开导，督人煎而饮之，果得霍然。

石芷卿患感，张某连投柴、葛药，热果渐退。而复热之后，势更孔甚，乃延孟英诊焉。先以栀、豉、芩、连等药，清解其升浮之热，俟邪归于府，脉来弦滑而实，径用承气汤下之。时其尊人北涯赴瓯，无人敢主其可服否也。另招他医决之，以为太峻，且腹不坚满，妄攻虑变。举家闻之摇惑，暮夜复恳再诊。孟英辨论洋洋，坚主前议。服后果下黑矢，次日大热大汗，大渴引饮。孟英曰：此府垢行而经热始显，与竹叶石膏汤，二剂而安。继以育阴充液，调理而康。

孙某患感，医投温散，竟无汗泄。延至十一日，始请孟英视之。业已神昏囊缩，面赤舌绛，目不识人，口不出声，胸膈微斑，便泻而小溲不行者已三日。医皆束手，或议大投温补以冀转机。温病已至神昏，尚议温补，真盲论也。孟英急止之曰：阴分素亏，而温散劫津，邪热愈炽，则营卫不行，岂可妄云漏底，欲以温燥竭其欲绝之阴乎？曩浦上林先生治予先君之病云：泄泻为热邪之出路，求之不可得者，胡可止也。以西洋参、生地、麦冬、丹皮、连翘、生芍、石菖蒲、盐水炒黄连、甘草梢、百合、茯苓、贝母、银花、紫菀为方。一剂即周身微汗而斑退，三剂始得小溲一杯而识人，四剂乃得大汗，而身热退，面赤去，茎亦舒，复解小溲二杯。次日于方中减连翘、菖蒲、丹皮、黄连，加知母、葳蕤、竹叶投之。舌始润，神始清，知渴索水。孟英令将蔗、梨等榨汁，频灌不歇。其汗如雨下者，三昼夜始休。于是粥渐进，泻渐止，溲渐长。前方又去贝母、银花、紫菀，加石斛、龙眼肉，服之痊愈。

周子朝患恶寒，头痛发热。酷似伤寒，而兼心下疼胀。孟英脉之，右部沉滑，苔黄不渴，溲如苏木汁。先以葱豉汤，先解表。加栀、连、杏、贝、蒌、橘为方。服后微汗，而不恶寒反恶热。虽汤饮略温，即气逆欲死。孟英曰：客邪解矣，清其痰热可也。与知母、花粉、杏、贝、旋、滑、斛、橘、杷、茹、茅根、芦根、地栗、海蛇等药。后清里。果吐胶痰甚多，而纳食渐复。惟动则欲喘，于肃上之中佐以滋下，为善其后而瘥。

顾竹如孝廉爱，患感十余日，耳聋不语，昏不识人，而客未入室，彼反先知。热极而神外越。医以为祟，凡犀角地黄、牛黄清心、复脉等汤，遍服无效，药不误，特病重药轻耳。已摒挡后事矣。所亲濮根厓嘱其延诊于孟英，脉至滑数，舌不能伸，苔色黄腻，遗溺便秘，目不交睫者已四昼夜，下证已悉备n 胸腹按之不柔。与白虎汤去米、草，加石菖蒲、元参、犀角、鳖甲、花粉、杏仁、竹叶、竹黄、竹沥。投一剂即谵语滔滔，渠父母疑不对病，孟英曰：不语者欲其语，是转机也。再投之，大渴而喜极热之饮。又疑凉药非宜，孟英姑应之曰：再服一剂，更方可也。三投之，痰果渐吐。四剂后，舌伸便下，神识渐清。乃去菖蒲、石膏、犀角、鳖甲，加生地、石斛、麦冬、贝母。数帖，温病后阴必耗竭，宜急救其阴，转方甚合法。热尽退而痰味甚咸。又去杏、贝、竹黄，加西洋参、牡蛎、龟板、苁蓉，服之痊愈。逾年失怙，继遭祝融，郁损情怀，误投温补，至戊申年殒。叶氏云：温邪中人，首先犯肺，其次则人心，正此病也。虽不用下剂，而通经透络之品大剂用之，亦足以荡涤邪秽。

《孟英案续编》系张柳吟所辑，批语不知谁氏手笔。于此案便秘、目不交睫、胸腹按之不柔各证，谓系阳明应下之证，于孟英治法，深露不满之意。其实此证，是热闭心包，与阳明谵语，大不相同。阳明证断不能投厥阴剂，厥阴证断不能投阳明剂。一主硝、黄荡涤，一主犀角开透，误投皆有弊害。近人陆九芝所著《世补斋医书》，专重阳明，不识厥阴心包络，大攻叶天士逆传心包之说，凡治谵语，悉用硝、黄，偏信之者，操刀以割，不免自误误人。士谓临证以来，所治热病不下百数十，觉阳明与厥阴，大有判别。厥阴心包之谵语，是昏不识人，虽唤之不醒也，此是神明已蔽之铁证。阳明之谵语，呼之即醒，呼过仍谵语如旧，足征神明未尽蔽也。此案腹满虽似阳明证，而胸满则非全属阳明也。孟英方以开痰透邪为主，真是能手，不可非也。陆士谔识。

姚小蔺太史令侄女，初秋患寒热而汛适至。医用正气散两帖，遂壮热狂烦，目赤谵语，甚至欲刎欲缢，势不可制。孟英按脉洪滑且数，苔色干黄尖绛，脘闷腹胀拒按，畏明口渴，气逆痰多。与桃仁承气汤加犀角、石膏、知母、花粉、竹沥、甘菊。人谓热虽炽而汛尚行，何必大破其血，而又加以极寒之药哉？孟英曰：叟勿过虑，恐一二剂尚不足以济事。果服两大剂，始得大便，而神清苔化，目赤亦退。改用甘寒以清之，继而又不更衣，即脉滑苔黄而腹胀，更与小承气汤二帖，便行而各恙遄已。数日后又如此，仍投小承气汤二帖。凡前后六投下剂，才得波浪不兴，渐以清养而瘳。季秋，适江右上高令孙明府之子沛堂为室。

顾奏云季秋患感，医作虚治，补及旬日，舌卷痉厥，腰以下不能略动，危在须臾。所亲石诵羲延孟英设死里求生之策，察脉虚促欲绝。先灌紫雪一钱，随溉犀角地黄汤二大剂。服下，厥虽止而舌腭满黑，目赤如鸠，仍用前汤。三日间计服犀角两许，黑苔渐退，神识乃清，而呃忒频作。人犹疑其虚也，孟英曰：营热虽解，气道未肃耳。以犀角、元参、石花、连翘、银花、竹茹、知母、花粉、贝母、竹叶为方。服之，次日即下黑韧矢甚多，而呃忒止。又三剂，连解胶黑矢四次，舌色始润，略进米饮，腿能稍动，然臀已磨穿也。与甘润育阴药，续解黑矢又五次，便溺之色始正。投以滋养，日渐向安，己酉举于乡。其弟翰云，患左胯间肿硬而疼，暮热溺赤，舌绛而渴，孟英按脉细数，阴虚血热。径用西洋参、生地、麦冬、楝实、知母、花粉、银花、连翘、甘草、黄柏等药，服旬余而愈。

许自堂令孙子社患感，延至秋杪，证交二十八日，诸医束手。渠伯母鲍玉士夫人，荐孟英诊之，左部数，右手俨若鱼翔，痰嗽气促，自汗瘼疭，苔色灰厚，渴无一息之停，垂危若是。而皓首之祖、孀母、少妻，相依为命，环乞拯救，甚可悯也。孟英曰：据脉莫能下手，吾且竭力勉图。第恐一齐众楚，信任不坚，则绝无可望之机矣。其母长跽而言曰：唯君所命，虽砥鸠勿疑也。于是先以竹叶石膏汤加减，至五剂，气平嗽减，汗亦渐收，苔色转黑，舌尖露绛。改投元参、生地、犀角、石膏、知母、花粉、竹叶、银花等药，又五剂，瘼疭渐减，舌绛渐退。

彼妇翁召羽士为之拜斗，飞符噀水，鼓乐喧阗，病者即谵妄不安，神昏如醉，羽士反为吓退。黉夜速孟英视之，与紫雪钱余，神即清爽，仍用前方，重加竹沥。服八剂，始解黑如胶漆之大便，而黑苔渐退，右脉之至数始清。惟烦渴不减，令其恣啖北梨，舌才不燥，痰出亦多。又六剂，舌色乃淡，溲出管痛，热邪得从下行矣。凡十二日之间，共服大剂寒凉，已二十四帖。计用犀角三两有奇，而险浪始平。续以前法缓制，服六剂，又解黑矢五次，手足始为己有。又五剂，筋络之振惕始定，略能侧卧，呓语乃息，渐进稀糜。继灌甘润充其胃汁，七八剂后，渴止知饥，脉皆和缓。又浃旬，谷食乃复。又旬余，便溺之色始正。前后共下黑矢四十余次，苔色亦净，授滋填善后而康。是役也，凡同道暨许之族人戚友，莫不以为秋冬之交，用药偏寒。况病延已久，败象毕呈，苟不即投峻补，必致失手。既闻鲍夫人云：归许氏二十余年，目击多人，无不死于温补。此等病曾见之，此等药盖未尝闻也。孰知如此之证，有如此之治，求之古案亦未前闻，传诸后贤，亦难追步。盖学识可造，而肠热胆坚，非人力所能及。此孟英所以为不世出之良医也。

段春木秋杪患发热，外感温邪。而腰腿痛如刀割。真阴内损。孟英视之，略不红肿，脉至细数，热伤少阴。苔色黑燥，溺赤便黑。与西洋参、麦冬、生地、犀角、银花、楝实、石斛、知母、甘草、竹沥、蔗汁，为大剂投之。热渐退，痛渐已，惟舌绛无津，阴亏也。仍与甘凉濡润为方。数日后忽舌绛倍加，燥及咽膈，水饮不能下咽。孟英曰：真阴涸竭，药难奏绩矣。然窃疑其何以小愈之后，骤尔阴枯，或者背予而服别药乎？继其契友来询云：段死而舌出，此曷故与？孟英闻之，爽然大悟，因撷伤寒女劳复之文示之。其人顿足云：良然。彼于小愈后，曾宿于外，次日归即转剧。苟直陈不讳，或尚可治？孟英曰：未必然也。烧裈散、鼠矢汤，皆从足少阴以逐邪。不过热邪袭入此经，所谓阴阳易是也。今少腹无绞痛之苦，原非他人之病易于我。真是女劳之复，以致真阴枯涸，更将何药以骤复其真阴哉？然从此而女劳复与阴阳易，一虚一实有定论，不致混同而谈治矣。

吴酝香孝廉三爱患感，诸医首以升散，继进温补。至三月下旬，证交三十五日，昏痉谵语，六昼夜不交睫，旬日不沾米饮。许芷卿视之，俨似养云室证，即拉孟英暨顾听泉、赵笛楼会诊。脉弦滑而微数，齿不能开，窥其舌缩苔垢。孟英曰：尖虽卷，色犹红润，且二便不秘，尚有一线生机未绝也。揆其受病原不甚重，只因谬治逾月，误药酿成大证。势虽危险，吾侪当竭力援之，第勿再犯一味障药，事或有济。酝香颇极信从。孟英复询其服事婢媪曰：病已逾月，腰以下得毋有磨坏之虞乎？皆曰无之，惟数日前易其所遗，略有血渍，必月事之不愆也。孟英颇疑之，嘱其再易之时，留心细察。疏方以犀角四钱，石菖蒲二钱，贝母二两，整块朱砂两许，朱砂不宜人煎剂。竹沥碗许，佐以竹叶、竹黄、竹茹、知母、花粉、元参、旋覆、丝瓜络、苇茎、银花、鳖甲，调下紫雪丹。次日，诸君复会，渠母徐夫人即云：王君明视隔垣，小女腰下果已磨穿，糜溃如袢，婢媪辈粗忽，竟未之知也。昨药服后，证亦少减。孟英仍主原方。四服后夜始眠，痉才息，舌甫伸，苔仍黑。孟英于前方去鳖甲、朱砂、菖蒲，加生地、栀子。数服后，苔转黄，大便黑如胶漆，且有痰色。盖从前大解黄色，似乎无甚大热，不知热由补药所酿，滞于肠胃曲折之地，而不能下行，势必熏蒸于上，致有内陷入脏之逆也。黑矢下而神气渐清，余热复从气分而达，痰嗽不爽，右脉滑搏。孟英主用竹叶石膏汤加减，四剂渐安。而外患痛楚，彻夜呻吟，虽敷以珠黄，滋以甘润，未能向愈。孟英令以大蟾蜍治净煮汤，煎育阴充液之药服之，果痛止肌生，眠食渐进，汛事如期而瘳。冬间适张舟甫之子为室，或疑其病虽愈，而过饵凉药，恐难受孕，迨戊申夏，已得子矣。

吴酝香之仆吴森，在越患感，旋杭日鼻衄数升，苔黄大渴，脉滑而洪，孟英投白虎汤二帖而安。遽食肥甘，复发壮热，脘闷昏倦，孟英以枳实栀豉汤而瘥。数口后，又昏沉欲寐，发热自汗，舌绛溺涩，仍求孟英诊之。左尺细数而疘，右尺洪大，是女劳复也，研诘之果然。与大剂滋阴清热药，吞猳鼠矢而愈。

何新之亦儒医也。患感旬日，胡士扬诊，谓势欲内陷，举家皇皇。渠表弟沈悦亭茂才，亦工岐黄，而心折于孟英，因拉视之。呃忒，苔腻，便秘，痰多，心下拒按，持其脉右手洪大滑数。与小陷胸，加沙参、菖、贝、菀、蒌、茹、杏、旋、杷之剂，数帖而安。继以甘凉，二旬后得大解而痊。何乃执柯，为王沈联姻娅焉。

陈邻眉令郎，孟秋患感。医与表散温补，病随药剧。至八月初，渠叔祖陈霭山，延孟英视之。目瞪神呆，气喘时作，舌绛不语，便泻稀水，肢搐而厥，人皆以为必死矣。察其脉弦而软数，乃阴亏肝盛之质。提表助其升逆，温补滞其枢机，痰饮蟉轕，风阳肆横。祷神驱祟，有何益哉。与鳖甲、龙、牡、旋、赭、芩、连、楝、贝、菖、茹、胆星、犀、羚等药，息风镇逆，清热蠲痰，数帖而平。

龚念匏室，故舍人汪小米之女也。患秋感，服温散药而日重。渠叔母韩宜人，请援于孟英。脉见弦数软滑，苔黑肢瘦，疏方用沙参、元参、知母、花粉、犀、羚、茹、贝、栀、菖等药，曰：亟饵之，否将厥也。时念匏幕于江南，族人皆应试入场，侍疾者多母党。伊叔少洪疑药凉，不敢与服，迨暮果欲厥矣，众皆皇皇。幸彼女兄为故孝廉金访叔之室，颇具卓识，急煎孟英方灌之，遂得生机。次日复诊，脉较和，一路清凉，渐以向愈。

俞博泉令郎患感，即兼腹痛而胀。胡某投以温散，二便不行，昏谵大渴，舌苔黑刺。孟英以犀、翘、楝、薄、栀、连、花粉、元参、大黄，服之便下神清。为去犀角，加丹皮，二帖苔化热退，惟少腹梗胀，不甚知饥。改投栀、连、楝、蒺、延胡、橘核、苁蓉、花粉、制军诸药，连解黑矢，渐以向安。正欲养阴之际，而惑于旁言，另招金某，服大剂温补药，以图元气骤复。不知余烬内燔，营受灼而血上溢，液被烁而肌渐消，犹谓吐血宜补，形瘦为虚，竟竭力补死而后已。

张簏百之室患感，连服温散，继邀顾听泉诊之。云有骤变，须延孟英商治，渠不之信。旬日后，倏然昏厥，自寅正至辰初不苏。病者之兄吴次欧，速孟英视之，脉伏而弦滑。与大剂犀、羚、茹、贝、知母、花粉、元参、银花，调局方至宝丹，灌下即安。

李竹虚令郎，初秋患感，医闻便溏而止之，乃至目赤谵妄，舌绛苔黄，溲涩善呕，粒米不能下咽。孟英先与犀角、石膏、竹叶、竹茹、枇杷叶、茅根、知母、花粉、栀子以清之，呕止神清，热亦渐缓。继以承气汤加减，三下黑矢，黄苔始退，即能啜粥。以其右关尺迟缓有力，故知有燥矢也。续投甘凉，调理而瘳。

许少卿室，故医陈启东先生之从女也。夏初患感，何新之十进清解，病不略减，因邀诊于孟英。脉至弦洪豁大，右手为尤，大渴大汗，能食妄言，面赤足冷，彻夜不瞑。孟英曰：证虽属温，而真阴素亏。久伤思虑，心阳外越，内风鸱张。幸遇明手，未投温散，尚可无恐。与龙、牡、犀、珠、龟板、鳖甲、贝母、竹沥、竹叶、辰砂、小麦、元参、丹参、生地、麦冬，为大剂投之。外以烧铁淬醋，令吸其气。蛎粉扑止其汗，捣生附子帖于涌泉穴。甫服一剂，所亲荐胡某往视，大斥王议为非，而主透疹之法。真盲人。病家惑之，即煎胡药进焉。病者神气昏瞀，忽见世父启东扼其喉，使药不能下咽，且嘱云：宜服王先生药。少卿闻之大骇，专服王药，渐以向愈。而阴不易复，频灌甘柔滋镇，月余始能起榻。季夏汛行，惟情志不怡，易生惊恐，与麦、参、熟地、石英、茯神、龙眼、甘、麦、大枣、三甲等药，一定不易之法。善其后。秋杪归宁，微吸客邪，寒热如疟，孟英投以清解，已得向安。胡某闻之，复于所亲处云：此证实由夏间治法不善，以致邪气留恋，再服清凉，必死无疑。汤某复从而和之，总是病者该死，故一时有此二妖孽。许氏即招汤某诊治，谓其阳气伤残，沉寒久伏，既已沉寒，焉能作寒热。以理中汤加威灵仙、桂枝、半夏、厚朴、姜、枣等药，勿论其认证之误与不误，即理中汤，亦有此等加减法耶？病者颇疑约太燥烈，汤复膏吞拭舌，说得天花乱坠。病家惑之，初服胃气倍加，继而痰嗽不饥，黄苔满布，肌消汛断，内热汗多，心悸不眠，卧榻不起。病者坚却其药，然已进二十剂矣。再邀何新之商之，亦难措手。仍嘱其求诊于孟英，按脉弦细软数，篡患悬痈，纵有神丹，不可救药矣。服清解药，致邪气留恋，岂服滋补药，邪气反不留恋耶？此等人而亦自命为医，岂非怪物。

潘馥堂令爱患感，沈悦亭治之渐愈。惟咽阻无形，水谷碍下。孟英以竹叶石膏汤，加紫菀、白前、旋覆、枇杷叶，以清肺热而降肺气，果即贴然。

钱闻远仲郎患感，汤某进桂、朴、姜、柴等药，而痰血频咯，神瞀耳聋，谵语便溏，不饥大渴，苔黑溲少，彻夜无眠。范应枢、顾听泉迭进轻清，黑苔渐退，舌绛无津，外证依然，不能措手。孟英诊之，脉皆细数。乃真阴素亏，营液受烁，不必以便溏不食而畏滋腻也。授以西洋参、生地、二至、二冬、龟板、燕窝、茹、贝、银花、藕汁、梨汁、葳蕤、百合等药。二剂咯血渐止，痰出甚多，渐进稀糜，夜能稍寐。五剂热退，泻止，渴始减，脉渐和，旬日后解燥矢而瘳。

陈赤堂令正患感，面赤不眠，烦躁谵语，口甘渴腻，溲涩而疼，顾听泉多剂清解未应。孟英切其脉，左弦洪而数，右滑而溢，胸次痞结，大解未行。肝阳上浮，肺气不降，痰热阻痹，邪乃逗留。与小陷胸合温胆、雪羹，加旋、薤投之，胸结渐开。乃去半、薤，而送当归龙荟丸，谵语止，且能眠。参以通幽汤下其黑矢，三次后始进养阴和胃而瘳。

许芷卿亦精于医，偶患外感，即服清散之药，而证不减，或疑其非春温也。邀孟英质之，诊脉迟涩，二便皆行，筋掣不眠，畏寒能食，喉舌皆赤。血热之征。与大剂清营药，数服而瘳。迨夏两腿患疖，外科治之，久而不愈。孟英谓其平昔善饮，蕴热深沉，疡科药亟宜概屏。令以雪羹汤送当归龙荟丸，果得渐瘳。秋间其太夫人患感，连服温散，转为肢厥便秘，面赤冷汗，脉来一息一歇，肢厥而便秘面赤，可决其非脱症矣。举家惶惶，虑即脱变。孟英视其苔黄腻不渴，按其胸闷而不舒，且闻其嗅诸食物，无不极臭，断为暑湿内伏，挟痰阻肺。肺主一身之气，气壅不行，法宜开降，是虚脱之反面也。设投补药，则内闭而外脱。昧者犹以为投补迟疑而不及救。世之愈补愈虚，以至于脱者，大半由此。孰知真实类虚，不必以老年怀成见，总须以对证为良药。果一剂而脉至不歇，转为弦滑。再服汗止肢和，便行进粥。数帖而痊。方用紫菀、白前、竹茹、枳实、旋、贝、杏、蒌、兜铃、枇杷叶也。

　　吴酝香大令宰金溪，自春仲感冒而起，迨夏徂秋。痰多气逆，肌肉消瘦。延至初冬，诸证蜂起，耳鸣腰痛，卧即火升，梦必干戈，凛寒善怒。多医咸主补虚，迄无小效，卧理南阳，已将半载。群公子计无所施，飞函至家，嘱大公子汾伯副车，叩求孟英来署，已冬仲之杪日矣。诊脉弦细，而左寸与右尺甚数，右寸关急搏不调。且病者颈垂不仰，气促难言，舌黳无苔，面黧不渴。孟英曰：病虽起于劳伤挟感，而延已经年。然溯其所自，平昔善饮，三十年来，期在必醉。非仅外来之客邪失于清解，殆由内伏之积热久锢深沉。温补杂投，互相煽动，营津受烁，肉削痰多，升降愆常，火浮足冷，病机错杂，求愈殊难。既承千里相招，姑且按经设法。以石膏、知母、花粉、黄芩等，清肺涤痰；青蒿、鳖甲、栀子、金铃等，柔肝泄热；元参、女贞、天冬、黄柏等，壮水制火；竹茹、旋覆、杷叶、橘红等，宣中降气。出入为方，间佐龙荟丸直泻胆经之酒毒，紫雪丹搜逐隧络之留邪。服三剂，而舌布黄苔，蕴热渐泄。服六剂，而嗽减知饥，渴喜热饮，伏痰渐化。季冬八日，即能出堂讯案。十剂后，凛寒始罢，足亦渐温，肺气果得下降。望日出署行香，继而兵火之梦渐清，夜亦能眠。迎春东郊，审结积案，亦不觉其劳矣。方中参以西洋参、生地、麦冬，充其液；银花、绿豆、雪羹，化其积。至庚戌岁朝，各处贺年，午后护日，极其裕如，且肌肉渐丰，面黑亦退。药之对病，如是之神。调养至开篆时，起居如旧，各恙皆瘥。而孟英将赴宜黄杨明府之招，酝香为录其逐日方案，跋而记之。兹特采其大略如此。酝香之证，予于五月间曾为一视，知其感受温邪，投以清解，三服后颇觉轻减。又以赴饮而病复如故，然步履尚无恙也。后乃惑于温补之说，熟地、鹿胶等腻滞之药，恣服不辍。比孟英至而其势已棘，虽逐渐清解，大势向愈，然病久元虚，邪去而正亦随之。此所以终于不起也。

　　范廉居夫妇，与其令爱，一时患恙，旬日后咸剧，金粟香荐孟英视之。廉居则大解已行，热退未净，气逆不饥，呃忒自汗，脉形虚大，舌紫无苔。为上焦热恋，下部阴亏之象。予西洋参、旋覆、竹茹、枇杷叶、石斛、柿蒂、牡蛎、龟板、刀豆、牛膝之剂，两服即舌润知饥，呃汗皆罢。去刀豆、旋覆、柿蒂，加熟地、胡桃肉、当归，投之而愈。其室则苔腻口酸，耳鸣不寐，不饥神惫，脘痛头摇，脉至虚弦，按之涩弱。以当归、白芍、枸杞、木瓜、楝实、半夏、石斛、茯神、竹茹、兰叶、白豆蔻，为养营调气、和胃柔肝之法，数啜而瘳。渠女则壮热殿屎，二便皆闭，苔黄大渴，胀闷难堪，脉来弦滑数实，系府证也。投桃核承气，加海蛇、芦菔，二剂而痊。廉居尊人颖禾曰：甚矣！服药之不可不慎也。三人之证，医者皆谓可危，而治之日剧，君悉以一二剂起之，抑何神欤！因忆四十二岁时患痞，胡魁先用首乌太早，遂致客邪留恋，缠绵百日，大为所困。嗣后不敢服药，今四十年矣。昨闻韩组林年虽七十，饮啖兼人，而平时喜服药。医以为老，辄用附、桂、参、茸等药，以期可享遐龄。讵料初八日，晚膳尚健饭，三更睡醒，倏寒栗发颤，俄而四肢瘈疭，越日云亡。得非即世人所谓之子午证耶？孟英曰：此老系阳旺之体，肥甘过度，痰火日增，年至古稀，真阴日耗，而久服此等助火烁阴之药，以致风从火出，立拔根荄。与儿科所云急惊风证，殆无异焉。

古云肥白之人多气虚，又云痰饮须以温药和之。儒医顾听泉，体丰色白，平昔多痰，晨起必喘逆，饱食稍安，颇有气虚之象。季冬感冒，自服疏解未效，迓孟英诊焉。左关弦，寸滑如珠，尺细而干，舌尖甚绛。乃真阴素亏，水不涵木，风阳内炽，搏液成痰。谋虑操持，心阳太扰，肺金受烁，治节不伸。苔虽白而已干，热虽微而睛赤，忌投温燥，宜予轻清。用元参、石斛、栀子、竹茹、旋覆、蛤壳、贝母、枇杷叶、竹叶、兰叶、莲心为剂，三啜而安。自谓气虚，遽服党参、枸杞、当归等药，下咽之后，即觉火升气逆，渐至言语支离，溲频自汗。亶夜复迎孟英拯治，脉已虚促不调，即投牡蛎、龟板、鳖甲、女贞、旱莲、元参、甘草、小麦、竹叶、莲心，以和心肝之阳，而镇龙雷之奋。一剂而平。继又作劳复感，仍授轻清之法。两剂后，又因怫怒萦思，肝阳复僭，颧红目赤，左耳时聋，夜不成眠，神情烦躁。越日陡然大汗，湿透衣衾，再速孟英图之。脉极弦数而细，仍为阴虚阳越，不可误认阳虚，而妄施附、桂者。先令熏以炭醋，扑以蛎粉，随灌以大剂二至、二冬、三甲、元参、丹参、人参、黄连、童溲而瘳。继予多剂育阴清肝，始得全愈。又其媳新产之后，头痛甚剧。孟英按其脉右甚滑大，予清阳明法，得大解而瘳。

施玉林患感，治经多手，延将匝月，热退未净，苔腻垢黄，脘闷便溏，腰疼溺短，不饥不眠，气短音低，医者技穷。李华甫荐孟英视之。脉弦软不调。而尺中虚细，是痰热尚结于上焦，房劳素伤于下部。初治即从清解，并无背谬之方，奈不足以开有形之结，而滋久耗之阴，以致旷日相持，神气日形消索也。以小陷胸汤加苇茎、竹茹、枇杷叶、兰叶、石斛、归身、枸杞为方，加野蔷薇露和服。一剂苔即化，三服而结粪下，胸乃舒。去蒌仁，加西洋参。服四帖，苔净能餐，诸恙冰释。续投峻补肝肾而康。

翁笠渔素健啖，偶患发热。钱某谓劳倦内伤，进补中益气法，病日剧。张某诊为停食感冒，用承气法下之，连解黑矢，热如故。与养阴药多剂，热仍不退，且从此不食不便，不渴不眠。金云攻补难施，已成坏证。所亲孙诒堂迓孟英诊之，脉形涩数不调，神呆静卧，倦于语言，溺少苔黄，时时面赤，曰：无虑也。卫分之邪失于清解，补中益气，实卫锢邪，何异适燕而南其指乎？承气通腑，但能下其肠胃有形之物，不能散其卫分无形之邪。下后养阴，固是方法，然必表里皆和者，方可投之。卫气未清，徒增窒滞，枢机日钝，此神识之所以如呆也。升降失司，此出入之所以皆废也。延之虽久，病犹在卫，故可治也。予苇茎、葱、豉，加芩、桔、栀子、栝蒌，服一剂而遍身赤疹，神气爽悟。乃去芩、桔、葱，加雪羹、芦菔、银花、兰叶。服数帖，解酱矢二十余次，苔退知饥，脉和而愈。

一铁匠妇患感，杂治经旬，身热不退，不眠妄语，口渴耳聋，求治于余。脉来细数，唇红面白，肌瘦汗频。虽是贫家，却为娇质，神虚液夺，余暑未清。以西洋参、甘草、小麦、黄连、麦冬、石斛、丹参、莲心、竹叶为剂，服之神气遂安。自云心悸，因加红枣与紫石英服之，浃旬竟以告愈。

七月初旬，余游鸳湖归，三侄寿和陡患凛寒，身热筋瘈，面红，谵妄汗频，四肢厥冷。年甫六岁，其母危之。余察其苔色黄腻，口渴唇红，乃停食感冒耳。以枳实栀豉汤加菖蒲及冬干之芦菔叶煎成，调入玉枢丹五分灌之。次日谵瘈皆减。而腹痛微有吐泻，寐醒则神犹瞀乱，知其邪有外泄之机，治当迎刃而导。于前方加苏叶一分、黄连二分，同炒煎服。连吐三五次，泻六七次，痛即减，第三日神清爽朗。余曰：去疾莫如尽。再服原方一帖遂愈。盖小儿之病，因于食滞者多。胃不和则卧不安，阳明实则谵妄，而世人辄作惊风治之，每致偾事。昧者更惑于巫瞽，而祭非其鬼，则尤可笑也。八月初余游虎林归，二女定宜患感旬余，热虽退而干咳无痰，不眠、不食、不便，胸腹无所苦，汤饮亦不思，五热形瘦，金虑成劳。余按脉弦细，是痰阻而气不通也。以紫菀、白前、蒌仁、薤白、橘红、半夏、菖蒲、竹茹、枳壳、桔梗，服数帖渐愈。三女杏宜年十四，因侍姐病过劳，且浃旬风雨，寒气外侵，而自恐不支，勉强纳食，起病则凛寒微热，腿肿而酸，泛泛欲呕，兼以微嗽，适余归之次日也。视其苔微黄而腻，尖微绛，脉缓滑，以枳实栀豉汤加前、苏、杏、桔、芩、薤饮之。日晡余游南乡归，内子述服药后，神情昏瞀，呕出药食。恐夹痧邪，曾为刮背。余谓此食滞上焦，浊未下行耳。迨夜颇静，诘朝察之，胸仍拒按，原方加菖蒲、紫菀投之。余即游硖川，黄昏而归，内子云：午后神复瞀乱，恐有变证，明日君毋他往也。余颔之。夜间亦静，次早问答如常，胸犹拒按。因其吐既未畅，大便未行，以前方合小陷胸为剂，外用朴硝罨其胸次。至巳刻又神昏如寐，引衣自覆，呼之不应，时或妄言，面色晦滞，四肢时冷，内子对之下泪。余按脉如故，确系浊气上熏，清阳失布。既非寒邪深入，亦非温热逆传。原方再服一帖，病如故。余再四思维，径以薤白、石菖蒲各一钱，蒌仁三钱，煎成，和入醇酒一杯灌之。外用葱白杵罨胸次，牙皂末吹鼻取嚏。时将薄暮，至初更始得微汗而肢和。寻即溏解一次而识人，夜分安眠。第四五日，胸次已舒，略无谵语，乃目有妄见，寐即恶梦，时有潮热。余以蒌、薤、菖、茹、翘、薇、菀、半、栀、豉、省头草等药，通府涤浊。连解三次，各恙皆平。改用清肝肃肺法，至七朝身凉全愈。继治蒋君寅昉五令郎全官，身热筋瘈，不啼不乳，神呆嗜卧。或疑惊风，黉夜延余往视，乃风热夹食也。与开泄清解法数帖，便行而痰渐嗽出，病即渐瘥。此等虽非大证，设稍误治，告危极速，故连类录之，以备大匠木屑竹头之需。

伤风

一何叟年近八旬，冬月伤风，有面赤气逆，烦躁不安之象。孟英曰：此喻氏所谓伤风，亦有戴阳证也，不可藐视。以东洋人参、细辛、炙甘草、熟附片、白术、白芍、茯苓、干姜、五味、胡桃肉、细茶、葱白，一剂而瘳。孟英曰：此真阳素扰，痰饮内动，卫阳不固，风邪外入，有根蒂欲拔之虞。误投表散，一汗亡阳。故以真武、四逆诸法，回阳镇饮，以此二语印证前方，可知用法之周到。攘外安内，以为剂也。不可轻试于人，致于操刃之辜，慎之！慎之！

马某年三十余，素用力，患发热恶寒，肢振自汗，少腹气上冲胸，头疼口渴。孟英诊曰：卫虚风袭，而络脉久伤，肝风内动，与建中去饴，加龙、牡、石英、苁蓉、楝实、桑枝，建中之力在饴糖，今去饴，仍是桂枝法。数帖而痊。发热恶寒，头疼自汗，皆桂枝证。此人必津液素亏，因汗出而益耗其津，故肝失所养而上冲，肺胃失所养而口渴也。

《寓意草》谓伤风亦有戴阳证，此为高年而言，然有似是而非者。黄鼎如令堂，年登大耋。季冬感冒，痰嗽气逆，额汗颧红，胸痞不饥，神情躁扰。孟英诊脉，左弦疾而促，右滑数而溢，苔色满布。系冬温挟痰阻肺，治节不伸，肝阳鼓舞直升。罗谦甫有治痰火类孤阳之案，颇相似也。以小陷胸汤加薤白、旋覆、赭石、花粉、海蛇、凫茈、竹沥为大剂投之，痰活便通，数日而瘥。继有陈舜廷之父，年逾花甲，患痰嗽气逆，惟饮姜汤则胸次舒畅。医者以为真属虚寒矣，连投温补之剂，驯致咽痛不食，苔色灰刺，便闭无溺，求孟英诊之。脉至双弦，按之索然，略无胃气。曰：渴喜姜汤者，不过为痰阻清阳之证据耳，岂可妄指为寒，迭投刚烈。胃阴已竭，药不能为矣。

夏初，孟英挈眷送太夫人葬于皋亭山。越日归，其令郎心官，患微热音嗄，夜啼搐搦。幼科谓其生未三月，即感外邪，又兼客忤，复停乳食，证极重也，疏方甚庞杂。孟英不以为然，乃用蚱蝉三枚，煎汤饮之。盖取其清热熄风，开声音而止夜啼。一物而擅此数长，与证适相对也。果覆杯而愈。赵笛楼闻而叹曰：用药原不贵多而贵专，精思巧妙，抑何至于此极耶？然即古之奇方也，今人不能用，而孟英每以此法奏神效，录此以见一斑。

伤风虽小恙，过表伤阴，与邪未净而早投补剂，皆能延损。其高年下虚而误服升提者，往往阳浮上戴，须以温补救之。更有一种似伤风而实非伤风之证，乃根蒂空虚，肾水泛溢以成痰，浮阳冲逆而为嗽也。此自古未经道及者。今年四月十二日，孟英诣高石泉处谢吊。偶诊其脉，左关尺忽见浮弦而空。因私嘱其次郎隽生曰：尊翁之脉，颇有可虑，子其慎之！继无所苦，方疑其言之未当。虽有小恙，亦未邀诊。迨隽生登贤书，计偕有日。石泉忽患痰嗽，酷似伤风，冯某视之，与解散药一帖。次日便泻数行，黄某进分清药一剂。第三日痰升气逆，自觉唇肿不能啜饮。隽生始忆及孟英之言，速其拯治。脉如蛛丝过指，舌色晦黯无津，唇不略肿。其不能吸饮者，盖由气有出而无入耳。阴既脱于下，阳将脱于上，莫可救药。翌日云亡。此十二月春前事也。闻霜降后，许吉斋山长微患伤风，数日而逝。立春后，许砚邻亦然。皆同为似伤风证也。据孟英曰：儿子阿心，长成太速，心性太灵，余固知其不秀。秋分后，小患伤风，适余酬应纷繁，不遑顾视，且闻无甚大病，亦不延儿科诊视，不料三日倏然而殇。或云惜不早治，余谓褓褓而患根蒂之病，虽治愈亦何益哉。然则不必高年虑有此证，即小儿亦间有之矣。医者其可以伤风而概视为小恙哉。《不居集》专论伤风误补成劳，犹是一隅之见焉。

风　温

翁嘉顺室，产后患风温，经孟英治愈。病染于姑，孟英诊曰：高年阴气太亏，邪气偏盛。《玉版论要》云：病温虚甚死。言人之真阴甚虚，曷足以御邪热而息燎原？可虞在两候之期乎。至十四天果殒。而嘉顺亦染焉，初发热即舌赤而渴，脉数且涩。孟英曰：非善证也。盖阴虚有素，值忧劳哀痛之余，五志内燔，温邪外迫。不必由卫及气，自气而营。急与清营，继投凉血，病不稍减。且家无主药之人，旁议哗然。幸其旧工人陈七，颇有胆识，力恳手援。孟英曰：我肠最热，奈病来颇恶，治虽合法，势必转重。若初起不先觑破，早已殆矣。吾若畏难推诿，恐他手虽识其证，亦无如此大剂，车薪杯水，何益于事。吾且肩劳任怨，殚心尽力以图之。病果日重，昏瞀耳聋，自利红水，目赤妄言。孟英惟以晋三犀角地黄汤，加银花、石膏、知、斛、栀、贝、花粉、兰草、菖蒲、元参、竹沥、竹茹、竹叶、凫茈、海蛇等，出入互用。至十余剂，舌上忽布秽浊垢苔，口气喷出，臭难向迩，手冷如冰，头面自汗，咸谓绝望矣。孟英曰：生机也。彼阴虚热邪深入，予一以清营凉血之法。服已逾旬，始得营阴渐振，推邪外出，乃现此苔。惟本元素弱，不能战解，故显肢冷，而汗仅出于头面，非阳虚欲脱也。复与甘寒频灌，越三日汗收热退，苔化肢温。自始迄终，犀角共服三两许，未犯一毫相悖之药。且赖陈七恪诚，始克起九死于一生。继以滋阴善后而康。三江地气卑湿，天时温暖，伤寒之证绝少，最多湿温、风温之证。又人体质柔脆，不任荡涤之药，故惟以甘寒清解之剂，渐次搜剔，斯邪去而正不伤。若在北方，刚坚之体，此等药虽服百剂，亦若罔知，非加硝、黄荡涤，邪终不去。故叶氏之法，擅誉江浙。而吴氏之方，驰名幽冀。易地则皆然。亦智者之因地制宜也。

翁嘉顺之妹亦染，病势极危。因役于冥曹，自以为不起。孟英曰：年壮阴充，药治不谬，焉能死乎？昔人云：见理明者，阴阳五行不能拘。吾当以理胜数，遂按法治之，病乃日减。且慎寒暄，节饮食，守禁忌。调治二旬，果然康健。又其姑亦病温，初不服药，七日外始迓孟英诊之。曰：此病邪虽不盛，第频吐涎沫，不能出口，须以手撩，不饮不食，不便不眠，或多言不倦，或久问不答。是七情郁结，气久不舒，津液凝痰，邪得依附。治之中肯，尚难即愈。不药而待，病从何去。遂于清解方中，寓蠲痰流气，通胃舒肝之品，交十四日而热退。又数日，痰沫渐少，又旬日大解始行，粥食日加而愈。此治一法直贯到底，不但不犯一分温燥升补之药，而滋腻入血之品亦皆避之，尚须三十剂奏绩。若病家不笃信，医者不坚持，旁人多议论，则焉克有济耶？然非乃媳前车之鉴，亦未必遽尔任贤不贰也。

沈裕昆室，偶发脘痛，范某与逍遥法，痛颇止，而发热咽疼。邀顾听泉视之，知感温邪，与清散法，疼已而热不退。七日后，目闭鼻塞，耳聋肢搐，不言语，不饮食。顾疑证险，愿质之孟英。而沈之两郎，乃从王瘦石学，因请决于师。瘦石亦谓孟英识超，我当为汝致之。时已薄暮，乃飞刺追邀。比孟英往诊，见其外候如是，而左手诊毕即缩去，随以右手出之，遽曰：非神昏也。继挖牙关，察其苔色白滑，询知大解未行，曰：病是风温。然不逆传膻中，而顺传胃府，证可无恐。听泉学问胜我，知证有疑窦，而虚心下问，岂非胸襟过人处？但温邪传胃，世所常有。而此证如是骇人者，因素有痰饮，盘踞胃中。外邪入之，得以凭藉。苔色之不形黄燥者，亦此故耳，不可误认为寒。夫温为热邪，脉象既形弦滑以数。但令痰饮一降，苔必转黄。此殆云遮雾隐之时，须具温太真燃犀之照，庶不为病所欺。且昔人于温证仅言逆传，不言顺传，后世遂执定伤寒在足经，温热在手经。不知经络贯串，岂容界限。喻氏谓伤寒亦传手经，但足经先受之耳。吾谓温热亦传足经，但手经先受之耳。一隅三反，既有其逆，岂无其顺？盖自肺之心包，病机渐进而内陷，故曰逆。自肺之胃府，病机欲出而下行，故曰顺。今邪虽顺传，欲出未能，所谓胃病则九窍不和，与逆传神昏之犀角地黄汤证大相径庭。郭云台云：胃实不和，投滚痰而非峻，可谓治斯病之真诠，遂疏小陷胸合蠲饮六神汤，加枳、朴，以芦菔煮水煎药，和入竹沥一杯，送下礞石滚痰丸四钱。沈嫌药峻，似有难色。孟英曰：既患骇人之病，必服骇人之药。药不瞑眩，厥疾勿疗，盍再质之瘦石、听泉乎？沈颔之。王、顾阅方，佥以为是，且云如畏剂重，陆续徐投可也。翌日，孟英与听泉会，诊脉证不甚减，询知昨药分数次而服，孟英曰：是势分力缓之故也。今可释疑急进，病必转机。听泉深然之，病家亦胆壮矣。如法服下，黎明果解胶韧痰秽数升，各恙即减，略吐语言，稍啜稀粥，苔转黄燥。药改轻清，渐以向安。嗣与育阴柔肝而愈。

金禄卿室，沈裕昆之女也。患温，顾听泉连进轻清凉解而病不减，气逆无寐，咳吐粘痰，舌绛咽干，耳聋谵语，旬日外始延孟英诊焉。曰：体瘦，脉细数，尺中更乱，竟是阴气先伤，阳气独发，所谓伤寒偏死下虚人。譬之火患将临，既无池井，缸贮又空，纵竭心力，曷能有济？再四研诘，乃知发热前一日，陡然带下如崩，是真液早经漏泄矣。否则药治未讹，胡反燎原益炽，痉厥之变，不须旋踵。禄卿坚恳勉图，孟英以西洋参、生地、二冬、二至、元参、犀角、黄连、鸡子黄、知母为方。另用石斛、龟板、鳖甲各四两，左牡蛎一斤煮汤代水煎药。顾听泉又加阿胶，且云：我侪用此育阴镇阳，充液息风大剂，焉能津枯风动、痉厥陡生乎？服两剂果不能减。后惑旁言而祷签药，附、桂、干姜，罔知顾忌，径至四肢拘挛而逝。是误药速其毙而增其惨也。继而裕昆患湿温，亦犯重喝而亡。

珠小辉太守爱，骤患颐肿，此俗所谓蛤蟆瘟也。连及唇鼻，乃至口不能开，舌不得出，孟英视之曰：温毒也。用射干、山豆根、马勃、羚羊、薄荷、银花、贝母、花粉、杏仁、竹黄为剂。仿普济消毒饮意并以紫雪搽于唇内，锡类散吹入咽喉，外将橄榄核磨涂肿处，果吐韧涎而肿渐消，诘朝即啜稀粥，数日而愈。

濮树堂室，怀妊五月患春温，口渴善呕，壮热无汗。旬日后始浼孟英视之，见其烦躁谵语，苔黄不燥，曰：痰热阻气也。病不传营，血药禁用。试令按其胸次，果然坚痛，而大解仍行，法当开上。用小陷胸加石菖蒲、枳实、杏、贝、茹、郁、栀、翘等药，芦菔汤煎服。服二剂，神情即安。四帖，心下豁然，惟心腹如烙，呕吐不纳，改投大剂甘寒，加乌梅，频啜渐康。秋间得子亦无恙。孟英于温热痰饮独有心得，故遇此等证，如摧枯拉朽。合观诸案，可以得治温病之法。

许子双令堂梁宜人，仲春之杪，偶患微感，医与温散，热已渐退。孟英偶过诊，右寸脉促数不调，因谓子双曰：此风温证，其误表乎？恐有骤变。渠复质之前医，以为妄论，仍用温燥。越二日，即见鼾睡。再延孟英诊之，促数尤甚，曰：鼻息鼾矣，必至语言难出，仲圣岂欺我哉？风温误汗，往往皆然。况在高年，殊难救药，果浃旬而逝。此证虽经仲景指出，而人多不识，往往杂药乱投，卒至鼾睡而死，医家、病家两俱茫然。孟英此案可为仲景之功臣矣。

姚某年未三旬，烟瘾甚大。适伊母病温而殁，劳瘁悲哀之际，吸受温邪，胁痛筋掣，气逆痰多，热壮神昏，茎缩自汗，医皆束手。所亲徐丽生嘱其速孟英诊之，脉见芤数，舌绛无津，有阴虚阳越、热炽液枯之险。况初发即尔，其根蒂之不坚可知。与犀、羚、元参、知母，壮水息风；苁蓉、楝实、鼠矢、石英，潜阳镇逆；沙参、麦冬、石斛、葳蕤，益气充津；花粉、栀子、银花、丝瓜络，蠲痰清热。一剂知，四剂安，随以大剂养阴而愈。吸食鸦片之人，津液素亏，感受温邪较平人倍重。非此标本并治之剂，必不救矣。

姚令舆室，素患喘嗽而病春温。新旧合邪。医知其本元久亏，投以温补，痉厥神昏，耳聋谵语，面青舌绛，痰喘不眠，肺原包心而生，故肺热必及于心。皆束手矣。延孟英诊之，脉犹弦滑，曰：证而生，故肺热必及于心。冒束手矣。延孟英诊之，脉犹弦滑，曰：证虽危险，生机未绝，遽尔轻弃，毋乃太忍？与犀角、羚羊、元参、沙参、知母、花粉、石膏，以清热息风，救阴生液；佐苁蓉、石英、鳖甲、金铃、旋覆、贝母、竹沥，以潜阳镇逆，通络蠲痰。三剂而平，继去犀、羚、石膏，加生地黄，服旬日而愈。仲秋令舆病，竟误服温补，数日而殒，岂非命耶？

韩组林年近古稀，孟冬患肢厥头肿，谵语遗溺。包某作虚风类，进以温补，势益剧。孟英脉之，脉弦数右滑溢，乃痰热内阻，风温外侵，与羚、贝、茹、栀、翘、薇、桑、菊、丹皮、花粉、旋覆，以芦菔汤煎服而瘳。

余侄森伯，患发热面赤，渴而微汗，孟英视之，曰：春温也。乘其初犯，邪尚在肺，是以右寸之脉洪大，宜令其下行，由腑而出，则即可霍然。投知母、花粉、冬瓜子、桑叶、杷叶、黄芩、苇茎、栀子等药，果大便连泻极热之水二次，而脉静身凉，知饥啜粥，遂痊。设他人治之，初感总用汗药，势必酿成大证。

陈建周令郎，患春温，初起即神气躁乱，惊惧不眠，两脉甚数。孟英谓温邪直入营分也。与神犀丹，佐紫雪，两剂而瘥。夏间，吴守旃暨高若舟令郎、胡秋纫四令爱患温，初起即肢瘛妄言，神情瞀乱，孟英皆用此法，寻即霍然。世人每执汗解之法，为初感之治。孰知病无定体，药贵得宜，无如具眼人稀，以致夭枉载道，归诸天数，岂尽然哉！

王皱石广文令弟，患春温，始则谵语发狂，连服清解大剂，遂昏沉不语，肢冷如冰，目闭不开，遗溺不饮，医皆束手。孟英诊其脉弦大而缓滑，黄腻之苔满布，秽气直喷。投承气汤，加银花、石斛、黄芩、竹茹、元参、石菖蒲，下胶黑矢甚多，而神稍清，略进汤饮。次日，去硝、黄，加海蛇、芦菔、黄连、石膏。服二剂，而战解肢和，苔退进粥，不劳余力而愈。继有张镜江邀治叶某，又钱希敏之妹丈李某，孟英咸一下而瘥。惟吴守旃之室，暨郑又侨，皆下至十余次始痊。今年时疫盛行，医多失手，孟英随机应变，治法无穷，救活独多，不胜缕载。此正吴氏所谓凉药无涤秽之功，而反冰伏其邪也。吴又可之法，切于疫而不甚切于温，观此可见。

又顾氏子患发热，独炽于头，医进发散，汗出不解，胸次痞闷，便滞溺艰，舌绛口干，饮不下膈，不眠头痛，脉数而弦。孟英曰：体质素虚，热薄于肺，痰结于胸，治宜轻解，羌、防、柴、葛，恶可妄投？膏粱与藜藿有殊，暑热与风寒迥异。治上焦如羽，展气化宜轻。以通草、苇茎、冬瓜子、丝瓜络、紫菀、枇杷叶、射干、兜铃、白前九味，天泉水急火煎服，覆杯即已。盖席丰履厚之家，密室深居，风寒湿三气所不能侵，惟暑燥之邪易于吸受，误用温散，最易劫津。若田野农夫，栉风沐雨，肌坚气实，当用辛温。设进轻清，焉能济事？故医者须量体以裁衣，弗胶柱而鼓瑟也。炳按：汪谢城云：覆杯即已。下家删云，以言过当也。若然则藜藿人温证暑证，亦可用辛温矣。此评甚是。

关寅伯赞府家某厨患春温，渠主人颖庵治之弗瘥，为速孟英诊焉。脉来弦软而寸数，舌绛苔黑而神昏，谵渴溺红，胸腹拒按，是双传证也。夫顺传者宜通其胃，逆传者宜清其营，治法不容紊也。然气血流通，经络贯串，邪之所凑，随处可传，其合其分，莫从界限。故临证者宜审病机而施活变，弗执死法以困生人。此证属双传即当双解，予凉膈散加犀角、菖蒲、元参下之，果愈。

梅里任会嘉令正，年逾五旬，季春患证渐剧。访余视之，身热头疼，凛寒胸闷，气冲不寐，神惫音低，口渴嗽痰，干呕便闭，脉甚细软。延已旬余，咸以为虚，欲投补剂。余谓阴分虽亏，气郁痰滞，温邪留恋，胡可补邪？轻展清宣，庶乎合拍。以葱豉合小陷胸，加南沙参、射干、马兜铃、通草、竹茹，二剂，而热退呕止。去葱、豉、兜、射，加栀、贝、芩、菖，三帖而便行，胸适得寐知饥。

改投柔木涵阴而愈。

湿 温

季秋，顾听泉邀孟英视康康侯副转之恙，切其脉滑数，而右歇左促，且肝部问有雀啄，气口又兼解索。望其面宛如熏黄，头汗自出，呼吸粗促，似不接续，坐卧无须臾之宁，便溺涩滞，浑赤极臭，心下坚硬拒按，形若覆碗，观其舌色，边紫苔黄，殊不甚干燥。问其所苦，曰：口渴甜腻，不欲饮食，苟一合眼，即气升欲喘，烦躁不能自持，胸中懊憹，莫可言状。孟英曰：此由湿热误补，漫无出路，充斥三焦，气机为其阻塞而不流行，蔓延日久，津液为之凝滞而成痰饮。不啻人禽杂处，苗莠同畴，邪正混为一家。医见肢冷自汗，不知病由壅闭而然。欲以培正，而邪气方张，得补反为树帜，岂非资寇兵而赍盗粮哉！非其类者锄而去之，乃为吃紧之治。听泉曰：良是也。夏间起病，闻自心悸少寐，杨某以为虚而补之。时尚出差办事，暑湿外侵，受而不觉，迨闻差未竣，其病斯发，而诸医之药，总不外乎温补一途，以致愈补愈剧。今拟温胆法待君可否？孟英曰：脉证多怪，皆属于痰。今胸痞如斯，略无痰吐，盖由痰能阻气，气不能运痰耳。宜于温胆中加薤白、蒌仁，通其胸中之阳；又合小陷胸，为治饮痞之圣法；参以栀豉，泄其久郁之热，以除懊憹；佐以兰草，涤其陈腐之气而醒脾胃。听泉深然之，连投二剂，各恙皆减，脉亦略和。而病者以为既系实证，何妨一泻而去之，连服大黄丸二次，承气汤半帖。孟英急止之，曰：畏虚进补固非，欲速妄攻亦谬。盖湿蒸为热，灼液成痰，病非一朝一夕而成，治以上下分消为是。不比热邪传府，可一泻而愈也。越日，下部果渐肿。孟英曰：攻痞太速之戒，古人不我欺也。与听泉商，以前法加黄芩，合泻心意，再配雪羹投之，痰果渐吐，痞亦日消。而自腹至足，以及茎囊，肿势日加。孟英谓势已如此，难以遽消，但从三焦设法，则自上而下，病必无虞。与听泉商，用河间桂苓甘露饮意。而姚平泉孝廉，力主崇土胜湿之法，深以寒凉为不可用。众议仍投前日之药，孟英曰：前药原可服也，嫌力不足耳。次日，痰中带血甚多，孟英曰：湿热熏蒸不已，自气及营矣。与听泉暨王子能参军商，以知、柏、生地、犀角、鳖甲、白芍、苡仁、贝母、石斛、茅根、麦冬、滑石、栀子、藕汁、童溺，投之而止。逾数日又吐，且肢冷自汗，心馁畏脱。姚平泉谓气不摄血，当主归脾汤以统之。举家皇皇，连请诊脉者三次，孟英曰：脉来屡变，陈芝江所以不能指实其病，而杨阮诸人，皆疑为大虚之候也。然望闻问切，不可独凭于指下。今溲如赭石汤，浑赤有脚，其为湿热之病，昭昭若揭。初伤于气分，则津液受灼以为痰。渐及于营分，则阴血不安而妄溢。邪气内盛，岂非病实？而真实类虚，吾不受病之欺也。坚守前议，静镇不摇。服二剂果止。孟英曰：血之复吐也，由于气分之邪以扰及也。欲清气道之邪，必先去其邪所依附之痰。盖津液既为邪热灼烁以成痰，而痰反即为邪热之山险也。不妨峻攻其实，而缓行其势。初进滚痰丸三钱，得下泄气一次。副转云：四十日来未有之通畅也。连投数日，始解胶痰黑矢多遍，而小溲亦渐清长，苔色亦退，寝食遂安，惟下部之肿犹尔也。马香崖、陆虚舟皆主实脾行水之法，孟英曰：谛参脉证，病不在脾，况善饥便燥，口渴溺多，吾方虑转消证，亟投甘润之不遑，恶可渗利伤阴、补土劫液耶？且脾虚下陷之肿，与湿盛而肿之肿，其膝之上下、内外形势，必然相贯。今膝之上下、内外、凹凸迥判，毫不毗连。盖由湿热所酿之痰饮，既误补而痞塞中焦，复妄攻以流窜隧络，所谓不能一荡而蠲，势必旁趋四射，吾当以法取之。会又咳痰带血，而精神食饮如常，孟英曰：无恐也。此乃前次嚼三七太多，兜涩留瘀，最不宜用，吐而去之极妙。但须金水同治，冀咳止而血络不震动为要耳。与甘露饮，加藕汁、童溺服之，四剂而止，咳嗽亦宁。于是专治其下部之肿，以固本加知、柏、贝母、花粉、旋覆、橘络、丝瓜络、羚羊角、楝实、葱须、豆卷、薏苡、竹沥，出入为剂。二三帖间，其高突隆肿之处，即觉甚痒，搔之水出如汗，而作葱气。六七日后，两腿反觉干瘦燥痛，茎囊亦随之而消矣。孟英曰：用此润药消肿，尚且干痛咽燥，设从他议而投燥脾利水之法，更当何如哉？盖寒湿则伤阳，热湿则伤阴，血液皆阴也。善后之法，还宜滋养血液，稍佐竹沥以搜络中未净之痰，使愈后不为他日之患，更属法中之法。服之饮食中节，便溺有权，幸无消渴之虞，而竟愈焉。前云不可妄攻，此又投峻下之剂，何也？盖前徒攻其热，故不中病，而致生他证。此则直攻其痰，始能与病相当也。

程燮庭乃郎芷香，今春病温而精关不固，旬日后陡然茎缩寒颤，自问不支。人皆谓为虚疟，欲投参附。孟英曰：非疟也。平日体丰多湿，厚味酿痰，是以苔腻不渴，善噫易吐，而吸受风温，即以痰湿为山险。乘其阴亏阳扰，流人厥阴甚易，岂容再投温补，以劫液锢邪，而速其痉厥耶？伊家以六代单传，父母深忧之，坚求良治。孟英曰：予虽洞识其证，而病情鳘辕，纵有妙剂，难许速功，治法稍乖，亦防延损。虽主人笃信，我有坚持，恐病不即瘥，必招物议，中途岐惑，其过谁归？倘信吾言，当邀顾听泉会诊，既可匡予之不逮，即以杜人之妄议。程深然之。于是王、顾熟筹妥治，午后进肃清肺胃方以解客邪，蠲痰湿而斡枢机；早晨投凉肾舒肝法以靖浮越，搜隧络而守关键，病果递减。奈善生嗔怒，易招外感，不甘淡泊，反复多次。每复必茎缩寒颤，甚至齿缝见紫血瓣，指甲有微红色，溺短而浑黑极臭。孟英曰：幸上焦已清，中枢已运，亟宜填肾阴、清肝热。以西洋参、二冬、二地、苁蓉、花粉、知、柏、连、楝、斛、芍、石英、牡蛎、龟板、鳖甲、阿胶、鸡子黄之类，相迭为方。大剂连服二十余帖，各羔渐退。继以此药熬膏晨服，午用缪氏资生丸方，各品不炒，皆生晒研末，竹沥为丸，枇杷叶汤送下。服至入秋，始得康健。孟英曰：古人丸药皆用蜜，最属无谓，宜各因其证而变通之，此其一法也。此四损证之最重者，治稍不善，变证纷如，便不可保。此案深可为法。

邵鱼竹给谏患感，杨某作疟治不应，始迓孟英诊之。脉软汗多，热不甚壮，热为湿所持故脉软。苔色厚腻，呕恶烦躁，痰多腿酸，显是湿温。因谓其令郎子旃曰：湿温者，湿蕴久而从时令之感以化热也，不可从表治，更勿畏虚率补。与宣解一剂，各羔颇减。奈众楚交咻，谓病由心力劳瘁而来，况汗多防脱，岂可不顾本原？群医附和，遂服参、归、熟地之药。增湿益热，宜乎不救。病日以剧。最后吴古年诊之云：此湿温也，何妄投补剂？然已末从挽救。交十四日而殒，始悔不从王议。

康康侯司马之夫人，久伤谋虑，心火外浮，面赤齿疼。因啖西瓜，遂脘闷不舒，喜得热按，此寒湿郁闭其热也，用辛通淡渗之一剂斯愈矣。泄泻不饥，自觉舌厚数寸，苔色灰腻。孟英与厚朴、滑石、葱白、薤白、枇杷叶、橘皮、薄荷、旋覆、省头草，一剂霍然。

仲秋久雨，吴汾伯于乡试后患羔，自言坐于水号，浸及于膝，人皆以为寒湿之病。孟英切脉甚数，溲赤苔黄，口干燥呛，因谓其尊人酝香曰：病由暑湿，而体极阴亏，已从热化，不可以便泄而稍犯温燥之药。先与轻清肃解，继用甘凉撤热，渐能安谷。半月后，热始退尽，而寝汗不眠，投以大剂滋填潜摄之药，兼吞五味子磁朱丸数十帖，乃得康复。此证误治即败，少谬亦必成损。苟非诚信于平日，焉能诚服于斯时？闻其寝汗不收，夜不成寐之间，旁言啧啧。孟英恐其摇动主意，必致全功尽弃，嘱其邀顾听泉、许芷卿质政，而顾、许成是孟英议，于是主人之意甚坚，而大病乃痊。吁！谈何易耶！

翁嘉顺之妇弟吴某，劳伤之后，发热身黄，自以为脱力也。孟英察脉软数，是湿温重证，故初起即黄。亟与清解，大便渐溏，小溲甚赤。湿热已得下行，其热即减。因家住茅家埠，吝惜舆金，遽尔辍药。七八日后复热，谵语昏聋，抽痉遗溺，再恳孟英视之。湿热之邪扰营矣。投元参、犀角、菖蒲、连翘、竹茹、竹叶、银花、石膏，泄卫清营之法，佐牛黄丸、紫雪丹而瘳。臀皮已塌，亟令贴羊皮金，不致成疮而愈。

庆云圃观察令郎恩荫堂司马，陡患偏坠，医与茴香、芦巴、乌药、荔核等剂，遂痛不可忍。浼赵棠村艖尹邀孟英视之，按其脉肤甚热，曰：非疝也。睾丸肿痛，必偏于右，此湿热时邪也。设以疝治之必成痈。按法治之，果覆杯而痛减，三服而便行热退。因食羊肉，肿痛复作，再与清解，谆嘱慎口腹而瘳。

吴宪章年逾花甲，患感，医知其为湿温也，投药不应，而仍能起榻理事。石北涯拉孟英视之，冀其勿致加剧。及诊脉左寸数疾，余皆软大，谷食略减，便溏溲少，苔色腻黄，舌尖独黑，孟英不肯予方，人成诧之，因曰：证原不重，吾以脉象舌色察之，是平昔曲运心机，离火内亢，坎水不制，势必自焚，况兼湿温之感乎？果数日而殒。

黄纯光年七十八岁，患湿温，至旬余，脉形歇代，呃忒连朝，诸医望而畏之。孟英诊曰：脉虽歇，而弦搏有根，是得乎天者厚，虽属高年，犹为实象。参以病深声哕，原非小故，而二便窒涩，苔腻而灰，似府气未宣，痰湿热阻其气化流行之道也。清宣展布尚可图焉。何新之韪其议。因以旋、茹、栀、楝、杷、杏、黄、连、菀、蒌、雪羹为剂，片通草一两煎汤煮药，投匕即减。数服而大吐胶痰，连次更衣，遂安粥食。惟动则嗽逆，渐露下虚之象。予西洋参、龟板、牡蛎、苁蓉、石斛、牛膝、冬虫夏草、石英、茯苓、当归等药，而各恙递安，继加砂仁、熟地而起。

沙沛生艖尹，患身热头重，腹胀便溏，脘闷不饥，口流涎沫，腿酸溺少，脉软神疲。孟英诊曰：内湿素盛，兼吸客邪，不可谓值此亢旱之年，竟无泛滥之病也。予槟、朴、蔻、苓、猪、泽、橘、半、防己、秦艽之剂，小溲虽行，其口涎水流出尤多，病遂以愈。既而其子龙官初次患疟，耳聋舌绛，溺赤痰多，脉数而弦，寒微热甚。幼科云胎疟不能即愈，孟英曰：此齐东野语也。予滑石、竹茹、知母、花粉、苓、翘、橘、半、青蒿、鳖甲，八帖而瘳。

沈南台，年三十七岁，初冬在乡收租，将归饱啖羊肉面条，途次即发热头疼。到家招沈某视之，谓其体丰阳气不足，以致伤寒夹食。表散消导之中，佐以姜附。数帖后，热壮神昏，诸医束手。交八日，所亲许锡卿、吴久山交荐孟英图之。苔色黄腻，口不甚渴，粒米不沾，时时火升，汗躁谵语，溲赤便秘，面晦睛红，呼吸不调，胸前拒按，脉则虚软，微带弦滑，不甚鼓指，曰：体气素亏，然脉证太觉悬殊，必因痰阻清阳，故气壅塞而脉更无力也。剂以小陷胸合雪羹，加旋、菖、薤、枳、栀子、胆星，服后痰即吐，脉较起，再服谵语息，三服痰中带出紫血数块，四服热退而汗躁胥蠲，七服苔净胸舒，溲长口渴，改予甘凉濡润之法。服数帖痰已渐少，舌布新苔而仍不更衣，觉有秽气上冲，亦不知饥，仍予甘凉养胃，佐以兰叶、野蔷薇露，降其浊气。数帖后，秽气除，粥食进，但不大解，家人忧之，孟英曰：既无所苦，能食脉和，静俟水到渠成，不可妄行催动也。既而加谷起床，便犹不解。病者停药旬日，计起病已交一月矣。粥嫌不饱，意欲食饭，复请孟英商之，孟英曰：可食也。药则不当停，亟宜培养涵濡，俾其转运也。授参、术、归、苁、杞、麻、半、芍，少佐枳壳为方。服十二剂，始得畅解坚矢。嗣与峻补善后，寻即复元。续有宣氏妇，脉体极虚，患温而胸次痞闷，苔黄垢腻，医皆畏难而退。孟英以轻清肃化之药数剂，苔退胸舒，即能进粥。随予生津养血，又旬日更衣而愈。观此则黄苔宜下之说，须合脉体以为可否也。

冬　温

周晓沧乃郎品方，患冬温，所亲顾听泉知其体属阴亏，病非风寒也，不犯一分温升之品，而证不能减，势颇可危，乃虚怀转邀孟英诊之。曰：所治良是也。但于方中加贝母、杏仁、紫菀、冬瓜子等味与之，遂效。可见药贵对病，虽平淡之品，亦有奇功。孟英尝云"重病有轻取之法"，于此可见。

癸卯春，邵秋子令堂，年近六旬，患寒热如疟者久矣。诸医杂治罔效，孟英视之曰：此湿邪久蕴，已从热化，误投提补，动其肝阳，痰饮因而上逆。与通降之法，寒热即减。而包某谓疟久阴虚，理宜滋养。病家闻之近是，遂进首乌、鳖甲等药，渐至脉伏胸痞，呃忒自汗，渴饮不食，颧赤便泄。包某束手，疏生脉散以塞责。举家彷徨，再求孟英诊之。曰：此滋腻阻塞气机，清阳不司旋运，喜用熟地者鉴之。痰饮闭滞隧络，非脱象也，补药不可进。以栝蒌、薤白，合小陷胸，加菖蒲、竹茹、旋覆、贝母、杏仁、紫菀、枇杷叶投之，呃止脉出，清热涤饮，旋转气机，以救滋腻之失。大有转机。而郑某谓病固属痰，须温热以宣通，勿寒凉而凝遏，病家又惑焉。姜桂频投，既而唇肿咽疼，不能进饮，舌干短硬，难出语言。复请孟英救疗，与犀角地黄汤加元参、知母、银花、竹黄、花粉、胆星、石菖蒲、竹沥之类，甘寒生津以救燥烈之失。六七剂吐出极臭胶痰甚多，粥饮渐进，此第三次生机也。奈狂澜莫障，邪说横行，辄以凉药不宜擅服，久病必定元虚，甘言悦耳，遂至升散温补，各逞所能；符咒乩方，罔不偏试。延至仲夏，腭腐龈糜，唇高数寸，竟成燎原莫救。仍恳孟英设法，乃坚辞不能措手。付局医黄某敷治，肿烂日甚而终。

戴氏妇，年五十六岁，仲冬患感。初服杨某归、柴、丹参药一剂，继服朱某干姜、苍术、厚朴药五剂，遂崩血一阵，谓其热入血室，不可治矣。始延孟英诊之，脉形空软促数，苔黑舌绛，足冷而强，息微善笑，询其汛断逾十载，曰：冬温失于清解，营血暴脱于下，岂可与热入血室同年而语耶？必由误服热药所致。因检所服各方而叹曰：小柴胡汤与冬温何涉？即以《伤寒论》亦不能初感即投。况以丹参代人参，尤为悖谬。夫人参补气，丹参行血，主治天渊。不论风寒暑湿各气初感，皆禁用血药，为其早用反致引邪深入也。既引而人，再误于辛热燥烈之数投，焉得不将其仅存无几之血，逼迫而使之尽脱于下乎。女人以血为主，天癸既绝，无病者尚不宜有所漏泄，况温邪方炽，而阴从下脱，可不畏哉。病家再四求治，孟英与西洋参、苁蓉、生地、犀角、石斛、生芍、银花、知母、麦冬、甘草、蔗浆、童溺，两剂足温舌润，得解酱粪，脉数渐减而软益甚。乃去犀角，加高丽参，数帖，脉渐和，热退进粥。随以调补，幸得向安。即热入血室，亦岂不可治之证。可见此人并不知热入血室为何病，第妄指其名耳。

王开荣素患痰嗽，兼有红证。今冬病头疼发热，渴饮不饥，便溏溺少，谵语神昏，自述胸中冷气上冲。医见其面赤痰喘，欲投附、桂、黑锡丹等药。所亲翁嘉顺嘱勿轻服，为延孟英诊之。脉滑且数，曰：温邪挟宿饮上逆，法当清解，与北沙参、冬瓜子、知母、滑石、花粉、石菖蒲、贝母、杏仁、芦根、葱白、淡豉、竹沥。两剂后面赤退，乃去葱豉，加麦冬、桑叶、枇杷叶。数帖热去泻减，谵语止，头痛息，喘定神清，乃裁菖、滑，加梨汁、地栗、海蜇。服数日，痰渐少，欲渐安，渴止溺行。始进养阴法，遂以霍然。此人胃气素不清肃，又兼阴虚挟饮，故感受温邪，弥见缪轕。非此始终如法施治，殊难奏效也。

　　石子章患腹胀，朱某与大剂温补之药，殊若相安，孟英见而非之。彼云：服之略不助胀，正须多服图痊，君何疑焉。孟英曰：形瘦脉数，舌色干红，此为阴虚热胀。昔年范次侯室暨杨改之如君之恙皆类此，医咸攻补偏施，病无小效。吾以极苦泄热，微辛通络之法投之，应手而瘳。今子病初起时，胀不碍食，证非气分可知，而温补不助胀，遂服之不疑。不知阴愈耗，络愈痹，胀虽不加，而肌愈削，脉愈数，干呛气急，与女子之风消、息贲何以异耶？寻果不起。予按：喻氏始言男子亦有血蛊证，可见男女虽别，而异中有同，同中有异，临证者不可胶柱以鼓瑟也。

　　沈春旸之母，偶患咽喉微痛，服轻清药一剂，即觉稍安，且起居作劳如常。第五日，犹操针黹至四鼓。第六日，忽云坐立不支，甫就榻即昏沉如寐。亟延王瘦石视之，用犀角地黄汤，化万氏牛黄丸灌之。继邀徐小坡，亦主是汤。云：恐无济。乃邀孟英决之。切其脉，左数右滑，皆极虚软，曰：王、徐所见极是。但虽感冬温，邪尚轻微。因积劳久虚之体，肝阳内动，烁液成痰，逆升而厥，俨似温邪内陷之候。方中犀角靖内风，牛黄化痰热，不妨借用，病可无虞，今日不必再投药饵矣。翼日复诊，神气虽清，苔色将黑，孟英与肃肺蠲痰、息风充液之剂，热退而苔色松浮。孟英曰：舌将蜕矣。仍与前药。越宿视之，苔果尽褪，宛如脱液之舌。且呕恶时作，大解未行。孟英于甘润生津药内，仍佐竹茹、竹沥、柿蒂、海蜇。数剂呕止便行，而舌上忽布白腐之苔，以及齿龈唇颊，满口遍生，揩拭不去。人皆异之，孟英坚守清肃肺胃，仍佐茹、沥，加橄榄、银花、建兰叶。数剂，白腐渐以脱下，舌色始露。惟啜粥则胸次梗梗不舒，夜不成寐。孟英曰：胃汁不充，热痰未净也，仍守前议。病家疑之，复商于瘦石，瘦石云：勿论其他，即如满口腐苔，酷似小儿鹅白，大方证甚属罕见，苟胸无学识者见之，必按剑而诧。今医者有不惑之智，而病家乃中道生疑，岂求愈之道耶。沈大愧服，一遵孟英设法。既而吐痰渐少，纳谷颇适，两胁又添辣痛。孟英诊脉，左关弦数，曰：必犯忿怒矣。诘之果然。加栀、楝、旱莲、女贞、生白芍、绿萼梅等，数服各恙皆安。肤蜕成片，而右腿肿痛不能屈伸。或疑风气，思用艾灸，孟英急止之曰：此阴亏耳，误灸必成废疾。吾以妙药奉赠，但不许速效也。疏方以西洋参、熟地黄、苁蓉、桑葚、石斛、木瓜、归、芍、二冬、杞、菊、楝实、牛膝，加无核白蒲桃干为剂，久服果得向愈。越三载以他疾终。

吴馥斋室，春间娩子不育，汛事亦未一行。偶患呕吐发热，眩晕心嘈，大解溏泄，口渴溲痛。或疑其娠，或疑为损，孟英诊曰：产及一载，而经不至，腹不胀，脉弦缓，非娠非损，乃血虚痰滞，而感冬温也。以羚羊、淡豉、竹茹、白薇、栀子、杷叶、知母、葱白、花粉投之，三剂热退吐止。去葱、豉、羚羊，加生地、甘草、橘皮，调之而愈。

张肖江妹，暮冬患感。朱某进温散药数服，病日剧。比孟英视之，目瞪不语，面赤气逆，昼夜需人抱坐，四日不着枕矣。乃冬温挟痰，误提而气不肃降也。以旋、赭、杏、贝、花粉、茅根、冬瓜子、紫菀、薤白、蒌仁、苏子、石菖蒲、竹沥为剂，芦菔汤煎。三帖大便行而能卧矣，自言胸中迷闷，改用小陷胸合三子养亲，加沙参、知母、旋、贝、竹茹、枇杷叶。数剂热退，知饥而愈。嗣有王炳华子患感，叶某用温散药而气逆碍卧。四明老医王秉衡，作肾虚不能纳气治，连服大剂温补，喘嗽益剧，面浮跗肿，抬肩自汗，大渴胁痛，乞治于孟英，已半月不交睫矣。诊其脉，右部弦大而强，舌根黑苔如煤者两条，面黧形瘦。幸而大解溏泄，得能消受许多误药。径与旋、赭、黄连、枳实、栝蒌、苏子、杏仁、紫菀、生石膏、芦菔汁，六大剂始能就枕，而大渴不止，脘腹反形痞胀，按之坚痛。乃去旋、赭，少加白芥子、半夏、薤白。兼令日啖北梨数十枚。服旬日，胸腹皆舒，苔色尽退。唯嗽未已，改用西洋参、杏、贝、芦根、知母、冬瓜子、花粉、柿霜、杷叶、竹沥，十许剂嗽止，而跗肿渴泻亦皆霍然矣。凡啖梨三百余斤，闻者莫不诧异。

项肖卿家拥厚赀，人极好善，年甫三十五岁，体甚壮伟，微感冬温。门下医者进以姜桂之剂，即觉躁扰。更医迎媚，径用大剂温补，两帖后发狂莫制。又招多医会诊，仅以青麟丸数钱服之。所亲梁楚生宜人闻其危，速孟英视之，业已决裂不可救药。甚矣！服药之不可不慎也。富贵之家，可为炯戒。

屠敬思体气素弱，去冬因子殇于痘，医与舒郁填阴，病日以剧，金云不治。乃延孟英诊之，两关甚数，寸上洪滑，嗽逆痰多，卧不着枕，溺赤便难，极其畏冷。是冬温未罢，误补热郁之候。世间之死于劳损者，何尝尽是虚证，每为补药偾事。授以廓清肺胃之药，周身发疥，各恙渐安。蕴伏既清，始投滋养善后。不仅病愈，次年春更得一子。

本朝乾纲丕振，雀顶尚红，冠饰朱缨，口燔烟草，皆为阳盛之象，是以火证偏多。夫药者补偏之物，医为救弊之人，岂可不识此大气运，而硁硁然泥夫司天在泉以论治，何异痴人说梦耶。安徽人程某，在余姑丈许辛泉典中司会计。仲冬患感，医者闻其病前一日，曾啖生芦菔一枚，而大便又溏，苔色又白。今年又为湿土在泉，遂指为中虚寒湿之病，参、术、附、桂，多剂率投，驯致舌黑神昏，尚疑为大虚之候。禾中沈柳衣见之，知其药误，另招张镜江诊之，曰：冬温也。连与犀角地黄汤而无起色。二十日外，始乞孟英视焉。舌缩底绛，苔黑如漆，口开茎萎，脉细数而弦，右则按之如无。阴液尽烁，温毒深蟠，甘露琼浆，不能复其已竭之津矣。俄而果败。

顾子襄体素丰，患颐肿，医投升散之药，神昏气逆，鼻衄大流。伊舅氏朱生甫明经为延孟英视之，面赤音低，不眠脘闷，大渴溺赤，脉滑数而洪，曰：冬温也。其苔色白而不燥者，内有伏痰耳；便泻如水者，肺热下迫大肠耳，岂可以为寒乎？予犀角、元参、旋覆、栀、芩、射干、竹茹、通、银花、石菖蒲服之，衄止神清，泻亦不作，去犀、射，加花粉、贝母。服二剂，解坚矢，吐胶痰，知饥热退而愈。继有朱氏子，右颈肿突，外科围药甚痛，身热不饥。孟英诊曰：冬温耳，非患痈也。敷药亟令洗净，另以芙蓉叶杵烂涂之。投以清解肺卫药，数日而痊。

朱介眉，年逾花甲，患感于季冬。初服温散，苔色遂黑。即投白虎，胸胁大疼，面赤不眠，口干气逆，音低神惫，溺赤便溏，医者金云不治。孟英切脉虚数而弦，是真阴素亏，痰多气郁。今年自夏徂冬，亢旱已极，所伏之邪，无非燥热。稍一温散，火即燎原。一见黑苔，即投白虎。而不知其枢机窒滞，气道未舒，且阴液耗伤，亦非白虎汤仅能涤热者之任也。予沙参、苇茎、竹茹、冬瓜子、丝瓜络，展气开痰；苁蓉、当归、紫石英、冬虫夏草，潜阳镇逆。覆杯即减，旬日而瘥。

三舍弟拜枫之室，汛后患感，孟英视曰：冬温也，而营分素亏，左腹聚气。肝阳烁液，痰阻枢机。脉数而虚，黄苔满布，腰疼碍于呼吸，口淡不饥不渴，嗽则欲呕，溲热便秘，当变法治之。初授葱、豉、连、楝、栀、薇、延胡、丝瓜络、竹茹，少加苏叶。服二剂，解溏矢，苔稍化而身热退。起榻梳发，复发热，脉尚数，改用南沙参、枇杷叶、橘、斛、栀、薇、芩、翘、芦荟。服二帖，脉数渐退，大解复行，心悸汗多，时或发热，间有谵语，胁痛不饥，苔色根黄，即参养血。以北沙参、归身、石英、丹参、茯苓、黄连、萎蕤、甘草、小麦、红枣核为方。服三帖，虚热不作，谵语亦休，大解已坚，夜不成寐，不饥胸痞，痰滞未清也。为去后四味，加竹茹、半夏、盐橘红、姜汁炒栀子。二帖，痰果吐，胸渐舒，仍不知饥，神疲不语，脉甚细软。乃去芩、连、栀、半，加石斛、麦冬、冬瓜子、藕，而易沙参以西洋参，用陈仓米汤煎药，和入野蔷薇露。服五帖，脉渐起，神亦振。七帖后，知饥，而苔花少液。去竹茹、冬瓜子、蔷薇露，加甘草、生地、白蒲桃干。服二帖，粥食虽增，耳鸣神愈。复加枸杞，而地黄用熟者，易洋参以高丽参。服后苔净加餐，再加黄芪、杜仲而愈。惟素患带多，仿虎潜法善其后，汛至而康。

蒋君寅日方太夫人患恙，适余在武林，专丁招往。病已七日，龈糜颐肿，寒热时形，脘闷头疼，不眠不食，苔黄便秘，脉数而弦。是冬令伏邪发为温病，血虚肝旺，禀赋使然。以枳、桔、羚、翘、栀、菖、葱头、兜铃、射干为前茅，三剂而肿消热退。以小陷胸合栀豉，加菖、芩、竹茹、雪羹开中坚，亦三剂而便畅胸舒，渐啜糜粥。以西洋参、肉苁蓉、麦冬、石斛、川贝母、竹茹、归身、知母、黄连为后劲，渐安眠食而痊。其庶祖母年八十六岁，患胸闷便秘，少腹瘕痛，夜分凛寒，两目更冷，不饮不食，口苦息粗，咸以高年为虑。近脉弦数而涩，此肝气素滞，食阻上焦，升降并愆，故脉涩而息不调也，岂可误以为正气之衰乎。进枳、桔、萎、蕤、菖、菀、苏、连、橘核、旋覆之方，投匕而瘥。次年春病复如是而较甚，余亦以此法瘳之。寅昉曾于去冬患血溢，与清舒肝胆而安。惟久患不眠，臂冷食少，自云服补心丹及知柏八味丸甚合。余曰：脉至弦细而缓，因赋质阴亏，心多思虑，五火内炽，烁液成痰，阻碍气机，故脉证如是。滋腻之药，不可再投。用沙参、丹参、丝瓜络、茅根、旋覆、橘、半、菖、芩，服十余剂而愈。

伏　热

张养之弱冠失怙后，即遭无妄之疾，缠绵七载，罄其赀财，经百十三医之手，而病莫能愈。因广购岐黄家言，静心参考，居然自疗而痊，然鼻已坏矣。抱此不白之冤，自惭形秽，乃闭户学书，专工作楷，其志良可悼也。孟英因与之交，见其体怯面青，易招外感，夏月亦著复衣，频吐白沫。询知阳痿多年，常服温辛之药，孟英屡谏之。而己亥九月间，患恶寒头痛，自饵温散不效，逆孟英诊之。脉极沉重，按至骨则弦滑隐然。卧曲房密帐之中，炉火重裘，尚觉不足以御寒。且涎沫仍吐，毫不作渴，胸腹无胀闷之苦，咳嗽无暂辍之时。惟大解坚燥，小溲不多，口气极重耳。乃谓曰：此积热深锢，气机郁而不达，非大苦寒以泻之不可也。养之初犹疑焉，及见方案，辨论滔滔，乃大呼曰：弟之死生，系乎一家之命，唯君怜而救之。孟英慰之曰：我不惑外显之假象，而直断为实热之内蕴者，非揣度之见，而确有脉证可凭。但请放心静养，不必稍存疑畏。及二三帖后，病不略减，诸友戚皆诋药偏于峻，究宜慎重服之。有于某者，扬言于其族党曰：养之之命，必送于孟英之手矣。众楚交咻，举家惶惑。次日另延陈启东暨俞某并诊，孟英闻之，急诣病榻前谓曰：兄非我之知己也，则任兄服谁之药，我不敢与闻也。兄苟裕如也，则任兄广征明哲，我不敢阻挠也。今兄贫士也，与我至交也。拮据资囊，延来妙手，果能洞识病情，投剂必效，则我亦当竭力怂恿也。第恐虽识是病，而用药断不能如我之力专而剂大也。苟未能确识是证，而以无毁无誉之方，应酬塞责，则因循养患，谁任其咎也。或竟不识是病，而开口言虚，动手即补，甘言悦耳，兄必信之。我不能坐观成败，如秦人视越人之肥瘠也。今俞某之方如是，陈医殊可却之，速着人赶去辞绝，留此一款，以作药资，不无小补。况连服苦寒，病无增减，是药已对证。不比平淡之剂，误投数帖，尚不见害也。实由热伏深锢，药未及病，今日再重用硝、黄、犀角，冀顽邪蕴毒，得以通泄下行，则周身之气机，自然流布矣。养之伏枕恭听，大为感悟。如法服之，越二日大便下如胶漆，秽恶之气，达于户外，而畏寒即以递减，糜粥日以加增。旬日后，粪色始正。百日后，康健胜常。嗣后，虽严冬亦不甚畏冷。偶有小恙，辄服清润之方，阳道复兴，近添一女。养之尝颂于人曰：孟英之手眼，或可得而学也。孟英之心地，不可得而及也。我之病，奇病也。孟英虽具明眼，而无此种热情，势必筑室道旁，乱尝药饵，不能有今日矣。况不但有今日，而十余年深藏久伏之疴，一旦扫除，自觉精神胜昔，可为后日之根基。再生之德，不亦大哉！

　　张氏妇患气机不舒，似喘非喘，似逆非逆，似太息非太息，似虚促非虚促，似短非短，似闷非闷，面赤眩晕，不饥不卧。补虚清火，行气消痰，服之不应。孟英诊之曰：小恙耳，旬日可安。但须惩忿是嘱。与黄连、黄芩、栀子、楝实、鳖甲、羚羊角、旋覆、赭石、海蛇、地栗为大剂，送当归龙荟丸。未及十日，汛至其色如墨，其病已若失。后与养血和肝，调理而康。

胡蔚堂舅氏，年近古稀，患囊肿，小溲赤短，寒热如疟。孟英曰：非外感也，乃久蕴之湿热下流，气机尚未宣泄。与五苓合滋肾，加楝实、栀子、木通。两剂后，囊间出腥粘黄水甚多，小溲渐行，寒热亦去。继与知柏八味，去山药、萸肉，加栀子、楝实、芍药、苡仁等，久服而愈。壬寅夏，感受暑湿，误投温散，以致谵语神昏，势濒于危，而肛前囊后之间，溃出腥脓，疮口深大。疡科以为悬痈也，敷治罔效。时孟英患痁未痊，予固邀其扶病一诊。孟英曰：悬痈乃损怯证，成之以渐。今病来迅速，腥秽异常，是身中久蕴厚味湿热之毒，挟外受之暑邪，无所宣泄下注而为此证。切勿敷药，以遏其外走之势。但舌强而紫赤，脉细而滑数，客邪炽盛，伏热蕴隆，阴分甚亏，深虞津涸。先与清营之剂，三投而神气渐清。次以凉润阳明，便畅而热蠲脓净。改用甘柔滋养，月余溃处肌平。善后参人参、芪，竟得康强如昔。用药次第可法

仲冬大雪连朝，积厚丈许，严寒久冻，西湖可行车马。斯时也，盛少云患痰嗽夜热，自汗不寐，左胁痛如针刺，肌削不饥，自问不起矣。请孟英托以后事，及诊其脉，许以可生。盖病来虽恶，未经误药也。与固本加龟板、鳖甲、苁蓉、知、柏、青黛、石斛、花粉、白芍、楝实、海石、旋覆、贝母、蛤壳、牛膝，出入为大剂，投之即效。连服四五十帖而痊。予谓斯证患于斯时，若经别手，未有不投温补者。而少云能与孟英游，其亦具眼之人乎。此真所谓患难交，不可不留心于平日也。然亦不能人人而遇之，殆佛氏所谓有缘存乎其问欤？

胡振华以花甲之年，患溺后出血水甚痛。自云溲颇长激，似非火证。孟英察脉有滑数之象，与元参、生地、犀角、栀、楝、槐蕊、侧柏、知母、花粉、石斛、银花、甘草梢、绿豆等药，旬日而痊。逾四载以他疾终。

管氏妇自去秋患赤痢，多医罔效，延至暮春。孟英诊脉弦数，苔黄渴饮，腹胀而坠，五热夜甚，用白头翁汤合金铃子散，加芩、芍、栀、斛，吞驻车丸，浃旬而愈。

濮树堂室病，孟英甫为参愈。而树堂继焉，起即四肢厥逆，脉伏恶寒，发热头痛，左为甚。惟口渴，因与葱豉二帖，解表。热虽退，脉仍伏，四肢冷过肘膝，大解频行，人皆疑为虚寒。孟英曰：此证俨似阴厥，然渴饮溲赤，真情已露，岂

可泥于一起即厥，而必定其为寒乎？径投凉解，热果复发，而肢冷脉伏如故。幸病者坚信，服药不疑。至第七日，大便泻出红水，溺则管痛，呕恶烦躁，彻夜不瞑，人更危之。孟英曰：热邪既已下行，可望转机。以白头翁汤，加银花、通草、芩、芍、茹、滑、知、斛、栀、楝、羚角之类。投三日，红水始止，四肢渐和，颇有昏瞀谵语。用王氏犀角地黄汤一剂，四肢热而脉显滑数，苔转灰黄，大渴遗溺，病人自述如卧烘箱上。于昨方加入元参、银花、竹叶、生石膏、知、贝、栀、斛。服一剂，夜间即安寐，而苔转黑燥，于昨方复加花粉。服一剂，热退而头面汗多，阳越于上。懒言倦寐，小溲欲解不通。阴虚于下。诸戚友咸以为危，各举所知，病已将愈，何危之有。而群医佥云挽救不及，病家皇皇。孟英曰：此证幸初起即予诊视，得尽力以为死里求生之举。非比他人之病，皆因误治致危。然不明言其险者，恐病家惶惑，而筑室于道旁也。今生机已得，不过邪去真阴未复。但当恪守予法，自然水到渠成，切勿二三其德，以致为山亏篑。赖有一二知音，竟从孟英议。服西洋参、生地、苁蓉、麦冬、楝、芍、知、斛药，一剂溺行索粥，再服而黑苔退，三服而神清音朗，舌润津回。唯有韧痰不能吐，左偏头微痛，于原方加二至、桑、菊、贝母、牡蛎。又复五剂，得解硬矢一次，各患始安，眠食渐适而瘳。凡厥逆脉伏之证，其热深藏，多不易解，非卓识定力，不惑于证，亦必摇于众议矣。

　　陈足甫溲后见血，管痛异常，减餐气短，孟英以元参、生地、知母、楝实、银花、侧柏叶、栀子、桑叶、丹皮、绿豆为方，藕汤煎服。二剂病大减，乃去丹皮、柏叶，加西洋参、熟地，服之而瘳。

　　王开荣偶患腹中绞痛，伏暑在内。自服治痧诸药，香燥可以益热。而大便泻血如注。孟英诊之，左颇和，右关尺弦大而滑，弦滑者痰也，大者热也。面色油红，喘逆不寐，与苇茎汤合金铃子散，加银花、侧柏叶、栀、斛、芩、连。二帖后，面红退，血亦止，乃裁柏叶、银花，加雪羹、枯荷杆。又二帖，始发热，一夜得大汗周时，而腹之痛胀爽然若失，即能安寐进粥。改投沙参、知母、花粉、桑叶、杷叶、石斛、白芍、橘络、杏仁、冬瓜子、茅根、荷杆，三帖，大解行，而脉柔安谷。

　　陈叟久患痰嗽气逆。肺气不清。夏初因恶寒，热结在肺。自服理中汤，遂痰中带血，气喘而厥，二便不通，冷汗腹胀。孟英察脉洪大，按腹如烙，与苇茎汤，加栀、楝、旋、贝、花粉、海蛇。外以田螺、大蒜、车前草，捣贴脐下，即溺行而平。

高某，患两膝后筋络酸痛，血不养筋。略不红肿，卧则痛不可当，彻夜危坐。孟英切脉虚细，苔色黄腻，咽燥溺赤，与知、斛、栀、楝、牛膝、豆卷、桂枝、竹沥为方，送虎潜丸，阴虚于下，火炎于上。煎剂以治其上，丸药以培其下，井井有法。旬日而瘳。

张某，患发热，医知其非寒邪也，用清解药数帖，腿肿异常，身面渐黄。孟英诊之，脉滑实，腹胀口干，与茵陈大黄汤，两剂便行而各恙霍然。

魏女，患脚肿呕吐，寒热便秘，孟英与龙胆泻肝汤而立效。继有孙氏妇患此，亦以是药获痊。此亦肝经郁热之证，孟英善于调肝，故应手辄效。

冯媪患左目胞起瘰，继而痛及眉棱、额角、巅顶，脑后筋掣难忍。医投风剂，其势孔亟。孟英诊脉弦劲，舌绛不饥，与固本合二至、桑、菊、犀、羚、元参、牡蛎、鳖甲、白芍、知母、石斛、丹皮、细茶等，出入为用，匝月始愈。

歙人吴永言，于十年前读《论语》"不撤姜食"之文，因日服之，虽盛夏不辍。至三年，患大溢血，虽以凉药治瘳，而时时火升迄今不愈。季冬就诊于孟英，身不衣绵，头面之汗蓬蓬也。且云服芩、连，则烦渴益甚，以苦能化燥也。用生地即闷滞不饥，以甘能缓中也。蔗梨入口亦然。按其脉，沉取滑数，是从前之积热，深伏于内。与白虎汤去草、米，加竹叶、竹茹、花粉、海蛇、荸荠、银花、绿豆恣服，渐吐胶痰而愈。继闻赵秋舲进士令郎子循，每啖蔗则鼻衄必至，或疑蔗为大热之性。孟英曰：蔗甘而凉，然甘味太重，生津之力有余；凉性甚微，荡热之功不足。津虚热不甚炽者，最属相宜。风温证中救液之良药，吾名之曰天生复脉汤。若湿热、痰火内盛者服之，则喻氏所谓翻受胃变从而化热矣。凡药皆当量人之体气而施，岂可拘乎一定之寒热耶？子循之体，水虚而火旺者也。蔗性不能敌，反从其气而化热，正如蔗经火炼则成糖，全失清凉之本气矣。枸杞子亦然。

朱养之令弟媳，初患目赤，服药后，渐至满面红肿，壮热神昏，医者束手。孟英切脉，洪实滑数，舌绛大渴，腹微胀。以酒洗大黄、犀角、元参、滑石、甘草、知母、花粉、银花、黄芩、连翘、薄荷、菊花、丹皮，两下之径愈。

许培之令祖母，年逾七旬，久患淋漏，屡发风斑。孟英持其脉，弦而滑，舌绛口干，每以犀角、生地、二至、芩、蒿、白薇、元参、龟板、海螵之类，息其暴；甘露饮增损，调其常。人皆疑药过凉，孟英曰：量体裁衣。禀属阳旺，气血有余，察其脉色，治当如是。病者乃云：十余年前，偶患崩而广服温补，遂成此恙。始知先天阳气虽充，亦由药酿为病。秋杪患寒热如疟，喜怒不眠，苦渴易饥，不能纳食。孟英察脉，弦数倍常，与清肺蠲痰、柔肝充液之法，渐以向安。今冬有荐吴古年诊治者，询知病原，作高年脱营论，而以血脱益气裁方。初服三四剂，饮食骤增，举家忻幸。已而血漏甚多，眠食欲废，复延孟英视之，仍主前议，果得渐康。

许芷卿患外寒，须覆重衾，内热，饮不解渴，仍能安谷，便溺皆行。或以为虚寒，或以为疡患，投以温散，即显咽痛。孟英脉之，沉弦而缓，作痰热内伏。投以犀、羚、元参、丹皮、白薇、黑栀、茹、贝、旋、蒡之剂，两帖而寒渴咽疼皆减。乃去犀、羚、牛蒡，加二至、知母、花粉、银花，解酱矢而瘳。

褚芹香女校书，患汛愆寒热。医以为损，辄投温补，驯至腹胀不饥，带淋便闭，溲涩而痛。孟英诊脉，弦劲而数，乃热伏厥阴，误治而肺亦壅塞也。与清肃开上之剂，吞当归龙荟丸两服，寒热不作而知饥。旬日诸恙悉安。

李德昌之母，仲夏患感，医诊为湿，辄与燥剂，大便反泻。遂疑高年气陷，改用补土，驯致气逆神昏，汗多舌缩。已办后事，始乞诊于孟英。脉洪数无伦，右尺更甚，与大剂犀角、石膏、黄芩、黄连、黄柏、知母、花粉、栀子、石斛、竹叶、莲心、元参、生地之药。另以冷雪水调紫雪，灌一昼夜。舌即出齿，而喉舌赤腐，咽水甚痛。乃去三黄，加银花、射干、豆根，并吹锡类散。三日后，脉证渐和，稀糜渐受。改授甘凉缓剂，旬日得坚黑矢而愈。

幼科王蔚文之甥女，向依舅氏。于三年前患热病甚危，服多剂凉解始愈。第寝食虽如常人，而五心恒热，黑苔不退，口苦而渴，畏食荤膻。频饵甘凉之药，经来色黑不红。去年适吴氏，仍服凉药，迄不能痊。今夏伊舅氏浼孟英诊之，脉甚滑数，曰：此热毒逗留阳明之络，陷入冲脉，以冲隶阳明也。然久蕴深沉，尚不为大患者，以月事时下，犹有宣泄之路也。其频年药饵，寒之不寒者，以热藏隧络，汤剂不能搜剔也。令每日以豆腐皮包紫雪五分吞下。半月后，苔果退，渴渐减。改用元参、丹参、白薇、黄芩、青蒿煎汤，送服当归龙荟丸。又半月，经行色正，各恙皆瘳，寻即受孕焉。

周光远令正，孀居十载，年已五十三岁，汛犹未绝，稍涉劳瘁，其至如崩。

偶患少腹偏左掌大一块作疼，其疼似在皮里膜外，拊之痛甚。越日发热自汗，眩冒谵语，呕渴不饥，耳聋烦躁。孟英循其脉，虚软微数，左兼弦细，便溏溲热，舌本不赤，略布黄苔。营分素亏，而有伏热，阻于隧络。重药碍投，姑予芩、连、芍、楝、竹茹、桑叶、白薇、通草、橘核、丝瓜络、灯芯，少加朱砂和服。一剂势即减，二剂热退呕止，啜粥神清。第腹犹痛，去桑、芩、灯芯、朱砂，加苏、归、苡、藕，服数帖而起。迨季冬，其君姑七十八岁，患腹痛，痛亦仅在皮膜，仍能纳食，二便无疴。数日后痛及两腰，机关不利。碍于咳嗽，痰出甚艰，而有咸味，夜不能瞑。孟英视曰：肝肾大虚，脉络失养也。以沙参、熟地、归、杞、苁、膝、杜仲、石英、羊藿、络石、薏苡、胡桃等药进之，日以递愈。继用一味桑葚，善后而康。

叶承恩，年五十岁，患发热暮甚，肢厥头疼，呕恶便溏，睡则呓语，不饥不渴，汗出上焦，自觉把握不住。延孟英诊之，脉软涩而不鼓指，右手尤甚，宛似虚寒之证。惟舌本紫，苔虽薄，而黄腻，口苦，眼鼻时觉出火。是真阴素亏，而热伏于内也。予栀、连、桑、菊、茹、翘、芩、斛、银花、丝瓜络、莲子心，出入数剂。热呓皆减，脉亦较和，溲赤而疼，大解色酱，知其伏热下行矣。又数剂，苔始退而知饥，参以养阴而愈。

蔡湘帆，年二十岁，体素丰。偶发寒热，翼日尚吃饭出门，自不知为病也。第三日，寒热大作，茎缩不能小溲，气喘大汗，眩晕不支。乞孟英往诊，举家仓皇大哭。循其脉缓大而滑，苔色黄腻，脘下拒按，曰：无恐也。予菖、枳、旋、蒌、栀、豉、连、半、茹、蛇，以芦菔汤煎服。一剂，大吐痰涎而喘汗平；二剂，茎舒溲畅而大解行，越日寒热即减；又两剂，疟罢知饥而愈。然李东垣谆谆以内伤类外感为言，而温热暑湿之病，初起极类内伤，往往身未发热而手心先热，或兼眩晕自汗。设泥古法而不辨证，祸可言哉。

徐仲荣四令弟德生，患感至旬余，忽然大战大汗，而大便兼下瘀血。朱茂才视之，不知战解之义，以为将脱也。率投大剂温补药一服，汗收壮热，杳不知饥，渴饮无眠，舌赤溲少，遂束手。更医谓汗下伤阴，滋填叠进，驯致身难转侧，懒语音低者，又旬余矣。所亲吴爱棠嘱延孟英图之。脉弦数而驶，按其胸下坚且痛，舌绛而根苔黄滞，曰：汗下伤阴固然，惟府犹实也，滋腻曷可投耶？然一病至此，又难攻夺，姑以善药通之。因予小陷胸汤合雪羹，加茹、杏、紫菀、白前、冬瓜子、芦菔，和梨汁。服二帖，坚黑之矢果下，仍夹瘀血，身热遂缓，稍进稀糜，改用清养肺胃以充津液。旬日后，热净溲澄，知饥安谷。惟舌不生苔。寐即汗出，授大剂滋阴而愈。德生有一婢，年十七矣，陡患腹痛，稍一言动，则痛不可支。举家疑为急痧中恶，多方以图，皆不应。飞速孟英往视，见其神色如常，并不吐泻，脉则牢涩，苔则腻黄，曰：此多食酸甘，而汛阻也。询之果然。以桃仁、红花、生蒲黄、灵脂、海蛇、香附、延胡、芍药，芦菔汤煎药，吞当归龙荟丸而愈。

陈载陶令郎，夏间患嗽泻愈后，时发微热，寝汗如蒸。医治两月，迄不能退，时犹作嗽，咸以为劳。其世父喆堂逆孟英视之，热甚于颈面，形瘦口干，脉则右大，曰：肺热不清也。养阴之药久服，势必弄假成真，热锢深入而为损怯之证。亟宜淡泊滋味，屏绝补物。以芩、栀、地骨、桑叶、苡仁、枇杷叶、冬瓜皮、梨皮、苇茎为剂，服后热汗递减。至九帖，解酱矢赤溲，皆极热而臭，自此热尽退而汗不出矣。惟噎犹不畅，时欲太息，饱则胸下不舒，乃滋腻药所酿之痰未去也。改用沙参、枳实、旋覆、冬瓜子、竹茹、白前、栝蒌、海蛇、橘皮。数帖而胸舒嗽断，体健餐加。

张某患四肢发热，久治不痊，食减便溏，汗多形瘦。张孝子谓此证非孟英不能愈，遂往就诊。曰：热厥也。前此必误服补药矣，故脉来甚涩。以芩、栀、连、柏、白薇、通草、地骨、青蒿、丝瓜络为方，十余剂而瘥。

傅与三令正，年已花甲，患疟服药，浃旬而断，乃夜不能眠者数日。忽然吐泻交作，肢冷自汗，渴喜热汤，神气张皇而有谵语。张某谓元虚，而所用之药，乃桂、芍、萸、连、葛、藿、乌药、木香之类。病家欲投温补，迎孟英质之。脉来浮弦软数，尺中甚弱，舌绛无液，稍有黄苔。乃真阴素亏，久伤谋虑，吸受暑热，化疟未清，扰及中州，则为吐泻。询所吐，果有酸甘苦辣之味，泻亦色酱而热如火，岂非伏热之的据耶？然邪已自寻出路，故腹无痛苦。况汗出如淋，不独用香燥疏散之药为耗液，即温补如理中、四逆，亦无非助热而重劫其津也。乃定沙参、龙、牡、朱染茯神、黑豆皮、薏苡、木瓜、小麦、竹叶、鲜莲子之方。一剂而吐泻皆止，得寐神清，且略知饥，稍能收谷。次日复诊，病者云依舌上脱液者三十年矣，是以最怕热药。奈群医谓疟宜温化，以致愈服愈殆。设非先生眼光如炬，恐昨日已登鬼录矣。寻以充液柔肝而愈。

李华甫，年六十三岁，仲夏患恶寒，气逆不饥，即请孟英视之。脉甚虚软，舌本紫而滑泽无苔，溲频数而浓赤不禁，阴茎已缩，两手紫黯。乃心阳过扰，热伏厥阴之象。不可谓无热恶寒发于阴，而认为真伤寒也。虽平昔耽饮嗜茶，设投燥剂，则液之涸也不须旋踵。爰以葱、豉、茹、芩、栀、薇、桑叶、通草，轻解其外，至夜始发热。再剂，微汗而解，独腹热如烙，舌渐干而口渴，改予西洋参、元参、生地、麦冬、甘草、花粉、栀、楝、苏、茹，和青蔗汁。服二帖，下坚矢，而舌愈干，且谵语不寐，于前方加竹叶、木通。服之舌根始见黄苔，知伏热渐化。再一剂，苔转黑，原方调以神犀丹一丸，即战解而舌始润，稍啜稀糜，犹妄言无寐。乃心阴久耗，阳不能收也。仍以前方加童溲和服，两帖。大解复行，神气渐谧，诸恙寻愈。此证设犯温升，即难救药。幸初发得遇名手，始克扶危持颠旬日而愈。故为相者治天下，当因民之所利而利之，不必务虚名而复井田、肉刑也。为医者治人，亦当因病之所利而利之，不可守成法而泥麻黄、桂枝也。

丙辰春初，余游梅泾。曹霭山茂才拉视其令郎之证，云起于往夏疟后，暮热鼻衄，善欠羞明，颏频时酸，溲浑有脚。先禀素弱，金虑成劳。频服滋填，毫无寸效，久不起榻。及余诊之，脉软滑而微长，苔淡黄而不渴，仅能仰卧，反侧不能，曰：此非虚劳也。乃热伏阳明，是以机关不利，筋骨不束，而见以上诸证。幸衄血频流，小溲混浊，热气尚有宣泄，而人不甚枯削，以阳明为多气多血之经也。与生槐蕊、知、柏、芩、栀、白薇、花粉、茅根、茹、斛、丝瓜络等药。久服果渐愈。

伏　暑

壬辰八月，范蔚然患感旬余，诸医束手。乃弟丽门，恳孟英治之。见其气促音微，呃忒自汗，饮水下咽，随即倾吐无余，曰：伏暑在肺，必由温散以致剧也。盖肺气受病，治节不行，一身之气皆失其顺降之机。即水精四布，亦赖清肃之权以主之。气既逆而上奔，水亦泛而上溢矣。但清其肺，则诸恙自安。乃阅前服诸方，始则柴、葛、羌、防，以升提之，火藉风威，吐逆不已，犹谓其胃中有寒也。改用桂枝、干姜以温燥之，火上添油，肺津欲绝，自然气促音微。疑其虚阳将脱也，径与参、归、蛤蚧、柿蒂、丁香，以补而纳之，愈补愈逆，邪愈不出，欲其愈也难矣。亟屏前药，以泻白散合清燥救肺汤，数服而平。妙论不独治暑为然。

凡上而不下之证，皆可类推。

孙位申患感，证见耳聋，医者泥于少阳小柴胡之例，聋益甚。孟英视之曰：伏暑也，与伤寒治法何涉？改投清肺之药，聋减病安。将进善后法矣，忽一日耳复聋，孟英诊之，莫测其故。因诘其食物，云昨日曾吃藕粉一碗，孟英曰：是矣。肆间藕粉罕真，每以他粉搀混，此必葛粉耳，不啻误服小柴胡一剂。复投肃清肺胃药寻愈。录此以见其审证周详，所谓无微不入也。

顾宗武偶患微寒发热，医进温散法，热虽退，而不饥不大便。复用平胃散数帖，腹渐胀而偏于右，尚疑其中气之虚寒也。遂与温运燥补诸药，胀乃日增，杳不进谷。或谓恐属痈疡，因招外科连某诊之，作胁疽治，病如故。黄某作肠痈论，以大黄泻之亦不应。严某谓胁疽部位不对，肠痈证据不符，作内疝治，仿子和、《活人》之法，及当归龙荟丸相间而投，亦无效。乃延孟英视之，脉极弦细而促，舌绛大渴，小溲赤少，饮而不食者月余矣。证实脉虚，坚辞不治。其家问曰：此证究是何病？乞为指示。孟英曰：据述病人素慎起居而薄滋味，显非停滞与痈疽之患。良由暑湿内蕴，势欲外泄，是以初起有微寒发热之候。误与风寒药，热虽暂退于表，邪仍伏处于中，不饥不便。肺胃失其下行，再加辛燥温补，气机更形窒滞，伏邪永无出路，津液潜消，膜胀日甚。以气血流行之脏腑，为暑湿割据之窠巢，补之不可，攻之不能。痛虽不在膏肓，卢扁望而惊走。逾旬径殁。杂药乱投，一何可笑。

黄莲泉家戚妪病痢，朱某以其年老，而为舍病顾虚之治。渐至少腹结块，攻痛异常，大渴无溺，杳不知饥，昼夜百余行，五色并见，呼号欲绝，始延孟英诊之。脉至沉滑而数，因谓曰：纵使暑热深受，见证奚至是耶？此必温补所酿耳。夫痢疾古称滞下，明指欲下而涩滞不通也。顾名思义，岂可以守补之品，更滞其气；燥烈之药，再助其虐乎？少腹聚气如瘕，痢证初起，因于停滞者有之。今见于七八日之后，时欲冲逆，按之不硬，则显非停滞之可拟。实为药剂之误投，以致邪浊盘踞，滋蔓难图。及检所服诸方，果是参、术、姜、萸、附、桂、粟壳、故纸、川椒、乌梅等一派与病刺谬之药。孟英曰：彼岂雠于汝哉。畏老而补之，见痢而止之，亦未尝不煞费苦心，而欲汝病之即愈，惜徒有欲愈之心，未明致愈之道。但知年老元虚，不闻邪盛则实。彼亦年近古稀，悬壶多载，竟毕世沉迷于立斋、景岳诸书，良可叹也。岂造化果假权于若辈乎？不然，何彼书彼术之风行哉！戚云：壬寅之病，赖君再生，今乃一误至此，恐仙丹不能救矣。孟英曰：幸未呕哕，尚可希冀一二。遂与苁蓉、楝、芍、芩、连、橘、斛、楂、曲、元胡、绿梅、鳖甲、鸡金、鼠矢、海蛇，出入互用。数帖渐安，继加驻车丸吞服，逾月始健。痢疾初起即补，变成噤口者有之，延为休息者有之。邪因补而固结不解，虽有明手无如之何，良可叹恨。

上虞陈茂才患头痛，三日一发，发则恶寒。多药不效，饮食渐减。或拟大剂姜附，或议须投金石。葛仲信嘱其质于孟英，察脉甚弦，重按则滑，曰：热暑伏厥阴也，温补皆为戈戟。与左金，加楝、芍、栀、桑、羚、丹、菊、橘为剂，煎吞当归龙荟丸。三服而减，旬日即痊。

关颖庵患寒热，医者泥于今岁之司天在泉，率投温燥，以致壮热不休。阮某用小柴胡和解之治，遂自汗神昏，苔黑舌强，肢掣不语，唇茧齿焦。张某谓斑疹不透，拟进角刺、荆、蒡。越医指为格阳假热，欲以附子引火归原。许芷卿知为伏暑，而病家疑便溏不可服凉药。复逆孟英诊之，曰：阴虚之体，热邪失清，最易劫液。幸得溏泄，邪气尚有出路。正宜乘此一线生机，迎而导之，切勿迟疑。遂与芷卿商投晋三犀角地黄汤，加知、麦、花粉、西洋参、元参、贝、斛之类。大剂服八九日，甫得转机。续与甘凉充液六七剂，忽大汗如雨者一夜。人皆疑其虚脱，孟英曰：此阴气复而邪气解也，切勿惊惶。嗣后，果渐安谷，投以滋补而愈。继有陈菊人明府乃郎，病较轻于此。因畏犀角不敢服，竟致不救，岂不惜哉！因前医之误，而始思转计，已非良医所为。况明睹温燥表散之害，而仍蹈覆辙，焉足云医。

钱氏妇，怀妊四月，而患寒热如疟。医与发散安胎，乃至舌黑神昏，大渴便泄，臭痰频吐，腰腹痛坠，人皆不能措手。孟英诊曰：伏暑失于清解，舌虽黑而脉形滑数，痰虽臭而气息调和，是胎尚未坏，犹可治也。重用气血两清之药，五剂而安。糜粥渐进，腰腹皆舒，胎亦跃跃。

赵春山司马，向患痰嗽。自秋仲以来，屡发寒热。吴古年从伏暑化疟治，颇为应手。而一旬半月之后，病必复至，延至季冬。董兰痴艖尹，嘱其质于孟英。按脉滑数，舌绛苔黄，渴饮溲赤，动则喘逆，夜不成眠，痰多畏冷，自问不能起矣。孟英曰：无恐也。不过膏粱酿痰，温补助热，是为病根。迨夏吸暑邪，互相缪轕，秋半而发，势颇类疟。古年虽识其证，惜手段小耳。因与羚羊、豆豉、连翘、薄荷、知母、花粉、竹茹、贝母、旋覆、海蛇、元参、栀子、醒头草、梨汁等药。服五剂，热退不畏冷。去前四味，加沙参、麦冬、葳蕤、枇杷叶。渐能安寐，各恙递减。再加生地，服匝月而体健胜昔，登高不喘。司马云：余昔曾服参、茸大补之药而阳痿，今服君方而沉疴顿起，乃知药贵对证，不贵补也。

余朗斋令堂，秋间患伏暑，孟英已为治愈。失于调理，复患气冲自汗，肢冷少餐，攻补不投，仍邀孟英治之。与填补冲任、清涤伏痰法，合甘麦大枣以补血而愈。

许芷卿瘖起季秋，孟英尝清其伏暑而将愈。其从母亦知医，强投以小柴胡一剂，势复剧。孟英予温胆汤去甘草，加生石膏、黄芩、知母、花粉、芦菔而安。继因作劳太早而复发，适孟英丁忧，赵君笛楼仍用清解而瘥。迨季冬移居劳顿，疟复间作，且面浮跗肿，喘嗽易嗔，人皆以为大虚之候。孟英切脉左弦劲而数，右滑大不调，苔黄且腻，口渴溺多，乃胃肺之痰热有余，肝胆之风阳上僭。畏虚率补，必不能瘥。用西洋参、知母、花粉、竹茹、蛤壳、石斛、枇杷叶、青蒿、秦艽、白薇、银花、海蛇为方。连投四剂，大吐胶痰，而各恙悉除。

沈氏子年甫髫，仲秋患感两旬，屡医弗愈，求孟英视之。神昏谵语，面惨无眠，舌绛耳聋，频吐白沫，脉数溺少，渴饮不饥，热已甚微，汗亦频出，牛黄、紫雪，数进无功。以元参、丹参、白薇、知母、苇茎、竹茹、旋覆、冬瓜子、蛤壳、石斛、枇杷叶、竹叶、花粉、莲子心、西瓜翠衣等出入为方，数服而愈。盖邪虽传营，气分未廓，故虽善饮水而敷布无权，不能下行为溺，但能旁溢为汗，上行为沫。良由初起不知为暑，治以表散风寒之药，及至传营，又不知营卫两解之法，徒以直走膻中之药，漫图侥幸，何异鹦鹉学人言，而不知所以言耶。

邱小敏初发热，即肢痿腹痛，卧则昏谵，坐起即清，膈间痞闷，饮亦碍下，舌色紫肿，苔厚腻黄，身面赤色，龈肿而疼。医见其病情错杂，初以为斑疹之候，进透发之剂。浑身冷汗，又虑内闭外脱，灌以紫雪，病如故。又疑热入血室，用桃仁、茺蔚、丹皮、藕汁、童溲等药。又恐其虚，用西洋参、龟板等味，遂言謇呃逆。正在彷徨，适病者登圊更衣，忽然昏晕，谓欲虚脱，欲进生脉饮以固元气。举家无措，所亲姜柳湖请孟英往诊之。脉洪弦而兼滑数，病属暑湿。惟肝气素郁，肺胃多痰，是以升降失常，邪气壅塞。卧即神昏者，乃湿热上熏也，故坐起则爽。彼热入血室，乃昼明了而夜谵语，非昼卧即昏，夜坐即明也。治宜清展气机，病必化疟而解。设以温散表其汗，则邪炽而津劫。若以滋补固其元，则邪闭而正脱。误用血分药，则引邪入营。徒用寒润法，则遏邪不化。先以雪羹、栀、楝、旋、枳、连、蒌、芩、半、菖、茹、元参、银花、丝瓜络等出入为方，吞当归龙荟丸。果转为疟，各恙递减。连下黑矢，半月后便色始正而疟亦止，胃醒安谷而瘳。停药数日，偶因嗔怒，其疟复作。寒少热多，睛赤龈疼，汗多足冷，孟英曰：余热逗留，风阳内煽也。视其苔灰黄夹黑，因谓其弟桂山曰：但看黑苔退净，则邪自清矣。仍予元参、白薇、知、芩、栀、茹、银花、木通、丝瓜络、菊叶等，送龙荟丸。疟即递减，逾旬苔净，眠食如常而起矣。

高鲁川，家兄礼园之外舅也。年近古稀，新秋患感。顾某进清解药二剂，热即退。以其年高，遂用滋养。越日复热，谓欲转疟，改用厚朴、姜、枣等药，遂热壮神昏，速孟英视之。脉形滑数，舌心已黑，溲赤干呕，粥饮不入。亟予元参、知母、花粉、银花、竹茹、枇杷叶、莲子心、栀子、白薇、西瓜翠衣为剂，数帖霍然。

许梅生仲郎恬甫，年未冠。仲秋患感，医知其阴虚伏暑也。叠进清卫凉营之法，旬余热退，以为无虑矣。惟六日不更衣，因用生地、麻仁、花粉等药。服后果欲大解，及臀圊大泻一次．人即汗晕，急扶上榻。连泻二三十次，满床皆污，尽是黄水，身复发热，肢痉音低，唇焦齿槁，苔色干黄而渴，舌不能伸，目不欲张，速孟英勘之。脉微细欲绝，而呼吸甚促，按其心下坚而且痛，曰：疾不可为也。缘初治失于开泄，胸中痞结，而津液不能敷布，尽从下脱，攻补皆难措手矣。翼日果殒。

四舍弟西甫，年二十四岁，秋杪患感，至六日神渐昏，延孟英诊之。脉形涩滞，苔垢头疼，气逆汗频，腰疼溲少，脘闷拒按，乃伏暑晚发而本元极亏也。亟与开中，俾有去路，小陷胸加栀、菖、豉、芩、白薇、翘、枳，芦菔汤煎服一剂。脘不拒按，苔亦稍退，汗不达于下部，脉来软而且涩，改授茹、半、苓、栀、橘、翘、知、蛤、花粉、莲子心之剂。三服，脉转弦数，大解未行，谵语不休，夜间热炽，肢凉头晕。浊热上熏也，以芩、蒌、栀、连、茹、翘、元参、白薇、丹皮、海蛇、竹叶投之。乃下坚黑大便，而圊后神晕，苔渐薄而转黑，为去芩、莲、蒌、蛇，加犀角、鲜生地、知母、花粉，两帖。更衣仍黑，气乃渐平，肢亦渐温，热渴均减，犹不知饥，脉软而虚，苔退未净，乃去犀、翘，加西洋参、麦冬、银花、菖蒲。服三剂，又解黑矢，舌色始津，而寐不安神，汗多心悸，因去知母、花粉、丹皮，加甘草、丹参、茯苓，而地黄用干者。两帖，大解甚畅，胃渐知饥，稍进稀糜，力不胜啜，脉亦虚大，寐即神驰，乃邪未清而虚毕露也，用西洋参、生地、龙齿、归、芍、芩、甘、连、柏、麦冬、小麦。服五剂，复下酱矢，而右脉尚虚大。又六帖，粪色始正，汗减神安，脉渐柔和，寝食乃适。嗣又食复数次，赖孟英活泼如龙，随机应变，竟以告愈，洵属再生。

一劳力人发热，左胁疼，咳嗽碍眠，痰出甚臭，苔黄舌绛，渴饮谵语，便秘溲赤，脉形滑数，乃伏暑证。询其平昔嗜饮，醉后必向左卧，故湿热酿痰，久积于左，非内痈也。以苇茎汤去苡仁，加雪羹、芩、滑、茹、翘、栀、蒌、旋覆、木通等出入，三剂。大便行，谵语止，而痰出更多，其臭益甚，仍用前药。又四剂，痰始少而不臭，热净能眠，知饥苔退，改授甘凉养液而瘳。

翁某年甫冠，仲冬患感，医与温散药数帖，神悦耳聋，苔黑便泻，胸痞腹胀，溲少妄言。孟英切脉细数而涩，乃暑湿内伏，气郁不宣也，投以犀角、银花、元参、连翘、菖蒲、郁金、黄连。药一剂，热退神清，脘不拒按，别恙未减，脉则弦细而数，口转发渴，改用芩、翘、朴、斛、连、楝、银花、通草、兰叶、冬瓜皮为剂。两啜化为间疟，其疟发一次，则苔化一层，胀减一分，粥加一盏。药不更张，凡四发而苔净胀消，脉和溲畅，嗣予调养而康。

朱氏妇患赤痢匝月，多医杂治，痢止三日矣。而起病至今，胸头痞胀，米饮不沾，口渴苔黄，溲热而痛，凛寒身热，夜不成眠，神惫形消，诸医技窘。乞余往视，脉数而弦，伏暑未清，营津已劫，气机窒塞。首议清泄，南沙参、石菖蒲、蒌、薤、栀、芩、茹、连、橘、半、白薇、紫菀。四剂，而痰活胸舒，寒热大减，且能啜粥。改用北沙参、生首乌、柏子仁、冬瓜子、元参、蒌、薤、菖、栀。二剂，坚矢下，用清养法而痊。

钱君友琴，年五十九岁。曾于七月间患滞下，自服大黄一剂而瘥。季秋患寒热时作，自服柴、桂等药，病益甚，狂躁欲啖西瓜，而服石膏。余诊之，脉滑右甚，苔色腻黄，便秘溲短，胸痞不沾粒米。乃暑湿夹痰阻于气分，治宜开泄，白虎不可投也。用蒌、薤、枳、朴、连、夏、茹、芩、菀、桔，服三剂。二便既畅，胸次豁然而愈矣。

季夏，余游檇李，陆君又溪邀视其友王姓之病。寒热时作，汗多不解，便溏不畅，溲赤妄言，面黑如煤，苔黑大渴，烦躁气逆，脉滑而洪。按其心胸，坚硬而痛，乃暑湿夹痰食也。群医但知时感，辄进寒凉。闻说胸次不舒，遂疑为疹，羚、犀、膏、地，力竭计穷，已令病家备后事。余曰：此非重证，何必张皇。撤被启窗，胜于服药。病家唯唯，而不甚信。余即手为揭被开窗，病人即曰：舒畅多矣。药以小陷胸加芩、枳、翘、茹、薤、菖、海蛇，数服而愈。继有里中张姓者，证相类，面不黑而红，舌无苔而干。诸医亦不察其气分之尚结，痰食之未行，屡进生地，唇齿渐焦，遂束手。余以小陷胸加元参、海蛇、菖、枳、芩、翘，一饮而脘舒得卧，齿舌皆津。盖结散邪行，则气通液布也。

乙卯六月，余三媳患感，身热头重，脘闷，频呕不食，耳聋。余投清解药一剂，病不少减，而汛事非期而至。邪虽尚在气分，但营阴素亏，恐易陷血室。亟迓半痴至，投小柴胡加减一帖，病少瘥，而虚象毕呈。少腹右角，甚形掣痛，半痴于清解中，即佐养营通络柔肝之品，服四帖。证交七日，得大战汗而愈。原方为三儿遗失，惟记后四帖，重用干地黄为君。是血虚者，必养血则得汗。而儿妇气分甚郁，苟不先行清展气机，则养血之药，不能遽入。此因事制宜之所以不易也，要在先辨其体气与病情耳。更奇者，同时余内侄许贯之茂才室，体极清癯，似较余媳更弱，且娩已五次，而产后即发壮热。半痴视为暑证，投大剂凉解数帖，即战汗而瘥。无何胃气渐复，忽又壮热，便闭，渴闷，不饥。或疑新产误饵凉药使然。幸病家素信，仍延半痴诊之，右甚滑实，曰：食复也。诘之果啖豆腐稍多，遂投枳实栀豉汤，加蒌、翘、桔、薄、芦菔汁，三啜而痊。斯人斯证，使他医视之，必以为营阴大亏矣。而半痴独不顾及，凭证用药，应手而痊。且愈后不劳培补，寻健如常。可见产后，不必皆虚。而体气之坚脆，亦不能但凭于形色之间也。嘻！难矣！丁巳冬，余假馆潜斋，适半痴草《归砚录》。余读至结散邪行、气通液布二语，因追忆两案，笔之于此。又可见佳案之遗漏尚多，惟冀同志者钞存以期续采。仁和徐然石附识。

霍　乱

胡琴泉舅氏家一潘妪，年逾古稀，患霍乱转筋濒危，孟英用自制蚕矢汤而瘳。王某久患吐血，体极孱弱。沈琴痴嘱其乞孟英治之，服药甫有小愈。而酷暑之时，陡患霍乱转筋，大汗如雨，一息如丝。孟英视曰：阴血久夺，暑热鸱张，吾《霍乱论》中之缺典也。姑变法救之。用北沙参、枇杷叶、龙、牡、木瓜、扁豆、苡仁、滑石、桑叶、蚕砂、石斛、豆卷，投之良愈。调理每日仍服滋补，以治宿恙。越二载，闻服温补药，致血暴涌而亡。

戚媪者，年六十余矣。自幼佣食于黄莲泉家，忠勤敏干，老而弥甚。主仆之谊，胜于亲戚也。秋间患霍乱转筋，孟英视之，暑也。投自制蚕矢汤，两服而安。三日后，忽然倦卧不能反侧，气少不能语言，不饮不食。莲泉惶惧，不暇远致孟英，即邀济仁堂朱某诊之，以为霍乱皆属于寒，且昏沉欲脱，疏附子理中汤与焉。莲泉知药猛烈，不敢遽投，商之王安伯，安伯云：以予度之，且勿服也。若谓寒证，则前日之药，下咽即毙，吐泻安能渐止乎？莲泉闻之大悟，着人飞赶孟英至而切其脉曰：此高年之体，元气随泻而泄，固当补者。第余暑未清，热药在所禁耳。若在孟浪之家，必以前之凉药为未当，今日温补为极是。纵下咽不及救，亦惟归罪于前手寒凉之误也。设初起即误死于温补，而世人亦但知霍乱转筋是危险之证，从无一人能知此证有阴阳之异，治法有寒热之殊，而一正其得失者。此病之所以不易治，而医之所以不可为也。今君见姜附而生疑，安伯察病机之已转。好问者心虚，识机者智赡，二美相济，遂使病者跳出鬼门关，医者卸脱无妄罪。幸矣！幸矣！乃以高丽参、麦冬、知母、萎蕤、木瓜、扁豆、石斛、白芍、苡仁、茯苓、蒺藜为方，服六剂始能言动，渐进饮食，调理月余而健。

七月十八日夜，予患霍乱转筋甚剧，仓促间，误服青麟丸钱许。比晓急邀孟英诊之，脉微弱如无，耳聋目陷，汗出肢冷。音哑肌削，危象毕呈。药恐迟滞，因嘱家慈先浓煎高丽参汤，亟为接续；随以参、术、白芍、茯苓、附、桂、干姜、木瓜、苡仁、扁豆、莲实为方，一剂而各证皆减。次日复诊，孟英曰：气分偏虚，那堪吐泻之泄夺。误服苦寒，微阳欲绝。昨与真武、理中合法，脾肾之阳复辟矣。刚猛之品，可以撤去。盖吐泻甚而津液伤，筋失其养则为之转，薛生白比之痉病，例可推也。凡治转筋，最要顾其津液。若阳既回，而再投刚烈，则津液不能复，而内风动矣。此治寒霍乱之用附、桂，亦贵有权衡，而不可漫无节制，致堕前功也。此一段议论极精微。凡用寒用热，俱宜具此权衡，方无过当之弊。否则，药虽中病，而服之不止，及受其害矣。喻氏论中寒证，亦具此意。即于前方裁去姜、附、肉桂，加黄芪、石斛，服至旬日而愈。予谓此番之病，危同朝露。若非孟英，恐不能救。常闻张柳吟云：但使病者听孟英论病之无微不入，用药之无处不到，源源本本，信笔成章，已觉疾瘳过半。古云"橄愈头风"，良有以也。可见浙人禀赋之薄。若幽冀之人，即误服青麟丸数钱，亦不至如斯之甚也。

陈艺圃亦知医，其室人于仲秋患霍乱转筋，自诊以为寒也，投热剂势益甚。延朱茂才视之，亦同乎主人之见也，病尤剧，始请孟英决之。曰：寒为外束之新邪，热是内伏之真病。口苦而渴，姜附不可投矣，与河间法。人皆不之信也。再与他医商之，仍投热药，乃至口鼻出血而死。极其悔叹，始服孟英之卓见。予谓霍乱一证，近来时有，而医皆不甚识得清楚，死于误治者极多。孟英特著专论，虽急就成章，而辨晰简当，略无支漏，实今日医家首要之书。以其切于时用，不可不亟为熟读而研究也。

段尧卿之太夫人，患霍乱转筋，年逾七十矣。孟英投自制连朴饮，三啜而瘳。霍乱案甚火，不遑广采，姑录数则，以示一斑。

陈妪，年已七旬，患霍乱转筋甚危。亟拉孟英救之，已目陷神消，肢冷音飒，脉伏无溺，口渴汗多，腹痛苔黄，自欲投井。令取西瓜汁先与恣饮，方用白虎加芩、连、黄柏、木瓜、威灵仙，略佐细辛分许为剂。覆杯即安。人皆疑用药太凉，何以径效？孟英曰：凡夏热亢旱之年，入秋多有此病，岂非伏暑使然？况见证如是之炽烈乎？今秋余已治愈多人，询其病前有无影响，或曰五心烦热者数日矣。或曰别无所苦，惟睹物皆红如火，已而病即陡发。夫端倪如此，更为伏暑之的据焉。

李华甫继室，陡患霍乱而兼溺血如注，头疼如劈，自汗息微，势极危殆。迎孟英诊视，脉极弦驶，是肝阳内炽，暑热外侵。先用犀角、木通、滑石、栀子、竹茹、薏苡、银花、茅根、菊叶为大剂，和入藕汁，送当归龙荟丸，而霍乱即安。惟溺血虽减，而小溲时头犹大痛，必使人紧抱其头，重揿其巅，始可略耐。尚是风阳僭极，肺胃不清也。以苇茎汤去桃仁，加百合、白薇、元参、竹叶、西瓜翠衣、菊叶、莲子心为方，和入童溺，仍吞龙荟丸，服旬日而愈。继有祝氏妇，患溺血五六年矣，医皆作淋治。孟英诊视脉弦数，苔黄口苦，头疼溺热，曰：是溺血也，法宜清肝，与久淋当滋补者迥殊。病者极为首肯。盖其出路自知，而赧于细述，故医者但知其为淋也。

陈楚珍仲媳，陡患霍乱，亟迓孟英治之。云昨晚曾食冷鱼，夜深病作，想由寒重致此。然脐间贴以回阳膏而不效奈何？及诊脉右甚滑数，口渴苔黄。今按胸下，果坚硬而痛。曰：吐泻虽多，宿食恋膈，非寒证也，。回阳膏亟为揭去。以石菖蒲、枳实、苏叶、黄连、半夏、竹茹、海蛇、芦菔为方，服之，一剂霍然。

暑

刘廉方，常州名士也。在西湖受暑，移榻于崔仲迁别驾处，医治垂危。庄芝阶舍人，拉孟英往诊之。裸卧昏狂，舌黑大渴，溺赤便秘，脉数而芤，与犀角地黄汤加减服之。神识已清，略能进粥。次日复诊，颇知问答，大有生机，仍处甘凉法以赠之，并嘱伊格外谨慎。而越日，庄半霞诣孟英偕往诊视，见其目张睛瞪，齿露唇焦，气喘汗出，扬手掷足而不可救药也。众楚交咻，谓是寒凉药凝闭而然。孟英曰：病之宜凉宜热，汝辈不知也。脉乃皮里之事，汝等不见也。吾亦不屑为之争辩。惟目瞪唇焦，人所共睹，则其死于何药，自有定论。遂拂衣出，半霞再三请罪，孟英曰：俗人之见，何足介怀，是非日后自明，于我心无慊焉。第斯人斯病，皆可惜也。既而始知有人主热药以偾事，岂非命耶？仅二载而仲迁病，孟英闻之曰：殆矣。盖知其阴虚而受暑湿，恐主药者未必能悔悟于前车也。后果闻其广服温补之剂，以致真阴竭绝而死。覆辙相寻，迷而不醒，可哀也已。

五月下旬，天即酷热异常，道路受暑而卒死者甚多，即古所谓中喝也。而不出户庭之人，亦有是病，延医不及，医亦不识此证。虽死身不遽冷，且有口鼻流血者。孟英曰：是暑从吸入，直犯心脏也。惟新产妇人，阴血大去，热邪易袭，故死者尤多。奈愚者不知因时制宜，尚扃其窗户，幕以帘帏，环侍多人，皆能致病。又粗工不察天时、人秉之不齐，动辄生化汤，以致覆杯而毙者比比。即沙糖酒亦能杀人，不可不慎。孟英曰：六一散，既清暑热，又行瘀血。当此酷暑之令，诚为产后第一妙方。特为拈出，幸救将来。孟英曰：吾闻姚氏妇妊已临月，腹中作痛，家人谓其将娩，急煎参汤令服。服后痛益甚，忙唤稳婆至，已浑身赤斑，喘逆昏狂，虽知受暑，竟不及救。又曹氏妇亦怀妊临月腹痛，家人疑其欲产，而煎参汤．迨汤成痛已止。察其情景，知不即娩。然炎威甚烈，参汤久存欲坏，其姑云：妇既未娩，岂可服参滞胎。我体素虚，常服补剂，参汤定亦相宜，遂服之。甫下咽，即觉气闷躁扰，霎时危殆，多方拯治，逾刻而终。予按富贵人之死于温补者，固为常事。当酷暑之令，漫不少惩，诚下愚之不可移矣。附录于此，以冀司命之士，鉴而戒之。

陈某自黔来浙，一小儿发热肢搐，幼科与惊风药，遂神昏气促，汗出无溺。适孟英至而视之，曰：暑也。令取蕉叶铺于泥地，与儿卧之。投以辰砂六一散，加石膏、知母、西洋参、竹叶、荷花露，一剂而瘳。继有胡氏女病略同，儿科云不治，因恳于孟英，亦以此法活之。

潘红茶方伯之孙翼廷，馆于许双南家。酷热之时，啜冷石花一碗，遂致心下痞闷，四肢渐冷，而上过肘膝，脉伏自汗。方某诊谓阳虚阴暑，脱陷在即，疏大剂姜、附、丁、桂以回阳。双南在苏，其三郎杏书骇难主药，邀族人许芷卿诊而决之。芷卿云：此药断不可投。第证极危急，须逆孟英商之。时夜已半，孟英往视，曰：既受暑热，复为冷饮，冰伏胸中，大气不能转旋，是以肢冷脉伏，二便不行。速取六一散一两，以淡盐汤搅之，澄去滓，调下紫雪丹一钱。藉辛香以通冰伏之气，用意精妙。翼日再诊，脉见胸舒，溺行肢热，口干舌绛，暑象毕呈，化而为疟，与多剂白虎汤而愈。丙午举于乡。认证既确，治法又极精妙，真可谓万世法程。

金晓耕，发热二旬，医与表散，竟无汗泄。嗣与温补，而大解泄泻，小水不行，口干肌削，势濒于危。胡秋纫荐孟英诊之，右寸独见沉数，曰：暑热锢于肺经耳。与白虎、苇茎、天水，加芩、桔、杏、贝为方。服后头面痦疹遍发，密无针缝，明如水晶光。人皆危之，孟英曰：此肺邪得泄也。果肤润热退，泻止知饥。又服甘凉濡润二十余剂，痦疹始愈．亦仅见之证也。此温证之轻者，用药合法，故其愈甚速。

汪子与病革，始延孟英视之，曰：阴虚之质，暑热胶锢，殆误投补药矣。乃叔少洪云：侄素羸弱，医投熟地等药十余剂耳。孟英曰：暑热证，必看邪到血分，始可议用生地，何初病即进熟地？岂仅知禀赋之虚，未睹外来之疾耶？昔贤治暑，但申表散温补之戒，讵料今人于律外更犯滋腻之辜？而一误至此，略无悔悟，不啻如油入面，如胶投漆，将何法以挽回哉！越日果卒。夫小米舍人仅此一脉，完姻未久，遽尔珠沉，殊为惨然。冬间吴忻山亦惟一子，素禀虚怯，滋补频投。医者不察其患温发热，佥谓阴虚，竟投滞腻培元之剂。乃至舌黑卷短，唇焦溺赤。孟英一诊即云不救。顾听泉竭力图维，终不能愈。按虚人受感，每蹈此辙，特录以为戒。

金朗然之母，偶发脘疼呕吐。医与温补药，初若相安，渐至畏寒不寐，四肢不仁。更医云是风痹，仍投温补。因而不饥不食，二便不行，肌肉尽削，带下如溺，始延孟英诊之，曰：暑伏脾胃耳。其多投温补而不遽变者，以熟地等阴柔腻滞为之挟制也。然津气灼烁而殆尽，脂液奔迫以妄行，治节无权，阳明枯竭，焉能卫皮毛而畅四肢，利机关以和九窍哉。与白虎汤加西洋参、竹茹、橘皮、丝瓜络、石斛、花粉、竹沥、海蛇。连进二十剂，始解黑矢而各恙渐安。嗣与和肝胃、调八脉以善后，遂愈。李某向患脘痛，孟英频与建中法获瘳。今秋病偶发，他医诊之，闻其温补相投，径依样而画葫芦。服后耳闭腿疼，不饥便滞。仍就孟英视之，曰：暑邪内伏，误投补药使然，治宜清涤为先。彼不之信，反疑为风气，付外科灼灸，遂致筋不能伸而成痼疾。孟英曰：此证较金病轻逾十倍，惜其惑于浅见，致成终身之患。良可叹也！独怪谋利之徒，假河间太乙针之名，而妄施毒手。举国若狂，竟有不惜重价，求其一针，随以命殉之者，吾目击不少矣。夫《内经》治病，原有熨之一法，然但可以疗寒湿凝滞之证。河间原方，惟二活、黄连，加麝香、乳香耳，主治风痹。今乃托诸鬼神，矜夸秘授，云可治尽内伤、外感、四时、十二经一切之病，天下有是理乎？况其所用之药，群集辛热香窜之品，点之以火，显必伤阴，一熨而吐血者有之。其不可轻试于阴虚之体，与挟热之证也，概可见矣吾友盛少云之尊人卧云先生，误于此而致周身溃烂，卧床数载以亡。仲圣焦骨伤筋之训，言犹在耳。操医术者，胡忍执炮烙之严刑，欺世俗而罔利哉。汪子与证，误服熟地而不救。此证误服温补兼熟地，而竟愈。盖体有虚实，治有迟早，邪有重轻，未可以一端拘也。

乔有南之侄，甫五龄。发热数日，儿医与柴葛解肌汤一剂，肢搐而厥，目张不语。其母孀居，仅此一脉，遍求治疗，毫无寸效。所亲徐和甫，托王瘦石访一擅幼科之长者，瘦石谓宜求善于外感者。盖人有大小，病无二致，切勿舍大方而信专科，此喻嘉言活幼金针也。盍延孟英视之，徐从之。孟英曰：病是暑邪，治以风药。热得风而焰烈，津受烁以风腾。乃风药引起肝风，再投俗尚惊风之剂，稚子根本不牢，而狂风不息，折拔堪虞。与王氏犀角地黄汤，加羚羊角、生石膏、元参、桑叶、菊花、银花、牡蛎、知母、麦冬、竹叶诸药，数服而痊。清暑热，息肝风，方极平允。

赵铁珊乃郎子善，康康侯之婿也。因事抑郁，凛寒发热。汤某作血虚治，进以归、芎、丹参之类，多剂不效。乃移榻康寓，延孟英诊之。脉涩而兼沉弦以数，然舌无苔，口不渴，便溺如常，纳谷稍减，惟左胁下及少腹自觉梗塞不舒，按之亦无形迹，时欲抚摩，似乎稍适。曰：阴虚挟郁，暑邪内伏。夫郁则气机不宣，伏邪无从走泄，遽投血药，引之深入。血为邪踞，更不流行，胁腹不舒乃其真谛。第病虽在血，而治宜清气为先。气得宣布，热象必露，瘀滞得行，厥疾始瘳。子善因目击去年妇翁之恙，颇极钦服。连投清气，热果渐壮，谵妄不眠，口干痰嗽。孟英曰：脉已转为弦滑，瘀血伏邪，皆有欲出之机，继此当用凉血清瘀为治。但恐旁观诧异，事反掣肘，嘱邀顾听泉质之，顾亦云然，遂同定犀角地黄汤加味ｃ而所亲陈眉生、许小琴暨乃兄子勉，皆疑药凉剂重，纵是热证，岂无冰伏之虞？顾为之再四开导，总不领解。适病者鼻衄大流，孟英笑曰：真赃获矣。诸公之疑，可否冰释？渠舅氏陈谷人嵯尹云：证有疑似，原难主药。鼻血如是，病情已露，毋庸再议。径煎而饮之。次日衄复至，苔色转黑。孟英曰：三日不大便，瘀热未能下行也。于前方加滑石、桃仁、木通、海蛇、竹沥、石斛、银花、知母、花粉之类。又二剂，大解始行，黑如胶漆，三日问共下七十余次而止。乃去木通、桃仁辈，加西洋参、麦冬以生液。病者疲惫已极，沉寐三昼夜，人皆危之，孟英曰：听之使，其阴气之来复，最是好机。醒后尚有微热谵语，药仍前法。又旬日，始解一次黑燥大便，而各恙悉退，惟口尚渴，与大剂甘凉以濡之。又旬日大解甫得复行，色始不黑，乃用滋阴填补而康。此证不遇孟英必成虚损，讫无知其为伏暑者，虽死亦不知前药之误也。

　　仲夏淫雨匝月，泛滥为灾。季夏酷暑如焚，人多热病。有沈小园者，患病于越。医者但知湿甚，而不知化热。投以平胃散数帖，壮热昏狂，证极危殆。返杭日，渠居停吴仲庄浼孟英视之。脉滑实而数，大渴溲赤，稀水旁流，与石膏、大黄数下之而愈。仲庄欲施药济人，托孟英定一善法。孟英曰：余不敢师心自用。考古惟叶天士甘露消毒丹、神犀丹二方，为湿温、暑疫最妥之药。一治气分，一治营分，规模已具。即有兼证，尚可通融。司天在泉，不必拘泥。今岁奇荒，明年恐有奇疫。但甘露二字，人必疑为大寒之药；消毒二字，世人或误作外证之方，因易其名曰普济解疫丹。吴君与诸好善之家，依方合送，救活不知若干人也。

　　附：普济解疫丹雍正癸丑叶天士先生定

　　飞滑石十五两，绵茵陈十一两，淡黄芩十两，石菖蒲六两，川贝母五两，木通五两，藿香、射干、连翘、薄荷、白豆蔻各四两。

上药晒燥，生研细末。见火则药尽热。每服三钱，开水调服，日二次。或以神曲糊丸，如弹子大。开水化服亦可。

孟英自注云：此治湿温时疫之主方也。按《六元正纪》五运分步，每年春分后十三日交二运徵，火旺，天乃渐温。芒种后十日交三运宫，土旺，地乃渐湿。温湿蒸腾，更加烈日之暑，烁石流金。人在气交之中，口鼻吸受其气，留而不去，乃成温热暑疫之病。则为发热倦怠，胸闷腹胀，肢酸咽肿，斑疹身黄，颐肿口渴，溺赤便秘，吐泻疟痢，淋浊疮疡等证。但看病人舌苔淡白，或厚腻，或干黄者，是暑湿热疫之邪，尚在气分，悉以此丹治之立效。而薄滋味，家慈每于夏季茹素，且云汝辈为医者当知之。吾见疫疠流行之岁，无论贫富无可避之。总由不知坚壁清野之故耳。试看茹素者，独可不染，岂非胃中清虚，邪不能留乎？旨哉斯言！特谨识之。远酒色，尤为辟疫之仙方。智者识之。医家临证，能准此化裁，自可十全为上。上参喻嘉言、张石顽、叶天士、沈尧封诸家。

附：神犀丹

犀角尖磨汁、石菖蒲、黄芩各六两，直生地冷水洗净浸透、捣绞汁、银花各一斤如有鲜者，捣汁用尤良，粪清、连翘各十两，板蓝根九两无则以飞净青黛代之，香豉八两，元参七两，花粉、紫草各四两。

各药生晒，切忌火炒。研细，以犀角地黄汁、粪清和捣为丸。切勿加蜜。如难丸，可将香豉煮烂每重三钱，凉开水化服。小儿用半丸。如无粪清，可加入中黄四两研入。

孟英自注云：温热暑疫诸病，邪不即解，耗液伤营，逆传内陷，痉厥昏狂，谵语发斑等证，但看病人舌色干光，或紫绛，或圆硬，或黑苔，皆以此丹救之。若初病即觉神情昏躁，而舌赤口干者，是温暑直入营分。酷热之时，阴虚之体，及新产妇人，患此最多，急须用此，多可挽回。切勿拘泥日数，误投别药以偾事也。兼治痘瘄毒重，夹带紫斑危证，暨痘瘄后余毒内炽，口糜咽腐，目赤神烦诸证。上本叶氏参治验。

陈蕴泉陡患昏谵，黄夜乞诊于孟英。脉甚滑数，苔色腻黄。乃平素多痰，兼吸暑热。与清解药一剂，化而为疟，脉亦较平。或谓其体弱不宜凉药，须用人参。渠家惶惑，孟英坚持以为不可。盖暑，脉颇类乎虚。而痰阻于肺，呼吸不调，又与气虚短促者相似。平昔虽虚，有病必先去病。况热能伤气，清暑热即所以顾元气也。何新之亦赞是议。遂连投白虎加减而愈。次年春，因丧妾悲悼，复感温邪，失于肃清，病日以甚。迨孟英自豫章归诊，已不可救药矣。暑证，人多不识此二层。昔人虽曾论及，而无此明晰。

泻

姚树庭，以古稀之年而患久泻，群医杂治不效，金以为不起矣。延至季秋，邀孟英决行期之早晚，非敢望愈也。孟英曰：弦象独见于右关，按之极弱，乃土虚木贼也。调治得法，犹可引年，何以遽尔束手乎？乃出从前诸方阅之，皆主温补升阳。曰：理原不背，义则未尽耳。如姜、附、肉蔻、骨脂之类，气热味辣，虽能温脏，反助肝阳。肝愈强则脾愈受戕。且辛走气，而性能通泄，与脱者收之之义大相刺谬。而鹿茸、升麻，可治气陷之泻，而非斡旋枢机之品。至熟地味厚滋阴，更非土受木克、脾失健行之所宜，纵加砂仁酒炒，终不能革其腻滑之性。方方用之，无怪乎愈服愈泻，徒藉景岳穷必及肾为口实也。与异功散加山药、扁豆、莲子、乌梅、木瓜、芍药、蒺藜、石脂、余粮，扶脾抑肝，加以收摄下焦，须看其与病症针锋相对处。服之果效。恪守百日，竟得康强。越三载以他疾终。语语精义，由此类推，可以知用药之权衡也。

一人患晨泄有年，累治不效，而春间尤甚。孟英按其脉曰：汝虽苦泻，而泻后腹中反觉舒畅乎？曰：诚然。苟不泄泻，又胀闷减食矣。而服四神、附、桂之药，其泻必加，此曷故也？曰：此非温升补涩之证。乃肝强脾弱，木土相凌。处一方令其常服，数帖即安，后竟无此恙也。方用白术、苡仁、黄连、楝实、桂枝、茯苓、木瓜、芍药、蒺藜、橘皮而已。扶脾抑肝，制方灵动。

广孔愚司马，久患溏泄，而舌黑气短。自春徂冬，治而不效。孟英视之曰：劳心太过，阳烁其阴。人见其溏泄，辄与温中，不知肺受火刑，气失清肃，而短促于上，则水源不生，自然溺少便泻矣。投以肃肺、清心、凉肝、滋肾之法，果得渐瘳。

杨氏妇，孀居患泻，久治不瘥。孟英曰：风木行胃也。彼不之信，另招张某大进温补，乃致腹胀不食，夜热不眠，吐酸经秘，头疼如劈，复乞孟英视之。先投苦泄佐辛通，以治其药；嗣以酸苦息风安胃，匝月乃瘥。续与调补，汛至而康。

方氏女，久患泄泻，脘痛，间兼齿痛，汛事不调，极其畏热，治不能愈。上年初夏，所亲崔映溪为延孟英诊之。体丰脉不甚显，而隐隐然弦且滑焉。曰：此肝强痰盛耳。然病根深锢，不可再行妄补。渠母云：溏泄十余年，本元虚极，广服培补，尚无寸效，再攻其病，岂不可虞？孟英曰：非然也。今之医者，每以漫无着落之虚字，括尽天下一切之病，动手辄补。举国如狂，目击心伤，可胜浩叹！且所谓虚者，不外乎阴与阳也。今肌肉不瘦，冬不知寒，是阴虚乎？抑阳虚乎？只因久泻，遂不察其脉证，而佥疑为虚寒之病矣。须知痰之为病，最顽且幻，益以风阳，性尤善变。治必先去其病，而后补其虚，不为晚也。否则，养痈为患，不但徒费参药耳。母不之信，遍访医疗，千方一律，无非补药。至今秋颈下起一痰核，黄某敷之使平，更以大剂温补。连投百日，忽吐泻胶痰斗余而亡。予按：此痰饮滋蔓，木土相雠，久则我不敌彼，而溃败决裂。设早从孟英之言，断不遽死于今日也。凡病皆宜如此，不独痰饮为然。

康康侯司马之夫人，泄泻频年，纳食甚少，稍投燥烈，咽喉即疼，治经多手，不能获效。孟英诊曰：脾虚饮滞，肝盛风生之候也。用参、术、橘、半、桂、苓、楝、芍、木瓜、蒺藜，投之渐愈。健脾、涤饮、平肝，丝丝入扣。今冬又患眩晕头汗，面热肢冷，心头似绞，呻吟欲绝，孟英以石英、苁蓉、牡蛎、绿萼梅、苓、蒺、楝、芍、旋覆为方，竟剂即康。仍是柔肝涤饮之法。

盛墨庄，冬患间疟。因腹胀畏寒，自服神曲姜汤，势益甚。延孟英视之曰：暑湿内伏也。以黄连、枳、朴、栀、芩、杏、贝、知、斛、旋、橘、兰草等为剂，清暑渗湿，而无燥烈之弊，洵妙方也。芦菔煮汤煎药，三啜而瘳。

叶杏江仲郎，患发热泄泻，医治十七日不效，骨瘦如柴，音嘶气逆。所亲许芷卿荐孟英诊之，脉数大渴，汗多苔黄，以竹叶石膏汤加减。十余剂渐以向愈，大解反极坚燥，肺移热于大肠。继与滋养而康。

陈某偶患溏泄，所亲鲍继仲云：余往岁患泻，治不中肯，延逾半载，几为所困。今秋患此，服孟英方，数剂霍然，故服药不可不慎也，盍延孟英治之。陈因中表二人皆知医，招而视之，以为省便。辄投以温补健脾之药，数日后泻果减，热得补而不行。而发热昏痉，咽喉黑腐。其居停瞿颖山，疑病变太速，嘱其请援于孟英。孟英诊曰：迟也。病起泄泻，何必为寒？正是伏邪自寻出路。而温补以固留之，自然内陷厥阴，不可救药。果即殒焉。继有高小垞孝廉令弟雨生，因食蟹患泻。黄某用大剂温补药，泻果止，而颈筋酸痛，舌绛呕渴，口气甚臭。孟英持脉沉数，曰：食蟹而后泻，会逢其适耳。脉证如斯，理应清润。奈病人自畏凉药，复质于吴某，亦主温补。服及旬日，昏痉舌黑而毙。

吴酝香孝廉令孙兑官，患发热洞泻，大渴溲少，涕泪全无。孟英曰：暑风行于脾胃也。以沙参、生薏苡、生扁豆、银花、石斛滑石、甘草、竹叶、冬瓜皮，澄地浆煎服，数日而痊。按：此等证，幼科无不作惊风治，因而夭折者多矣。

杨某患感旬日，初则便溏，医与温散，泻止热不退，昼夜静卧，饮食不进。孟英诊脉迟缓，浮取甚微，目眵，舌色光红，口不渴，溲亦行，胸腹无所苦，语懒音低，寻即睡去。是暑湿内伏，而有燥矢在胃，机关为之不利也。先与清营通胃药二剂，热退舌淡，而脉证依然。加以酒洗大黄、省头草，即下坚黑燥矢甚多，而睡减啜粥。继以凉润，旬日而痊。此湿胜于热之暑证也。以其湿胜，故不甚现热证，最足眩人。断为暑湿，足征卓识。

何播阶令正，素患肝厥。仲夏患感，沈越亭按温证法治之，内风不至陡动，而大便泄泻，脉细而弦，泄泻乃湿温应有之证，不足为异。渴饮痰多，不饥不寐。因邀孟英商之，投白头翁汤，加山甲、石斛、茯苓、竹茹而安。随以峻补善后而痊。

赵菊斋仲媳，素患阴虚内热，时或咯血，去年孟英已为治愈。既而汛事偶愆，孟英诊曰：病去而孕矣。今春娩后患泻，适孟英赴豫章之诊，专科进以温热之方，而咳嗽乃作。更医改授养营之剂，则滑泄必加，签药记方，备尝莫效。比孟英归，投以甘麦大枣配梅、连之法，证渐轻减。继为其姻党尼之，多方蛮补，遂至腹痛减餐，日下数十行，皆莹白坚圆，如白蒲桃之形，上萦血丝。菊斋悔闷，仍乞援于孟英，予仲景当归生姜羊肉汤，每剂吞鸦胆仁二十一粒，以龙眼肉为衣。果两服而便转为溏，痛即递减。再与温养奇经之龟板、鹿霜、归、苓、杞、菟、甘、芍、乌鲗、苁蓉、蒲桃、藕等药，调理而痊。

家慈年七十四岁，陡患泄泻，腹微痛，身发热，神思不清，自汗呕恶，不进饮食。亟延医视，云虑其脱，拟进参药。迨孟英来诊，曰：暑脉微弱，不可谓之虚也。且兼数象，参不可投。高年固属阴亏，然去其所本无，即所以全其所本有也。爰定芩、连、滑、斛、茹、柏、竹叶、银花、橘皮、枇杷叶之方，冬瓜汤煎药。一剂而热退神清，二剂霍然矣。既而五弟妇偶患微寒发热，医与柴、芎等药一剂，遂昏狂悲哭，见人辄怒詈欲搏。屈孟英过诊，脉弦滑而数，面赤不瞑，苔色黄腻，胸下拒按。曰：痰热肝火为患耳。以菖蒲、胆星、旋、赭、连、蒌、枳、半，合雪羹投之。一剂而安，翼日寒热复作。孟英曰：幸其体实，药不可缓，庶免化疟也。照方服五剂，果寒热三作而遂痊。

蔡湘帆之女，甫周岁，断乳后患腹膨泄泻，儿科以为疳也。遍治不愈，谓其将成慢惊，丐孟英视之。苔甚白滑，曰：瓜果伤也。以生厚朴、生苍术、丁香柄、鸡肫腔、五谷虫、陈皮、苡仁、木香、黄连、防风投之，服后连下十余次而腹即消，次日竟不泻而能安谷矣。闻者佥以为异，或云尤有异者。许子双大令令爱宜姑，幼时患发热神昏，幼科皆束手矣。孟英偶一望见，曰犀角证也。与以方，果投匕而瘳。此案辑《仁术志》者失采，今子双宦粤东，不能询其详矣。姑附其略于此，以识望而知之之神。

沈妪素患肝气，初冬便泻，医药勿瘳。所亲吴馥斋迓孟英诊之，脉至弦硬，舌赤无津，杳不知饥，胁腹时胀。乃风阳内炽，津液耗伤，香燥忌投，法宜濡润，否将阴涸，毋畏甘凉。予甘草、地黄、麦冬、阿胶、枸杞、薏苡、楝实、葳蕤、乌梅为剂，牡蛎一斤，甘澜水煮浓汤煎药，和人蔗浆服之。数日而瘳，已能安谷，忽然舌不能伸，心摇语蹇，不眠头晕，面赤火升。仍速孟英视之，脉硬虽和，极其弦细，是阴液未复，木火失涵。以前方去薏、楝、乌梅，加入参、龙眼肉，少佐黄连。授之而愈。

沈友闻令郎厚栽，久患羸弱，驯致腹痛便泻，恶谷形消。诸医束手，求孟英图之。脉虚弦而空软，曰：不可为矣。虽然，治之得法，尚可起榻。可虞者，其明年春令乎。爰以潞参、鳖甲、芪、芍、甘、柏、薏、斛、木瓜、橘皮为方，吞仲景乌梅丸。不旬日而便坚食进，又旬日即下楼而肌充矣。又其大令郎子槎之室，体素怯，夏间曾患久泻，多剂温补始瘳。忽发寒热，肢麻头痛，彻夜不眠，嘈杂如饥，咽喉似阻，食饮难下，汗仅出于上焦。佥以为虚损将成。孟英持其脉，弦弱而数；视苔，微黄满腻，曰：暑湿时疟也，补药乌可投耶？以茹、滑、苓、连、桑叶、紫菀、银花、橘皮、冬瓜子、枇杷叶、丝瓜络等药，芦根汤煎ｃ服数剂而痊，嗣与滋养善其后。既而子槎自上海归，亦患疟。孟英视之，暑湿挟痰也。予温胆汤数服而愈。次年春杪，厚栽竟逝。

施瀛洲，体丰色白，夏月在绍患泻。医进参、术、桂、附、熟地、四神之类，略无寸效。季冬来杭就诊于孟英。其脉微弱，左手及右尺沉取有弦数之象，眩晕形消，舌色深紫，无苔不渴，纳食腹胀，溲少而赤，泻必肠鸣。中气固虚，理应投补，但不可佐滋腻以滞中枢，而助其溜下之势；又不宜杂燥热以煽风阳，而壮其食气之火。予参、芪、术、苡、升、柴、芩、泽、香连为剂，吞通关丸，乃宣清升降、补运兼施之法也。服之良效。浃旬舌淡溲行，胀消晕止，惟大便未实耳。去芩、泽、升、柴、香连、通关丸，加菟丝、木瓜、橘皮、黄柏、石脂、白芍，善后而瘳。

鸳湖吴君小渔令宠，数年前因娩后，啖生菜而患便泻，久治不愈。仲秋余视之，脉弦数，曰：此非菜之罪也。乃土受木乘，而频年温补，益广病机。头痛带多，脘疼食少，吐酸痰嗽，五热不眠，无非八脉无权，风阳偏盛。授宣养清潜之法而愈。继其令妹适岳氏者，久患带下，去冬崩血，赤白并行，延今不已，卧榻数月，佥云无生理矣。余诊脉甚滑数，面赤口干，因问足冷乎？溲热乎？耳鸣无寐乎？向来辄服温补乎？皆曰然。幸能安谷，是药病也。幸涩之不止，药力尚有分势也。授以大剂清热坚阴之法，服数十剂。仲冬余复游禾，已能踵寓就诊参。

秀水吴君小渔，年近七旬。平昔善饮，久患便泻带血，日夜十余次，溺不单行，广治罔效。聘余往视，脉软而弦。用补中益气汤，去归、柴，加乌梅、黄柏、白芍、茯苓，不十帖而痊。其季郎雅轩，素有失血之患。近由穹窿山归，途次发热，兼以咳逆见血。医治两旬，不应。余诊之，脉弦数，而上溢气冲，则自觉血腥，喘汗睛红，面黧足冷，饥不能食，胁痛耳鸣，苔腻口干，小溲短赤，寤不成寐，痰色甚浓。乃禀赋阴亏，水不涵木，心火内炽，肺金受戕。兼感客邪，胃浊不降，甚难措手，即欲辞归。而虞君梅亭、胡君春田，力乞疏方，勉图一二。爰以沙参五钱，蛤粉四钱，冬瓜子六钱，浮石、茯苓、石斛各三钱，桑皮二钱，竹茹、枇杷叶各一钱五分，丝瓜络、桃仁各一钱，芦根汤煎服。是清心肝，以靖浮越之阳；肃肺胃，而廓逗留之热也。一帖脉色转和，气冲亦减。余留七日返棹，已热退便行，能安眠食。惟不能慎口腹，戒忿怒，故痰嗽胁痛，未能尽蠲。逾二月，余游闻川过禾，因喉痛复邀过诊。仍是心肝之火上炎。为留三日，与龚萍、江茂才内外协治而瘥。但病源匪浅，情性不柔，春令深时，恐兴险浪。临别与其友人余姚岑君九鼎言之，以为左券。

沈君雪江爱，黎里徐少岩刑部之媳也。胎前患泻，娩后不瘳。半载以来，诸药莫效。余按脉弦数而尺滑，询知带盛口干，腰酸咽痛，溲热善噫，肢冷畏烦，乃肝热而风行于胃，液走则阴血日亏。与白头翁汤，加余粮、石脂、熟地、龟板、竹茹、青蒿、砂仁，频服而痊。

七月中旬，余游槜李归，道出梅泾，吕君慎庵拉视沈则甫令正之恙。两年前，曾患带下，嗣后便泻不已。今夏更剧，每晨尤甚，后又肠鸣，不饥不渴，畏热无汗，胸闷时呕，夜不成眠，形消色瘁，小溲通畅，脉软微弦，经事渐稀。乃中虚木侮，生化无权，气久虚而血将涸矣。若刚燥则助风阳，滋腻更增滑溜。议砥柱中流，回狂澜而镇风轮。以潞党参、山药、石脂、余粮各三钱，茯苓、白芍各一钱五分，煨诃子、橘皮各一钱，牡蛎八钱，乌梅肉炭八分，酒炒黄柏六分，熟附子、炙甘草各五分，甘澜水煎陈米汤，煮药使浓厚。徐徐细呷，俾留恋中宫，不致直下为法。迨八月下旬，在曹霭山茂才处，晤则甫云：前方服至四帖，病即愈，今已色华能食矣。因以诗什芽茶为赠。次年冬，闻患寒热亡。

桐乡，冯诒斋广文，年二十七岁。自上年患痏，至今已十余枚，皆破而不敛，肌肉渐削。迨季夏渐形发热，而纳食阻膈，溲短便溏，气逆嗽痰，咽喉疼肿，诸医束手。秀水庄文芝阶，荐余诊之，脉数而左寸关兼弦大。是病由过扰心阳，兼伤谋虑。从前但从呆补，已成不治之症。近则吸受暑邪，犹日服滋填之剂，是以药造病也。而诒斋一见倾心，坚留数日。因谓其令兄静岩赞府曰：余仅许愈其新病也。以沙参、苡、斛、橘、半、蒿、薇、蛤、谷、浮石、茯苓，煎吞香连丸。二剂，而痛泻渐止，去香连，加鳖甲。又二剂而热退，改用参、苓、橘、半、苡、蛎、石英、首乌、象牙屑、冬虫草等出入为方，卧时另制噙化丸，以肃上焦痰滞。服四帖，已能起榻，眠食皆安，余遂归。秋杪闻其没于奥江外科家。少年博学，惜哉！余邮挽一联云：倾盖相知，讵成永诀。著书未竟，遽赴修文。知渠方注顾亭林先生《肇域志》，而即病也。其夫人即于秋杪起患赤痢，延至次年春杪，证已濒危。适余游鸳湖，往视之。昼夜三四十行，汛断肌消，少腹素有聚瘕，跃跃而动，气冲胸下，绞痛难堪，仰不能眠，饥不能食，口干舌绛，五热溺无，头项汗频，音低色夺，脉来细数，右软尺空。是久积忧劳，兼伤哀痛，真阴素弱，岂可与常痢同观？以沙参、熟地、黄连、黄柏、白头翁、秦皮、冬虫夏草、枸杞、橘核、白薇，用藕、苡、燕窝煮汤煎药。服二十剂。余游瀛洲，转禾复诊。脉和痢减，安谷能眠，痛止溺行，面有华色。改用人参、熟地、龟板、归身、黄连、黄柏、枸杞、白薇、薏苡、砂仁，以藕汤煎成，入阿胶烊服而愈。

疟

海阳赵子升，辛卯夏病疟。急延孟英诊之，曰：暑热为患耳，不可胶守于小柴胡也。与白虎汤，一啜而瘳。专清暑邪。甲午秋，范丽门患温疟，孟英用白虎加桂枝以痊之。丙申夏，盛少云病湿热疟，孟英以白虎加苍术汤而安。己亥夏，予舅母患疟，服柴胡药二三帖后，汗出昏厥，妄语遗溺。或谓其体质素虚，虑有脱变，劝服独参汤。幸表弟寿者不敢遽进，乃邀孟英商焉。切其脉洪大滑数，曰：阳明暑疟也，与伤寒三阳合病同符。处竹叶石膏汤两剂而瘳。清热兼益气。庚子夏，滇人黄肖农自福清赴都，道出武林，患暑疟，孟英投白虎汤，加西洋参，数帖始愈。清热益气与前方意同。辛丑秋，顾味吾室人患瘅疟，孟英亦主是方而效。庄芝阶中翰张安人，年逾花甲，疟热甚炽。孟英审视再四，亦与竹叶石膏汤而安。闻者无不惊异。予谓如此数证，体分南北，质有壮衰，苟非识证之明，焉能药与病相当，而用皆适宜哉？

癸巳秋，余在婺患疟，大为医人所误。初则表散，继则滋补。延及月余，肌肉尽削，寒热不休，且喜呕恶食，溺赤畏冷。乃买棹旋杭，托孟英诊视。曰：足太阴湿疟也。以金不换正气散，三啜而安。然元气为误药所伤，多方调补，甫得康健。次年秋，复患疟于婺，友人咸举医疗，予概却之。忆病情与前无异，即于篋中检得孟英原方，按序三帖，病亦霍然。闻者无不称叹！后归里，为孟英述而谢之。孟英曰：疟情如是，恐其按年而作。乃授崇土胜湿丸方。明年夏令，予服以堵御之，迄秋果无恙。后竟不发矣。

石符生，随乃翁自蜀来浙，同时患疟。医者以小柴胡汤加姜、桂投之不效，改用四兽休疟等法。反致恶寒日甚，谷食不进。惟饮烧酒姜汤，围火榻前，重裘厚覆，胸腹痞闷，喜以热熨，犹觉冷气上冲，频吐黏稠痰沫。延至腊初，疲惫不堪，始忆及丙申之恙，访孟英过诊。脉沉而滑数，苔色黄腻不渴，便溏溺赤，曰：是途次所受之暑湿，失于清解，复以温补之品，从而附益之，酿成痰饮，盘踞三焦，气机为之阻塞。所以喜得热熨热饮，气冲反觉如冰。若不推测其所以然之故，而但知闻问在切脉之先，一听气冷喜热，无不以真赃现获。孰知病机善幻，理必合参，以脉形兼证并究，审病要法。则其为真热假寒，自昭昭若揭矣。与大剂苦寒之药，而以芦菔汤煎。渐服渐不畏寒，痰渐少，谷渐增。继用甘凉善后，乔梓皆得安全。

汪吉哉，久疟不愈。医谓元气已虚，杂投温补，渐至肌瘦内燔，口干咳嗽，寝汗溺赤，饮食不甘。孟英视之曰：余邪逗留血分也。与秦艽鳖甲散而瘳。其堂兄养余，亦患疟数月，多医疗之罔效。肌瘦自汗，腰膝酸软，不能稍坐，极其畏冷。孟英曰：此大虚证，胡反不补，犹以消导，是何居心？与参、芪、术、草、熟地、白芍、五味、杜仲、山药、龙骨、牡蛎、桂枝、大枣、木瓜，服数十帖而起。

顾云垞，体丰年迈。患疟于秋，脉芤而稍有歇止。孟英曰：芤者，暑也；歇止者，痰湿阻气机之流行也。卓识。大忌温补以助邪气。及与清解蠲痰之法，病不少减，而大便带血。邪将去矣。孟英曰：暑湿无形之气，而平素多痰，邪反得以盘踞，颇似有形之病，清解不克胜其任。气血皆受其滋扰，必攻去其痰，使邪无依附，而病自去，切勿以高年而畏峻药。伊侄桂生少府，亦精于医者也，闻之极口称是。遂以桃仁承气汤，加西洋参、滑石、芩、连、橘红、贝母、石斛为方，送礞石滚痰丸。乃郎石甫孝廉云：此药在他人必畏而不敢服。我昔年曾患暑湿证，深悉温补之不可轻试。况高明所见相同，更何疑乎？经服二剂，下黏痰污血甚多，疟即不作。仍以清润法善后而康。此必别有外证可凭，故直断为暑与痰湿。未有专视脉之芤与歇止而如是定断者，读者勿被瞒过。此方可谓峻极，良由识高，非徒胆大。

九月间，张春桥患疟，寒少热多，间二日而作。甫两发，形即清瘦。孟英诊曰：脉弦而细，尺中甚数，疾作于子夜，口干嗜饮，乃足少阴热疟也。两发遽尔形消，胡可玩视！吾以妙药奉赠，可期即已，但请即服，不可商于人而致生疑义也。方用元参、生地、知母、丹皮、地骨皮、天冬、龟板、茯苓、石斛、桑叶。春桥以向所心折，遂服之。一剂疟即止，再以滋阴善后而愈。予谓此证一帖而瘳，似乎轻易，但非真才实学，焉有此种妙治？设遇别手，非温补即提表，其祸可胜道哉！然天下之病，无论轻重，总贵初治得法，何致轻者重而重者危耶？奈世俗之情，必须轻者重而后转安，始知医药之功，殊可叹也！按此证世人但知其为三阴疟，笼统治以温补之法，从未闻有分经用药者。今提出少阴二字，创立清凉之剂，用药精当，取效敏捷，法似新奇，理自完足，所谓活人治活病，全以活泼运之也。可以启人慧悟，垂作典型。

遂安余皆山贰尹，起复赴都，道出武林而患疟。范某云：春寒所致，用辛温散之。来某谓酒湿之疴，治以五苓，且杂参、归、姜、枣之类，病乃日甚。旬日后，脘闷腹胀，便秘气逆，躁渴自汗，昏瞀不瞑，亟迎孟英视之。曰：蕴湿固然，而温风外袭，已从热化，何必夏秋始有热疟耶？清解之法，十剂可安。服之果效，旬日径瘥。

酷热之际，疟疾甚行。有储丽波患此，陆某泥今岁寒水司天，湿土在泉，中运又从湿化，是以多疟，率投平胃理巾之法，渐至危殆。伊表兄徐和圃荐孟英视之，热炽神昏，胸高气逆，苔若姜黄，溺如赭赤，脉伏口渴，不食不便。曰：舍现病之暑热，拘司气而论治，谓之执死书以困活人。幸其体丰阴足，尚可救药。然非白虎汤十剂，不能愈也。和圃然之。遂以生石膏、知母、银花、枳、贝、黄连、木通、花粉、茹、芩、杏、斛、海蛇、竹叶等，相迭为方。服旬日，疟果断。

外甥庄迪卿患疟，大渴而喜热饮，脘闷脉伏，苔腻欲呕。孟英口中：蕴湿内盛，暑热外侵，法当清解。然脉证如是，乃痰阻气道使然。清之无益，温之助桀。宜以礞石滚痰丸先为开导。服后痰出甚多，脉即见弦滑而数，呕止胸舒，苔形黄燥，与石膏、知母、连、朴、杏、橘、半、茯、滑、斛、菖蒲、花粉等药而安。论证论治俱极明透。

庄晓村，芝阶姐夫之侄孙也。馆于金愿谷舍人家，病疟。孟英曰：吸受暑热，清涤即瘳。阅数日，疟作甚剧，目赤狂言，汗如雨下。居停大惊，闻服凉剂，疑为药误。亟速孟英至，正在披狂莫制之时。按其脉洪滑无伦，视其舌深黄厚燥，心疑其另服他药之故，而扑鼻吹来一阵姜、枣气，因诘曰：得无服姜枣汤乎？曰：恣饮三日矣。孟英即令取西瓜一枚，解暑妙品。劈开任病者食之。方从白虎，而生石膏用一两六钱，病即霍然。逾六年以他疾亡。继有陈仰山如君患疟，孟英连与清暑法，病不少减，孟英疑亦姜枣汤所致。询知果然，亟令屏绝遂愈。余如汪子觉、魏云裳、胡秋纫等暑疟治案，皆以白虎化裁。案多不备载，录此以备读者之偶反焉。

何永昌者，孟英之舆人也。其妻病疟，闰二日而作。乃母曰：疟不可服官料药。径服签方。旬日后势甚危，永昌乞孟英救之。脉沉细而数，尺为甚，口渴，目不欲张，两腰收痛，宛如锥刺，寒少热多，心慌不能把握。曰：异哉病也！此暑入足少阴之证。喻氏所谓汗、下、温三法皆不可行者。若病在别家，虑其未必我信。病在汝而求诊于我，事非偶然也。汝母云官料药不可治疟，此语出于何书？而药别官私，何人所创？既官料之勿服，则私料更不可妄试矣。殊属可嗤！然是证若延医诊，非表散即温补，不可谓非汝母之一得也。疏方元参八钱，龟板、石斛各一两，地骨皮六钱，知母五钱，桑叶、金银花各四钱，花粉三钱，丹皮二钱，令用大砂锅煎而频服，不必限剂。服三日，疟断而各恙皆减，粥食渐进，不劳余药而起。暑邪入肾，必伤·肾液，故重用滋阴之品以救之。

周某患疟，间二日而作，寒少热多。医谓老年三疟，放手温补，渐至杳不进谷。所亲李石泉孝廉，嘱迎孟英诊之。脉细硬如弦，毫无胃气，右尺洪数，舌色光绛，大渴溺滴，曰：此足少阴暑疟也。广服温补，津液尽劫，欲以草木生之，事不及矣。世但知治疟不善有三患：邪留肝络则为疟母，戕及脾元则为疟鼓，耗乎肾阴则为疟劳。而此证以药助邪，邪将劫命，求转三患亦不能得。所谓热得补而更炽，阴受烁以速亡，阴愈亡则邪愈炽，何殊炮烙之刑。病者何辜？可惨！可惨！逾日果殁。特录以为戒，医者鉴之！

姚小蘅大令患疟，寒微热甚，日作二次。汪某与柴胡药二帖，势遂剧，舌绛大渴，小溲全无。孟英曰：津欲涸矣。与西洋参、生地、知母、花粉、石斛、麦冬、栀子、百合、竹叶投之，五剂而疟止。越三载以他疾终。其篷室同时患此，呕吐胁痛，畏寒不渴，苔色微白，孟英与小柴胡汤，三饮而瘳。

王耕兰室，素患脘痛，近发寒热。医与温补，此肝郁之证，非疟也。渐至胸痞呕呃，谵语神昏；舌绛面赤，足冷自汗，疟仍不休。孟英用元参、犀角、石膏、石菖蒲、连翘、杏仁、贝母、旋覆、竹茹、枇杷叶、竹黄、柿蒂、竹沥、郁金诸药，全是救温补之误，而开郁降气化痰，故本病亦愈。化服万氏牛黄清心丸。数服而愈。

潘祥行在外患疟，买舟归就孟英视。曰：苔腻脉软，伏邪所化，不与正疟同科。风寒药一味不可犯，姜枣一滴不可啜。与知、芩、橘、半、滑、朴、杏、斛、花粉、省头草，一剂而病若失。此等案极多，姑载一二。

陈足甫室，怀妊九月而患疟，目不能瞑，口渴自汗，便溏气短。医进育阴清解法，数剂不应。改用小柴胡一帖，而咽疼、舌黑、心头绞痛。乃翁仰山闻之，疑其胎坏，延孟英过诊曰：右脉洪滑，虽舌黑而胎固无恙也。病由伏暑，育阴嫌其滋腻。小柴胡乃正疟之主方，古人谓为和剂，须知是伤寒之和剂。在温暑等证，不特手足异经，而人参、半夏、姜枣，皆不可轻用之药。虽有黄芩之苦寒，而仲圣于伤寒之治,犹有"渴者,去半夏,加栝蒌根"之文。古人立方之严密,何后人不加体察耶?投以竹叶石膏汤,四剂疟止。便秘,口渴不休,与甘凉濡润法数帖。忽腹鸣泄泻,或疑寒凉所致,孟英曰:吾当以凉药解之。人莫识其意,问难终朝,语多不备录。果以白头翁汤,两啜而愈。迨季秋娩后,发热不蒸乳,恶露淡且少。家人欲用生化汤,孟英急止之,曰:血去阴更伤,岂可妄疑瘀停而攻之?与西洋参、生地、茯苓、石斛、女贞、旱莲、甘草为大剂,数日而安。继因触怒,少腹聚气如瘕,酸痛夜甚。人又疑为凉药凝瘀所致,孟英力为辨析。与橘核、橘叶、橘络、楝实、苁蓉、木香、栀炭、乌药、丝瓜络、海蛇、藕、石斛、两头尖等药,外以葱头捣烂贴之。两帖后,腹中雷鸣,周身汗出而痛止。人见其汗,虑为虚脱,急追孟英视之,曰:此气行而病解矣。但脉形细数,阴津大伤,苔黄苦渴,亟宜润补。奈枢机窒滞,滋腻难投,且以濡养八脉为法。服之各恙皆蠲,眠食渐适。缘平素多郁,易犯痧气,频发脘痛,屡次反复。孟英竭力图维,幸得转危为安,渐投滋补而愈。疟亦分经而治。若阳明疟,正以白虎汤为主剂。岂有专守一小柴胡,而能愈病者?

乔有南,年三十九岁。患牝疟二旬,医治罔效。所亲徐和圃疑为伏暑,迓孟英往诊。脉微无神,倦卧奄奄,便秘半月,溺赤不饥,痰多口甘,稍呷米饮,必揉胸捶背而始下,苔色黑腻而有蒙茸之象,乃曰:此精气神三者交虚之证。不可与时行伏暑晚发同年而语也。幸前手之药,法主运中,尚无大害。与参、术、桂、附、沉香拌炒熟地、鹿角、石英、苁、杞、归、茯、杜仲、枣仁、菟丝、山萸、橘皮、霞天曲、胡桃肉等,出人为大剂。投十余帖,寒后始有热,而苔色乃退,口不作渴,甘痰亦日少,粥食渐加。即裁桂、附、白术,加石斛。又服七剂,解黑燥大便甚多。凡不更衣者,四旬二日矣。寒热亦断,安谷溲澄而竟愈。或谓先生尝訾人温补之非,何一旦放手而大用?孟英曰:温补亦治病之一法,何可废也,第用较少耳。世之医者,眼不识病,仅知此法,可以媚富贵之人。动手辄用,杀人无算。岂非将古人活世之方,翻为误世之药,可不痛恨耶!

陈媪患牝疟月余,腹胀便秘,嗳多不饥,口淡脉滑,孟英主连、朴、橘、贝、杏、茹、旋、菀、杷、蒌为方,数剂即瘳。此与前案虚实相反,正可对看。

蒋北瓯二尹,患疟,医与小柴胡、平胃散而渐甚,继以大剂温补,势濒于危,复用桂枝白虎,狂乱如故。所亲董兰初醅尹,延孟英视之。曰:暑疟也。桂枝白虎用于起病之时则妙矣。今为温散补燥诸药，助邪烁液，脉数无伦，汗渴不已，虽宜白虎，分别了亮。岂可监以桂枝，助热耗津，而自掣其肘耶？因与大剂白虎，加花粉、竹叶、西洋参、元参、石斛，服之即安。至十余帖，疟始瘳，而舌尚无苔，渴犹不止，与甘凉濡润，三十余剂始告痊。

周同甫，患疟多汗，医恐其脱，与救逆汤而势剧。孟英视之曰：湿疟耳。湿家多汗无恐也。况口渴溺赤，温补勿投，与清解药渐安。继而乃翁秋叔病，初服温补病进。更医知为伏暑，与药数剂，热果渐退。偶延孟英诊之，尺中甚乱，因谓其侄赤霞曰：令叔之证，必不能起，吾不能药也。已而果然。

广孔愚司马之大公子，仲秋间患疟寒少热多，面目甚黄，苔腻大渴，腹胀溺赤，仍能纳谷，且素嗜肥甘，不能搏节。孟英按其脉，滑实而数，与承气加知、芩、半、贝、翘、连、滑石、石膏、大腹、花粉之类。二十余剂而始愈。是膏粱挟暑，湿热之治也。

许叔超令大母患疟，延孟英治之。脉弦滑而数，脘闷便秘，合目汗出，口渴不饥。或虑高年欲脱，孟英曰：此温邪挟素盛之痰所化，补药断不可投。与知、芩、萎、杏、翘、贝、旋、茹、连、斛、雪羹为方，服果渐效。

许氏妇患间疟，寒少热多，不饥大渴，善呕无汗，脉滑而弦。孟英投白虎汤，加花粉、柴胡而愈。

海盐周子因工于画，体素弱。偶患间疟，黄某用首乌、鳖甲、姜、枣等药，病日甚。加以参、桂，狂躁妄言，始延孟英视之。面赤舌绛，溲涩便溏，渴饮汗多，脉形细数，是暑证也。与元参、银花、知母、芩、茹、贝、竹叶、荷杆、莲心、西瓜衣为剂，寻愈。

吴西瀍患疟，寒微热甚，旬余不愈。孟英诊之，脉滑而长，疏大剂白虎汤与之。渠兄濂仲云：沈、顾二君，皆主是方，屡服无效。孟英索方阅之，汤虽白虎，而石膏既少且煨，兼不去米，因谓其兄曰：汤虽同，君药已重用，而去米，加花粉、竹茹等，其力不同科矣。濂仲大悟，服之寻愈。此可以见服药不可徒有汤头之名也。

黄鼎如令堂，年七十七岁。季秋患间疟，每发加剧，寒甚微而热必昏痉，舌不能伸。三发之后，人皆危之。孟英视之，颧赤目垂，鼻冷额颊微汗，苔色黄腻，舌根纯红，口渴痰多，不思粥饮，脉至弦数，重按少神。证属伏暑挟痰，而阴虚阳越，先与苁蓉、鳖甲、楝、斛、茹、贝、燕窝、藕。两剂而颧红、颊汗皆蠲，继佐参、沥、蒌、麦、枇杷叶、旋覆,去竹茹、苁蓉。投三帖,而昏痉不作,又去蒌、楝,加生地、花粉。服五口而疟休,饮食渐加,居然告愈。方疟势披猖之际,鼎如、上水两昆仲,颇以为忧。延诸名家议治,有主人参白虎汤者,有用犀角地黄汤者,有欲大剂温补者,有执小柴胡加减者,赖孟英力排众议,病家始有把握。与孟英意见相合者,何君新之也,怂恿参赞,与有功焉。

韩妪年近花甲,患三疟于仲冬。朱某主温散,并以姜枣汤恣饮,旬日后粒米不粘,疟至大吐。黄某以热补进,势益甚。又浃旬,孟英视之,胸中痞结如袢,苔黄苦渴,溲如热汤,脉弦滑右甚,带下如注。投小陷胸合温胆,加薤白,服后大吐胶痰。十余日,胸痞始消,改授甘凉,疟亦渐罢,递参滋阴,遂以霍然。

庄芝阶舍人三令媳,患搐搦,间日而作。孟英诊脉弦数,泛泛欲呕,口苦不饥,凛寒头痛,汛事愆期,溲热如火,乃厥阴暑疟也。投以大剂犀、羚、元参、栀、菊、木通、知、楝、花粉、银花之药,数日而愈。

陈舜廷,患疟久不愈,其体素亏,医皆束手。孟英视之,舌绛无津,微寒溲赤。原属春温化疟,体与病皆不是小柴胡之例。过投温散,热炽阴伤,与竹叶石膏汤,撤热存津而愈。

赵子善患疟,畏冷不饥。孟英诊之,脉滑数,苔黄溲赤,脘闷善呕,投竹叶石膏汤加减,以清伏暑而痊。

王一峰次郎患疟,多服姜枣温散之药,因致壮热耳聋,谵语殿屎,不寐昏狂,见人欲咬。顾听泉从伏暑治亦不效。延至初冬,吴爱棠嘱其求诊于孟英。按脉皆滑,即以顾疏犀角等药内,加菖蒲、胆星、竹沥、珍珠、牛黄为剂,大驱风痰,极为合法。吞白金丸。一服即减,旬日霍然。继其令堂发热善呕,频吐粘沫,头疼如劈,口苦耳聋,神识昏瞀,脉弦而数,乃伏暑挟内风之鸱张。与犀角、元参、竹茹、花粉、知、翘、苓、斛、栀、菊、雪羹等药,七日而瘳。

高瑞生令弟,疟久不痊,形消不食。医谓虚也,投补药而更增自汗。孟英诊之,脉弦滑,脘下聚气,投小陷胸加竹茹、旋、枳,以开痰结,渐能纳谷。继以清养,病去肌充。

闻氏妇,孟夏患间疟,而妊身八月。数发后,热炽昏沉,腰疼欲堕。张养之嘱援于孟英,脉来洪滑且数,苔色黄腻垢浊。与黄芩、知母、竹茹、竹叶、银花、桑叶、丝瓜络、石斛、石膏、石菖蒲,一剂而痊。案中所载,多温疟、暑疟,故治多凉解。疟证多端，寒热俱有，不可执一而论。此证亦温疟也。

朱佳木令尊患间疟，年逾七旬，人颇忧之。孟英切脉弦滑，脘闷苔黄，曰：无恐也。投清热涤痰药，数剂霍然。

余朗斋，形瘦体弱，患间日疟，寒少热多，二便涩滞，脘膈闷极，苔腻不渴。孟英切脉缓滑而上溢，曰：素禀虽阴亏，而痰湿阻痹。既不可以提表助其升逆，亦未宜以凉润碍其枢机，投以滑、朴、茹、旋、通草、枇杷叶、苇茎、郁金、兰叶之方。苔色渐退，即去朴、郁，加连、枳、半夏，胸闷渐开，疟亦减，便乃畅。再去滑、半、连、枳，加沙参、石斛、橘皮、黄芩，浃旬而愈。运枢机，通经络，孟英用药秘诀。无论用补用清，皆不离此意。细观各案自知。

庄芝阶舍人，年七十矣。患间疟，寒则战栗，热则妄言。孟英视之，脉弦数而促，苔黑口干。是素有热痰，暑邪内伏。予知母、花粉、元参、石斛、黄芩、竹茹、连翘、海蛇、芦菔、莲子心等药，数啜而瘳。至仲冬因泛湖宴客，感冒风邪，痰嗽头疼，不饥寒栗，自服羌、苏、荆芥药二剂，势益甚，而口渴无溺。孟英切其脉，与季秋无异，但兼浮耳。证属风温，既服温散，所谓热得风而更炽也。舌绛无津，亟宜清化。以桑叶、枇杷叶、栀子、知母、冬瓜子、元参、菊花、花粉、贝母、梨汁为剂，投匕即减，旬日而痊。

锁容亭令妹，自太仓归宁，即患时疟。顾某一手清解，业已安谷下榻矣。忽然气逆肢寒，神疲欲寐，耳聋舌謇，杳不知饥，大便仍行，别无痛苦。顾知其素患脱血，元气久虚，改用参附等药，势愈剧，以为欲脱矣。所亲吴久山，嘱拉孟英图之。切脉弦缓，视苔黄腻，乃胎之初孕，阻气凝痰，窒碍枢机，治当宣豁。以石菖蒲、枳实、旋覆、半夏、黄连、茯苓、橘皮、葱白、海蛇、竹沥为方，投匕即效，三啜霍然。继而久山令妹，为锁绳先之室，患疟而驯致脘痞呕呃，鼻冷自汗，不食不眠，脉来歇止，医者危之。孟英视之，亦痰为患耳。即以此方去葱、蛇、竹沥，加薤白、蒌仁、竹茹，投之果验。

朱生甫明经令郎仲和，于六月初旬患疟，寒少热多，呕渴痞闷。逆孟英视之曰：曩曾屡患此病，证形大略相同，广延名手治疗，总难即愈。病辄经年，大受其累。闻君疗疟极神，不知能否于月内即痊？孟英曰：何限之宽耶？余非神于此。盖寒暑燥湿风五气之感于人也，重则为伤寒，轻则为疟疾。今所患者，暑湿之疟也。清其暑湿，旬日可瘥。前此之缠绵岁月而不能已者，必是不分五气之源流，徒以见疟治疟，而用柴胡、姜枣等风疟之方，以致暑湿之邪，滋蔓难图耳。兹以清暑化湿汤奉赠，放胆服之。不可商于人，恐其于五种伤寒未能辨晰，而泥少阳正疟之法以相争也。仲和韪之。方用石膏、杏仁、半夏、厚朴、知母、竹叶，果八剂而安。既而梁甫之仲郎亦患疟，孟英视曰：脉数舌绛，热炽寒微，素质阴亏，暑邪为患也。更不可用疟门套药，予元参、青蒿、白薇、丹皮、黄菊、知母、花粉、银花、竹叶、栀子，数剂而脉减。乃去青蒿、丹皮，加生地、甘草，数服而瘳。

　　石北涯之大令媳患疟，壮热如焚，背微恶冷，汗多大渴，舌绛神烦，不食不眠，奄奄一息。亟迓孟英诊之，脉细数而芤，知其阴分久亏，暑邪深入。遂予白虎汤去米，加西洋参、元参、犀角、竹叶、银花、石斛为方，六剂而愈。人皆闻而异之，孟英曰：见病治病耳，何异之有？然与见疟治疟而不治其所以疟者，固有异焉。

　　韩正甫患疟，越医王某进以柴、桂、姜、朴等药，势乃剧。所亲何新之知为药误，改用清解而不效，始乞诊于孟英。脉数而右更滑大搏指，胸闷不堪，溲赤而渴，苔极垢腻。以凉膈散去芒硝、甘草，合雪羹，加厚朴、杏仁、石膏、半夏、石菖蒲。投四帖，频下宿垢，各恙皆减。改投轻清以涤余邪，遂以向愈。其时渠兄贡甫之室，患疟初起，肢麻且冷，口渴苔黄，眩瞀善呕，心烦无寐。孟英诊曰：此亦暑湿为疟，不可温散者。而越医劝服术、朴、姜、椒等药，病家闻用温化，恪信弗疑。二剂后，呕渴愈甚，经不当期而至，四肢终日不温，汗频出而热不休。再邀孟英诊之，脉渐伏，曰：此热深厥深之谓也。温燥热补，切弗再服。病家不信，另招张某、黄某会诊，佥云阴暑，宜舍时从证。径用姜、附、六君，加萸、桂、沉香等药服之，肢愈冷，药愈重。八剂后，血脱如崩而逝。即以春间为贡甫所治之棺殓焉。岂非数已早定耶？故虽一家之中，同时之病，而疑信不同，夕匕生判别。况春间贡甫之病，治有成效，尚蹈此辙，无怪乎未经目击温热之害者，宜其以服凉解药为可耻矣。继有赵廉士表弟潘少梅、乔梓，同时患暑湿疟，孟英咸与清化法，数剂皆愈。潘反生疑，谓病邪被凉药遏伏，故疟遽止，恐将来必有他患。孟英喟然曰：甚矣！医之不可为也。世人患疟，苦无良治，缠绵不愈，习见不疑。余之治疟则不然，但专力治其所以病。故疟疾虽与伤寒同有五种之别，而受病究比伤寒为轻。苟治之如法，无有不数剂而愈者。设误药以遏其邪之出路，则苔不能化，溲不能澄，神不能清，食不能进矣。子自思之，其真愈乎？抑假愈乎？潘始恍然大悟而首肯焉。

新秋汪子与室寡居患疟，范某叠进小柴胡法，昏热皆厥，腹痛汗淋，人皆危之。乃祖朱椿年太史逆孟英往视，两尺空数，左关弦寸溢，右寸关滑驶，曰：此真阴素亏，腹有聚气，吸受暑热，最忌升提。与元参、西洋参、百合、竹叶、莲子心、鳖甲、牡蛎、楝实、小麦、黄连等药，两剂而减。其族人谓疟禁凉剂，而尺脉无根，苟非温补，猝变可虞。母家不从，两疑莫决，因请乩方服之。数日后势复剧，苔渐黑。伊父朱次膺仍乞援于孟英，乃诊脉，更数于前，因于前法中加犀角，两帖而安。续以滋潜，善其后而愈。

汤振甫患疟于嘉兴，医知为暑，与清解法，转为泄泻。以为暑去而湿存，改用温燥，泻益甚，而发热不休，神气昏瞀，因而束手。令其买棹旋杭，所亲陈雪舫延孟英视之。苔黑面红，胸间拒按，便如胶漆，小溲全无，谵妄耳聋，不眠善笑，脉则洪数而芤。予黄连、黄柏、黄芩、银花、石斛、栀子、楝实、知母、蒌仁、元参为方，绿豆煎清汤煮药，调下神犀丹。四剂，而胸次渐舒，稍啜稀粥，便色渐正，小溲亦通，乃去神犀、楝、柏，加生地、石膏。服三日，热净神清，脉来柔缓，以甘凉养液十余剂而瘳。大凡温热暑证，而大解溏泄者，正是热邪下行，岂可误投温燥之药，反助燎原之势哉？同时一男子患感濒危，浼孟英勘之。神昏舌黑，瘛疭脉微，曰：迟矣。此犀角地黄证，惜无人用。病家云：陆某已屡用之矣。因索其方阅之，虽用犀角屑八分、生地五钱，缘病者便溏，配以枳壳、炒焦白术三钱。孟英喟然曰：此方从无如此加减法。况清凉不敌温燥，是徒有犀角地黄之名耳。古人治病，必放出路。兹反截其去路，良由学无理路，遂致人无生路，良可哀也。

同门相简哉室患疟，始则消散，继则补中益气。治之匝月，萎靡不堪，腹中似有聚气，时欲上冲，气促心摇，汗多眩晕，左胁震跃，渴饮无眠，骨瘦如柴，医皆束手。吾师赵菊斋先生拉孟英往诊，脉弦细而数，按之不鼓，因谓相曰：不可再以疟字横于胸中，则旬日可安。若见其久疟而欲截之，且闻前医谓令正初次患疟为胎疟，务令发透，不妨形瘦似鹤，此皆非余之所知也。夫一生不患疟者有之矣，未闻先在胞中患过疟疾而后生者也。若以初次患疟为胎疟，则他病之初患者，无不可以胎字冠之矣。何以不闻有胎痢、胎伤寒之名乎？因医者治疟，而不知治其所以疟，以致缠绵难愈者多。遂妄立胎疟、鬼疟等名，以绐世俗，而自文其浅陋。今昔相沿，贤者不免，故世人又有疟疾不可服官料药之戒。其实药亦何尝有官、私之别耶？服药不当，皆能增病。不服药为中医，不仅为疟疾而言也。令正素禀阴亏，感邪不重，过投消散，营液重虚，再升其阳，本实欲拨，补中益气，原是成方，与证不宜，于体不合，即为毒药。我仪图之，介类潜阳，重镇理怯，甘酸化液，厚味滋阴，大剂而投，肤功可奏。相极感服，如法服之，果未浃旬，霍然病已。方以西洋参、熟地、牡蛎、紫石英、龟板、鳖甲、枸杞、当归、冬虫夏草、龙齿、阿胶、麦冬、龙眼、甘草、蒲桃干、红枣、莲子心、小麦等，出入互用也。

吴曲城三令郎，年未冠，患疟，医作食疟、暑疟、阴虚疟治之，诸法不应。逆孟英视之，面色浮黄，便溏呕恶，脘闷腹胀，溺少汗多，曰：湿疟也。予枳、朴、芩、滑、苍术、半夏为方，送服香连丸而愈。继用六君子善其后。或云先生近辑《温热经纬》，力辨暑必兼湿之非。今年霉雨全无，夏至后酷热亢旱，流金烁石，湿自何来？方叹先生析理之精，胡以此证是湿邪？大剂烁药果然获效，又何说欤？孟英曰：暑即天上之日，有何湿气？人因畏暑贪凉，瓜果过度，虽无雨湿相杂，湿亦自内而生，所以暑每易于挟湿。而昧者遂指湿热相合之病为暑证，殆由未见天日，故不识暑之真面目也。一笑。

蒋礼园令堂，年七十三岁。患疟，寒少热多，时时自汗。成虑其脱，议欲进补。孟英切脉洪数而滑，舌绛口干，是暑为病也。与清解法数剂而瘥。

张六桥，年逾七旬，素不耐病。新秋患疟，托孟英筹速愈之方。曰：易事耳。第寒少热多，苔黄渴汗，溺赤便秘，体厚多痰，杳不知饥，极其畏热。其年虽耄，其证宜清，以大剂知、芩、连、滑、花粉、竹茹、厚朴、石膏，加雪羹投之，数剂而瘥，康强如昔。

罗氏妇先患痰嗽，气逆碍眠，后兼疟痢并作，医者佥云无法，浼人乞诊于孟英。脉见滑数，口渴苔黄，不饥脘闷，溺似沸汤，曰：无恐也。虽见三证，其实一病。盖肺胃大肠，一气流通。暑伏肺经，始为痰嗽。失于清解，气逆上奔。温纳妄投，胃枢塞滞，郁遏成疟。渴饮汗多，热甚寒微，病情毕露。温化再误，转入大肠，赤白稠粘，无非热迫，不必见证治证，但治其暑，则源清流自洁矣。以苇茎汤，加滑石、黄芩、竹茹、石膏、厚朴授之，不旬日而三证悉瘥。

朱生甫明经令郎莱云之室，娩后月余患间疟。孟英脉之，虚数而弦，头疼腹痛，苔色甚薄，乳少善呕，乃营虚而邪客少阳也。令郎断乳，庶免蓐劳。剂以柴、芩、茹、半、桑、楝、延胡、枇杷叶。二帖，呕止腹不痛，去楝实、延胡，加当归。四帖，疟罢能餐，而头尚痛，再加杞、菊。服三剂，头不疼，改用甘麦大枣，加归、芍、杞、菊、竹茹、蒲桃干、藕调之，经行而愈。

陈氏妇，季夏患疟，寒微热炽，舌红不渴，而思啖瓜果，不饥不食，二便皆通，夜不成眠，汗多神惫。孟英审脉虚软微数，虽属暑疟，邪不甚重，惟营阴久亏。不须重剂，诛罚无辜。以西洋参、知母、芩、茹、白薇、麦冬、西瓜翠衣为剂，果三啜而瘳。

胡氏妇患疟，寒少热多。自云阴分素亏，医进清解凉营之药多剂，其热愈炽。改用养阴法，呕恶烦躁，自欲投井。或谓今年中伏之时；风雨连朝，人须挟纩，有何暑热？而多服凉剂，以致疟来发躁，必属虚火，拟以姜附治之。病者云：吾舌已脱液，阴将涸矣。坚不肯服，而请决于孟英。脉至滑数，右寸关更甚。视其舌淡白而光滑，俨似无苔，其实有苔如膜，满包于舌也。证属阴虚吸暑，兼以痰阻清阳。初治失于开泄耳。授菖、茹、连、半、旋、茯、苏、枳、枇杷叶为小剂，取其轻清开上也。两服，舌即露红，呕止受谷，疟热亦减。又两服，疟竟罢。孟英曰：余亦初不料其若是之神也。随以清养善后而安。

高某，以阴虚之体而患疟于暑月，久而不愈。冯、黄二医佥用补养矣，而杳不知饥，欲噎不畅，便溺艰涩，渴喜沸汤。孟英诊脉缓涩不调，按其胸次坚而不柔，舌上满布干黄薄苔，曰：气机郁结，痰滞未行，如何遽投补剂？予菖、贝、旋、蒌、苏、桔、连、半、紫菀、枇杷叶为方，四帖而愈。始从调养以善其后。嗣有王雨苍仲郎之证治，与此略同。

谢氏妇，素体孱弱，亦属阴虚暑疟久延，舌色鲜赤。医投养血，竟不见功。孟英视之曰：舌虽无苔，色绛而泽，此非脱液，乃液为痰隔而不能上布，故不生苔。如果脱液，讵能如是之鲜泽哉？盖痰虽因火灼成，究是水液所结，其潮气上腾，舌自不燥。与茹、贝、菖、蒌、芩、桔、蛤粉、枇杷叶等药，痰果渐吐。三日后，热减知饥，白苔渐布，改用养阴清热而瘳。孟英尝曰：临证必先辨其病属何因，继必察其体性何似，更当审其有无宿恙，然后权其先后之宜，才可用药。自然手到病除，无枘凿之不入矣。又曰：热证有见白润苔者，亦痰盛于中，潮气上蒸也。此不可遽施凉润，先宜开以辛通。而昧者但知苔色白润为寒证之的据，遂不详勘其兼证，而妄投温散燥补以误事者多矣。附录于此，学者识之。

陈德斋令侄缉庵患疟，黄某连投小柴胡汤，渐至热势如长，抚之烙手。时当盛暑，帐幔不启而不得汗，神情瞀乱，大渴苔黄、脘闷欲呕，便秘溺赤。孟英按脉软滑而数，身面肤赤。乃暑湿挟痰辗辗于中，气机阻痹，宜予清宣剂。以菖、茹、蒌、枳、知、滑、芩、连、花粉、枇杷叶、西瓜翠，服后痰即渐吐，异日疟来有汗。病者卧于藤榻，身穿西洋布汗衫短裤，其汗但出于衣不遮蔽之处。孟英适至，诊毕令裸其体，汗即遍出，热亦寻退。方不加减，四剂疟断更衣，胸舒安谷。另以轻清肃涤余邪而愈。世人不论天时，不究病因，但知盖覆以取汗者，宜于此案探讨其未发之义，不可草草读过也。

许子芍年甫冠，平素饮食不节，气滞多痰。偶患时疟，溺赤苔黄，脉至滑数，脘闷不饥，孟英投清解一剂。其门下医者黄某云：疟疾以小柴胡汤为主方，乃舍之不用，而以竹茹大寒之品，遏伏其邪；菖蒲散心之药，耗损其神。此病虽轻，而药已误，恐有变证。病家闻而惑之，次日即服其方，病势日进，辄云菖蒲散心，以致神气不安；竹茹寒滞，以致邪不能解。小柴胡方内加入桂枝、首乌等药，狂热尤甚。黄后荐招任某会诊，交口以为开手一药之误，恐延虚脱，径用生脉、六味，加龙、牡、杜仲、续断、阿胶之类服之。半月后，病者目不能张，畏闻声响，语出无音，身挺而重，不能转侧，略一动摇，则手足震掉，如擂鼓然，房中几案皆为撼簸。黄任二医金云汗脱在即，举家皇皇。其堂兄兰屿黉夜拉孟英往视，脉甚弦疾，曰：病药也。其何能脱？疏方以天竹黄、竹茹、竹叶、竹沥并用。病者闻而咋舌，谓一味竹茹酿成大病，一方四竹能不杀人？仍服任某补剂，以冀留人而再治病也。又旬日，疟径不作，至时睡脑后之枕骨与两足跟着席，身则反张如弓，如是数刻，则昏乱狂走。医者诿为祟病，符醮水陆，大弗赏，而病如故。既而黄某疽发于背，任亦托病不出。所亲陈雪舫力举孟英胸无畦畛，不妨再恳其挽救。病家计穷，始为谆请。脉仍弦疾而左尤坚搏，且善啖而腹胀如石矣。孟英曰：幸而便通，犹可无虞。以旋覆、赭石、菖蒲、胆星、枳实、黄连、青黛、整块朱砂两许，合四竹为方，调服苏合香丸。一剂而反张狂谵皆减，病者云：我今日如梦初醒，而精神自觉惘惘。次日仍用原方，调以玉枢丹。得泻四次，腹胀遂减，反张狂谵悉蠲。惟至时尚有气逆肢掣耳。乃去玉枢丹，令吞送当归龙荟丸。大便日泻，胸腹渐柔。又服五剂，逆掣皆平。改用沙参、丹参、石英、茯神、白薇、栀子、丝瓜络、贝母、海蛇、凫茈等，清理善后而愈。孟冬已完姻矣。嗣其仆陈福，陡患身面如金，便血吐血，求孟英视之。身热苔垢而肢冷手紫，脉至如丝，曰：此急黄证，而兼血溢于上下，即所谓瓜瓤瘟也，药不及救。越日果亡。黄某，敦爱局疡医也，年逾六旬。忽患背疽，闻服参茸等药七日而亡。夫背疽之败，何至如是之速？必是暑热为患，而误从温托耳。杨素园大令批《仁术志》云：朱砂不宜人煎剂，当生研少许调服。愚谓朱砂但忌火炼，不忌汤煎。且整块而煎，仅取其气，较研服其质者尤无弊也。余涧花《印雪轩随笔》云：刑幕郑春潭，患秋感发狂，谵语喃喃，若与人争辨。谓有二鬼向其索命，乃索笔作遗嘱，处分身后事。如是者数昼夜，山右武君视之曰：非鬼也。病由邪热未清，遽服补剂耳。如法治之，浃旬而起。设非武君，不又为谈因果者，添一公案哉。子苓之证，亦犹是耳。

陈载陶，年五十五岁，患疟两旬，始迓孟英诊之。脉不浮而弦滑且数，按之愈甚，苔色黄腻满布，热至大渴，极喜冷饮，小溲赤臭，热时则点滴茎痛，大解不行，间数日则略下稀水。是暑热挟痰见证，疏清解法予之。及阅前医之方，初则柴、桂、姜、枣，嗣用参、甘、芪、术、首乌、草果之类，温补杂投，其疟日甚。其发日迟，其补日峻，其口日渴。乃令热时少饮西瓜汁一二杯，病者饮瓜汁而大快，辄恣饮一二碗。盖谓其体厚阳虚，中气不足，故溺赤而便稀水。又云暑是阴邪，热自湿来，不可稍犯寒凉之药，因仿景岳治阴虚伤寒以冷水与桂附并行之例，而令其服温补以治疟，少佐瓜汁以解渴也。噫！景岳此案之不可为训，叶香岩发挥于前，魏玉横辨谬于后，奚可尤而效之乎？治而勿愈，反责病人过饮瓜汁使然。余谓此证，苟非日饮瓜汁一二碗，早已液涸痰胶，燎原莫救也。病者闻而颔之。服数剂，胸前赤斑密布。疟渴皆减。溲渐通，苔转向。前医云：再不温补，恐其骤变。病者惑之，仍服其药，并加鹿茸、附子。又旬余，疟如故而形瘦面黧，气冲干嗽，白糜满舌，言謇无眠。医者皇皇，病家戚戚，复延孟英视之。脉仍数，曰：邪较衰矣，西瓜汁之功也。阴受劫矣，温补之力也。及早回头，尚堪登岸。爰以西洋参、生地、甘草、石斛、白石英、葳蕤、麦冬、黄连、阿胶、牛膝为方，并令熬鳖汁饮之。五剂，而疟罢嗽蠲，得眠安谷，苔亦全退。但舌红口辣，溲赤不清，前方去连、膝，加归、杞。服八剂，始解坚燥黑矢而愈。然病者喜温补，既愈仍嘱前医善后。故舌红口辣，与胸前斑点，久不能消，直至冬令。孟英力劝停药，始渐除也。有朱湘槎者，与载陶年相若体相似也。秋杪自越患疟旋杭，屡药不应，迟孟英视之，面赤脘闷，二便不行，热则谵言，苔焦口渴，予小陷胸汤，加菖、茹、栀、翘、花粉、竹叶等药。群谓肥人之体虑其阳，不敢服此凉剂。治载陶之前医，迎合主见，大投温补。载陶偶见孟英而述之，孟英曰：湘槎殆矣。此时恐无西瓜汁以救药误也。旬日后，果狂躁而亡。其未亡前一日，人已昏狂，毕某诊云：暑热内陷。意欲挽救，投以犀角等药一帖。故前医于陈证则攘为温补之功，于朱证则卸为犀角之罪。盖明知温补易售，可以避罪邀功，故乐操其术，而不肯改弦易辙也。后载陶令兄哲堂乔梓，同时患疟，因前车之鉴，虽汗多懒语，酷类虚象，不敢从补，均依孟英作暑湿内伏治而愈。

陈雪舫令郎小舫，年甫冠，人极清癯。偶患疟，医与柴、葛、羌、防数帖，遂不饥不寐，胸膈阻塞，汤水不能下咽，壮热神疲，汗出不解，二便闭涩，舌绛龈疼，齿缝血流，凝结于腭。孟英持其脉细而数，有下厥上竭之势，而肺未肃清，宜用轻剂。以苇茎、冬瓜子、紫菀、元参、通草、枇杷叶、旋覆、滑石、蒌皮、西瓜翠衣为方，数啜而安。嗣用养阴，西洋参不过一钱，生地不过三钱。缘其禀赋极弱，不但攻散难堪，即滋培稍重，亦痞闷而不能运也。芪、术之类，更难略试。故量体裁衣，乃用药之首务也。

董茂清患疟，脉软脘胀，手紫面黄，便秘溺红，苔腻而渴，孟英曰：暑湿挟秽，气阻于募原，用菖、朴、橘、半、杏、滑、芩、翘、蒌、枳、银花，加雪羹出入为方。服五剂，便泻知饥，疟休而愈。

陈芷浔主政患疟，跗肿便溏，痰多食少，时欲呕吐，间有振声。孟英取其脉，微弱而弦，不渴无苔，小溲不赤，乃中虚寒湿为患也。方以六君去甘草，加桂枝、苡仁、白芍、吴萸，投剂即减，半月而愈。

沈陶安寒热初作，医用温散药，即眩悗不安。延孟英视之，舌绛无苔，大渴多汗，疟则寒微热甚，发时咳嗽兼呕，溺少不饥，脉洪且数。清癯之体，阴分素亏，而伏暑化疟也。予知、芩、茹、贝、花粉、白薇、银花、元参、枇杷叶、紫菀、冬瓜子等药出入为方。服后连解赤粪，疟即递轻，不半月而愈。乃兄秋粟贾于苏，因八月初五日上海寇警，吴门震恐，遂踉跄旋里。迨十七日忽发疟，但热无寒，汗多昏谵，脉亦洪数，呕嗽溺频，曲蘖素耽，体丰痰滞。孟英即以治陶安法佐以开痰治之。溏解频行，其色皆赤。伏邪虽有去路，缘心阳过扰，谵渴不休，加犀角、竹叶、莲子心之类。至月秒诊时，适大战大汗之际，其家疑为有祟，方在禳祷，铙鼓喧阗，病者神气更不安恬。孟英令将醮坛移远，并灌以神犀丹一丸。

其家问此证何不用石膏，孟英曰：药有定性，病无定形。况旬日以来，苔退将净，疟即可罢，何必石膏？次日乃叔兰谷另邀一医视之，方虽相似，而迎合主人之意，加入石膏三钱，冰糖四钱，粳米一两。连进两帖，左胁即痞胀不堪，按之如衲，杳不思谷。病者悔恨云：月杪大汗之后，吾疟已休，何以更医？致生痞胀。仍迓孟英诊之，脉来涩滞，苔复腻黄。因询曾服滋腻之药乎？陶安始述其所以，孟英曰：石膏为治暑良药，吾非不善用者。因此证不止肺胃二经受暑，心肝二经皆有所病，故不用也。且内挟痰湿者，虽当用亦必佐以宣化之品。辛丑夏家笆伯茂才患疟，初起误服此公石膏两剂，腹遽胀，延成疟鼓，几至不起。后服多剂桂、附、及金液丹而始愈。盖此公但见其疟至睛赤，裸衣狂走，而不研察其病情也。余究其因，遽云疟发时，其热自下而上，比之心头，即觉昏冒，且口不渴而恶凉饮，乃湿上甚为热之证。彼时若以苍术同用，则湿热之邪一齐同解，奚至延鼓哉？贤昆仲之疟热亦自下而上，系挟肝阳上升，故热升则必呕嗽。而令兄更有伏痰，故余剂中多用连、夏、菖蒲、滑石之类以化之。今疟罢热去之后，痰湿未清，石膏已误，再佐糖、米之甘缓，俾腻塞而不行。苟不急为宣导，则鼓胀之萌也。遂以蒌、薤、菖、枳、连、夏、旋、橘、楝、实、延胡、鸡金、雪羹之类，出入互用。至二十剂，痞始泯然，粥食递加，苔亦退尽，而竟不更衣，改用参、归、杞、芍、橘、半、苁蓉、首乌、鳖甲等药。十剂，大解始下，坚黑异常，连解数日始净。随予峻补善后而痊。秋粟之室，怀妊九月，加以忧劳，九月初七日患疟间作。寒热之时，胎痛上窜，或下坠腰疼，更兼痰嗽带下，口渴无苔，其势甚危。孟英但于清解之中，加葱白、苏梗投之，连下赤矢，痛势递减。第疟虽渐杀，至期必两发，病者苦之。孟英曰：愈机也，毋忧焉。果浃旬而愈。复苦脘痛呕吐，勺水不纳，药亦不受，授以藕汁、芦根汁、梨汁，少加生姜汁，和入蔷薇露、枇杷叶露、香橼露，徐徐呷之渐瘥。嗣予滋养药加黄柏，服之而愈。迨冬至分娩甚快健。又秋粟令郎十岁，陶安令爱八岁，俱患间疟，佥虑胎疟难瘳。孟英曰：无是理也。小儿内无七情，苟能慎饮食，较大人易治焉。剂以清解，旬日胥痊。

施玉林之侄顺老，患疟失治，自头至足，庞然浮肿，溲赤便溏，不饥痰嗽，孟英授杏、朴、橘、半、苏、滑、桑皮、通草、银花、冬瓜皮、芦菔为方。服六剂，疟愈肿消，便坚溲畅，而善饭也。

沙沛生嫜尹令堂，年五十七岁，体素弱而多怫郁。秋间患疟于诸暨，医治未效。冬初来杭，谢某叠进温补，其势孔亟。寒微热炽，昏谵痿疭，目不识人，舌绛无液，苔色黄燥，便秘不行。延孟英视之，脉洪滑右甚，左手兼弦，乃痰热深蟠，内风煽动也。予知母、花粉、蒌仁、竹茹各三钱，佐以栀、薇、翘、贝、橘红、莲心。一饮而更衣溲畅，胸次较宽，痰嗽口糜，且知头晕，乃去知母、花粉、蒌、翘，加沙参、苡、斛、麦冬、野蔷薇露。次日疟来甚减，糜退口干，神惫音低，津虚痰滞也。去苡仁、枇杷叶、蔷薇露，加知母、花粉各一钱五分，甘草五分，和入藕汁一杯。服二帖，疟至甚微，口干倦卧，脉则右虚左数。用养气充津、蠲痰清热法，西洋参、盐橘红、归、甘、杞、斛、冬、茯、茹、蕤，和入藕汁。服两帖，疟休神爽，咽痛唇糜，饥不能餐，余焰内燃也。去杞、斛、甘草，加生地、牛膝。四剂后，咽唇皆愈。神惫懒言，仍加杞子、甘草。服二剂，胃气渐苏，口犹少液。因涉嗔怒，暮有微热，肤肿欲呕，口干便秘，即去地、冬、杞、甘、膝，加连、楝、蒺藜、石英、丝瓜络、冬瓜皮。一啜热去呕蠲，而腹犹胀，去西洋参、归身、冬瓜皮、石英、黄连，加沙参、旋、芍、延胡、香附、藕。一剂胀消，而口淡便秘，饥不能餐。改用西洋参、木瓜、银花、延胡、蒺藜、苏、归、芍、斛为方，投匕而便行，三啜而肿尽消，始予高丽参、紫石英、橘、半、归、冬、菖、茹、牡蛎调养。续去菖、半，加杞、地、鳖甲而愈。嗣因登圊跌仆而发寒热，周身骨痛，会阴穴起一瘰甚疼。乃以高丽参、骨碎补、合欢、木瓜、杜仲、丝瓜络、鹿角霜、首乌、鳖甲、杞、柏、归、甘、苡、膝、苏、斛等出入为方，外用葱白杵烂，蜜调敷患处，七日而痊。

　　沛生令庶母亦在越患疟，来杭后孟英视之，脘闷欲呕，汗多头重，脉来弦数，苔色腻黄。乃余邪逗留，兼挟肝郁。以枳、朴、芩、半、茹、斛、蒌、菖，加苏叶、炒黄连投之。痰涎大吐，邪已外越，脘胀口干，寒热复作，乃去朴、半，而加芄、翘。吐犹不止，聚气上肿，渴饮无眠，筋瘈便秘，改用金铃子散合雪羹，加旋、赭、茹、半、姜汁炒栀子、苏叶、炒黄连。一饮而呕渴减，气下行，即去金铃子散、旋、赭，加沙参、归、斛。服五剂，各恙皆安，神惫汗多，为用沙参、归、斛、芩、橘、栀、连、茹、藕，二帖。又因嗔怒，左胁作胀，苦渴不饥，暮热便秘，于前方加紫、芍、金铃子散，一啜胁胀即舒。惟气冲口苦，饥不能餐，自汗耳鸣，头左筋惕，改授沙参、当归、鳖甲、石英、竹茹、牡蛎、蒺藜、菊花、丝瓜络。服旬余，眠食皆适。但暮则火升，口干易汗，去蒺藜、丝瓜络，加黄连、麦冬，合甘麦大枣汤。服浃旬，经行腰痛，头震耳鸣，八脉久亏也。调养奇经以善后而康。

四弟妇怀娠临月，西甫起病之次日即患疟。因弟病日剧，不免忧劳。至第五日，孟英视之，脉欲离经，腰疼腹坠，伏暑化疟，将娩之征。以栀、豉、苏、归、芩、连、茹、半、知母、葱白，服两帖而产。产后疟来颇减，恶露不行，腹不胀疼，不饥而渴，投栀、滑、薇、茹、泽兰、丹参、通草、桃仁、芫蔚药。一剂，恶露即行，而狂言不寐，面红口渴，人皆危之。盖杭谚有云：夫病妻怀孕，铁船过海难逃命。未产先萦忧惧，既娩血去火炎，故昼夜辄以铁船沉海云云。孟英于前方去泽兰、通草，加琥珀、菖蒲、胆星、灯心，和以童溲投之。一饮神识渐清，再剂即安睡矣。去琥珀、菖、星、桃仁、灯草、芫蔚，加知母、麦冬、甘草、沙参、枇杷叶，冲入藕汁一杯。三服，解赤矢而苔退，疟亦减而嗽痰。改用沙参、枇杷叶、冬瓜子、甘、斛、栀、薇、茹、翘，两帖。嗽减犹渴，而身痛，去栀、薇、枇杷叶，加归、贝、鳖甲。四帖而疟罢，眠食咸安。调养至弥月，即出房矣。

德清徐子瑞令正，屡次堕胎，复多忧郁。汛行之际，患疟经止，而两耳骤聋，虽对面疾呼，亦不闻也。不饥不渴，不语不眠，便秘遗溺，仰面静卧而已，惟热至则昏谵欲厥。乃父沈悦亭谓其热入血室，拉孟英视之。脉滑数而右大，按之皆虚，两尺尤甚，胸下拒按，曰：此下元虚损，故耳聋若是，即精脱之征，岂可因汛遽止而辄通其血乎？然气郁痰凝，苔色白腻，上焦邪实，补且缓商。先予小陷胸合蠲饮六神汤，加雪羹，开痰行气。悦亭韪之。三服便通，胸不拒按，苔化黄色，疟即较轻，改以沙参、归、斛、茹、半、翘、芩、菖、橘、甘、芄。五剂疟止，渐思饮食，二便皆调，两耳仍聋，脉形细弱。乃用大剂培养药，善后而愈。

仲冬余游姑苏，有长洲朱姓患久疟求诊。面肿目黄，声音不爽，溲赤腹胀，脉滑而弦。湿热蕴隆，失于宣解，苔腻无汗，食少痰多，与清化方。嘱其慎口腹，戒甜腻。渠云此间名手，皆曰药饵之外，须日饮糖汤，庶久疟易愈。余曰：渠但知表散，可以发汗解邪，糖汤可以和中已疟，而愈散愈不解，愈和愈不已者，是执死法以限活病也。再信其言，必成疟臌。病人闻之悚然。亟服余方数帖，得汗而愈。

秀水董君枯匏之夫人，余于秋仲，偶诊其脉，知其八脉久亏，积劳多郁，故指下虚弦而涩，寒热时形，虚火易升，少眠善悸。性又畏药，不肯节劳，至冬令证类三疟。余以病未能往视，来信云：桐乡传一妙方治三疟，效验如神。方用甜茶、半夏各二钱，川贝、槟榔各三钱，橘皮、甘草各一钱五分，干姜一钱，木香五分，凡八味。已服三帖而瘳。余即函复云：此乃劫剂，仅可以治寒湿饮邪为患之实证。设虚证热证，服之虽愈，必为后患。故抄传单方，最非易事。若好仁不好学，功过恐不相敌也。既而病果复作，较甚于前。余与吕君慎庵同议镇养柔潜之法，始得渐愈。后闻服此方者，率多反复。乃郎味清茂才，深佩余之先见云。

前月中旬，余过濮院，有香海寺前一妇，患三疟，求诊。面白唇红，舌绛而渴，寒微热盛，溲短便艰，汛事先期，不眠脉数，乃暑邪侵营也。与元参、丹皮、知、薇、蒿、栀、花粉、鲜斛、竹叶之方。至八月下旬，再游其地，渠复求视云：前方服即病减，至二十剂而痊。乃子以为病后须服补药，才四帖，疟复作，遂不敢再进。余谓此必温补方也。阅之果然。仍授清化之剂，五服而瘳。

山妻怀孕四月，患间疟腹痛，便溏汗多呕闷，乃痰气内滞，风暑外侵，脉滑而弦。与枳、桔、苏、连、柴、芩、菖、夏，三剂而瘳。

大女馥宜患微寒热炽，每发于夜，汛不当期而至，口渴便闭，目眩多汗，米饮不沾，暑热为疟也，脉洪数。以知、芩、橘、半、蒿、薇、鲜斛、元参、栀子、花粉。服六剂，而热减大半，去蒿、半，加西洋参、麦冬、竹茹、枇杷叶。又六剂，而便行疟止，随去元参、鲜斛，加归身调之而愈。

季杰弟篷室之疟，日轻夜重，少腹觉有块上冲，则呕嗽并作，杳不进谷。余游禾归，已交八日矣。脉软以涩，是肝郁于内。暑侵其外也。用芩、夏、翘、滑、葛、蛤、苏、连、旋、橘、丝瓜络，服六帖，诸恙霍然。随与清养善后。仲秋二十八日，余游濮院归，是夜又徒患霍乱，腹痛异常。余起诊其脉，细数而弦，肢冷畏寒，盖覆甚厚。询其口不渴，而泻亦不热，惟小溲全无，吐者极苦，舌色甚赤。乃新凉束暑也。玉枢丹、绛雪灌之，皆不受。泻至四五次，始觉渐热，而口大渴，仍不受饮，语言微謇。余令捣生藕汁徐灌之，渐能受。随以芩、连、苡、楝、栀、斛、桑叶煎服，痛即减，吐泻亦止。次日知饥，略受食，神惫已极，筋络酸疼，与清养法而痊。

秋杪山妻怀孕已七月，又患疟，医从清解不应。半月后，转为间作。时余卧病省垣，家人恐添忧虑，初不我闻。延至匝月，病渐濒危，钱君意山、管君芝山，放棹迎余，扶病归来。诊脉软滑，而尺带虚弦。凡疟至一时之先，必大渴，背麻脘闷，既热则头疼腿足肿胀。寒不过一时，而热有七八时之久，骨瘦如柴，肌肤甲错，便坚溲涩，心悸无眠，目不见人，苔光无液。乃真阴素亏，水不涵木，风阳内炽，耗血伤津，兼挟劳伤，而吸秋热。热茗频啜，米饭恶沾，腰痛而胎动不安，势已十分险恶。遂与西洋参、元参、知、薇、蒿、菊、菖、麦、栀、甘、桑叶、竹沥，两剂。嗽痰甚多，渴闷稍减，去桑、菊、栀、蒿，加橘红八分，苏叶五分，葱白两茎。又两剂，疟止，吐痰更多，舌色渐润，去元参、知、薇，加冬瓜子、茯苓、蛤壳，一剂。嗽虽减，而左胁时疼，乃用北沙参、熟地、麦冬、蒌仁、楝实、石菖蒲、丝瓜络、十大功劳、藕，养阴柔木，而清痰热，服之甚妥。然目虽能视，而早晨必昏卧如迷，遂增熟地，加白薇、归身，一帖。寒热陡作，面赤气冲。或咎补早，疟复。余曰：非也。此不耐归身之窜动耳。即去此一味，加葱白、蒲桃干，服之果愈。随去葱白，加甘草、石斛，两帖。嗽大减，胃渐和，更衣较润，惟手心如烙，两足不温。乃易沙参以西洋参，去蒌、楝，而加生牡蛎一两，盐水炒橘红一钱，二帖。足渐温，痰渐浓，而腰痛胁痛未已，又加酒炒知母一钱，两帖。痰出极多，昏卧始减，惟纳食如噎，火降即饥，舌辣腭干，小溲尚热。改用两洋参、二地、二冬、二至、知、柏、牡蛎、十大功劳，少佐砂仁为剂。服六帖，各恙皆已，能起榻，而腿软腭干，神犹贸贸。即以此方加白芍、木瓜、石菖蒲熬膏，服至冬至后，神气始爽而瘥。

痢

　　金愿谷舍人次郎魁官，九月间患五色痢，日下数十行。七八日来，口噤不纳，腹痛呻吟，危在旦夕矣。有主人参以补之者，有主生军以荡之者，举家皇皇，不知所措。孟英视之曰：暑挟食耳，误服热药矣。攻补皆不可施也，轻清取之，可以愈焉。以北沙参、黄连、鲜莲子、栀子、黄芩、枇杷叶、石斛、扁豆、银花、桔梗、山楂、神曲、滑石为方。其家以为病深药淡，恐不济事。西席庄晓村云：纵使药不胜病，而议论极是，定不致加病也，竭力赞其居停。投之，覆杯即安，旬日而起。予闻孟英尝曰：莲子最补胃气而镇虚逆。若反胃，由于胃虚而气冲不纳者，但日以干莲子细嚼而咽之，胜于他药多矣。凡胃气薄弱者，常服玉芝丸，能令人肥健。至痢证噤口，皆是热邪伤其胃中清和之气，要言不烦故以黄连苦泄其邪，即仗莲子甘镇其胃。今肆中石莲皆伪，味苦反能伤胃，切不可用。惟鲜莲子煎之清香不浑，镇胃之功独胜。如无鲜莲，则干莲亦可用。或产莲之地，湖池中淘得入水不腐之老莲，即古所谓真石莲也，昔人治噤口痢多用此。然可不必拘泥，庶免作伪之人以赝乱真，反致用而无效，徒使病不即愈也。噤口痢，虚热在胃也。补虚则碍热，清热则妨虚。兹又加以食积，尤为棘手。须看其用药圆到处。

附：玉芝丸孟英

猪肚一具，治净。以莲子去心，入肚内，水煎糜烂，收干，捣为丸服。

朱某患痢于越，表散、荡涤、滋腻等药，备尝之矣。势濒于危，始返杭乞孟英诊之。神气昏沉，耳聋脘闷，口干身热，环脐硬痛异常，昼夜下五色者数十行，小溲涩痛，四肢抽搐，时时晕厥。曰：此暑湿之邪，失于清解，表散荡涤，正气伤残，而邪乃传入厥阴，再以滋腻之品补而锢之，遂成牢不可拔之势。正虚邪实，危险极矣。与白头翁汤，加楝实、苁蓉、芩、连、栀、芍、银花、石斛、桑叶、橘叶、羚羊角、牡蛎、海蛇、鳖甲、鸡内金等药，大剂频灌。一帖而抽厥减半，四帖而抽厥始息。旬日后，便色始正，溲渐清长，粥食渐进。半月后，脐间之硬，始得尽消。改用养阴，调理逾月而康。

汪左泉病滞下，昼夜数十行，而即日须补岁考遗才，浼孟英商速愈之策。切脉弦滑，苔黄满布，曰：易事耳。重用芩、连，佐以楂、朴，送服青麟丸四钱。投匕而痊，略无他恙。

陈昼三病滞下，某进通因通用法，痛泄无度，呕恶不纳，汗出息微，脉弱眩晕。孟英曰：近多伏暑之痢，此独非其证也，元将脱矣。急投大剂温补，脉候渐安。一月后甫得健复。

高若舟之庶母，年逾花甲，体丰善泻。张某向用参术取效。今秋患白痢，张谓寒湿滞中，仍与理中加减，病遂日增。因疑老年火衰，蒸变无权，前药中复加附子。白痢果减，而腹胀且痛，不食不溺，哕逆发热。势已危殆，始迓孟英视之。脉沉而滑数梗梗，曰：暑热未清，得无补药早投乎？与芩、连、杏、朴、曲、芍、滑、楝、银花、海蛇、鸡内金之类，一剂溺行痛减，而痢下仍白。其女为屠西园之室，乃云：向服补药，白痢已止。今服凉药，白痢复作。盖病本久寒，凉药不可再用矣。孟英曰：言颇近理。使他医闻之，必改温补。但病机隐伏，测识匪易。前此之止，非邪净而止之止，乃邪得补而不行之止。邪气止而不行，是以痛胀欲死。夫强止其痢，遽截其疟，犹之乎新产后妄涩其恶露也。世人但知恶露之宜通，而不知间有不可妄通者。但知疟痢之当止，而不知邪未去而强止之，其害较不止为尤甚也。今邪未清涤，而以温补药壅塞其流行之道，以致邪不能出，逆而上冲，哕不能食。此痢证之所畏。吾以通降凉润之剂，搜邪扫浊，惟恐其去之不速，胡反以白痢复作为忧？岂欲留此垢滞于腹中，冀其化脂膏而填空隙，故若是之宝惜而不愿其去耶？幸若舟深信，竟从孟英议，寻愈。通达之论，医所宜知。

十八涧徐有堂病痢，医作寒湿治，广服温补之药，痢出觉冷。遂谓沉寒，改投燥热。半月后，发热无溺，口渴不饥，腹痛且胀，巅痛不眠。翁嘉顺嘱其求诊于孟英。察脉弦细，沉取甚数，舌绛无津，肌肉尽削。是暑热胶锢，阴气受烁。与北沙参、肉苁蓉、芩、斛、楝、芍、银花、桑叶、丹皮、阿胶，合白头翁汤为剂。次日，各患皆减，痢出反热。有堂不解问故，孟英曰：热证误投热药，热结而大便不行者有之。或热势奔迫，而泄泻如火者有之。若误服热药，而痢出反冷者，殊不多见也，无怪医者指为久伏之沉寒。吾以脉证参之，显为暑热。然暑热之邪，本无形质。其为滞下也，必挟身中有形之垢浊。故治之之道，最忌补涩壅滞之品。设误用之，则邪得补而愈炽，浊被壅而愈塞。耗其真液之灌溉，阻其正气之流行。液耗则出艰，气阻则觉冷。大凡有形之邪，皆能阻气机之周流。如痰盛于中，胸头觉冷；积滞于府，脐下欲熨之类，皆非真冷，人不易识，吾曾治愈多人矣。徐极叹服。仍议育阴涤热，病果渐瘳。

庄芝阶舍人之外孙汪震官，春前陡患赤痢。孟英诊之，脉滑数而沉，面赤苔黄，手足冷过肘膝，当脐硬痛，小溲涩少，此大实症也，何不加大黄荡涤之？伏热为病也，与大剂芩、连、栀、楝、滑石、丹皮、砂仁、延胡、楂曲、银花、草决明等药。两服手足渐温，清热之效。而脚背红肿起疱如蒲桃大一二十枚。湿热下注也。若如前方加大黄荡涤，当不至此。四服后腹痛减，苔退而渴，于原方去楂曲、砂仁，加白头翁、赤芍、海蛇。旬日后痢色转白，而腿筋抽痛，乃去丹皮、滑石、赤芍，加鸡金、橘红、生苡、石斛。热久伤阴也。古人急下存阴之法，原以仿此救法好。两服痛止溲长，粪色亦正，脚疱溃黄水而平，谷食遂安，改用养胃阴清余热之法而愈。合法。闻孟英治此证，每剂银花辄两许，尚须半月而瘳。设病在他家，焉能如此恪信。苟遇别手，断无如此重剂。况在冬春之交，诚古所未有之痢案，后人恐难企及。此案步步合法，特少一番荡涤之功，故觉少延时日耳。然凉剂已畏其寒，若加荡涤之品，必不敢服此。治病之所以难也。

王苇塘患滞下，医投枳、朴、槟、楂之药。数服后，肢冷自汗，杳不进谷，脘闷腹痛，小溲牵痛，举家皇皇。孟英视脉细涩，舌绛无津，是高年阴亏，伏暑伤液。况平昔茹素，胃汁不充，加以燥热之药，津何以堪？因与沙参、银花、苁蓉、白芍、石斛、木瓜、甘草、楝实、扁豆花、鲜稻头。滋阴养液，兼调肝气。数剂痛闷渐去，汗止肢温，乃加生地、阿胶、麦冬、柿饼、蒲桃干等以滋之，居然而痢止餐加。惟舌色至匝月始津润复常，阴液之难充也如此。

沈绥斋令堂，患滞下色白，医与温运，病势日剧，腹胀昏瞀，汤饮不下。孟英诊为伏暑，用芩、连、滑、朴等药。沈疑高年，且素患脘痛，岂可辄用苦寒？孟英再四剖陈。始服半剂，病果大减，不数帖即愈。按此等症甚多，奈执迷不悟者，虽剀切言之，不能解其惑，亦可哀也已。

一叟患滞下，色白不粘，不饥不渴，腹微痛而不胀。孟英切脉迟微，进大剂真武汤加参而愈。

程秋霞之子患脑漏，医与辛夷、苍耳之药，渐有寒热。肺移热于肝。方言所载不过如此。改用柴、葛、羌、防数帖，遂致寒热日发数次，神昏自汗，势甚可危。孟英用竹叶石膏汤一剂，肃清肺气。寒热退而神清进粥。继以甘凉清肃，复投滋润填阴，旬日而愈。上病取下。

朱浚宣令堂患滞下，医闻色白，而与升提温补。旬日后，肢冷自汗，液脱肛坠，群医束手。虑其虚脱，因浼濮树堂乞诊于孟英。曰：药误耳。与大剂行气蠲痰清热之药，果渐吐痰而痢愈。又其令弟同时患此，五色并见，神昏肢搐，大渴茎肿，腹痛夜热，危险异常。孟英察脉细数，与白头翁汤，加犀角、生地、银花、石斛、楝实、延胡、芩、连、滑石、丹皮、木通、甘草梢等药。三帖后，热退神清，溺行搐止，乃去犀角、草梢、丹皮、滑石、木通，加砂仁拌炒熟地、山楂炭。服之渐安，半月而愈。

孙渭川，年逾七旬，脉象六阴，按之如无。偶患音嘶痰嗽，舌绛无津，孟英用甘凉清润法，音开而嗽不已。仍与前药，转为滞下，色酱溺赤，脐旁坚硬，按之超超，舌犹枯绛，渴饮不饥，人皆危之。孟英曰：肠热由府而出，此语甚精。痢不足虑。第高年阴液难充，不能舍凉润为方。苟犯温燥，其败可必。幸渠家平素恪信，竟服犀角、地黄、知母、银花、苁蓉、花粉、麦冬、白芍、石斛、楝实等药。十余剂，痢止而脐旁柔软，因去犀角，加西洋参。又服两旬，始解燥矢而溲澈胃苏。又服半月，复得畅解，舌亦润泽而愈。

盛犀林广文之仆，患血痢，自秋徂冬，半年罔效。孟英察脉细弱而口干，腰膝酸疼，与鹿角霜、苁蓉、枸杞、杜仲、菟丝、续断、血余、木瓜、石脂、砂仁末炒熟地黄，十余剂而痊。

丙午春，高汉芳患滞下色酱，日数十行。年已七十七岁。自去秋以来，渐形疲惫，即服补药，驯致见痢。黄某径用温补，势乃剧。延孟英诊之，右脉弦细芤迟，脉虚证实。口渴溲涩，时时面赤自汗。乃吸受暑邪，误作虚治。幸其所禀极坚，尚能转痢。一误再误，邪愈盛而正反虚矣。以白头翁汤，加参、术、银花、芩、芍、楝、斛、延胡，二剂即减，五剂而安。继与调补，竟得霍然。后三载以他疾终。

叶昼三侄女适朱氏，上年四月分娩，七月患赤痢。其家谓产后之病，不敢服药。延至今春，肌消膝软，见食欲呕。昼三迓孟英诊之，左细软，右滑数。伏暑为病，幸未误药。与沙参、陈仓米、归、芍、续断、木瓜、扁豆、连、斛、石莲、荷蒂、柿蒂、枇杷叶、橘皮为方，送驻车丸而愈。

孙心言以七十之年患滞下，胡某知为暑热，以青麟丸下之，治颇不谬。继则连投术、朴、夏、葛等药，渐至咽疼口糜，呃忒噤口。诸医进补，其势孔亟。伊婿童秋门迓孟英诊之，右脉滑数上溢，身热面赤，溲涩无眠，体厚痰多，时欲出汗。在痢疾门中，固为危候，第以脉证参之，岂是阳虚欲脱？实由升散温燥之剂，烁其阴液，肺胃之气窒塞而不能下行也。与大剂肃清之药，一剂知，二剂已。随以生津药溉之，痢亦寻愈。按此等痢呃，古书未载，而治法悬殊。世人但守成法，不知变通，治而不愈，诿之证危。况属年高，病家亦不之咎也。孰知有此随时而中之妙法耶？

曹泳之二尹，将赴代理昌化任，而疟痢并作，寒少热多，滞下五色。迓孟英视之，面垢苔黄，干呕口渴，痛胀溺赤，汗出神疲，脉至洪数不清。与大剂芩、连、滑、朴、知母、花粉、银花、石膏、连翘、竹茹等药，投匕即减，三服而起。

吴尔纯，八月下旬患滞下，腹痛异常。伊外祖许仲廉，延孟英往诊。形瘦脉数而弦，口渴音微溺涩，乃阴分极虚，肝阳炽盛，伏暑为痢。治法不但与寒痢迥异，即与他人之伏暑成痢者亦当分别用药也。与白头翁汤，亦通治伏暑成痢之方。加知母、花粉、银花、丹皮、金铃、延胡、沙参、芩、连服之。次日复视，痢减音开，而右腹疼胀拒按，为加冬瓜子、乌药、鼠矢。三剂而消，滞下亦愈。惟薄暮火升，面赤自汗，重加介类潜阳而痊。此方顾及阴虚。

谢再华请孟英治乍浦人滞下证，昼夜百余行，不饥不渴而欲呕，腹痛，上及于心胸，切其脉颇平和。是寒湿也，与时行暑湿痢大相径庭。投姜、桂、萸、朴之剂，数服霍然。

王瘦石夫人患滞下，腹痛微呕，不饥口苦，溲短耳鸣。孟英诊曰：脉见细弱之形，肌无华泽之色，汛不行而早断，舌紫黯以无津，是素质阴亏，情怀悒郁，二阳默炽，五液潜消。虽吸暑邪，莫投套。予白头翁汤，加雪羹、银花、栀子、楝实，数剂而减。继去雪羹，加生地、苁蓉、柿饼、藕汁而安，改授甘麦大枣，加西洋参、生地、苁蓉、竹茹、归、芍、蒲桃干，而以藕汤煎服，调养体质以痊。

潘圣征于仲冬患感，至十四日退热之后，杳不知饥。群医杂治，迨季冬下旬，转为滞下五色，腿肿裂血，溲涩口干，始延孟英诊之。右脉弦细而数，右弦滑而空，苔色黄腻根焦，时或自汗。乃气液两竭，热毒逗留之象。必从前过服温补之药，否则热退在十四日之期，何至延今五十余朝，而见证若是之棘手哉？其弟鸿轩云：此番之病，补药不过二三剂，惟仲秋患疟时，医谓其苔白体丰，云是寒湿，尝饵附桂数十剂，且日饮烧酒耳。孟英曰：此即酿病之具矣。治病且难，何况有如许之药毒内伏，更将何法以生之耶？坚不立方，其家必欲求药，以期扶持度岁。孟英曰：是则可也。以白头翁汤，加银花、绿豆、归身、白芍、陈米、燕根、兰叶、藕为剂，而以补中益气大料蒸露代水煎药。服后焦苔渐退，粪色亦正，举家喜出望外，复丐孟英图之。奈脉无转色，遂力辞之。又沿听松醴尹太夫人，季秋患疟。孟英尝往诊之，曰：伏暑所化。且体属阳强而多痰火。切勿畏虚，辄从温补。奈病者期于速愈，广征医疗。或以为证属三阴，或谓是子母疟，或指为老年胎疟，众楚交咻，病不能愈。延至季冬，亦转为痢，且肤肿臀疮，口糜舌疱，诸医束手。复请诊于孟英，脉与潘同，不可救药。

王雨苍室，仲秋患滞下，治两旬而罔效。何新之荐孟英往视，脉来弦数而滑，腹坠腰疼，溲少口干，面红烦躁，知饥能食，夜不成眠，而滞下赤白，从无粪色相兼，及至更衣，又极艰涩，略无痢色相杂。通补温凉，服皆不应。稍投升举，气塞于胸。询其月事，因痢愆期。孟英曰：此病不在肠中也。能食便坚，府气并不窒滞。阴虚木旺，营液因而旁溢。缘冲任隶于阳明，平人气血循经，各行其度，岂有冲任之血液，可从大肠而出之理乎？然天地虽有定位，山泽可以通气。周身脉络，原自贯穿。挹彼注兹，风阳所煽。犹之交肠证，粪从前阴而出。举一反三，病机可悟。何极叹服！爰以乌铘、茜根、阿胶、鲍鱼、苁蓉、枸杞、柏子仁、黄柏、银花、藕为剂，一服即减，不旬而瘥。续参、熟地、当归、龟板、鹿霜善后而愈。鲍鱼，淡干鱼也。诸鱼皆可为之，然以石首鱼为胜，俗谓白鲞是也。惟台州三伏时所干者，味淡而香，色白尾圆，世称松门台鲞，可以入药，无腥咸作吐之弊。其误用鳆鱼者，盖失考也。

朱生甫明经，以花甲之年，偶在嘉兴患滞下甚剧。急买棹旋杭，集诸医议治。许敬斋宗景岳，谓痢必本于寒湿，主干姜、桂、朴，以温化；洪石生尚东垣，闻其向患脱肛，主清暑益气以举陷；或云素善饮而有鼻衄，血热阴亏，既受暑邪，宜玉女法以两清；或云痢必有积，不必问其余，宜大黄、归、枳以荡涤。聚讼纷纭，乃郎仲和等不知所从，而质诸孟英。诊毕遂问此证何？当用何药？曰：此滞下证之最难治者也。痢初作即不能起于榻，而五色并见，噤口不食，非暑热之深受，一何至于此极耶？满面红光，鼻赤尤甚。肺热素炽，暑火烁金，故水湿化源，溺少而涩，此不可以温燥再劫其津也。肢掣无眠，合目呓语，时时烦躁，视物不明，畏热喜风，口干易汗。阳气浮越，暑渐侵营，故苔虽腻黄，尖红根黑，此不可以升散再扰其阳也。胸次不舒，饮水欲噎，欲噎不达，欲嗳不能，茎缩易嗔，时有噩梦。肝多怫郁，痰阻清阳，故升降不调，中枢窒滞，此不可以滋涩再碍其机也。又非寻常之痢，病仅在府，可以推荡以为功也。参之于脉，右寸关缓滑而寸较抑，左则弦洪而数兼上溢，故知其气郁痰凝，暑火深受，风阳内动，久耗心营。所幸两尺皆平，身无大热，如能治之中肯，尽可无虞。仲和出诸方云：然则此皆不可服乎？曰：咸治痢之法也。惜尊翁之症，不能合于此药耳。若尊翁之恙，见证虽太错杂，而责重在于肝经。肝属厥阴，风火内寄，故此经之痢，宜柔宜凉，忌刚忌温。以肝为角木，龙性难驯，变化飞腾，病机莫测。但使风阳靖息，庶几险浪不兴，纵有别脉未清，自可徐为疏瀹也。仲和闻而心折，力恳图维。于是以仲圣白头翁汤为主方，加石菖蒲、川贝母、竹茹，开痰舒郁以调其气；犀角、银花、竹叶，凉血息风以清其心；冬瓜、蔗梢、凫茈、海蛇煮汤煎药，以清胃热而生津，化府气而濯垢。吞送滋肾丸三十粒，引肝火迅速下行。服后诸恙递减，粪色渐见，痰果频吐，神气亦安。既而粥食日增，夜眠恬适，始去犀角、雪羹、滋肾丸，加西洋参、阿胶，以复其津液。迨痢净而时有血随粪下，为加鸦胆仁，以龙眼肉包而吞之果止。惟肠鸣气泄，稀粪随流，肛坠难收，脉亦弦软，知其病去而正虚也，改用三奇散而安。继予气血交培善后，仍佐蠲痰舒郁，康健较胜曩时。盖并其积年宿疾而去之也，故生甫谢孟英诗五排结句云：不因施上药，那得挽沉疴？魂磊从今尽，先生殆缓和？

朱饬庵孝廉，年未三旬。自都中奔丧回杭，患滞下赤白，腹不甚痛，而奔迫异常，能食溺长，医治罔效。孟英脉之，虚弦而软，曰：此不可以常痢视也。以三奇散加归、芍，送香连丸而愈。

濮树堂患滞下．医者以其脉弱体虚，第三日即参补养，延至匝月，痛痢不减，谷食不思，饥瘦如柴，面浮足肿，口干舌绛，懒语音低，气短汗多，略难转侧。诸医无策，始迓孟英诊之。曰：初起脉微弱，为暑之本象。今按之尚数，乃阴液已伤，渴饮无苔，岂容温补？溲赤而痛，胡可酸收？见证虽危，治不可紊。为定白头翁汤，加西洋参、干地黄、炙草、白芍、麦冬、阿胶酒炒银花之剂，以水露煮陈仓米汤煎药。群议以为药太凉润，不可轻试。孟英曰：此厥阴证而胃液已伤。幸而脉未空数浮弦，亟予养阴清热，庶可图功。若徒议药不议病，纵有一片婆心，未免好仁不好学矣。病者忆及乙巳之病，深信不疑，遂服之。一剂知，六剂而痢净，舌润知饥，溲通得睡。第便溏腹痛，日必两行，左龈赤肿而疼，外涂以玉枢丹，内治以三奇散，加潞参、炙草、薏仁、扁豆、鸡膍胵、黄柏、橘皮，吞香连丸。旬余而浮肿消，大便坚，舌苔生。起于榻而口腹不节，发热口干，乃食复也。按法治之热退，至七日始更衣。因嘱其加意珍摄，俾易康痊。奈家务纷繁，既愈，即不能静养，神机曲运，心气涣散不收，液涸津枯，而前功尽堕，惜哉！然此案自可传也。

陈诵芬令堂，年越古稀，精神素旺。滞下数月，病日以剧。所亲蒋策勋嘱延孟英图之，已粒米不纳，虽啜饮而咽膈阻塞，唇舌皆紫，痰中带血，吐之甚艰，日夜更衣数十次，稀粪挟以赤垢。若欲小溲，必令人重按肛门，始能涓滴而出，热如沸汤。脉则左手弦洪涩数而上溢，软滑而大，按之无神。孟英曰：此证本滞下，良由七情郁结，木土相乘。医谓高年，辄投温补酿成危证，药不可为。诵芬云：先生之言是也。家慈因春间叠闻江南之警，心甚皇皇，举家迁避，饮食顿减。夏初旋里，似已稍安。六月间患泻，饮食又减。屡进参、术、熟地、附、桂、炮姜之剂，竟无寸效。惟望鼎力斡旋是幸。孟英曰：上不能纳，下不能分，中气无权，营津两匮。既承下问，姑拟一方，仅许小瘥，不能奏绩也。诵芬从之。服后即思粥食，小溲单行。再求转方，需英坚不承手，果至季秋而没。其方乃沙参、冬瓜子、丝瓜络、芦根、紫菀、菖蒲、竹茹、通草、薏仁、枇杷叶、陈仓米，以水露煎服也。顾铁舟赞府，精于医者也。目击其一服而进粥溺行，因叹曰：仙方也。惜遇之不早，命矣夫！

项君香圃，患赤痢濒危。其亲庄嵋仙少府，拉余往视，脉细不饥，口干舌绛，形消色瘁，不寐溺无。禾中医者以其素耽曲蘖，辄进苦燥渗利之药。而不闻景岳云：酒之为害，阴虚者饮之，则伤阴也。况病因暑热不夹湿邪，温燥过投，阴液有立涸之虞。余将旋里，为定西洋参、生地、甘草、银花、石斛、麦冬、生白芍、扁豆花、枳椇子、藕汁一方，冬瓜汤煎，令其恣服。次年春，余往禾，候庄芝阶先生之疾，有一人来拜谢，面如重枣，素昧生平，甚讶之。嵋山曰：即香圃也。面色素赤，上年因病危而色脱，故先生不识耳。承惠之方，服十余帖而愈，今又善饮如昔矣。

斑

胡季权令郎珍官，右颧偶发紫斑一块。时当季冬，孟英以犀角、石膏凉解之药。二三帖后，始发热，斑渐透，犀角服二十帖始撤。素有目疾，余热复从目发，令以石膏药久服，居然渐愈，且能食肌充，略无他患。闻者莫不异之。

胡孟绅乃弟季权，同时患黑斑，苔秽脉浑，气粗面垢，孟英即以凉膈散投之。大解得行，脘亦不闷，斑皆透绽，脉显滑数而洪，遂与大剂凉润清肃之药。直俟其旬日外大解不泻，药始缓授。复又沉卧不醒，人皆疑之，孟英曰：痰热尚炽也。仍授大剂数帖，果频吐胶痰累日，而眠食渐安。是役也，当两病披猖之际，举家皇皇。他医或以前证为神不守舍，议投温补。后证则以为必败，闻者无不危之。赖季权之夫人，独具卓识，任贤不贰，孟英始无掣肘之虑，而咸得收功也。

姚禄皆在金陵，适遇大水。继而回杭，途次酷热患感。顾某诊为湿邪，与桂枝、葛根药三帖，病乃剧。赵笛楼知其误治，连用清解。因见蓝斑，不肯承手。迨孟英视之，脉细数而体瘦。平昔阴亏，热邪藉风药而披猖，营液得温燥而干涸。斑色既绀，危险万分。勉投大剂石膏、知母、白薇、栀子、青蒿、丹皮、竹叶、竹沥、童溲之药，调以神犀丹。三服大解下如胶漆，斑色渐退，而昏狂遗溺，大渴不已，仍与前方，调以紫雪。数剂热退神清，而言出无伦，犹如梦呓。或虑其成癫，孟英曰：痰留包络也。与犀角、菖蒲、元参、鳖甲、花粉、竹茹、黄连、生地、木通、甘草为方，调以真珠、牛黄，始得渐安。改授存阴，调理而愈。

仁和戴君文叔爱，年十二，患风斑，睛赤，服升散药数帖。忽觉胸次不舒，饮食下咽即吐，时作时止，医皆莫措。六七日后，其作愈频，而有欲厥之势。其亲徐君乐亭嘱延余诊，脉弦而数，夜不成眠，目赤未蠲，苔黄口苦。是发斑不由外感，乃稚质阴亏。风阳上越。助以温散，厥少陡升，肃降无权，因而吐逆。以连、柏、橘、半、栀、菀、茹、旋、海蛰，少加苏叶煎，送当归龙荟丸。一剂知，二剂已。

梅溪蒋君宝斋令堂，自上年夏秋间患痢之后，神疲少寐，不能起床。医谓其虚，率投补药，驯至惊疑善悸，烦躁呓言，胁痛巅疼，耳鸣咽痛，凛寒暮热，大汗如淋，晕厥时形，愈补愈殆。李君苍雨邀余诊之，脉弦滑而数，白睛微红，而眼眶如墨，舌绛无苔。因问胸闷乎？曰：闷甚。便秘乎？曰：秘甚。溺热乎？曰：热甚。岂非气郁而痰凝，痰阻而气痹？肺胃无以肃降，肝胆并力上升，浊不下行，风自火出。虽年逾五旬，阴血不足，而上中窒塞，首要通阳，为处小陷胸，加菖、蒌、旋、茹、苓、枳、郁李仁。群医谓是猛剂，无不咋舌。宝斋云：镇补滋敛，业已备尝，不但无功，病反日剧，且服之。果一剂知，三剂安。已而余有会垣之游，前医谓病既去，复进守补月余，仍便秘不眠，胸痞躁乱，加以发斑腹痛，人皆危之。时余在禾中，函乞往视。仍用前法加减，合雪羹投数剂，连得大解，率皆坚燥。改与柔养，更衣渐畅，粥食渐增，以潜镇舒养之剂善其后。

痘　疫附烂喉

上年秋燥冬暖，略无霜雪，河井并涸。吾杭自九月间起，天花流行，十不救五，小儿之殇于是者，日以百计。孟英曰：此痘疫也，治法当与常痘有异，惜幼科未之察耳。且天令发泄，不主闭藏，入春恐多喉患。特刊加味．三豆饮方，俾未曾布痘者，予服免患，将出者恣饮冀轻。又劝人频服青龙白虎汤，以杜春来喉恙。不料其言果应，三春不雨，喉症甚多。医者犹不悟其致病之因，仅知发散，正如火上添油。孟英胸有成竹，一以仲圣白虎汤为救焚主剂。若已及于营分者，用晋三犀角地黄汤，相机加减。又刊青龙白虎汤，暨锡类散方，广为印送。赖此以活者，不可胜数。痘原感疫而发，《医林改错》中言之甚详。

附　加味三豆饮

生绿豆，生黄豆，生黑大豆（或用生白扁豆亦可），生甘草，金银花，水煎服。

孟英原刻自注云：古方三豆饮，为痘证始终可服之妙药。未出时常服，痘可使稀；将出时急服，重可冀轻；已出时恣服，逆可转顺；尽出时频服，毒可易清。俗传种痘是密室烘花，更有初生小儿，于十八日内服药，令其出痘之法，是揠苗助长。此等矫揉造作，阴受其害者，古今来不知几恒河沙数矣。至于种种稀痘之方，皆无意义。或以毒药损人元气，或以秽物致生别恙，慎勿为其所惑。惟此方药极简易，性最平和，味不恶劣，易辨易服。不必论其体质，久服无弊，诚尽善尽美之王道药也。杭人惑于患痘不食豆之说，甚属可鄙。今特辨明，冀人醒悟：凡小儿能啜饮后，即以此药日日代茶，诚保赤之首章焉。原方用赤豆，性燥伤阴，予以黑大豆易之，更有补阴之绩，虽燥令燥体，皆无碍矣。再益银花、甘草，而化毒之功尤胜。或疑银花性凉，似难久用。不知三豆皆谷也，性能实脾，得银花以济之，更觉冲和。况小儿体禀纯阳，极宜此甘凉补阴之味。岂特稀痘，尤能明目消疳，不生疮疖泄泻等病，其功未能殚述也。

附　青龙白虎汤

橄榄，生芦菔。水煎服。

孟英自注云：此予自制方也。橄榄色青，清足厥阴内寄之火风，而靖其上腾之焰；芦菔色白，化手太阴外来之燥热，而肃其下行之气，合而为剂，消经络留滞之痰，解膏粱鱼面之毒。用以代茶，则龙驯虎伏，脏腑清和，岂但喉病之可免耶？且二味处处皆有，人人可服，物异功优，久任无弊。实能弭未形之患，勿以平淡而忽诸。

附　锡类散

象牙屑焙、真珠各三分，飞净青黛六分，梅花冰片三厘，壁钱二十个俗名喜儿窠，木板上者勿用，西牛黄、人指甲各五厘男病用女，女病用男。合送济人，须分别配之。共研极细粉，吹患处，流出恶涎即愈。

孟英自注云：此专治烂喉痧疹之神方也。尤鹤年附载于《金匮翼》云：张符瑞传此方以救人而得子，故予名之曰锡类散。

段春木之室烂喉，内外科治之束手。姚雪蕉孝廉荐孟英视之，骨瘦如柴，肌热如烙，韧痰阻于咽喉，不能咯吐，须以纸帛搅而曳之。患处红肿白腐，龈色皆糜，米饮不沾，汛事非期而至。按其脉，左细数，右弦滑。曰：此阴亏之体，伏火之病，失于清降，扰及于营。先以犀角地黄汤，清营分而调妄行之血。续与白虎汤，加西洋参等，肃气道而泻燎原之火。外用锡类散，扫痰腐而消恶毒。继投甘润药，蠲余热而充津液，日以向安，月余而起。

吴雨峰明府家，嘱儿科为其仲郎所出之两孙种痘。下苗二三日，发热咽疼。医以为痘之将形也，投以升透之药，赤斑似锦，咽烂如焚。半月之间，阖家传染，痘疹一门，以护咽为第一要义。一见喉痛，即急清降，大忌升提，何专科而不知此耶？诸医莫敢入其室。孟英往诊时，见其三郎耕有、四郎小峰尚未病，亟曰：已病者固当图治，未病者尤宜防患。传以青龙白虎汤代茶恣饮，竟得无恙。其令阃洪宜人及仲媳，皆为之治愈。此外如其长媳、其爱、其三孙、其仆、其探病之女戚，殒于是病者七人焉。时雨峰、筑岩两乔梓，咸宦于外，仲郎亦幕游江右，不料因种痘而酿此家祸，益信孟英劝人勿种痘之说为可训也。种痘之法，以人巧而夺天工，原属妙法，但须慎于择时。若疫气流行之时，感其气者，尚有肿颐烂喉之酷，况又加以痘毒耶？此乃医之不明，未可尽归咎于种痘也。

潘洪畴托儿医为其仲郎春波所出之孙种痘，下苗三日即咽痛，医与升散药，发热斑烂，七朝而夭。咽痛而复升之，即非种出之痘亦必不免。春波及其弟祥衍，皆染其病。春波之证，顾听泉治而愈矣。祥衍之恙，咽喉烂至于后，胸膈痞塞不通，牙关紧涩，小溲淋痛，口流紫黑血块，人皆谓其脏腑烂焉。孟英视之曰：恶血毒涎，正欲其出。吹以锡类散，用碗承其口，流出涎血甚多，咽喉、牙环、胸膈，皆得渐舒。投以犀角地黄汤，加元参、银花、童溺、藕汁、竹黄、花粉、贝母、石菖蒲之类，渐以向安，继与生津填补而痊。

赵子循患喉痹，渠叔笛楼用大剂生军下之，而药不能人。病在上，而用荡涤肠胃之药，殊未合法。孟英以锡类散吹之即开，与白虎法而瘥。

陈书伯庶常令弟保和，年未冠，患失音咽痛，孟英与犀、羚、石膏、元参、豆根、牛蒡、射干等大剂清肃之药，音开而咽糜。吹以锡类散，糜愈而疹点满布，左目及耳后皆肿。方中加以鲜菊叶二两，疹愈痰嗽不已。仍主前法，服三十余帖而痊。此证脉滑且数，口大渴，初终未曾误药，故能愈。其庶母同时患喉糜，而头偏左痛，肝风。心悸欲呕，壮热烦躁，脉弦细数。孟英曰：此兼阴亏风动也。初以犀、羚、元参、菊花、丹参、栀子、桑叶、马勃投之，外吹锡类散，咽愈热退。续用二至、二冬、生地、石英、苁蓉、龟板、茯苓，滋阴潜阳而瘳。又其二令妹亦患喉疹，汛事适行，四肢酸痛，略难举动，气塞于咽。孟英诊脉弦滑，以犀、羚、旋、赭、茹、贝、兜铃、牛蒡、射干、豆根、花粉、银花、海蛇、竹沥、丝瓜络等，此则专事清热蠲痰而已。须合三案，而细参其同异处，方有会心。出人为方，兼吹锡类散而瘥。变证虽多，不外肺胃二经积热。得其主脑，尚非难愈之证。

周鹤亭令郎，年甫五龄。痘后月余，清凉药尚未辍，忽发壮热。幼科治之，势益张，肢瘛面赤，呕吐苔黄，渴而溺清，时或昏厥。证交六日，其外祖何新之，邀孟英诊之。脉甚弦洪滑数，心下拒按，便秘汗多，投小陷胸，加石膏、知母、花粉、竹叶、枇杷叶、贝母、雪羹。二剂，各恙皆减，溲赤便行，继与清养而安。凉药未辍，而忽见如此之证，即不按脉，亦可知为新感温邪矣。

许安卿患咽痛，疡科黄秀元连与升散之药，延及龈肿，牙关不开，舌不出齿，自汗脉涩，绝谷濒危。其族兄辛泉，逆孟英往勘，即洗去满颈敷药，而以菊叶捣涂，吹以锡类散，煎犀、羚、元参、射干、马勃、栀、贝、山豆根等药灌之，数日始痊。宜降而反升之，宜其病之增剧矣。

胡韵梅年已逾冠，因夜坐感寒，患头疼恶冷，呕吐肢冷。孟英视之曰：舌绛脉数，斑疹之候，断非受寒也。幸胡平昔钦信，遂与清透药服之。次日点形圆绽，细询果未出痘，但火势甚炽。恐其惑于俗论，嘱请专科王蔚文会诊，所见略同。一路清凉，自起发至落痂，毫不杂一味温升攻托之药，而满身密布，形色粗紫，浆浓痂黑，便秘不饥，渴无一息之停。苟不如是用药，其能免乎？此建中琐言之所以有功于世也。此大实之证，故治宜如此。予见一小儿出痘，自始至终，参、茸不辍于口，稍停其药即恹然不振，正与此案相对待。可见用寒用热皆宜随证变通。未可执一而论也。

痧 疹

溽暑之令，痧疹盛行。幼科仅知套药，升、柴、防、葛乱施，殆亦疫疠之病，造化默行其杀运欤？陈仰山家患此者十余人，其长郎书蒂孝廉之女势最剧。以痧甫出，而汛至也。医者却走，始延孟英视之。脉滑而数，舌绛大渴，面赤失音，不食便泻，曰：此由发散太过，火盛风炽，气血两燔。气分之邪，由泻而略泄其焰，营分之热由汛而稍解其焚，岂可畏其脱陷，妄投止涩耶？与西洋参、石膏、知母、麦冬、犀角、生地、连翘、甘草、石斛、丹皮、桑叶、竹叶大剂投之，三日而愈。养阴善后，遂以渐安。其余或轻或重，孟英一以清解而痊。

濮东明令孙女，素禀阴虚，时发夜热，少餐不寐。仲夏患感发疹，肺热。汛不当期而至。血热。孟英用犀、羚、知、贝、石膏、生地、栀、翘、花粉、甘草、竹叶、芦根等药，疹透神清。唯鼻燥异常，肺中余热。吸气入喉，辣痛难忍，甚至肢冷，复于方中加元参、竹茹、菊叶、荷杆。各患始减，而心忡吐沫，血因热而虚。彻夜不瞑，渴汗便泻，改投西洋参、生地、麦冬、小麦、竹叶、黄连、真珠、百合、贝母、石斛、牡蛎、龟板、蔗汁诸药而愈。季秋适姚益斋为室。病不甚重，治亦合法，而难收捷效者，以阴虚之体，不胜温热之气也。此即四损不可正治之例，设治不如法，则危矣。

胡季权子珍官，甫六岁。目患内障，继则夜热痰嗽，小溲过多。医作童损治，服滋补数月，病日以甚。孟英持脉右大，口渴苔黄，曰：伏热在肺，法当清解。及详诘其因，始言病起痧后。盖余热未净，而投补太早，与滑石、知母、花粉、桑叶、茅根、枇杷叶、芦根、冬瓜子、杏仁。服二剂，遍身发出斑块。又二剂，斑退苔化，乃去滑石，加沙参饵之。其热头面先退，次退四肢，以及胸背，又数日甫退于腹。人皆诧其热退之异，孟英谓热伏既久，复为半年之补药，腻滞于其间，焉能一旦尽涤？其势必渐清而渐去也。热退既净，溺亦有节，痰嗽递蠲，餐加饥润，而内障亦渐除矣。

德清蔡初泉，陡发寒热，咽痛大渴，脘闷舌绛。孟英诊脉甚数，径投大剂犀、羚、元参、丹皮、桑、栀、银花、花粉、翘、蒡之药，服后遍身发赤疹，而热退知饥矣。

仲夏痦疹流行，幼科执用套药，夭札实多。有王子能参军所亲楚人刘某，仅一子甫五龄。陆某见其痦点不绽，连进桂柳等药，壮热无汗，面赤静卧，二便不行。参军闻其殆，延孟英视之，投犀、羚、白虎汤而转机。陆某力阻石膏不可再饵，仍进温散，以至气喘痰升，复加麻黄八分，欲图定喘，而喘汗濒危，二便复秘。麻黄定喘，乃方脉中感受风寒之证施之，麻疹何其不通！再恳孟英救之，投白虎，加西洋参、竹叶而愈。继有房氏子，亦为陆某误用温散致剧。痰喘便秘，口渴神昏，溲碧肢瘈，孟英与大剂白虎汤，加犀角、元参、竹叶、木通，调紫雪，四帖而始安。疹为阳邪，乃肺胃湿热所致，初宜辛凉发散，令其尽出。不宜骤用寒凉，恐冰伏热邪，不能发出也。继即宜大清肺胃之药，以解余毒。从未有温散之法，至麻黄尤为禁剂，何儿科之愦愦耶？

李新畬仲郎，痦未齐而痰嗽气喘，疹中应有之症。苔色白滑，小溲不赤。或主犀角地黄汤加紫雪，服而不效。热在气而清其肝，故不效。延孟英诊之，右脉洪滑而口渴。乃天时酷热，暑邪薄肺，挟其素有之痰而阻其治节，所以气机不行，而疹不能达，苔不能化，溺不能赤也。温散大忌，凉血亦非。与竹叶石膏汤，合苇茎，加杏、菀、旋、杷、海石，投之气平疹透，苔退舌红，小溲亦赤，数日而愈。治疹原以清肺为第一义。

徐艮生室，年四十余，于酷暑之时患痦。所亲沈悦亭连与清解，不能杀其势。为邀孟英视之，体厚痰多，脉甚滑数，扬掷谵妄，舌绛面赤，渴饮便涩。乃与大剂白虎，加犀角、元参、银花、花粉、贝母、竹黄、竹叶、竹茹、竹沥，送滚痰丸。服后大便下如胶漆，脉证渐和。数日后去丸药，其势复剧，甚至发厥，仍加丸药乃平。如是者三次，险浪始息。悦亭复以白金丸涤其膈下留痰，续用甘凉濡润法，充津液而搜余热，渐以告愈。此大实证也，非峻攻不愈。

朱敦书令爱患感，医投温散，服二剂遍身麻痦，汛事适来。医进小柴胡汤，遂狂妄莫制，乞援于孟英。脉至洪滑弦数，目赤苔黄，大渴不寐。是痦因温邪而发，所以起病至今，时时大汗，何必再攻其表？汛行为热迫于营，胡反以姜、枣温之，参、柴升之？宜其燎原而不可遏也。与大剂犀角、元参、生地、石膏、知母、花粉、银花、竹叶、贝母、白薇，以清卫凉营。服后即眠，久而未醒。或疑为昏沉也，屡为呼唤。俗情可哂。病者惊寤，即令家人启箧易服，穿鞋梳发，告别父母云欲往花神庙归位，此即一呼唤之效也。人莫能拦，举家痛哭。急迓孟英复视，脉象依然。嘱其家静守勿哭，仍以前方加重，和以竹沥、童溲，灌下即安。继用养阴清热而愈。温散惟宜于伤寒，何可乱投。且既已见疹，则肺胃之热已现于外矣。与柴胡汤有何干涉？此医直是不通。

韩石甫大令令正，患感发疹，沈悦亭治以清解，热渐退而神气不爽，舌黑难伸，太息便秘，胸次拒按，脉弦缓而滑，投凉膈散，加知母、花粉、枳实、竹茹。一帖而苔即退黄，再服而黑矢下，神气清，即以向愈。

朱敦书令正患感，吴某与表药二帖，发出赤疹，神气渐昏。叶某知其素患耳聋目障，为阴虚之体，改用犀角地黄汤二剂，而遗溺瘛厥，始延孟英视之。曰：虽形瘦阴亏，邪易扰营，幸非湿盛之躯，尚可设法。但心下拒按，呃逆便秘，是痰热尚阻气分，误服升提，每成结胸。地黄滋滞，实为禁药。今人临证不能详审，往往用非所当用。本年败证甚多，余每见神未全昏，便不甚秘，惟胸前痞结，不可救药而死者，皆升提之误进，或滋滞之早投也。石北涯在旁闻之叹曰：无怪乎君素以犀角地黄汤奏奇绩，而他人效尤屡偾事，岂非能与人规矩，不能与人巧耶？于是以犀角、元参、茹、贝、旋、蒌、杷、菀、白前、菖蒲为方，调紫雪。两服呃逆止，神渐清，而咽疼口渴，乃去紫雪、前、菖，加射干、山豆根、知母、花粉，吹以锡类散。二日咽喉即愈，胸次渐舒，疹回热退，去犀角、紫菀、射干、豆根，加银花、栀子、竹叶、海蛇、凫茈，渐安眠食。唯大解久不行，孟英曰：腹无痛苦，虚体只宜润养。佐以苁蓉、麻仁、当归、生地等药，多服而下，遂愈。

汤西塍年逾花甲，感证初起，周身肤赤，满舌苔黄，头痛腰疼，便溏溲痛。伊亲家何新之诊为险候，嘱延孟英诊之。脉见弦细而软，乃阴虚劳倦，湿温毒重之证。清解之中，须寓存阴。以犀角、羚、苓、茹、银、翘、桑、苇、通草、兰叶为方，煎以冬瓜汤。服之遍身赤疹，而左眼胞忽肿，右臂酸疼不举，耳聋神不清爽。亟以元参、丹皮、菊花、栀子、桑枝、丝瓜络、石斛、竹叶，煎调神犀丹为剂。偶邀疡科视外患，亦知病因湿热，连进木通等药，脉更细弱，神益昏惫，饮食不进，溲涩愈疼，新之以为难挽矣。孟英曰：急救阴液，尚可转机。授复脉汤去姜、桂、麻仁，易西洋参，加知母、花粉、竹叶、蔗浆灌之。一剂神苏脉起，再服苔退知饥，三啜身凉溺畅，六帖后肤蜕安眠，目开舌润。或疑甘柔滑腻之药，何以能清湿热？孟英曰：阴虚内热之人，蕴湿易于化火。火能烁液，濡布无权。

频溉甘凉，津回气达。徒知利湿，阴气先亡。须脉证详参，法难执一也。又服数剂后，忽然肢肿，遍发风块，瘙痒异常，或又疑证之有变也，孟英曰：此阴液充而余邪自寻出路耳。与轻清药数帖，果瘥。

喘　嗽

美政关毛内使，年逾花甲，而患喘嗽。医与肾气汤、全鹿丸等药，反致小溲涩痛，病日以剧。孟英诊之，与纯阴壮水之治。毛曰：我辈向吸鸦片烟，岂敢服此凉药？孟英曰：此齐东之野语也，误尽天下苍生。幸汝一问，吾当为世人道破机关，不致误堕火坑者，再为积薪贮油之举也。夫阿片本罂粟花之脂液，性味温涩，而又产于南夷之热地，煎晒以成土，熬煎而为膏。吸其烟时，还须火炼，燥热毒烈，不亚于砒。久吸之，令人枯槁。岂非燥热伤阴之明验哉？毛极拜服，果得霍然。或问曰：阿片之性，殆与酒相近乎？孟英曰：曲蘗之性虽烈，然人饮之，则质仍化水。故阴虚者，饮之则伤阴；阳虚者，饮之则伤阳，景岳论之详矣。若阿片虽具水土之质，而性从火变，且人吸之则质化为烟，纯乎火之气焰，直行清道，烁人津液。故吸烟之后，口必作渴。久吸则津枯液竭，精血源穷，而宗筋失润。人因见其阳痿也，不察其所以痿之故，遂指阿片为性冷之物，抑何愚耶？凡吸阿片烟而醉者，以陈酱少许瀹汤服即醒。若熬烟时少著以盐，即涣散不凝膏。吸时舌上预舐以盐，则不成瘾。虽瘾深者，但令舐盐而吸，则瘾自断。岂非润下之精，能制炎上之毒乎？

孟英治其令叔高年痰嗽，喘逆碍卧，肢冷颧红，饮食不进，与真武汤而安。照载阳证例治法。

夏间，顾听泉邀孟英视其所亲屠绿堂之恙。孟英曰：阴生可虑。果于夏至前五日而卒。屠之五令郎，患痰嗽者数年。近因悲哀病作，徐某见其嗽甚则吐也，投以参、术之剂，病益甚。闰七月十七夜，绿堂忽示梦云：汝病须延孟英诊视，服温养药可愈。觉而异之，即迓过诊。孟英曰：此阴虚劳嗽，嗽久而冲气不纳，则呕吐，非胃寒也。经言劳者温之，亦温养之谓，非可以温补施之者。病者见案，更为惊叹，始以父梦告焉。孟英亦为之肃然。方用西洋参、熟地、苁蓉、二冬、茯苓、坎、版、牡蛎、紫石英、姜蕤、枇杷叶、橘皮服之果安。滋阴降气，加以镇摄，乃虚嗽良法，非兼外感者所可用。予谓凡事皆可以感天地格鬼神，况医为性命之学耶？即此一案，可以知孟英之手眼通天，非幸获虚名者所能仰望也。

石诵羲室，久患痰嗽，诸医药之勿瘳。孟英切其脉曰：非伤风也。与北沙参、熟地、百合、麦冬、贝母、紫菀、苁蓉、枇杷叶、盐水炒橘皮、燕窝，一剂知，数剂已。初秋又患脘痛，上及肩尖，向以为肝气，辄服破削之品。孟英曰：亦非也。以砂仁炒熟地、炙橘红、楝实、延胡、枸杞、当归、茯苓、桑葚、蒺藜为方，服之良效，继即受孕矣。合观二案，其人必阴虚肺燥之质，故用药如此。

邻人汪氏妇之父王叟，仲秋患痰嗽不食，气喘不卧，囊缩便秘，心摇摇不能把握，势极可危。伊女浼家慈招孟英救之，曰：根蒂欲脱耳，非病也。以八味地黄汤，去丹、泽，合生脉，加紫石英、青铅、龙、牡、胡桃肉、楝实、苁蓉投之。大解行而诸恙减，乃去苁蓉、麦冬，服旬日以瘳。初冬邵可亭患痰嗽，面浮微喘。医谓年逾花甲，总属下部虚寒，进以温补纳气之药。喘嗽日甚，口涎自流，茎囊渐肿，两腿肿硬至踵，不能稍立，开口则喘逆欲死，不敢发言，头仰则咳呛咽疼。不容略卧，痰色黄浓带血，小溲微黄而长。许芷卿荐孟英视之，脉形弦滑有力，曰：此高年孤阳炽于内，时令燥火薄其外。外病或可图治，真阴未必能复。且平昔便如羊矢，津液素干，再投温补，如火益热矣。乃以白虎汤合泻白散，加西洋参、贝母、花粉、黄芩，大剂投之。并用北梨捣汁，频饮润喉，以缓其上僭之火。数帖后势渐减，改投苇茎汤合清燥救肺汤，加海蛇、蛤壳、青黛、竹沥、荸荠为方。旬日外，梨已用及百斤，而喘始息，继加坎、板、鳖甲、犀角，而以猪肉汤代水煎药。大滋其阴，而潜其阳。此却不必，以病者难服也。何不另用？火始下行，小溲赤如苏木汁，而诸证悉平。下部之肿，随病递消。一月已来，共用梨二百余斤矣。适大雪祁寒，更衣时略感冷风，腹中微痛，自啜姜糖汤两碗，而喘嗽复作，口干咽痛，大渴舌破，仍不能眠。复用前方，以绿豆煎清汤代水煮药，始渐向安。孟英谓其乃郎步梅曰：《内经》云：阴精所奉其人寿。今尊翁津液久亏，阳气独治，病虽去矣，阴精非药石所能继续。况年愈六秩，长不胜消，治病已竭人谋，引年且希天眷。予以脉察之，终属可虞。毋谓治法不周，赠言不早，致有他日之疑、成败之论也。

叶昼三患咳逆上气，头偏左痛，口渴不饥，便泻如水。王瘦石荐孟英视之，曰：此肝阴胃汁交虚，时令燥邪外薄。与育阴息风、清燥滋液之法，日以渐安。

服及两月，大解反形干结而痊。

鲍继仲患哮，每发于冬，医作虚寒治更剧。孟英诊之，脉滑苔厚，溺赤痰浓。与知母、花粉、冬瓜子、杏、贝、茯苓、滑石、栀子、石斛而安。孙渭川令侄亦患此，气逆欲死。孟英视之，口渴头汗，二便不行，径与生石膏、橘、贝、桂、苓、知母、花粉、杏、菀、海蛇等药而愈。

一耳姓回妇病哮，自以为寒，频饮烧酒，不但病加，更兼呕吐泄泻，两脚筋掣，既不能卧，又不能坐。孟英诊曰：苦口而渴乎？泻出如火乎？小溲不行乎？痰粘且韧乎？病者云：诚如君言，想受寒太重始然。孟英曰：汝何愚耶？见证如是，犹谓受寒。设遇他医，必然承教。况当此小寒之候，而哮喘与霍乱，世俗无不硬指为寒者。误投姜、附，汝命休矣。与北沙参、生薏苡、冬瓜子、丝瓜络、竹茹、石斛、枇杷叶、贝母、知母、栀子、芦根、橄榄、海蛇、芦菔汁为方，一剂知，二剂已。哮证乃热痰伏于肺络也。至冬则热为寒束，故应时而发。古人治法：于未寒时，先以滚痰丸下之，使冬时无热可束则愈。但其法太峻，人多不敢用。今孟英以轻清通透之品，搜络中之伏痰，斯有利而无弊，真可补古人所未及。

许守存久患痰嗽，孟英主滋水舒肝法，以阴亏而兼郁也。业已向愈，所亲某亦涉猎医书，谓滋阴药不可过服，投以温补。已而咳嗽复作，渐至咽痛。冬初又延诊于孟英，曰：六脉皆数，见于水令，其不能春乎？果验。世人不辨证之阴阳，但论药之凉热，因而偾事者多矣。

郑妪患咳嗽，自觉痰从腰下而起，吐出甚冷。医作肾虚水泛治，渐至咽喉阻塞，饮食碍进，即勉强咽之，而胸次梗不能下，便溏溲频。无一人不从虚论，孟英诊曰：脉虽不甚有力，右部微有弦滑，苔色黄腻，岂属虚证？以苇茎汤合雪羹，加贝母、知母、花粉、竹茹、麦冬、枇杷叶、柿蒂等药，进十余剂而痊。此证明明虚寒，何以作虚寒治不效？盖虚寒乃此人之本体，而痰咳乃新受之外邪。不治其邪，而专补其虚，则邪无出路，以致积补生热，此舌苔之所以黄腻也。孟英以清热化痰为治，尚是一半治病、一半治药误也。

邵奕堂室，以花甲之年，仲冬患喘嗽。药之罔效，坐而不能卧者旬日矣。乞诊于孟英，邵述病原云：每进参汤，则喘稍定。虽服补剂，仍易出汗，虑其欲脱。及察脉弦滑，右甚。孟英曰：甚矣。望闻问切之难，不可胸无权衡也。此证当凭脉设治，参汤切勿沾唇。以栝蒌、薤白、旋覆、苏子、花粉、杏仁、蛤壳、茯苓、青黛、海蛇为方，而以竹沥、韭汁和服。投匕即减，十余帖全愈。同时有石媪者，患此极相似。脉见虚弦细滑，孟英于沙参、蛤壳、旋覆、杏仁、苏子、贝母、桂枝、茯苓中，重加熟地而瘳。所谓病同体异，难执成方也。

王致青礁尹令正，患痰喘，胡某进补肾纳气，及二陈、三子诸方，证濒于危。顾升庵参军，令延孟英诊之。脉沉而涩，体冷自汗，宛似虚脱之证。惟二便不通，脘闷苔腻，是痰热为补药所遏，一身之气机，窒痹而不行也。与蒌、薤、旋、赭、杏、贝、栀、菀、兜铃、海蛇、竹沥等以开降，覆杯即减，再服而安。

王汇涵室，年逾六旬。久患痰嗽，食减形消，夜不能眠，寝汗舌绛。广服补剂，病日以增。孟英视之曰：固虚证之当补者。想未分经辨证，而囫囵颠顶，翻与证悖，是以无功。投以熟地、苁蓉、坎、板、胡桃、百合、石英、茯苓、冬虫夏草等药，一剂知，旬日愈。以其左脉弦细而虚，右尺寸皆数，为阴亏气不潜纳之候。及阅前服方，果杂用芪、术以助气，二陈、故纸、附、桂等以劫阴也，宜乎愈补而愈剧矣。

李华甫令正，患头震，孟英脉之弦滑，乃肝经郁怒火升也，投当归龙荟丸而瘥。然不能惩忿，其病屡发之后，更兼溺闭腹胀，喘汗欲绝，亟邀孟英视之。脉甚弦涩，口苦苔黄，舌色紫黯，汛虽不愆，内有瘀滞也。以雪羹加金铃、旋覆、栀子、滑石、桃仁、茺蔚、车前子、木通，仍吞龙荟丸。外以田螺、大蒜、车前草捣贴脐下。服后果先下黑血，溲即随通，继而更衣，粪色亦黑，遂愈。

周光远无疾而逝。其母夫人年逾七旬，遭此惨痛，渐生咳嗽，气逆痰咸，夜多漩溺，口苦不饥。孟英曰：根蒂虚而兼怫郁也。与沙参、甘草、麦冬、熟地、龟板、石斛、贝母、蛤壳、小麦、大枣而安。滋阴解郁，丝丝入扣。迨夏间吸暑而患腹痛滞下，小溲热涩，其嗽复作，脉仍虚弦，略加软数，但于前方增滑石去暑，吞香连丸治痢而瘳。因平昔畏药，既愈即停，至仲秋嗽又作。惟口不苦而能食，因于前方去沙参，加高丽参、五味、石英、牛膝熬膏，频服而痊。十月下旬，天气骤冷，陡患吐泻腹痛，肢冷音嘶，急邀孟英视之。脉微为寒邪直中，亟与大剂理中，加吴萸、橘皮、杜仲、故纸、石脂、余粮而瘳。其夫人亦因悲郁而患崩漏，面黄腹胀，寝食皆废。孟英用龟板、海螵蛸、女贞、旱莲、贝母、柏叶、青蒿、白薇、小麦、茯苓、藕肉、莲子心而康。次年夏，其母夫人患温邪痰嗽，脘闭汗多，孟英投石膏、竹茹、知母、花粉、旋覆、贝母、蒌仁、紫菀等药，三十剂而愈。闻者无不叹异！此因不兼外邪，故加五味、牛膝等药，径固其本。若少兼外邪者，断不可用。

谢某患嗽，卧难偏左。孟英切其脉，右寸软滑，曰：此肺虚而痰贮于络，以苇茎、丝瓜络、生蛤粉、贝母、冬瓜子、茯苓、葳蕤、枇杷叶、燕窝、梨肉，投之果愈。

古方书云"喘无善证"。喘而且汗，尤属可危。潘肯堂室，仲冬陡患气喘，医治日剧。何新之诊其脉无常候，嘱请孟英质焉。孟英曰：两气口之脉，皆肺经所主。今肺为痰壅，气不流行，虚促虽形，未必即为虚谛。况年甫三旬，平时善饭，病起于暴，苔腻痰浓，纵有足冷面红、不饥、不寐、自汗等证，无非痰阻枢机，有升无降耳。遂与石膏、黄芩、知母、花粉、旋覆、赭石、蒌仁、通草、海蛇、竹沥、菔汁、梨汁等药，一剂知，三剂平。乃去二石，加元参、杏仁服，旬日而安。俟其痰嗽全蠲，始用沙参、地黄、麦冬等，以滋阴善后。

顾仙槎，年越古稀。仲冬偶患痰嗽，服表散药数帖，气喘如奔，欲卧而不能着枕，欲食而不能吸纳，痰欲出而气不能吐，便欲行而气不能送，日夜危坐，躁汗时形。其婿家请孟英视之，按脉虚洪豁大，而舌色干绛，溲赤点滴。证属阴亏，忌投刚燥。与西洋参、熟地、苁蓉、苟杞、蒌仁、麦冬、牛膝、茯苓、白芍、冬虫夏草、青铅为大剂，以猪肉煮清汤煎服。果韧痰渐活，坚矢下行，眠食亦安，递以告愈。

诸暨张某者，有跛疾，业点翠，终日坐，而三四年来行数十步，即喘不能已，别无他苦，饮食如常。医咸谓虚，频补不应，诣孟英视之。曰：久坐不劳，行气迟滞，痰凝久伏，故为此患。脉缓而滑，岂为虚象？授雪羹合小陷胸，加竹茹、旋覆、海石、杏仁、半夏服之，果吐多痰而愈。

高隽生孝廉令堂患痰嗽，服伤风而喘汗欲脱，孟英予人参、茯苓、甘草、桂枝、白石英、半夏、牡蛎、胡桃仁、冬虫夏草而瘳。以其年近五旬，冲任不足，虽素有饮邪，而悲哀劳瘁之余，经事忽行，一投表散，气即随而上逆，故用药如此。

一机匠久患寒热，兼以痰嗽，形消肌削。人皆以劳怯治之，久而不愈。或嘱其就诊于孟英，脉弦缓而大，畏冷异常，动即气逆，时欲出汗，暮热从骨髓中出，痰色绿而且臭，便坚溺赤。曰：痰火为患耳，误投补药矣。以苇茎汤合雪羹，加白薇、花粉、旋覆、蛤壳，服二十剂体健加餐，其病如失。

赵菊斋外孙华颖官，易患痰嗽。幼科治之。渐至发热，口渴便泻，汗多烦哭。

以为将成慢惊，参人温补，日以加剧。孟英视之曰：肺热也。投苇茎汤，加滑石、黄芩、枇杷叶、桑叶、地骨皮，旬日而愈。

五舍弟树廷，时患喘逆，初冬尤甚，稍食甜物，其病即发。孟英察脉迟弱，苔黄垢而不渴，指冷腰酸，乃中虚痰湿内盛也。授参、术、苍、枳、旋、半、薤、朴、杏仁、生姜之剂，服后痰果大吐，气亦渐平。嗣以六君去甘草，加当归、木香，调补而痊。

壬子春，沈峻扬年五十七岁，素患痰嗽。年前顾某与小青龙汤一剂，喘逆渐甚。汪某进肾气汤一服，势更濒危。医云：治实治虚，不能舍此二法，而皆不应。病真药假，不可为矣。王月钼嘱迎孟英图之，脉来虚弦软滑，尺中小数，颧红微汗，吸气不能至腹，小便短数，大解甚艰，舌红微有黄苔，而渴不多饮，胸中痞闷不舒。曰：根蒂虚于下，痰热阻于上。小青龙，治风寒挟饮之实喘；肾气汤，治下部水泛之虚喘，皆为仲景圣法。用之得当，如鼓应桴。用失其宜，亦同操刃。所以读书须具只眼，辨证尤要具只眼也。此证下虽虚而肺不清肃，温补反助其壅塞。上虽实而非寒饮，温散徒耗其气液。耗之于先，则虚气益奔。壅之于后，则热痰愈锢。其加病也，不亦宜乎？爰以杏仁、苇茎、紫菀、白前、蒌仁、竹沥，开气行痰，以治上实；而佐苁蓉、胡桃仁，以摄纳下焦之虚阳。一剂知，再剂平，旋去紫菀、白前，加枸杞、麦冬、白石英。服三帖而便畅溺长，即能安谷，再去杏仁、竹沥、苇茎，加熟地、'当归、薏苡、巴戟，填补而痊。

卷 二

呕 吐

朱某患呕吐，诸药不效，甚至大小便秘，粪从口出，臭不可当，自问不起矣。孟英用代赭旋覆汤加蜣螂虫，上者下之之法，而意甚巧。服之而愈。

陈芰裳之太夫人，陡患呕吐，彻夜不止。次早延孟英诊之，自述因寒而致。孟英知芰裳进场，家无主药之人，若明言属热，必致畏药不服矣。漫应曰：固寒也。而疏方则芩、连、栀、楝，以大苦寒为剂，投之良愈。

赵子善爱，患发热呕吐，口渴便秘。而年甫三龄，不能自言病苦。孟英视其舌微绛，而苔色干黄，因与海蛇、鼠矢、竹茹、知母、花粉、杏、贝、栀、斛之药，二剂果下未化宿食，色酱粘腻。设投俗尚温燥消导法，必致阴竭而亡。继往维扬，孟英临别赠言，谓其体质勿宜温补。次年偶病，果为参、术殒命，惜哉！

兰溪吴氏妇，盛夏患恶阻，洪某进旋覆、姜、桂等药，而壮热神昏，腰疼欲坠，二便秘涩，呕吐不休，脉数而洪。予栀、芩、连、楝、竹茹、知母、银花、绿豆为剂，佐以苏叶二分，冬瓜煮汤煎药。下咽即安，数服而愈。

吴绿园患发热呕吐，茎缩腹痛。孟英诊脉弦软而数，苔色腻黄，曰：热伏厥阴也。与楝实、通草、栀、莲、茹、斛、丝瓜络，一剂知，数剂愈。

潘姬久患痛吐，多药莫痊。孟英视之，脉弦劲而数，曰：口苦而渴乎？大便不畅乎？小溲如沸乎？病者云：诚然。第冷气时冲，欲呕不畅，渴喜饮沸，吐沫极酸，总由积寒深重耳。孟英曰：因此谅诸医必用温燥之药矣。须知气冲觉冷者，热极似寒；渴欲饮沸者，饮邪内踞；吐沫作酸者，曲直所化；其病在络，故吐之不易。方以茹、旋、栀、楝、枇杷叶、丝瓜络、木通、生姜衣、海蛇、凫茈、苏叶炒黄连，煎吞当归龙荟丸。一剂知，五剂愈。

噫

予素患噫气，凡体稍不适，其病即至，既响且多，势不可遏。戊子冬发之最甚，苦不可言。孟英曰：此阳气式微，而浊阴上逆也。先服理中汤一剂，随以旋覆代赭汤投之，遂愈。嗣后每发，如法服之辄效。后来发亦渐轻，今已不甚发矣。予闻孟英常云：此仲圣妙方，药极平淡，奈世人畏不敢用，殊可陋也。法本喻氏。

袁某患噫，声闻于邻。俞某与理中汤，暨旋覆代赭汤皆不效。孟英诊之，尺中虚大，乃诘之曰：尔觉气自少腹上冲乎？病者云：诚然。孟英曰：此病在下焦。用胡桃肉、故纸、韭子、菟丝、小茴、鹿角霜、枸杞、当归、茯苓、覆盆、龙齿、牡蛎。服一剂，其冲气即至喉而止，不作声为噫矣。再剂寂然，多服竟愈。

许太常滇生之夫人，患腿痛而素多噫气。若指头一搓，或眉间一抹，其噫即不已。向以为虚，在都时服补剂竟不能愈。冬间旋里，孟英诊脉弦滑，乃痰阻于络，气不得宣也。以丝瓜络、竹茹、旋覆、橘络、羚羊、茯苓、豆卷、金铃、柿蒂、海蛇、荸荠、藕为方，吞当归龙荟丸而安。其媳为阮芸台太傅之女孙，在都因丧子悲哀，患发厥，屡服补剂，以致汛愆。或疑为娠，孟英曰：脉虽弦数以滑，乃痰挟风阳而为厥也。与大剂蠲痰息风、舒郁清营之剂，渐以获愈。

呃

一老人霍乱后，目闭呃忒。医谓脱陷在即，与桂、附回阳之药，业已煎矣。适孟英至，询知溺赤口干，诊得脉形软数，而药香扑鼻，即曰：此药中有肉桂，叟勿服也，服之必死。迫令将药倾泼，而与肃肺清胃之剂，果得渐安。

黄履吉截疟后，患浮肿。赵某闻其体素虚，切其脉弦细，遂用温补，驯致呃忒不休，气冲碍卧，饮食不进，势濒于危。请孟英决其及返余杭否，孟英曰：脉虽弦细而有力，子必误服温补矣。肯服吾药，犹可无恐。因与栝蒌薤白合小陷胸、橘皮竹茹汤，加柿蒂、旋覆、苏子、香附、赤石、紫菀、杷叶为方，四剂而瘳。

陈笠塘年近花甲，于初冬时偶从梯半一跌，遂发寒热，痰多咳逆。沈辛甫作虚痰类中挟风温治，热退便行，而痰逆不休，且兼呃忒。改从清肃镇摄，其呃日甚。因拉孟英商之，诊脉左弦涩不调，右兼软滑。察其呃，时有微甚而有欲呃不爽之象。询其喷嚏，久不作矣。曰：此气郁于肝，欲升而不能升；痰阻于肺，欲降而不能降之证也。补摄之品，咸在禁例。以柴胡、枳壳、石菖蒲、紫苏、薤白、蒌仁、竹茹、橘皮、白前为剂，覆杯而减，再剂而安。

钱某患感，医治旬日，渐致神昏痉疭，大便泄泻。以其体素弱而吸洋烟也，胥束手矣。始丐诊于孟英，左脉弦软，右则虚大而滑，汗出不解，目瞀耳聋，呓语溲红，时时呃逆，心下拒按，舌不能伸，龂齿视苔，满黄微燥，曰：温邪虽陷，气分未清。里气虽虚，伏痰内盛。幸泻数次，邪势稍衰。先予人参、牡蛎、犀角、元参、竹叶、竹茹、银花、石斛、枇杷叶、川贝母、莲子心为剂，调服万氏清心丸一颗。目明热退，呃减舌伸，臂显赤斑，夜亦能寐，诘朝去参、蛎、牛黄丸，加竹沥、桑枝、丝瓜络，痰果大吐，痉疭即平。再去犀、元、桑枝，加紫菀、海蛇，呃止胸舒，苔色渐退，稀糜渐进，耳听略聪。再去竹叶、莲心、紫菀，加沙参、花粉。服五贴，而下坚矢，嗣投调养而安。

胀

许某于醉饱后，腹中胀闷，大解不行。自恃强壮，仍饮酒食肉。二日后腹痛，犹疑为寒，又饮火酒，兼吸洋烟，并小溲而不通矣。继而大渴引饮，饮而即吐，而起居如常也。四朝走恳孟英诊之，脉促歇止，满舌黄苔，极其秽腻，而体丰肉颤，证颇可危。因婉言告之曰：不过停食耳，且饮山楂神曲汤可也。午后始觉指冷倦怠，尚能坐轿出城，到家气逆，夜分痰升。比晓，胸腹额上俱胀裂而死。盖知下之不及，故不与药也。

许仲筠患腹痛不饥，医与参、术、姜、附诸药，疼胀日加，水饮不沾，沉沉如寐。孟英诊脉弦细，苔色黄腻，投以枳、朴、萸、连、栀、楝、香附、蒺藜、延胡等药。二剂，便行脉起，苔退知饥而愈。

吴酝香大令四令媳，时患腹胀减餐，牙宣腿痛，久治不效，肌肉渐消。孟英诊脉，弦细而数。肝气虽滞，而阴虚营热，岂辛通温运之可投耶？以乌梅、黄连、楝、芍、栀子、木瓜、首乌、鳖甲、茹、贝，服之果愈。继与甘润滋填，肌充胃旺，汛准脉和。积岁沉疴，宛然若失。

吴诵青室，年近五旬，天癸已绝，偶患腹胀。局医黄某，知其体素羸也，投以肾气汤，而寒热渐作。改从建中法，旬日后病剧而崩，愈补愈甚。乞援于孟英，脉洪而数，渴饮苔黄。是吸受暑邪，得温补而血下漏也。与犀角、元参、茅根、柏叶、栀、楝、知、斛、花粉、白薇等药，数剂始安。续加生地、二至、二冬，滋养而愈。次年患病，仍为误药而殒。

宋氏妇患感，反复已经向痉。忽然腹胀上至心下，气喘便泻溺闭，汤饮不能下咽，自汗不能倚息。家人皇皇，且极贫不能延诊，走乞孟英拟方挽救。因以桂枝、石膏、旋、赭、杏、朴、芩、半、黄连、通草为剂，果覆杯而病若失。张养之目击，叹为神治。

何氏妇年未四旬，于庚戌冬患腹胀善呕。或云寒凝气滞，宜吸鸦片烟以温运之。及烟瘾既成，而病如故。或云冷积也，莫妙于蒜罨。往夏遂以蒜杵如泥遍涂脊骨，名曰水灸。灸后起疱痛溃，骨蒸减餐，其胀反加，经乃渐断。招越医庄某治之，云劳损也，进以温补，病乃日甚。复邀张凤喈、包次桥、姚益斋诸人视之，佥云劳损已成。或补阴，或补阳，服之冬令，便泻不饥，骨立形消，卧床不起。今春请神方于各乩坛，皆云不治。其夫因蒲艾田荐于许信臣学使，随任广东，家无主意，束手待毙而已。蒲闻而怜之，为屈孟英一诊，以决危期之迟速，初无求愈之心也。切其脉弦细数，循其尺索刺粗，舌绛无津，饮而不食，两腿肿痛，挛不能伸，痰多善怒，腹胀坚高，上肤黄粗，循之戚戚然。昼夜殿屎，愁容黎瘁，小溲短涩而如沸，大便日泻十余行。脉色相参，万分棘手。惟目光炯炯，音朗神清，是精气神之本实未拨。病虽造于极中之极，却非虚损之末传也。殆由木土相凌，为呕为胀。洋烟提涩其气，益令疏泄无权。蒜灸劫耗其阴，更使郁攸内烁。进以温补，徒为壮火竖帜而涸其津。溉以滋填，反致运化无权而酿为泻。固之涩之，煞费苦心。余谓赖有此泻，尚堪消受许多补剂。纵临证心粗，不询其泻出之热而且腻，岂有肾虚脾败之泻，可以久不安谷而延之至今乎？夫人气以成形耳。法天行健，本无一息之停。而性主疏泄者肝也，职司敷布者肺也，权衡出纳者胃也，运化精微者脾也，咸以气为用者也。肝气不疏，则郁而为火；肺气不肃，则津结成痰；胃气不通，则废其容纳；脾气不达，则滞其枢机。一气偶愆，即能成病。推诸外感，理亦相同。如酷暑严寒，人所共受，而有病有不病者，不尽关乎老少强弱也。以身中之气有愆有不愆也，愆则邪留著而为病，不愆则气默运而潜消。调其愆而使之不愆，治外感内伤诸病无余蕴矣。今气愆其道，津液不行，血无化源，人日枯瘁。率投补药，更阻气机，是不调其愆而反锢其疾也。疾日锢，腹愈胀，气日愆，血愈枯。或以为干血劳，或以为单腹胀。然汛断于腹胀半年之后，是气愆而致血无以化，非血病而成胀矣。既胀而驯致腿肿筋挛，不可谓之单胀矣。肿处裂有血纹，坚如鳞甲，显为热壅，不属虚寒。借箸而筹，气行则热自泄。首重调愆，展以轻清，忌投刚燥，热泄则液自生，佐以养血。须避滋腻，宜取流通。徐洄溪所谓"病去则虚者亦生，病留则实者亦死"，勿以药人平淡，而疑其不足以去病也。艾田云：薛一瓢谓"人须修到半个神仙身份，才可当得名医二字，聆君妙论，不愧名医"。于是以沙参、竹茹、丝瓜络、银花、楝实、枇杷叶、冬瓜皮、黄柏、当归、麦冬、枸杞、白芍出人为方，用水露煮苇茎、藕汤煎药。服四剂，脉柔溲畅，泻减餐加。乃参以西洋参、生地、黄连、花粉、薏苡、栀子之类，又六剂，舌色渐淡，腿肿渐消。服至匝月，忽然周身汗出溱溱，而肿胀皆退，舌亦津润，皮肤渐蜕，肌肉渐生，足亦能伸，便溺有节。并不另授峻补，两月后，可策杖而行矣。天时渐热，服药已久，以虎潜丸方熬为膏，用藕粉溲捣成丸。因丸剂皆药之渣质，脾运殊艰。孟英凡治阴虚须滋补者，悉熬取其精华，而以可为佐使者和之为丸。不但药力较优，亦且饵之易化。如法服至长夏，健步经通，遂以康复。艾田云：此证人不能治，神亦不能治，君竟能肉白骨而生之，不仅半个神仙，殆人而仙者耶？抑仙而降为人者耶？水露，以甜水贮甑，蒸取其露。宜临时蒸用。取其有升降之机而养津液也。一名甑汗水。停久则失性矣。

余虽挈眷回籍，而会垣戚友，未能恝然置之，故时往寓焉。今六月初二日刺船返里，欲避暑月应酬之繁也。嗣凶亢旱河涸，舟楫不通，或以肩舆相招，余畏长途而却之。中秋后，河渐通。乃二十夜梦先慈以不必进省为训，初谓心有所忆也。至九月下旬，欲展墓于皋亭山。因赴杭视弟妹，舟人忘备白米，强啖冬春米饭一餐，遂腹胀不饥。越日抵寓，身渐发热。徐君亚枝为余多剂清化，至十六日始解极坚燥矢。解后，大渴喜饮，少顷则倾囊而吐，吐则气自少腹上涌，味极酸苦，甚至吐蛔。赵君笛楼诊云：十六日不食，中已大虚，一解之后，更无砥柱，故肝木乘而冲侮也。投参、苓、椒、梅、萸、连、橘、半、茹、姜等，四剂。吐止，稍进饮食，然肌肉削尽，寐则肢惕，而稍一展动，则络痛异常，大解必旬日一行，极其艰涩。扶病而归，两跗皆肿。自知虚不易复，而性不受药，遂啖肥浓，至冬杪肿消，而大便始润，津液易压而难复如此。且稍或烦劳，即作寒热，至次年三月，各恙始休，而步履如常，惟肌肉不能复旧。以脾主四肢，胃主肌肉，而束骨利机关也。余脾胃素弱，故畏药如虎。稍有恶劣之气者，饮之即吐。若吞丸药，则不能克化。生冷硬物，概不敢尝。最奇者，冬春米饭之气，亦所素畏，偶食之辄小病，而未有如此之剧者，嗣后不敢略试矣。且深悔不遵先慈母梦示，遂息影穷乡，不复寓省。乃不知者，径目余为神仙中人。盖余能安其痴也，而吴越之间，亦未尝不偶游焉。次年夏，游武林晤许贯之茂才，见其爱璟姑，患疳膨聚气，云起于桐乡外家，食冬春米饭也。可见人之脾胃，有同于我者矣。

盛泽王西泉丈仲郎巽斋刑部夫人，年未四旬，而十八年前，诞子之后，汛即不行。医以为虚，频年温补，略无小效。董味青茂才，嘱就余诊，脉弦滑而体甚丰。乃气郁生热，热烁津液以成痰。痰复阻其气道，不能化血以流行，以致行度愆期，腹形胀痛，肢背不舒，骨疼瘵惕，渴不欲饮，间或吐酸，二便不宣，苔黄口苦。皆风阳浮动，治节横斜之故也。与沙参、蛤粉各四钱，丝瓜络、石菖蒲各一钱，紫菀、仙夏、旋覆、蒺藜各一钱五分，茯苓三钱，丹参二钱，黄连四分，海蛇四两，凫茈一两。服十余剂，来转方云：胀痛蠲而腹背皆舒，夜瘵安而二便亦畅，酸水不吐，痰出已松。是肝已渐柔。惟食少无味，骨节酸疼右甚，乃阳明虚，无以束骨利机关也。拟通养法：参须、石菖蒲各一钱，茯神、络石各三钱，薏苡四钱，仙夏、竹茹各一钱五分，木瓜八分，姜汁炒黄连三分，十大功劳一两。仲冬招余往游复视，则诸恙皆安，惟右腿尚疼耳。即于通养方内，加黄柏、仙灵脾服之，遂愈。

肿

钟耀辉年逾花甲，在都患肿，起自肾囊，气逆便溏，诸治不效。急买车返杭，托所亲谢金堂邀孟英治之。切其脉微而弱，虚象显然。询其溺清且长，曰：都中所服，其五苓、八正耶？抑肾气、五皮也？钟云：诚如君言，遍尝之矣，而病反日剧者何哉？孟英曰：此土虚不制水也。通利无功，滋阴亦谬，法宜补土胜湿。此即张景岳所云理中加茯苓、附子之症也。与大剂参、术，果即向安。越八载以他疾终。

一男子患喉痹，专科治之甫愈，而通身肿势日甚，医者惊走。孟英诊之曰：

病药也。投附子理中汤，数剂而痊。予谓喉痹治以寒凉，法原不谬，而药过于病，翻成温补之证，是病于药也，非病于病也。尝闻孟英云：病于病而死者十之三，病于药而死者十之七。以予观之，诚非激论也。吁！可叹已！

王小谷体厚善饮，偶患气逆，多医咸从虚治，渐至一身尽肿，酷肖《回春录》所载康副转之证，因恳治于孟英。脉甚细数，舌绛无津，间有谵语，乃真阴欲匮。外候虽较轻于康，然不能收绩矣。再四求疏方，与西洋参、元参、二地、二冬、知母、花粉、茹、贝、竹沥、葱须等药。三剂而囊肿全消，举家忻幸。孟英以脉象依然，坚辞不肯承手，寻果不起。脉至细数，则阴竭阳亢，不拘何病，均忌此脉，而虚劳为尤甚。

石北涯令正，久患龈疼，渐至身面浮肿。或以为虚，或以为湿，病日以剧，气逆不饥。孟英察脉，左洪数，右弦滑。阴分虽虚，先当清其肺胃之痰热者。投白虎加沙参、花粉、冬瓜皮、枇杷叶、栀子、竹茹、芦根，服之肿即消。继佐滋阴，龈疼亦止。

一妪患面目肢体浮肿，便溏腹胀，肠鸣时痛，饮食日减，医与理中、肾气多剂，病日剧而束手矣，始丐孟英诊焉。按脉弦细，沉之带数，舌绛口干，肿处赤痛，溺少而热，乃阴虚肝热，郁火无从宣泄而成此病。火愈郁则气愈胀，气愈胀则津愈枯，再服温燥，如火益热矣。授白头翁汤，加楝实、银花、元参、丹皮、绿豆皮、栀子、冬瓜皮数剂，证减知饥，渐佐养血充津之品而愈。前此诸医谓其山居久受湿蒸，且病起霉雨之时，而又便溏脉细，遂不察其兼证，而群指为寒湿也。嗣有黄梅溪令堂，患证类此而燥热之药服之更多，肌削津枯，脉无胃气，邀孟英往勘，不遑救药矣。

马翠庭嵯尹令宠，患两腿疼肿，便溏不渴。医进苍术、木瓜、萆薢、独活等药，其病日甚，不食不眠，筋掣欲厥。孟英切其脉弦滑而数，询其溺极热如沸，曰：非寒湿也，肝火为患耳。便泻是土受木乘，不渴乃内有伏痰。予栀、柏、芩、连、茹、楝、通草、半夏、蚕砂、丝瓜络为方，一剂知，二剂已。

方氏妇劳伤挟感，业已治愈，服补药数剂，渐形浮肿。或谓邪未净而补之早也，用消导、清解法皆不应，且兼咳逆碍眠，便溏溲涩。又谓肾气不纳，改从滋填，其势益增，遂束手矣。浼余视之，脉浮无汗，尺静经行，既非根蒂之虚，亦岂邪留误补？殆愈后复感风邪，肺气阻痹，水津失布，所谓皮水证也。与香薷、杏仁、紫苏、橘皮、兜铃、射干、紫菀、通草、葱白，天泉水、芦火煎服，覆杯而愈。

　　沈雪江光禄年五十岁，于客腊偶患头晕，既而右手足麻木。医进再造丸九十余颗，渐至挛曲不伸，针药无效。仲春余游檇李，吴门李君雨村招往视之。手足亦肿而疼，便坚溲赤，口干舌绛，准头一瘰磊然，脉象弦滑而数。平时屡有鼻衄，肝阳易动，曲运神机，体质性情，阴虚火盛，风自火出，烁液成痰，窜入络中，则为是证。初起若以竹沥一味灌之，可以渐愈。乃温补率投，遂成痼疾。幸而病在经络，停补尚可延年。苟欲望有转机，必用清通宣泄。拟方三剂，肿痛稍瘥。议者谓药太清凉，多服恐妨脾胃。更医复进温补，并雨村亦不延诊矣。迨四月中旬，大便忽秘，饮食不思。半月余，更衣极艰滞，而解后胸次愈形窒塞，遂不食，然参药不辍也。至五月十八日，复解燥矢，仍不思食，勉强啜粥辄呕吐。次日转为滞下，色如鱼脑，日数十行。医谓有出无入，脾胃两败矣。温补方再加固涩之品，遂鼻衄如注，且有成块成条之坚韧紫血，白喉间涌出，虽米饮不能下咽，小溲涩滞不行，时欲呷茶以润口。或云已传关格，无药可施。而引火归元之法，愈用愈剧，诸医无策，眷属皇皇，业办后事矣。乃弟云峰待诏余春日所嘱，浼入聘余往援。二十四日余抵禾，见其面色枯黧，牙关紧而舌不出齿，脉至右滑左弦细数，皆上溢，而尺不应指，胸闷溺涩。阳宜通而不通，是滋腻阻塞气道也；血溢下利，阴宜守而不守，是温燥灼烁营液也。吾先慈所谓人身如敧器，满则必覆。半年蛮补，填满胃中，设不倾筐倒箧而出，亦必塞死。岂可不加揣测，而误认为神机化灭之出入废，关闸不禁之下利，阴盛格阳之吐衄，而再施镇纳堵截之药哉？古云上部有脉，下部无脉，其人当吐，不吐者死。今火炽上炎，鼻血大流，汤水不能下咽，有升无降，与吐何殊？况见证虽危，而呼吸不促，稍能安寐，皆是未绝之生机。考古下利而渴者属厥阴，白头翁汤主之。滞下不食者为噤口，参连汤主之。余合而用之，加石菖蒲宣气通阳，石斛、茅根生津凉血。一服而利减其半。次日去连、柏，加元参、犀角、童便，专治其衄。一服血渐少，利渐止。然离络之血，不可不使之出。未动之血，亟当使其各安于位。故以西洋参、丹参、麦冬、茯苓、菖蒲、石斛、小麦、竹叶、栀子、甘草梢、燕窝等出入，三剂。血既止，牙关渐开，苔色黄腻，啜饮必拍膈始得下行，因参以小陷胸法数剂。自觉身体略轻，手腕稍舒，改清肃肺胃，展气化以充津，苔渐退，渴亦减，脉较平。守至闰月二十二日，尺脉滑动，于方中加肉苁蓉、麻仁二味。夜间即解坚黑燥矢，而渐能进粥，随去麻、苏，加生地。服至六月初七日，口始不渴而吃饮。继因过饮西瓜汁，大便溏泻，复延余往。以六君去术、草，加苡、藿，数贴而安。随去藿，加首乌、络石、石斛、十大功劳。服二十剂，渐能起坐，右腿可以屈伸，但软而无力耳。中秋后，又邀余往，则胃气已复，右指已伸，皮肤色泽，而右臂未能动，右颊犹觉木硬，是络中之痰未净，肝藏之风易生。气血之灌溉流行，因有所阻碍，而不能贯注也。以养血息风、蠲痰宣气之方，加竹沥为向导，服后足渐能立。十月间食蟹过多，大解泄泻，余以六君加藕、木香、苏叶调愈。嗣余游盛湖转禾，适交至节，而天暖不藏，又因劳怒，陡发头晕，呕吐痰涎，目闭不言，不食不便，举家无措。医者率主首乌、牡蛎等滋摄之治。余脉之，弦而缓，是中虚不能御木，故内风上僭。阴柔之品，徒滞中枢，不可服也。仍用六君，去甘草，加菖蒲、黄连、旋覆花、姜皮、钩藤，三贴霍然。小寒后，余游姑苏转禾。又因天暖而发鼻衄，改换养阴潜阳法而瘳。次年春季出门，因不节劳，至端阳复中而逝。

　　贤倡桥朱君兰坡令堂，年已六旬。素患跗肿，夏季患疟转痢，痢止而腹之疼胀不休，渐至脘闷，面浮，一身俱肿，遍治罔效。卧床百日，后事皆备。闻余游禾，谆乞一诊。左极弦细，右弱如无，舌赤无津，呻吟呕沫，不眠不食，溲短目眵。系肝旺之体，中土受伤，运化无权，气液两竭。如何措手，勉尽人谋。方用参须、石菖蒲、仙夏各一钱，石斛、冬瓜皮、建兰叶各三钱，竹茹一钱五分，姜汁炒川连四分，陈米汤煎服。诘朝兰坡忻忻然有喜色而相告曰：已转机矣。求再诊，余往视，面浮已减，病者辗然曰：胸腹中舒服多矣，故不呻吟，且进稀粥。按脉略起，遂于原方，加冬虫夏草一钱、乌梅肉炭四分。服后连得大解，色酱而夹蠕蠕之虫盈万，腹之疼胀遂蠲，肢肿亦消，舌润进粥。又邀余诊，色脉皆和，喜出望外。初亦不知其虫病也，所用连梅，不过为泄热生津、柔肝和胃之计，竟能暗合病情。殆兰坡孝心感格，故危险至是，可以一二剂取效。谨志之，以见重证，不可轻弃，而余侥幸成功，实深渐恧。将返棹，留与善后方，惟加燕窝根、薏苡、白蒲桃干而已。冬初余再游禾，询其所亲云已出房矣。因索原方案归录之。

痞　积

陈芰裳患淋久不愈，延至溽暑，邀孟英诊之，曰：易事耳。与补中益气汤而愈。其子荷官，病痞积腹胀，发热干呛，善食黄瘦，便溏溺赤，儿科药广服无功，已将绝望矣。孟英闻而怜之曰：吾于幼科虽未讨论，姑赠一方，或有生机也。以黄连、白芍、牡蛎、鳖甲、鸡肫皮、五谷虫、霞天曲、木瓜、山楂、楝实、橘皮、桔梗、旋覆、栀子、丹皮等药投之，一剂知，旬余愈。

高若舟偶患腹胀，医投温运，渐至有形如痞，时欲冲逆吐酸，益信为虚寒之疾。温补之药备尝，饮食日减，其痞日增，肌肉渐消，卧榻半载。甲辰春，迓孟英诊脉，沉弦而软滑，大解不畅，小溲浑短，苔色黄腻。乃肝郁气结，郁则生热，补则凝痰。与栀、楝、萸、连、元胡、乌药、旋、枳、鸡金、鳖甲、茹、橘、苓、夏等药，服之证虽递减，时发寒热，四肢酸痛。或疑为疟，此少阳之气郁而欲伸之象。孟英曰：此气机宣达，郁热外泄，病之出路，岂可截乎？参以秦艽、柴胡、豆卷、羚羊、蚕砂、桑枝之类，清热涤饮，条达肝气，允属合法。迎而导之。人皆疑久病元虚，药过凉散，而若舟坚信不疑，孟英识定不惑。寒热渐息，攻冲亦止，按其腹尚坚硬，时以龙荟滚痰丸缓导之，峻药缓投法。饮食递加，渐次向愈。若舟善作隶，因集诗品书一联以赠孟英云：古镜照神，是有真宰；明漪绝底，如见道心。盖颂其隔垣之视也。

朱念民患泄泻，自谓春寒偶薄而饮烧酒，次日转为滞下，左腹起一痞块，痢时绞痛异常。孟英曰：阴虚木燥，侮胃为泄，误饮火酒，怒木愈张。非寒也，亟屏辛温之物。用白头翁汤，加芩、楝、栀、连、海蛇、银花、草决明、枳椇子、绿豆皮，十余剂而愈。

王士乾室素多郁怒，气聚于腹，上攻脘痛，旋发旋安，花甲外病益甚，医治益剧。李西园荐孟英，视之曰：此非人间之药所能疗矣。辞不与方。其夫、子及婿环乞手援，孟英曰：既尔，吾当尽力以冀延可也。然腹中聚气为瘕，攻痛呕吐，原属于肝。第病已三十载，从前服药，谅不外乎温补一途。如近服逍遥散，最劫肝阴；用古方不可不知此意。理中汤，极伤胃液。名虽疗疾，实则助桀。人但知呕吐为寒，而未识风阳内煽，水自沸腾。专于炉内添薪，津液渐形枯竭。奈医者犹云水已不吐，病似渐轻，是不察其水已吐尽，仅能哕逆空呕。所以不能纳谷，便秘不行，脉弦无胃，舌痿难伸，蕴隆虫虫，何所措手，可谓女人亦有孤阳之病矣。勉以西洋参、肉苁蓉、麦冬、葳蕤、生白芍、石斛、竹茹、柏子霜、紫石英为方，猪肉煮汤煎药，和入青蔗浆、人乳。服后呕哕皆止，人以为转机，孟英曰：譬草木干枯已久，骤加灌溉，枝叶似转青葱，奈根萎槁矣，生气不存，亦何益耶？继而糜粥渐进，颇思肉味，其家更喜以为有望，孟英曰：且看解后何如。越数日大便颇畅，殊若相安，亟迓复诊，孟英曰：枉费苦心矣。脉不柔和，舌不润泽，审病者，宜识此二语。虽谷进便行，而生津化液之源已绝，药石焉能于无中生有哉？夏至后果殒。

王天成牙行一妇，年五十余。初患左目赤，渐至发热，医投温散，便泄而厥。进以补剂，少腹宿瘕攻痛，势极危殆。丐孟英诊之，脉甚弦软，舌绛而渴。与苁蓉、橘核、当归、元胡、龟板、石英、螵蛸、茯苓、栀、楝、萸、连，数服而安。逾年以他病卒。

蔡西斋令正，腹有聚气，时欲攻冲，医者以为下部虚寒，进以温补摄纳，如桂、附、沉香、芦巴、故纸、吴萸之类，愈服愈剧。酷暑之时，其发益横，日厥数十次。医皆望而却走，乃迎孟英视之。脉数舌绛，面赤睛红，溺如沸汤，渴同奔骥，少腹拒按，饥不能餐，曰：事急矣，缓剂恐无速效。令以豆腐皮包紫雪一钱，另用海蛇、凫茈煎浓汤，俟冷吞下。取其芳香清散之性，直达病所也。服后腹如雷鸣，浑身大汗，小溲如注，宛似婴儿坠地，腹中为之一空，其病已如失矣。继有许梅生八令爱，患痛屡日，筋掣神迷，肢冷息微，脉伏唇紫，多药无效，孟英亦以此药灌之而苏。

蒋礼园三令弟拜枫，自去年疟后左胁聚气不消，时时窜痛，疑为疟母。孟英脉之弦软且滑，曰：非疟母也。予旋覆、海石、竹茹、丝瓜络、绛屑、葱白、蛤谷、凫茈、海蛇为方，十余剂而刈其根。

高鲁川三爱，为外科姚仰余令郎杏村之室，年三十五岁。自去年仲夏患痢，白少赤多，昼夜一二十行，或有溏粪相杂，医治日殆，延至今冬。经断半年，胁腹聚块，时时上窜，宛如虫行，痒至予咽，食压始下，腹胀腿肿，唇白口糜，舌绛无津，耳鸣巅痛，略有干呛，渴饮汗频，热泪常流，溺短而热，善嚏多劳，暮热无眠，心似悬旌，屡发昏晕。痢门与虫门方药，遍试无功。舍病而补法备施，亦无寸效。金云不能过冬至，棺衾咸备，无生望矣。杏村之僚婿蒋礼园、黄上水交荐孟英图之。脉至左弦数上溢，尺中滑大，按之细弱，右手软滑，略兼弦数，诊毕谓杏村曰：令正幸能安谷，得以久延。然下痢至五百日，喉腭辣燥，阴液固已耗伤，而尺肤淖泽，脂膏未剥，其中盖别有故焉。腹中之块，痢前曾有乎？痢后始起乎？杏村云：起于痢前。然则前此曾有产育乎？云：去年二月间分娩艰难，胞已糜碎，生而未育。曰：是矣，此实似痢而非痢也。夫胞衣糜碎，必有收拾未尽而遗留于腹中者。恶露虽行，此物未去，沾濡血气，结块渐成，阻碍冲任之常道。而冲任二脉，皆隶阳明，月事既不能循度以时下，遂另辟捷径，旁灌于阳明，致赤白之物，悉由谷道而出，宛如痢疾。据云女半期向在中旬，故每月此时，痢必加甚，仍与月汛相符。虽改途易辙而行，尚是应去之血，所以痢至年半，尺肤犹不至枯瘁也。且其痢由腰脊酸楚而下，显非肠胃之本病。缘病起夏月，正痢疾流行之候，病者自云患痢，医者何暇他求。通之、涩之、举之、填之，无非肠胃之药，不但未切于病情，抑且更广其病机。试思肠胃之痢，必脂膏削尽而后经枯，则焉能纳食如常而充肌肤耶？然非谓不必治其痢也，欲治痢，必治其所以痢，则当治冲任。必治冲任之所以病，则当去其遗留之物。遗留之物去，则冲任二脉遵道而行，月事如期，痢亦自愈。第物留已将两载，既能上行求食，谅已成形。前医指为虫病，而无面白、唇红之证据者。虫必饮食挟湿热之气所化，此但为本身血气所凝，似是而非，判分霄壤。况此物早已脱蒂，不过应去而未去，欲出而不能，开通冲任二脉，其物自下。不比肠覃、石瘕，有牢不可拔之势，必用毒药以攻之者。爰以乌鲗、鲍鱼、茜根、龟、鳖甲、血余、车前子、茺蔚子、藕汁为初方。众见方案，金云舍垂危之痢而不顾，乃远推将及两年之产后，而指为未经人道之怪证，不但迂远穿凿，未免立异矜奇，疑不敢从。蒋礼园令弟敬堂云：徐洄溪批叶案，以十年九年之病，仍标产后为大不然。谓产后过百日而起病者，不作产后看，举世皆以为定评。余读孟英所辑叶案瑕瑜，谓案中所云十年九年者，乃病从产后起，延至于今而屡发也。否则胀泻浮肿，何必远推多载之前而隶于产后耶？更有新产之后，其病不因产育所致者，虽在百日之内，亦不可谓之产后病，仅可云病于产后耳。此证痢虽起于百日之外，块早形于两月之前，因流溯源，正是治病必求其本也。今人之病，何必古书尽载？此医之所以不易为，而辨证之所以为最难也。听其议论，具有根柢，并非捕风捉影之谈。况药极平和，又非毒剂，似与久病元虚无碍。他医既皆束手，盍从其计求生。具嘱仰余勿改其方，于是群议始息。服两剂后，病者忽觉粪从前阴而出，大骇。急视之，乃血裹一物，头大尾小，形如鱼鳔而有口，剖之甚韧，血满其中，众始诧为神治。而病者汗晕不支，孟英即与人参、龙骨、牡蛎、茯苓、麦冬、甘草、小麦、红枣为方。服数剂神气安爽，始知脐下之块已落，而左胁下者犹存，然上窜之势，向亦脐下为甚。窜势既减，痢亦渐稀，改用白头翁汤，加阿胶、甘草、小麦、红枣，吞仲景乌梅丸。和肝脾之相贼，养营液而息风。旬日后，头目渐清，肿消胀减，复以初方合《金匮》旋覆花汤。服四剂，又下一物，较前差小，而胁块乃消，窜痒悉罢，痢赤径止。惟溺热便溏，口犹辣渴，心摇易汗，腿软无眠，烦躁火升，脉形虚豁，乃阴火内炽，脾受木乘，营液久伤，浮阳不敛也。授归芪建中汤去姜，加黄柏、乌梅、龙骨、牡蛎、小麦，以羊肉汤煎，送下交泰丸一钱。脉证虽觉渐和，惟病久元虚，屡生枝节，孟英坚持此法，不过随机略为进退而已。而旁观者议论纷纭，因嘱邀王笆伯会诊。笆伯亦主是法，浮言乃息。服至匝月，喉间渐生甘液而各恙递平。又匝月，甘液布及舌尖而满口皆润。次年二月中旬，经至肌充而愈。适吴楚之警，遂辍药，迨仲冬患疮，误用药水洗之，致毒内陷而殒。惜哉！交泰丸系黄连、桂心，研末为丸。

吴曲城仲郎，偶患少腹坚胀，左胁聚气。群医见其面黄，作暑湿治，攻补杂施，两月弗效。孟英视脉弦涩，溺赤便艰，口苦不饥，肢冷形瘦，曰：非外因也，肝郁耳。予旋覆花汤合金铃子散，加雪羹、竹茹、青皮、白芍煎，吞当归龙荟丸，八剂而病如失矣。

沛生令宠，平素阴虚肝旺，而腹有聚瘕，时胀时疼。初冬患疟，苔黑口干。孟英脉左弦数而洪，右滑数而溢，初以栀豉合金铃子散、雪羹，加元参、白薇、竹茹。服四贴，疼胀皆减，疟缓汗多，溲涩口干，饥不能食，气时冲逆，予沙参、归、斛、茹、橘、石英、丝瓜络、蛤壳、藕。两贴后，汛行腰痛，口渴少餐，气郁营虚，兼有痰滞也。去蛤壳，加旋覆、冬瓜子、花粉。两贴而更衣乃畅，然犹脘闷不饥，汛少且黑，口渴头疼，疟亦未罢，乃去石英、旋覆，加栀、滑、枳实。四剂，各恙皆安，疟犹未断，以归、苏、甘、杞、橘、半、蒌、芩、竹茹、花粉，少佐桂枝调其营卫。奈病者因口苦而恶粥食，嗜啖甘酸，病既曲折，邪益留恋，此方服至半月而疟始休。惟宿瘕时痛，肛痔便难，口苦吞酸，神疲寝汗，去芩、桂、甘草、花粉，加鳖甲、乌鲗骨、白芍、延胡、仙灵脾，出入调补而痊。

邱氏妇，年四十余，患少腹瘕聚，时欲上冲，昏晕而厥。卧榻数月，足冷面红，夜不成寐，诸治不应。余按脉虚细而弦，口干无液，与大剂一贯煎，覆杯即愈。人咸诧异称神，余却愧钞来墨卷也。

崇明刑幕吴江史励斋令正，久患少腹聚瘕，时欲攻痛，羞明心悸，汛速带频，向服补药，交夏发之更剧。医用胶艾汤加参、术、芪、茸峻补，痛益难支，遂成晕厥，不眠不食。业已四朝，屈余视之。脉来弦滑，苔黄苦渴，溺热便难，与沙参、石英、龟板、鳖甲、蒿、薇、苡、柏、鲗、蛇、茹、菖一饮，而病如失，眠食皆安，赠以清养柔潜而别。

碌石镇蒋寅日方大理令正，久患少腹聚气，时或上冲于胸，而为脘痛，时或下坠，而为腿肿，带多汛速，腹胀胸闷，口腻不渴，便虽溏而欲解不行，必啖盐而始畅。皆为脾虚，率进补剂，病日以甚。迎余诊之，脉弦滑，以栀、芩、菖、枳、连、夏、茹、旋、雪羹，清肝热以豁痰。滞气果下行至足，而胸腹渐舒。

九月初旬，蒋君寅防，招余治其令兄仲卿孝廉夫人之病。年五十九岁，平素操持，腹有聚气，脘痛时作，大便易溏。半月以来，身热耳聋，病泻不食，胸中痞塞，痰韧如胶，口腻欲呕，神情惫甚，脉来虚弦而软，舌苔黄腻无津。乃营津久耗，气郁不舒，虽挟客邪，过投清散，以致本实欲拨也。与参、苓、橘、半、蒌、蕹、茹、连、菖、斛、燕窝、枇杷叶，用水露煎服。三贴后，泻止痰稀，胸宽进粥。医见苔退舌红，惊为脱液，仲卿复邀余往视，乃病退之象也。舌上无津，前案已述，今脉渐转，如何反为诧虑？于前方去蒌、蕹、连、半，加归、地、麦冬、藕，服之而愈。

痰

朱恒山，久患胸痞多痰，诸药罔瘳。孟英诊曰：清阳之气不司旋运也。与参、芪、苓、术之剂，豁然顿愈，因极钦服。后数年果以汗脱，闻其垂危之际，口不能言，犹以左手横三指，右手伸一指加于上，作"王"字状以示家人。有会其意者，急追孟英至，而他医之中风药早灌入矣，遂以长逝。癸卯冬至前一日，管大中丞亦是气从溺脱，当以参、附挽回者，及孟英至，而痰药、疹药、风药，灌之遍矣，脉仅若蛛丝过指，孟英坚不与方，须臾而卒。

丁酉中秋夜，牙行张鉴录，年逾花甲，卒仆于地，急延孟英脉之，弦滑而大，曰：痰、气、食相并而逆于上也。先以乌梅擦开牙关，横一竹箸于口，灌以淡盐姜汤，随入鹅翎探之，吐出痰食，太息一声而苏，次与调气和中而愈。后数年以他疾终。此案虽无奇，而辨证之明，不可不录。

张养之令侄女，患汛愆而饮食渐减。于某与通经药，服之尤恶谷。请孟英诊之，脉缓滑，曰：此痰气凝滞，经隧不宣，病由安坐不劳，法以豁痰流气，勿投血药，经自流通。于某闻而笑曰：其人从不吐痰，血有病而妄治其气，胀病可立待也。及服孟英药，果渐吐痰而病遂愈，养之大为折服。予谓世人头痛治头，脚疼疗脚，偶中而愈，贪为己功，误药而亡，冤将奚白？此《寓意草》之所以首列议病之训也。孟英深得力于喻氏，故其议病，迥出凡流。要知识见之超，总由读书而得。虽然，人存政举，未易言也。

张养之所亲李某，戊冬醉饮夜归，为查段巡员所吓，神志即以渐昏，治之罔效。至于不避亲疏，裸衣笑骂，力大无制，粪秽不知，己夏延孟英视之。用石菖蒲、远志、龙齿、龟板、犀角、羚羊角、元参、丹参、知、柏、栀子、龙胆草、枳实、黄连、竹黄、竹沥、石膏、赭石、黑铅、铁落出入为方。十余贴，吐泻胶痰甚多，继与磁朱丸，渐以向愈。祛痰清热，滋阴镇惊。力量甚大，此必本虚标实者，故其方如此。

一祝叟，年近古稀，己亥春赴席，忽仆地痰涌，肢强眼斜，舌謇不语。外科王瑞芝荐孟英视之，投六君子加蝎梢、羚羊角、胆星、石菖蒲、竹沥、姜汁而瘳。扶脾、抑肝、驱痰，面面圆到。

孙午泉进士患哮，痰多气逆，不能着枕，服温散滋纳药皆不效。孟英与北沙参、桂枝、茯苓、贝母、花粉、杏仁、冬瓜仁、丝瓜络、枇杷叶、旋覆、海石、蛤壳等药，覆杯即卧，数日而痊。此是热痰伏于肺络，故用药如此。

一妪，患右腰痛胀欲捶，多药不效。孟英视其形虽羸瘦，而脉滑痰多，苔黄舌绛，曰：体虚病实，温补非宜。苟不攻去其疾，徒以彼药因循，则病益实，体益虚，糜帑劳师，养成寇患，岂治病之道哉。先以雪羹加竹茹、楝实、绿萼梅、杏仁、花粉、橘红、茯苓、旋覆花，送控涎丹。服后果下胶痰，三进而病若失，嗣与调补获痊。

沈某患脘痛呕吐,二便秘涩,诸治不效。请孟英视之,脉弦软,苔黄腻,曰:此饮证也。岂沉湎于酒乎?沈云:素不饮酒,性嗜茶耳。然恐茶寒致病,向以武彝红叶,熬浓而饮,谅无害焉。孟英曰:茶虽凉而味清气降,性不停留。惟蒸遏为红,味变甘浊,全失肃清之气,遂为酿疾之媒。较彼曲蘖,殆一间耳。医者不察,仅知呕吐为寒,姜、萸、沉、附,不特与病相反,抑且更煽风阳。饮藉风腾,但升不降,是以上不能纳,下不得通,宛似关格,然非阴枯阳结之候。以连、楝、栀、芩、旋覆、竹茹、枇杷叶、橘、半、苓、泽、蛤壳、荷茎、生姜衣为方,送服震灵丹。数剂而平,匝月而起。此上有停饮,下元虚寒,故用药如此。

康侯司马令郎尔九,在玉环署中,患心忡自汗,气短面赤,霎时溲溺数十次,澄澈如水。医佥谓虚,补之日剧,乃来省就孟英诊焉。左寸关数,右弦滑,心下似阻,因作痰火阻气、心热移肺治,用蛤壳、黄连、枳实、楝实、旋覆、花粉、橘红、杏仁、百合、丝瓜络、冬瓜子、海蛰、荸荠、竹茹、竹沥、梨汁等,出人为方,服之良愈。而司马为职守所羁,尝患恙,函请孟英诊视者再四,竟不克往,继闻司马于冬仲竟卒于瓯,乃知病而得遇良手,原非偶然。前岁遇而今岁不能致,岂非命也耶?

金叶仙大令病,其媳刲股以进。因无效也,悲哀欲绝,遂发热。胡某治以伤寒药,而神迷自汗,惊惕畏冷。改换补药,乃气逆不进水谷矣。孟英视之,七情有伤,痰因火迫,堵塞空灵之所也。与沙参、元参、丹参、丹皮、茯苓、麦冬、连翘、竹茹、竹叶、莲心、小麦,加以川贝母一两投之,数剂而瘥。

定州杨素园明府宰宜黄,吏治有声,精于医药。其犬人多病,自治不痊。毗陵吴子和嘱其函恳酝香,屈孟英诊视。而孟英因母老急欲旋里,坚辞不往,即据来信所述病状,拟方立案云:细阅病原,证延二十余年。始因啖杏,生冷伤乎胃阳,肝木乘虚,遂患胁疼亦掣。身躯素厚,湿盛为痰,温药相投,是其效也。驯致积温成热,反助风阳,消烁胃津,渐形瘦削。而痰饮者,本水谷之悍气。缘肝升太过,胃降无权,另辟窠囊,据为山险。初则气滞以停饮,继则饮蟠而气阻。气既阻痹,血亦愆其行度,积以为瘀。前此神术丸、控涎丹之涤饮,丹参饮、桃核承气之逐血,皆为杰拘,已无遁情。迨延久元虚,即其气滞而实者,亦将转为散漫而无把握矣。是以气升火浮,颧红面肿,气降火息,黄瘦日增。苟情志不怡,病必陡发。以肝为刚脏，在志为怒，血不濡养，性愈俯张。胃土属阳，宜通宜降，通则不痛。六腑以通为用，更衣得畅，体觉宽舒，是其征也。体已虚，病似实。虚则虚于胃之液，实则实于肝之阳。中虚原欲纳食，而肝逆蛔扰欲呕。吐出之水，已见黑色，似属胃底之浊阴，风鼓波澜，翻空向上，势难再攻。承示脉至两关中，取似形鼓指，重按杳然，讵为细故？际此春令，正鸢飞鱼跃之时，仰屋图维，参彻土绸缪之议，是否有当，仰就斤绳。予室人患痰饮胁痛二十年矣，初则畏寒喜热，颇宜健脾利气之品。至甲辰冬，服神术丸一料，夙患顿损，渐不畏寒。己酉冬，因气恼而复病，误服游山散钱许，势遂披猖，得孟英诊视，始渐就安痊。但痰饮未能尽除，每日须按摩数百下，嗳气数十口，方觉稍快。否则，胸痞异常，二便恒秘，而便出仍不干燥，偶有时二便通调，则为之体适者终日。正《内经》所谓得后与气，则快然而衰也。明明痰饮之证，特以阴血久亏，既不任香燥，而气机素滞，又不利滋填，遂至莫可为计。安得孟英常加诊视，而尽刈其根株耶？

沙参八钱，鲜竹茹四钱，川椒红二分，乌梅肉炭六分，茯苓二钱，旋覆三钱，金铃肉二钱，柿蒂十个，仙半夏一钱，淡肉苁蓉一钱五分，吴萸汤炒黄连四分，冬虫夏草一钱五分。另用炙龟板、藕各四两，漂淡陈海蛇二两，凫茈一两，赭石四钱，先煮清汤代水煎药。正月十四日右拟方案，来差星夜赍回，于十六日到宜。素园读案狂喜，以为洞见脏腑，必欲孟英一诊，以冀霍然。遂黄夜备舆，专丁持函，求孟英暂缓归期。酝香笃于寅谊，再四劝驾，并嘱四令郎季眉偕行。孟英迫于情不可却，二十二日抵宜署。初诊案云：证逾二十年，右胁聚气，有升无降，饮阻不宣，呕逆减餐，亦将半载。二便非攻不畅，容色改换不常，吐苦吞酸，苔黄舌绛，渴喜冷饮，畏食甘甜。甘能缓中，冷堪沃热，病机于此逗露。根深难即蠲除，标实本虚，求痊匪易。据述脉亦屡迁，似无定象。夫既流善幻，显属于痰。兹按脉左缓滑，右软迟，两尺有根，不甚弦涩，是汛愆因乎气阻，尚非阴血之枯。春令肝木乘权，胃土久受戕克，病已入络，法贵缓通，通则不痛，腑以通为补。法虽时变，不能舍"通"字以图功。布鼓雷门，诸希教正。

沙参八钱，鲜竹茹四钱，青黛五分，旋覆三钱，酒炒黄连六分，白前一钱，生白薇三钱，紫菀一钱，海石五钱，川楝肉三钱，川贝一两，黑栀三钱。另以生蛤粉、生冬瓜子、芦根、芦菔各一两，丝瓜络五钱，漂蛇二两，柿蒂十个，先煮汤代水煎药，葱须二分后下。

再诊：左脉如昨，兼弦，右寸亦转缓滑，中脘气渐下降，二便欲解不行。盖升降愆常，枢机窒涩，由乎风阳浮动，治节横斜，肺既不主肃清，一身之气皆滞也。轻可去实，先廓上游。前方去海石，加栝蒌三钱，枳实一钱。

三诊：脉来较静，小溲渐行，虽未更衣，已能安谷。浊得下降，导以清通。前方去贝、楝，加归尾钱半，桃仁十粒，送服导水丸十粒。

四诊：腿凉便滞，气少下趋，颧面时红，火炎上僭，两胁较热，络聚痰瘀。叠授清宣，更衣色黑，噫气渐罢，酸水不呕，纳谷颇增，脉稍和缓。法仍缓导，冀刈根株。前方去枳实、归尾，减导水丸五粒。

五诊：各恙皆减，眠食渐安，火犹易升，头疼面赤，颊酸结核，胁热未蠲，脉渐柔和，且参清养。前方去白前、青黛、紫菀、黄连，加银花、贝母、黄菊、丹参、陈细茶、橄榄。

六诊：积痰下降，颈核渐平，舌紫口干，卯辰热僭。阴虚木旺，气道尚未肃清。养血靖风，自可使其向愈。前方去陈茶、葱须，加石斛。

留赠善后方：便色转正用此

沙参八钱，冬虫夏草二钱，女贞三钱，丹参三钱，鲜竹茹四钱，川斛五钱，盐水泡橘红八分，黄菊三钱，旋覆三钱，黑栀三钱，川贝四钱，金铃肉钱半。另以炙鳖甲、漂蛇各一两，苇茎二两，丝瓜络五钱，煮汤代水煎药。

又：诸恙尽瘳，用此滋养。前方去橘红、菊花、金铃、栀子、旋覆，加石英、沙蒺、茯苓各三钱，苁蓉、当归各钱半，汤引去苇茎，加炙坎、板一两，藕二两。

鲍继仲于季春望日，忽然发冷而喘汗欲厥。速孟英视之，脉沉弦而软滑带数。是素患痰饮，必误服温补所致也。家人始述去冬服胡某肾气汤，颇若相安，至今久不吐痰矣。孟英曰：病在肺。肺气展布，痰始能行，虽属久病，与少阴水泛迥殊。辨证不明，何可妄治？初服颇若相安者，方中附、桂刚猛，直往无前，痰亦不得不为之辟易。又得地黄等厚浊下趋之品，回护其跋扈跳梁之性。然暴戾之气，久而必露。柔腻之质，反阻枢机。治节不伸，二便涩少，痰无出路，愈伏愈多。一朝卒发，遂壅塞于清阳升降之路，是以危险如斯。须知与少阴虚喘，判分霄壤，切勿畏虚妄补。投以蒌、萎、枳、杏、旋、赭、橘、半、菀、茹、芦根、蛤粉、雪羹之剂而平，继与肃清肺气而涤留痰，匝月始愈。

朱绀云令正，去年娩后，自乳而月事仍行，至仲冬乳少汛愆，咸以为妊也。

既而右胁筋绊作疼，渐及肩背。医投平肝药，痛益甚。改用补剂，遂嗽痰带血，人皆以为损矣。广服温补，其病日增。延至仲春，卧榻已匝月。群医束手，始求诊于孟英。面赤足冷，时时出汗，食减无眠，脉来右寸溢，关尺滑而微数，左手弦而带滑，舌赤而润，微有白苔，气逆口渴。所吐之血，淡红而夹痰涎。大解溏，小溲短且热。曰：冲为血海，而隶于阳明。自乳而女半不爽期者，血本有余也。因阳明经气为痰所阻，而不能流通输布，致经断乳少，痰血辗转而为络痹窜痛。医者不为分导下行，病无出路，以致逆而上溢。再投补剂，气愈窒塞，在上过颡，夫岂水之性哉！予苇茎汤，加茜根、海螵蛸、旋覆、滑石、竹茹、海蛇为剂，和藕汁、童溺服。以肃肺通胃，导气化痰，而领血下行，覆杯即愈。旬余汛至，不劳培补，寻即受孕。此证不遇孟英，必至补死，而人亦但知其死于虚劳也。服药可不慎耶？

朱仲和令正，向于娩后陡患痉厥，多医以图，广服补剂，其人虽起，厥疾弗瘳，再产亦然。延已数载，安之若素。孟英闻之，尝谓仲和曰：将来受孕，宜予药以痊之。今冬怀妊，病发益频，遂邀过诊，脉甚弦滑。厥前必先作胀，更衣得泻始舒。巅顶时疼，饮食不减，曰：肝风挟痰为患耳。仲和云：肝风则良是，痰则从来未吐。曰：惟其不吐，所以为患。沈尧封谓胎前病痰证居半，产时痰涎不下，诸病丛生。医者未知此理，徒知产后为虚，痰处络中，如何自吐？亦幸而痰在络中，补之不为大害，不过锢之愈深耳。岂可以不见痰面，遂云无痰乎？爰授蠲饮六神汤合雪羹，加蒌仁、竹沥，服三十剂病果渐愈。次年娩后安然，知病根已拔矣。

劳　伤

东垣云：中年以后，已行降令，清阳易陷，升举为宜。吾师赵菊斋先生，年逾花甲，偶因奔走之劳，肛翻患痔，小溲不行，医者拟用补中益气及肾气丸等法。孟英按其脉软滑而数，苔色腻滞。此平昔善饮，湿热内蕴，奔走过劳，邪乃下注。想由强忍其肛坠之势，以致膀胱气阻，溲涩不通。既非真火无权，亦讵清阳下陷。师闻而叹曰：论证如见肺肝。虽我自言，无此明切也。方以车前、通草、乌药、延胡、栀子、橘核、金铃子、泽泻、海金砂，调膀胱之气化而渗水，服之溲即渐行。改用防风、地榆、丹皮、银花、荆芥、槐蕊、石斛、黄连、当归，后治痔漏。

清血分之热而导湿，肛痔亦平。设不辨证而服升提、温补之方，则气愈窒塞，浊亦上行。况在高年，告危极易也。

孙氏子患腿酸寝汗，溺赤脘疼，食减口干，或疑为损。孟英按脉缓大，苔色微黄，乃劳力火升，内兼湿热也。以沙参、竹茹、甘草梢、小麦、石斛、楝实、丝瓜络、绿萼梅、建兰叶、带露桑叶为方，送服松石猪肚丸，旬日而愈。嗣有任氏女校书患带，诸药罔瘳，孟英视曰：脉软数而长，非虚也，宜猪肚丸清其湿火。服匝月，病良已。

脱

甲申夏，予于登厕时，忽然体冷汗出，气怯神疲，孟英视之曰：阳气欲脱也。卒不及得药，适有三年女佩姜一块，约重四五钱，急煎而灌之即安。后用培补药，率以参、芪、术、草为主，盖气分偏虚也。干姜辛温，故用之以回阳气。若并此不得，则令壮盛人以气呵之，亦可救仓卒之变。

无棣张柳吟封翁，于乙未夏偕令嗣恒斋刺史赴滇南任，道出武林。其家人郑九者，封翁宠人之弟也。途次抱恙，抵杭日招越医陈六顺诊治。服药后，汗出昏狂，精流欲脱。封翁大骇，躬诣孟英以希挽救。孟英切其脉，既数且乱，沉取极细，乃语封翁曰：此证颇危，生机仅存一线。亦斯人之阴分素亏，不可竟谓附、桂之罪也。封翁闻言大悦曰：长者也。不斥前手之非以自伐，不以见证之险而要誉。相见恨晚，遂定忘年之交。彼此尽吐生平。始知封翁最喜谈医，岐黄之言，无所不览，惟不肯为人勘病，亦慎重之意耳。于是孟英以元参、知柏、桑枝、龙、牡、生地、白芍、甘草、百合、石斛、栀子、盐水炒淡豆豉为大剂灌之，下咽即安。次日，去栀、豉、甘草，加龟板、鳖甲、盐水炒橘红，十余帖而康。

胡秋纫，于酷热时偶有不适，医以柴、葛、香薷散之，反恶寒胸痞。更医用枳、朴、槟榔以泻之，势日剧。延孟英视之，自汗不收，肢背极冷，奄奄一息，脉微无神，曰：禀赋素亏，阳气欲脱，此必误认表证使然。与救逆汤，加参、芪，服之渐安。继以补气生津，调理匝月而痊。

温敬斋令正，九月间忽然四肢麻木，头晕汗淋，寻不能言，目垂遗溺，浑身肤冷，急请孟英视之，脉微弱如无。乃虚风内动，阳浮欲脱也。先令煮水以待药，与东洋参、黄芪、龙、牡、桂枝、甘草、茯苓、木瓜、附子九味，煎数沸，随陆续灌之。未终剂，人渐苏，盖恐稍缓则药不能追也。

叶茂栽，年三旬余，寒热时形，身振多汗，医从疟治，数日而危。速孟英视之，脉微欲脱，语难出声，舌光无苔，筋惕肉眴，亟宜救逆。合建中汤灌之，覆杯即愈。续服多剂培补而安。

阴　虚

有患阴虚火炎者，面赤常如饮酒之态，非戴阳证，孟英主一味元参汤，其效若神，而屡试皆验。元参能滋水以制火，独用则力厚，取效倍捷。

黟人叶殿和，庚寅秋患感，旬日后汗出昏瞀，医皆束手。热甚阴竭之象。乃甥余薇垣浼孟英勘之，曰：此真阴素亏，过服升散，与仲圣误发少阴汗同例，比例精当。下竭则上厥，岂得引亡阳为比，而以附、桂速其毙耶？以元参、地黄、知母、甘草、白芍、黄连、茯苓、小麦、龟板、鳖甲、牡蛎、驴皮胶，为大剂投之，得愈。

湖墅张春桥，素禀不坚，头眩脑鸣，频服温补药，甚觉畏冷，人皆谓其体偏于寒也。辛丑春，始请孟英诊之，脉甚数，曰：阴亏也，温补非宜。改服滋水培元之剂，颇为有效。夏间或劝以灸火，云可以除百病。盖未知灼艾之可以除百病者，谓可除寒湿凝滞、阳气不能宣通之证，非谓内伤外感一切之病，皆可灸而除之也。故仲景有微数之脉，慎不可灸之训，正以艾火大能伤阴也。灸后数日，即寒少热多，宛如疟疾。医者以为脾寒病，投以温散，日以滋甚。春桥知药治未符，坚不肯服。乃父与之询其故，漫曰：要儿服药，须延王先生诊视。与之遂邀孟英治之，切其脉滑数倍加，曰：阴虚之体，内热自生；灸之以艾，火气内攻；时当溽暑，天热外烁，三者相交，阴何以堪？再投温散，如火益热，当从瘅疟治。专以甘寒息热，孟英长技则阴津不至枯涸，而寒热不攻自去，所谓治病必求其本也。竟不用一分表散药而治愈。眼前道理，而人多不悟，一经拈出，便成名论。此与以针治虚损者，同一悖谬。

瓯镇孙总戎令郎楚楼，自镇江来浙，住于石北涯家。途次即患寒热如疟，胁痛痰嗽。北涯见其面鲎形瘦，颇以为忧，即延医与诊。医谓秋疟，与疏散方。北涯犹疑其药不胜病，复邀孟英视之，曰：阴亏也，勿从疟治。以苇茎汤，加北沙参、熟地、桑叶、丹皮、海石、旋覆、贝母、枇杷叶为剂。北涯见用熟地，大为骇然，孟英曰：君虑彼药之不胜病，吾恐此病之不胜药。赠此肃肺润燥、滋肾清肝之法，病必自安。楚楼闻之叹曰：妙手也，所论深合病情。前在姑苏，服疏散药，甚不相合，居停无疑，我服王公之药矣。果数日而痊，逾旬即东渡赴瓯去。

萧某素患痰多，常服六君子汤。偶延孟英诊之，脉细数而兼弦滑，曰：六君亟当屏绝。病由阴亏火盛，津液受灼而成痰，须服壮水之剂，庶可杜患将来。萧因向吸鸦片烟，自疑虚寒，滋阴不敢频服。继患咽痛，专科治而不效，仍乞诊于孟英。因谓曰：早从吾策，奚至是耶？此阴虚于下，阳浮于上，喉科药不可试也。大剂育阴潜阳，其痛日瘥，而喉腭皆形白腐，孟英曰：吸烟既久，毒气熏蒸之故耳。令吹锡类散，始得渐退。愈后复患滞下，孟英曰：今秋痢虽盛行，而此独异于人，切勿以痢药治之。盖火迫津液，结为痰饮，酿以烟毒，熏成喉患。吾以燃犀之照，而投激浊扬清之治。病虽愈矣，内蕴之痰浊尚多，奈向来为温补药所禁，锢于肠胃曲折之间，而不得出。今广投壮水之剂，不啻决江河而涤陈莝，岂可与时行暑热之痢同年而语耶？治不易法，食不减餐，日数十行，精神反加。逾月之后，大解始正，计服甘凉约二百剂，肌肉复充，痰患若失。

吴芸阁，因壮年时患霉疮，过服寒凉之药，疮虽愈，阳气伤残。虚寒病起，改投温补，如金液丹、大造丸之类，始得获安。奈医者昧于药为补偏救弊而设，漫无节制，率以为常，驯致血溢于上，便泄于下，食少痰多，喘逆碍卧，两足不能屈伸。董某犹云寒湿为患，进以苓姜术桂汤多剂，势益剧，且溲渐少而色绿如胆汁。医皆不能明其故，延孟英诊之，脉弦硬无情，曰：从前寒药戕阳，今则热药竭阴矣。胃中津液，皆灼烁以为痰。五脏咸失所养，而见证如上。水源欲绝，小溲自然渐少。木火内焚，乃露东方之色。与章虚谷所治暑结厥阴，用来复丹攻其邪从溺出，而见深碧之色者，彼实此虚，判分天壤。恐和缓再来，亦难为力矣。寻果殁。

石芷卿骤患腹胀，旬日后脐间出脓，湿热积于小肠。外科视为肠痈，与温补内托之药，遂咳嗽不眠，腹中绞痛异常，痰色红绿，大便不行，乃延孟英商之。脉弦细以数，舌绛而大渴，曰：察脉候是真阴大虚之证。乃真阴为热药所耗，非本如是也。芪、术、归、桂，皆为禁剂。以甘露饮，加西洋参、花粉、贝母、杏仁、冬瓜子投之，痰咳即安。外科谓此恙最忌泄泻，润药不宜多服，此何恙也，而以为最忌泄泻，真呓语也。孟英曰：阴虚液燥，津不易生，虽求其泻，不可得也。恶可拘泥一偏，而不知通变哉。仍以前法去杏、贝、花粉，加知母、百合、合欢为方。并嘱其另邀老医朱嵩年敷治其外。如法施之，果渐向安，久之当脐痂落，如小儿蜕脐带状，脐内新肉莹然而愈。肠痈无温补内托之法。清其上源，而下流自清，亦喻氏法也。

董晓书令正，素患脘痛，甚至晕厥。今秋病腰疼腿木，胸闷气逆，不能卧，胡某进温补药而喘汗欲脱，杳不思谷。孟英切脉，虚细中兼有弦滑，舌绛而渴，乃阴虚挟痰耳。与沙参、苁蓉、木瓜、石斛、蛤壳、蒺藜、石英、茯苓、紫菀、杏仁、楝实、首乌、牛膝诸药，滋阴调肝而不腻，祛饮利痰而不燥，此孟英独得之秘。旬日而安，继加熟地黄服之全愈。

张与之令堂，久患痰嗽碍卧，素不投补药。孟英偶持其脉，曰：非补不可。与大剂熟地药，一饮而睡。与之曰：吾母有十七载不能服熟地矣，君何所见而重用颇投？孟英曰：脉细痰咸，阴虚水泛，非此不为功。从前服之增病者，想必杂以参、术之助气。昔人云勿执一药以论方，故处方者贵于用药之恰当病情，而取舍得宜也。

顾云萝令正，久患脚气，屡治屡发，驯致周身筋掣，上及于巅，龈痛指麻，腰酸目眩，口干食少，夜不成眠。孟英察其脉芤而弦数，真阴大亏。腿虽痛，从无赤肿之形，脚气药岂徒无益而已。与二地、二冬、二至、知、柏、桑、菊、栀、楝、蒿、薇、龟板、鳖甲、藕等药，服之各恙渐减。盖因平素带下太甚，阴液漏泄，而筋骨失其濡养也。故治病须澄源以洁流。秋间以海螵蛸粉、鱼鳔、黄柏、阿胶为丸，服之痊愈。

《薛氏医案》每以补中益气汤与地黄丸并用为治，虽卢不远之贤，亦或效尤。其实非用药之法也。如果清阳下陷而当升举者，则地黄丸之阴凝滞腻非所宜也；设属真阴不足，当用滋填者，则升柴之耗散不可投也。自相矛盾，纪律毫无，然上下分治，原有矩矱。屠敬思素属阴亏，久患痰嗽，动即气逆，夜不能眠，频服滋潜，纳食渐减，稍沾厚味，呕腐吞酸。孟英视脉左弦而微数，右则软滑兼弦。水常泛滥，土失堤防，肝木过升，肺金少降。良由久投滋腻，湿浊内蟠，无益于下焦，反碍乎中运。左强右弱，升降不调。以苁蓉、黄柏、当归、芍药、熟地、丹皮、茯苓、楝实、砂仁研为末，藕粉为丸。早服温肾水以清肝，以党参、白术、枳实、菖蒲、半夏、茯苓、橘皮、黄连、蒺藜，生晒研末，竹沥为丸；午服培中土而消痰；暮吞咸喜丸，肃上源以化浊。三焦分治，各恙皆安。悉用丸剂者，避汤药之助痰湿耳。方俱灵妙，可以为法。

　　咸丰纪元冬十月，荆人忽患头痛，偏左为甚，医治日剧。延半月，痛及颈项颊车，始艰于步，继艰于食，驯致舌强语謇，目闭神蒙，呼之弗应，日夜沉睡如木偶焉。医者察其舌黑，灌犀角、牛黄、紫雪之类，并无小效。扶乩求仙，药亦类是。乃兄周雨禾云：此证非孟英先生不能救，吾当踵其门而求之。及先生来视，曰：苔虽黑而边犹白润，唇虽焦而齿色尚津，非热证也。投药如匙开锁，数日霍然。缘识数语，并录方案如下，用表再生之大德，而垂为后学之津梁云。仁和蒋寅谨识。

　　真阴素亏，两番半产，兼以劳瘵，内风陡升，病起头疼，左偏筋掣，旬日不语，二便不行，不食唇焦，苔黑边白，胸腹柔软，神气不昏，脉至弦缓，并不洪数。此非热邪内陷，乃阴虚痰滞机缄，宜予清宣，勿投寒腻，转其关键，可许渐瘳。十月二十五日初诊。

　　石菖蒲、麸炒枳实、仙制半夏、盐水泡橘红各一钱，鲜竹茹四钱，旋覆花、茯苓、当归各三钱，陈胆星八分，钩藤五钱后下，竹沥一杯，生姜汁三小匙和服。苏合香丸涂于心下，以舒气郁。

　　舌稍出齿，未能全伸，苔稍转黄，小溲较畅，羞明头痛，显属风升；咽膈不舒，痰凝气阻。本虚标实，脉软且弦，不可峻攻，法先开泄。二十六日再诊。前方去胆星、半夏、茯苓，加枸杞三钱，淡苁蓉一钱，蒌仁五钱。

　　舌能出齿，小溲渐行，神识稍清，苔犹灰滞，头疼似减，语未出声，脉至虚弦，右兼微弱。本虚标实，难授峻攻。开养兼参，庶无他变。二十七日三诊。前方去枳实、旋覆、钩藤、竹沥、姜汁，加参须一钱，麦冬三钱，远志七分，老蝉一对，淡海蛇一两，凫茈三个。

　　稍能出语，尚未有声，舌色淡红，苔犹灰腻，毫不作渴，非热可知，脉软以迟，不食不便，宜参温煦，以豁凝痰。二十八日四诊。前方去雪羹，加酒炒黄连、肉桂心各五分。

　　苔渐化而舌渐出，语稍吐而尚无音，头痛未蠲，略思粥食，胃气渐动，肝火未平，久不更衣，脉仍弦软。徐为疏瀹，法主温通。二十九日五诊。前方去麦冬，加麻仁四钱，野蔷薇露二两和服。

连投温养，神气渐清，语亦有声，头犹左痛，苔退未净，大解不行，左脉微迟，法当补血。血充风息，腑气自行。十一月初一日六诊。前方去远志、菖蒲、老蝉，加天麻一钱，白芍二钱，桑葚三钱。

脉已渐起，尚未更衣，浊末下行，语犹错乱，时或头痛，寐则梦多。濡导下行，且为先授。初二日七诊。前方去天麻、桑葚，加牛膝三钱，生首乌四钱，柏子仁二钱。

虽已知饥，未得大解，肝无宣泄，时欲上冲。阴分久亏，岂容妄下。素伤思虑，肝郁神虚，脉软而迟，语言错乱。法当养正，通镇相参。初三日八诊。前方去白芍、首乌，加紫石英四钱，砂仁末炒熟地六钱，远志七分，菖蒲五分。

大解已行，并不黑燥。肝犹未戢，乘胃脘疼，幸已加餐，可从镇息。初四日九诊。参须、仙半夏各一钱，砂仁末炒熟地八钱，牡蛎六钱，紫石英四钱，归身三钱，枸杞二钱，淡苁蓉一钱五分，川楝肉一钱，酒炒黄连三分，桂心五分，研调三贴。复得大解，苔退餐加。肝血久亏，筋无所养，头疼脘痛，掣悸不安。柔养滋潜，内风自息。初七日十诊。前方去半夏、连、楝，加炙草、橘饼各一钱，乌梅肉八分，四贴。

神气渐振，安谷耳鸣，脉弱口干，面无华色，积虚未复，平补是投。十一日十一诊。前方去桂心、橘饼、乌梅，加龟板六钱，麦冬、蒲桃干各三钱。十贴后，汛至体康而愈矣。

胡某素患耳鸣，且吸鸦片，时服补药，渐至食减痰多，舌上起灰黄厚腻之苔者三年矣，多医莫愈。孟英脉之弦细软滑，曰：阴亏真于下，痰热阻于上耳。以西洋参、菖蒲、远志、麦冬、竹茹、苁蓉、归身、石英、牡蛎、冬虫夏草，少加黄连服之。不半月，痰少餐加，舌苔尽退，三年之病，遂以霍然。

王炳华之媳屡次堕胎，人渐尪羸，月事乱行，其色甚淡。医谓虚也，大投补剂，其瘦日甚，食少带多，遂加桂、附。五心如烙，面浮咳逆，痰壅碍眠，大渴喜噀。医皆束手，始请孟英脉之，两尺虚软，左寸关弦数，右兼浮滑，乃阴虚火炎也。然下焦之阴虽虚，而痰火实于上焦。古人治内伤，于虚处求实；治外感，于实处求虚，乃用药之矩矱也。爰以沙参、竹茹、冬瓜子、芦笋、枇杷叶、冬虫夏草、石英、紫菀、苁蓉、旋覆为方，两剂即能寐。五六剂嗽止餐加，乃去紫菀、旋覆、沙参，加西洋参、归身、黄柏。服五剂，热减带稀，口和能食，再去芦笋、冬瓜子、枇杷叶，加熟地、枸杞、乌鲗骨服之而愈。又吴氏妯娌患咳嗽，痰不甚多，不能著枕者旬日也，神极萎顿。孟英察脉虚数，授枸杞、苁蓉、归身、石英、龟板、牡蛎、冬虫夏草、麦冬、牛膝、胡桃肉之剂，覆杯而病若失。

舜传之舅嫂，因用力拔针，而患指痛。内外杂治，渐至痛遍一身，卧榻不起，食少形消。余诊之，脉细而数，口干舌绛，乃营阴大亏，无以营养筋骨，岂可因拔针起病，遂以为外伤而妄投燥烈之药乎？宜其病日以甚也。以集灵膏加减为方而愈。

损

张养之令正，饮食如常，而肌肤消瘦，叙症详明。信事如期，而紫淡不恒，两腓发热，而别处仍和，面色青黄，而隐隐有黑气。俨似虚寒，多药不效，始逆孟英诊之。脉似虚细而沉分略形弦滑，曰：此阳明有余，少阴不足，土燥水涸，仲圣有急下存阴之法。然彼外感也，有余之邪，可以直泻；此内伤也，无形之热，宜以甘寒，义虽同而药则异也。赠以西洋参、生地、生白芍、生石膏、知、柏、芩、栀、麦冬、花粉、楝实、丹皮、木通、天冬诸品，服至数斤，黑气退而肌渐充，腓热去而经亦调矣。孟英善用甘寒，投之此证尤宜。

戊戌春，张雨农司马，必欲孟英再赴环山。孟英因其受病之深，且公事掣肘，心境不能泰然，诚非药石之可以为力也，固辞不往。司马泫然哀恳，但冀偕行旋署，则任君去留可耳，并嘱赵兰舟再四代陈曲悃。孟英感其情，同舟渡江，次剡溪。司马谈及体气羸惫情形，孟英忽曰：公其久不作嚏乎？司马曰：诚然有年矣，此曷故也？孟英曰：是阳气之不宣布也。古惟仲景论及之，然未立治法。今拟鄙方奉赠，博公一嚏如何？司马称善。遂以高丽人参、干姜、五味、石菖蒲、酒炒薤白、半夏、橘皮、紫菀、桔梗、甘草为剂。舟行抵嵊，登陆取药，煎而服之。驾舆以行，未及三十里，司马命从人诣孟英车前报曰：已得嚏矣。其用药之妙如此。

朱氏妇素畏药，虽极淡之品，服之即吐。近患晡寒夜热，寝汗咽干，咳嗽胁疼。月余后渐至减餐经少，肌削神疲，始迓孟英诊之。左手弦而数，右部涩且弱，曰：既多悒郁，又善思虑，所谓病发心脾是也。而平昔畏药，岂可强药再戕其胃？诚大窘事。再四思维，以甘草、小麦、红枣、藕四味，令其煮汤频饮勿辍。病者尝药大喜，径日夜服之。逾旬复诊，脉证大减。其家请更方。孟英曰：毋庸。此本仲圣治藏躁之妙剂。吾以红枣易大枣，取其色赤补心，气香悦胃；加藕以舒郁怡情，合之甘、麦，并能益气养血、润燥缓急。虽若平淡无奇，而非恶劣损胃之比，不妨久任，胡可以果子药而忽之哉！恪守两月，病果霍然。

余某年三十余，发热数日，医投凉解之法，遂呕吐自汗，肢冷神疲。亟延孟英诊之，脉微弱，曰：内伤也。岂可视同伏暑，而一概治之，径不详辨其证耶？与黄芪建中去饴，加龙骨、生姜、茯苓、橘皮，投剂即安。续加参、术，逾旬而愈。

陈氏妇素无病，娩后甚健，乳极多而善饭。六月初，形忽遽瘦，犹疑天热使然，渐至减餐。所亲徐丽生嘱延孟英视之，脉细数，舌光绛，曰：急劳也，无以药为。夫乳者，血之所化也。乳之多寡，可征血之盛衰。兹乳溢过多，与草木将枯，精华尽发于外者何异？即令断乳，亦不及矣。其家闻之，尚未深信。即日断乳服药，及秋而逝。

张慈斋室，自春间半产后，发热有时，迄于季秋。广服滋阴之药，竟不能愈。其大父陈霭山延孟英诊脉，按之豁然。投当归补血汤而热退，继以小建中愈之。此众人用滋阴者，而孟英以阳和之品愈之。可见医者认证，不在执方也。

胡季权令正，许子双之女弟也。初于乙巳患乳房结核，此乳岩之渐也，岂有用补之理。外科杂投温补，核渐增而疼胀日甚，驯致形消汛愆，夜热减餐，骨瘘于床。孟英诊曰：郁损情怀，徒补奚益？岂惟无益，愈增其病矣。初以蠲痰开郁之剂，吞当归龙荟丸。痛胀递减，热退能餐，月事乃行，因误补之后，故用此丸，否则可以不必。改投虎潜加减法。服半年余而起，凡前后计用川贝母七八斤，他药称是。今春因哭母悲哀，陡然发厥，与甘麦大枣，加龙、牡、龟、鳖、磁朱、金箔、龙眼而安。

沈辛甫善轩岐之学。其令正体素弱而勤于操作，年逾四秩，汛事过多，兼以便溏，冷汗气逆，参芪屡进，病日以危。孟英诊曰：心脾之脉尚有根，犹可望也。与龙骨、牡蛎、龟板、鳖甲、海螵蛸、石英、石脂、余粮、熟地、茯苓为方，一剂转机，渐以向愈。亦下虚而误补其上者。应补之证，补不如法，尚且致害，况不应补而补者乎？

董哲卿二尹令正，胎前患嗽，娩后不痊。渐至寝汗减餐，头疼口燥，奄奄而卧，略难起坐。孟英诊脉虚弦软数，视舌光赤无苔，曰：此头疼口燥，乃阳升无液使然。岂可从外感治？是冲气上逆之嗽，初非伤风之证也。与苁蓉、石英、龟板、茯苓、冬虫夏草、牡蛎、稆豆衣、甘草、小麦、红枣、藕，数帖嗽减餐加，头疼不作。加以熟地，服之遂愈。

钱闻远，自春间偶患痰嗽，医投苏葛而失音。更医大剂滋补，渐致饮水则呛，久延愈剧。邀孟英诊，曰：左寸动数，尺细关弦，右则涩，乃心阳过扰，而暗耗营阴，肺金受烁，清肃不行，水失化源，根无荫庇。左升太过，右降无权，气之经度既乖，血之络隧亦痹，饮水则呛，是其据也。金遇火而伏，其可虑乎？继而瘀血果吐，纳食稍舒。老医严少眉以为可治，竭力图维，仍殒于伏。

高石泉仲媳，骨小肉脆，质本素虚。冬间偶涉烦劳，不饥不寐，心无把握，夜汗耳鸣。冯某连进滋阴法，病日甚。孟英察其左寸甚动，两关弦滑，苔色腻黄，乃心肝之火内燔，胃府之气不降。阴亏固其本病，滋填未可为非，然必升降先调，而后补之有益。精要语，业医者宜谨识之。授盐水炒黄连、石菖蒲、元参、丹参、栀子、石斛、小麦、知母、麦冬、竹叶、莲子心等药，服之即应。续予女贞、旱莲、牡蛎、龟板、地黄善后而瘳。

室女多抑郁，干嗽为火郁，夫人而知之者。王杞庭之姐，年逾标梅，陡患干嗽，无一息之停，目不交睫。服药无功，求孟英诊焉。两脉上溢，左兼弦细，口渴无苔，乃真阴久虚，风阳上僭，冲嗽不已，厥脱堪虞，授牡蛎、龟板、鳖甲、石英、苁蓉、茯苓、熟地、归身、牛膝、冬虫夏草、胡桃肉之方。药甫煎，果欲厥，亟灌之即寐。次日黄昏，犹发寒痉，仍灌前药。至第三夜，仅有寝汗而已。四剂后，诸恙不作，眠食就安。设此等潜阳镇逆之方，迟投一二日，变恐不可知矣。况作郁治，而再用开泄之品耶？故辨证为医家第一要务也。

谢谱香体属久虚，初冬患嗽痰减食，适孟英丁艰，邀施某视之，云是肾气不纳，命火无权，叠进肾气汤月余，遂致呕恶便溏，不饥不溺，乃束手以为必败矣。季冬仍延孟英诊之，脉甚弦软，苔腻舌红。乃中虚而健运失职，误投滋腻，更滞枢机，附桂之刚，徒增肝横。予党参、白术、茯苓、泽泻、橘皮、半夏、竹茹、栀子、薏苡、蒺藜、兰叶、柿蒂之剂，培中泄木、行水蠲痰，旬日而愈。古人补肾不如补脾、补脾不如补肾之说，均有至理，而用违其宜，亦均足致败。此医所以首贵认证也。

钱氏妇患嗽数月，多医莫治，渐至废寝忘餐，凛寒乍热，经停形瘦，心悸耳鸣，滋补填阴，转兼便泄。孟英视脉虚弦缓大，而气短懒言，卧榻不支，动即自汗，曰：固虚也，然非滋阴药所宜。予参、芪、龙、牡、桂、苓、甘、芍、冬虫夏草、饧糖，大剂，服旬日而安。继去龙、牡，加归、杞。服二十剂，汛至而康。病者欲常服补药，孟英止之曰：病瘥体健，何以药为？吾先慈尝云：人如欹器，虚则欹，中则正，满则覆。世之过服补剂，致招盈满之灾者，比比焉。可不鉴哉！

许子厚令庶母，年未四旬。患晡热，发于上焦，心悸头痛，腰酸腿软，饥不欲食，暮则目如盲而无所睹，时或腹胀，自汗带多。孟英脉之弦细而弱，气短不足以息，舌赤无苔，曰：此营血大亏，不可作暑治也。授人参、熟地、枣仁、枸杞、归身、麦冬、乌鲗骨、牡蛎、龟板、蒺藜、芍药、杜仲、羊藿等药，数十剂而康复如常。

许兰屿令正，正月中旬偶食蒸饼，即觉腹中攻痛，而寒热间作，以为疟也。请孟英诊之，脉弦软而微数，曰：此不可以疟论。缘营素亏，往岁愈后，少于调补，仍当濡养奇经。盖阳维为病，亦能作寒热。而八脉隶于肝肾，温肾凉肝，病即霍然矣。授以苁蓉、枸杞、当归、白薇、青蒿、茯苓、竹茹、鳖甲、楝实、藕，数帖果愈。迨二月中旬，其病复作，举家金以为疟。或云必前次早补，留邪未去使然。而兰屿远出，家无主议之人。孟英曰：前次愈之太易，我之罪也。不为善后，谁之过欤？如信我言，指日可瘳。第须多服培养之剂，保无后患。于是仍服前药，亦数剂而安。续以集灵膏去牛膝，加羊藿、阿胶、当归、黄柏、菟丝、苁蓉、蒲桃干，熬膏服之，竟不再发。

李健伯夫人，因伤情志而患心跳，服药数月，大解渐溏，气逆不眠，面红易汗，卧榻不起，势已濒危。其次婿余朗斋浼孟英诊之，坚辞不治。其长婿瞿彝斋力恳设法，且云妇翁游楚，须春节旋里，纵使不治，亦须妙药稽延时日。孟英曰：是则可也。立案云：此本郁痰证，缘谋虑伤肝，营阴久耗，风阳独炽，烁液成痰。痰因火动，跳跃如春。若心为君主之官，苟一跳动，即无生理，焉能淹缠至此乎？但郁痰之病，人多不识，广服温补，阴液将枯。脉至右寸关虽滑，而别部虚弦软数，指下无情。养液开痰，不过暂作缓兵之计。一交春令，更将何物以奉其生？莫谓赠言之不详，姑顺人情而予药。方用西洋参、贝母、竹茹、麦冬、茯神、丹参、苁蓉、薏苡、紫石英、蛤壳等。服之痰果渐吐，火降汗收，纳谷能眠，胸次舒适。而舌色光绛，津液毫无，改授集灵膏法。扶至健伯归，因谓其两婿曰：我辈之心尽矣，春节后终虞痉厥之变也。已而果然。

仁和彭君芝亭之三爱，年甫逾笄，自去秋患痰嗽内热，渐至汛愆减食，咽烂音嘶，肌瘦便溏，不眠心悸。丁巳正月下旬，专人迎余往视，左脉细软而数，寸尤甚，右尺洪数，寸关不耐寻按。盖燥邪薄肺，初失肃清，阴分素亏，源流两涸。今胃气已败，万物发蛰之时，如何过去？其二爱深谙医理，极以为然。适邵位西枢部持蒋大理之函相召，余即解缆。嗣接赵君笛楼信云：彭女果殁于惊蛰前三日，抑何脉之神耶？余曰：亦偶然事耳。如前年五月间，偶诊顾听泉明经之脉，即谓家笸伯茂才云：顾君不可以冬，盖死象已见也。后竟殁于立冬之时。今年二月，诊庄文芝阶脉，谓其丈孙嵋仙少君云：恐难过夏，而立夏前三日竟逝。十月初，游武林，访家瘦石兄切其脉，尺中微露浮弦，即谓其子曰：春令可虞。亦于次年惊蛰日，无疾而终。脉之可凭者如是，而竟有不可凭者，此其所以为微妙之学乎！

郁

许康侯令堂，初夏患坐卧不安，饥不能食，食则滞膈，欲噫不宣，善恐畏烦，少眠形瘦，便艰溲短，多药莫瘳。孟英按脉弦细而滑，乃七情怫郁，五火烁痰，误认为虚，妄投补药，气机窒塞，升降失常。面赤痰黄，宜先清展，方用旋覆、菖蒲、紫菀、白前、竹茹、茯苓、黄连、半夏、枇杷叶、兰叶。不旬而眠食皆安，为去前四味，加沙参、归身、紫石英、麦冬，调养而痊。

沈峻扬令妹，年逾五旬，体素瘦弱，不能寐者数夜，证遂濒危。乃兄延孟英视之，目张不能阖，泪则常流，口开不能闭，舌不能伸，语难出声，苔黄不渴，饮不下咽，足冷不温，筋瘈而疼，胸膈板闷，溲少便秘，身硬不柔，脉则弦细软涩，重按如无。或疑中暑，或虑虚脱，孟英曰：身不发热，神又不昏，非中暑也；二便艰涩，咽膈阻闷，非脱证也。殆由情志郁结，怒木直升，痰亦随之，堵塞华盖，故治节不行，脉道不利也。误进补药，其死必矣。但宜宣肺，气行自愈。方用紫菀、白前、兜铃、射干、菖蒲、枇杷叶、丝瓜络、白豆蔻，果一剂知，四剂瘳。

惊

邵鱼竹给谏，起居食饮如常，惟仅能侧卧，略难仰卧。仰而瘖，无恙也，稍一合眼，则惊窜而醒。虽再侧眠，亦彻夜不得寐矣。多年莫能治。凡心肾不交之人，多不能仰卧。以仰则肾气不能上承而心气愈浮也。孟英以三才合枕中丹，加黄连、肉桂服之良效。心肾交治，而以黄连、肉桂媾合之，用意甚巧。其长郎子旒，久患痰多，胸膈满闷，连年发痫，药之罔效。孟英脉之曰：气分偏虚，痰饮阻其清阳之旋运，宜法天之健以为方，则大气自强，而流行不息，胸次乃廓然如太空矣。与六君去甘草，加黄芪、桂枝、薤白、蒌仁、石菖蒲、蒺藜、旋覆，服之满闷渐舒，痫亦不发矣。

周菊生令正，患少腹酸坠，小溲频数而疼，医投通利不效，继以升提温补。诸法备试，至于不食不寐，大解不行，口渴不敢饮水，闻声即生惊悸。孟英脉之曰：厥阴为病也，不可徒治其太阳。先与咸苦，以泄其热；续用甘润，以滋其阴，毫不犯通渗之药而愈。

一圊人诣孟英泣请救命，诘其所以，云家住清泰门内马婆巷。因本年二月十五日卯刻，雷从地奋，火药局适当其冲，墙垣廨宇一震泯然，虽不伤人，而附近民房撼摇如簸。其时妻在睡中惊醒，即觉气不舒畅。半载以来，渐至食减形消，神疲汛少，惟卧则其病如失，药治罔效。或疑邪祟所凭，祈禳厌镇，亦属无灵。敢乞手援，幸无却焉。孟英许之，往见妇卧于榻，神色言动，固若无恙。诊毕病人云：君欲睹我之疾也。坐而起，果即面赤如火，气息如奔，似不能接续者。苟登圊溲便，必贲逆欲死。前所服药，破气行血，和肝补肺，运脾纳肾，清火安神，诸法具备，辄如水投石。孟英仿喻氏治厥巅疾之法用药，一剂知，旬余愈。仍是治肝之法。

杨某方作事，不知背后有人潜立，回顾失惊，遂不言不食，不寐不便，别无他苦。孟英按脉沉弦，以石菖蒲、远志、琥珀、胆星、旋、贝、竹黄、杏仁、省头草、羚羊角为剂，化服苏合香丸。二帖，大解行而啜粥，夜得寐而能言，复与调气宁神蠲饮药，数日霍然。

章养云室患感，适遇猝惊，黄、包二医，皆主温补，乃至昏谵痉厥，势极危殆，棺衾咸备，无生望矣。所亲陈仰山闻之，谓云：去秋顾奏云之恙，仅存一息，得孟英救愈，子盍图之。章遂求诊于孟英，证交三十八日，脉至细数无伦，阴将竭矣。两手拘挛，肝无血养。宛如角弓之反张，痰升自汗，渴饮苔黄，面赤臀穿，昼夜不能合眼。先与犀、羚、贝、斛、元参、连翘、知母、花粉、胆星、牛黄、鳖甲、珍珠、竹黄、竹叶、竹沥、竹茹为方。三剂，两手渐柔，汗亦渐收。又五剂，热退痰降，脉较和，而自言自答，日夜不休，乃去羚、斛、珠、黄，加西洋参、生地、大块朱砂两许。服之，聒絮不减。或疑为癫，似有摇惑之意。孟英恐其再误，嘱邀许芷卿商之。芷卿极言治法之丝丝入扣，复于方中加青黛、龙、牡。服二剂，仍喋喋不已。热在心，而用肝肾药，宜乎不效。孟英苦思数四，径于前方加木通一钱，投匕即效。次日病者自语：前此小溲业已通畅，不甚觉热，昨药服后，似有一团热气从心头直趋于下，由溺而泄。从此神气安谧，粥食渐加，两腿能动，大解亦坚。忽咽肿大痛，水饮不下，孟英曰：余火上炎也。仍与前方，更吹锡类散而安。惟臀疮未敛，腿痛不已，乃下焦气血伤残，改用参、芪、归、芍、生地、合欢、山药、麦冬、牛膝、石斛、木瓜、桑枝、藕肉。数服痛止餐加，又与丨唆补，生肌而愈。温病误补，未有能生者。孟英独出手眼，实发前人所未发。用木通精当。凡心经蕴热，用犀角、黄连等药，必兼木通，其效乃捷，以能引心经之热从小肠出也。

杭城温元帅，例于五月十六日出巡遣疫。有魏氏女者，家住横河桥之北，会过其门，将及天晓，适有带发头陀，由门前趋过，瞥见之大为惊骇，注目视之，知为僧也，遂亦释然。而次日即不知饥，眩晕便秘。医谓神虚，投补数帖，反致时欲昏厥。不问何证，竟投温补，何其愚耶？更医作中风治，势益甚。旬日后，孟英持其脉弦伏而滑，胸腹无胀闷之苦，旬余不更衣。是惊则气乱，挟痰逆升，正仲圣所谓诸厥应下者，应下其痰与气也。以旋、赭、栀、连、雪羹、楝、贝、金箔、竹沥、菔汁为方，并以铁器烧红淬醋，令吸其气。二剂，厥止，旬日而痊。

王瘦石禀属阴亏，卒闻惊吓之声，而气逆肢冷，自汗息微。速孟英视之，身面皆青绿之色，脉沉弦而细。乃素伤忧虑，而风阳陡动也。与牡蛎四两，鳖甲二两，蛤壳一两，石英五钱，龙齿、小麦、辰砂、麦冬、茯神、贝母、竹茹为方，一剂知，二剂已，续以滋养而瘳。凡阴虚之体，血不足以养肝，则肝阳易潜。用大剂镇逆，养阴开郁法治，丝丝入扣，宜乎应手辄效也。

顾媪因比邻失火，几焚其店，惊吓之余，不能起榻，胁痛偏右，便秘神瞀，身面发黄。医云湿热，治之罔效，乞诊孟英，脉涩而弦，按之甚软，曰：此因惊恐气结不行所致。予沙参、桑叶、栀子、丝瓜络、冬瓜子、苇茎、枇杷叶、旋覆、葱须、竹茹，数剂而痊。

悸

太仓陆竹琴令正，陡患心悸，肢冷如冰。其子皇皇，浼吴江程勉耘恳援于孟英。察其脉浮弦而数，视其舌尖赤无苔。乃阴虚阳越，煎厥根萌。予元参、二至、三甲、龙齿、石英、生地、牛膝、茯神、莲子心而愈。

哭

康尔九令正患汛愆，而致左胁疼胀，口苦吞酸，不饥不寐，溲热便难，时时欲哭。乃尊马翠庭嵯尹延孟英诊之。左甚弦数。以雪羹汤吞龙荟丸，经行如墨而瘳。继因思乡念切，久断家书，心若悬旌，似无把握，火升面赤，汗出肢凉。乃父皇皇，亟邀孟英视之，左寸关弦数，尺中如无，乃阴虚木火上亢也。以元参、黄连、牡蛎、麦冬、生地、甘草、女贞、旱莲、百合、石英、小麦、红枣为剂，引以青盐一分，覆杯而愈。

狂

李叟年越古稀，意欲纳妾，虽露其情，而子孙以其耄且瞀也，不敢从，因此渐病狂惑。群医咸谓神志不足，广投热补之药，愈服愈剧，始延孟英诊之。脉劲搏指，面赤不言，口涎自流，力大无制，曰：此禀赋过强，阳气偏盛，姑勿论其脉证，即起病一端，概可见矣。如果命门火衰，早已萎靡不振，焉能兴此念头？医见其老，辄疑其虚。须知根本不坚实者，不能享长年，既享大寿，其得于天者必厚。况人年五十，阴气先衰，徐灵胎所谓千年之木，往往自焚，阴尽火炎，万物皆然。去冬吾治邵可亭孤阳喘逆，壮水清火之外，天生甘露饮，灌至二百余斤，即梨汁也。病已渐平，仅误于两盏姜汤，前功尽堕。可见阴难充长，火易燎原，今附、桂、仙茅、鹿茸、参、戟、河车等药，服之已久，更将何物以生其枯竭之水，而和其亢极之阳乎？寻果不起。

江某年三十余，忽两目发赤，牙龈肿痛，渐致狂妄，奔走骂人，不避亲长。其父皇皇，求孟英诊之。脉大而数，重按虚散，与东洋参、熟地黄、辰砂、磁石、龙齿、菖蒲、枣仁、琥珀、肉桂、金箔、龙眼肉为剂，投匕即安，翼日能课徒矣。昔余友彭香林，患此证，医虽知其虚，而治不如法，竟以不起。今读此案，弥增愧叹。

王月锄令媳，于庙见时忽目偏左视，扬手妄言，诸亲骇然，诘其婢媵，素无此恙。速孟英视之，脉弦滑而微数，苔黄脘闷。盖时虽春暮，天气酷热，兼以劳则火升，挟其素有之痰而使然也。与犀、羚、栀、翘、元参、丹参、薄荷、花粉，送礞石滚痰丸。三服而痰下神清，改投清养遂愈。次年即诞子。

一妇患证年余，药治罔效。初夏延孟英视之，发热甚于未申，足冷须以火烘，痰嗽苔黄，间有谵语，渴饮无汗。亟令撤去火盆，以生附子捣贴涌泉穴，且嘱恣啖梨蔗。方用人参白虎汤投之，七帖而年余之热尽退，继与养阴药而瘳。

费伯元分司，患烦躁不眠。医见其苔白也，投以温药，因而狂妄瘈疭，多方不应。余荐孟英视之，左脉弦细而数，右软滑，乃阴虚之体，心火炽，肝气动，而痰盛于中也。先以犀、羚、桑、菊，息其风；元参、丹皮、莲心、童溲，清其火；茹、贝、雪羹，化其痰，两剂而安。随与三甲、二至、磁朱，潜其阳；甘麦大枣，缓其急；地黄、麦冬，养其阴，渐次康复。

朱养心后人名大镛者，新婚后神呆目瞪，言语失伦。或疑其体弱神怯，与镇补安神诸药，驯致善饥善怒，骂詈如狂。其族兄已生邀孟英诊之，右脉洪滑。与犀角、石膏、菖蒲、胆星、竹沥、知母，吞礞石滚痰丸而愈。其大父患四肢冷颤，常服温补，延久不瘥。孟英切其脉弦而缓，曰：非虚也。与通络方，吞指迷茯苓丸而瘥。

葉砧远出，妇病如狂。似属七情，而亦有不尽然者。有陈氏妇患此月余，巫医屡易，所费既钜，厥疾日增。孟英切其脉弦而数，能食便行，气每上冲，腹时痛胀。询其月事，云病起汛后，继多白带，孟英曰：病因如是。而昼则明了，夜多妄言，酷似热入血室之候。径从瘀血治可也。予桃仁、红花、犀角、菖蒲、胆星、旋覆、赭石、丹参、琥珀、葱白之剂，两服而瘀血果行，神情爽慧。继去桃仁、红花，加当归、元参，服数剂而瘳。

陈氏妇，年逾四旬，娩后忽然发狂。时值秋热甚烈，或以为受热，移之清凉之所，势不减。或以为瘀，投以通血之药而不效。金、顾二医皆为虚火，进以大剂温补，则狂莫能制。或云痰也，灌以牛黄丸亦不应。洎孟英视之，切脉弦数，头痛睛红，胸腹皆舒，身不发热，乃阴虚而肝阳陡动也。先灌童溲，势即减。剂以三甲、二至、丹参、石英、生地、菊花、牛膝、藕，用金饰同煎。一饮而病若失。愈后询之，果因弄瓦而拂其意耳。

陆渭川令媳患感，适遇姅期，医治数日，经止而昏狂陡作。改从热入血室治，转为痉厥，不省人事。所亲沈雨阶为延孟英诊之，脉弦软而虚滑，气逆面青，牙关不开，遗溺便秘。令按胸次，坚硬如祥。此冬温尚在气分。如果热入血室，何至昼亦昏迷？良由素多怫郁，气滞痰凝。用柴胡则肝气愈升，攻瘀血则诛伐无过。予小陷胸合蠲饮六神汤，加竹沥，调服牛黄至宝丹一颗。外以苏合丸涂于心下。痰即涌出，胸次渐柔，厥醒能言，脉较有力。次日仍用前方，调万氏清心丸一粒。果下痰矢，渐啜稀糜。改授肃清，数日而愈。续有顾某陡患昏狂，苔黄便秘，卧则身挺，汗出五心。医云热入膻中，宜透斑疹，治之加剧。孟英诊脉弦缓不鼓，身无大热，小溲清长，的非外感。乃心虚胆怯，疑虑忧愁，情志不怡，郁痰堵窍也。以蠲饮六神汤合雪羹，加竹叶、莲子心、竹沥。服二剂，狂止，自言腹胀而头偏左痛，仍以前方，吞当归龙荟丸。大解始下，改用清火养心、化痰舒郁之法而愈。

痫

朱君庆雨次郎，夙有痫证。因劳伤之后，发冷吐酸，不饥神惫，服药数剂，遂致故疾日作数次。医者术穷。余脉之，弦细若伏，而肢冷如冰，苔白如砂，涎沫频吐，头疼而晕，重裘不知温。是热深厥深，误投热药，而饮邪内盛，故热邪隐伏不显也。询其小溲果甚赤。以导痰汤去草，合雪羹，加芩、连、栀、茹、木通煎，吞当归龙荟丸，覆杯而愈。

疑 惧

　　顾升庵参军之仲郎，久患多疑善恐，痰之见证不出房者数年矣。食则不肯与人共案，卧则须人防护，寡言善笑，热之见症。时或遗精。多医广药，略无寸效。孟英切脉甚滑数，脉与证合。与元参、丹参、竹黄、竹茹、丹皮、黄连、花粉、栀子、海蛇、荸荠为剂，送服当归龙荟丸。四帖，即能出署观剧，游净慈而登吴山。参军大喜，以为神治。次年为之配室。

　　己酉春，胡孟绅山长患疑，坐卧不安，如畏人捕。自知为痰，饵白金丸吐之，汗出头面，神躁妄闻。撩动其猖狂之势。孟英切其脉弦滑洪数，不为指挠，投石膏、竹茹、枳实、黄连、旋覆、花粉、胆星、石菖蒲，加雪羹、竹沥、童溲，吞礞石滚痰丸。下其痰火，连得大解，夜分较安。惟不能断酒，为加绿豆、银花、枳椇子，吞当归龙荟丸。旬余脉证渐平，神气亦静，尚多疑瞑，改授犀角、元参、丹皮、竹叶、竹茹、贝母、百合、丹参、莲心、猪胆汁炒枣仁、盐水炒黄连，吞枕中丹，以清包络肝胆之有余而调神志。又旬日，各恙皆蠲，即能拈韵，继与十味温胆法善其后。

　　洪张伯孝廉令弟苏仲，乡试后，自以场作不惬于怀，怏怏数日，渐以发热。医作伏暑治，日形困顿，懒语音低，神情恍惚，稍合眼辄以文有疵累如何中试云云。屡服牛黄、犀角等药，竟无寸效。延孟英视之，时时出汗，不饥溺少，舌绛口干，切脉虚软以数，曰：此心火外浮也，昔贤惟王损庵论之独详。今人罕读其书，每与温暑逆传证混淆施治。夫心犹镜也，彼热邪内陷，袭入心包，则雾障尘蒙之象也，故可磨之使明，是为实证。今心阳过扰，火动神浮，乃铜质将镕之候也。法宜坚之使凝，是为虚证。良由阴分素亏，心营易耗。功名念切，虑落孙山。病属内伤，似乎外感，大忌发表，更禁寒凉，又非东垣补中益气之例，无怪医者为之技窘也。而有药治病，无药移情，余有一言，可广其意。文之不自惬于怀者，安知不中试官之意乎？且祸盈福谦，《易》之道也。尝见自命不凡者，偏不易售；而自视歉然之士，恒于意外得之。即此一端，吾可必其中也。病者闻之，极为怡旷。服药后各恙渐安，半月而愈。及榜发，果获隽。金云药既神妙，而慧吐齿牙，竟成吉忏。仁言仁术，医道通仙，可于孟英信之矣。其方则甘草、干地黄、麦冬、枸杞、盐水炒黄连、紫石英、龟板、龙齿、珍珠也。迨季冬，两孝廉将北上，其母夫人陡病恍惚,孟英往诊曰:高年素多忧虑,而别离在即,神倏飞阳,纵有仙丹,亦难救药。另邀他医视之,皆云冬温。须过十四日,及旬而没,神气不昏。始信孟英镜质消镕,与尘蒙雾障有殊也。

张友三室,去春受孕后,忽梦见其亡妹。而妹之亡也,由于娩难,心恶之。因嘱婢媪辈广购堕胎饵服,卒无验。冬间娩子后亦无恙。自疑多饵堕胎药,元气必伤,召朱某治之。述其故,朱即迎合其意,而断为大虚之候,且云苟不及早补救,恐延蓐损。病者闻而益惧,广服补剂,渐至卧榻不起,多药弗效。延至仲春,族人张镜江为邀孟英视之,不饥不寐,时或气升,面赤口干,二便闭涩,痰多易汗,胸次如春,咽有炙脔,畏明善怒,刻刻怕死,哭笑不常,脉至左部弦数,右手沉滑,曰:此郁痰证,误补致剧也,与上年李健伯令正之病情极相类。第彼已年衰而伤于忧思谋虑,是为虚郁;此年壮体坚,而成于惊疑惑惧,是为实郁。虚郁不为舒养,而辄投温补,则郁者愈郁,而虚者愈虚。实郁不为通泄,而误施温补,则郁不能开,而反露虚象,所谓大实有赢状也。医者但云补药日投,虚象日著。不知虚象日形,病机日锢。彼岂故酿其病而使之深耶?亦是一片仁心,无如药与病相僻而驰,盖即好仁不好学之谓耳。余非好翻人案,恐不为此忠告,未必肯舍补药而从余议也。病者闻之大悟,即授小陷胸合雪羹,加菖蒲、薤白、竹茹、知母、栀子、枳实、旋、赭出入为方,吞当归龙荟丸。三剂后,萎仁每帖用至八钱,而大解始行,各恙乃减。半月后,心头之春杵始得全休。改用清肃濡养之法,调理匝月,汛至而痊。

秀水严小亭令正,五十八岁。因数年前,家有讼事,屡遭惊吓,而起疑病。自欲吞金,虽已衣不敢用钮扣,并时絷手足。即夫媳儿孙,皆屏绝不许人房,云恐自摘他人之衣扣、环饰咽下也。仅留一媪,在室服侍,而饮食起居如常人。医皆谓其神虚,率投镇补。今秋患右腿青紫肿痛,牙龈臭腐。季秋延余视之,脉弦滑而数,曰:此病不在心而在胆,故能记忆往事,而善谋虑,岂可指为神志不足乎?胆热则善疑,愈补则热愈炽,炽极则传于胃,胃热蕴隆,乃成青腿牙疳也。痼疾已六七年,宜先治其新病。以菖蒲、胆星、石膏、胆草、知母、元参、银花、栀子、白薇、竹茹、黄连,煎调玉枢丹。并令购白马乳饮之。六剂而病减,半月新病愈。仲冬余又游禾,复诊脉较平,而胆亦稍和。盖白马乳,善清胆胃之热也。

内 风

　　朱庆云室，年六十六岁。初发热即舌赤无津，钱、丁、任、顾诸医胥云高年液少，津涸堪忧。甘润之方，连投八剂，驯致神悦耳聋，不饮不食，沉沉欲寐，呃忒面红，势已濒危。徐德生嘱其延孟英图之，审其脉弦滑而数，视其舌绛而扪之甚燥。然体丰呼吸不调，呃声亦不畅达。合脉证与体而论之，虽无脘闷拒按之候，确是肝阳内炽，痰阻枢机，液不上承，非津涸也。剂以小陷胸汤，加茹、蒌、旋、菖、枇杷叶、苏叶。一饮而夜得微汗，身热即退。次日，痰嗽大作，舌滑流涎，病家诧曰：奇矣。许多润药，求其润而愈燥。何以此剂一投，而反津津若是耶？殆仙丹矣。三帖后，更衣呃止，痰嗽亦减，渐进稀粥，改用沙参、紫菀、苡、斛、归、茹、麦冬、瓜子。服数帖溲畅餐加，而觉肢麻头晕，予参、芪、归、芍、橘、半、熟地、天麻、石英、牛膝、茯苓、桑枝，补虚、息风、化痰而健。

　　曹氏妇孀居而操家政，人极精干，患恙旬余，诸医以为冬温，而多药罔瘳，势濒于危。伊亲孙位申速孟英挽之，面赤耳聋，脉状细软，舌赤无液，粒米不沾，夜不成眠，便溏溲赤，痰咸咳逆，腹胀气冲，龈肿巅疼，音低自汗，口中甚辣，心下如焚，两足不温，时欲发晕。乃肝肾素亏，心阳内亢。原非感证，药误已深，纵是冬温，亦不可妄施柴葛。况足冷面赤，非浑身发热之比也。既耗其气，更烁其营，阴火潜燃，治宜镇息。方以参、蛎、连、芍、茹、冬、楝、斛、丹参、小麦、龟板、鳖甲，煎吞磁朱丸。一饮胀消，余证不减，去楝、芍、龟板、鳖甲，加龙齿、银花、导赤散。三服，晕止便坚，小溲亦畅，略安寝食，再去银花、木通、磁朱丸，加知、柏、红枣、紫石英，而麦冬以朱砂染。两帖，火降足和，舌色渐润。又两帖，汗嗽胥减，心下始凉，乃易生地以熟地，滋补而瘳。

　　癸丑孟春，陈舜廷自宁波旋杭，迓孟英诊视，云：去冬患痰嗽，彼处医家初以疏散，继则建中，诸药备尝，日渐羸困。左胁跃跃跳动，胸次痒如虫行，舌素无苔，食不甘味，嗽甚则汗，夜不安眠，痰色清稀，便溏溲短，恐成肺痿，惟君图之。孟英诊曰：病始肺伤于燥，治节不行。体质素属阴亏，风阳内煽，烁其津液，故右脉软滑而虚。温以辛甘，致左脉浮弦且数。虽非肺痿，而上下交虚。治先保液息风，续宜壮水，可奏肤功。徒化痰理嗽，见病治病，有何益乎？爰以沙参、苇茎、冬瓜子、丝瓜络、竹茹肃肺气，甘草、石斛、燕窝生津液，冬虫夏草、石英、牡蛎息风阳。投剂即嗽减能眠，旬日后去冬瓜子、石斛，加归身、麦冬、茯苓。服数帖，两脉较和，餐加溺畅，再去牡蛎、甘草、丝瓜络，加熟地、盐橘红。十余剂，各恙皆安。以高丽参易沙参，善后而康。

孟夏许芷卿偶自按脉，左寸如无。招他医诊之，佥云心散，举家惊惧，己亦皇皇。屈孟英视之，曰：劳心而兼痰火之郁，故脉伏耳。其火升面赤，不寐胁痛，乃惊骇激动肝胆之阳勃然升越，非本病也。予人参、黄连、菖蒲、紫石英、小麦、麦冬、莲子心、红枣、竹叶、甘草为方，一剂知，二剂已。

石北涯之大令媳，忽患多言不寐，面赤火升，汗出心摇，仓皇欲死。孟英察脉虚弦小数，乃赋质阴亏。将交春令，虚阳浮动，有鸢飞鱼跃之虞。亟以人参、龙齿、牡蛎、石英、甘草、百合、小麦、竹叶、红枣、青盐水炒黄连为剂，引以鸡子黄。投匕即安，续加熟地、阿胶滋填而愈。

乙卯冬初，余挈眷回藉，卜居济淳溪。秀水吕君慎庵邀余游新塍，视屠舜传之女适张氏者。据云病起产后，延至五年，久卧于床，势成瘫痪。广服补剂，迄不见功。及入室视之，病者尚著单衣，贴身仅铺草席，而窗户尽扃，因询畏热而喜暗乎？曰：然。按脉弦而滑，执烛照之。面有赤色，苔甚黄腻。复询其胸闷气升乎？溲热易汗乎？亦曰然。且汛事仍行，饥不能食，耳鸣头晕，腿软痰多，病不在于血分。虽起自产后，而根株实不在是。细诘之，始云未嫁之前，宿有气升眩晕之疾，于今已十载矣。余曰：是也。此固风阳内炽，搏液成痰之证。因娩而血大去，故发之较剧。医者不揣其本，而齐其末，遂以为产后之虚，温补率投，升逆愈甚。下虚上实，致不能行。与清火降痰之剂而别，曰：气得下趋，病可渐愈。后闻其西席钟君子安向慎庵云：服王药五帖，即能扶杖而出矣。

谢君再华之室，偶患齿痛，日以加甚。至第五日，知余游武林，拉往视之，已呻吟欲绝，浑身肉颤。按脉不能准，问病不能答，苔色不能察，惟欲以冷物贴痛处。余谛思良久，令以淡盐汤下滋肾丸三钱，外以坎宫锭涂痛处，吴茱萸末醋调贴涌泉穴。次日复诊，已谈笑自若，如常作针黹矣。向余致谢曰：昨夜一饮即寐，而病如失，真仙丹也。余曰：昨日大窘，若非素知为肝阳内炽之体，几无措手。今火虽降，脉尚弦数，宜用滋潜善后。以一贯煎方，嘱其熬膏服之，遂不复发。

仁和胡次瑶孝廉，北上未归，其令正于仲夏陡患肢麻昏晕，速余往视。面微红，音低神惫，睛微赤，舌苔微黄，足微冷，身微汗，胸微闷，脉微弦。乃本元素薄，谋虑萦思，心火上炎，内风随以上僭也。不可误以为痧闭，而妄投香燥辛散之品。以人参、龙、蛎、菖、连、石英、麦冬、小麦、竹叶、莲子心为方，两服而愈。寻与平补，以善其后。

不　寐

钱塘姚欧亭大令宰崇明，其夫人自上年九月以来，夜不成寐，金以为神虚也。补药频投，渐不起榻，头重如覆，善悸便难，肢汗而心内如焚，多言，溺畅畏烦，而腹中时胀，遍治无功。其西席张君心锄屡信专丁邀诊，余不得辞，初夏乘桴往视。左寸关弦大而数，右稍和而兼滑，口不作渴，舌尖独红。乃忧思谋虑，扰动心肝之阳，而中挟痰饮，火郁不宣。温补更助风阳，滋腻尤增痰滞。至鹿茸，为透生巅顶之物，用于此证，犹舟行逆风，而扯满其帆也。明粉为芒硝所炼，投以通便，是认为阳明之实秘也。今胀能安谷，显非腑实，不过胃降无权，肝无疏泄，乃无形之气秘耳。遂以参、连、旋、枳、半、芍、蛤、茹、郁李、麻仁、凫茈、海蛇，两服即寐，且觉口苦溺热。余曰：此火郁外泄之征也。去蛤壳，加栀子。便行胀减，脉亦渐柔，再去麻、郁、雪羹，加石英、柏子仁、茯苓、橘皮、小麦、莲子心、红枣核。三帖各恙皆安，去石英、栀子，加冬虫夏草、鳖甲为善后，余即挂帆归矣。然不能静摄，季夏渐又少眠，复遣丁谆请。余畏热不行，命门人张笏山茂才即渠西席之子也。往诊，遵前而治，遂以告愈。

不　语

书贾陈南桥患冬温，数日后谵妄不眠，所亲任殿华竭力清解，热退便行，忽然不语，因迓孟英视之。入房见其危坐于榻，面无病容，两目开阖自如，呼之不闻不答，若无知识者。按脉左寸细数无伦，尺中微细如丝。乃肾阴素伤，心阳过扰，真水下竭，真火将炮，纵有神丹，不能接续。吾师赵菊斋先生暨许少卿皆在座，金云渠有八旬老父，一岁孤儿，盍忍恝然，勉为设法。如犀角、紫雪之类，以图万一，不亦可乎？孟英曰：此非痰滞于络，亦非热传手少阴。适从高孙两家来，并此为三败证。余一日而遇之，皆无药可用，不敢立方。平素不畏大证，君辈共知，稍有可为，毋劳谆嘱也。既而果逝。

仁和邵位西枢部令爱，字许子双司马为媳者，在都患心悸头晕，渐不起榻，驯致不能出语。旋杭，多医治之，金以为虚，广服补剂。遂减餐少寐，频吐痰涎，畏风怕烦，溲短便闭，汛愆带盛，以为不能过冬至矣。适余游武林，赵君菊斋，嘱其邀诊。脉象弦数而滑，面白唇红，目光炯炯而眉蹙，苔黄羞明乳裂。既非瘖证，又非失音。强使出一二字，则艰涩异常，摇手点头，或以笔代口，又无妄见，亦非祟病。余谛审之，谓其必起予惊恐，而痰涎阻于窍隧。病者颔之，以起病时，为一大瓶堕地，乍闻其声，而一吓也。遂与清心、肝、胆、胃之法，加舒络、涤痰、开郁之品。服后各恙渐减，眠食渐安。丙辰春，余复视之，仍卧于床，仍不出语。按钮氏续觚剩鼠魂一条，与此相似，彼特神其说耳。然余竟不能治之使语，殊深抱愧，录之以质高明。戊午季秋，复游武林往诊，尚如故。闻其仍服补剂，因力劝阻，而赠以清肺、通络、涤痰之品，制丸噙化。服至次年春仲，遍身发疹，频吐秽痰，语能渐出。乃蕴结外解，从此肃清，可期奏绩，初论尚不甚爽。

类　中

徐梦香，年近六旬，患手颤不能握管。孟英以通补息风药，吞指迷茯苓丸而安。仲秋类中，遗溺痰升，昏瞀妄言，汗多面赤，急延孟英视之，脉浮弦洪滑。盖吸受热邪，而连日适服参汤也。与羚羊角、石菖蒲、连翘、栀子、桑叶、菊花、楝、斛、知母、花粉、竹沥、银花、蒿、薇等药。一剂知，二剂神清，乃去羚、菖，加茹、贝、滑石。投之，下利赤白如脓垢者数日，始知饥纳谷，渐以调理而愈。匝月即能作画，季秋仍幕游江右。

瘫　痪

徐月岩室，患周身麻木，四肢瘫痪，口苦而渴，痰冷如冰，气逆欲呕，汛愆腹胀，频饮极热姜汤，似乎畅适。深秋延至季冬，服药不愈。孟英诊脉沉弦而数，曰：溺热如火乎？间有发厥乎？病者唯唯。遂以雪羹、旋、赭、栀、楝、茹、斛、知母、花粉、桑枝、羚羊、橄榄、蛤壳为方，送下当归龙荟丸。服之递效，二十剂即能起榻，乃去羚、赭，加西洋参、生地、苁蓉、藕，投之渐愈。

郑芷塘令岳母，年逾花甲。仲春患右手不遂，舌謇不语，面赤便秘，医与疏风不效。第四日，延诊于孟英，右洪滑，左弦数，为阳明府实之候。疏石菖蒲、胆星、知母、花粉、枳实、蒌仁、秦艽、旋覆、麻仁、竹沥为方。或虑便泻欲脱，置不敢用。而不知古人"中脏宜下"之"脏"字，乃"腑"字之伪。柯氏云：读书无眼，病人无命。此之谓也。延至二旬，病势危急，芷塘浼童秋门复恳孟英视之。苔裂舌绛，米饮不沾，腹胀息粗，阴津欲竭，非急下不可也。即以前方，加大黄四钱，绞汁服。急下存阴之法连下黑矢五次，舌謇顿减，渐啜稀糜，乃去大黄，加西洋参、生地、麦冬、丹皮、薄荷。滋阴生津尤合法服五剂，复更衣，语言乃清，专用甘凉充津涤热。又旬日，舌色始淡，纳谷如常，改以滋阴，渐收全绩。逾三载，闻以他疾终。

赵秋黔进士，去秋患左半不遂。伊弟笛楼，暨高弟许芷卿茂才，主清热蠲痰，治之未能遽效。邀孟英诊之，脉甚迟缓，苔极黄腻，便秘多言，令于药中和入竹沥一碗，且以龙荟滚痰二丸，用药固甚合法，何于脉之迟缓处未见照顾？相间而投。二丸各用斤许，证始向愈。如此而止，殊少善后之法。今春出房，眠食已复，而素嗜厚味，不戒肥甘，孟夏其病陡发。孟英诊之，脉形滑驶如蛇，断其不起，秋初果殁。

赖炳也令堂，年近古稀，患左半不遂。医与再造丸暨补剂，服二旬病如故。孟英按脉弦缓而滑，颧赤苔黄，音微舌蹇，便涩无痰，曰：此痰中也，伏而未化。与犀、羚、茹、贝、菖、夏、花粉、知母、白薇、豆卷、桑枝、丝瓜络等药。服三剂而苔化，音渐清朗。六七剂腿知痛，痰渐吐，便亦通。既而腿痛难忍，其热如烙，孟英令涂葱蜜以吸其热，痛果渐止。半月后，眠食渐安。二旬外，手能握。月余，可扶掖以行矣。

虫

一卖酒人姓陆，极窘而又遭颠沛，久而患一异疾，形消善痒，虱从皮肤而出，搔之蠕蠕，医治莫效。孟英诊曰：悲哀劳苦，阳气受伤，曲糵浸淫，乃从虫化。与补气药，加杉木、桑枝而愈。亦湿热生虫之治法。

结 胸

魏翎谷浼孟英视其郁甥之病，热逾半月，自胸次胀及少腹，痛而不可抚摩，便秘溺赤，舌黑口干，自汗烦躁，六脉弦强无胃，曰：此恙酷似伤寒大结胸证。结胸烦躁，无约可治。越二日便行而殁。孟英曰：伤寒之邪在表，误下则邪陷而成结胸。未经误下，不为结胸。温热之邪在里，逆传于心包而误汗，则内闭似外脱，顺传于胃府而误汗，则盘踞而结胸。前人但云误汗劫夺胃汁，而未及于结胸者，因结胸证不多见耳。然亦不可不知也，故谨识之。郁病初起，某医用葛根一剂，继则胡某之柴、葛、羌、防十余剂，酿成是证。温病忌误汗，不忌误下。以汗则津涸而热益炽，下则热势可藉以少减也。

关 格

王雪山于上年误饵透土丹之时，孟英诊治向愈，即嘱其常饮柿饼汤，以杜关格于将来。迨今四月间，形体日瘦，张某进以导湿、疏风、补气之药。孟英偶见之，力劝其温补莫投。且以凡物遇火则干瘪，得滋则肥润为譬。雪山深韪之，奈为张某辈朝夕虚言所眩，仍服补剂。延至秋间，始延孟英视之。胁痛畏风，周身络胀，时欲敲扑，食少便难，日晡微有寒热，脉来弦涩而数，右寸关弦软以滑。是升降之令久窒，痰邪袭于隧络，将断语与脉证合参，便知审病之法。关格之势将成。再四求治，与沙参、茹、贝、薇、蒿、旋、斛、栀、楝、兰草、枇杷叶、丝瓜络、冬瓜子、芦根、茅根等，出入为方。服之寒热既蠲，胁痛亦减。雪山大喜，复请诊之，脉颇转和。第肝阴久为谋虑所伤，最怕情志不怡，必生枝节，小愈奚足为恃，嘱其另邀明眼图之。渠即招沈辛甫、顾听泉、吴卯君、任心柏诸君商之，方案皆与孟英相合。雪山转恳孟英设法，且云：读君之案，洞彻病情，倘幸成全，足感再生之德。即使无效，我亦瞑目而亡。孟英感其言，殚竭心力，以图久延。无如嗔怒萦思，诸多怅触，频有转关，屡生枝节。大便必极捶背尻而始解，上则吐痰恶谷，果成关格之候。肩至伊子旋杭，惑于谗言，翻以竹茹、竹沥为药性太凉，而以不用温补为谤，求乩方，径以麻黄、细辛、鹿角等药投之，遂至舌色干紫，津涸而亡。不知者未免以成败论，所谓道高谤多。然柿饼汤投于年余未病之前，其卓见已不可及。而见危受命，勉力图维，肠热心孤，更可钦也。特采其案，以为世之有识者鉴焉。此证即叶氏所谓下竭上结之候也。叶氏虽有方案，亦未知果能取效否？不知古名家遇此，当作何治法，方书中迄无及者。孟英此案，已是开人不敢开之口。至其悉当病情与否，则殊未敢轻论也。

晕　眩

　　一老广文，俸满来省验看，患眩晕。医谓上虚，进以参、芪等药，因而不食不便，烦躁气逆。孟英诊曰：下虚之证，误补其上，气分实而不降。先当治药，然后疗病。与栀、豉、芩、桔、枳、橘、菀、贝，一剂粥进便行，嗣用滋阴息风法而愈。

　　王雪山令媳，患心悸眩晕，广服补剂，初若甚效，继乃日剧，时时出汗，肢冷息微，气逆欲脱。灌以参汤，稍有把握。延逾半载，大费不赀。庄芝阶舍人，令延孟英诊视，脉沉弦且滑，舌绛而有黄腻之苔，口苦溲热，汛事仍行。病属痰热鳌辎，误补则气机壅塞。与大剂清热涤痰药，吞当归龙荟丸，服之渐以向安。痰热体实者，此丸须有殊功。仲夏即受孕，次年二月诞一子。惜其娠后停药，去痰未尽，娩后复患悸晕不眠，气短不饥。或作产后血虚治不效，仍请孟英视之。脉极滑数，曰：病根未刈也。与蠲痰清气法果应。

　　比丘尼心能，体厚蹒跚，偶患眩悸。医以为虚，久服温补，渐至发肿不饥。仲夏延孟英视之，脉甚弦滑，舌色光绛。主清痰热，尽撤补药，彼不之信，仍服八味等方。至季夏再屈孟英诊之，脉数七至，眠食尽废，不可救药矣。果及秋而荼毗。

　　胡秋谷爱，年甫笄，往岁患眩晕。孟英切其脉滑，作痰治，服一二剂未愈。更医谓虚，进以补药颇效，渠信为实。然今冬复病，径服补药半月后，眠食皆废，闻声惊惕，寒颤自汗，肢冷如冰。以为久虚欲脱，乞援于孟英，脉极细数，阴已伤矣。目赤便秘，胸下痞塞如柈，力辨其非虚证。盖痰饮为患，乍补每若相安，具只眼者始不为病所欺也。投以旋、赭、茹、贝、蛤壳、花粉、桑、栀、蒌、薤、连、枳等药，数服即安，而晕不能止。乃去赭、薤、蒌、枳，加元参、菊花、二至、三甲之类，服匝月始能起榻。痰火为患，十人常居八九。而医书所载，皆治寒痰之法，十投而十不效。今得孟英大阐治热痰之法，真可谓独标精义矣。

曹稼梅爱，患眩晕脘痛，筋瘈吐酸，渴饮不饥，咽中如有炙脔。朱某与温胃药，病日剧。孟英诊脉弦滑，投茹、贝、萸、连、旋、赭、栀、楝、枳、郁、雪羹之药，和肝、开郁、清痰。十余剂始愈。

王瘦石令郎迟生，年未冠而体甚弱。夜梦中忽如魇如惊，肢摇目眩，虽多燃灯烛，总然黑暗，醒后纳食如常，月一二发，乃父以为忧而商于孟英。脉之弦细而涩，曰：真阴不足，肝胆火炎所致耳。令服神犀一月，病遂不发。继与西洋参、二地、二冬、三甲、黄连、阿胶、甘草、小麦、红枣，熬膏服之，竟刈其根。逾年完姻，癸丑已生子矣。

厥

秋初家慈猝仆于地，急延孟英诊之，脉浮弦以滑。用羚羊角、胆星、牡蛎、石菖蒲、丹参、茯苓、钩藤、桑叶、贝母、橘红、蒺藜等，以顺气蠲痰，息风降火而痊。癸卯春前数日，忽作欠伸而厥，孟英切脉微弱而弦，曰：病虽与前相似，而证则异矣。以高丽参、白术、何首乌、山茱萸、枸杞、桑葚、石斛、牛膝、蒺藜、橘红、牡蛎等，镇补摄纳以瘳。予谓此等证安危在呼吸之间，观前后卒仆数案，可见其辨证之神，虽古人不多让，况世俗之所谓医乎？家慈两次类中，予皆远出，微孟英吾将焉活，感铭五内，聊识数言。惟愿读是书者，体其济世之心，临证得能如是，将跻天下之沉疴而尽起矣。

牙行王炳华室，夏患臂痛，孙某曰风也，服参、芪、归、芍数帖，臂稍愈而脘痛。孙曰寒也，加以附、桂，痛不止而渐觉痰多。孙曰肝肾不足也，重用熟地、枸杞，令其多服取效。不料愈服愈剧，渐至昏厥，孙尚以为药力之未到，病体之久虚。前方复为加重，甚而时时发厥，始请孟英诊之。脉沉而有弦滑且数之象，乃谓炳华曰：此由过投温补，引动肝风，煽其津液为痰，痰复乘风而上，此晕厥之由来也。余波则奔流经络，四肢因而抽搐；阳气尽逆于上，宜乎鼻塞面浮；浊气不能下达，是以便滞不饥。炳华曰：神见也。温补药服几三月矣，不知尚可救乎？孟英曰：勿疑吾药，犹有望焉。遂与大剂甘寒，息风化饮，佐以凉苦，泄热清肝，厥果渐止，各恙递蠲。两月后，康复如常。予偶于旧书中检得无名氏钞本一册，所录多岐黄之言，内一条云：附桂回阳，在一二帖之间；万一误投，害亦立至，功过不掩其性之毒烈也，概可见矣。奈世人不知药为治病而设，徒以贪生畏死之念，横于胸中，遂不暇顾及体之有病无病，病之在表在里，但闻温补之药，无不欣然乐从者。模棱之辈，趋竞存心，知其死于温补而无怨悔也，乃衣钵相传。不必察其体病脉证之千头万绪，仅以温补之品二十余味，相迭为用，即成一媚世之方。且托足《金匮》之门，摹拟肾气之变。盖知熟地之阴柔，可缚附桂之刚猛，误投不至即败，偶中又可邀功。包藏祸心，文奸饰诈，何异新莽比周公、子云学孔圣哉！人以其貌古人而口圣贤也，多深信而不疑。迨积薪既厚，突火顿燃，虽来烂额焦头之客，其不至于焚身者幸矣！较彼孟浪之徒，误投纯阳药，致人顷刻流血而死者，其罪当加十等。诛心之论，救世之言，知我罪我，不遑计焉。孟英见之，拜读千过，且曰：劓汉学以欺世，由来久矣。徐灵胎之论，无比透彻，可与退之原道文并峙。当考其姓字，于仲景先师庙内建护圣祠以祀之。予谓孟英如此称许，则其可传也奚疑。故附刊此案之后，以证王氏妇温补药服及三月，即所谓阴柔束缚刚猛之故，致人受其愚而不觉者，后之人可以鉴矣。

孟英治其令弟季杰之篷室，因夜间未寐，侵晨饮酒解寒，适见人争诤，即觉心跳欲吐，家人疑其醉也，而欲吐不出，气即逆奔如喘，且肢麻手握，语言难出。又疑为急痧而欲刺之，孟英闻而视之，脉象弦驶，曰：夜坐阳升，饮醇则肝阳益浮，见人争诤，是惊则气更上逆，不可刺也。灌以苏合香丸一颗，下咽即瘥。此当是痰闭气结之故。苏合丸，辛香通气，故愈。若是肝浮气逆，益以香窜之药，安能愈乎？

沈新予令岳母，陡患昏厥，速孟英视之。病者楼居，酷热如蒸，因曰：此阴虚肝阳素盛之体，暑邪吸入包络，亟宜移榻清凉之地。随以紫雪丹一钱，新汲水调下可安。而病者自言手足已受缧绁，坚不肯移。家人惊以为祟，闻而束手。孟英督令移之，如法灌药，果即帖然。

朱湘槎令郎留耕，忽于饱食后大吐而厥，冷汗息微。急延孟英视之，厥甫回而腹痛异常，口极苦渴，二便不行，脉来弦缓，乃痰滞而热伏厥阴，肝气无从疏泄也。投雪羹、栀、楝、元胡、苁蓉、萸、连、橘核、旋覆、竹茹、菔汁之药，一剂痛减，再服便行而愈。

张伯虎纪纲李贵，患感数日，忽然昏厥，比沿途追求孟英往视，业已薄暮。主人谓自朝至此，一息奄奄，恐不及灌药矣，实不便屈诊。孟英曰：余既来，且视之。见其面色灰黯，戴眼口开，按其脉尚不绝。与菖蒲、胆星、竹茹、旋覆等为剂，和入童溺，调以牛黄至宝丹灌之，覆杯而起。

诸　血

范庆簪，年逾五十，素患痰嗽。乙酉秋，在婺骤然吐血，势颇可危。孟英诊曰：气虚而血无统摄也。虽向来咳嗽阴亏，阴药切不可服。然非格阳吐血，附桂更为禁剂。乃以潞参、芪、术、苓、草、山药、扁豆、橘皮、木瓜、酒炒芍药为方，五帖而安。继去甘草、木瓜，加熟地黄、黑驴皮胶、紫石英、麦冬、五味子、龙骨、牡蛎，熬膏服之，全愈，亦不复发。后范旋里数年，以他疾终。

邵子受令室，患吐血，肌肤枯涩，口渴脉虚大。孟英曰：气分之阴亏也，温补既非，滋填亦谬。以参、芪、二冬、知母、百合、萎蕤、石斛、桑叶、枇杷叶，投之而愈。用补亦要用得其宜，方能奏效。非一味蛮补，即能愈疾也。案中诸法，可以为法。

郑某吐血盈碗，孟英脉之，右关洪滑，自汗口渴，稍一动摇，血即上溢。人皆虑其脱，意欲补之，孟英曰：如脱惟我是问。与白虎汤，加西洋参、大黄炭，一剂霍然。

顾石甫宰娄县，患恙，医治日剧。解任归，求诊于孟英。脉见左寸如钩，曰：病不能复矣。许子双适至，闻而疑之，谓此证气逆血溢，腹胀囊肿，宛似上年康康侯之疾，若以外象观之，似较轻焉，胡彼可愈而此勿治耶？孟英曰：彼为邪气之壅塞，脉虽怪而搏指不挠，证实脉亦实也。此为真气之散漫，脉来瞥瞥如羹上肥，而左寸如钩，是心之真脏见矣。壅塞可以疏通，散漫不能收拾。客邪草木能攻，神病刀圭莫济。证虽相似，病判天渊，纵有神丹，终无裨也。季春果殁。

孙氏女年将及笄，久患齿衄，多医莫疗。孟英诊曰：六脉缓滑，天癸将至耳。与丹参、生地、桃仁、牛膝、茯苓、白薇、滑石、茺蔚子，一剂知，数日愈。亦治倒经之法。寻即起汛，略无他患。

锁某，弱冠吐血，杨医连进归脾汤，吐益甚。孟英视之，面有红光，脉形豁大，因问曰：足冷乎？探之果然。遂与六味地黄汤，送饭丸肉桂心一钱，覆杯而愈。此虚火上炎之证，归脾中参、芪，性皆上升，故吐益甚。易以引火归原之法，斯愈矣。

孙执中于春前四日，忽患鼻衄如注，诸法莫塞。黄夜请孟英视之，脉弦而数，曰：冬暖气泄，天令不主闭藏。今晚雷声大振，人身应之，肝阳乃动，血亦随而上溢。不可以其体肥头汗，畏虚脱而进温补也。投以元参、生地、犀角、牡蛎、知母、生白芍、牛膝、茯苓、侧柏叶、童溺诸药，一剂知，二剂已。既而胁痛流乳，人皆异之，孟英与甘露饮加女贞、旱莲、龟板、鳖甲、牡蛎而瘳。

一男子患便血，医投温补，血虽止而反泄泻浮肿。延及半年，孟英诊之，脉数舌绛，曰：此病原湿热，温补翻伤阴液。与芩、连、栀、芍、桑叶、丹皮、银花、石斛、楝实、冬瓜皮、鳖甲、鸡金等药，旬余而愈。

丁未春，金朗然令堂，陡吐狂血，肢冷自汗。孟英切脉弦涩，察血紫黯，乃肝郁凝瘀也。证虽可愈，复发难瘳。与丹参、丹皮、茺蔚、旋覆、芩、栀、柏叶、郁金、海蛇之方，覆杯果愈。然不能惩忿，逾二年复吐，竟不起。

戊申元旦，陈秋槎参军，大便骤下黑血数升，血为热迫而妄行。继即大吐鲜红之血，而汗出神昏，心无血养故神昏。肢冷搐搦，肝无血养故痉厥。躁乱妄言。速孟英至，举家跪泣救命。察其脉左手如无，右弦软，虚在阴分按之数。热在气分。以六十八岁之年，金虑其脱，参汤煎就，将欲灌之。孟英急止勿服，曰：高年阴分久亏，肝血大去，而风阳陡动。殆由忿怒，兼服热药所致耳？其夫人云：日来颇有郁怒，热则未服也。惟冬间久服姜枣汤，且饮都中药烧酒一瓶耳。孟英曰：是矣。以西洋参、犀角、生地、银花、绿豆、栀子、元参、茯苓、羚羊、茅根为剂，冲入热童溲灌之；外以烧铁淬醋，令吸其气；龙牡研粉扑汗；生附子捣贴涌泉穴，引纳浮阳。两服血止，左脉渐起，又加以龟板、鳖甲。介以潜阳法。服三帖，神气始清，各恙渐息，稍能啜粥，乃去犀、羚，加麦冬、天冬、女贞、旱莲投之，眠食日安。半月后，始解黑燥矢。两旬外，便溺之色皆正，与滋补药调痊。仍充抚辕巡捕，矍铄如常。秋间赴任绍兴，酉秋以他疾终。

蒲艾田，年逾花甲，陡患鼻衄，诸法不能止。速孟英救之，面色黑黯而有红光，脉弦洪而芤。询知冬间广服助阳药，是热亢阴虚之证。与大剂犀角、元参、茅根、女贞、旱莲、石斛、茯苓、泽泻、天冬、知母，投匕而安。续予滋阴药，填补而康。

沈悦亭令正齿衄，五日不止，去血已多，诸方不应。孟英脉之，弦滑上溢，投犀角、泽兰、元参、旋覆、生地、花粉、茯苓、牛膝、桃仁、泽泻而安。既而询其经事，本月果已愆期。盖即逆行之候也。继用滋阴清热，乃渐康复。

谢再华室，素患肝厥。孟英于癸卯岁授药一剂，六载安然。今夏偶患齿衄，继渐臭腐，头痛汛阻，彻夜无眠。盖秦某作格阳证治，进以肾气汤数服而致剧也。孟英与大剂神犀汤加知、柏，旬日而瘳。

王子能参军令正，久患吐血，医不能愈。延孟英视之，脉弦滑而搏指，右手较甚，渴喜冷饮，米谷碍于下咽，小溲如沸，夜不成眠，久服滋阴，毫无寸效。孟英以苇茎汤合雪羹，加石膏、知母、花粉、枇杷叶、竹茹、旋覆、滑石、梨汁，大剂投三十剂而痊。继而参军旋省，患久积忧劳，真阴欲匮，竟难救药，寻果仙游。

便血至三十余年，且已形瘦腰疼，嗽痰气逆，似宜温补之法矣。而嘉定沈酝书患此濒危，求孟英以决归程之及否。比按脉弦数，视舌苔黄，询溺短赤，曰：痔血也。殆误于温补矣。肯服吾药，旬日可瘳。酝书欣感，力排众论，径服其方，果不旬而愈。方用苇茎合白头翁汤，加枇杷叶、旋覆花、侧柏叶、藕，是肃肺、祛痰、清肝、凉血互用也。徐灵胎批叶案云：便血无至十余年者，惟痔血则有之。今便血三十余年，不问可知为痔血矣。惟徐氏未尝出方，孟英此案足为程式。

孟英治其令弟季杰之篷室，怀妊患嗽，嗽则鼻衄如喷，憎寒乍热，口渴头疼，右脉洪数，授白虎汤合葱豉，投匕而瘳。或云时已隆冬，何以径投白虎？孟英曰：脉证如是，当用是剂。况今年自夏徂冬，亢旱不雨，寒虽外束，伏热蕴隆。此即麻杏甘膏之变法耳。

关琴楚令孙少西，年三十四岁，素善饮。夏间已患着枕即嗽，讳而不言，家人未之知也。追秋发热，呕吐腹痛。伊父母以为痧也，诸痧药遍投之，寻即气冲咳嗽，血涌如泉，不能稍动，动即气涌血溢。沈某但知其素禀阴亏，遽从滋补，服后益剧。迟孟英诊焉，脉弦洪而数，曰：虽属阴虚，但饮醇积热于内，暑火外侵，而加以治痧丹丸，无不香窜燥烈，诚如火益热矣。亟当清解客热。昔孙东宿治族侄明之一案，与此略同。必俟热退血止，再为滋养。知所先后，则近道矣。病家素畏凉药，而滋补又不应，遂求乩方服之。药甚离奇，并木鳖、麝香亦信而不疑。旬日后，血已吐尽，气逆如奔，不寐形消，汗多热壮。再乞诊于孟英，已不可救药矣。

秀水怀某，三十五岁，自春前偶失血一日，嗣即频发，所吐渐多。延至季冬，聘余往视，左脉虚弦而数，右软大，气逆自汗，足冷面红，夜不成眠，食不甘味，音低神惫，时欲呕酸。此由心境不怡，肝多怫郁，而脉候如斯，有气散血竭之虞。坚欲返棹，然既邀余至，不得不勉写一方，聊慰其意。而病者强作解事，反以所疏舒郁之品为不然，执意要用五味、山萸、姜、桂之类。性情刚愎，此病之所由来。而执迷不悟，更为速死之道矣。既而其妻出，诊脉至弦细，顶癣头疼，心悸带多，不饥五热，亦是水亏木旺。退而谓其所亲曰：兹二人何郁之深耶？始知其无子欲买妾，而妻不许，遂以反目成病。及病成，而妻乃忧悔交萦，因亦致疾。此与曩视省垣顾金城之病同，因家拥巨资，故壮年即虑无子，亦可谓欲速不达矣。而愚妇不知大计，径为一妒字，以致溃败决裂。此时虽亟为置妾，亦无济矣。即以身殉，亦何益乎？录之以垂炯戒。

一少年久患内热，鼻衄龈宣，溺赤便艰，睛红口渴，热象毕露。因阳痿经年，医者但知为阳虚之证，而不知有因热而萎之病，遂进温补，其热愈炽。父母不知，为之毕姻，少年大窘，求治于余。脉滑而数，曰：无伤也。与元参、丹皮、知、柏、薇、栀、石菖蒲、丝瓜络、沙参、蛤壳、竹茹，服六剂。来报昨夜忽然梦遗，余曰：此郁热泄而阳事通矣。已而果然。

诸　痛

金某久患脘痛，按之漉漉有声，便闭溲赤，口渴苔黄，杳不知饥，绝粒五日。诸药下咽，倾吐无余。孟英察脉沉弱而弦，用海蛇、荸荠各四两，煮汤饮之，径不吐，痛亦大减。继以此汤煎高丽参、黄连、楝实、延胡、栀子、枳椇、石斛、竹茹、柿蒂等药，送服当归龙荟丸，旬日而安。续与春泽汤调补收绩。盖其人善饮，而嗜瓜果，以成疾也。此肝气挟停饮上逆也。缘素嗜瓜果，胃阳久伤，故于平肝涤饮之中，加参以扶胃气。

单小园巡检，患右胁痛，医与温运药，病益甚。至于音暗不能出声，仰卧不能反侧，坐起则气逆如奔，便溺不行，汤饮不进者，已三日矣。孟英诊其脉沉而弦，与旋覆、赭石、薤白、蒌仁、连、夏、茹、贝、枳实、紫菀，加雪羹服之，一剂知，数剂愈。

一妇患带下腰疼，足心如烙，不能移步，孟英投大剂甘露饮而瘳。

某媪年六十余，患腰腿串痛，闻响声即两腿筋掣不可耐，日必二三十次。卧榻数载，诸药罔效。孟英察脉沉弦，苔腻便秘，亦广服温补而致病日剧也。与雪羹、羚、楝、胆星、橘络、竹沥、丝瓜络，吞礞石滚痰丸及当归龙荟丸。四剂，大泻数十次，臭秽异常，筋掣即已，乃去二丸，加栀、连、羊霍。服六剂，即健饭而可扶掖以行矣。此人初病必系血虚不足以养肝，因妄服温补，以致积痰蕴热，胶固不开。孟英治法亦是救药误为多，愈后必继以滋养血液之药，方收全功。

姚令舆令郎，痧后两腿筋掣，卧则更痛。幼科作风治而愈剧。不通孟英以犀角、生地、木通、豆卷、葳蕤、桑枝、丹皮、栀子、丝瓜络，投之而效。此疹后，血为热毒所耗，不足以养肝也。与前证大略相同，特未受温补之累耳。

徐氏妇重身，而患四肢疼痛，不可屈伸，药之罔效。或疑为瘫痪，任殿华令其舍专科而质于孟英。诊曰：暑热入于隧络耳，吾室人曾患此。余以桑枝、竹叶、扁豆叶、丝瓜络、羚羊、豆卷、知母、黄芩、白薇、栀子者，照方服之，果即得愈。叶天士《医验录》有寒中经络之证，与此正相对待。可见病证有寒即有热，不可执一而论也。

吴沄门，年逾花甲，素患脘痛。以为虚寒，辄服温补，久而益剧。孟英诊曰：肝火宜清。彼不之信，延之仲夏，形已消瘦，倏然浮肿，胁背刺痛，气逆不眠，心辣如焚，善嗔畏热，大便时泻，饮食下咽即吐。诸医束手，乃恳治于孟英，脉弦软而数。与竹茹、黄连、枇杷叶、知母、栀、楝、旋、赭等药，而吐止。饮食虽进，各恙未已，投大剂沙参、生地、龟板、鳖甲、女贞、旱莲、桑叶、丹皮、银花、茅根、茹、贝、知、柏、枇杷叶、菊花等药，出入为方。二三十剂后，周身发疥疮而肿渐消，右耳出黏稠脓水而泻止。此诸经之伏热，得以宣泄也。仍以此药，令其久服，迨秋始愈，冬间能出门矣。所现诸证，俱属痰热，与弦数之脉相合。但软则根柢不坚，初方乃急则治标之法，次方乃顾及根本，亦不易之次第也。

陈春湖令郎子庄，体素弱，季秋患腹痛自汗，肢冷息微，咸谓元虚欲脱。孟英诊之，脉虽沉伏难寻，痛脉多沉而苔色黄腻，口干溺赤，当从证也。与连、朴、楝、栀、元胡、蚕砂、醒头草等药而康。次年患感，复误死于补。又夏酏泉延孟英视钱妪腹痛欲绝证，因见弦滑之脉，与当归龙荟丸而安。

朱湘槎令媳，患小溲涩痛，医与渗利，反发热头疼，不饥口渴，夜不成眠。孟英诊之，脉细数，乃阴虚肝郁，化热生风，津液已烁，岂容再利。与白薇、栀子、金铃、知母、花粉、紫菀、麦冬、石斛、菊花，服之即愈。愈后仍当以滋阴善后其侄新泉之室，怀娠患痢，医投温燥止涩，腹痛甚而遍身发黄，饮食不思，孟英视之暑湿也。与芩、连、银花、茅根、桑叶、栀、楝、竹叶、茵陈、冬瓜皮而愈。

吴酝香大令仲媳，汛愆而崩之后，脘痛发厥，自汗肢冷。孟英脉之，细而弦滑，口苦便涩。乃素体多痰，风阳内鼓。虽当崩后，病不在血。与旋、赭、羚、茹、枳、贝、薤、蒌、蛤壳为方。痛乃渐下，厥亦止，再加金铃、延胡、苁蓉、鼠矢，服之而愈。迨季冬因卒惊发狂，笑骂不避亲疏。孟英察脉，弦滑而数。与犀、羚、元参、丹皮、丹参、栀子、菖蒲、竹叶、鳖甲、竹沥，吞当归龙荟丸。息风阳以涤痰热，果数剂而安。然平时喜服补药，或有眩晕，不知为风痰内动，益疑为元气大虚。孟英尝谏阻之，而彼不能从。至次年季春，因伤感而狂证陡发，毁器登高，更甚于昔。孟英视之，苔黑大渴，与前方，加真珠、牛黄服之。苔色转黄，弦滑之脉略减，而狂莫可制，改以石膏、朱砂、铁落、菖蒲、青黛、知母、胆星、鳖甲、金铃、旋覆、元参、竹沥为大剂，送礞石滚痰丸，四服而平。继而脚气大发，腹痛便秘，上冲于心，肢冷汗出，昏晕欲厥，与连、楝、栀、茹、小麦、百合、旋、贝、元胡、乌药、雪羹、石英、鼠矢、黄柏、藕等药而安。凡药中用朱砂者，宜另研冲服，不可同人煎剂。

谢谱香素属阴亏，情志抑郁，因远行持重而患咳逆，左胁刺痛，寸步难移，杳不知饥，卧难着枕。延孟英诊之，脉象弦细软数，苔腻痰粘，便难溲少，乃肾气不纳，肝气不舒，肺气不清，胃气不降。投以沙参、枇杷叶、茹、贝、旋、栀、龟板、鳖甲、丝瓜络、瓜冬子、青铅、白前、金铃、藕肉，而以熟地汤煎服。数剂而平，继渐滋填向愈。

张月波令弟，陡患腹痛，适啖羊肉面条之后，医皆以为食滞，连进消导，痛甚而渴，得饮大吐，二便不行。又疑寒结，叠投燥热，其病益加，呻吟欲绝，已四日矣。孟英视之，脉弦数，苔干微黄，按腹不坚。以海蛇一斤，凫茈一斤，煎汤频灌，果不吐。令将余汤，煎栀、连、楝、斛、茹、芩、枇杷叶、知母、延胡、柿蒂、旋覆为剂，吞龙荟丸。投匕而溲行痛减，次日更衣而愈。

谢谱香素体阴虚，忽患环跳穴痛，始而下及左腿，继而移于右腿，甚至两足转筋，上冲于腹间，或痛自乳起，下注于髀。日夜呼号，肢冷自汗，略难反侧。医见其血不华色，辄投补剂。迨仲春孟英自江西归，诊脉弦软微滑，畏热知饥，溲赤便坚，舌红不渴，乃阴虚而痰气滞于厥阴也。以苁蓉、鼠矢、竹茹、丝瓜络、橘核、茴香汤炒当归、吴萸汤炒黄连、川椒汤炒乌梅、延胡汤炒楝实、海蛰、凫茈为剂，一服即减，数啜而安。继与虎潜加秦艽而起。

庄芝阶舍人爱，孀居在室，陡患气冲欲厥，脘痛莫当，自服沉香、吴萸等药，病益剧，而呕吐发热，略有微寒。孟英按脉弦滑且数，苔色滑腻微黄，而渴喜冷饮，便秘溲热，眠食皆废。是伏痰内盛，肝逆上升，而兼吸受暑热也。予吴萸水炒黄连、枳实、竹茹、栝蒌、石膏、旋覆、赭石、知母、半夏、雪羹。服二剂，吐止痛减；五剂热退，而解犹不畅；旬日始得豁然。乃去石膏、知母、旋、赭，调之而愈。

儒医何新之，素患脘痛，每日必吐水数缶始舒畅。吐后啖面食肉，如汤沃雪，第不能吃饭者十余年矣。季秋痛吐益甚，饮食不进，平肝通络，诸治不瘥。人极委顿，屈孟英视之。脉弦滑而软，曰：中虚停饮也。以六君去甘草，加桂枝、厚朴、牵牛，服之积饮果下，痛亦渐休，吐止餐加，精神稍振。乃去牵、朴，加附子、白芍、薏仁，与之遂愈，且能吃饭。病者谓既能吃饭，善后药不肯多服。迨仲冬中旬出门诊疾，骤遇严寒，归即痛作，连服荔香散数日而逝。盖中气素虚者，不可专用香散之药也。

许兰屿令正，自夏间半产后患感证，虽已治愈，而腰腹左痛时作。多医杂治，其痛日增，食减汛愆，卧床不起。黄某谓诸药无功，惟有肾气汤先固其根本。频服之，痛益剧，且痛作之时，则带下如注。黄谓显系真火无权，附、桂复为加重，遂至痛无停晷，呻吟欲绝，陈春湖嘱迎孟英诊之。左关尺弦数无伦，形消舌赤，彻夜无眠，是肾阴大亏，肝阳极炽，营液耗夺，八脉交虚之证也。用龟板、乌鲗、苁蓉、枸杞、归身、楝实、竹茹、白薇、黄柏、丝瓜络、蒲桃干、藕为方，一剂知，数剂已。续加熟地、阿胶，调理月余，经行而愈。

孙位申，陡患喉偏左痛，下及乳旁，神疲欲卧，动即凛寒，速孟英视之。脉弦细以软，苔薄白，口不渴，痰多且韧，溺赤不饥。是暑湿内伏而肝郁不舒，且阴分素亏，复伤劳倦也。昔人之清暑益气汤、藿香正气丸，皆是成法。设误投之，悉为戈戟。幸病家深信不疑，旁无掣肘。予射干、兜铃、蒌壳、通草、滑石、竹茹、丝瓜络、冬瓜子、枇杷叶、荷杆。极轻清之药一剂，即吐胶痰数碗，汗出周身，喉痛较松，凛寒亦罢，而身痛微热，苔色转黄。去射干、兜铃，加栀子、豆卷服之，热退痛减。再去滑石、豆卷，加石斛、沙参、野蔷薇露投之，知饥啜粥，诸恙悉安，嗣用养阴充液而愈。

乙巳秋，拙荆年三十二岁，忽患四肢酸痛，早晚尤甚。初谓其平素劳瘁所致，已而日剧。延医治之，以为痛风，服药不效，单方针灸，无不遍试，至冬令渐难行走。次年春，山阴俞某作虚风治，用参、术、熟地、桂、附等药。文恐方热，减去附子，服十余剂，遂手足拘挛，不能屈伸，日夜号痛，如受炮烙，眠食皆废，痰韧如石，皮肤燥裂，鳞起如松。至夏更加两腋肿核，阴户疮糜，痛不可支。业师顾听泉先生，荆人之舅氏也，求其援手。云两脉弦数，舌绛无津，况汛断半年，破胭脱肉。《经》言九候虽调，犹属不治，危殆若此，不能过夏至也。因请孟英先生救之，先生来视曰：营分素亏，阴液尽烁，幸病在经络，犹可图治，第恐成废耳。授以西洋参、元参、生地、天冬、麦冬、知母、花粉、银花、甘草、葳蕤、石斛、丝瓜络等药，出入为剂，用竹沥、梨蔗诸汁和服。酷暑之时，则加生石膏、西瓜汁。遵方恪服，计烧沥之竹四五十竿，榨浆之蔗七八十枝，捣汁之梨五六十斤，绞汁之瓜三四十枚，果痛渐以减，疮渐以平，肤渐以蜕，食渐以增。仍溉以凉润生津，兼佐熟地、枸杞、归身之类。服至两载，月事乃行。又半年，肌肉渐充，手足亦能舒展，闻者无不惊异。今则形神如昔，步履虽未能如常，已可坐轿出门。是证也，不遇先生，必致天枉。既铭诸心，复录之以为后人鉴。钱塘张文辉月卿谨识。病人久卧床蓐，则腰臀磨穿，《内经》谓之破胭，俗呼胭疮是也。最为难治。孟英令人于初起时，即用广东羊皮金贴之甚效。然此等郸案，前未收辑。今张君闻有三编之辑，附录于此，益信遗珠不少也。

许兰屿令正，素属阴亏，舌常脱液。季秋患脘下疼胀，得食愈甚，映及胁背，宛如针刺，稍合眼则心掣动而惊寤。自按痛处，则涌水苦辣，渴不欲饮，溲少神疲。自疑停食，服楂曲而益剧。孟英视脉弦软，曰：此停饮也。饮停则液不能上，故口渴。而饮，即水也。内有停水，故不喜饮。其舌上脱液，虽属阴虚，亦由饮隔。寐即心掣者，水凌火也。得食痛加者，遏其流也。以苓、泽、橘、半、旋、蛤、连、蛇，加生姜衣投之，溲行得睡。惟晚食则脘下犹疼，疼即心热如火，且面赤头痛，腿冷腰酸，必俟脘间食下，则诸恙皆平。孟英曰：此停饮虽蠲，而肝火升也，宜参潜养为治矣。改授沙参、苁、归、竹茹、楝、柏、石决明、丝瓜络、姜汁炒栀子，少佐生黄连，服之遂愈。

疝

金元章，年逾七旬，久患疝厥。每病于冬，以为寒也，服热药而暂愈，终不能霍然。孟英诊曰：脾肾虽寒，肝阳内盛，徒服刚烈，焉能中肯？以参、术、枸杞、苁蓉、茴香、当归、菟丝、鹿角霜、桂、茯苓、楝实、黄连、吴萸、橘核等药为方服之。今数年无恙矣。

便　浊

吕慎庵云：余于去冬行路过劳，两足剧痛，调治至今年春杪似觉小效，而阴头觉冷，因食牛骨髓以其收功，遂患便浊，茎中梗涩，时欲小溲，采录腰脊板痛，府不能仰。清心益肾之品，备尝无效。秋初舵舟直诣潜斋请诊，孟英先生曰：胆经郁火未清，所服牛髓，壅气助火，是犹适燕而南其指矣。爰定沙参四钱，直生地六钱，淡当归一钱，女贞三钱，旱莲三钱，盐川柏一钱，酒龙胆八分，生薏仁四钱，川楝肉钱半，丝瓜络钱半，生甘草梢六分，砂仁八分（研冲）。一方服十剂，溺涩已减，腰足犹疼，请改方。先生以沙参四钱，生地六钱，淡归身钱半，络石四钱，柏子霜三钱，淡苁蓉肉一钱，酒川柏一钱，川楝肉钱半，鲜竹茹三钱，藕汁一杯（和服）为剂。亦服十数帖，证去八九，而小溲犹浑，有秽气。先生令以虎潜丸料熬成膏，藕粉和杵为丸。服至三料，小溲清畅，粗健如常。是证也，历半载有余，屡访前辈证治，未有毅然直指病源如先生者，获痊后铭感无既。隔垣之视，允宜垂世，敢赘数言，以备采辑。

遗　精

一少年，骤患遗精，数日后形肉大脱，连服滋阴涩精之药，如水投石。孟英与桂枝汤，加参、芪、龙、牡，服下即效，匝月而瘳。此阳浮于上，阴孤于下，故非滋阴涩精所能治。仲景桂枝龙骨牡蛎汤，能调和阴阳，收摄精气；又复参、芪、以健其中，故取效甚速。

屠某患梦遗，久治不愈。耳出脓水，目泪难开，肩胁胸背酸疼，微有寒热，食减神疲。孟英察脉左弦数，右虚软，以三才封髓加龙、牡、黄芪、桑、丹、栀、菊，旬日而瘳。

夋某，久患寒热，精遗自汗，能食神疲，肌肉渐瘦，诣孟英诊之，脉大微弦，予黄芪建中加参、归、龙、牡而瘥。

便　秘

沈东屏，年愈八秩，患腹胀便秘。孟英诊曰：耄年脉实，天异独厚，证属阳结，法宜清火。与西洋参、石膏、白芍、知母、花粉、桑皮、杏仁、橘皮、枳壳、甘草，送更衣丸。四剂而愈。设投别药，势必迁延而败。人亦谓其天年之得尽，断不料其药治之误也。后四年始殁。夏间汪湘筠明府，因食肉病胀，医谓老年气弱火衰，辄投温补，直至腹如抱瓮，始延孟英视之。弥留已极，不可救药矣。

张孟皋少府令堂，年逾古稀，患气逆殿屎，躁烦不寐。孟英切脉滑实，且便秘面赤，舌绛痰多，以承气汤下之霍然。逾年以他疾终。

黄履吉患痛吐，孟英已为治愈。仲冬复发，他医药之，已七日不进谷矣，二便秘涩，形肉遽消。再托孟英诊之，与旋、赭、茹、苓、萸、连、柿蒂、楝实、延胡等药，一剂知，三剂愈。

毕方来室，患痰嗽碍眠。医与补摄，而至涕泪全无，耳闭不饥，二便涩滞，干嗽无痰，气逆自汗。孟英切脉，右寸沉滑，左手细数而弦。乃高年阴亏，温邪在肺，未经清化，率为补药所锢。宜开其痹而通其胃。与蒌、薤、紫菀、兜铃、杏、贝、冬瓜子、甘、桔、旋、茹之剂而安。逾二年，以他疾终。亦少善后之法。

运粮千总马香谷，患溺秘欲死。所亲赵春山司马，延孟英视之，脉坚体厚，口渴苔黄。投知、柏、栀、楝、犀、菀、蒌、茹之药，送当归龙荟丸而瘳，竟不复发。

阮范书明府令正，患腹痛欲厥。医见其体甚弱也，与镇逆通补之法，而势日甚。孟英察脉弦数左溢，是因忿怒而肝阳勃升也。便秘不饥，口苦而渴，与雪羹、栀、楝、旋、绛、元胡、丹皮、茹、贝，下左金丸而愈。逾年以他疾殁于任所。

吴薇容太史令堂，患痰嗽喘逆，便秘不眠，微热不饥，口干畏热。年逾六旬，多药勿痊。孟英切其脉，右寸关弦滑而浮，左关尺细软无神。是阴虚于下，痰实于上，微兼客热也。攻补皆难偏任，与茹、贝、旋、斛、浮石、芦根、冬瓜子、枇杷叶、杏仁、花粉为剂，而以熟地泡汤煎服。则浊药轻投，清上滋下，是一举两全之策也。投匕果应。再服而大便行，渐次调养获瘳。戊春患感证，比孟英自江西归，已不能治矣。

海盐任斐庭，馆于关琴楚家。季夏患感，黄某闻其身热而时有微寒也，进以姜、萸、柴、枣等药。数帖热愈壮，而二便不行。更医连用渗利之剂，初服溲略通，既而益秘。居停以为忧，始延孟英视焉。证交十四日，骨瘦如柴，脉弦细而涩，舌色光紫，满布白糜，夜不成眠，渴不多饮，粒米不进，少腹拒按，势将喘逆。虽属下证，而形脉如斯，法难直授。先令取大田螺一枚，外治法甚妥。鲜车前草一握，大蒜六瓣，共捣烂，加麝香少许，罨脐下水分穴。方以元参、紫菀、栀子、知母、花粉、海蛇、凫茈、苁蓉、牛膝、天冬为剂，加鲜地黄汁服之。其夜小溲即行，气平略寐。又两剂，大解始下，退热而渐进稀糜，乃去雪羹、栀、菀、苁蓉、膝、地黄汁，加西洋参、麦冬、石斛、干生地、竹茹、银花等药。又服十余剂，凡三解黑矢，而舌色复于红润，眠食渐安而起矣。

高氏妇，因戒鸦片而服外洋丸药，诸无所苦，惟便秘不通。医治两月，迄不能下，且仍安谷。而面赤龈胀欲挑，每以银针嵌入齿缝，而拔出之时，银色已如煤黑。孟英诊脉滑数，予犀角、石膏、硝、黄、升麻、蜣螂为剂，解毒妙品。和以鲜银花汁一杯。服后夜间登圊三四行，而病去及半，再予清解化毒而痊。

屠小苏令正，自乳经停，泛泛欲吐，或疑为妊。所亲高啸琴进以养阴之药，渐致时有微热，脘闷不饥，气逆嗽痰，卧难着枕，二便秘涩，耳闭汗频。孟英脉之，虚软而涩，曰：根蒂素亏，经停乳少，血之不足；泛泛欲呕，肝乘于胃，率投滋腻，窒滞不行；略受风邪，无从解散，气机痹塞，九窍不和。先以葱、豉、通草、射干、兜铃、杏仁、蒌壳、枇杷叶、白蔻开上，两剂热退。次用小陷胸合雪羹，加竹茹、旋覆、白前、紫菀宣中，三剂便行安谷。继予冬虫夏草、苁蓉、当归、枸杞、麦冬、紫石英、楝实、熟地、牛膝滋下而瘳。

金愿谷中翰，患便秘，广服润剂，粪黑而坚如弹丸，必旬余始一更衣，极其艰涩。孟英诊脉迟软，舌润不渴，小溲甚多。乃久患痹证，坐卧不安，健运迁迟。法宜补气，俾液濡布。所谓中气足，则便溺如常矣。非凉润药所能治也。予大剂参、术、橘、半，加旋覆花以旋转中枢，鸡䏏胵以宣通大肠之气，鸡不溺而粪易下也。更仿《金匮》谷实之例，佐血余、苁蓉，俾为流通府气之先导。如法服之，数日即解，且较畅润。至三十剂，其病若失。

吴奏云三令郎，甫八龄，患感。幼科治以清解弗瘥，迓孟英视之。脘闷便秘，曰：气机未展耳。投小陷胸，加紫菀、通草、杏仁。服三剂，先战汗而解，寻更衣以愈。当战解之时，家人不知，诧为将脱，欲煎参汤灌之，孟英适至，阻其勿服。既而其妇弟陈某之病略相似，亦用此法而痊。

王子庵令堂，年已古稀。患便秘不舒，时欲努挣，汗出头晕。医谓其肝气素滞，辄与麻仁丸等药，其势孔亟。伊婿陈载陶屈孟英诊之，脉虚弦而弱，是虚风秘结。予人参、苁蓉、当归、柏子仁、冬虫夏草、白芍、枸杞、楝实、胡桃仁，数帖而痊。次年秋患脘痞疼胀，医者率进温补香燥之药，驯致形消舌绛，气结津枯，始延孟英视之，不及救矣。

管君芝山，拉余治其表嫂吴媪，年五十五岁，上年仲夏患癖二十余日，愈后小溲迄未通畅，已成痼疾。今秋分后，溺秘不行，医疗旬余，温如姜、桂、乌药，凉如栀、芩、黄柏，利如木通、滑石，皆不效。甚有用益智等以涩之者，渐至腰腹皆胀而拒按，胸高腿肿，不饥不食，大便不通，小便略滴几点，热痛异常，舌绛无津，渴喜沸饮，而不敢多啜，以增胀满，呻吟待毙。脉软而微，乃阴虚气化无权也。以沙参、熟地、连、蒌、芩、泽、麦冬、紫菀、牛膝、车前，加附子一钱、桂心五分，煎成冷服。一周时，溺出桶许，而大便随行，进粥得眠，口苦而喜凉饮。即去附子、桂、连、蒌、菀、膝，加知、柏、芍药、砂仁，数帖而起。缘境窘不复调理，痼疾闻犹存也。

角里街怡昌烛铺，苏妪年已六旬，偶患腹痛。医谓寒也，进以热剂，痛渐剧而腹胀便闭，按之甚坚。又以为肠痈，攻之而愈痛，遂绝粒不眠，呼吸将绝。挽余视之，脉滑而数，舌绛苔黄，口臭溺无，热阻气也。以雪羹煎汤，调益元散五钱，徐灌之，即痛减气平。次日，以雪羹汤，送当归龙荟丸三钱，便行溺畅。随以轻清药数帖而痊。

妊　娠

孟英邃于医学，从不侈谈脉理，足以见其欿然不自足也。而脉理之最不易切者，莫如妊娠。予闻孟英于乙未春，诊黄履吉室人之脉，曰：妊也。是月天癸犹来，人皆不以为然。次月仍转，但不多耳，复邀孟英诊之，曰：果妊也。汛不断者，荫胎之血有余耳。逾月汛复行，觉更少矣，人犹以为妄也。四月后经始停，娠亦显，娩如期，人始服其见老。

丙申夏，满洲某选粤东盐场，携眷之任，过浙住于李云台家，请孟英视其如君之恙。孟英诊曰：非病也，熊罴人梦矣。某颇不信，谓经甫停，何以遽断为孕，而又必其为男乎？反生言过其实之疑。既而某延云台人幕，偕赴粤任，次年云台于家书中述及居停果得子，深叹孟英指妙。

予荆人久无孕，辛丑秋汛事偶愆，孟英一诊即以妊断，且以男许，次夏果举一子，惜不育耳。

邵鱼竹给谏仲媳怀妊，孟英于寅春初诊，即许抱孙，秋杪果应。

表弟胡寿者室，偶有小忿，经事涩少，腰腹微胀，自以为怒气所滞也。延孟英诊之，切其脉，曰：怀麟矣。初犹疑之，既而始信，卯春果弄璋。

吴云阶室，年四十余，寅秋汛断，其腹日胀，医谓病也，治之罔效。迓孟英诊之，孕也。彼犹不自信，乃腹中渐动，始服其言，至期产一女。

癸秋，孟英治石诵义室，脘痛甫愈，适汛逾期，即日娠矣。既而果日形著，其指下之神妙如此。娠孕之脉，最为难凭。有初娠即现于脉者，有三四月始现于脉者，有始终不现于脉者，此与凭脉断证，有时可凭，有时不足凭。同一至理。予尝以此质之孟英。孟英也以为然。可见．真学问人，必不恃虚言以眩世也。

金畹香令媳，半产后，营分不摄，淋漓数月，治之勿瘳。孟英于夏季诊视，两尺皆浮，左寸关弦。与三甲、二至、二地、蒿、薇、柏叶、螵蛸、黄柏为方，服之渐愈。仲秋诊其脉，即断受孕。渠谓怀娠必无病矣，而不知病久初痊，正须培养，虽即受孕，涵养无权，果至仲冬而胎堕矣。肝主疏泄，肾主闭藏，两尺浮而不沉，是肾失其闭藏之职矣；左寸关弦，是肝木太过，独行其疏泄之权矣。填补肾阴，即以涵养肝木。加黄柏之苦以坚之。螵蛸之涩以固之，用药如法，故收效倍捷。

《仁术志》者，海丰张君柳吟所题孟英之医案也，吾师赵菊斋先生，暨庄舍人芝阶为之序。余以未与其事，深以为歉！秋间偶过孟英，适有陈姓者牵羊来谢。孟英颇疑之，其人曰：三月间次媳患时感，而气逆不能眠，医皆畏却，特延君诊。甫按脉云甚滑疾，是为娠象，用药必须顾及。此时次媳于去秋娩后，月事尚未一行，君为此言，阖家未尝不窃笑也。迨疾渐平，哺儿之乳亦不觉少，虽自问亦断断非孕。至六月间腹渐胀，方谓有病，不料昨日倏产一孙，举家敬服高明，故来致谢耳。孟英因谓余云：昨诊魏子恒之室亦妊也，诸医作虚损治。脉虽虚微软数，而滑象仍形。病家深不以吾言为然者，缘病人之女兄二人，皆死于虚劳也。然其伯仲之证，吾皆诊焉。今已十余年矣，犹忆伯字于关氏，未嫁而卒。证非不治，亦为药误。病中阅吾方案，极为折服，且曰：先生来暮，侬不能起矣。前此延致诸名家，徒曰虚证宜补，而不治其所以虚，方则群聚补药，必以地黄为之冠，虽有参芪，亦列于后。即使用药不乖，而阳生阴长，气为血帅之旨，尚未分晓，况其他乎？吾闻而愕然，何以闺中女子，亦解谈医，细询始知为乾隆间名医吴颖昭先生之女孙也，尤为惋惜。仲适于陈少帚少府，的系损证，若季者因其家怀先入之见，遂致医人迎合误事，岂不可叹！迨秋仲果闻魏氏分娩母子皆亡，方叹孟英之卓见为不可及也！爰采秋冬诸案之治法不同于寻常者，而续成一卷云。

孙位申室，平昔阴虚肝滞，痛胀少餐，暮热形消，咽疼喉癣，不孕育者九年矣。往岁汛愆，人皆谓将不起，而孟英切其脉尚不细，肤犹淖泽，许筹带病延年之策，果月事仍行，而诸恙皆缓，且能作劳。惟饭食日不过合米，今秋延孟英往诊云：经自三月至今未转，一切旧恙，弥见其增。君术虽仁，恐难再延其算矣。及举脉弦滑左甚，遽曰：岂仅可延其算哉，且有熊罴入梦矣。其家闻之骇异，迨季冬果得一子，颇快而健。

胎前产后，疑似极多，号曰专科，尚难措手。陈肖岩孝廉媳，屠仲如之女也。汛愆一度，次月仍行，方疑其病也。孟英诊曰：尺虽小弱，来去缓和，是娠也。继而果然。仲如令弟子缘之室，经事稍迟，孟英偶诊，亦以孕断，寻验。甫三月，患胎漏，适孟英丁内艰，遂不克保而堕。堕后恶露虽行，而寒热头疼，时或自汗，且觉冷自心中出。医谓类疟，与温化之药，病日甚。交八日，孟英始出门，即延诊之。脉来沉实而数，舌色紫黯，乃瘀血为患耳。予桃仁、泽兰、山楂、茺蔚、旋覆、红花、丹参、通草、琥珀、蛤壳、丝瓜络之剂，服后腹大痛，下瘀血如肺者一枚。次日诸恙较减，乳汁大流，再以前方去通草，加麦、柏投之。服后腹仍痛，复下瘀块累累，而诸恙若失。或问先生，尝言产后腹无痛苦者，不可妄行其血。此证恶露已行，腹无疼胀，何以断为瘀阻，而再行其血耶？孟英曰：正产如瓜熟蒂落，诸经荫胎之血，贯串流通，苟有瘀停，必形痛胀。堕胎如痈疡未熟，强挤其脓，尚有未化之根桦，不能一齐尽出，所以胎虽堕而诸经荫胎之血，萃而未涣，浅者虽出，深者尚留。况是血旺之躯，加以温升之药，挽其顺流之路，窒其欲出之机，未到腹中，胀疼奚作？吾以循经通络、宣气行瘀之法，导使下行，故出路始通，而后腹痛瘀来。然必有脉可征，非谓凡属堕胎皆有是证也。孟英诸案，大抵救温补之失，故寒凉为多。然斟酌尽善，不以苦寒伤生气。则非他人所能学步也。通血之剂，亦清灵无弊。

张氏妇，先于四月间患呕吐。医以为寒，叠进姜、萸之药，致血溢自汗。丐孟英诊之，脉甚滑，按之不绝，舌光无苔，曰：孕也。询其经事，果愆两度。予沙参、枇杷叶、生地、芦根、连、苏、旋、斛之剂而安，仲冬举一男。胎前即患痰嗽，娩后招专科治之，服四物汤增损多剂，而气逆碍眠，嗽则汗出，便溏遗溺，口渴不饥。再乞援于孟英，脉洪大，按之虚软。授沙参、石英、黄芪、薏仁、甘草、牡蛎、石斛、茯苓、小麦、红枣、冬虫夏草之方，两帖而汗收安谷，四帖而渴减便坚，旬余遂愈。

冯益三令正，上年春汛偶愆，颇露虚象。群贤咸以为损，余诊为孕，秋季果举一男。至丁巳春初，产逾三月，既不自乳，汛亦未行，偶感客邪，医疗半月，渐至不饥不食，气自少腹上冲，似有聚瘕，呕恶腹痛，面黄形瘦，溲热便溏，口渴带多，面浮咳逆，金云已成蓐损。复延余诊，脉滑而弦，遂以孕断。与沙参、苏叶、桑皮、冬瓜皮、黄芩、枳壳、石菖蒲、白薇、橘核、楝实，煎香连丸。三服霍然。后闻六月中旬，产一女甚快。

调　经

吴馥斋令姐，禀质素弱，幼时凤山诊之，许其不秀。癸巳失其怙恃，情怀悒悒，汛事渐愆，寝食皆废，肌瘦吞酸，势极可畏。孟英以高丽参、盐水炒黄连、甘草、小麦、红枣、百合、茯苓、牡蛎、白芍、旋覆花、新绛等治之，甘以缓之，苦以降之，酸以敛之，皆古圣之良法也。各恙渐已。继参归、地滋阴，康强竟胜于昔。

赤山埠李氏女，素禀怯弱，春间汛事不行，胁腹聚气如瘕，减餐肌削，屡服温通之药。至孟秋加以微寒壮热，医仍作经闭治，势濒于危。乃母托伊表兄林豫堂措办后事，豫堂特请孟英一诊以决之。孟英切其脉时，壮热烙指，汗出如雨，其汗珠落于脉枕上，微有粉红色，乃曰：虚损是其本也。今暑热炽盛，先当治其客邪，庶可希冀。急则治标之法。疏白虎汤，加西洋参、元参、竹叶、荷杆、桑叶。及何医至，一筹莫展，闻孟英主白虎汤，乃谓其母曰：危险至此，尚可服石膏乎？且《本草》于石膏条下致戒云：血虚胃弱者禁用，岂彼未之知也？豫堂毅然曰：我主药，与其束手待毙，盍从孟英死里求生之路耶？遂服二帖，热果退，汗渐收。改用甘凉清余热，日以向安。继与调气养营阴，宿瘕亦消。培补至仲冬，汛至而痊。次年适孙蔓伯之弟。

壬寅春，邵小墀室患汛愆，释医诊以为妊，广服保胎药，渐至腹胀跗肿，气逆碍卧，饮食不进。入夏延孟英视之，曰：血虚气滞，误补成胀也。先以黄连、厚朴、山楂、鸡内金、橘皮、大腹皮、枳实、茯苓、栀子、楝实、杏仁、紫菀、旋覆等药，少佐参、术服之。气机旋运，胀去食安。先疏其滞，以治其胀，亦一定之法。渐人滋阴养血之治，数月经行而愈。

赵听樵室，高若舟之妹也。去冬偶患脘痛，黄某治之，渐增头疼眩晕，气逆呕吐，痰多不寐，脘痛而过投香燥，亦能致此证，况误投补乎？便溏不食，经事不行。始谓其虚，三月后又疑为娠，诸药遍试，病日以进。若舟延孟英脉之，左弦而数，右滑以驶，曰：病药耳，旬余可瘳。赵疑大病小视，不服其方。越半月，病者颈软头难举，医谓天柱已倒，势无望矣。若舟闻之，复恳援于孟英，疏方仍是前诊之法。赵问此病，诸医束手，大剂补药，尚无寸效，而君两次用药，皆极清淡，虽分两颇重，亦焉能有济乎？孟英曰：子何愚耶！药惟对证，乃克愈病，病未去而补之，是助桀也，病日加而补益峻，是速死也。原彼初意，非欲以药杀人。总缘医理未明，世故先熟，不须辨证，补可媚人，病家虽死不怨，医者至老无闻，一唱百和，孰能挽此颓风？令室体质虽丰，而阴虚有素，是以木少水涵，肝阳偏盛，上侮于胃，则为脘痛。斯时投以酸苦泄肝、甘凉养胃，叶氏独得之秘。

数日而愈矣。乃温补妄施，油添火上，肺津胃液，灼烁无余，怒木直升，枢机窒塞，水饮入胃，凝结为痰。虽见证多端，皆气失下降，岂可指眠食废以为劳，月汛爽而为妊耶？予以大剂轻淡之品，肃清气道，俾一身治节之令，肝胆逆升之火，胃府逗留之浊，枢机郁遏之热，水饮凝滞之痰，咸得下趋，自可向愈。不必矫枉过正，而妄以硝、黄伤正气。所谓药贵对证，而重病有轻取之法。非敢藐视人命，故将疲药塞责也。赵极感悟，投匕即效，逾旬果安。又一月经至，嗣与滋养，康复如常。越二载又病，复惑于黄某，而孟英之功尽堕，惜哉！

赵听樵令妹，每汛至则腹胀呕吐，肝气逆。腰脊酸疼，肝血虚。两腿肿痛，筋挛腕疼，甚至痉厥，多药不效。孟英以金铃子散合左金，加二陈、竹茹、枳实、桂、苓，数剂而愈。续用苁蓉、菟丝、淫羊、杜仲、桑葚、木瓜、续断、香附、归、芍、茴、楝调之，养血不用地黄，避其腻也。斯为收用补之利而去其弊。汛至如期，略无痛苦。初冬适杨子朴，寻即受孕。俱肝气横逆之证。其发于汛期者，肝失所养也。孟英先平肝驱痰，而后养血柔肝，亦先标后本之法。

里中张君雪沂令正，三十七岁。于乙巳年患经行腹痛，医进胶艾汤多剂，痛乃日盛，而加以呕吐。迄今十载，诸药备尝，迩年经至益频，痛势益剧，满床乱滚，声彻比邻。乞余诊之，脉弦滑而数，曰：巅痛口渴乎？带多腰痛乎？汛色紫黑乎？病者惊以为神，惨容为之一展。余谓雪沂曰：此证不但温燥腻补不可用，即四物汤亦在禁例，宜乎遍访女科，而竟无一效也。与芩、连、栀、胆、茹、柏、蒿、薇、乌鲗、茅根、藕为剂。服至下月经行，即不吐，痛亦大减。此等药服逾半载，各恙悉蠲。

钱塘张君簏伯令郎韵梅茂才之室，自去年夏间娩后，虽不自乳，经亦未行，方疑其劳也。四月间患感，医进升散药，遂腹膨气逆，肢瘛欲厥，或又疑其娠也。延余诊之，脉弦巅痛，乃营虚肝郁，微挟客邪，误投提表耳。以清解轻宣之品，数剂而愈。继参养荣，月事亦至。人皆诧为神治，其实非大病也。

管君幼斋令正，汛停七月，至仲秋经行不多，腹乃微胀，继则胸闷不饥，身有寒热。吕某以桂枝、黄连等药进，而痞闷转加，二便不行，口糜而渴，得饮即吐，夜不能寐，五内如焚。余诊之，脉弦软而细，面赤足冷，神惫不支，是营阴素亏，气机多郁，郁久生热。辛燥忌投，授沙参、萎、蕤、栀、茹、旋、菀、冬瓜子、枇杷叶。二剂，而燥矢行，胸腹舒，知饥，吐止，继以宣养而瘳。其汛停良由血不足，非有血不行而阻也。

王西翁令孙芝生茂才室，久患汛行太速，头痛神疲，形瘦内烦，渴喜热饮，纳食滞膈，络胀少眠，脉至软滑虚弦，腿酸而有赤块，甚痛。乃阴亏，水不涵木，风阳内炽，气郁痰凝。议宣养清潜互用法。沙参六钱，鳖甲八钱，首乌三钱，茯苓、菊花各二钱，栀炭、竹茹、桑叶各一钱五分，白薇、黄柏、丝瓜络各一钱，以藕二两、十大功劳一两煮汤煎药。外用葱白杵烂，蜜调涂腿上赤块。仲冬复视，烦减能眠，汛行较缓，头疼腿块均已渐瘥。乃与通补柔潜之剂，后信来，服之甚效。

张宝商室，患凛寒乍热，咳逆，形消面赤，少餐经迟，眩晕。医投补剂，盗汗带频，咸谓不能过春矣。余诊之，脉弦滑而数。本非虚劳，无须补药。乃肝阳内盛，搏液成痰，阻塞气机，法宜清展。以元参、丹参、紫菀、白薇、青蒿、黄柏、石菖蒲、菊花、竹茹、竹叶为方，每服送当归龙荟丸一分。二十剂遂健如初。

枫泾程笙伯令正，半产之后，汛事先期，淋漓不断，时见痛胀，龈衄减餐，苦渴苔黄，脉弦而数。频服补剂，久不能瘳。余投沙参、龟板、制香附、丝瓜络、茹、陈、菖蒲、蒿、栀、薇、柏、藕，十余帖次，月经即调。复来求诊，与以柔养善其后。

淋 带

管授青翁季郎蓉舫之室，初冬患寒热，耳聋胸闷，便秘，带下如注，呕渴不眠，粒米不沾者旬余矣，人皆危之。余按脉弦数，舌绛无苔，气逆面红，自求速死。此肝郁深沉，木火内烁，耗津阻气，出入无权。小柴胡汤、逍遥散，皆貌合而神离，误施必然决裂。此辨证用药之所以难也。幸其乔梓深信，遂以小陷胸，加菖、茹、旋覆、栀、芩，芦根汤煎服。一帖，胸渐舒，气渐平。再服稍寐，三服呕止进粥。五剂便行溺畅，寒热亦休，苔布知饥，始改柔养而痊。

娼女荣瑛，就诊于余。自述本良家子，十四岁而天癸至，二十二岁而适人。二十五岁初产，但觉腰腹微酸，子即堕地。三十二岁，再产亦尔。兹又嫁二夫，向不自乳，而产育渐频，分娩渐慢。今春诞子为第十胎，腹痛逾四时而生。在他人犹以为极快，而我已觉渐徐。且年虽五十，天癸不衰，痼疾全无，向不服药。素有微带，近年全无。惟每日吐痰，别无他苦。恐此后有难产之虞，求为设法。

余闻而讶之。其貌虽不甚都，而粉黛不施，风致嫣然，肌肤尚似三十许人，真尤物也，始信鸡皮三少之说为不诬。按脉六部皆缓滑而长，左寸关带弦数，是聪明有寿之征。故年愈长而气愈固，是以分娩渐慢也。向有带而近有痰，以左寸关合之，火搏其液，而不下趋也。嘱以六君子加减为常服之方。设再孕，至七八月，以束胎饮频服，可期易娩。渠闻之忻然，受方而去。录之以见赋体之奇。

郎氏妇，崩后淋带，五内如焚，溲热口干，不饥，脘闷腰疼，肌削，卧榻呻吟，头晕耳鸣，夜不能寐，脉来细数，少腹不舒，滋补杂投，皆不见效。余以菖蒲、沙参、斛、柏、薇、芩、蛤壳、冬瓜子、藕、十大功劳，先为清展。服五帖，热退，渴解，脘舒安谷，且能起坐，夜亦能眠，其气机已调畅矣。参入潜阳养血而痊。

胎 前

局医黄秀元之舆人韩名谅者，有儿妇重身患热病，局中诸医，皆虑胎陨，率以补血为方，旬日后势已垂危。浼人求孟英诊之，曰：胎早腐矣，宜急下之，或可冀幸。若欲保胎，则吾不知也。其家力恳疏方，遂以调胃承气合犀角地黄汤，加西洋参、麦冬、知母、石斛、牛膝投之，胎落果已臭烂，而神气即清，热亦渐缓。次与西洋参、元参、生地、知母、麦冬、丹参、丹皮、茯苓、山楂、石斛、豆卷、茺蔚、琥珀等药调之，粥食日加，旬日而愈。

满洲少妇，怀娠漏血，医投补药，漏如故。间或不漏则吐血。延逾二载，腹中渐动，孕已无疑。然血久溢于上下，甚至纳食即吐，多医不能治。孟英诊之，脉滑数有力，是气实而血热也。证不属虚，补药反能助病，愈补愈漏。胎无血荫而不长，其所以不堕者，气分坚实耳。与大剂清营药，血溢遂止。而稀沫频吐，得饮即呕，口渴心忡，气短似促，乃用西洋参、麦冬、知母、石斛、枇杷叶、竹茹、柿蒂、生白芍、木瓜，重加乌梅投之，覆杯即安，清肺柔肝，益气生津，与证针锋相对。次日能吃饭矣。

朱砥斋司李之夫人，屡患半产，每怀妊，服保胎药，卒无效。今秋受孕后病嗽，孟英视之，尽屏温补，纯与清肺。或诘其故，曰：胎之不固，或由元气之弱者，宜补正；或由病气之侵者，宜治病。今右寸脉滑大搏指，吾治其病，正所以保其胎。苟不知其所以然，而徒以俗尚保胎之药投之，则肺气愈壅，咳逆愈盛，震动胞系，其胎必堕矣。朱极钦佩，服之良效。次年夏，诞子甚苗壮。通达之论，凡病俱宜如此看。

李华甫继室，娠三月而崩。孟英按脉弦洪而数，与大剂生地、银花、茅根、柏叶、青蒿、白薇、黄芩、续断、驴皮胶、藕节、胎发灰、海螵蛸而安。奈不能安佚，越数日胎堕复崩，孟英于前方去后六味，加犀角、竹茹、元参为治。或谓胎前宜凉，产后则否，乃招专科暨萧山竹林寺僧治之。成用温药，且热暴崩宜补。服药数剂，虚象日著，时时汗出昏晕，畏闻人声，懒言息微，不食不眠，间有呃忒，崩仍不止，皆束手待弊矣。复邀孟英视之，曰：此执死书以治活病也。夫血因热而崩，胎因崩而堕，岂胎堕之后，热即化为寒乎？妙语解颐。参、术、姜、桂、棕灰、五味之类，温补酸涩，既助其热，血益奔流，又窒其气，津亦潜消，致现以上诸证。脉或不知，而苔黄黑燥，岂不见乎？因与犀角、石膏、元参、知母、花粉、竹沥、麦冬、银花、栀子、石斛、旋覆、青蒿、白薇等大剂投之，神气渐清。旬日后，各恙始平。继去犀角，加生地，服两月全愈。

徐氏妇怀妊患痢，医投温补，胸腹痛极，昏厥，咽糜，水饮碍下。孟英诊之，脉洪数，舌绛燥。亟吹锡类散，灌以犀角、元参、海蛇、茹、贝、栀、菀、知、斛、豆根、射干、银花、楝实诸药。胎下已朽，咽腹之疾随愈。续用甘凉清热存津调之。

汪氏妇，自孟秋患痢之后，大解溏泄未愈，已而怀娠，恐其堕也，投补不辍。延至仲冬，两目赤障满遮，气逆碍眠，脘疼拒按，痰嗽不食，苦渴无溺。屈孟英诊之，脉甚滑数，曰：此温补所酿之疾也。夫秋间滞下，原属暑湿热为病。既失清解，逗留而为溏泄。受孕以来，业经四月，虑其堕而补益峻，将肺胃下行之令，皆挽以逆升，是以胸次堵塞而疼，喘嗽不能卧。又恐其上喘下泄而脱也，补之愈力，治节尽废，溲闭不饥，浊气壅至清窍，两目之所以蒙障而瞽也。与沙参、蛤壳、枇杷叶、冬瓜子、海石、旋覆、苏子、杏仁、黄连、枳实、海蛇、黄芩、栀子，重加贝母。服二剂，即知饥下榻，目能睹物矣。论极透快，说尽庸医之弊。

叶承恩室，怀妊患感，昏谵不眠，善呕便秘，汗出不解，脉涩口干。乃营阴素亏，邪热内炽。以元参、石膏、知、芩、茹、贝、银花、枇杷、薇、栀、楝、斛，投数帖而愈。

夏氏妇怀娠患感，医投温散，渐至气冲不寐，时欲痉厥，脘闷呻吟，渴难受饮。所亲张养之，延孟英诊之，脉滑数而溢。与小陷胸，加旋、蒌、石膏、知、栀、茹、杏、腹皮、苏子、竹沥、海蛇大剂，投旬日而愈。设用轻浅之方，焉克有济耶？

朱次膺令正，娠后偶有微寒微热，医与解散药一剂，遂神疲自汗，不食不眠，泛泛欲呕，时时欲晕，肢麻且软，气欲上冲，舌赤微苔，溺频脘痛，便溏不畅，目不欲张，心悸懒言，欲噎不达。孟英察其脉，虚弦软数，曰：此阴虚素亏，忧愁劳瘁之余，血从下夺，八脉交虚，正所谓阳维为病苦寒热，阴维为病苦心痛也。岂可以有寒热而即从疟治哉？授以龟板、鹿角霜、当归、枸杞、白薇、紫石英、甘草、大枣、小麦、牡蛎，数剂而安。嗣与熟地、枣仁、当归、杞子、麦冬、楝实、苡仁、黄连，壮水和肝而愈。

蒋敬堂令正，怀妊九月，忽患胎上撞心，面浮痰塞，四肢搐搦，神气昏瞀。亟延孟英视之，予紫苏、菖蒲、半夏、枳实、茯苓、橘皮、羚羊、钩藤、旋覆、赭石为剂。服后即举一男，母子皆安而愈。同时闻幼科王蔚文令媳妊已临月，患证亦尔，治不如法，不产而亡。

朱遆士令正，怀妊八月，脘痛便溏，跗肿腰疼，频吐绿水，温补不效。孟英诊之，脉软而弦，舌绛无液，口干少寐，形瘦神疲。木土相乘，阴液大耗。虽宜培养，燥烈禁施。以参、连、归、斛、杜仲、灵脾、冬虫夏草、柏、橘、茹、英为剂，果各恙递安，脘舒泻止。加以熟地，舌渐生津而愈。

临　产

一少妇分娩，胞水早破，胎涩不能下。俗谓之沥浆生，催生药遍试不应。孟英令买鲜猪肉一二斤，洗净切大块，急火煎汤，吹去浮油，恣饮之即产，母子皆生。且云：猪为水畜，其肉最腴，大补肾阴而生津液。予尝用治肾水枯涸之消渴，阴虚阳越之喘嗽，并著奇效。仲圣治少阴咽痛，用猪肤，亦取其补阴虚而戢浮阳也。后贤不察，反指为有毒之物，汪切庵非之是矣。惟外感初愈，及虚寒滑泻，湿盛生痰之证，概不可食。以其滋腻更甚于阿胶、熟地、龙眼也。然猪以浙产者为良，北猪不堪用。吾杭燥肉鲜，即猪皮为之，可以致远，入药尤为简当。不必泥于皮与肤之字面，而穿凿以夸考据也。

钱希敏室，坐草二日，既未分娩，忽患小便不通，势甚呃，乃速孟英视之。脉至滑数，睛赤口干，以为热结膀胱，气不化达。予车前子、滑石、血余、栝蒌、知母、栀子、牛膝、紫菀、紫草为大剂投之，是通溺催生互用之法。服后溲仍不行，径产一男。既而胞下，溺满其中。始知儿出胞后，频饮汤水，尽贮其中也。孟英曰：此证古所未闻。余虽初不料其如此，然非开泄导下，则儿不即娩，吉凶未可知矣。而《折肱漫录》云：孕妇将产，如患小便不通，乃脾气虚弱不能胜胞，故胞下坠，压塞膀胱使然。宜重剂白术，大健其脾，则胞举而小便自通者。正与此证虚实相对待。想其脉必有虚微之象也。

施秋涛室，仲冬分娩。因前岁初产艰难，稳婆妄施毒手，窝而出之，自怀忧惧。产周时不下，举家皇皇。稳婆以为奇货可居，力赞仍唤原手相助，竟仍前例，索谢而去。孟英闻之恻然，谓其乃尊赵菊斋曰：难产自古有之，庄公寤生，见于《左传》。故先生如达，不坼不副，诗人以为异征。然先生难而后生易，理之常也，晚嫁者尤可必焉。但亦有虽晚嫁，而初产不难者；非晚嫁，而初产虽易，继产反难者；或频产皆易，间有一次甚难者；有一生所产皆易，一生所产皆难者。此或由禀赋之不齐，或由人事之所召，未可以一例论也。谚云：十个孩儿十样生。至哉言乎！若得儿身顺下，纵稽时日，不必惊惶，安心静俟可耳。会稽施圃生茂才诞时，其母产十三日而始下，母子皆安。世俗不知此理，稍觉不易，先自慌张，凶恶稳婆，故为恫吓，使人不敢不从其计，要取重价，操刀窝生。索谢去后，产母随以告殒者有之。奈贸贸者，不知堕彼术中，尚夸其手段之高。忍心害理，惨莫惨于此矣。设果胎不能下，自有因证调治诸法。即胎死腹中，亦有可下之药。自古方书，未闻有窝割之刑，加诸投生之婴儿者。惟有一种赢形女子，交骨如环，不能开坼，名锁子骨，能受孕而不能产，如怀妊必以娩难亡。此乃异禀，千万人中不得其一二者。如寻常可开之交骨，断无不能娩之理也。菊斋闻而浩叹。产后患干呛不饥，少眠善梦，口干溺数，继发寒热，孟英诊曰：幸体气坚实，不过因惊惧而感冬温耳。与白薇、栀子、丹参、竹茹、茯苓、青黛、蛤壳、枇杷叶、豆豉、葱白，投匕而安。数日后寒热又作，仍投前方，覆杯即愈。继去葱、豉，加百合、石斛、知母，服之各恙皆痊。孟英又曰：赢形为五不可孕之一，方书误作"螺"者非也。盖驴与马交则生骡，纯牝如牡，其交骨如环无端，不能孕育，体纯阴，性极驯，而善走胜于驴马，然亦马之属也。故《易》曰坤为马，行地无疆，利牝马之贞，皆取象于此也。人赋此形而不能安其贞，则厄于娩矣。秋涛闻之，方疑其室之赢形也。迨癸丑冬，产一子竟无恙，始悔前此为稳婆所愚也。

产　后

朱氏妇，产后恶露不行，而宿哮顿发，专是科者不能下手。孟英以丹参、桃仁、贝母、茯苓、滑石、花粉、桂枝、通草、蛤壳、苡仁、紫菀、山楂、丝瓜子、茺蔚子、旋覆、琥珀出入为方，三日而愈。

姚氏妇产后昏谵汗厥，肌肤浮肿，医投补虚破血，祛祟安神之药，皆不能治。举家惶怖，转延孟英诊焉。询知恶露仍行，曰：此证医家必以为奇病，其实易愈也。昔金尚陶先生曾治一人，与此相似，载于沈尧封《女科辑要》中，方用石菖蒲、胆星、旋覆、茯苓、橘红、半夏曲，名蠲饮六神汤。凡产后恶露行而昏谵者，多属痰饮，不可误投攻补，此汤最著神效。如方服之良愈。

夏间，牙行倪怀周室，新产数日，泄泻自汗，呕吐不纳，专科谓犯三禁，不敢肩任。孟英诊脉，虚微欲绝，证极可虞，宜急补之，迟不及矣。用东洋参、芪、术、龙、牡、酒炒白芍、桑枝、木瓜、扁豆、茯神、橘皮、紫石英、黑大豆投之，四剂渐以向安。予谓新产后，用参芪大补，而又当盛夏之时，非有真知灼见者不能也。诚以天下之病，千变万化，原无一定之治。奈耳食之徒，惟知执死方以治活病，岂非造孽无穷，亦何苦人人皆欲为医，而自取罪戾耶！

庚子春，戴氏妇产后恶露不多，用山楂、益母草酒煎。连服数日，遂发热自汗，口渴不饥，眩晕欲脱，彻夜不眠。孟英视之曰：此禀属阴亏，血已随胎而去，虽恶露甚少，但无胀痛之苦者，不可妄投药饵。酒煎益母、山楂，不特伤阴，且能散气。而汗泄口干，津液有立竭之势。即仲圣所谓无阳也。盖人身天真之气谓之阳，阳根于津，阴化于液。津液既夺，则阳气无根而眩晕，阴血不生而无寐。若补气养阴，则舍本求末，气血不能生津液也。惟有澄源洁流，使津液充而气血自复，庶可无忧。以西洋参、生黄芪、龙骨、牡蛎、萎蕤、百合、甘草、麦冬、生薏苡、生扁豆、石斛、木瓜、桑叶、蔗浆投之，一剂即安，数日而愈。后以滋填阴分，服之乃健。

予荆人娩后，恶露不行，或劝服生化汤。适孟英枉顾，诊曰：阴虚内热，天令炎蒸，虽赤砂糖不可服也。以生地、丹参、丹皮、豆卷、茺蔚子、茯苓、桃仁、山楂、栀子、泽兰、琥珀投之即效，且无别恙而易健。不寒不燥，真阴虚血滞者之良剂。可见体质不齐，药难概用。况其致病之因不一，病机传变无穷。语云量体裁衣，而治病者可不辨证而施治耶？孟英尝曰：凡产后，世俗多尚生化汤，是一定之死方，疗万人之活病。体寒者固为妙法，若血热之人，或兼感温热之气者，而一概投之，骤则变证蜂起，缓则蓐损渐成。人但知产后之常有，而不知半由生化汤之厉阶。此风最胜于越，方本传于越之钱氏，自景岳采人八阵，遂致流播四海，人之阴受其害者，数百年矣。从无一人能议其非，今特为此长夜之灯，冀后人不致永远冥行，或可稍补于世。但景岳最偏于温补，而独于产后一门，力辨丹溪大补气血为主之非，可谓此老之一隙微明。惜犹泥于产后宜温之谬说，盖由未入仲圣之宫墙也。通人之论，无论寒药热药，用不得当，皆是误人，不可不知。

张郑封室，娩后即发热，服生化汤二帖，热益炽而发赤疹。顾听泉诊之，即与清解，三剂不应，欲进犀角地黄汤，而恐病家之狃于产后以生疑也。乃拉孟英质之，诊其脉弦滑而数，面赤热燥，胸闷善悲，肢肿而疼，两肘白泡如扁豆大者数十颗，舌上亦有一颗，痛碍食饮，大便不解，已旬日矣。曰：此不但胎前伏暑，且有蕴毒，而误服生化汤，以助其虐。幸初手即用清解，尚不致于昏陷。犀角地黄，极是治法，犹恐不能胜任。乃与听泉商，加西洋参、滑石、知母、银花、花粉、人中白、蒌仁、竹黄、贝母、桑叶、栀子为剂。其所亲曰：高明断为热证，何以病者虽渴而喜热饮耶？孟英曰：此方中所以多用痰药也。凡胸中有热痰阻碍气机者，每如是，不可以其向不吐痰，而疑吾言之妄也。若因此而指为寒证，则祸不旋踵矣。进四帖，始得大解，频吐稠痰，而各恙皆减，饮食渐加。孟英曰：病势虽稳，余热尚炽，苟不亟为清涤，而遽投补益，犹有蓐损之虞。其母家果疑药过寒凉，必欲招专科调治，幸将前方示彼，尚不妄施温补，然隔靴搔痒，纪律全无。旬日后，余火复燃，郑封坚恳孟英设法，仍用甘寒疗之。周身肤蜕如蛇皮，爪甲更新。其病之再生也可知，继与滋补真阴而起。

翁嘉顺室，娩后发热，竹林寺僧治之不应。温龚二医，皆主生化汤加减，病益剧。请孟英诊之，脉软滑微数，曰：素体阴亏，热自内生，新产血去，是以发热。惟谵妄昏瞀，最是吓医之证。渴喜热饮，宛似虚寒之据，宜其猜风寒而表散，疑瘀血以攻通。帖帖炮姜，人人桃、桂，阴愈受劫，病乃日加。幸而痰饮内盛，津液未致枯竭。与蠲饮六神汤去橘、半，加西洋参、生地、花粉、竹茹、知母、生白芍为剂，数日而瘳。逾旬复发热，或疑凉药之弊，或谓产蓐成劳，众楚咻之，病渐进矣。其小姑适吴氏者，向役于冥曹，俗谓之活无常，偶来探病，忽仆地而僵，口中喃喃。或问汝嫂病何如？答云：须服王先生药。人皆异之，次日仍乞诊于孟英。曰：脉浮数而弦，是风温也，与前病异。便泻无溺，肺热所迫；大渴无苔，胃汁受烁。亟与天生建中汤频灌，即蔗汁也。药主大剂甘凉，果得津回舌润，渐以痉可。凡痰饮内盛之人，服寒热药皆如石投水，人皆以为禀赋之异，不知皆痰饮为患也。

施氏妇，产后四肢串痛，药治罔效，医谓其成瘫痪矣。延已逾月，丐孟英视之。膏药遍贴，呻吟不息，脉数而洪，舌绛大渴，曰：此非风湿为病，膏药亟为揭去。近日服药，谅皆温补祛风之剂。营血耗伤，内风欲动，势将弄假成真。且吾向见其体丰血旺，何以娩后遽患斯疾？必生化汤、砂糖、酒之类所酿耳。其父倪某，目虽瞽，闻而笑云：君诚天医也。小女服过生化汤二帖，赤砂糖八斤，从此渐病，不识尚可起废图全否？孟英曰：幸其体足于阴，恢复尚易。若阴虚血少之人，而蹈此辙，虽不即死，难免不成蓐损。因投大剂凉润壮水之药，一剂知，旬日安，匝月起。

慎氏妇，产后腹胀泄泻，面浮足肿，医与渗湿温补，月余不效，疑为蓐损。孟英视之，舌色如常，小溲通畅，宛似气虚之证。惟脉至梗涩，毫无微弱之形。因与丹参、滑石、泽兰、茯苓、芜蔚、蛤壳、桃仁、海蛇、五灵脂、豆卷，数服即瘥。亦行瘀利水之法。

吴馥斋室，新产后呕吐不止，汤水不能下咽，头痛痰多，苔色白滑。孟英用苏梗、橘、半、吴萸、茯苓、旋覆、姜皮、柿蒂、紫石英、竹茹，此痰饮挟肝气上逆也，故方以降气涤饮为治。一剂知，二剂已。

陆厚甫室，陈芷浔主事之女也。产后经旬，偶发脘痛，专用温补药，因寒热气逆，脘痛何以投温补，不问可知其误矣。自汗不寐，登圊不能解，而卧则稀水自流，口渴善呕，杳不纳谷，金云不起矣。乃父速孟英诊之，脉弦数而滑，曰：本属阴亏，肝阳侮胃，误投温补涩滞之剂，产后肝血大亏，所以阴虚，肝失血养，故阳独盛。气机全不下降，以致诸证蜂起。医见而却走，是未明其故也。与沙参、竹茹、楝实、延胡、栀、连、橘、贝、杏、斛、枇杷叶，为肃肺以和肝胃法，覆杯即安。但少腹隐隐作痛，于前方去杏、贝、竹茹，加知母、花粉、苁蓉、白芍、橘核、海蛇，乃解宿垢而瘳。此脘痛之根。

金亚伯廷尉篷室，产后恶露不行，渴泻痰多，孟英以北沙参、滑石、生薏苡、生扁豆、蛤壳、豆卷、石斛、竹茹、枇杷叶、琥珀、茯苓等药，数剂而愈。

何新之爱适汤氏，孟冬分娩。次日便泻一次，即发热痉厥，谵语昏狂。举家皇皇，乃翁邀孟英审之。脉弦滑，恶露仍行，曰：此胎前伏暑，乘新产血虚痰滞而发也。与大剂犀、羚、元参、竹叶、知母、花粉、栀、楝、银花投之，遍身得赤疹，而痉止神清。乃翁随以清肃调之而愈。有是病则有是药，不拘泥于产后之元虚。此明医之所以异于庸医也。

高禄卿室，吴濂仲之妹也。孟夏分娩发热，初疑蒸乳，数日不退。产科治之，知挟温邪，进以清解，而大便溏泄，遂改温燥，其泄不减。此邪去之征，识力不坚，遂为所眩。另招张某视之，因谓专科误用蒌仁所致。与参、芪、姜、术、鹿角、肉果等药，泄泻愈甚。连服之，热壮神昏，汗出不止，势濒于危。酝香孝廉徐夫人，病者之从母也，心慈似佛，有子十人皆己出。酝香孝廉徐夜命四郎季眉，请援于孟英。按脉洪数七至，口渴苔黄，洞泻如火，小溲不行，因谓季眉曰：病犹可治。第药太惊人，未必敢服。季眉坚欲求方，且云在此监服。乃疏白头翁汤，加石膏、犀角、银花、知母、花粉、竹叶、栀、楝、桑叶与之。次日复诊，脉证较减，仍用前方，而病家群哗。以为产后最忌寒凉，况洞泄数日乎？仍招张某商之，张谓幸我屡投温补在前，否则昨药下咽，盲语。顷刻亡阳。复定芪、术之方，业已煎矣。所亲张芷舟孝廉闻之，飞告于酝香处，汾伯昆季，即驰至病家，幸未入口，夺盏倾之。索孟英方，煎而督灌，且属群季轮流守视，免致再投别药。孟英感其情谊，快舒所长。大剂凉解，服至七帖，泻全止，热尽退。乃去白头翁汤，加生地、元参、茹、贝。服半月，始解黑色燥矢，而眠食渐安。第腑脏之邪，虽已清涤，而从前温补，将热邪壅滞于膜络之间者，复发数痈于胸乳之间。孟英令其恪守前法，复入蒲公英、丝瓜络、橘叶、菊叶等药。服至百剂，始告全愈，而天癸亦至。方遵古法并不惊人，特读立斋、景岳书者见之，未免吃惊耳。不意浙省名手，狃于温补如此，真不能不归咎于景岳、立斋诸公矣。孟英曰：世俗泥于产后宜温之谬说，况兼泄泻，即使温补而死，病家不怨，医者无憾也。或具只眼，其谁信之？此证苟非汾伯昆仲笃信于平时，而力排众论于危难之间，余虽见到不疑，亦恶能有济耶？余尝曰：病不易识，尤不易患；医不易荐，尤不易任；药不易用，尤不易服，诚宇宙间第一难事也。而世人浅视之，可不悲哉！

魏西林令侄女，娩后恶露延至两月。继闻乃翁条珊主政及两弟卒于京，悲哀不释，而为干嗽吐血，头痛偏左，不饥不食，不眠不便，渴饮而溲必间日一行，久治不效。孟英切脉，虚弦豁大，与甘麦大枣，加熟地、首乌、鳖甲、二至、菊花、旋覆、芍药、贝母、麻仁、青盐等药，服后脉渐敛，血亦止。七八剂头疼始息，旬日后便行安谷。逾年接柩悲恸，血复溢，误投温补而亡。

翁嘉顺令正，娩后阴户坠下一物，气虚不固。形色如肺，多方疗之不收。第三日，始求治于孟英。令以泽兰二两，煎浓汤熏而温洗，随以海螵蛸、五倍子等分，研细粉掺之，果即收上。继而恶露不行，白带时下，乳汁全无，两腿作痛，又求方以通之。前方只治其标，未治其本，故复发此患。孟英曰：此血虚也。乳与恶露虽无，其腹必不胀。前证亦属大虚，合而论之，毋庸诊视。因与黄芪、当归、甘草、生地、杜仲、大枣、糯米、脂麻、藕，浓煎羊肉汤煮药。服后乳汁渐充，久服乃健。

陈书伯太史令弟妇，娩后三日，发热汗多，苔黄眩悸，孟英切脉，弦细虚数。乃营阴素亏，酷热外烁，风阳浮动，痉厥之萌也。予元参、白薇、青蒿、生地、小麦、穞豆衣、石斛、鳖甲、竹叶。两剂，热退知饥，悸汗不止，去蒿、薇，加龙、牡、莲心、龟板、石英而安。继又暑风外袭，壮热如焚，渴饮不饥，视物尽赤，改授白虎加西洋参、竹叶、莲杆，一啜而瘳。仍与镇摄滋潜，善其后而愈。

顾氏妇半产后，因吃饭脘痛，人以为停食也。进以消导，痛甚发热，卧则右胁筋掣难忍。孟英曰：此非发散攻消可疗，予旋覆、丝瓜络、冬瓜子、莲杆、苇茎、竹茹、贝母、枇杷叶、兰叶、通草为方，一剂知，二剂已。

赵子循室，娩后服生化汤二帖，更因惊吓，三朝发热，连投四物、六合等汤，病日以甚。半月后，始延孟英诊之，脉象左弦急，右洪滑数，苔黄大渴，谵语嗽痰，恶露仍行，唇齿干燥。是因阴虚之体，血去过多，木火上浮，酷暑外烁，津液大耗，兼有伏痰之候也。亟与营卫两清，冀免他变。而母家极畏石膏，坚不与服。越三日，势益剧，计无所施。子循之叔笛楼，与其表兄许芷卿，径以白虎加减投之，证有转机。翌日再迓孟英，会同笛楼，暨其舅氏许吉斋山长，协商妥治，咸是王议。且以西瓜汁助其药力，热始日渐下行，二便如火。又数日，渐安粥食，神气亦清，起坐梳头，夜能静寐。然热蕴太久，下焦患痛，脓虽即溃，阴液漏伤，脉复空数浮大，便泄善嚔，口干多梦。皆木少水涵，烁津侮胃之见证也。孟英与笛楼商，以白头翁汤，加龙骨、三甲、甘草、木瓜，以育阴潜阳；余粮石脂丸中，加梅、连以息风镇胃。果得疮口脓干，餐加泻止，脉柔热净，苔退神怡。正须善后，甫授滋填。不期酷热兼旬，甘霖忽降，窗开彻夜，复感风邪，身热微寒，鼻流清涕。而阴液久夺，外患未痊，培养碍投，又难发汗，肝风内应，瘛疭旋形。九仞之功，遂成画饼。门外汉未免以成败论，然此案自堪传也。仍是阴血大虚，故变证如此，非盖由于风邪也。

产后诸证，首必通瘀，然亦不可以常理测者。表弟周鹤庭室，新产晕汗，目不能开，心若悬旌，毫无恶露。乃父何君新之，按其脉有虚弦豁大之形，亟拉孟英图之。予以三甲、石英、丹参、琥珀、甘草、小麦、稽豆衣等药，滋阴镇逆，仍兼行血之品，斯灵动而不滞。覆杯即安，数服而愈。或诘其何以知非瘀血为患？曰：此阴虚之体，既产而营液大脱，风阳上冒，虽无恶露，胸腹皆舒，岂可误作瘀冲，而妄投破血之药耶？

辛亥春，孟英治其令正，诞子三朝，忽浑身麻冷，寻即壮热大渴，汗出不解，耳鸣眼泪，舌绛无津，苔色燥黄，腹痛拒按，不饥脘闷，恶露仍行，小溲极热，脉则弦滑右甚。是胎前吸受风温，兼挟痰食内滞。虽新产血去阴伤，见证较剧。然病不在营，亟宜撤热以安营，不可破血以伤营，亦不可养阴而助病。遂以元参、白薇、栀子、知母、竹茹、旋覆、菖蒲、枳实、栝蒌为方。服之热虽退，而脉不减，仍用此方。越二日，复麻冷而后热，惟舌稍润，苔较薄耳。再饮之，热亦即退，并吐胶痰数碗，略进稀糜。间一日，又发寒热。或疑为疟，或疑分娩不易，用力劳伤，恐是虚证。苟不及早温补，蓐损堪虞。孟英一一颔之，复与前药，热果渐减，渴亦递减。逾日，寒热犹来，亦不更方。至十一朝，始下黑燥矢，而寒热乃休，即能安谷。计服此药已十大剂矣，始出方与戚邻阅之。盖恐眷属之预闻凉解而有阻挠也。诸亲莫不骇诧，然此证非孟英独断独行，断难成功。设泥新娩而通瘀，或以为疟而温散，或疑其虚而滋补，势必骤变。即稍有瞻顾，亦必邪热纠缠而延成蓐损。世人之病，往往弄假成真者，大率类此。

吾师赵菊斋先生令郎廉士之如君，新娩后微寒壮热，小溲全无，恶露稍行，大便如痢，伸项善哭，大渴不眠。专科谓疟痢交作，不能图治，遂请孟英援手。脉来洪大滑数，曰：暑为患耳，不必治其疟痢。以辰砂益元散，加竹叶、银花、丹皮、木通、元参、丹参、莲杆，为大剂投之。三帖，各恙皆平。第营阴素亏，即改甘凉濡养，善后而愈。尚且乳汁全无，显由血少。设非清解，又当何如耶？

石北涯仲媳，胎前患泻，季秋娩后，泻如漏水，不分遍数，恶露不行，专科束手，咸虑其脱。亟请孟英脉之，左弦而数，右大不空，口苦不饥，苔黄无溺，曰：非虚证也，参汤断弗沾唇。予白头翁，合石顽伏龙肝汤丸治之，一剂知，三剂愈。

孙画三仲郎菊如之室，因儿女过多，不欲生产，怀妊屡服下胎药不应。娩后三朝，陡发寒热，兼以痛泻，所下皆黑，而小溲不行。医作瘀治，用回生丹等药已觉渐愈，惟寒热间作不休。至八朝，或嘱其邀孟英诊视。神气颇安静，苔色黄腻不厚，胃略知饥，惟右寸关空大，有静中一跃之形。诊毕适前医至，孟英谓右脉不佳，恐有骤变。彼按脉云，较昨已大和矣，必无害也。孟英唯唯而退，菊如送至门外，复嘱以令正元气大伤，莫投峻药而别。继闻是夜寒热复作，腹仍大痛，更服回生丹，越日而亡。

沙沛生醯尹令正，胎前痰嗽，娩后尤甚，孟英视之，面赤能餐，汗多畏热，脉滑而数，呕渴苔黄，恶露流通。血分无病，乃燥火伏于肺胃。法宜清肃上焦，不可谓产后禁凉润也。剂以沙参、茹、滑、知、斛、冬、甘、枇杷叶、冬瓜子、苇茎、梨皮、桑叶、蛤壳出入互用，旬日而痊。

陈舜廷继室，娩后略有咳嗽，微有寒热，恶露不多，少腹似有聚瘕，时觉窜痛，腰疼不能反侧，齿龂频流，溺少口干，仍不喜饮，舌绛无液，善怒不眠，四肢牵掣不舒，易于出汗。逆孟英诊之，脉至虚弦细弱。系素属阴亏，新产血去之后，八脉皆空，阳不能潜，游行于上。见证虽然错杂，治当清息风阳。表散攻瘀，毫不可犯。爰以沙参、竹茹、白薇、丹参、丝瓜络、石斛、栀子、小麦、甘草、红枣、藕为方。服数帖，嗽龂皆蠲，为去丹参、麦、枣、栀、斛，加归身、熟地、枸杞、麦冬、楝实，服之各恙渐瘥。复因卒闻惊吓之声，心悸自汗，肢麻欲厥，乃定集灵膏，加紫石英、牡蛎、龙齿，合甘麦大枣，熬膏服之而康。继有汪少洪令侄女适孙彬士者，产后患证与此相似，误投温散，发热愈壮。但在上部，医者犹不知为阴虚阳越，仍从感治，迨脉脱汗淋，始邀孟英视之。始知是虚阳外越，然已不能拯救，病者自赋绝命词而逝。盖凡属虚脱之证，至死而神不昏也。医者识之。

沈君云峰令正诞子后，患身热痰嗽，白痦头疼，腹痛便溏，不饥口渴。医者治此碍彼，专事模棱。至九朝，余抵禾，视脉滑数，苔微黄，胎前感受冬温也，主以清解法。或疑有碍便溏，余曰：便溏为肺热之去路，设便闭则将喘逆矣。况夏间余尝治其胎前溺涩，群医渗利而不应，余专清肺而得手。今虽产后，体脏未更，兼有客热外侵，所谓有病则病受也。连服多剂，果即向安。

管君锡棠仲郎兰谷之室，季秋患寒热，娠已八月矣。继因其子患惊，忧劳数月，遂兼痰嗽，而舌糜口臭。服药数帖而娩，其胎已腐。然寒热、咳嗽、口糜诸恙不减。医以其产后也，用药益无把握，驯致气逆自汗，面赤无眠，束手嘱备后事矣。适余游武原归，延诊，其脉寸关弦滑，右大，恶露流通，二便无阻，是下焦无病。虽在产后，而病与产后无涉。若云产后宜温，固是谬说。而此之口舌糜臭，亦非大热，毋庸重剂凉解。良由胎已早殒，失于早下，以致浊气熏蒸于肺胃，故见以上诸证。既见诸证，而早为肃清，则源澄流洁，奚至是耶？设再误作产后虚喘，而妄投补剂，则虽死而莫知其所以死也。爰以南沙参、省头草、厚朴、杏仁、菖蒲、桑皮、竹茹、枇杷叶、冬瓜子、丝瓜络为方，蔷薇叶、芦根煮汤煎服。两剂，气顺嗽止，知饥进谷，去杏、朴，加苡仁、甘草。口舌随愈，寒热亦休，惟骨节酸疼，合目即汗，改清热养阴而起榻。腰足尚酸软，授滋补气血而痊。

余游瀛洲，有越人李姓浣心，钮茂才见余云：亲串中一妇人，因娩后嗽血，遂致两目无光，四肢弹不能动，欲求一方。张谓如此大证，未审其脉，如何施治？余曰：吾知之矣。此肺热欲成痿躄也。遂以西洋参、桑皮、元参、百合、知母、苡仁、藕、茅根、枇杷叶为方。服六帖，闻余将归，李亟来署致谢云：病去大半矣，真仙丹也。欲再求一方，余为加葳蕤一味。然此由海外，因不知有产后宜温之谬说，故无人阻挠，而得偶然幸愈也。

金氏妇自仲夏堕胎，迄今四月有余，恶露淋漓不断，两臀近复患疮，浑身肤痒，脉数而弦，多药罔效。亦为产后宜温之谬说所误也。用西洋参、银花各二钱，生地、龟板各四钱，冬瓜皮三钱，栀炭、竹茹各一钱五分，白薇、青蒿、黄柏各一钱，甘草六分。不十帖愈矣。

中　毒

丙戌春，仓夫郑德顺患急证，时已二鼓，丐孟英视之。见其扒床拉席，口不能言，惟以两于指心抓舌而已。孟英曰：中毒也。取绿豆二升，急火煎清汤，澄冷灌之，果能霍然。诘朝询其故，始言久患臂痛，因饵草头药，下咽后即心闷不可耐，舌麻不能言，而旁人不知也。录此足以证孟英临证之烛照如神，亦可见草药之不可轻试之。

都城售透土长寿丹，极言其功之大，能治诸疾，而价甚廉，人皆称之。孟英谓勿论其所用何药，执一方以疗百病，无此治法。每以禀赋不齐，证因有别，劝人切勿轻尝。况以绿豆汤为引，必有热毒之品在内，不可不慎也。继而张孟皋少府饵之患疽，广粤亭司马服之咽烂，孟英投多剂甘寒而愈。王雪山久患下部畏冷，吞未百丸，齿痛目赤，诸羔蜂起。孟英察脉弦滑，与多剂石膏药，兼以当归龙荟丸频服。新疾既瘳，腿亦渐温。令其常饮柿饼汤，以杜将来之羔。伊弟患腹胀而喜服温补，久而不效，孟英曰：湿热也，宜清化。彼不信，因服透土丹，初颇应，已而血大溢，始得悔悟。志此数则，以为世之好服奇药者戒！

邵氏子，于母殡发引之时，忽仆倒不省人事。亟请孟英视之，灌苏合香丸而苏。又屠氏女送父殡至厝所归，即神气瞀乱，如癫如疯。速孟英治之，投以玉枢丹而瘳。此即所谓飞尸之候也。

蒋氏妇，年逾四旬，患一奇证。痰必自少腹突冲而上，其势甚猛，其坚如石，其热如火，故突然而冲之际，周身为之震撼，日夜二十余次。每次止须一咯，即脱然出口，四肢渐形牵掣，口极渴而溺如沸汤，食减少眠，形日消瘦。诸医皆知为痰火病，而治无寸效。孟英视之曰：诊治非谬，而药不胜病者，殆积热深锢，必从前多饵温补所酿也。其夫云：诚然。向来本无病，因无生育，紫河车已服过数十具，他药称是。曰：愚哉。药之治病，犹兵之戡乱也，所谓用药如用兵。无病而药，是黩武也。既无生育，何不纳妾？凡服温补之药以求子者，其药毒钟于小儿，生子多不育，况食人之胞乎？无沦忍心害理，已属不仁。即偶然得子，多患异疾，或顽、蠢、狠、戾，而无人心，亦何益哉！昨闻沙沛生令妹患痘服此，致鼻穿而痘仍不救。设非胞衣之毒，奚至此乎？故余临证三十年从不用之，纵病家要用，亦必剖陈利害以劝止之。或令以羊肾代之，温养有情，且无秽毒，功较胜焉。令正服过数十具而从未生育，毒气毫无出路，欲种子者翻种病矣，岂寻常清凉之剂，所能愈哉。考古，惟紫雪能搜剔久蕴深藏之毒火，试饵之或有验也。爰用紫草、银花、元参、土茯苓、甘草、绿豆、海蛇、凫茈为方，和入竹沥，另以豆腐皮包吞紫雪五分。服之果效，匝月而瘳。

余口上齿下牙密排各十六，虽从无痛楚，而自幼不能决硬物，故侵晨必以盐擦，而冷水嗽之，无间寒暑。今年春夏以来，饭食日减，右之第六齿渐不能嚼，偶触坚韧之物，痛不可忍，且畏冷嗽。以为去年一病，遂形衰象，初不介意。余天性不饮，而颇识杯中趣。曩侍先慈晚膳，每陪饮一二杯。因去冬苦络虚，不能转侧，戚友咸劝日饮醇酒数杯，以和气血，遂习以为常，然不敢纵肆，未尝一醉也。十二月十八夜，寐中忽为右龈痛觉，诘朝即碍于饮食。而是日已订有青镇之游，遂携一针登舟，频刺痛处，出血不少，午后渐松。次日归，饮食如常，以为无患矣。二十一日立春，晨起痛胀复作，刺亦不应。继以凛寒身热，偏右之巅、额、颊、出页、颧、颊、颐、颏无不掣痛，苔色未露。谓是风火外侵，用芄、翘、蚕、芷、桑、薄等，二剂。恶寒虽减，而足冷面热，溺赤苔黄，且鼻窍不塞，而右流浊涕如脓，时欲哼而出之，否则自上腭流下，臭苦不堪。右面尽肿，满口唇疮，肿处极其畏寒，须以热物熨之为快，而时时火升。自问素不服丸散，又不啖肥甘，的系饮酒经年，湿热久蕴而上熏。盖以酒之热归于胆，上移于脑，则为鼻渊。其实移脑者，即移胃也，故见证皆在少阳、阳明分野。遂以元参、桑叶、菊花、花粉、银花、枳棋子、丝瓜络、冬瓜子、芦根为剂，和入芦菔汁，调以玉枢丹。两服，而苔化火平，二便亦畅。外用盐卤热洗右面，而肿渐消，去玉枢丹。又二服，可以嚼饭，日啖北梨。至戊午元旦，而臭浊之涕始稀。初五六连日出门，适大风，初七日午后，右龈复痛，上连头角耳门，右之第六齿复长出而碍食，凛寒畏风，乃用桑叶、菊花、生甘草、绿豆皮、元参、苡仁、银花、栀炭、薄荷、钩藤，以清散风热。一服，肿出痛减，去薄、钩，加枇杷叶。四剂，痛平，而右之第六齿，已内外分裂矣，其根仍固，但碍于嚼物，而龈肿直至夏初消尽。既而头面四肢遍发斑块瘰疱，肿而且痒，游行无定。手十指，足十趾，两手掌，两足心，无处不到。用力搔之，微出紫血，结痂坚黑，痕如痘疤，至秋杪始瘥。痒时以盐酒洗之，内服银花、绿豆、生苡仁汤，戒口腹者八阅月。嘻！酒之为害如此，深愧悟之不早。从此一滴不敢沾唇。忆二十年前海丰张雨农司马招游东欧，临行妹尝戒余勿饮酒，佩不敢忘，故向无酒病。年来自问衰颓，稍尔放溢，遂酿成此恙。幸而资格尚浅，药治未误，不致延成痼疾。盖天性不饮者，虽少饮亦能为患也。详录之以为世鉴。余妹天性孝友，又极贤明，幼佐先慈操井臼、理家务，有北宫婴儿之志，余强之适金氏十载而嫠。余深悔之，附录以志余过。

杂　治

婺人罗元奎，丁亥夏卒发寒热，旋即呕吐不能立，自言胯间痛不可当。孟英视其痛处，掀赤肿硬，形如肥皂荚，横梗于毛际之左，乃曰：此证颇恶。然乘初起，可一击去之也。用金银花六两，生甘草一两，皂角刺五钱，水煎和酒服之。一剂减其势，再剂病若失。逾年患伤寒，孟英切脉，虚细已极，曰：此不可徒攻其病者，以阴分太亏耳。与景岳法，以熟地、当归、酒炒白芍、炙甘草、橘皮、柴胡等药，一剂而瘳。此法予亦屡用获效。气虚者，并可加参。但表药止柴胡一味，犹嫌力微。予每以此法治阳证疮毒，莫不应手取效，真妙方也。

金元章媳，于申午新寡后患脓窠疥，大抵湿热之病耳。疡医连某疑为遗毒，径作广疮疗，渐至上吐下痢，不进饮食。另从内科治，亦无寸效。延至末春，更兼腹痛自汗，汛愆肌削，诸医皆见而却走矣。王仲安荐孟英视之，曰：此胃气为苦寒所败，肝阳为辛热所煽。前次每服阳刚，即如昏冒，稍投滋腻，泄泻必增，遂谓不治之证，未免轻弃，乃以四君子，加左金、椒、梅、莲子、木瓜、余粮、石脂等出入为方，百日而愈。第信犹未转也。诸亲友环议，再不通经，病必有变。孟英力辨此非经阻可通之证，惟有培养生化之源，使其气旺血生，则流行自裕。若不揣其本而齐其末，则砻糠不能榨油，徒伤正气，尽隳前功，岂不可惜？众议始息，恪守其方，服至仲冬。天癸至而肌肉充，康复如常矣。

牙行王炳华妻，患舌疮，痛碍饮食，内治、外敷皆不效。孟英视其舌色红润，脉形空数，曰：此血虚火浮也，以产后发热例施之。用熟地、当归、酒炒白芍、炙甘草、茯苓、炮姜投之，其病如失。

茅家埠翁嘉润，患腰疽，愈而复发者五年，费用不赀，诸疡医治之不效。盛少云嘱其求治于孟英，切其脉弦细以数，曰：子之幸也，此内损证，肾俞发亦然。外科恶乎知？与大剂甘润滋填之药，匝月而痊，至今不发。

李燕标参戎，于癸夏将欲赴都，馆于石北涯家。项后患疽，外科金云不治，孟英荐老医朱蒿年疗之渐安。孟英偶诊其脉，谓北涯曰：李证有可愈之机，脉难久享其年。北涯惊问所以，孟英曰：左尺坚搏，真阴已伤，非善象也。既而告痊北上，今春果卒于京。

濮妪于酷热之秋，浑身生疖如疗，痛楚难堪，小溲或秘或频，大便登圊则努挣不下，卧则不能收摄，人皆谓其虚也。未闻虚而生疖者孟英诊脉滑数，舌紫苔黄而渴，与白虎，加花粉、竹叶、栀子、白薇、紫菀、石斛、黄柏，十余剂而痊。

翁氏妇患目疾，自春徂夏，治不能瘳，渐至腹中痞胀，痛不可当，食不能下，便秘形消。孟英视之，乃肝郁痰滞，而误补以致殆也。脉弦数而滑，与金铃子散合雪羹，煎吞当归龙荟丸暨礞石滚痰丸。三投即效。服至二十余日，各恙皆蠲，眠食如旧。

瞿颖山仲媳，许培之之妹也，患舌糜，沈悦亭知其素禀阴亏，虚火之上炎也。与清凉滋降之法，及朱黄等敷药而不愈。乃兄延孟英往视，舌心糜腐黄厚，边尖俱已无皮，汤饮入口，痛不可当。此服药所不能愈者。令将锡类散糁之，果即霍然。或疑喉药治舌，何以敏捷如斯？孟英曰：此散擅生肌蚀腐之长，不但喉舌之相近者，可以借用，苟能隅反，未可言罄，贵用者之善悟耳。且糜腐厚腻，不仅阴虚。妙语可思要须识此，自知其故。

歙人吴茂林，患右颊肿痛，颏下结核，牙关仅能呷稀糜。外科称名不一，治若罔知。孟英投以天麻、僵蚕、羚羊、石膏、醒头草、升麻、当归、秦艽、花粉、黄芩等药，渐愈。祛肝风、清痰热之法。

江梦花如君，患两目肿痛，不能略张。医投风药，昏痉欲厥。浼孟英诊之，脉至洪滑，大渴便秘，与白虎汤二剂霍然。

高若舟庶母患脱肛，孟英脉之弦而滑，溲涩苔黄。虽属高年，非虚证也。清其湿热而痊。

翁嘉顺，于去年秋间，偶从梯半跌仆，初无所伤，旬日外陡发寒热，膝旁肿痛。外科汪某治之，溃后不能收功。另招许某疗之，识为伤络，应手渐效，翁极信服。然培补年余，虽纳食不减，而肌肉渐削，面色黧黑，步履蹇滞。且一旬半月之间，必患处肿疼，大发寒热，卧榻数日，始能强起。大费不赀，愈发愈剧。至冬间咽糜龈腐，睛赤音嘶，乃恳孟英以决吉凶。按脉滑数，舌绛便难，口臭溲少，蕴隆虫虫。良由疡医仅知温托一法，既溃之后，更以温补收功善后，竟未察其体气病情，以致平时所有之湿热痰火，一齐关住。病犹自寻出路，寒热频作，而医者不识，妄指为虚。补及逾年，人财两瘁，真谚所云将钱买憔悴也。予元参、黄柏、知母、甘草、银花、花粉、绿豆、栀子、海蛇、凫茈为大剂投之，外吹以锡类散，且令日啖梨、蔗、麒麟菜、柿饼等物。至五十日，诸恙悉蠲，体腴善步。

韩贡甫于去冬偶患足疮，疡科治之，疮愈而大便下血，渐至腰背疼胀。医谓其虚，率投温补，病日以剧。迨仲春寒热时作，卧榻不起，诸医束手，已治木矣。所亲陈季竹嘱延孟英图之，脉弦缓而涩，苔黄溺赤，饮食不思，曰：此药病也。良由气机郁滞，湿热不清，补药乱投，病渐入血，然犹自寻出路。奈医者不知因病而下血，不治其病，徒涩其血，则气机愈窒，营卫不通，寒热不饥，固其宜也。而又疑为土败阴亏，脾肾两补，药力愈峻，病势愈危。若我视之，原非大病，肯服吾药，不日可瘳。乃兄聪甫闻之，大为折服。以海蛇、芦菔汤，煎芦根、厚朴、丝瓜筋、通草、白薇、栀子、楝实、竹茹等药投之，三剂而寒热不作，胃渐知饥。旬余血止溺澄，各恙皆已，改服清养药而康。

许自堂叔岳，年越古稀，忽头面赤肿累痒，渐及两臂，烦躁不眠，饮食日减，外科治而勿效。孟英脉之，弦洪疾驶，重按细软，曰：高年气血两亏，郁火内燔，不可从疡科治。予黄芪、当归、栀、芍、元参、生地、甘草、桑叶、菊花、丹皮、蒺藜、荆芥等出入为方，十余剂而瘳。

黄漱庄司马，素患左目失明，今春右目患障，多药未瘳。延至秋间，孟英视曰：脉甚弦滑，痰火之疴，温补宜停，庶免瞽患。奈司马性喜温补，不以为然，渐至耳亦失聪。冬季再请孟英往诊，右目但能视碗大之字，稍小者不能见矣。耳则虽对面撞钟放炮，胥无闻也。且巅肿而疼，时咳白沫，脉来搏劲不挠。见其案头有顾某所定丸方，用药四十味，皆贵重温补及血肉之品。盖其病在络，不在脏腑，故服此如胶似漆之药，仅能痼疾成废，而无性命之虞也。闻辛亥春，许辛泉患类中，诸医佥从虚治。孟英诊脉沉滑而数，且体厚苔黄，亟宜化痰清热。疏方毕，人皆不以为然，惟其子秋芦极佩服，云：五年前，家父患恐惧多疑，曾屈诊视，方案犹存，若合符节。只因家父性喜温补，前之病根不拔，酿成今日之疴，先生卓见不可及也。奈病者依然不悟，不刈根株，延至壬子夏复中而殒，年未五旬也。并识之以为不究病情、好服温补者鉴。

孙位申令正，左内踝患一疮，外科敷割，杂治两月，渐至疮色黑陷，食减神疲，寒热时形，痛无停晷。始延孟英诊之，脉象弦细无神，曰：此营阴大亏之证。余于外科虽疏，然初起既无寒热，患处亦不红肿，其非火毒可知，并不流脓，虚象更著。始则攻散劫津，继则温托壅气，妄施敷割，真是好肉剜成疮矣。况病在下焦，素患肝郁，芪、茸、芎、归，益令阳浮。两腿不温，岂为真冷？亟煎葱汤，将患处洗净，切勿再行钩割。以生附子杵烂，贴涌泉穴，引火下行。患处日用葱汤温洗。方用血余、当归、冬虫夏草、枸杞、牛膝、苁蓉、猪肤、藕、白蒲桃干煎服。五剂，寒热全休，腿温安谷，黑处转紫，痛减脉和。旬日后，紫转为红，陷处日浅，始令以珍珠八宝丹糁之，匝月而肌生体泰。

家嫂患疠遍身，外科治之不愈且形瘦，而左臂酸疼不能举。孟英按脉弦洪而数，授清肝涤暑之剂，旬余而愈。又闻治一妊妇患疠，疡科治而弗愈，以寿灵寺所售疮药搽之，遂浑身壮热，肤赤神昏，阴户疼肿，尤为惨酷。气逆不饥，彻夜无寐，医皆无策。延孟英视之，脉甚洪数，舌绛无苔，四肢拘挛，溲热如火。乃暑火证，而复为毒烈燥热之药助其虐也。谁谓外治不比内服，可以擅用哉？与大剂银花、元参、石膏、甘草、栀子、鲜生地、竹叶、莲子心、菊叶、冬瓜皮、丝瓜络、西瓜翠衣，而以绿豆、黑豆煮清汤煎药。服三帖，肤淡神清，略进稀粥。又三帖，热退始尽，四肢渐舒。浃旬肿尽消，周身肤蜕如蛇皮而愈。

应氏妇，年逾四旬，去年难产后，患左目无光，火升心悸，诸治不效。所亲沈玉庭嘱延孟英治之，予集灵膏合甘麦大枣汤，以峻滋肝肾之阴而愈。

细君上年病后，以清养药熬膏，服至岁杪，已康复胜常。孟春十八日，分娩亦快健。七日后，余即游武林，继返硖川，由梅溪而游嘉秀，至清明归，为展墓也。知其左乳裂疼，乳房亦痒，搔即水出，起已月余。初谓外恙不足虑，令取疡科善药敷之。余复鼓棹游梅泾而至檇李，又浮海由崇沙，迨归已届端阳矣。见有右目胞坍而甚赤，询其乳患左加甚，而更及于右。诸药久敷，皆不见效，且兼气冲痰嗽，口渴肤糙，盖津液悉从外患而耗也。察其脉滑而数，良由肺胃热炽使然。遂授元参、石膏、知、翘、甘、苡、蒌、栀、菖、菊、蛤壳、银花等，二十余剂，而各恙并瘳。既而余游吴越间者月余归，见其遍身暑疖，形瘦少餐，食后神疲，二便不畅，脉则弦涩不调。与元参、丝瓜络、栀、连、菖、橘、蒌、菀、薇、苏，四帖，而经月之病若失。亦因气郁热壅也。可见治病必探其源，勿徒遏其流。而故人菅君荣棠，尝谓外证不宜服药，盖为服不得其当，及信书太过，泥用成方者言耳。若宣气清血之法，原不禁也。

仲秋，偶觉左乳微疼，按之更甚，始知有坚核如小豆大，外微肿。即取外科药围涂，而以纸盖之，迨药干揭之甚痛。余不能忍，且金云：必破而不易收功。以其在乳盘之内也。余不畏死，而惧不能受此楚毒，因往求吕君慎庵视之，曰：

无虑也。扫榻款留。日以葱白寸许，嵌入梅花点舌丹一粒，旋覆花三钱煎汤下。外用洄溪束毒围方载《潜斋医话》。围之，亦以纸盖之，而药干自然脱落，略无粘肉伐毛之苦。此玉精炭之妙用也。凡十二日，核渐消尽。深佩吕君之德，谨录之以识其手眼之不可及。而方药之效验，俾后人亦有所征信也。

　　余襁褓时，患泻经年，迨三岁种痘。而痘科不知其天花已将出也，复以苗助之，遂及于险。先慈抱而膝行于床者五昼夜，赖任六嘉先生救全，因而体气甚弱，童年畏劳，稍动即鼻衄，故恒静坐。十二岁，夏间患温甚剧，父母深忧之。病中见诸神将，相谓曰：此一路福星也。遂醒而汗出以瘳。失怙后，远游于婺，遵母氏之训，诸凡谨慎。弱冠后，衄病始痊。隆冬可不挟纩，但略犯生冷即便泻，偶食煿则咽痛。己丑受室，甲午举家患疫，悉余治愈。既而自病甚危，梦一淡妆中年妇人，持盒贮红药一丸，以药纳余口中而去，乃大汗而瘳。口中尚有药香，病即已。复因作劳太早，突然晕去。余妹甫十七岁，泣祷于天，欲刲股以救，而余已醒，妹因卒吓吐血，至今思之，愧无以报也。嗣后冬始衣絮。壬寅病痁，热盛时，梦日月并丽于天，而有带下垂。余手挽两带而撼之，日月皆动，遂惊醒，出汗而愈。丙午酷热，而酬应甚繁，始患满额暑疡，续患痢，又患疟，热时辄梦御风而行，告愈之时，凌虚上至霄汉，忽坠渊一浴，汗出如涌而苏。丁未续娶。己酉夏，钱塘沈悦亭茂才邀视陈茂才疫症，势已垂危。余初不知其兼患霉疮也，略不经意，吸其秽毒，归而即病。虽服故孝子张君养之之方而愈，时梦身化异物，遍体鳞甲，游泳深渊，腾云而上。余体冬夏皆凉，而性嗜鱼，内子尝谓余为水族降生有以夫。适雨声如注而觉，汗如沐雨。而天雨竟数日不止，江浙因以成灾，亦奇矣哉！此后始衣帛，乙卯挈眷回籍。丙辰秋杪，病于省寓，十月初六夜，梦法华山备冠服舆从迎余赴职，余即忻然冠带而去，出钱塘门，过昭庆寺，见老少妇女数百人，持香拦阻，因停舆，已而东岳传令送归，余遂返寓，甫到门，一跌而瘳，此梦则更奇。究不知后来何如。嗟乎！幸而免者屡矣。附录于此，以存梦境。

　　清贤医案，惟孟英案最为善本。因叶天士等医案，编者不善选择，治效各案，与未效各案，兼收并蓄，读者颇难判别。惟王孟英案，编印时孟英及身亲见，且最后之《归砚录》为孟英自作。所录各案，绝无一案不效者。读者因见症之精确，悟撰方之灵巧，进退变化，不越规矩准绳。故读此书，胜读名家医案多多也。

后学者青浦陆士谔谨识

叶天士手集

中 风

牛黄清心丸

此药专治痰厥，昏晕不醒，口噤痰喘及小儿惊风发搐、五痫等症，极效！

胆南星一两，姜汁炒　白附子一两，煨　郁金五钱　川乌头一两，面包煨半夏一两，皮硝汤泡五次，皂荚汤泡五次，矾汤泡一次，晒干，为末用之。

上五味，共为细末，用腊月黄牛胆三个，取汁和药，仍入胆内，扎口，挂风檐下，至次年取胆内药一两四钱，加度过芒硝、水飞辰砂、硼砂各一钱，冰片、麝香各一分，研极细末，和在一处，稀糊为丸，如芡实大，金箔为衣，姜汤化下。

治暴仆、痰涎壅塞，竹沥一盏，姜汁五匙，调入白矾末一钱，灌下。

治筋骨疼痛，如夹板状，不可忍者，用骡子修下蹄爪甲，烧炭存性，研末，或黄酒、或汤调服，立愈。

治瘫痪秘方

熟牛骨髓一碗　熟白蜜一斤半，滤过　炒白面一斤　炮姜末三两
上四味，和匀，丸如弹子大，每日三四丸，细嚼，黄酒下，大效！

又方

威灵仙　苍术　牛膝桂枝木通各一两
上为末，黄酒五斤，煮一炷香，早晚服。

治鸡脚风，手足及指拳挛，如鸡脚状，疼痛不时发者，当从鬼眼灸之。左右膝骨盖下，两边各有小窝，共四穴，谓之鬼眼。各将蕲艾灸三次，即愈。愚谓以驱寒湿，雷火针针四穴，亦效。

中风卒倒方治卒然倒仆，痰涎壅盛，难辨虚实。

扶病人于避风室内，用炭火一盆，将米醋洒上，使醋气冲入口鼻，病轻者即苏，重者亦易治。勿遽服补药、米汤之类，恐痰涎永系于心，致成终身痼疾。此法即虚中亦可用。

中风昏迷不省方三

不论风、寒、食、痰、邪祟，一时昏仆不省者，用生姜汁半盅、童便一盅，和匀，烫温．灌下即醒。

牙皂荚（去皮弦）二两，生白矾一两（二味同入水中煮化，取出，晒干，为末），北细辛五钱（去叶土、净），共研细末，用少许，吹入鼻中，即醒。

人指甲（炒），黄酒煮服，立醒。

中风口噤不开方二

白盐梅擦齿，即能开，并不伤齿。

不论男妇小儿中风，口噤身直，用干鸡屎或鸽粪，炒黄，再以黑豆同炒，酒煎，去滓服，即齿开能言。

中风口噤不语方三

白矾二钱，研末，用生姜自然汁调化，斡开口，灌服，其涎或吐或化下，即醒。

马料豆一升，煮浓汁如饴，含汁在口，即能言也。

侧柏叶一握（去枝、粳），葱白一握（连根，研如泥），无灰酒一斤，煎十余沸，温服。按：柏叶能行血消风，葱白散气祛痰，酒能通经，助药力，如初中，即服数杯，能使风退气和，一切易治。

初中痰盛，不省人事，苏合香丸一丸，用竹沥、姜汁调药灌下。醒后用白术（土炒）、当归、天麻各一钱，川芎、薄荷、桂枝、天南星（姜汁制）、陈皮各一钱，水煎，临服加竹沥一酒杯，姜汁三茶匙，和匀服。

中风口眼㖞斜方四

生丝瓜，绞汁，和大麦面，炙热，熨心头。一正便止，勿令过分。

口㖞，用皂荚五两，去皮，为末，三年老陈醋和糊，左㖞涂右，右㖞涂左，干更上之，以正为度。

又，用石灰一合，醋炒，调如泥，于不患处涂之，立即牵正。

灸法最妙，听会穴（耳珠前陷中，开口有空）、颊车穴（目下八分，曲颊陷中），用麦大艾丸，灸三壮，即效。不效，再灸。

中风灸法　一时昏仆气塞，涎流不语，药物难施之际，灸法最善。

百会穴（头顶中）、风池穴（耳后一寸五分，并治偏正头风）、大椎穴（项背第一节骨陷中）、曲池穴（屈手陷中）、足三里穴（膝眼下三寸骨外廉陷中）、绝骨穴（一名悬钟，外踝上三寸，附飞扬之前）、间使穴（手掌上横纹中后一寸）。以上七穴，凡人心中昏乱，或手足麻痹，不拘是风是气，用绿豆大艾丸，各灸三五壮。并治卒死，心头尚热，不知何证，用此灸法，即苏。

中风　手足麻痒，羌活煎汤洗。如大肠燥闭，不见虚证者，用枳实、厚朴、大黄、羌活各二三钱，水煎服，自解。即三化汤。

中风拘挛方　中风昏仆，醒后筋络挛结，肢节疼痛，或半身不遂者。

八角刺树皮俗名老鼠刺树，高三五尺，冬季结红子，鲜者取皮，四两　木莲叶似茶花叶而色老，生于土墙头上者多，一岁一片　无灰酒二斤

煎至两碗，作二次服，大有奇功，三四服痊效。

预防中风方　凡人觉大指次指麻木，或眉棱骨痛，三年之内，定有风疾，用此方。

稀莶草三斤，制法列后　制首乌　当归　熟地黄各八两牛膝　续断　秦艽川芎　赤芍药　五加皮各四两

俱为细末，炼蜜丸桐子大，空心淡酒下三钱。

回春再造丸　专治中风中寒，痰迷气厥，左瘫右痪，半身不遂，口眼歪斜，腰腿疼痛，手足麻木，筋骨拘挛，步履艰难。凡小儿急慢惊风，诸般危急之证，立见神效。真有起死回生之功，回春再造之力，勿视为泛泛也。

真蕲蛇一条，头尾各去三寸，酒浸三日，去鳞、皮、骨，桑柴火烧脆为度，研　山羊血二两，要通烧　上肉桂二两，去皮，另研　人参二两，切片，矿燥，另研　西牛黄二钱五分　川黄连二两　麝香五钱丁香一两　朱砂一两，飞净　暹犀角七钱五分，镑细，另研　陈胆南星一两　梅片脑二钱五分　乳香一两，去油　没药一两，去油沉木香一两　血竭七钱五分。以上十六味细药，各药称准，另

研为末以后，诸药制法妥当，总用烘脆，磨末　大熟地二两，炒虎胫骨一对，重一两外，酥炙　绵黄芪二两　天竺黄一两　骨碎补一两，烘干　何首乌二两　粉甘草二两，炙　地龙五钱，去土，净元参二两　川芎二两，炒　明天麻二两　白芷二两　制附子一两　威灵仙二两五钱，酒浸，炒　赤芍药二两　白术一两，炒　白蔻仁一两　两头尖二两　台乌药一两　青皮一两　粉葛根二两五钱　龟腹板一两，炙　当归一两，酒炒　全蝎二两五钱，去毒北细辛一两　草蔻仁二两　大黄二两　麻黄二两，去节　川羌活二两　白僵蚕一两　藿香一两　松香五钱，炙透　青防风二两石茯苓一两　香附一两

上药精选地道诸品，虔诚监视，如法修合，用蜜为丸，金箔为衣，蜡壳固护。病在左部，用四物汤为引，当归、白芍、生地、川芎各一钱，煎汤送下。病在右部，用四君子汤为引，人参、白术、茯苓、甘草各一钱，煎汤送下。无力用人参者，党参代之也可。其余姜汤、黄酒，随证酌用。大人每服一丸，重二钱。小儿大者，每服一钱，小者每服五分。孕妇忌服。

豨莶丸　专治肝肾风气，四肢麻痹，骨间疼痛，腰膝无力。也能行大肠气，治三十六种风，或受寒热而起，瘫痪年久不愈。服久神效。

豨莶草法于五月五日、六月六日、九月九日采药，洗净，焙干。

用好酒、白蜜和匀，洒在叶上，铺入甑中，上锅内蒸透，取出，晒燥，再晒再蒸，共晒九次，碾末，炼蜜丸如桐子大，每服五十丸，空心白酒下。病五七年者，服至二千丸；病转盛者，乃药胜于病，服至四千丸，仍如完人。

浮萍一粒丹　治中风瘫痪，三十六种无名风疾，遍身癜癣，脚气，并治跌仆损伤，胎孕筋搐挛结。此药性寒，中风挟火者，功效至灵。服之百粒，乃为完人。

紫背浮萍宜七月十五日采，捡净，以竹筛摊晒，下置水一盆映之，易干燥

研细末，炼蜜丸如弹子大，每服一丸，空心豆淋酒下。

太元汤　治中风，痰塞不语。

染布活靛缸水一盏，温，灌下即能言。

按：蓝汁，解诸风热毒，散经络结气败血；染布污水，内有石灰，能下痰水之气。

史国公药酒方

防风　秦艽　川萆薢　鳖甲　虎胫骨炙酥　羌活　晚蚕沙炒黄　油松节

白术土炒。各二两　杜仲姜汁拌炒　当归各三两　川牛膝一两　苍耳子四两　干茄根八两，蒸　枸杞子五两

　　上药切片，盛夏盛由布袋中，投大坛内，入好酒三十五斤，封口，浸十四日，将坛入汤锅内，煮三个时辰，取坛，入土埋三日，去火毒，每日清晨、午后，各服三五杯，大有奇效，愈于服他药也。

补 益

奇想补心丸

柏子仁二斤，去油，为末　白术一斤，炒　生地一斤，焙　红枣肉三斤，蒸熟

上，炼蜜为丸，弹子大，每日三服，百日后百病消除 c

棉子丸

乌须黑发，暖肾种子，阳虚人宜服此药。用：

棉子十数斤，用滚水泡过，放蒲包内闷一炷香，取出，晒裂壳口，取仁，并去外皮，用净仁三斤，压去油，用火酒三斤泡一夜，取起，蒸三炷香，晒干　补骨脂一斤，盐水泡一夜，炒干　杜仲一斤，去外粗皮，黄酒泡一夜，晒干，姜汁拌炒，去丝　枸杞子一斤，黄酒浸，蒸，晒干　菟丝子一斤，酒煮，吐丝为度

共为细末，炼蜜丸桐子大，每服二三钱。

养元固本暖腰方

广木香　真川椒　大茴香炒　补骨脂　升麻各一两　川附子五钱　蕲艾半斤　丁香四钱　上肉桂　川楝子各一两

先将艾搓软，次将各药为末，和匀，用绫绢做暖腰，人药，密扎腰上着肉者，神妙。

腰痛神方

雄猪腰子一副，铜刀破开，去中间血膜及外边细腻　青盐炒，二钱　大茴香钱半　当归钱半　杜仲五钱，去丝

上为末，入腰子肉，放瓷器中，过一宿，明日早，用韭菜上下铺，蒸熟，用火酒洗去药末，将腰子用铜刀切片，好陈酒空心送下。多年者，吃五六副，乍起者，一二副，即愈。

又方

杜仲　补骨脂　牛膝　香附各三钱　青盐钱半

将雄猪腰子二对，竹刀剖开，去筋丝，每个内外拌药，用湿纸包，炭火煨熟，去药，酒下，一醉即愈。

治下部无力方

雄猪肚一个　红枣肉半斤　莲肉四两　薏苡仁四两

将糯米半升填入肚内，好酒一盅，酱油少许，煮熟，每日切几片，空心好酒下。

长春方　治肾虚精冷之证。

鱼鳔一斤，蛤粉炒成珠，极焦　棉花子一斤，取仁，去壳油，酒蒸

白莲须八两　金樱子一斤，去毛　川石斛八两　沙蒺藜四两枸杞子六两　菟丝子四两　五味子四两，炒

用鹿角五斤，锯薄片，河水煮三昼夜，去角，取汁熬膏，和药末为丸，桐子大，每服三钱。

归圆酒方

甘菊花八两　枸杞子一斤　当归八两　龙眼肉三斤

上药用火酒三斤，酒酿十斤，泡二十一日用。

二仙酒方

烧酒一坛，十斤，入龙眼肉一斤，桂花四两，白糖八两，用泥封固，愈久愈佳。

养元藕粉　治老年人，健脾养胃，日常服之，极效。

白莲藕粉　建莲肉去心　白茯苓　白蜜　白扁豆炒　川贝母去心　怀山药

上七味，各等分，共研为细末，用人乳拌成一块，每用一两，开水冲服。

聪明豆

补骨脂六两　　杜仲六两，菟丝子六两　　制首乌六两　　戎盐三两　　小茴香三两

上六味，量用水煎汁，煮马料豆一斗，煮透，收干药汁，渣再煎汁，去渣，煮豆，收尽药汁，晒干，收贮，每服三钱，淡盐汤送下，或干嚼也可。老年人最宜常服。

痨

治吐血痨证方

桂圆七个　红枣十四个　莲子二十一个　小黑豆四十九粒

水二碗，煎一碗，空心早服，连药吃完为妙。

治虚劳咳嗽吐血，肺痿、肺痈吐脓血，垂危者，服之即愈。

用茭白细根，约三四两，捣碎，以真陈酒煮，绞汁，每日服一二次，至一二十日即愈。

治咯血吐血，痨嗽久不止。

雪梨六十只，取汁二十杯，生地、茅根、藕，各取汁十杯，萝卜、麦冬，各取汁五杯，将六汁煎炼，入蜜一斤，饴糖八两，姜汁半杯，再熬如稀糊，则成膏矣，每日用一二匙。

治酒痨吐血，用枳椇子一两，水二盅，煎一盅，不拘时服，渣再煎服。服至数十日，愈。

夺天再造丸　虚痨咳嗽吐血仙方。

六月雪一斤，切片，人瓦罐内，河水井水各半，同煎至无味，去渣，将不落水大雄猪肺一个，煮至肺化，捞去筋膜，入藕汁八饭碗，白蜜、人乳、梨汁、童便各一饭碗，煎成膏子，早晚服一酒杯。

滋阴鸭方二　治虚痨咳嗽吐血。

老雄鸭（二三年者）一只，杂人大原生地四两，大麦门冬（去心）四两，缝好鸭腹，置瓷器中，加无灰酒一斤半，隔水煮熟，任以食之。其余药渣，入六味地黄一料，同磨末，炼蜜丸如桐子大，每朝盐汤送下三钱。

乌嘴凤头白鸭（活者）一对，一雄一雌，出嘉兴，治肠胃久虚。葛可久白凤膏用之，取金木相生之义。养之于家，俟有鲜紫河车一具，剪碎，与鸭食之。待其食完，又须一人将鸭东赶西走一日，鸭不住脚，方能消化。然后缉毙，去毛，去肠中之垢，连杂连骨煮极烂，捞起骨渣，收成自然鸭膏。其骨渣配药，共磨末。男病配入六味地黄（加麦冬、五味子）一料，女病配入八珍、归脾一料，共为末，人鸭骨，杵和为丸，每日早晚各服三钱，淡盐汤送下。此方男女虚劳损怯，咳嗽失血赢瘦者，服之起死回生，大有奇功，能救人一命，故不以鲜河车、活鸭为嫌也。

外除痨病仙方

雄黄一钱　朱砂一钱　麝香一分　硫磺一钱

上四味，各研细末，瓷瓶收贮，至端午日午时，以滴花烧酒调匀，用独囊大蒜一个，去蒂，蘸药，从背尾骨逐节搽上，看青肿处，即痨虫所在，其处多搽数次，其虫自灭。不拘新旧，一切痨病，皆能除根。如病重者，须择天医吉日，总以午时搽之为妙。此方能开背后三重关窍，即虚怯哮证，疰夏之人，端午日搽之，亦能神清气爽，筋络流通，大有裨益。可广传济众，以起沉疴。

盗 汗

治盗汗方

莲子七粒　黑枣七个　浮小麦一合　马料豆一合
用水一大碗，煎八分服，三剂愈。

又方

黄芪　马料豆
二味煎服，半月愈。

又方

五倍子，去蛀末，炙干，研末，男用女唾，女用男唾，调厚糊，填脐中，外用旧膏药贴之，勿令泄气，两次即愈。

止汗方

黑豆三钱　浮小麦一钱　乌梅一个
煎汤服。

咳嗽　哮喘

治痰嗽诸虚奇验方

藕汁　梨汁　萝卜汁　人乳　姜汁　白糖　砂糖　童便各四分

将八味放瓷瓶内，用炭火熬煎，只剩一斤为止，每日空心白滚汤送下四钱，服完即愈。如能常服，则精神强健，永无虚损。

治小儿咳嗽，并大人咳嗽屡验方

款冬花三钱　晶糖五钱

将二味放入茶壶内，泡汤，当茶吃，自然渐愈。

治小儿天哮方　一切风湿燥热咳嗽痰喘，兼治大人。

海浮石净末，四钱　飞滑石净末，四钱　甜杏仁净末，四钱薄荷净末，四钱

上为极细末，每服二钱，用百部煎汤下。

虚人咳嗽方

巴旦杏仁三钱，去皮尖　川贝母二钱，去心，研　冬霜桑叶八分　南沙参二钱

上四味，同煎，频服。

热嗽有痰，面赤烦热，午前更甚。起于夏季者多。

桑白皮　黑山栀　知母　桔梗　杏仁　黄芩　浙贝母各一钱五分　生甘草五分

水煎服。

肺热久嗽，痰少有声，肌瘦，将成肺痨者。

杏仁　紫菀　款冬花　枇杷叶蜜炙，去毛　木通　桑白皮各等分　制大黄照

分减半

上各为末，炼蜜丸如樱桃大，食后、夜卧含化一丸。

肺郁痰嗽，胸膈疼痛，夜卧不安者。

贝母　杏仁各等分

共捣研，入姜汁、白糖，蒸饼为丸，夜卧含化。

痰嗽　方二

胡桃肉三枚，生姜三片，卧时嚼服，即饮汤二三呷，再食胡桃肉二枚，生姜三片，缓缓嚼下，数次即效。

气壅痰盛者，用雪梨一个，开一窍，入白矾一钱，用纸封固，隔水蒸熟，食二三次，愈。

食积痰嗽方

萝卜子半斤

焙焦燥，研为末，以糖和丸，如樱桃大，绵裹，含化，津下，甚效。

秋月，肺燥咳嗽，嗽多痰少，午后至夜更甚者。

松子仁一两　胡桃肉二钱

研膏，加熟蜜五钱，和匀，每服二钱，食后沸汤点服。日久痰多者，加北五味二钱，屡效。

痰喘咳嗽　方二

藕汁、梨汁、白果汁、萝卜汁，各等分和匀，铜锅内熬成膏，随意服之。

白蚬壳，多年陈者，煅过存性，为极细末，以米汤调服一钱，日三服。盖蚬壳粉皆能清热行湿，湿热去则痰自消，嗽自止。

久嗽不愈　方二

枇杷叶去毛净，切碎　杏仁去皮尖，研

等分，汤泡，多服即止。若无痰虚嗽，止用枇杷叶，去毛，蜜炙，泡汤饮。

巴旦杏仁去皮尖，四两　胡桃肉泡去衣，四两　上白糖六两共捣如饴，时时入口含化。如痰未尽，加川贝母五钱，同捣，能治一切久嗽及体虚，午后面赤气冲，至晚更甚者，屡效如神。

冷哮方

老生姜连皮，二钱五分　白糖一两

二味共捣，用白滚汤冲服，每日一服。其姜、糖逐渐加重，要加至糖四两、姜一两为度。

痰哮方

苎麻根火烧存性，研细

用生豆腐蘸食三五钱，或用猪肉二三片蘸食，即效。

盐哮方

豆腐浆

每日早晚久服，即效。

如小儿，用芝麻秸，瓦上焙焦存性，出火毒，研细，以生豆腐蘸食，即效。

哮证应验方

萝卜予八两　猪牙皂角七枚　白矾用清水漂净，五钱，研末

上三味，同在饭上蒸三次，又水漂，再蒸三次，研末，拌糖服。

哮病神效方

露蜂房一个，能祛涤痰垢　枯矾二钱，研细，掺蜂房内，同炙天南星二钱，制　白附子一钱五分　制半夏二钱　制川乌一钱五分

上药共研细末，约一两重，均五十日，连吃，每日清晨用水豆腐花或豆腐浆冲服末药二分，不可多服，至要！至要！！按：此方竟用研细白矾二钱，入蜂房，同炙，已成枯矾矣。而以枯矾再炙，不亦失其矾性乎？

劳证，发热喘嗽，鲜百部二斤，切细，用无灰酒浸坛内，炭火煨熟，每日五更温服一杯，以好为止。

口燥有痰，喘嗽，栝蒌一个，入白矾枣大一块，同烧存性，研细，以熟萝卜蘸食，一服即效。

老年痰喘，秋白梨一个，去心，入燕窝一钱，先用滚水泡，再入冰糖一钱，蒸熟，每日早晨服，勿间断。

如气促，坐卧不定者，胡桃肉（连衣）、杏仁（去皮、尖）、老生姜各一两，同捣成膏，入炼蜜少许，丸如弹子大，卧时白汤含化一丸。

虚喘方

喘无休歇，呼吸不接续，多出少入，乃不足之证也。

人参一钱五分，胡桃肉五个（连衣），加生姜三片，枣一枚，水煎服。

喘急欲绝者，韭菜汁服之，可治。

膈中老痰方

不论男妇，久积老痰，或失音，或发喘，汤药不效者，密陀僧一二钱，砂糖调，白汤送下，痰与药从大便出无碍。不宜多服。

痰晕方

白矾火煅枯

研末，姜汤调下，吐之即愈。

治痰火方 咳嗽吐痰，面鼻发红者，一服即愈。

青黛水飞极细，晒干，再研，用三四钱　蛤粉三钱

二味炼蜜为丸，如指头大，临卧口噙i丸，其效如神！

治痰火神水方

黑铅（一名玄霜）一斤，烊成一薄饼，中穿一孔，以绳系之，用好米醋半瓮，即以铅饼悬挂瓮中，离醋约一寸许，瓮中用皮纸箬子扎紧，再以砖石压之，勿令泄气，放屋檐下阴处。待数日，取起铅饼，上有白霜，拭下。每铅一斤，取白霜二两为止。其霜治噎膈，每服五分，噙口内，以白汤送下。若治痰火咳嗽，每服三分，照前服法。

治痰火方

枇杷叶五十叶，去净毛

水五十杯，煎至五六杯，再重汤炖至三四杯，每服①三茶匙，用蜜一茶匙调下，立愈。

治老人上气喘急，嗽不得卧，生姜汁五两，黑砂糖四两，用水煎二十沸，时服半匙，渐渐咽之。

治喘，栝蒌一个、白矾枣大一块，同烧存性，研末，以熟萝卜蘸食，药尽病除。

吐　血

治痰火骨蒸、吐血不止之症，重者十服八服即愈。

人参　天冬　麦冬二味去心。各钱半　茯苓五分　杏仁二粒，去皮尖　红枣二枚，去核　莲子肉六粒，去心　人乳二匙　白蜜三匙　大甜梨一枚，铜刀挖去心

将前药制碎，纳梨内，仍以梨盖盖之，用绵纸封固，饭上蒸熟，日间吃其药，临卧吃此梨。

治吐血不止，用碗盛清水，吐血在内，浮者，肺血也；沉者，肝血也；半沉半浮，心血也。各随所见，以羊肺、肝、心煮熟，蘸白及末，日日吃之。或只用白及，为末，米饮调服，亦效。

治吐血方　吐血者，偶吐一二口，或不时吐之。

侧柏叶，浓煎，和童便，常服之。

又方

用藕节，为末，入炒蒲黄、血余炭等分，调服之，奇效。

又方

用鸡蛋一个，打开，和三七末一钱，藕汁一小杯，陈醋半小杯，隔汤炖熟食之，不过二三枚自愈。

吐血不止　方四

白茅根，斤余，水煎服之。

经霜败荷叶，烧存性，研末，新汲水调服二钱。

千年健根，捣汁，去渣，用福珍酒冲服。

鲜马勃，三四个，炭火瓦上焙焦，研末，黄酒冲服，即愈。

血热妄行方

生荷叶　生艾叶　生侧柏叶　鲜生地各等分

捣烂，丸如鸡子大。每一丸，水煎，去渣服。

鼻血不止　方八

好陈酒，烫热，自足浸至膝腕，以出汗为度。

刀刮指甲细末，吹入鼻中，立止。

本人头发，烧灰，吹入鼻中，立止。

人乳，滴入鼻中，立止。

童便，二三碗，得血止神安。临卧时，用广西真山羊血，每服三分，引血归原，不过三服，血自止。

灶鸡，不拘多少，炒，研为末，加冰片少许，吹鼻即止。

鲜嫩荷叶蒂，七个，水煎服。

干天竺子，三十粒，研末，滚水冲服，一二次立愈。

淋浊　遗精

治赤白浊，兼治梦遗，名将军蛋。

生大黄三分　生鸡子一个

将鸡子顶尖上敲损一孔，入大黄末在内，纸糊，煮熟，空心吃之，四五朝即愈，神奇秘方。

治色欲过度，精浊白浊，小便长而不痛者。并治妇人虚寒，淋带崩漏等症。

生龙骨水飞　生牡蛎水飞　生菟丝子粉　生韭菜子粉

上四味，各等分，不见火，研末，生干面、冷水调浆为丸，每服一钱，六七服即愈。

治白浊，用头生鸡蛋五枚，开一小孔，每个入白果二枚，饭上蒸熟，每日吃一个，即愈。

治遗精滑失方

白龙骨研细，一两　韭菜子炒，一合

上为末，空心，陈酒调服二钱。

小菟丝丸　治女劳，及夜遗精、白浊、崩中、带下诸证。

石莲子肉二两　白茯苓二两，蒸　菟丝子五两，酒浸，研

上为细末，山药糊为丸，桐子大，每服五十丸，加至百丸，或温酒或盐汤下，空心服。如脚膝无力，木瓜汤下，晚食前再服。

此方治遗精之圣药，屡用屡效。但石莲子陈久者难得。

治精气虚滑遗不禁方

龙骨　莲须　芡实　乌梅肉各等分

为末，用山药丸如小豆大，每服三十丸，空心米饮下。

治遗精方

文蛤，研细末，以女儿津调，贴脐内，立止。

治一切淋闭白浊，因火结茎中涩痛，新鲜苡仁根，捣烂，绞汁一碗，或滚酒或滚水冲入，空心服，二三次必效。

思仙丹　治阴虚火动梦遗神方。

莲须十两　石莲肉十两，去内青蕊，并去皮　芡实十两，去壳

上为末，再以金樱子三斤，去毛子，水淘净，入大锅内，水煎，滤过再煎，加饴糖，和匀前药，丸如桐子大，每服七八十丸。

约精丸　治小便中泄精不止。

白龙骨二两，研细　新韭菜子冬霜后采，一斤，酒浸一宿，次日晒干，捣细

上末，酒调糯米为丸，桐子大，每服三十丸，空心盐汤下。

白龙丸　治肾损遗精，白浊，滑泄，盗汗等症，不惟疗遗精之疾，且能壮阳固精。

鹿角霜二两　龙骨一两，生用　牡蛎二两，煅

上末，酒打面糊为丸，梧桐子大，每服三十丸，盐汤送下。

远志丸

治赤浊如神。

远志八两，去心　茯神　益智仁各二两

上为末，酒捣糊为丸，梧桐子大，每服五十丸，空心枣汤送下。

白浊方　色白如泔浆，浊在溺后，不痛者，湿热所致。

五爪龙藤连根，一两　土茯苓杜牛膝各八钱

生白酒三碗，煎至一碗，空心服，三次愈。并治下疳，如神。

又方

用黄柏末、猪脊筋（去衣），同捣和为丸，如桐子大，早晚各服三十丸，开水送下。

赤白浊方

木通五钱　滑石五钱　甘草梢二钱　蔓荆子一钱

上四味，水煎，空心服。

血淋痛不可忍　方三

侧柏叶　藕节　车前子　滑石各三钱　生草梢五分　朱砂少许

煎浓，温服，即效。

旱莲草　车前草

同取汁，每服一盅，立效。

发灰二钱

藕节汤调服，三次愈。

砂石淋方

石首鱼脑骨五对，火煅　滑石五钱

俱研细末，分作两服，木通煎汤调下，以好为度。

膏淋方

海金沙　飞滑石研细。各一两　瞿麦　杏仁各三钱　甘草梢二钱

上为末，每服二钱，麦冬、通草煎汤调服。

立效散　治下焦结热，小便淋闭，痛而尿血。

甘草五钱　瞿麦一两　山栀仁五钱

上为末，每服五钱，姜，葱、灯心草煎汤调下。

小便不通方

麻骨一两

浓煎汤，服之即愈。

一切秘结方方二

生蜜一大杯，滚水一碗，调元明粉三钱，温服，即通快，不损脾胃。

大小便五七日不通者，猪牙皂荚取不蛀者烧灰，米饭调下三钱，即通。

臌　胀

治五臌神方

萝卜子四两，用巴豆十六粒同炒　牙皂一两五钱，煨，去弦沉香五钱　枳壳四两，火酒煮，切片，炒　大黄一两，酒焙　琥珀一两

上共为末，每服一钱，随病轻重加减，鸡鸣时热酒送下，姜皮汤亦可。后服金匮肾气丸，调理收功。

治水臌肿胖方

轻粉二钱　巴豆四钱，去油　生硫磺一钱

上研末，做成饼，先以新棉一片，铺脐上，次以药饼当脐按之，外以帛缚之，如人行五六里，自然泻下。候五六次，除去药饼，以温粥补之。久患者，隔日方取去药饼。一饼可救二十人，其效如神。愈后，忌饮凉水。

胀满实证方二

土鳖，即接骨虫。瓦上焙焦，每周一二个，以沉香一钱，磨水调服，甚效。

皮硝，入鸡腹中，煮食，善能消痞，除胀满。见《王渔洋集》。

腹胀如鼓，大田螺一个，盐半匙，和壳生捣如泥，置脐下一寸三分，用阔布紧系之，便溲一通，其病立愈。

水肿臌胀方　兼治肚腹膨胀实证。

沉香一两　牙皂一两　木香三钱　槟榔二两

共为细末，烧酒为丸，每服三钱，五更时温酒送下；不饮酒者，滚汤送下。水肿、水臌，从小便出；气臌，频得矢气，从大便出。若水肿甚者，用葶苈三钱，酒煎送下。七日见效。

臌胀方

西瓜一个　大蒜病人年纪若干岁．即用蒜若干囊

以西瓜一个，切去盖，将大蒜照年纪用若干囊，插种在西瓜肉内，仍将切下瓜盖用竹钉插牢，入瓮内，以糠火四面围，煨一昼夜，取出，去瓜，但食蒜，即愈。愈后，淡食百日，不再发。

腹胀及四肢发肿，下鸡屎半斤，酒一斗，浸七日，日饮三杯，或炒焦为末，酒下二钱，即效。按：此方即《黄帝素问》鸡矢醴法也。治臌胀，所谓"一剂知，二剂已"也。勿忽视之！

治水臌方

陈芭蕉扇去筋，烧灰存性，五分　千金子去油壳，二分半　滑石二分

共为细末，以豆腐皮包，滚水送下，十服全愈。

治水臌气臌方

用黑鱼一尾，重七八两，去鳞，将肚剖开，去尽肠，入好黑矾五分，松萝茶三钱，男子用蒜八瓣，女用七瓣，共入鱼腹内，放在瓷器中，蒸熟，令病人吃鱼，连茶、蒜吃更妙。此药从头吃起，病从头上消起。如从尾上吃起，即从脚上消起。立效之仙方也。

治气臌方

将大蛤蟆一只，破开，用大砂仁填满腹中，黄泥封固，炭火煅红，冷定，去泥，研末，陈皮汤调服，放屁即愈。

治气臌气胀方

萝卜予二两，捣碎，以水滤汁，用砂仁一两，浸一夜，炒干，又浸又炒，凡七次，为末，每米汤送下一钱，立效。

治膨胀方

四五月，将黄牛粪阴干，炒微黄香，为末，每服一两，煎半时，滤清服之，

不过三服即愈。

解胀敷脐方 治一切臌胀肚饱，发虚。

大田螺一个雄黄一钱甘遂末一钱　麝香一分

先将药末用田螺捣如泥，以麝香置脐，放药脐上，以物覆之，束好，待小便大通，去之。重者用此相兼，小便大通，病即解矣。

治中满臌胀，陈葫芦一个，要三五年者佳，以糯米一斗，作酒，待熟，用葫芦瓢于炭火上炙热，入酒浸之，如此五六次，将瓢烧存性，为末，每服三钱，酒下，神效。

治臌胀方

雄猪肚子一个，人大蒜头四两，加小槟榔、砂仁末各三钱，木香二钱，砂锅内河水煮熟，空心服猪肚，立效。

又方

取旧葫芦一个，浸粪坑内一月，取起，挂长流水中三日，炒黑，为末，每两加木香末二钱，每日空心，砂仁汤送下二钱。

治肝气方

乌梅二个　鲜橘皮三钱青盐二分　真川椒二钱

上药，空心服。

痞 块

治痞块方

不问男女左右，癥瘕积聚疟痞，收取水红花（即水边蓼）半老穗头，连叶带子，晒干，不拘多少，量用者；蒜头，去皮膜。同放石臼内捣烂，捏成饼，晒干，为末。每斤入蚶子壳（煅炭研粉）四两，再用老蒜捣膏为丸，桐子大。每服百丸，空心食后白汤下，一日三服，效。

治大人小儿痞积，将水红花为细末，以面和作一处，少加麝香一厘，放痞上，以熨斗烙之，数次即愈。

又方

水红花子，熬膏，入麝少许，贴之亦效。

治痞块，用水红花（新鲜者），同老蒜捣烂，量入皮硝一二两，捏成饼，比痞块大一围，放痞上，用袄扎紧，待干再换，则痞亦消。

又方

红芥菜籽，即猪血芥。不拘多少，生姜汁浸一宿，大约芥子一酒杯，加麝香一钱，阿魏三钱，同捣极烂如膏药，摊青布上，贴患处，外用汗巾扎紧，一宵贴过，断无不消。

又方名药猪胞

麝香一钱　阿魏三钱　水红花子　大黄　归尾甘遂急性子　甘草各五钱

上为细末，用猪尿胞一个，量痞块大小，用尿胞大小，装入干烧酒半胞，将前药末放入胞内，紧扎住口，用白布将胞兜扎于患处，俟块化尽，即去之，不可迟也。

八反膏　治痞块。

鳖头　苋菜　葱　蜜　甘草　甘遂　芫花　海藻　阿魏鳖甲　水红花子

上，应为末者为末，应捣烂者捣烂，入末再捣，如和不匀，加烧酒调之。先以水调白面作圈，围痞，上大，六七分厚，其药敷在痞上，外用锡注二把，放烧酒在内，熨痞上，冷则再换，至痞内动，熨方止，明日大便下脓血，即除根。

治气癖在小腹，上攻冲心痛，用穿山甲片，土炒脆，为末，砂糖调陈酒送下，每服三钱，止痛如神。如不能饮酒，糖调亦可。

化癖膏　治块如活鳖，能行动，诸药不效者。

每日空心，将靛花三四五匙，冲热陈酒内，服至十日即不动，服一二月即消尽矣。外用化癖膏敷之。

治大人小儿癖块方

甘草　甘遂各三钱　硇砂一钱　木鳖子四个，去壳　苋菜三钱　鳖肉一两
葱头七个

上加蜜少许，捣成膏，以狗皮摊贴，如药干，用葱、蜜润之，二次即消。

治痞块方　腹中攻痛，面黄肌瘦者，愈有应验。

真陈阿胶一两，蛤粉炒松，研细　九制陈胆星五钱，人乳浸，微火烘，研　川贝母一两，去心　麝香四分，忌见火，研　鳖甲三个，真麻油炙脆黄，研

以上五味，共为细末，用无蜡真柏油二两，火熔开后，入前药末在内，搅和。每服，用于豆腐衣，温水浸软，取豆腐衣一大块，包药约一分五厘，不拘滚汤、饭汤、茶、酒送下。清晨服三包，饭后服三包，不必多服。柏油用三两亦可。极重者，两料必愈。

治伤寒结胸停食方

陈香糟六两　生姜四两　水菖蒲根四两　盐二两

上炒热，为饼，敷胸前，以火熨之，内响即去。如口渴，任吃茶水，待大便利下恶物即愈。

治腹内虫痛方

乌梅一个　老姜二片　榧子十粒　花椒十四粒

上，加黑糖少许，煎服，虫尽出矣。

膈　噎

治膈食膨胀效方

五六月，用老生姜二三斤或四五斤，放在竹篓内或麻布袋内，浸在粪缸内七日，取出，洗净，竹刀刮去皮，切片，空中吊着阴干，为末。每服三钱，火酒调下，不过三服即愈。

治一切痰膈食膈效方

黑砂糖一斤　连皮老生姜一斤

将二味共捣如泥，成膏，入瓷罐内，封固，埋干燥净黄土内七日，取出，每日和滚水服之。

缪仲淳秘传膈噎膏

人乳　牛乳　蔗浆　梨汁　芦根汁　龙眼　肉浓汁姜汁人参浓汁

上七味，俱等分，惟姜汁少许，隔汤熬成膏子，下炼蜜，徐徐频服之，其效如仙丹。更须心安气平，勿求速效。

又方

好陈酒一斤　米糖十两　贝母二钱　砂仁二钱　广木香二钱广陈皮二钱

上咀片，入瓷瓶内，箬叶扎紧，上放米一撮，重汤煮，以米熟为度。每日清晨服一大杯，药完病痊。

又方

糖坊内上好糖糟一斤，加生姜四两，先将糟打烂，和姜再捣，做小饼，晒干，放瓷瓶内，置灶烟柜上。每日清晨，将饼一枚，泡滚水内，少停，饮汤。已经屡试屡验。

治噎食方

生藕汁　生姜汁　雪梨汁　萝卜汁　甘蔗汁　蜂蜜白果汁　竹沥

上各一盏，和匀，饭上蒸熟，任意食之。

治反胃膈气方　此症必起于血枯肠燥，大便三四日一次，粪如马栗。若如羊屎者，不治。口常吐白沫者，不治。

牛乳　羊乳　人乳

不拘分量，总宜常服；生血润肠之妙药。

又方

青州柿饼五六枚，饭上蒸熟食之，不用汤水，常服即愈。

治噎膈气不通方

用鸡嗉，烧、研，入木香、丁香、沉香、红枣，丸服。

治膈气暂开关丸

用荔枝一个，去核，将蜒蚰一条，放在荔枝肉内，将冰片三四厘，掺在蜒蚰上，即将荔枝肉裹好，仍放在荔枝壳内，扎好，即令病人含在口内，有冷涎水渗出，可徐徐咽下。俟一时许，蜒蚰即化完，亦无水渗出，令病人连壳吐出。只服一次，可以立进饮食，逾四五月。但不可病人知之，恐其秽，不肯吃也。

噎食倒食方见《蘑曝杂记》

用真柿霜拌秫米，蒸饭上食之，八日不饮滴水，效。

五噎散　治五噎，食不下，呕吐痰涎，咽喉噎塞，胸膈满痛。

人参　桔梗　荜澄茄　枇杷叶　干生姜　木香　白豆蔻　杵头糠　甘草炙沉香不见火　白术　半夏泡七次。以上各一钱

上切，一剂，水二盏，姜七片，煎至一盏，食后服。

韭汁牛乳饮　噎膈日久不愈用。

韭汁二两　牛乳一盏　生姜五钱，取汁　鲜竹沥半盏　童便一盏

和匀，温服，效。

启膈散　通噎膈，开关之剂，屡效。

北沙参三钱　杵头糠五分　荷叶蒂二个　丹参三钱　川贝母一钱五分　砂仁壳四分　茯苓一钱　郁金五分

上八味，水煎服，加法列后

虚者，加人参。前症若兼虫积。加胡黄连、芜荑。若兼血积，加桃仁、红花，或另用生韭汁饮之。若兼痰积，加广橘红。若兼食积，加萝卜子；麦冬、山楂。

河间雄黄散

雄黄　瓜蒂　赤小豆各一钱

共为细末，每服五分，温水调，滴入狗涎四匙服下，以吐为度。吐去膈间小虫，然后调养正气。

润肠膏　治噎膈，大便燥结，食进良久复出，及朝食暮吐、暮食朝吐者，其效甚捷。

威灵仙四两，捣汁，四五月间取开花者佳，方可取汁用　生姜四两，捣汁真麻油二两　白蜂蜜四两，煎滚，掠去面沫

上四味，同入银、石器中，搅匀，文火煎，候如膏，时时用筋挑一匙食之。一料不效，宜再进一料，未有不效者也。按：威灵仙如无鲜者之时，即将干者水浸一宿．绞汁用亦可。

膈气初起方方三

以鲜佛手露和开水频饮，数日必效，半月而愈。

取黄牛涎唾，拌入炒米粉内，勿令病人知，与食，下咽亦效。

以酒炖热，然后杀鹅，血冲入，饮之，亦即愈。

便　闭

五子丸　治老人大肠燥结等症。

火麻仁　紫苏子　松子肉　杏仁炒，去皮、尖　芝麻炒

共研如泥，瓷器收贮，每服一丸，弹子大，蜜水化下。

治大便不通方

皮硝三钱，水化开　香油一盏　皂角末五分

上三味，入猪胆内，再用竹管，一头入胆口内，用线扎紧，一头入谷道内，用力将猪胆一挤，其药入脏，立通。

治大便燥结，用鸡蛋清一二枚，生食，即愈。

治老人大便艰涩方

熟地三钱　山药四分　山萸肉一钱　茯苓一钱　丹皮一钱泽泻一钱　人乳半杯　白蜜五钱

先将六味煎汤，去渣，后入人乳，煎一沸，空心温服，一二剂愈。

治小便不通方

独囊大蒜一个　栀子二十一个　盐一匙

共捣，敷脐中，良久即开。若不通，敷阴囊上，立愈。

治中暑大小便不通，用田螺三枚，捣烂，入青盐三分，摊成膏，贴在脐下一寸，即愈。

老年便闭，松子仁去衣，每日常服之，勿间断，永无便闭之患。

老年遗尿不知方方二

蔷薇根，捣烂，绞汁，温酒冲服。

桑螵蛸，不拘多少，酒炒，为末，姜汤调服二钱。

肾虚遗溺方

益智仁四十九粒　白茯苓去皮，二钱

水二盅，煎至八分，入盐一撮，空心温服。

缩泉丸　治脬气不足，小便频数，一日夜百余次。

益智仁　天台乌药大如臂者佳

上等分，为末，酒煮山药，捣和为丸，如梧桐子大，每服五六十丸，临卧用盐汤送下。

五更泄泻方老年人

老黄米三合，炒　建莲肉二钱，去心　木香一钱，煨　白术二钱　淡干姜二钱　赤砂糖一两

共为末，每服三钱，空心开水送下。

风寒湿痹

治太阳风寒头痛及半边头痛，生姜三片，将桑皮纸包好，水湿，入炭火中煨熟，乘热将印堂、两太阳各贴一片，以带缠之，立愈。

治半边头痛方 因风寒而起者，更效。

肉桂心一分　麝香二厘　人言一厘　北细辛半分　辛夷半分　胡椒十粒

上为末，用枣肉捣丸，如豌豆大，一粒，放膏药在心，惟贴太阳穴内，一日见效。如壮年火盛者，愈后服黄芩、大黄泻火，即日自愈。

又方

白芷　细辛　石膏　乳香去油　没药去油

上等分，为末，吹入鼻中，左痛吹右，右痛吹左。

又方

此治暑天甚怕风，亦欲绵裹头，极重之症。用鹅不食草，阴干，将上好烧酒浸一宿，日间晒干，晚间又浸，如此七次。若右边痛，将此草塞右鼻，若左边痛，将此草塞左鼻，约一时许，鼻流冷水尽，即愈。

治箭风方俗名鬼箭打 或头项手足筋骨疼痛，半身不遂等疾，照方一服即愈，真神仙方也。

穿山甲一钱，炒，研　白薇二钱　泽兰三钱

照分量，好酒煎服。

治一切麻木、痹症、痛风、历节，虎骨、木通，煎汤，频频多吃，即愈。

治痛风、历节，四肢疼痛，醋磨硫磺敷之。或用葱白，杵烂，炒热熨之。

又方

红花　白芷　防风各五钱　威灵仙三钱

酒煎服，取汗，三服全愈。

治脚气，足疾，肿痛拘挛。

川牛膝威灵仙

各等分，为末，蜜丸，每服五十丸，空心服。

玉蟾利风丹　治遍身风湿，筋骨疼痛。

寒水石一两，煅　麻黄去节，炒，四两　全蝎水洗，焙干，五钱乳香五钱，去油　白芷五钱　甘草五钱　川芎五钱　当归五钱罂粟壳滚水泡，去筋，净末六两　闹羊花火酒拌，晒干，四两　草乌五钱，黑豆同煮，去豆，晒干　自然铜煅，一两五钱

上为细末，收贮，勿泄气。每用，量人虚实，用陈酒送下三分，或四分、五分为率，取汗，避风，三服必愈。或用陈米糊，捣为锭，分数同上，磨服亦可。

足疾方

威灵仙　牛膝各等分

上二味，共为细末，蜜丸，空心服，或酒或滚水送下。

东坡云：此方有奇验，凡肿痛拘挛，皆可愈，久服有走及奔马之效。独忌茶，如犯之，不复有效。当收槐芽、皂角芽之极嫩者，如造茶法贮之，以代茗饮。

此风气、足疾二方，见王渔洋《分甘余话》。

筋寒湿气末药方

虎骨一两，酥炙　红花三钱　桂枝一钱　赤芍二钱　羌活一钱五分　桑白皮一两　陈皮一钱五分　山楂三钱　秦艽一钱五分　白蒺藜三钱　当归三钱　苍术七钱　独活一钱五分　厚朴二钱，姜汁炒　杜仲三钱，姜汁炒，去丝

上磨细末，收贮瓷器，每服五钱，午时后陈酒送下。

箭风丹

狗骨三钱，煅，研　栀子七个，研　飞面一两　陈糟一两

上研，和醋调敷。

治痹方

真茅山苍术五斤，洗净泥垢，先以米泔水浸三宿，用蜜浸一宿，去皮，用黑豆一层，拌苍术一层，蒸二次，再用蜜、酒蒸一次，用河水，在砂锅内熬浓汁，去渣，隔汤炖，滴水成珠为度，每膏一斤，和炼蜜一斤，白汤调服。

一老人，专用此方，寿至八十余，身轻体健，甚于少年。

治风寒湿痹药酒方

川羌活一钱　　川桂枝一钱　　当归身钱半　　秦艽一钱　　金毛狗脊钱半　　虎骨钱半　　防风一钱　　杜仲二钱　　川断一钱　　川芎八钱　　晚蚕砂二钱　　熟附子一钱

加桑枝三钱，生姜一大片，大枣二枚，陈酒二斤浸，煎服。

治湿气初起法：嫩松枝、小松秧，不拘多少，将二味入石臼内捣烂，倾入陈酒，绞取浓汁，炖热，随量饮醉，醒时痛即止，多饮几次更好。

七制松香膏　治湿气第一神方。

松香三斤，第一次，姜汁煮，第二次，葱汁煮，第三次，白凤仙花汁煮，第四次，烧酒煮，第五次，闹羊花汁煮，第六次，商陆根汁煮，第七次，红醋煮　桐油三斤　川乌　苍术　草乌　官桂　干姜　白芥子　蓖麻子以上各四两　血余八两

上八味，共入桐油，熬至药枯发消，滴水成珠，滤去渣，入牛皮膏四两，烊化，用前制过松香，渐渐收之，离火，加樟脑一两，好麝香三钱，厚纸摊之，贴患处，神效。

九制松香膏　又名九汁膏

上好松片香三斤，用清水煮，烊拉拔过，倾去水，再换水煮，再拉拔，换水，如此以十遍为度。将松香研末，用姜汁、葱汁、白凤仙花汁、烧酒、闹羊花汁、商陆根汁、韭菜汁、童便，挨次将松香拌浸透，晒干，作八次制过，其第九次，将好醋少许，不可多，再拌松香，晒干，研极细末川乌　草乌　苍术　上肉桂　白芥子　干姜　蓖麻子以上各四两　血余八两

另用桐油三斤浸药，春五、夏三、秋七、冬十日，熬枯，滤去渣，再熬，先入广阿胶四两，俟熔化后，将制过松香末筛入收之，离火，入樟冰一两，待冷，

入麝香二钱，搅匀收贮，摊贴神效。

见睨膏 专治风寒湿气，骨节疼痛，历节痛风，痿痹，麻木不仁，鹤膝风，偏头风，漏肩风等症，并治跌仆闪锉等伤。阴证、无名肿毒，已破烂者，勿贴。小儿、孕妇，勿贴。

活短头发晒干，二两，用壮年人剃下者　大黄　灵仙　雄鼠粪各一两　川乌　草乌　刘寄奴各八两　土鳖虫大者三十个羌活　独活　红花　蛇床子　苍术　当归　生南星　生半夏　白芥子　桃仁各五钱。上十八味，俱切碎　樟脑冰一两　甘松　山柰花椒　猪牙皂　穿山甲炙，研　荜拨　没药不必去油，同乳香炙热，同众药研细。以上各三钱　乳香五钱　白芷一钱。上十味，研极细末　新鲜烟叶汁一斤，松香六两收，晒干　新鲜商陆根汁一斤，松香六两收　新鲜闹羊花汁半斤，松香三两收　新鲜艾叶汁半斤，松香三两收　白凤仙花汁半斤，松香三两收　老生姜汁半斤，松香二两收　葱汁半斤，松香三两收　韭汁半斤，松香三两收　大蒜汁四两，松香二两收

用足称称麻油二斤四两，先将头发入油，熬半炷香，再将前药入油，熬至焦黄色，不可太枯，即滤去渣，入前松香，熬化，再用丝绵滤去渣，再熬，至油面起核桃花纹。先加入极细密陀僧四两，再徐徐加入好西硫磺末一斤。投此二味时，务须慢慢洒入，不可太多太骤，以滴水成珠为度，离火，待温。然后掺入细药，搅匀，瓷器收贮。熬时须用桑枝不住手搅。青布摊贴，每张净药重四钱。临时加肉桂末五厘，细辛末二厘。

集宝疗痹膏

川乌　草乌　天南星　半夏　当归　红花　羌活　独活　大黄　桃仁各四两　穿山甲一两　白芷五钱　肉桂一斤麻油一个　葱汁一碗　姜汁一碗　松香一斤　密陀僧二两　硫磺半斤

上收，煎好，加乳香、没药、血竭、胡椒、樟脑冰、细辛、牙皂末各二钱。若加商陆根、凤仙花、闹羊花、鲜烟叶、鲜蒜、鲜豨莶等汁更妙。

摩腰膏 治老人虚人腰痛，妇人带下清水不臭者，虚寒者宜之。

附子　川乌　天南星各二钱半　川椒　雄黄　樟脑　丁香各钱半　干姜一钱　麝香一分

上为末，蜜丸，弹子大。用生姜自然汁化开如糜，蘸手掌上，烘热，摩腰中痛处，即以暖帛扎之，少顷，其热如火，每日饭后用一丸。

摩风膏　治风毒攻注，筋骨疼痛。

蓖麻子净肉，研，一两　川乌头生，去皮，一两　乳香钱半，研

上以猪油研成膏，烘热，涂患处，以手心摩之，觉热如火，效。

治寒湿气方

真白芥子，研烂，陈窖醋调，摊厚双皮纸上，做夹纸膏，以针密密刺孔，并将新棉花薄薄铺一层，放在患处，然后将夹纸膏贴在棉花上，片时即似火燃，热过即揭去，棉花以薄为妙。此膏不可预制，须要临时调合，摊就即贴。

针 灸

雷火针 治风寒湿毒，留注经络，痛肿不散者。

苍耳子肉去油　乳香　没药各三钱　羌活　川乌　穿山甲土炒　丁香　麝香　茯苓　黑附子　猪苓　泽泻　大茴香　白芷　独活　广木香　肉桂各一钱

上共研细末，和匀，先将蕲艾揉绵，用纸二层，铺于上，擀薄，以药末掺上，要极密，外用乌金纸卷紧，粘固两头，用线扎紧。用时以手擦患处，用黑点记，将针在火上烧着，用红布二三层，铺于痛处，针之。

又方

蕲艾一两，搓揉成绒　辰砂二钱　乳香　没药　雄黄　桃树皮　川乌　草乌　硫磺　穿山甲各一钱　麝香五分

上为细末，作针，按穴针之。忌尻诸神值日。

三气合痹针

乳香　没药　牙皂　羌活　独活　川乌　草乌　白芷细辛各五分　肉桂苍术　雄黄　硫磺　穿山甲　樟脑冰各一钱　麝香三分　艾绒钱半

作针。

百发神针 治偏正头风，漏肩，鹤膝，寒湿气，半身不遂，手足瘫痪，痞块，腰痛，小肠疝气，痈疽发背，对口痰核，初起不破烂俱可用，各按穴针之。

蜈蚣一条　木鳖　五灵脂　雄黄　乳香　没药　生川附子　血竭　草乌川乌　檀香末　降香末　浙贝母　麝香各三钱　母丁香四十九粒　浮蕲艾绵或一二两

作针。

消癖神火针

蜈蚣一条　木鳖　五灵脂　雄黄　乳香　没药　阿魏京三棱　蓬莪术　甘草　皮硝各一钱　闹羊花　硫磺　穿山甲牙皂各二钱　麝香三钱甘遂三分　艾绒二两

作针。

阴证散针

乳香　没药　羌活　独活　川乌　草乌　白芷　细辛牙皂各五分　硫磺穿山甲　大贝母　五灵脂　肉桂　雄黄各三钱　蟾酥三分麝香三分　艾绒两半

作针。

香硫饼　治寒湿气。

麝香二钱　辰砂四钱　硼砂二钱　细辛四钱。以上俱为细末皂角刺二钱　川乌头二味俱用黄酒半斤煮干，为末　硫磺六两四钱

上先用硫磺、角刺、川乌头入铜勺内，火上化开，再入前四味末，搅匀，泼在干净土地上，候冷，取起，打碎，成黄豆大。用时以干面捏成钱大，比钱薄些，先放在患处，置药一块在上，以香火点着，连灸三次，即愈。

蒸法　治腿膝疼痛，风寒湿三气伤于足膝，名为足痹。

川椒一把　葱三大茎　盐一把　小麦麸面四五升

上用醋合，湿润得所，炒令极热，摊卧褥下，将所患腿脚，就卧熏蒸，薄衣被盖，得汗出匀遍，约半个时辰。待一两个时辰，觉汗消解，勿令见风，立效。

熨寒湿痹痛麻木不仁妙方

川乌　草乌　荜拨　甘松　山柰各五钱

上为末，炒热，布包，熨痛处，神方。

熨背法　治胸背疼痛而闷，因风寒湿而起者。

肉桂心　附子　羌活　乌头　细辛　川椒各钱半　川芎一钱

上共为细末，以帛包之，微火炙令暖，以熨背上，取瘥止为度。

黄　疸

治疸神饮

将茵陈草煎浓汤，每日以多吃为妙，要忌荤腥鱼肉，并忌盐味而淡食，则能速愈，此草真治疸神药也。若腹中不快，量加神曲、麦芽，用煎服之，更无他药功能胜此者。若小便不利，或以车前子汤同吃，或用栝蒌根，打汁碗许服。连服更效。

扎黄疸方

雄鲫鱼一个，去头骨，只用背上肉两块　　胡椒每岁一粒，至十粒止，研细麝香三分

上二味，同舂烂，麝香另加，不必同舂，恐沾染臼上，将蛤蜊壳填满，合于病人脐上，用绢缚紧，一日夜即愈。

黄疸病方方五　黄疸者，多起于饮食劳倦，脾土不能运化，湿热内郁所致，通身面目悉黄如金。

白术　猪苓　泽泻　茵陈各一两　茯苓一两五钱

上为末，白汤调下五钱，日三服，多饮。

用生南瓜蒂，研烂，绢包，塞鼻孔，男左女右，又须令病人以布围其两肩，待黄水流尽即愈。或以干南瓜蒂，炙炭，为末，以鼻嗅之，黄水流尽，亦愈。

掘取鲜枸杞根上皮，即鲜地骨皮。洗去泥，打烂，绞汁，去渣。

临卧以开水冲服，每服一酒杯，二三次即愈。冬日以生白酒冲服，尤捷。

以土牛膝四两，生白酒三碗，煎六七沸，空心连服，三日除根。

凡患疸症者，宜多吃荸荠，不拘生熟，自效。

积食黄疸方

老丝瓜，连子烧炭存性，为末，每服二钱。因面得病者，面汤下；因酒得病者，淡酒下。连进数服，即愈。

女劳疸　大劳大热之后，或房劳之后，为水湿所搏，以致日晡发热畏寒，膀胱急，少腹满，目黄，额上黑，腹胀如有水，大便黑色，时溏，故云黑疸。

白术　茯苓　白芍　黄芪炙　白扁豆炒。各二钱　甘草炙，一钱

上六味，加生姜五片，枣二枚，水煎服，以好为度。

黄汗方　身体俱肿，汗出不竭，其汗能染衣，如柏汁。此由脾胃有热，汗出，为风所闭，热结于中之病也。

生黄芪　赤芍　茵陈各二钱　石膏四两　麦冬去心　豆豉各一两　甘草炙，五钱

俱为末，每服五钱，淡姜汤调，远食服。

瓠　白

瓠白散

治瓠白病，肿胀，遍身俱浮。先将河白草煎汤，洗净，沐浴亦可，再用茵陈草、怀牛膝、车前子、冬瓜子、块滑石、生姜皮各三钱，煎服。

瓠白病良方

栀子黄、鸡蛋白、飞面，三味捣成饼，贴脐上。再以茵陈、通草、灯心草、甘草梢上四味，名四草汤。煎服之，即愈。

又方

灰蓼头根，捣汁，开水冲服半小杯，七服愈。

暑痧　瘟疫

治中暑昏眩烦闷欲绝急救方

取田中干泥，做一圈，堆在病人肚上，使少壮人撒尿于泥圈肚脐中，片时即得生矣。苏后不可饮冷汤，须进温米汤。

又方

挖地深三尺，取新汲水，倾入坑内，搅浊，饮数瓯，即愈。

治中暑法　用大蒜一握，同新黄土研烂，以新汲水和之，滤去渣，灌入即活。凡中暑伤者，不可便与冷物，俟稍醒，方可投冷物，则中气运动，无患也。

治伤暑霍乱神方

丝瓜叶一片　白霜梅肉一枚，并核中仁
上同研极烂，将新汲水调服，入口立瘥。切不可即饮热汤。

又方

取扁豆叶，捣汁一碗，饮之立愈。

治伤暑急暴霍乱吐泻方

陈皮　藿香各五钱
上用土澄清水二杯，煎一杯，服之立愈。

急救霍乱吐泻抽筋危症方

不问转筋霍乱，令人偃卧，将膝下弯内，以手蘸温水轻轻急拍，直待紫红筋现起，用瓷锋刺出血，立愈。此名委中穴，在膝后对面。

治干霍乱煎方 上不得吐，下不得泻，身出冷汗，危在顷刻者。

食盐一两　姜五钱，切片

同炒变色，以水一大碗煎服，吐出自愈。不可热服。好后切不可遽吃饭食，俟饿极后方可吃稀粥。

治干霍乱方

腹痛，绞痛不可忍者，切不可吃药并热汤水，一吃即死。只一样，将冷水一碗，调入食盐二三钱吃下，吐则再吃，多吃多吐，则邪散而愈。

叶天士药茶方 专治伤风伤寒，头痛发热，停食，肚腹膨胀，霍乱吐泄泻，伏暑，赤白痢疾等证。

羌活　独活　荆芥　防风　柴胡　前胡　藿香　香薷紫苏　葛根　苍术　白术炒焦　枳实　槟榔　藁本　滁菊花　青皮　桔梗　甘草　半夏制　白芥子　大腹皮　木通莱菔子研　杜苏子　车前子　泽泻　猪苓　薄荷　生姜以上各二两　川芎　白芷　秦艽　草果各一两　陈曲即神曲南楂炭　茯苓皮　麦芽各四两　杏仁　厚朴　广陈皮各三两

上药四十一味，共煎浓汁，以陈松萝茶叶六斤收之，晒干，每服二三钱，小儿减半，煎服。

急救时疫方

天竺黄二两　人中黄二两　白僵蚕一两，去黑口入药，取直者为雄　全蝎一两　荆芥一两　防风一两　当门子一钱

各研细末，无声为度，水泛为丸，如桐子大，辰砂为衣。每服二十丸，生姜汤送下。小儿减半，孕妇忌服。

预避不染疫痧良方

莱菔子三钱　桔梗二钱　薄荷四分　青黛五分　土贝母三钱，去心　戎盐三分

每一剂，可以作三人分饮，照方预服，服下二三次，可以不染时痧。

白痧药

白胡椒一两　北细辛二钱　檀香末三钱　牙皂一钱　焰硝三钱　白矾三钱　蟾酥三钱　丁香三钱　冰片五分　麝香五分

上为极细末，或加金箔二张，研匀，收贮，嗅之。

火龙丹

西牛黄一钱　麝香二钱　冰片脑一钱　牙皂一钱　辰砂二两，水飞　荜拔一钱　雄精三两　焰硝一两　月石五钱　金箔一百张

共为极细末，瓷瓶收贮，勿令泄气。用时嗅之，或放舌尖上，吃下亦可。

细金丹　治痧胀腹痛。

北细辛三钱　川郁金一钱　降香末三钱，紫者　荆芥六钱

共为细末，每服一茶匙，放舌尖上，以津唾送下。

截疫保命丹

此丹药味中正，料价昂贵，内有珍珠、琥珀，御外邪而守内变，能通正气，驱积秽，复绝脉，专治霍乱吐泻，腹痛昏厥，里急后重等症。

大劈砂二两四钱，生，研极细，水飞净，研至无声为度，用以为衣料　腰雄黄二两四钱，生，研极细，水飞净，研至无声为度　公丁香二两四钱，生，研极细　广木香二两四钱，生，晒，研极细　杜蟾酥二两四钱，好烧酒浸化，杵入　珍珠二钱，生，研极细，研至无声为度真西琥珀八钱，生，研至极细，无声为度　嫩薄荷一两，入怀中煨脆，研细　茅苍术二两四钱，去粗皮，生，研极细　水飞滑石二两四钱，研至无声为度　锦纹大黄四两八钱，生，晒，研极细　麝香六钱，俟诸药末俱齐，修合时研细，和匀　云母四钱，煅，研细　五灵脂六钱，研细，酒飞，去砂石，晒干，再研

上药各为细末，愈细愈佳，然后称准分量，拌匀，以好烧酒浸蟾酥，杵和为丸，如莱菔子大，水飞朱砂为衣，碗合箕簸摩荡，令光坚，晒干，瓷瓶收贮。每服七丸，重者多至三服，无不立效。此丹入口，须含在舌心，令其白化，舌上发麻，然后咽下。洞泄无度者，藿香汤送下二十一丸。修合须择天德月德，合天赦天医吉日

于静室中，虔诚洁净，慎重修合，不可遭塌。乾隆二十一年大疫，赖此方而定。

急救万应丸　治时疫头痛项强，一身尽痛，大热，癍疹不透及阴阳自利，暑湿红白痢，一切痧证，心腹疼痛，吐泻交作，六脉皆闭，四肢冰冷，冷汗如水，或欲吐不吐，欲泻不泻。但挥霍撩乱者，谓之干霍乱，即俗说之吊脚痧。虽重者，两目陷下，大肉落尽，服下不吐即生，如吐，再服。及三服不吐，亦生矣。惟米汤，切不与服，大忌大忌！至要至要。

制茅苍术　广藿香忌火　杭白芍酒炒焦。各四两　生甘草槟榔　砂仁去壳，忌火。各一两　赤芍药酒炒　广陈皮　升麻忌火　白扁豆壳净，炒　大半夏好醋煮过　黑郁金忌火　川楝肉各三两　柴胡　制香附　荆芥穗　葛根　北细辛　延胡索乳香去油　没药去油　紫降香　独活　川厚朴去皮，姜汁炒。各二两　广木香一两五钱，忌火　南滑石六两

上药二十六味，均为细末，神曲打和为丸，如桐子大，以辰砂为衣，每服三钱，葱汤送下，开水送下亦可。心腹痛，阴阳水服。效如神。孕妇不忌。

治痧胀腹痛方

凡痧胀，夏月多患此证，面色紫赤，腹痛难忍。使饮热汤，便不可救，即温汤亦忌。如遇此证，速取生黄豆，咀嚼咽下，约至数口，立刻止痛。平人食生豆，最引恶心，止有痧胀人食之，反觉甘甜，不知腥气。此方既可疗病，且可辨证，真奇方也。

沉香郁金散　治痧气寒凝，以及腹痛。

沉香　木香　郁金各一钱　乌药三钱　降香二钱　细辛五钱

上忌见火，生研为细末，每服三分，将砂仁汤稍冷送下。

痧药方　名蟾酥丸

雄黄三钱　麝香三分　木舀一钱　木香一钱　以上俱不见火苍术三钱　蟾酥一钱　石菖蒲一钱，炒　炒山慈姑钱半

上共为末，火酒化蟾酥为丸，如粟米大，朱砂为衣，如难丸，少加米饮。每服二三粒，放舌尖上化下。加入西牛黄、金箔，端午日午时合，尤妙。

又方

沉香筛，研细　母丁香　朱砂水飞　雄黄以上各五钱　广木香一两　麝香三钱　茅山苍术米泔浸，去毛，净末二两　真蟾酥三钱

上俱忌见火，为细末，各称准分量，将火酒化蟾酥，为丸；如丸不就，少加米饮。丸如粟米大，每服二三丸，放舌上化下。

辟瘟丹方　此药烧之，能令温疫不染，空房内烧之，可辟秽恶。

乳香　苍术　细辛　甘草　川芎

再加檀香一两亦可，共研细末，枣肉为丸，如芡实大。

神圣辟瘟丹

苍术为君，倍用　羌活　独活　白芷　香附　大黄　甘松　山奈　赤箭　雄黄各等分

上为末，面糊丸如弹子大，雄黄为衣，晒干，焚之。

治大头瘟方　头面腮际肿胀极大，寒热交作，甚至崩裂出脓，不可敷药，恐邪气入内，以至于死。

人中白即马桶底下尿垢也。火煅，研末，每服二钱，白滚汤调服。

又方

将好青黛末，调服二钱。

又方

只用马兰头一把，捣汁，将鹅毛搽上，一日五六次，热气顿出。亲验，真神方也。

治抱头火丹方　即大头瘟

将卷柏叶捣烂，用鸡子清调敷，神效。

治鸬鹚瘟方

两腮肿胀，憎寒恶热者，外用赤豆半升，为末，水调敷，或用侧柏叶，捣烂敷之，内用薄荷浓汤，热服。

消　渴

玉泉散　治消渴之神药也。

白粉干葛　天花粉　麦冬　生地　五味子　甘草糯米

上服一剂。

还津丸　生津止渴。

霜梅　乌梅各二十五个，俱去核　苏薄荷末一两　冰片分半硼砂钱半

上研极细为丸，每含一九，津液立至。

消渴润燥方

白蜜　人乳酥各一斤

上熔化一处，每日不拘时服。

消渴方

用缫丝汤饮之。

玉壶丸　治消渴引饮无度。

人参　栝蒌根各等分

上为丸，炼蜜丸梧桐子大，每服三十丸，麦门冬汤送下。

绛雪散　治消渴引水无度，小便数者，大有神效。

黄芩　黄丹　汉防己　栝蒌根各等分

上为末，每服二钱，温水调下，临卧并进，三服即愈。

缫丝汤　治三消渴饮，如神！

蚕茧缫丝汤，大能泻膀胱中伏火。引阴水上潮干口，而不渴也。如无缫丝汤，用原蚕茧壳绵子煮汤服，亦可代之。时时进饮，取效。

瘰 疬

瘰疬治法

此症，男子皆因恼怒忧闷起者多，妇人因忧思不遂愤怒起者多，小儿因性急躁怒起者多，或误食鼠涎毒物起者，亦不少也。初起必恶寒发热，用万灵丹一服，葱汤送下，盖被出汗。孕妇忌服。外用紫玉簪花叶，放小瓷盘内，加好醋少许，面粉少许，蒸熟，将叶蘸汁贴，一日一换，用葱汤洗。未溃者即消，已溃者收口。冬月无花、叶，用猪胆十个，取出胆汁，放在小盖钵内，不见铁器，用文火煮成膏，取起，冷定，加入冰片三分，乳香五分，用红绵纸摊贴，一日一换，亦用葱汤洗。此皆初起二三月之治法，必可消也。或已溃者，夏月用前叶贴，冬月用黑膏药、上好红升丹贴。如起管者，将绵纸搓成线，蘸麻油，将升丹滚上，插入管内，日换药线，拔去管，则不用药线，收功。如内核根脚硬大日久，贴前药难消，须服西黄丸。乳香一两，没药一两，西黄三分，麝香一钱五分，米饭一两，捣烂为丸，如桐子大。每服二钱，夜间酒下，日间服香贝养荣汤，必可消净除根。倘日久，医治不愈者，皆因误服方书上引经药，连翘、夏枯草、海藻、昆布等味。此万不可服者，如服多，必变成怯症，起管成漏，不救者多矣。如已起管成漏，溃烂不堪，将成怯症者，速服八珍汤，或益气养荣汤、香贝养荣汤数十剂。诸方内，皆要加生黄芪二钱，白芷一钱，陈酒冲服以救之。速买《外科全生集》，照方医治，十中可救其八九也。西黄丸，孕妇忌服。

蹲鸱丸 治男女大小、颈项颏下、耳之前后结核瘰块，连环疬串，不疼不痛，或硬微疼，皮赤溃烂，久之不收口。年近者，一料收功，年远者，服二料，无不全愈。

真香梗芋艿十斤，去皮，慎勿烘炒，切片，晒极燥

上磨为末，以开水泛丸。早晚每服三钱．甜酒送下。如不吃酒者，米饮汤送

下，或吃燥片，酒过亦可。

治瘰串方

玄参　川贝去心　牡蛎醋煅。各八两

上共研细末，炼白蜜为丸。每服三钱，槐米汤送下。

又方

金毛狗脊二斤　贯众两个

上二味，瓦上煅存性，每日清晨酒服三钱，或米饮汤送下。

如久患者，服至数斤，方始全愈，勿求速效为嘱。愈后，永戒食鸡，犯者复发无治。

瘰疬灸法方三

初起未破者，将面捏成薄条，照疬子大小，略离患处作圈围之，留疬子在内，再取槐树根在土内掘出者白皮数条，放面圈内皮上，用小艾丸于疬子中心灸之。肉上略觉痛，即拂去艾丸，更换白皮，灸三次，面圈不动。照法连灸三日，即消。

取嫩苎根，捣如泥，照疮大小作薄饼，每疮贴一个，再用艾，加入乳香末，丸如黄豆大，灸苎根饼上，每日灸三五壮，一月全愈。

不问已成未成，已溃未溃，取肩尖肘尖骨缝交接处各一穴，即肩、髃、曲池二穴也。艾丸各灸七壮。如止病，在左灸左，在右灸右。内服益气养荣汤数剂，再无不效。即四君子、四物汤加黄芪、川贝母、香附、陈皮、柴胡、桔梗、甘草，水煎服。

万应膏　治疬子、筋风、痰核证。

新鲜大蓟二十斤，略捣，用豆腐泔水浓煎成膏，以油纸摊膏，贴患处，即愈。

治疬膏方

雄猪胆，约百个，去皮取汁，入夏枯草三两，锅内同熬，去渣，收至滴水成珠，加入沉香末三钱，砒霜三分，和匀，收入瓷罐内，摊贴患处。如已破者，涂四周，中留头。以好为度。屡效。

瘰疬肿痛久不瘥方

狸头、蹄骨，并涂酥，炙黄为散，每日空心，米饮下一钱。外以狸头烧灰，频敷之。已破者，更效。

珠珀膏 专治颈项瘰疬及腋下初结小核，渐如连珠，不消不溃，或溃而经久不愈，或成漏证、寒痰冷证，俱属相宜。

真西珀研，一两　上桂心五钱，或加用八钱，研　辰砂水飞净，五钱　香白芷一两，生研　防风生，晒脆，研，取净末一两　当归生晒脆，研，取净末一两　广木香生晒，五钱　丁香二味同研，丁香之油渗入木香，则易研易细，俱生用　木通一两，生，晒脆，研，取净末。此物质最坚，须加重分量，研细，筛取极细者，如数用。防风也如此。上九味，各为极细末，调和一处，贮瓶听用　木鳖子一两，去毛，切厚片，熬黑，去渣，用油　嫩松香清水煮四五次，晾干，筛细，五钱　纬丹水飞四五次，晒干或焙干用，十一两，如至冬令，只可用十两，多则太老

上用芝麻油三十二斤，入铜锅内，用炭火熬。先下木鳖子一味，熬黑，用绵滤渣净尽，再熬，不必过老。俟其滴水将欲成珠之际，即下松香、纬丹两味，徐徐撒下，随下随搅，不得停手，下完后略熬片刻，即离火。待锅内火气少杀，将前九味细末，一人徐徐而下，一人随下随搅，必须搅和，旁用扇搧。看其膏将凝厚之象，即倾入冷水内，捞起，捏成饼子用。其冷水须贮瓦器内，勿用木器。摊膏，用小瓦钵一个，以药饼入内，隔水炖烊，切切不可经火，纸用油泾县桑皮纸，对糊摊贴。

朱砂膏 治痰串、疮毒等症。

乳香去油，研，一两　松香水煮，研，四两　火麻仁捣烂，去油用，一两　没药去油，研，一两　樟脑一两，研　（朱砂水飞，漂净，八钱麝香三钱，研冰片三钱，研

上药研极细末，贮瓷器内，隔水炖化，搅匀成膏，用时摊贴。

项内三年疬痰方二

淘净纬丹五钱　煨石膏五钱

上二味，研极细末，加麻油涂上，即能半月收功。

南方皂荚子，轻者半碗，重者一饭碗，炙炭存性，研细。加入黄糖，捣合为丸，每日开水送服一次，四五十九服完即愈。

内消瘰疬痰核方　未穿破者为痰核，已穿破者为瘰疬，三五个连者为痰串，用羊角数对，以威灵仙四两，共入瓦罐内，加清水，煮数沸，候角软，取出，切薄片，用新瓦，烧红，将角铺上，焙炒过，研细，每炭一两，加广木香一钱，白芥子三钱，共为末，炼蜜为丸，用槟榔煎汤下。或夏枯草汤下亦可。服至七日后，大便下如黑羊屎，小便出黑水，自消。妇人如烂开两胁，服之亦效。忌生冷、煎炒、房事。

内消瘰疬应验方

土贝母　白芷各五钱

共为末，糖霜调陈酒下三钱。重者三服愈。

治痰核方

半夏末　川贝末各一分

用鸡蛋大头穿一孔，不破内膜，入药在壳内膜外虚空处。如虚人，再加人参末三分，合入，以纸封固，竖饭锅内，蒸熟吃之，每日一个，久之自愈。

又方

每鸡蛋一个，入川贝母末三分，照上法蒸熟，夏枯草汤下，或银花汤下。

取瘰核法　名提疬丹

水银　硼砂　火硝　白矾　皂矾　食盐各一两　朱砂二钱

用粗瓦盆放前药，上合粗碗一只，盐泥封固，炭火炼三炷香，先文后武，冷定，取出。升在粗碗上药，白米饭捣丸，绿豆大，朱砂为衣。每用一丸，放疮上，绵纸封二三层，一日夜急揭起，则核随纸带出。丸可再用。

治瘰疬方

将胡桃一枚，劈作两半，将一半挖去肉，以蝉蜕塞实，对合，用山泥封好，煅存性，研细，陈酒下，每日一枚，一月愈。

治瘰疬痰结核方

九真藤即何首乌藤。洗净，日日生嚼，并取叶，捣涂之。

蝙蝠散 治瘰疬多年不瘥。

蝙蝠一个 猫头鹰一个

上同烧炭，撒上黑豆，煅其炭骨，打碎，为细末，湿即干搽，干则油调敷，内服五香连翘汤，效。

治痰核瘰疬方

用鼠粪，拣两头尖者为雄，两头圆者为雌，拣开，各晒干，研末。男用雌，女用雄。将鸡蛋一个，顶上打一小洞，倾去白，但存黄，入鼠粪在内，以满为度，搅匀，用皮纸封同小洞，饭上蒸熟，去壳。临睡时搓碎，好酒送下，隔一日再服。虽远年破烂，不过三四枚而愈，未破者即消。

燕鼠膏 治瘰疬痰核，痈疽发背，肿毒。

全蝎热水浸透，洗三次，晒干，净，二两 白芷 黄连 黄柏黄芩 当归 穿山甲各一两 生地 赤芍药各五钱 官桂二两海藻二两五钱，洗三次，晒干 番木鳖五钱，切碎

用麻油一斤四两，浸药五日；熬焦黑色，去渣，将净油称准，每油二两，用飞净黄丹一两收，滴水不散，先入白蜡一钱五分，黄蜡三钱，即下黄丹，再下杭粉一两，用桑枝不住手搅，成膏，俟冷，入水浸三四日，再用文火熔化，再入没药三钱（去油），阿魏三钱，麝香一钱，血竭二钱，朝南燕窝泥五钱，雄黄一钱，朱砂一钱，两头尖七钱，白升丹四钱，以上各药，为极细末，人膏内，搅极匀。用时隔汤熔化，摊贴，勿见火，白升药方，水银、皂矾、火硝、白矾、炒熟盐，共研极细，照升三白头法升之。

治瘰疬敷药方 疮已破，脓正多，疮正肿，用此敷之，呼脓退肿。

蚯蚓韭菜地上者佳 细牙茶炒炭存性 肥皂角核独核者，煅存性 蜣螂虫用泥包，煅存性 壁虎瓦上焙干 猫头鹰骨炙 雄鼠粪焙

上各等分，共为细末，和生麻油调敷，每日清晨用药汤洗净敷之，一日洗

五六次，敷五六次，待脓干，即用膏药贴之。

敷痰核瘰疬方

生天南星　生半夏各三钱　海藻　昆布各二钱　麝香
冰片各二分　红花　牡蛎各二钱　青盐六分

上俱生研极细末，另将白及两许，切片，煎膏，和前药；做成挺子，晒干，用时磨敷。

又方

生南星　生半夏　生大黄各一两　浙贝母　昆布　海藻海浮石　铜绿　白矾各五钱

上，用商陆根汁、葱汁、姜汁、蜜四味调敷。

又方

用铅三两，铁器中熬，久当有脚如黑灰，取此灰，和脂涂疬上，或用醋调涂，以旧帛贴之。数换旧帛，拭去恶汁，又贴，如此半月许，不痛不破，不作疮，内消为水而愈。

大红膏　治痰核瘰疬，不分新久，未穿破者。

天南星二两　银珠　血竭　硝石　潮脑各三钱　轻粉乳香各二钱　猫头鹰骨一具，煅　石灰一两　大黄五钱，切片，同石灰炒红色，去大黄不用

上共为细末，陈醋熬稠，调药敷核，三日一换，敷后绉皮。核不消者，另换紫霞膏贴之，其核自消。

痰核瘰疬膏　治未穿破者，贴之即消。

猫头鹰骨牙爪一副，火煅存性　蛜螂虫炙　磁石醋煅。各五钱　乳香　没药各一钱，去油　生白矾五钱，入雄猪脚爪壳内，煅存性海藻一两　浙贝母一两　蓖麻子肉五钱

用麻油四两，同上海、贝、麻三味，熬至滴水不散，滤去渣，入乳、没，再熬，将稠，离火，乘滚入猫头鹰、蛜螂、磁石、白矾，搅匀，投冷水中出火气，乘软取起、打条，临用摊贴。凡去渣后，入细药时，仍用青州丹，少加松香、黄蜡，

看老嫩得宜，方入猫头鹰等末，始易成膏。如已穿破，再取客厕梁上尘加入。

瘰疬收口药方

龟板煅过，埋地中四十九日，如要紧，埋七日亦可　青果阴干，煅
上同研细末，收口神效。

疟

治三日大疟神妙方

用活大乌龟一个，连壳，左右肩上各钻一孔，近尾处亦钻一孔，以明雄黄九钱，研细，每孔糁入三钱，外以雌黄泥封固，勿令泄气，炭火煅存性，研细，每服准一钱，空心陈酒送下，二三服即止。

又方

用陈香橼一个，去顶皮，大者每只加透明雄黄三钱，中者二钱，小者一钱，雄黄研细，糁入香橼内，炭火中煅存性，再研极细，每服七分，用软豆腐衣分作六七包，干咽下，此日不可吃汤，任其呕去顽痰即愈。

截疟丹

斑蝥　巴豆肉　朱砂各一钱　麝香二分　雄黄钱半　蟾酥五分
上用黑枣三四个，捣丸，如绿豆大，贴眉心穴，一周时揭下，投长流水中。

又方

常山　草果　川乌　草乌　陈皮　甘草各一钱
上用绢袋盛贮，闻于鼻间，即止。只闻香气，不必煎食，亦可愈疟。

贴脐截疟丸

胡椒　雄精
上二味，等分，研末，将饭研烂为丸，如桐子大，外以朱砂为衣，将一丸放在脐中，外以膏药贴上，疟即止。亲验。

治诸疟代参丸

白术一斤，生，蒸　生姜一斤，捣出汁，拌白术，渣晒干

上为末，将黑枣一斤煮烂，去皮核，为丸。

治疟方　虚寒疟更妙。孕妇忌贴。

桂心一分　麝香三厘　川椒七粒　雄黄七厘

共研极细末，纳脐中，外以膏药贴。

治不论单双疟方

用大荸荠，以好烧酒自春浸至秋间，如疟至，不食饮食，食则胀满不下者，每日服荸荠两个，三日即愈。

治疟神效膏药

常山四两　独活　甘草各八钱　羌活　秦艽　中生地天麻　防风　白芷　川乌　川芎各一两六钱

药共十一味，用大麻油五斤浸三昼夜，与油同煎，去渣，另用掏净纬丹二斤，搅匀，收至滴水成珠为度，贮瓦钵内，冷水隔器养之。用时开水炖化，以蓝布摊作膏药，约一寸五分见方，于疟发四五次后，先一时贴天庭穴，当日即止。听其自落，勿揭。

双单日疟疾方

番木鳖一两，炒至黑色，无壳者为真　雄黄　朱砂　甘草各一钱

上药共为细末，每服四分，用酒、开水各半调服，须要预先饮食吃饱，临发早一时服，盖被而卧。

三阴疟疾方名拔山顶方

制白砒一两　雄黄三两　干面七两

上研细末，同炒黄色，白水为丸，须均匀作三百三十三粒。每服一粒，开水送下，小儿减半。服后忌酒、肉三日。

制砒法：用白泥罐一个，将砒装入罐内，用盐泥糊口，再用针针破一眼，再

将炭火围烧罐外，看针眼内黑烟尽为度，取出，研细。制砒时，人立上风处，避其烟毒。

截疟方

用绿矾少许，糁棉花上，扎紧。男左女右，塞鼻内，即愈。

白雪丹　专治疟疾。

真川贝母六两，去心，研　生半夏四两，研

五月五日午时和合，在铜锅内，微火炒嫩黄色，冷后入瓷器收贮，勿泄气。每服一分五厘，生姜汁二三匙调药，隔水炖热。未来时先服，一服即愈。重者，再服。一服愈后，忌食南瓜、鸡蛋、芋艿及蟹、蛰蜞。

斩鬼丹　治疟神效。

朱砂四钱，水飞　真绿豆粉四钱　雄精一钱，水飞　人言一钱，即制白砒

共为细末，端阳午时合粽尖为丸，小绿豆大。每服三丸，小儿一丸，临发时井花水送下。

泄　泻

治老幼脾泻久不愈神方

饭锅粑四两，净，末　莲子肉四两，去心，净，末　白糖四两

上共和匀，每服三五匙，一日三次，食远服。

止久泻丸　治一切久泻，诸药无效，服此一服自愈。

黄丹飞过　枯矾　黄蜡各一两　石榴皮八钱

将蜡熔化小铜勺内，再以丹、矾二味细末投入，乘热为丸，如豆大。空心服五丸，红痢清茶下，白痢姜汤下。

治脾泻方

陈火腿骨煅存性，研末　红面　松花

上三味，各等分，砂糖调，陈酒送下。

痢

治痢初起法

不问男、妇、室女、妊娠、小儿，皆能治之，无有不效。

白萝卜二三斤，洗净，连皮放石臼内捣碎，绞取浓汁。如十岁以内小儿，每日吃一饭碗，大人每口吃二三饭碗。俱要冷吃，不必见火。忌荤腥杂味。并治疫痢，如神！

又方

水晶糖四两，如赤痢，用浓苦茶一杯，白痢用姜汁半杯，赤白痢用浓茶、姜汁各半杯，将水晶糖入内，炖烊服，见粪即愈。吃至二服，无不见效，亲验。

治噤口痢方 此系元气虚极者。

人参三钱　石莲子肉炒，二钱　黄连一钱　鲜荷叶一片老黄米一撮

水二盅，煎至六分，人木香末三分，分匀服。积未净者，加山楂二钱，槟榔、枳壳各七分。

又方

米粒不下，用五谷虫，焙干为末。每服二三钱，米汤下。

又方

不能饮食者，用乌梅肉和蜒蚰，捣烂为丸，含口内，片时即能饮食。乌梅渣不宜咽下。

又方

苍术　甘草　陈皮　厚朴

上各等分，为粗末，用布包之，放在肚上，将熨斗盛水，熨布上，逼药气入腹，病者觉腹中爽快，即将药放枕头下，以受药气，一日连熨三四五次，痛痢渐止，口中即饮食矣。

治赤白痢并水泻方

车前子炒　红面炒　赤石脂　滑石

上各等分，为末，砂糖调，每服二钱，滚汤送下，一二服即愈。

治白痢不止神效方

干饭锅粑二两　槐花二两. 炒　腊肉骨头五钱. 烘脆

共为末，砂糖调，不拘时服，即止。

治赤白痢方　不论初起久痢，俱可用。

柿饼一个，开一口，入白蜡三分在内，用纸包好，扎住，以水湿透纸，放在炭火中煨熟食之。大人两个，小人一个，即愈。

治赤痢方

木耳灰　槐米灰　红面灰

砂糖调，空心服。

治赤痢久不愈者　初起者，宜先服通利、清湿热之药几剂，然后用此方。

用鲜红菱角，连壳捣烂，绞自然汁一饭碗，露一宿，加白糖霜少许，隔汤炖略温，清晨空心服。每日一服，两三服必愈。加糖者，恐其味涩也，如不畏涩，即可不加。

香参丸　治痢极效，百发百中之药也。

木香四两　苦参酒炒，六两

上为末，将甘草一斤熬膏，丸桐子大，每服三钱。白痢，姜汤下；红痢，甘草汤下；噤口痢，砂仁、莲子肉汤下；水泻，猪苓、泽泻汤下。

治久痢如神方

用刀豆，饭上蒸熟，洋糖蘸食，一二日即愈。

又方

陈火腿骨煅存性，四钱　黄连姜、汁、炒，一钱　砂糖炒干，四钱乌梅肉五分

上共为末，将乌梅煮烂，捣丸。每服三四十丸，空心黄米汤下。

治久痢虚滑不禁方　可以实肠。里急后重，腹痛者，不可服。

用臭椿树根皮，切碎，酒拌炒，为细末，用真阿胶，水化开，合为丸，如桐子大。每服三五十丸，空心米汤下。

治久痢方　初起者，不可服。

松花三钱　地榆二钱　干荷叶二钱　臭椿树根皮一两，取向东南者，去外粗皮

上为细末，白痢红糖调，红痢蜜调，红白相兼，蜜与糖调，加温水少许，每服二钱。忌面食、荤腥、油腻等物。

又方

乌梅四两，煅略存性　白滑石淘净，二钱　臭椿树根皮二两，取在上者，剥净外粗皮，晒干，为末，

上，用陈米饭捣为丸，每服四五十丸，空心米汤下。

治痢方　不拘赤白痢、泄泻，至八九年者，三四服即愈。

香薷二十两　藿香十两　苏叶七两半　木瓜五两　檀香二两半　木香二两　赤茯苓五两　甘草两半　厚朴五两　枳壳五两

上为末，蜜丸，弹子大，约重二钱。每服一丸，白痢淡姜汤下，红痢木香汤下，其余开水下。

治久泻久痢方

陈石榴皮（酸者），焙干，研细末。每服三钱，米饮汤下。患二三年或二三日，百方不效者，服之即止，不可轻忽。

治休息久痢，但痢而无后重者，用壮大猪小肠一条，不落水，将箸顶翻，转出肠中油腻秽浊，刮下，但将刮下之物，在瓦上炙焦于存性，研末，用砂糠少许，

空心调服。一条肠垢，大者分作二服，小者只作一服。若翻转，肠内有粪，先去其粪，但刮其近肠之血腻油垢，炙用。重者吃两三条肠垢，必愈。

治赤白久痢方　腹中不痛者。

桂圆七个　罂粟壳七个　荔枝七个　建莲七粒，去心

水二碗，煎至八分，空心服。朝服可以一日、晚服可以一夜不痢。亲验良方。

治毒痢方　下脓血者是。

金银花一两

煎汤，送香连丸三钱。

痢疾方

苍术三两，米泔水浸，陈土炒焦　杏仁二两，去皮、尖、油　川乌头一两五钱，去皮，面包，煨透　羌活二两，炒　生大黄一两，炒　制大黄一两，炒　生甘草一两五钱，炒

共为细末，每服四分。小儿减半，孕妇忌服。赤痢，用灯草三十寸煎汤调服；白痢，生姜三片煎汤调服；赤白痢，灯草、姜各半，煎服。

红白痢方

苦参六两　木香四钱　甘草五钱

上为末，饭捣为丸，每服一钱。红者，甘草汤下；红白兼者，米饮汤下；禁口者。砂仁、莲子肉汤下；白者，姜汤下。如水泻，猪苓、泽泻煎汤下。

白痢方

橘饼一个，切碎　白糖三钱　生姜五钱　普洱茶一两

煎汤代茶，徐服。

久痢经验良方

用臭椿树在土内之东南向阳根，刮去粗皮，取白皮四两炒，研细末，用糯米一升炒，磨细粉，加红糖调服，甚效。

脱　肛

熊胆散　治脱肛气热者，神效。痔疮同法。

熊胆五分　儿茶二分　冰片一分

上为末，用人乳调，点患处，热汁自下，而肛收矣。

双补汤　主治气虚脱肛。

人参八分　黄芪八分　当归八分　川芎八分　升麻五分

上切，一剂，煎服。血虚，加白芍、熟地；血热，加黄柏；虚寒者，加炮干姜。
外用五倍子末，托而上之。

二灵散　治久利，肠胃俱虚，肛门自下。

龙骨煅，五钱　木贼烧存性，二钱五分

上为末，搽肛，自敛。

润肠散　治利后脱肛。

鳖头灰　五倍子　伏龙肝　生矾末　赤石脂　诃子肉各五钱，俱晒干

上为极细末，葱汤洗净，搽于肠头上，频频换之，以愈为度。

治脱肛方　名枯矾煎

五倍子三钱　白矾少许，煅枯

上为末，水一碗，煎汤洗之，立效。

若妇人产后脱肛，五倍子末搽之。

缩肛散

鳖头一个，煅　枯矾三分　五倍子煅，三分

共研极细末搽之。

又方

用爬墙草，煎汤温洗浸肛，随浸随缩上。

此草上生根，一路沿墙而上者。但有二种，一种叶大，似丝瓜叶者，不可用；须叶小，如茶匙样，光亮者。

痔　漏

缩痔秘方　内痔落下。

用大团鱼一个，火煅，为末，搽痔上，即刻收进。亲验。

治外痔疼痛，坐卧不得者，大田螺八九个，将针挑开靥盖，入冰片、白矾末少许在内，以螺尖埋土中，令其盖仰上，经一宿，用螺水，以鸡毛搽痔上，六七次即消，愈。

熏洗痔方

五倍子三四个　皮硝一撮

水二碗，煎浓，先熏后洗，一二次即愈。绝妙！

治痔漏丹方名长明酒

用积年旧琉璃灯，洗净油腻，火煅，研细，以红酒服四钱，不过七日，其管自去。

点痔方

银珠三钱　大雄黑背蜒蚰三条

共捣烂作团，用盐泥封固，要留一孔，火升烟尽为度，取出，用田螺水调搽，即缩上。不用银珠，将上好黄丹拌之，亦效。

又方

蜒蚰一条　冰片五厘　胆矾二厘

和，化蜒蚰水点之。

治痔下血方

蜒蚰一条，用盐泥裹，煅通红，去泥用　硼砂　朱砂　雄黄冰片共为极细末，入龙骨少许更妙，大便时乘其脱出，以细草纸盛药少许，托之使入，大效。

痔痛方 辛苦劳碌之人，或嗜酒多欲，忽生外痔，发则疼痛，步履难移，服此；或大便泄一次或不泄，亦即止痛，可以行走。再用搽洗等药，自能断根。

麒麟菜一两，洗去灰

用天泉水煮烊，加白糖五钱食之。

又方

每日吃生荸荠三两，同原豆腐浆过下。

又敷方

老丝瓜一个，在瓦上炙炭存性，加冰片少许，少加麻油，调敷痔上，即愈。

又洗方

椇皮四两，用水煎滚，乘热洗之，即愈。

痔漏去管生肌方

夏枯草八两　甘草节四两　连翘四两，去子

上共为末，用金银花一斤，煎浓汤泛丸，如桂圆核大，每晨盐汤送下三丸。初起者半料全愈，久病者一料除根。

治痔漏方

新象牙屑二斤，为末，每晨用熟鸡蛋三个，与象牙末合吃，或入稀粥内吃亦可，服尽一料自愈。

又方

露蜂房一大个，每孔内入盐，填满，煅存性　僵蚕二钱　蝉蜕木香各三钱
象牙末　猪胰油打烂　猪悬蹄蜜炙。各五钱　白颈蚯蚓用石压去血，阴阳瓦焙干，净末一钱

上共为细末，用黄蜡半斤，熔化，将药末渐入，捣匀，为丸，如枣核大，每服一丸，空心好酒送下，连服三丸，疮口自消。隔一日（第五日）再服一丸，第七日再服一丸，痔管自退出矣。将玉簪花根三段，捣烂，搽上自愈。

又方　名蛭蟾丸

水蛭十数条，用黄泥做成小管，如笔管大，入水蛭在内，上以雌黄泥护之，以铁丝捆紧，外再以盐泥封固，炭火煅，以烟尽为度，取出，去火毒，为末，二钱　蟾酥一钱　熊胆八分　麝香五分　冰片三分

看漏浅深，用饭粒为条，插入尽头。久者五六条，近者二三条，其管化为浓水，用洗药。

洗方

乌桕树根皮　枸杞根皮　槐花　五味子　水杨树杆须瓦花　黄柏　荔枝草

上，煎汤一大碗，先熏后洗，再以十宝丹收口。

十宝丹方

龙骨八分　象皮七分　琥珀六分　血竭五分　黄丹五分冰片四分　珍珠二分，豆腐煮　牛黄二分　乳香　没药各一钱三分

共为细末，收贮听用。

痔漏退管方

象牙末二两　人脚指甲炙，五钱　牛腮骨炙，一两　猪脚格炙，一两　刺猬皮锅内蜜滚，炙干

上为末，再将地榆、槐荚二味，入猪脏内，煮熟，捣烂，共捣，蜜丸，每服三钱，空心滚汤送下，其管自出，半月即愈。

又方

白鸽粪一升，放罐内，以滚水冲入罐中。乘热，病人坐于罐口上熏之，其管自落，数日即收口，要坐久忍痛。

又方

用猪脏头，水煮烂，或盐或酱油蘸吃，每日吃一个，吃至一二百个必愈。若脾胃畏油腻者，只吃近肛门管处一段亦可。再每日吃切荸荠蒂一片，吃数片。二物常兼吃更妙。

又方

金余即人手指甲　银余即人脚指甲。二味不拘分量，均在黄沙内炒脆　真血余二两　血琥珀五钱　黄牛角腮火煅，四两　羊角腮火煅，四两　新象牙屑烘，三两　猪悬蹄壳火煅，四两　蟹爪尖炒，一两　蜣螂虫瓦上煅，四十九个　刺猬皮两张，刮去毛，黄沙内炒　陈松萝茶叶烘，三两　穿山甲先用醋炒，再用酒炒，四两槐角子炒，四两　青黛用水淘净，五钱　地榆炒，一两

以上十六味，如法煅，以为细末，用黄犬大肠煮烂，加炼老白蜜为丸。如无犬肠，以猪脏代之亦可。空心淡盐汤送下三钱；壮盛，去风湿，至五钱。虚人桂圆汤下。

痔漏插药方

百草霜　黄连各二钱半　冰片五分　麝香二分　蜣螂虫旱莲草头五钱，炒水蛭十五条，瓦上焙焦

共为细末，丸如粟米大，入管口，自进药，三日后，待管自化出，用长肉收功末药。

收功末药方

轻粉　乳香　麝香二分　韶粉　铅丹　血竭
共为末，搽之。

又方

雄大蜣螂，不拘多少，阴干，生研，加冰片少许，将绵纸捻作条，用白及水蘸湿，晒干，待硬，再蘸湿，染药末于纸条上，量漏孔深浅插入，渐渐生肉，其条自然退出，用剪刀剪去外面一段。即满屝矣。

治痔漏丸方

刺猬皮大者一张，小者二张，新瓦上爽脆，为末　象牙屑一两绿豆粉一两青黛三钱　槐花末两五钱　陈细茶五钱

上共为末，用陈糙米煮烂饭，和药，打为丸，每服三钱，金银花汤送下。一料不效，二料永不再发。

治多年顽漏神验方

用大脚鱼一个，再取上好冰片三钱，钟乳石五钱，俱研极细末，放入脚鱼口内。放完，将脚鱼扣住脚，倒挂三四日，待脚鱼头肿大，取快刀杀下头来，用阴阳瓦两块对合，将鱼头装入瓦内，两头用盐泥封固，瓦上留一小孔出烟，放炭火上焙，待烟消尽存性，将小孔封固，拿至地上，俟冷打开，研细，用四五分，好酒送下。病重者两三服，其管自出，再用长肉药收效。

治漏疾秘方

香菜油一斤，用三十岁妇人血余二两，入油内熬煎，去渣，每日用油一盅，煎鸡子三枚，将象牙细末三钱掺在内，淡吃，连吃三五日。或将玄米粉掺象牙屑，摊饼吃，亦可。象牙末吃至二斤，再无不效。此法不用刀针挂线，有管自然退出，屡试屡验。象牙要真，更要新而雪白者，镑碎，再用乳钵细研。

滋水淋漓洗痔方

胖大海五只　皮硝一两　五倍子三钱　鱼腥草三钱　生甘草三钱　当归三钱　江枳壳三钱　红花三钱　威灵仙五钱

上药煎浓，洗净。

痔痛方方三

脚鱼头，炙炭，加入冰片少许，麻油调敷，肛即收。

青蒿、川椒、蕲艾、胆矾、嫩槐树条，煎汤熏洗。有管亦可治。

烂石榴三只，连皮带子　五倍子五钱　乌梅七个　槐米五钱地骨皮五钱

煎汤，天天温洗，勿间断，大能化小，小必除根。

脱肛及痔漏方

大松树皮，愈老愈佳，半斤，浓煎一大碗，收至一小碗，趁热服，两碗即愈。

痔漏化管方

田鸡皮炙炭　血余煅炭　黄明广胶牡蛎拌炒。各等分

上为末，每朝服三钱，管自消化而愈。

洗痔极效方

威灵仙　槐米　防风各一两　五倍子五钱　瓦松　柳须即杨柳小红根。各二两

各锉碎，水煎浓，熏洗，极效。

敷痔方方二

木鳖子，去壳，为末，唾调，贴痔痛，七日即消。一切痈疽肿痛，醋调涂之，皆效。

腊月取羊胆一个，人冰片少许，置风处挂干，用时凉水化开，频敷患处，极效。

洗痔漏方方二

地骨皮八两，取新鲜者更佳　槐角八两

共煎汤，乘滚热置小浴桶中，坐熏片时，即以汤淋洗痔疮，一日熏洗三次为妙。或用甘露根煎洗三四次，亦效。

用枳壳三两，癞蛤蟆草三两（一名荔枝草，四季常有，面青背白，麻纹累累者是也），二味煎汤熏洗，后搽药，自然消去。即以大田螺一个，以刀挑开靥，用冰片五厘，入冰片，平放片时，用鸡毛蘸田螺水涂患上，其肿痛自消。

肠 风

治肠风下血丸方

槐花二两，一半炒，一半晒，为末　柿饼七个，去蒂　乌梅十四个

共打为丸，桐子大，每日空心滚汤送下，即愈。

又末药方

卷柏叶一斤，蜜浸一宿，晒干，为末　青州柿饼一斤，炭火煅过，为末

上二味，拌匀，每服五钱，至心陈酒送下。。极重者，五六服可除根。

治血痔肠风方

将龟肉煮烂，吃一碗，血即止，其效如神！

治肠风并痔漏方

木耳一斤，煮成膏，再入猪肉三斤，煮熟，食尽即愈，漏管自出。

治痔疮下血方

棉籽仁四两，晒干，去油，生，研　青州柿饼二十两，捣烂，蒸百草　霜四

两　乌梅肉四两．蒸烂

共捣为丸，每服三钱，白滚汤下，或豆腐浆加青黛少许下更妙。

治肠风下血方

青州柿饼三个，火煅　地榆　槐米各五钱，炒

共研末，分七服，空心开水调服。忌烧酒、椒、蒜、芥。

又方

当归一两　怀生地一两，竹刀切片，烘，泡　山萸肉一两　真阿胶一两，将石膏二两，研碎，和炒成珠，去石膏不用，候冷，研为细末棉籽仁一斤，燎去外面花衣，然后入锅内，炒至逐粒爆开并至焦黑色存性　真柿霜即柿饼上白霜，但假者甚多，入口甘而凉者为真，不可经火，俟诸药研末后方和入

上，逐味炒焦，要如墨色，又各要存性，共研为细末，和入柿霜，拌匀，每日空心服药末四钱，白滚汤一饭碗冲和，以箸调末，即半浮半沉，连汤饮下。若下血太甚，临晚再服三钱，俟粪色变黑，血渐止矣。忌食胡椒、烧酒、辛热之物，有此病者，终身宜戒。此方修合之法，不过极细黑四字，则药末不浃洽于脏腑。所以要黑者，血遇黑而止，以水克火，五行之理也。

海上方　治肠风下血，痔漏，脱肛。

丝瓜根已经霜一二次，收之，洗净，置露中十宿，悬风处阴干，待用

上切，每用五钱，煎，临热加入香油少许，空心温服，一日一服，神效！忌食鸡、烧酒。

槐黄丸　治肠风脏毒便血，痔漏下血。

黄连炒，四两　槐花炒，四两

上为末，装入猪大肠内，长一尺，两头扎住，用韭菜二斤，同煮烂，去菜，用肠药，捣末，为丸，梧桐子大，每服八十丸，空心米汤下。若嫌太湿，加面同丸，亦妙。

干柿散　治肠风，脏毒，肠澼下血。

干柿，不拘多少，焙干，烧存性，为末。每用二钱，米饮汤下。

金莲酒　治大便下血，如流水不止。

黄连五钱

金华酒煎服。

治肠风方

臭椿树才艮皮四两，扎。为一大把　大茴香一大粒　木耳四两

以猪肚子一个，将药俱装入肚内，扎好，煮烂，去椿皮，但吃木耳、肚子，

连汤吃完。重者两料必愈。

治肠风久不愈者方

臭椿树根皮　乌梅
共煎，陈酒冲服，即愈。

治肠风方

青州柿饼一个，内放白蜡六钱，饭锅上蒸熟，食数次，愈。

治大便下脓血，一日夜数次，数年久病，皆愈。雄猪大肠一条，洗净，桂圆肉二两，新鲜白扁豆花四两，将二味同打烂，用白糯米拌和，装入肠内，两头扎好，砂锅内煮烂，忌见铁器，然后将人中白炙脆，研末，蘸吃，或酱油蘸吃亦可，不论吃粥与饭、空口，皆可吃。吃四五条即愈。

治大便下血，用凉药不效者，用归脾汤加槐花、黄芩治之，自愈。

治大便下血，虚弱者，，旱莲草，阴干，为末，以棉花煎汤，调炒米粉糊，丸桐子大，每日服五钱，以人参五分煎汤下，二服即愈。

溺　血

治溺血方

溺血者，不痛而小便出血也，痛者为血淋。用头发，烧炭，研末，每服三钱，空心滚酒调下，或用百草霜，酒调服，或用伏龙肝，白滚汤调下，夏月水调。痛者，车前草绞取浓汁碗许，入糖霜一二匙，炖温服之，此可多服，自愈。初痛时，用韭汁亦可，或用乱发灰糊丸，桐子大，每服七十丸，空心开水下。

治男子茎中痛，及妇人血结腹痛，取牛膝一大握，酒煮，饮治小便下血，用清利不效者，用补中益气汤加车前子治之，立效。

治小便下血，立效。旱莲草、车前草各等分，将二味捣自然汁，每日空心服一茶杯。

疝 气

治疝气海上丹方

雄猪大腰子一对，不落水，去膜并血，切作片，以大茴香、小茴香各一两，俱炒，为粗末，同腰子拌匀，复以猪尿胞一个，入拌者在内，扎固，用无灰好酒二碗，砂锅内悬尿胞于其间，煮至酒存半碗，取出，一并切碎，焙干，研细末，酒打糊，丸如桐子大，每服空心陈酒送七十丸。一方，用生白酒三碗煮。

治响疝并小肠气方

木通　川楝子各一钱　大茴香五分　飞盐三分半

上为末，水酒调服，头服出汗，服七日全愈。如少年者，加一倍，俱空心酒服。

治疝气方

荔枝核六两　橘核打碎，炒，一两　小茴香炒，六两　川楝子一两，酒蒸　萝卜酒拌炒，一两　吴萸盐水炒，一两　泽泻一两甘草五钱　青皮一两　穿山甲土炒，二两

上为末，每服一钱，升麻一分，拌黄酒调下。

治湿疝阴丸作痛方

蕲艾　紫苏叶烘　川椒炒熟。各三两

上三味，拌匀，乘热绢袋盛，夹囊下，勿泄气。

治阴囊肾子肿大方

灶心土三升，砂锅内炒热，加川椒、小茴香末各一两，拌匀，将阴囊坐在上面，冷则再换，如此三次即愈。

治阴子肿大不消方

顶大荔枝核十二三个，煅炭存性，以火酒调如糊，吃下即消。若重者，再吃一服。

治疝气偏坠方

用肥姜，切片，铺凑板上，上堆蕲艾一团，点火烧之，俟将完，即乘热带火、连姜并艾捣极烂，将鲜菜叶一大片，放手掌内，即以姜、艾摊匀菜叶上，用手向肾囊底下托之。初时其冷如冰，须臾滚热，通身汗出而愈。

心口胃脘痛

治心口痛欲死不可忍者方

高良姜　厚朴姜汁炒　五灵脂

上各等分，为末，每服一钱，醋汤下，即止。

治心痛方　实胃口痛也。若真心痛.不治。

高良姜酒洗七次，焙，研　香附子醋炒七次，焙，研

上二味，各记，另收之。病因寒得者，高良姜末二钱，香附末一钱；病因怒起者，香附末二钱，高良姜末一钱；寒怒兼有者，各用一钱五分。临时以米汤，加入生姜汁一匙，食盐一捻，或二服，或三服。痛止后，用铲刀挑盐一撮，火上烧红，泡汤服，并服大枣数枚。约数朝，速效。

治心痛方　妇人服之甚效。

丹参一两　檀香一钱砂仁一钱

共煎八分，服之即愈。

治心口胃脘痛，用大黑枣，去核，每个中间入胡椒七粒，仍将枣包好，炭火上煅焦存性，研末，每服三四分，陈酒送下，三四服必愈。加木香、枳壳、红花、当归、五灵脂少许更妙。

治胃口痛方

手指甲，男痛用女右，女痛用男左，剪下，放新瓦上，炙焦存性，为末，约四五分，入砂糖少许，或汤或酒调之，食远服。

治胃寒，常发恶心呕吐或痛，用老生姜半斤，去皮，捣烂，绞汁，去渣，隔汤煮一二十沸，停火，将上白洋糖半斤，搅入内，煎一滚收之，时时吃二匙，作三四日吃完。重者服之，两料必愈。

治胃寒呕吐，兼治寒疝，大黑枣七个，去核，每个内入丁香一只，煮烂，去丁香，将枣连汤空心服，七服见效。

治呕吐不止，陈梅酱，煎成汤服。如有火，加竹茹；有寒，加豆蔻，或砂仁，或煨姜。如无梅酱，以乌梅代之。

治呕吐方　见食即呕，或食罢即吐，初起者易治，此痰在胃口也。

生姜二两打碎，陈皮五六钱切碎，泡汤一碗，慢慢逐口吃下自安。甚者，竹沥、姜汁和匀，逐匙挑在舌上，咽下。若咽急，并药吐出矣。

治感气或饮食伤脾作痛方

橘皮一把，煎浓汁一碗，加入盐、姜少许吃下，神效。

补脾养胃方　名阳春白雪糕

茯苓　山药炒　芡实　莲子肉去心。各四两　糯米　黄米各半升，俱炒　白糖一两

先将药末蒸熟，再入白糖，打作饼子，晒干，每日空心吃几个，极有益。

治老脾泄最宜方　名玉露霜

白术二两，炒　陈皮二两半　莲子肉四两，去心　薏苡仁四两，炒　糯米　绿豆　陈米　锅焦各一升，俱炒

共为末，收贮，临用时糖霜量加，将滚水调服二三两。

治肿饮

灯草一把，先用水四碗，煎至二碗　萝卜子一两，微炒　砂仁二钱，微炒

将二味研末，倾入灯草汤内，略滚，即盛入茶壶内，慢慢吃下。吃尽不见效，如前再煎一服，俟腹响放屁，小便长而肿即退。

呃 逆

治呃逆欲死方

半夏五钱　生姜二钱半

水煎服，即愈。

治病后呃逆不止，刀豆子，烧存性，滚水调服二钱，即止，神效!

治呃逆不止方

用荔枝七个，连皮烧炭存性，为末，白汤调服，立止。

老年呃证，用灯心取喷嚏，立愈。

七巧汤　湿痰乘邪入胃既久，邪去而胃虚，气上生呃，致兀兀不已。

大枣三枚，去核　桂圆三枚，去壳核　甜杏仁七粒，去皮、尖荔枝肉三枚

甜桔梗三片，蜜饯店买　粳米四十九粒　淡姜渣三分

水煎服。

阳虚冷呃方

人参　丁香　柿蒂　干姜

上四味，煎服，立愈。

肺胃热呃方

枇杷叶去毛　刀豆子切片。各三钱

煎服，立止。

治呃逆方

明雄黄一钱，酒一杯，煎七分，急令患人嗅其热气，立止。

又方

好硫磺、乳香各等分，以酒煎，急令患人嗅之。

又方

硫磺　乳香　艾各三钱

治食物醋心，用胡桃，嚼烂，生姜汤下，立止。

耳

治耳暴聋方

菊花　木通　石菖蒲
擂烂，酒调服之。

治耳聋方

真北细辛，研末，熔黄蜡为丸，如鼠粪大，以绵裹，塞耳中，二三次即愈。

又方

老鼠胆汁，滴入耳中，二三次即愈。

治耳内出脓方

胭脂　枯矾　铁锈粉
上各等分，为末，吹之耳中，立效。

又方

羊屎蛋烧炭，一钱　枯矾　轻粉各五分
上为末，用棉花卷尽耳内脓，用苇管吹入立效。

治耳中脓水不止方

龙骨　枯矾　干胭脂要产山东济宁府，如银珠样紫色青，非绵胭脂，亦非油
胭脂　海螵蛸各等分　麝香少许
上为末，先以绵纸捻干耳内脓，将药轻吹耳内。

治耳中肿痛并出脓血方

黄鱼牙齿，瓦上焙存性，为末，放土地上，退火气，研末，加冰片少许，菜油调，鸡毛蘸入耳中。加干胭脂更妙。

又方

用橄榄核，烧炭存性，每核一枚，人冰片二厘，研极细末，吹入耳中，即愈。

耳鸣方

药珠　研末，极细，无声为度，置少许耳内，即止。

耳闭方

细辛　木通　石菖蒲各一分　麝香二厘
共为细末，绵裹，塞耳中，即愈。

耳烂流脓方

陈皮　灯草俱烧炭，各一钱　冰片一钱
研匀，吹耳。

大人小儿耳内脓水方

海螵蛸一钱　枯矾一钱　麝香一分　干胭脂五分，烧存性
共为末，吹入耳中，即愈。

治耳中常出血方

五色龙骨，煅、研细末，吹入耳中即止。

治耳出臭脓方

龙骨煅　五倍子炒　乳香　枯矾　血余炭
上各等分为末，卷净耳内脓，吹之。

治耳中脓水不干方

石榴花瓣，不拘多少，炙脆研末，加些冰片，再研，吹耳自愈。

治百虫入耳方

如虫入耳，不可惊动。在左耳，以手紧闭右耳及两鼻孔，弩气至左耳中，虫自出。右耳亦然。

目

乌羊肝丸 大能乌须黑发，聪耳明目。

黑羊肝一具，竹刀切片，放瓷盆内，再以羊胆不拘多少涂，晒干，又涂又晒，胆汁涂晒至二三百个为佳，少亦要在百个之外，以胆汁多为妙，晒时以纱罩罩，晒极干　白芍药酒炒　川芎各四两　熟地六两，酒蒸极熟　何首乌九蒸　覆盆子炒　山萸去核，炒　旱莲草酒拌炒　白茯苓乳拌　血余　生地酒洗。各四两

上药不犯铁器，制完，共和一处，再用大熟地十二两，酒煮一昼夜，取浓汁一碗，拌药内，炼蜜为丸，桐子大，每服百丸，空心酒下，临卧亦服一次。

治虚眼方

凡虚人，无目病，到点灯时候，即不见物，或羞明，只用羊肝煮食便效，不必服他药。

治雀目方 日落不见物也。

石决明　夜明砂各二钱　猪肝　白羊肝各一两

将肝二片，中间盛药，麻线扎定，淘米泔水一碗，砂罐煮熟，临卧服。

又方

用羯羊肝一具，不见水，不犯铁器，以竹刀切开，入谷精草细末，瓦罐内煮熟，不时服之，屡验。黑羊者佳。

治风火眼洗方

归尾　胆矾　铜绿各一分　防风　荆芥　赤芍药　川黄连各二分　杏仁十四粒，去皮、尖，研

上绢包，煎洗。

治弦烂风赤眼洗方

文蛤　黄连去净毛　防风　荆芥穗各五钱　苦参四钱铜绿五分

上为细末，以薄荷煎汤，丸弹子大。临用以开水化开，乘热洗眼，每日三次，神效。

一方，有川芎、当归各四钱。

治烂眼皮方

用挂金灯净壳，每用壳一个，掺入研细透明绿色胆矾末二厘，或用壳十个，或二十个，装套好，外用净雌黄泥包裹好，勿令泄气。炭火煅，至中间，壳将成黑炭，存性，放地上，用碗盖熄火。将中问炭研细，包好，放地上一夜，出火毒。每用炭少许，放茶杯内，以冷松萝茶浸之，用薄绵纸盖在茶面上，俟水渗出纸面上，将此水点眼皮，每日五六次，二三日即愈。

瞽目重明神效方

雄鸡胆七个　绣花针七只

每胆用绣花针一只，插入胆管，取绒线扎紧管口，用天泉水十六两，瓦瓶盛贮，将胆针浸于水内，盖好，勿泄气，放在有风无日处。俟三年后，其水及胆汁俱化为浓汁，每日蘸汁搽眼上，约三个月，能使眼障消去，瞽目重明。此方一料，能治两人。如能合送者，福寿并增，功德无量矣。

胬肉起星方

荸荠一斤，每一荸荠插入木贼草四段，煎透，取熟荸荠，去皮，去木贼草，每日晚间食三两或四两，再用象牙磨汁涂眼梢内，更佳。

移星去障方

蕤仁去油，五分　青盐一分　猪胰子八分

加白蜜三匙，研匀点上，二三日即明亮。

去眼中翳障方

熊胆少许，用净水略润开，尽去筋膜、尘土，入冰脑一二片。如眼痒，则加生姜粉些少。以牙箸点眼，能去翳障及赤眼，最效。

起倒睫拳毛方

木鳖子，去壳，捣烂，帛裹，塞鼻，能起倒睫拳毛。

拳毛倒睫方

石燕一对，考《本经》，无雌雄之说。用炭火烧红，童便淬七次，再于煎银罐内烧红，乳汁淬七次，为细末，人麝香三四厘，研匀，再用羊毛笔蘸乳汁点眼弦上，每日点十余次。此二方，出王渔洋《分甘余话》。

飞丝入目，用头垢点眼，即去。

去内外障复明方 治眼内外障，三五月不见物者。

硝石一两

铜器化开，入黄丹二分，冰片脑二分，用铜匙急入罐内收之，每点少许，去障复明，其效如神。

眼皮生瘤，樱桃核磨水搽之，其瘤渐渐自愈。

伤眼睛突方

眼睛被物碰伤，或因剃发卷伤，目睛突出，急用田螺一个，夹去屁股，入冰片少许，螺中自有水滴出，用羊毛笔蘸，拭眼中，即愈。

梦灵丸 治眼内外障，神水在者可复明。

蔓荆子二两 当归 地黄 赤芍药 防风各一两五钱荆芥穗 甘菊花 川芎 枸杞子 蒺藜各一两

上十味，共为末，水面糊丸桐子大，空心温水服二三十丸。芜青，一名蔓荆子，能明目，《千金方》用之。蔓荆子上行而散，若血虚有火，瞳神散大，禁用！

治火眼热障，眼痛不可忍者，用黄连为末，人乳拌匀似糊样，摊碗底上，用艾如鸡蛋大一块，放地上，点着，以黄连碗覆上，令艾熏透，取起，以清水一小杯调浓，上覆绵纸一张，隔纸透出黄药汁，以簪频频点洗，即愈。

治眼中胬肉方

用蛇蜕一条，将麻油二钱，炒黄色，不可焦黑，绿豆二合（炒），砂糖一碗，水一碗，共煎七分，食远服，立退。二三年者可治，两服即愈。

治火眼方

用小儿粪中蛔虫一条，用水洗净，挂阴处，下用瓷盆盛其滴下之水，人冰片五厘，再加入乳一茶匙，用热水，隔汤炖温，以鸡毛蘸眼上立愈。

治风火眼方

童便煎甘菊汤，频频洗之。

点眼神方

真川连　川大黄　黄芩　川羌活　甘菊花　龙胆草薄荷　防风　荆芥　木贼　密蒙花各五钱　北细辛　川芎蝉蜕　青葙子即鸡冠子　黄柏　白蒺藜　蔓荆子各三钱

以上诸药，须拣净，用水二大碗熬，去渣，煎浓汁成膏一小杯，将上好炉甘石三两，放银罐内煅酥，研极细末，用甜水飞过，入冰片三分，麝香一分五厘，仍人乳钵内磨细，将前药汁入内成，丸如绿豆大，银珠为衣，一时烘干，即收瓷瓶内，不可见日。临用，以水磨化，点入两眼角内。轻者即用半丸，重者一二丸即愈。

又方

冬天取净腊雪，将大荸荠同雪水磨粉，晒干，加冰片少许，入鹅毛管中点眼，神效。

又方名磨光散

野荸荠洗净，去皮，石臼中捣烂，密绢绞汁，如做藕粉法，再用清井水飞，

晒干　炉甘石用黄连、黄柏、黄芩、甘菊、薄荷煎，水滚，再用童便淬一次，将药水飞，晒干　珍珠入豆腐内煮过，研细，水飞

每荸荠干粉一两，配制过炉甘石五钱，珍珠末三钱，各将瓷瓶收贮。临用，渐渐配合，加入冰片少许，点之。

明目去翳秘方

锦纹大黄一两　北细辛一两

将二味，用上高泉水一百二十两，将药入砂锅，煎至二十两，以细绢滤去渣，用大银碗一个盛药，碗下以砖三块，放定碗底下，将灯盏注麻油，用灯草七根，燃灯，熏碗底内，煎药成膏，滴水成珠，每膏一两，用野荸荠粉五钱，少些亦不妨。冰片三分，和匀，作锭。如多年的厚翳，每两加水飞过蝉蜕末五分，须要去头、足，揉碎，去泥沙，水洗，晒干为末，水飞三次用。又，治飞丝入目，每两加银珠五分，研细末，水飞，晒干用。如风寒等翳，每两加青黛五分，研细，水飞，晒干用。以上诸证，随证加药，入膏调匀贴之，用头生小儿乳蘸点最良。

取荸荠粉法，如取绿豆粉、藕粉同法，须水橙极细，晒干，再研极细，须忌铁器。

又方

野荸荠、猪胰各等分，捣和，用鸡蛋壳半个，放药在内，临卧合印堂上，俟水流入目中，翳随泪出，二十日即愈。并治田螺头眼。

又方

将新象牙物件水磨，点翳膜上，即去。

又方

用新象牙磨屑，将头生男乳浸透，点之即愈。

又方

刮孕妇大指甲末，乳调敷即愈。

又方

枸杞三钱　　木贼七根，长寸许　　桂圆肉七个

煎汤服，月余自效。

治远年攀睛翳膜方名五退散

人退即指甲，乳汁炒，为末　　穿山甲炒　　蝉蜕洗净，炒　　龙退即蛇壳，炒

凤退即鸡蛋壳内白膜，炒

上为极细末，每用三厘，令患人含水一口，患在左眼，吹入右鼻，患在右眼，

吹入左鼻，再以锡作眼样，合患眼上，如此三次，则翳膜或血丝俱落。

治眼吹鼻散

穿山甲五厘，炒　　鹅儿不食草七厘　　人金即指甲，分半，炒刺猬皮三分半，

炒　　蛇退分半　　蝉蜕五厘　　石蟹二分，醋炙　　麝香三厘　　桔梗四分

上为末，每用三厘，吹入鼻中，其翳即下。

穿开瞥复明方

生地　　枸杞　　甘菊净瓣　　谷精草止用草，不用叶　　木贼草如无翳，不必用

上药各四两．用人乳拌浸一日，晒，共九日，又用童便浸晒，共十八日。倘

遇阴天下雨，即以徽火烘干，共研细末，陈米粉调和为丸。清晨白滚水下三钱，

半月即开光。

治损目破睛方

用牛口涎，每日点两次，须要避风。黑睛破者亦瘥。

鼻

治鼻渊脑漏方

用羊卵子一对，须顶大者尤妙，去膜，切片，酱油、陈酒拌之，放瓷碗内，隔汤蒸熟，以陈酒送下，饮微醉，临午服，三五次即愈。

治鼻渊方

用老刀豆，文火焙干，为末，酒服三钱，重者不过三服即愈。

治鼻中时时流臭黄水，甚者脑亦时痛，名控脑痧，有虫在脑中，用丝瓜藤近根处三五尺，烧存性，为末，酒调服，即愈。

治鼻痔方

霜梅一个　蓖麻仁七个　白矾少许
上三味，同打，用丝绵包裹，塞鼻内，一日夜即愈。

又方

轻粉二钱　杏仁七粒．去油　白矾五钱
上为末，吹入即化为水。

治鼻内生疔方

烂黄鸡屎　荔枝肉
同打烂，涂上即愈。

治鼻瘜方

七月七日收甜瓜蒂，阴干。临用，一分研末，再同白矾少许，绵裹塞鼻。

又方

瓜蒂五分，研末，麝香少许，含水口中，嗅味，自落。

治鼻衄方

麦冬五钱　生地五钱
水煎服，立止。

又方

绿豆粉一两　细茶二钱
上为末，凉水调服。

又方

栀子炒黑　百草霜　龙骨火煅　京墨　牡蛎火煅　血余煅存性
上为末，用茅花，水蘸湿，蘸药，入鼻孔。如无茅花，将纸捻水蘸药，入鼻孔，即止。

又方

马兰草汁一杯，吃下立止。

又方

大蒜头一个，捣烂，左鼻衄，将蒜涂左足心，右鼻衄，涂右足心，立止。一方，左涂右，右涂左。

又方

用象牙屑，吹入鼻中，即愈。

又方

胎发烧灰　乌梅一个，煅
共研，吹鼻中，立止。

又方

用生吴萸，研末，津调，涂足底心涌泉穴上，用山栀，炒黑，为末，吹鼻中，效。

治赤鼻方

枇杷叶去毛，一两　　栀子仁五钱

上为末，每服二三钱，温酒下，早服去右边赤，晚服去左边赤，再用后敷药。忌食胡椒、生姜、辛辣之物。

敷药方

木鳖子去壳　　大枫子去壳　　轻粉　　硫磺

共为末，不时以唾调搽。亦治风刺面疮。

又方

用极臭盐蛋一二十个，煮熟，取黄，煎油一小盏，和细辛末，白菊花末各二钱，调匀，常搽患处，每日用鲜枇杷叶（刷去毛，蜜炙）煎汤服，半月愈。

鼻中瘜肉，藕节一节，有根连须处，烧炭存性，为末，吹患处，自能脱落，立效。枯矾，猪脂油捣和丸，以绵裹，塞鼻中，数日随药脱出。

赤鼻方

硫黄入布袋内，用豆腐水煮三次，净重二钱　　轻粉　　密陀僧白芷各一钱　　白矾五分

共为细末，以津唾蘸药末。搽之，晚则搽，日则洗去。

口

神效吹口药方 并治喉证。

薄荷叶　僵蚕　青黛　朴硝　白矾　火硝　川黄连硼砂各五钱

上共为细末，腊月初八收雄猪胆八个，倒出胆汁，以小半和药拌匀，复入胆壳内，以线扎头，外用青钢纸包裹，于净地挖一大坑，深阔各尺许，将胆悬空，横吊于竹竿上，以板铺上，用泥覆盖，至立春日取出，挂透风处阴干，去壳，收瓷瓶内。每一两加冰片三分，同研极细末，吹患处，立愈。

又方

儿茶一钱　人中白八分，银罐内煅　冰片五厘　硼砂六分珍珠一分　牛黄三厘　黄柏六分，烘脆，研　钟乳石八分，银罐内煅　薄荷六分，烘　甘草五分，烘

先将薄荷、黄柏、甘草另研筛细，次用儿茶等药研细筛净，珍珠另研和，再入冰片、牛黄，不用筛。即小儿痧痘证后，俱可用。

又方

薄荷六钱　青黛三钱　黄柏三钱　人中白四钱　儿茶四钱冰片五分　青果核炭十个　经霜西瓜皮二钱

又方

灯草灰以青竹管，填满，舂实，烧过，拣灰，去竹炭可也　大冰片薄荷叶晒干　石膏各等分

共为细末，和匀，芦管吹下。

治口疮方

用陈白螺蛳壳，烧炭，加儿茶少许，为末，吹患处，一次即愈。诸疳悉治。

治口疮方方二

陈白螺蛳壳，烧炭，加儿茶少许，为末，吹患处，一次即愈。治诸疳，悉愈。

硼砂二钱　儿茶二钱　薄荷二钱　青黛一钱，水飞　冰片五分

共为末，搽之。

口舌生疮方

川黄连　石菖蒲各五分

水煎，连服二三次即愈。

治口臭方

儿茶四两　硼砂桂花　嫩薄荷叶各五钱　甘草三钱

熬膏，做丸，噙化。

舌

治舌衄出血，用槐花末敷之，即愈。

治舌肿方

用蒲黄末搽之，即愈。若舌肿出外，或以冰片少许抹上，或以蓖麻油蘸纸作捻，烧烟熏之，随即消缩。若舌忽然肿硬，或出血如泉涌，用乌贼鱼骨、蒲黄各等分，为细末，敷舌上，愈。

治重舌方

将蒲黄为细末，敷五六次即愈。

舌长过寸，冰片研细敷之，即收。

舌忽胀大，用雄鸡冠血涂舌，咽下即缩。

喉风舌大方　治喉风舌大如脬，卒时不救即死。

冰片一分　硝石三分　胆矾二分　青黛二分　僵蚕五分硼砂三分

上共为末，吹之即愈。

牙

治火牙痛方 并治口舌生热疮，腐烂。

七八月间，俟西瓜将完时，将瓜剖开，去穰，将瓜皮合竹篮内，挂露天，俟其日晒夜露经霜，取下，止存外面青薄皮，研末，搽牙，止痛，或和入吹口药内，极效。西瓜在藤上经霜者，更妙。

一方，加冰片少许。

治虫牙痛方 名韭子汤

用韭菜子一撮，用碗底盛之，覆水中，用火烧烟，外用小竹梗，将下截劈为四开，以纸糊如喇叭样，引烟熏蛀齿。如下牙蛀者，以韭菜子煎浓汤漱之，虫自出。

治牙痛方名 一笑散

火硝一钱 冰片一分 明雄黄一分 元明粉五分
上共为细末，搽患处，立愈。

治风火虫牙痛方

真樟脑一钱 花椒三钱 薄荷叶三钱
先将薄荷、花椒拌匀，放在瓷碗底内，后将樟脑研细，盖面，将碗合住，用纸封好碗口，以炭火升之，俟青烟出为度，取碗上升起之药，用瓷瓶收贮，痛时搽一二次即愈，神效！

牙齿痛方

青盐 焰硝 硼砂 樟脑各一钱
共为末，以冷茶和药漱口，并搽痛处，立效。

立止牙痛方

细辛头末，七钱 樟脑二分 生麝香二分

上药三味,研细,加灵药二分,搽患处,即愈。每日再用搽牙散搽齿,可以永固。

搽牙散方

细辛头末　青盐　熟石膏各一两

上三味,研细,加灵药一钱,和匀,搽齿。

灵药方

牙硝一两　硼砂五钱　白矾三钱

共为细末,装在银罐内,放在火上,烧线香一炷,俟香尽,加熊胆五分。

搽牙方

牙皂七钱,炙存性　细辛三钱,生用　五味子三钱,生用

上研末,每早搽牙,用冷水漱口,最能固齿。

牙床出血方即牙癣证。方二

橄榄核,炙炭,研极细,加冰片少许,搽患处,即愈。

松针,熬汁一盅,人麦粉少许,搅匀,澄清饮之,即愈。

又方

苦参一两　枯矾一钱

为末,日搽之。

玉带膏　治牙痛。

生栀子仁三钱　龙骨　生黄柏　生黄芩各五钱

铜锅内熬汁,煮龙骨至干,取出,为末,再用铅粉五钱,麝香三分,共研细末,贮碗内,加黄蜡一两,隔汤炖化,拌匀,用连四纸铺火炉盖上,将药刷在纸上,剪成碎条子,临卧贴在牙上,次早取下,有黑色可验。

齿龈疳烂方

胡黄连五分　胆矾　儿茶各一分

研细搽之，立效。

走马牙疳方方三

人龙（即蛔虫），瓦上焙干，研极细末，加青黛、冰片各少许，研匀，吹之即愈。

枯矾一钱　冰片三分　珍珠一钱，铁锅内炒成灰存性　银珠五分

共和一处，研细，先将米泔水洗去黑肉，后将此药吹入牙上疮口。

人中白，乳淬三次，为末，人冰片少许，吹之。

取牙方

雄活鲫鱼一尾，约四五两　白砒六钱

将砒末入鱼腹中，待其肉烂，去砒不用，只用净鱼骨，晒干，为细末，每用米秫大少许，放患牙根上，自落。

治牙根出血不止方　甚有成碗或斗，如线索牵拽而出者。

大黄二钱，切片，生研。若人壮者，或五钱亦可，滚水调下。按：此证乃胃中实热，非降不可，故也。

牙疳口疮方

炉甘石一两，火煅红，用黄连水淬七次　灵砂一钱　珍珠末四钱

以上共为细末，瓷瓶收贮。

升灵砂法

用水银、朱砂、焰硝各五钱，硼砂六钱入锅内，用熟石膏（研末）、盐水调匀，将口封固，先文火，后武火，升二炷香为度。

上疮灵砂，去焰硝，添白矾五钱，同升。

咽 喉

治一切喉证，属火者，用鲜卷柏，捣汁，加生白蜜，调和。忌见火。以茶匙时时挑咽之，消肿退火，神效！

治喉证，属时邪风火，痰潮壅闭，喘急危笃，发来迅速者，先深针委中穴中出血，自愈。其穴在膝盖对后，大小腿交界缝中。并治缠喉风急证。

治一切痰火风喉证，用青脆梅子百枚，捉活蜓蚰一二百条，同放瓦罐中，每日将梅取出，晒后仍入罐中，明日再晒，以收干汗为度，再用微火烘干。用则以一个噙化，或炙脆研末，加入诸药内。

又方

霜梅一个，去核　明雄黄一钱　枯矾五分

将二味同入梅中，捣烂成膏，丸如绿豆大，瓷瓶收贮。每用一丸，放舌底下，噙化，重者二三枚，轻者一枚。或为末吹下亦效。

治喉咙急胀，似喉蛾，不能饮食，用蓖麻子三四两，杵去壳，捣烂，铺夹在草纸内，将油压在草纸中，去蓖麻屑不用，将草纸卷煤头点火，俟火熄，令病人将烟吸入，或吹入喉间，自然肿胀渐消。

治急锁喉风方

其证先一二日胸膈气紧，呼吸短促，忽然咽喉肿痛，手足厥冷，气闭不通，急用巴豆七粒，三粒生，四粒熟，生者去壳研，熟者去壳炒，去油存性，与明雄黄五分，郁会一个，共研末，每用末半茶匙，清茶调下。如口禁咽塞，用小竹管吹药喉中，须臾吐利，即愈。

又方

用生巴豆半粒，川贝母一粒（去心），共研烂，灯心汤灌下，即愈。

治缠喉风方

此证猝然胀起，痰涎壅甚，不速救即死，急寻野牛膝草根一二斤许，此草随处有之，掘取根，打浓汁碗许，灌下即消。如肿痛不能入咽，即令其人仰卧，滴入鼻中，流至咽喉下，方能活命。再将生韭菜连根打，敷项下，甚效。

治喉风方

用年久夜壶垢，瓦上煅，研细，吹入即愈。

治喉蛾方　人已气绝，心头微热者，药入口，听有声，能下，最无不效。

三九冬天，取老猪婆粪，放在屋上，日晒夜露七八日，取下，在炭火上煅，至烟尽为度，以水调如糊，徐徐灌之，

急救乳蛾方

用两手从臂上抹至大拇指间四五十下，以绳扎住，男左女右，大指甲旁以针刺，出血即止，愈。此少商穴，在大指甲外侧，去甲韭叶许。

治乳蛾方　并治喉内一切热毒。

硼砂一钱　胆矾二钱

共为细末，入青鱼胆内，阴干，研末。加山豆根一钱，瓷器收贮，吹患处，流涎即愈。

治喉蛾闭结不开，将土牛膝草捣汁，滴鼻孔中，吐出塞痰即愈。

治喉癣方　喉证惟此迟，久则失音，不可救。

西牛黄一分　真山羊血二分　川黄连五分　血琥珀三分冰片一分　硼砂一钱　青果核炭三分　灯草灰五分

共为细末，每一茶匙药用一茶匙蜜调之，放舌尖上，徐徐咽下，一日五次，两月可愈。此方或加蜒蚰、梅核炭，更妙。

喉证开关方　专治十八种喉闭。

牙皂　巴豆

共为末，米汤调，刷纸上，晒干，作捻子，点火，以烟熏鼻孔，立能开口，鼻流涕涎。

又方

巴豆四十五粒，夹草纸内，压出油，捻成油纸条，熏鼻，并熏口内。

治咽喉失音方

人乳　白蜜　梨汁各四两　香椿芽汁四两。如无新鲜者，用干香椿芽为末亦可

上四味，和匀，重汤煮熟，不拘时服。

咽喉急证异功散

斑蝥去翅足，四钱，糯米炒黄，去米，净末称准　血竭六分　没药六分　乳香六分　全蝎六分　元参六分　麝香三分　冰片三分

上药共为细末，瓷瓶收贮，封口，勿令走气。不论烂喉痧、喉风、喉闭、双单乳蛾，用寻常膏药一张，取此药如黄豆大，贴项间，左贴左，右贴右，中贴中，贴至二三时即起泡，用银针挑破，即愈。险证起泡更速。怀孕妇忌用。

此方，乾隆丁未，河南喉痧大疫，全活无算。

急救喉证良方

珍珠末二钱　青黛三钱　真西牛黄一钱　硼砂三钱　麝香二分五厘　儿茶二钱　上冰片三钱　血竭三钱　熊胆三钱山豆根八钱　乳香三钱　没药三钱

共研极细末，瓷瓶收贮，勿令走气。如遇患喉证者，将药吹入喉中。立愈。

喉痛方

用绿矾少许，以好醋研汁，点患处。

又，用橄榄核，磨汁，冲服。

喉间乳蛾，马兰头菜打汁，漱口、咽下、冲服，徐徐，立效。

急救乳蛾，用两手从臂上抹至大拇指间四五十下，以中绳扎，男左女右，大指甲旁以针刺出血，即愈。

喉闭急证方见王渔洋《分甘余话》

用鸭嘴胆矾，研极细，以酽醋调灌，吐出胶痰，立愈。

冰硼散

冰片一钱　硼砂一钱半

研细，瓷瓶封贮，勿令走气，吹喉痛、喉腐用。

雄黄解毒丹　治一切咽喉肿痛危急之证。

雄黄五钱　川郁金三钱　巴豆霜二钱五分

醋和丸，绿豆大，清茶下两丸，吐出痰涎而愈。

风热喉痹肿痛，及缠喉风证，用生黄连五分，白凤仙花子五分，共为细末吹之。

急救锁喉风证方

其证先一二日胸膈气紧，呼吸短促，忽然咽喉肿痛，手足厥冷，气闭不通，危在顷刻者，急用巴豆七粒，三生四熟，生者去壳研，熟者去壳炒，去油存性，与明雄黄五分，郁金一个，共研末。每用末半茶匙，清茶调下。如口禁咽塞，用小竹筒吹药喉中，须臾吐利，即愈。

仙露梅　治咽喉十八证，垂危者立愈。

大青梅子三斤　青盐四两，研　食盐二两，研　活蜗牛四十个，杵烂

共拌匀，隔一宿以后，日晒夜收，盐尽为度，晒下，再以瓷瓶收贮。遇咽喉肿痛者，摘取梅肉少许，置口内含之，即愈。

咽喉痛方方二

山慈菇　硼砂　海蛤壳煅　川黄连入姜内煨熟　珍珠煅冰片　枯矾　辰砂飞，净　红铁皮以有锈之铁，火煅，醋淬，刮下用

上等分，共为细末，瓷瓶收贮，勿令泄气。专治咽喉肿痛，双单喉蛾、喉痹、缠喉风等证，用鹅毛管吹三五厘患处，立愈，重者吹三五次取效。

巴豆压去油　蟾酥　麝香　冰片

上药各五分，研极细末，用红枣（去核），用药一二厘塞鼻孔，男左女右。

玉雪救苦丹

水安息香　濂珠粉　真血琥珀　鹅管钟乳石以上各三钱

真西牛黄　冰片　麝香以上各三分　苏合香油二两　制川厚朴　寒水石川黄连水炒。各一两　白螺蛳壳一钱　柴胡淡豆豉　赤茯苓　辰砂片水飞　茅苍术　前胡　广藿香大豆黄卷　防风　生白术　荆芥穗　白茯苓皮　秦艽　粗桂枝生大黄　石膏另研　天花粉　江枳壳　江枳实　麻黄去节　生甘草　苦桔梗　牛蒡子　土贝母　赤芍药　大麦仁小青皮车前子　制半夏曲　连翘　六神曲　建神曲　广陈皮　木通　广木香　尖槟榔以上各八钱　大腹皮绒一两六钱，煎汤用

上方，除香料细药八味及大腹皮绒外，其粗药用阴阳水浸拌一宿，明日晒干，共研为极细末，后入细药，再同研和匀，乃将麝香、西牛黄、苏合香油、水安息香外，加六神曲四两，大腹皮绒汤打浆，共捣和，加入炼白蜜一斤，糊丸。每丸湿重一钱五分，晒十重一钱，再入石灰坛内矿燥，然后用蜡封同，择吉日虔礼，大悲宝忏一永日，务须诚敬，供药顶礼。此药照引服之，真有起死回生之功，虽垂危莫救，命在呼吸之间者，亦立时奏效，屡试屡验，百不失一，诚千金不易之良方也。虚劳、孕妇忌服。

此方专治咽喉一切诸症，及烂喉丹痧，痰涎壅塞，口噤身热，命在顷刻者，急用开水化药一丸，徐徐灌之，立刻回生，再进一丸即愈。或用荷叶三钱，煎汤化服亦可。

一治小儿闷痘，细叶菖蒲打汁，开水冲化，服半丸。

一治小儿时疹发不出，用西河柳五钱，煎汤化服一丸。如未透，再进一丸。凡痧痘，轻半丸，重一二丸。

一治小儿急惊风，身热呕乳，惊悸抽搐，便青，用钩藤钩一钱，煎数沸，去渣，量小儿大小，化服半丸或一丸，作四次服之，立效。

一治月内赤子，胎惊不乳，用药一丸，分作四块之一，研极细末，安在乳头上，与儿吃乳同下之，立愈。

一治痰厥，不省人事，用陈胆星五分，开水化服一丸。

一治肝气厥逆，不省人事，用生石决明二两，煎汤化服一丸。

一治伤寒，时行瘟疫，寒热头痛，胸闷体酸，一二候身热不解，神昏谵语，

开水化服一丸。如身热不尽，再进一丸，立有奇效。

一治痈疽发背，脑疽疔毒，一切无名肿毒，外用牛膝一两，捣汁，调药半丸敷之；又用开水或生甘草三钱，煎汤化服，大证一丸，轻者半丸，未成即消，已成即溃。

烂喉丹痧易透法

用干枯连根茄子藤梗，在炭基火上徐煨，令病者闻其气，从鼻而入。鼻乃肺之窍，闻此茄藤气，则痧子易透，痧既透，则邪从皮毛外达，而喉痛、喉腐俱减，自愈。

神效散　专治喉痧

川贝母二钱，去心　黑元参一钱五分　皂角一钱　射干一钱五服　西河柳一钱，嫩叶

以上五味，另用生荸荠一两，煎汤，收干，与上药研末，均作两次服，即愈。一服愈，停后服。先用皂角七分，研极细末，吹入鼻孔，令自嚏，然后服前末药。

喉闭方二

一时喉闭，饮食不能下咽，危在旦夕者，胆矾一分，全蝎一个（去头足），研末，加麝香、冰片各一厘，吹入喉间，吐出毒痰，喉即通矣。

喉痛甚剧，以生白萝卜，连皮打烂，绞汁频咽，即愈。

附制胆矾法

以白矾数两，安置钵中，须择风吹得着、日晒不着之处，每食青鱼，将青鱼胆汁沥入矾中，愈多愈妙，日久汁多，矾色翠绿，渐如翡翠，即可用矣。

其蝎子，药肆中每以盐水收贮，用时须置瓦上，以炭火炙燥，然后研末为要。

痈 疽

治肺痈丹方

用尿坑内凿坑堵，名坑砂，以草鞋包好，浸长流水中七日，取出，炭火煅红，醋淬三次，同捣研细，用枣肉捣丸，桐子大。每服二三钱，吐出血脓而愈。

又方

大白梨四只，铜锅煮烂，捣汁　上白蜜　上洋糖各八两
同熬，将好，下川贝母末四两收之。

又方

用百年咸芥菜卤，久窖地中者，服数匙立起。此卤，嘉兴府城中，大家多藏之。

又方

将薏苡仁为末，糯米汤调服，或入粥内煮吃，或以水煎服，或将薏苡仁连根捣汁，冲好酒服，总以当下脓血便愈。

又方

将鱼腥草水煮，多吃即愈。

治肺家吐臭痰，或吐如鱼腥痰。要药：川通草、芦根、薏苡仁、桔梗。

治肠痈方　腹中疔痛，烦躁不安，或胀满不食，小便涩。妇人产后虚热，多有此证。纵非痈，疑似间，亦当服之。

薏苡仁三钱　栝蒌仁三钱　牡丹皮二钱　桃仁二钱
上，水二盅，煎一盅，不拘时服。

发背初起方

彭幸巷曰：凡人中热毒，眼花头晕，口苦舌干，心惊背热，四肢麻木，觉有红晕在背者，用槐子一大撮，拣净，铜勺内炒褐色，用好酒一碗，煎滚，去渣，热服，出大汗即愈。如未退，再煎服。纵成脓者，亦无不愈。

脑疽发背初起方

独茎苍耳草一株，连叶带子，用铜刀细切或捣烂均可，忌见铁器，用砂锅，入水两大碗，煎至一碗服。并治一切恶疮初起。如疮在上部，饭后徐服，俟吐，少时吐定，再服，以药尽为度。如疮在下部，空心服，疮破出脓，以膏药贴之。

吕祖发背灵宝膏

栝蒌五枚，取子，去壳　乳香五块，如枣大者

上二味，共研细末，以白蜜一斤，同煎成膏。每服三钱，黄酒化服。

桐庐一人，因母患发背，百治不痊，祈祷备至。夜梦祖师告知曰：君至孝格天，命予救拔之。若迟一日，即不可复活。遂授此方，得痊，以传于世。

华佗五色膏　治发背，神效。

陈石灰　铅丹　铜绿各等分

上，加西牛黄一分，再入鸡蛋清调和，用旧黑伞纸将药摊夹，用银针伞纸上刺数眼，扎缚患处。如干，将药末拌鸡蛋清，再扎上，如此三四次，可愈矣。

对口初起方

茄子蒂七个　何首乌七钱

上，忌铁器，用陈酒一碗，煎浓，去渣，服后以被盖出汗，其患若失。

又方

赤眼小旁皮鱼两个，捣烂，围在四面，中空一头，俟一杯茶冷时，觉腥气，即愈。

鲫鱼仙方　治对口疮及一切白色阴毒初起。

活鲫鱼一尾，连鳞肠　生山药一段，同鲫鱼一样长

上方，加白糖二两，同捣极烂，敷上，神效！并治乳痨乳痈初起，加腊糟同捣，敷上如胡桃大。

肺痈，咳时膈上隐隐作痛，吐咯如脓血，臭秽者，乃是。用鲜橘叶，捣汁一盏，缓缓服之，吐出脓血，即愈。

又方

芥菜卤，百年陈者，每日服数小匙，白汤下，神效！

又方

金丝荷叶，捣汁服下，再将真橘叶泡汤常服。其药汁服时，即当呕出痰涎，其病有救，不呕者难治。

悬痈方 由于三阴亏损，湿热结聚而成，在谷道之前，阴器之后，即海底穴也。初生状如莲子，少痒多痛，日久渐成，如桃李，赤肿掀痛，溃后轻则成漏，重则沥尽气血，变为痨瘵而不起者多矣。

粉甘草四两，长流水浸透，炭火上炙干，再浸再炙，如此三度，切片，净三两　当归三两

上二味，以水三碗，慢火煎浓，去渣，再煎稠厚为度，每服三钱，无灰热酒一大碗，空心化服。未成者即消，已成者即溃，既溃者即敛，不问寒热，乃治悬痈之良药也。

搭手，生于背上，近肩，用全蝎三个，核桃肉同捣末，好酒冲服二三次，未成者即消，已成者乃轻。

鹤膝风方

无名异　地骨皮各三分　麝香一分　乳香　没药各一钱五分，去油
上五味，共为末，用车前子打汁人煮，酒调涂，三日愈。
缠腰火丹，挑瞎蛇头上眼睛，用粪缸上旧箍，炙炭，研末，麻油调涂。
腰上流火，豆腐，切薄片，将甘草夹在豆腐内，煎至豆腐成黄色，取出，俟温，贴患处，日换二三次。
天蛇头，枫杨树枝嫩者青皮，缠在指头患处，拔出清水，即毒出而愈矣。

又方

手上蛇头、蛇肚、蛇眼睛初起者，蜈蚣一条，雄黄少许，研末，用蜜调涂患处，觉如蚁咬者，数次即消矣。

治丹毒方　不拘恶毒、疮痨、发背等证，皆可治。

凡见鳌背形状，初起者，急用明矾，研为细末，或一两或五钱，量人壮弱而用，冲人好酒内饮之，须要尽其人之酒量而饮。倘怕涩，不能吃者，将饭同捣为丸，亦尽醉，出汗即愈。此方十有九效，勿以价廉而忽之。

肚内无名肿毒，鳖甲，煅存性，为末，酒服。

吹乳方

被小儿吹乳，乳房肿胀，掘取马兰豆根数握具叶，洗净，候干，捣烂绞汁，约七八分一碗，人好陈酒一大杯，隔水炖温服之，再以渣加酒涂乳上。隔宿，其肿即消，乳眼亦通，而愈矣。

乳节初起方

乳中结块，作胀红肿，用鹿角，磨，冲酒服之，即愈。蚕豆壳，福珍酒煎服，立效。

又方

香附米一两，麝香三分，共研和，蒲公英三两，酒煎服，渣敷患处，效。或以栝蒌一个，酒煎服，立消。

又方

陈半夏、连须葱白头，二味捣烂，绢包，扎紧，左患塞右鼻孔，右患塞左鼻孔，即愈。

乳岩未溃方

鹿角尖镑，生用　鬼馒头炙炭，存性

上二味，等分为末，每服三钱，黄砂糖拌，陈酒下。若治乳疖，更效。

乳节已溃方 能拔毒收口，去腐生肌。

滴乳香五分　净铅粉三钱　上桃丹三钱　制没药五分，去油，净　飞朱砂三分　川贝母三钱，去心　六仙红升五分，即下方三仙丹再升

以上七味，共研细末，酌敷之。

三仙丹

水银一两　白矾一两，研　硝石一两，研

上三味，并放于小铁镬内，用粗中碗合住，碗缝用面浆掺皮纸捻同糊固上，将河沙堆满，空碗底，碗底放新棉花一块炭火升线香一炷，俟棉花黄即妙。若至焦，即老矣。

背疽灸法

初起之时，不拘日期、阴阳肿痛，即用独头大蒜，切片，如二三钱之厚，安于疮头上，用火炷艾丸灸之，每灸三炷，一换蒜片。不论数十百壮，大痛者，灸至不痛，麻木不痛者，灸至痛时方止。最宜早觉早灸，过七日，则无效。

如背疽赤热肿痛，莫辨其头者，但以湿纸覆于背上，立候视之，其纸上有先干者，即是疮头。如十数头作一处生者，即用大蒜捣成膏，作饼，铺头上，聚艾于蒜饼上烧之，亦能活也。盖艾火能使毒气随火而散。灸后即宜多服托里护心丸。

凡毒初起，皆可灸，惟头顶以上属阳明，断不可灸！

托里护心丸 凡痈疽毒证，多进数服。已成者，最能止痛，未破者，即能内消，不论阴阳、老少皆可服，神效仙方也！

白明矾一两二钱　黄蜡一两　雄黄一两二钱　朱砂六钱，水飞　琥珀一钱

上药俱为细末，先将黄蜡化开，入药末，和匀，须众手为丸，桐子大。每服三十丸，白滚水下，日三服，可免口舌生疮黑烂等症。

一切痈疽、发背、对口，不论阴阳平肿，无名肿毒，皆治。大蛤蟆一个，无大者两三个（生于住屋檐下者佳. 冬天在乱石下或河沿口石缝中），入白矾二三钱，连肠肚同捣，厚涂四围，中留一孔。毒重者，一二时即臭，再取捣换，以好为度。至重，昏沉不知疼痛者，更换十余次，再无不效。是能收提散毒，至稳妙方也。

发背，硬肿痛深，槐米五两，鲜者更佳，炒微黄，乘热入酒二碗，煎十余沸，

去渣，热服取汗，即愈。未成者，二三服即消，已成者，三四服即减轻。渣捣敷患处，神效！惟胃寒者，不宜连服。

阴疽平塌色黯方

艾叶一斤　硫磺　雄黄各五钱

以水同煮半日，捣烂，俟温敷上，冷则再换，易十余次，不痛者知痛。如痛在肉里者，须肿痛出外可生，再以猪胆汁，熬紫色，研末，醋调，涂四围，中留一孔，三五次即效。

七厘散　治一切无名恶毒，诸药不效者。

赤链蛇，烧炭存性，研细末，米糊为丸，如芥菜籽大。每服七粒，重证者加至十四粒，好酒下，四五服全消。此方甚效。孕妇忌服。

肠痈方　小腹坚硬如掌而热，按之则痛，肉色如故，或掀痛微肿，小便如淋，汗出憎寒，脉气紧实者。

白明矾四两　月巴皂角十五个，煅存性　雄黄一两　大黄一两，酒拌蒸

共为末，和匀。每服三钱，酒煎金银花五钱下。有脓，从大便出；无脓，暗消。不泄，再服。若腹肚胀大，转侧闻有水声，或绕脐生疮，或脓从脐出，或大便下脓血色黑者，皆恶证，不易治。如脓出收口，白木耳淡煮猪大肠，食之即效。

肺痈方方二

鱼腥草，水煮，不住口食之，神效！

以鱼腥草三两，捣烂，加陈绍酒两中碗，煎一碗，服之立愈。

肛痈生疮，不论年近年远，黄牛牙齿一个，炙炭令透，研细，以好福珍酒冲服，量高者不妨多饮。如久年生管者，服三次，立愈。但水牛牙切不可用，慎之！慎之！！

乳痈方　红肿发热疼痛者是痈，坚硬腐烂者是疽。

大栝蒌一个，打碎　当归三钱　甘草五钱　没药去油，一钱，研末，冲服
乳香去油，一钱，研末，冲服

上三味，以水、酒各一碗，煎一盅，去渣，滤清，调入乳香、没药服。

乳岩方　此病先因乳中一粒，大如豆，渐渐大如鸡蛋，七八年后方破，则不

可治矣，宜急服此药。

生蟹壳，炒锅内焙焦，为末，每服二钱，酒调下，日日服之，不可间断。

又方

用大栝蒌一个，半生半炒，酒三盅，煎至二盅，食后服。

妇女乳岩方四

乳上生痈，在阴分者，名乳岩，肝郁所致，厥阴病也。因循日久，不治之症。初起之时，即以蒲公英捣汁，陈绍酒或福珍酒冲服，立愈。如无鲜者，取根捣汁亦可。

· 用橘核一两，炙炭，均三次服，陈酒送下。

用大栝蒌一个，薄荷四分，桔梗五分，木通四分，制半夏三分，花粉三分，生甘草节三分，以水三杯，煎至一杯。右痛侧右睡，左痛侧左睡。

外用鲜芙蓉花，捣烂敷上，泡起即消。如干花瓣，用鸡蛋清、醋调敷。

对口疮方三

大鲫鱼一尾，入瓷钵内捣烂。入头垢二三两，拌匀，厚敷上，中留一孔，外以纸贴之，一二日即愈。

用芭蕉根四两，洗净，捣烂，热酒冲服。

用鲜橄榄核数枚，瓦上炙存性，研极细末，以生桐油调匀，用鸡毛蘸刷对口四围，露出头，勿令干，干则再敷。此证初起，敷之即散。

茄脚首乌汤　治对口。

鲜茄蒂七个　鲜首乌七钱

水煎服，一服出脓，二服即敛，三服立愈，或水酒各一碗煎服，亦可。

七宝丹　专治搭手发背，历有效验。

牛黄一分　淘丹三钱　铜绿三钱　陈石灰一两

以上共研细末，用鸡蛋清、香油调匀，再用坏黑油伞上黑纸缝成口袋，纳药于中，用线缝扁，对患处一面，用针戳成小眼，以线系挂患处，轻者一袋可愈，重者两袋即愈。

治一切阴证恶疮毒疖初起，色白，不甚肿，附骨疼痛，敷药提出阳分：

生半夏　生山栀　生白芥子

上各等分，飞面、葱汁、白蜜调，围顶上，留一小孔，干则以葱蜜汁润之，一日两换，自然红肿高起。

治阴证疽发方

艾叶一斤　硫磺　雄黄各五钱

以水同煮半日，捣烂，俟温敷上，再煮再易，十余次。知痛者可生。

治阴证敷药方

山栀　苦杏仁各二十一粒　北细辛二钱　青壳鸭蛋清一个

白萝卜一小个　生葱头二个，连须　飞面一合　蜜一两

上药研末，捣烂，寒天隔汤炖温，敷患处，每日一换，敷三次即消。

治阳证围药方

花粉　黄柏　姜黄　薄荷叶　人中白　大贝母　五倍子　芙蓉叶各三两白芷　南星　白及　白蔹各两半　大黄小粉各五两

上共为末，敷患处。

拔毒异法

以极细铁屑，用好醋煎二三沸，捞醋中铁屑，铺于患处，上好活磁石一大块，频频吸之。阴证用此，其毒自出也。

清凉救苦散　治一切天行时疫，头、面、耳、鼻、腮、项、颈红。

大黄煎浓汁，将炉甘石放在银罐内，烧极红，收汁，约九次，以甘石酥为度，晒干，研细。加冰片五分，治口碎，点甚妙。加珍珠少许，治下疳，可生肌长肉。凡有热毒，配三白头升药，人乳调敷，立愈。

提药方　治诸毒不起，敷之立起。

藤黄　雄黄各三钱　蟾酥　红药各二钱　冰片　麝香各一钱　蓖麻子肉一两

先将蓖麻子去皮，打如鱼冻水，入诸约，打成膏，瓷罐收贮，勿令泄气。按：此方与砂藤散相较，斟酌其分量，该用藤黄、雄黄各三钱，红药三钱或四钱，冰片、蟾酥或不用，麝香或三分，再宜加辰砂一钱。

大提药方 围敷初起对口、发背、恶疽，四五日即可消。

雄黄 藤黄 麝香各一钱 朱砂三分 蓖麻子肉要不老不嫩，三钱 红升药一钱五分，如用一钱，则略缓难效

先将蓖麻子肉研如泥，后和各药，研烂，用象牙匣封藏，外用虎皮包好，则不泄气。

黄提药方 治一切恶毒，未成可消，已成用之化腐，疔毒更妙。

郁金 雄黄 藤黄各二钱 牛黄 蟾酥 硇砂 麝香冰片各五分 巴豆肉八钱 蓖麻子肉

上各研细、捣碎，遇证放膏药上少许贴之。

白灵药

炉甘石一两 黄连一钱 黄柏 黄芩各二钱

将三黄煎浓汁，将甘石放在银罐内烧热、红，收汁，约九次，以甘石酥为度，晒干，研细。加冰片五分，治口碎，点甚妙。加珍珠少许，治下疳，可生肌长肉。凡有热毒，配三白头升药，人乳调敷，立愈。

红升丹名五灵升药

水银 白矾各五钱 朱砂 雄黄各二钱五分 火硝八钱

上，照升法升之。凡一切无名肿毒，如久溃肉败，四边紫黑色黯，将灵药水调研稀，以鸡毛扫于黯肉上，立刻红活，死肉脱去，再上生肌散，即收功。凡通肠痔漏，将此药以纸卷成条，插管内七日，其管即随药脱去。

白降丹名夏冰对配丹

水银 净火硝 白矾 皂矾 炒白盐

以上药各九钱。炼法：将前药共研至不见水银星，盛于大倾银罐内，以微火熔化，火急则水银上升走炉，须用烊炭为妙，熬至罐内无白烟起，再以竹木枝拨

之，无药屑拨起为度，则药吸于罐底，谓之结胎。胎成，用大木盆一个，盛水，木盆内置净铁大盆一个，以木盆内水及铁盆之半腰为度，然后将前结就之胎，连罐覆于铁盆内之居中，以盐水和黄土封固罐口，勿令出气，出气即走炉。再用净灰铺于铁盆内，灰及半腰，将灰按平。不可摇动药罐，恐伤封口，即要走炉。铺灰毕，取烧红栗炭攒铺罐底，用扇微扇，炼一炷香，谓之文火，再略重扇，谓之武火，再炼一炷香，炭随少随添，勿令间断，而见罐底，即退火。待此日盆炭冷定，用扫帚扫去盆灰，并将封口土去净，开看铁盆内所有白霜，即谓之丹，以瓷罐收贮待用，愈陈愈妙。其罐内原胎，研，搽癣神效。若恐胎结不老，罐覆盆内，一遇火炼，胎落铁盆，并无丹降，亦为走炉。法用铁丝作一三脚小架，顶炉内，撑住丹胎，才为稳妥。此丹，若遇痈疽、发背、疔毒、一切恶毒，每用一厘许，以津唾调，点毒顶上，以膏药盖之，次日毒根尽拔于毒顶上，结成黑肉一块，三日即脱落，再用升药数次即收功。此丹用蒸粉糕，以水少润，共和极匀，为细条，晒干，收竹筒内，名为锭子。凡毒成管，即约量管之深浅，插入锭子，上盖膏药，次日即脓。如此一二次，其管即化为脓。管尽，再上升药数次，即收功矣。此丹比升丹功速十倍，但性最烈，点毒甚痛。用生半夏对挼，再加冰片少许，能令肉麻不痛。

又方

水银一两　青盐　皂矾各二两　火硝二两半　硇砂　雄黄　朱砂各三钱白矾五分　明矾二两

上共研匀，放阳城罐内，微火煨干，后降三炷香，候冷，取药，不可放生人鸡犬冲破。石肿，毒未成名件者，用醋调，点患处头上，看毒大小，如桐子大泡起，毒即消。若已成，不肯穿者，即用此丹，将膏药贴头上，半日即穿。

又方

水银　火硝　生矾各五分　食盐二分

上共研末，倾入银罐内，炭火上文火煎滚，滚至边上先起焦黄色，候至满面俱焦黄米为度。将罐离火候冷，再用圆正擂盆一个，里面须拣光细者，将罐连药轻轻倒合在擂盆内，罐口与擂盆缝间，须用绵纸调墨水润湿，加盐泥封固，然后将擂盆坐于大水盆中，罐底上先加文火，用扇扇之，先文后武，煅至五寸线香尽为度。退去炭火，候冷，先扫去罐口外盐泥，然后开罐，取降于擂盆底内之药。药色以洁白如霜者为上，若青、黄、黑色者，不可用。或以银簪脚为磨壳刀头，略沾微唾，蘸药在上，即刻起锈者为佳。每用，用新棉花蘸药，敲些些于膏药上，比升药更要少些，贴后两杯热茶时即发痛，半日即止。毒重者每日一换，毒轻者贴两三日亦不妨。若贴大肿，膏上先放些麝香、阿魏，然后上此药少许贴之。若要做咬头药、代针丸，将曲糊以竹片拌匀，做成细条，切作芝麻粒大，放膏心中，对肿心贴之。不可沾在指头上，沾则要疼痛、发泡、退皮。此药陈久者少痛，性和缓，却要多用些。如第一次降完，开出，倘药色不白，可将罐内之药刮尽，此药无所用处。只将降于擂盆底内之药刮出，另将水银、火硝、生矾各五分，食盐二分，并将擂盆内降不透之药，与头四味一并研和，重新再入银罐，依照前法降之。此药若一次降不如法，不妨两次三次连降，即降至十数次，方能降好，计算已有水银五钱存内矣。每次只要将银罐铲净，或另换新罐，每次只要水银、火硝、生矾各五分，食盐二分，直降到好方止。初起煅时，须要火候得法，若火候不及，则罐中结胎尚嫩，水银尚活，倒合转来，非连胎堕入擂盆底内，即活水银先流入擂盆底中。若火候太过，胎结太老，非水银先已飞去，即有降不下之病，总以结胎不嫩不老为度。用烀炭火最得法。凡疮毒已穿破者，忌用。

代针膏　治疡疮脓熟不溃。

乳香二分　白丁香　巴豆炒黑　碱各五分

上为末，热水涸，点疮头，干则常以碱水润之。

又方

桑木灰七钱　矿子灰五钱　荞麦楷灰　茄棵灰各一两

上四味，放锅内，水五碗，滚十数滚，用布袋滤去渣，将水从新用铁勺熬至一小杯，存用。如肿毒，数日内有脓，不得自破其头，如疮大者，将此药在头上画一十字，即破，其脓就出。诸般大疮，有疔角、腐肉不脱者，用此药水洗之，即去。又点面上黑痣雀斑，神效！

透骨丹

蟾酥　硼砂　轻粉　巴豆各五钱　蜗牛二个　麝香一分

先将药研细，后入巴豆再研，入瓷瓶收贮。每用少许，乳汁化开，将疮头轻轻拨破，挑药如米粒大，纳于疮口，外以膏药盖之。

生肌散即名海龙粉

龙骨　血竭　红粉霜　乳香　没药　海螵蛸　赤石脂各一分嫩石膏一分

上为细末，敷上极效。

大凡诸生肌散内，要配红粉霜。若要去腐生肉，每生肌散一两，配入粉霜三分或五分。如治下疳等疮，每两只配入一二分。

又方

血竭　象皮　蚌壳炭　大贝母　龙骨各一钱　赤石脂熟石膏各二钱　儿茶八分　乳香六分

收口搽药

龙骨一钱，煅熟　厚象皮二钱，煅　熟石膏五钱　儿茶　轻粉　乳香　琥珀各五分　没药二钱，去油　白螺蛳壳煅，末，二钱

上共为细末，搽上即愈。

又方

灯草灰　白螺蛳壳煅，末　旧黑伞纸煅灰　轻粉各三分冰片　珍珠各五厘血竭二分

八宝丹　治腐肉已尽，新肉迟生，搽上立效。

乳香　没药各去油　血竭　轻粉各三钱　儿茶　龙骨铅粉各一钱　冰片五分

共为极细末，用笔管绷细纱筛疮上。

润肌散　治一切疮节结盖后干痛，及冬月手足冻裂，并汤火伤。

当归　生地各五钱　真麻油四两

将药入油内，熬数十沸，去渣，加黄蜡一两，瓷瓶收贮。

一方，用黄蜡七钱，白蜡七钱。

麻药方 此系外科动刀针不痛之药。

白芷 制半夏 川芎 木鳖去壳，依法炮制 乌药 皂角当归 大茴香 红木香各二两 木香五钱 川乌 草乌各一两，俱生用

共为细末，每服一钱，好酒调下，麻木不知疼痛。若人昏沉，用盐水饮之，即解。

又方名孙武散

荜拨 生半夏 南星 肉桂 乳香 没药 胡椒各一钱川乌 三七 蟾酥草乌各二 丁香八分 麝香少许 花蕊石二钱半 凤茄子二钱

共为细末，入瓷瓶内，临用敷之。

巴膏方 专治一切无名肿毒，痈疽发背，对口搭手等证，真仙方也。惟疔疮贴之有害。

象牙六钱 血竭二钱，研 穿山甲六钱 儿茶二钱，研 番硇砂三钱，研末血余一两二钱 山栀子八十个，去壳

上，加桃、柳、槐、杏、桑嫩枝各四两，用大麻油二斤，先将五种树枝煎枯，取出，入象牙、穿山甲，煎化，再入血余，煎化，再加山栀子，煎枯，用丝绵滤去渣，将前油复入锅内，熬沸，去火，少定，入炒过黄丹八两，搅匀，将锅取起，再入血竭、儿茶、番硇砂，细细搅匀，已熬成膏，倾入瓷钵盛贮。如用，须隔一年，方可施送，否则新膏贴上，要发痒耳。摊时隔水煎化，贴时不用火烤。

按：硇砂颜色，要紫明者佳，宜藏碗内，须用桑皮纸封口，不可受潮，倘受潮湿，即化为水。盖硇砂乃卤浪所结成者，要赤日晒几天，可以成块。此药秉阴毒之气，含阳毒之精，破积攻坚，无出其右。余家修合，每料硇砂加重一倍，故用三钱。修合之人，俱要吃素，并要虔供香烛，斋戒沐浴，然后下丹。修后之时，妇女鸡犬，断不可见，若见之，则锅内药料，俱变为火矣，慎之！慎之！！

一粒丹 专治一切无名肿毒，对口搭手，痈疽发背等证。已成者即溃，未成者即消。

全穿山甲一只，重二十四两，分四足法制，炙黄色，一足用米醋炙，一足用

松萝茶煎汤炙，一足用麻油炙，一足用苏合香油炙　真西牛黄三钱　镜劈砂四钱，水飞　真濂珠三钱　原麝香四钱　梅冰片四钱　明雄黄四钱　杜蟾酥一钱二分，用人乳化，饭锅蒸，或用烧酒化亦可。

上药择吉日法制，各研极细末，用方内蟾酥化入，再加苏合油，拌捣千下，至光亮为度，为丸，每粒重五分，晒干，用白蜡封固，晒干，每重三分。倘穿山甲或轻或重，各药亦照数减增，虔诚合制。屡试屡验，救人无数，此丹用人乳化开，真陈福珍酒送下，每服一丸，量佳者不妨多饮，将患处覆暖，证重者倍服。又，治小儿惊风，用陈胆星一分，钩藤钩三分，橘红三分，煎汤化服一丸。又，治闷痘初起，用芦根煎汤化服一丸。倘合成施送，须问明病证发药。如有怯弱人吐血，疗证及孕妇，皆忌服。

仙传三妙膏　专治无名肿毒，痈疽发背，对口疔疮，湿痰流注，杨梅结毒，瘰疬马刀，妇人乳疽，小儿丹毒，汤火烧灼，蝎螫蜂蜇，金刃所伤，出血不止。或跌仆打伤，疼痛难禁，或风寒湿气袭入经络，以致骨痛筋挛，或湿热横入脉络，闪腰挫气，动举难伸，并大人小儿五积大聚，男妇之痞块癥瘕，皆宜用之。此膏贴上，未成即消，已成即溃，溃后即敛，故名三妙。

千金子　荆芥穗　金银花　明天麻　川大黄　上肉桂牛蒡子　白附子　海风藤　川黄连　穿山甲　天花粉　刺猬皮　高良姜　片黄芩　黄柏　红花　细辛贝母　苦参草乌　甘草　防风　牙皂　连翘　鳖甲　巴豆　牛膝　麻黄　苏木乌药　僵蚕　蓖麻子　白及　桃仁　羌活　黄芪　全蝎　防己　血余　当归　半夏　柴胡　大戟　白蔹以上各五钱　蜈蚣三条　蛇蜕一条　紫荆皮　石菖蒲　独活赤芍药　白蔹以上各二两

上药切片，用香油二百两，入大锅内，浸七日夜，再加桃、柳、桑、槐枝各二十一段，每段长寸许，慢火熬至药黑枯色，滤去渣，将锅拭净，再以密绢，仍滤入锅内，务要清洁为美，再用文武火熬至滴水成珠，大约净油止得一百六十两为准，离火，入上好飞丹八十两，以一手持槐木棍，一手下丹，不住手搅匀，成膏，再入后药：乳香　没药各八钱，去油　血竭　雄黄各五钱。

此四味，另研，先入，搅匀，再入后药：

木香　沉香　檀香　降香　枫香　丁香　麝香　藿香各五钱　珍珠　冰片各一钱

此十味，徐徐添入，搅匀，再入樟脑五钱，成膏，收贮，听用。功效难以尽述。

秋水丸　专治湿热痰火积滞，并一切疮疡肿毒，瘀阻停经等证。燥结者服之能下，而泻利者服之能止，是乃升清降浊之妙方也。

生军十斤　煮酒一百五十斤

法用锦纹大黄一味，置于缸内，煮酒一坛，泡而晒之，俟其浸透发软，切作厚片，日晒夜露，历百日百夜方可用，以黑透为度。干则加酒，时刻移缸就日，并须时刻翻动，以免上干下湿之患。恐其积酒过夜而酸，至交霉之时，须晒令极干，装入坛中。俟交伏天之后，再行取至缸内，照前加酒翻晒。伏天风燥日烈，可以日日加酒。交秋之后，得酒已多，一经夜露，即觉潮润，而加酒亦宜酌减。到九十月间，色已黑透，然后杵和为丸，如桐子大，贮于瓶内，每服三四钱，开水送下，甚有奇效。凡制此丸，晒则贵于伏天，露则重于秋夜。最宜慎者，黄霉阴湿之时，秋雨淋漓之候，日间尚易经心，而昏夜更难留意。一或凄风苦雨，任其飘零，烈日炎天，听其霉湿，则不得其法，往往发酸而臭，甚至霉变生虫，以致前功尽弃。是以制法虽易，而成功实难也。余则从事于此，已三及瓜期，备悉其法，故录之以告同志。

乌龙膏　专治痈疽发背，对口搭手，一切无名肿毒恶证。未成者之即消，已成者贴之即溃，可以不假升丹之力，而能去

腐止痛，拔毒收敛，功效如神。

当归　白及　连翘　蝉蜕　大红扛各二两　独活　羌活川乌　草乌各一两细生地　血余　大黄　金银花　马钱子各四两　麻黄一两五钱　泽兰五钱。以上各药，切片，熬膏　全蝎二两　穿山甲二两　蛤巴五十只，活放油内　瞎地鞭两条，活放油内蜈蚣大者百条，须活者

上用麻油五斤，桐油八两，入锅内，并桃、柳、桑枝各三十段，每段长三寸许，生姜八两，葱八两，将枝煎枯，取出，乃令丐者将瞎地鞭活放入锅内，急将锅盖揿住，蛇在油内，跳跃不止，至不动时，又入活蛤巴，然后将穿山甲、全蝎、蜈蚣并前药十六味熬至药俱枯黑，乃滤去渣，将锅拭净，再以密绢，仍滤油入锅，用文武火熬至滴水成珠，将锅离火，再入上好飞丹三斤，以一手下丹，一手持硬木棍不住手搅匀，成膏，再入后药。

乳香　没药各三两，去油　麝香　冰片各五钱

上四味，另研，徐徐添入，搅匀成膏，收贮，听用。

太白九转还原丹 专治一切无名肿毒，痈疽发背，烂腿臁疮，瘰疬人咬，无不应手效验。

南星 白芷 半夏 花粉 川乌酒浸，去皮 草乌去皮尖川贝母各三钱 麝香一钱 山慈菇去毛 吸铁石各五钱

上药俱用生晒，研末。凡治疮大者，用银挖耳抄药二三挖耳，入于疮口，小证则放膏药中心，未成者内消散，已成者即溃脓，脓出后自能长肉生肌，始终不易别药。或肿毒陷至紫黑色，不能收口，先用清米泔煎滚，待温洗之，自然紫黑色转红润，易生肌肉，数日即愈。凡出脓，宜洗净。

回阳玉龙膏 专治背疽阴病，不肿高，不掀痛，不发热，不作脓，及寒湿流注，鼓风久损，冷痛风痹，诸湿脚气，手足顽麻，筋骨疼痛，及一切皮色不变，漫肿无头，鹤膝风等证，但无皮红肌热者，一概用之，皆效。

草乌三两，炒 军姜三两，煨 南星一两，煨 赤芍一两，炒白芷一两 肉桂五钱

上制毕，共为细末，稍加飞面，使其易粘，热酒调敷。

玉红膏 专治痈疽发背，对口大毒，腐烂孔深，洞见膈膜者，用此填塞疮口，自能生肌长肉收口，诚外科之圣药也。

当归二两 白芷五钱 紫草二钱 甘草一两二钱

上以麻油一斤，将前药浸七日，然后入锅，煎至药枯，滤去渣，将油再熬，至滴水成珠，下白蜡二两，搅匀，再下研细血竭四钱，待冷，再下轻粉四钱，待成膏，盖好听用，愈宿愈佳。凡疮口深陷，以新棉花蘸涂此膏塞之，即日可痊。不得加减，恐反不效。

活命饮 专治痈疽发背，对口脑疽，瘰疬痰核，疔疮恶毒，湿痰流注，一切无名肿毒、大小疮痱、内痈等证，俱可服，未成者即消，已成者即溃。亦能散风行瘀，活血解毒，消肿定痛。其药性和平，疏通脏腑，功效甚速，药力之妙，不能尽述。

当归尾一钱五分 红花一钱 皂角刺一钱 沉香一钱 石决明一钱 羌活一钱 穿山甲一钱 连翘一钱，去心 威灵仙一钱五分 花粉一钱 滴乳香一钱，去油 没药一钱，去油 金银花二钱 白芷一钱 甘草节一钱 防风一钱

上，加苏木一钱，陈酒一杯，水煎服。

铁箍散敷药方

生大黄二钱　苍术一钱　芙蓉叶二钱　姜黄二钱　天花粉二钱　白芷一钱　川羌活二钱　山慈菇二钱　川乌一钱　乳香一钱　陈皮一钱　没药一钱，去油　南星一钱　黄柏二钱　雄黄一钱　冰片一分　厚朴一分　麝香一分

上药共研细末。凡遇皮无二色，阴毒之证，用葱汁和蜜调敷；漫肿无头，用好米醋和敷；红赤肿痛发热，用清茶和敷。

以前二方，真人遗传，照前诸证，内服活命饮，外敷此药，立有神效。

不二膏　专治痰证，疬串乳痔，一切无名肿毒，其效如神。

金石斛十六两，去根，洗，切片　乳香四两八钱，去油　真川贝十六两，去心，研　没药四两八钱，去油　明天麻六两八钱，洗，切片甘草六两四钱，洗，切片　巴豆肉五两四钱，去油，研

上用大麻油十二斤，浸药数日，煎时下雄黄、活鲫鱼（不去鳞）两条（每条重一斤半左右），煎枯，去渣，存油，另用铅粉二斤，研，炒黄色，筛下，收膏。倘疬串乳痔未溃者，少加樟脑于膏上，如已溃者，不必用。修合宜择吉日，斋戒虔诚，妇女鸡犬皆忌见。

治腿痈方　未溃前服。

当归尾钱半　官桂一钱　真汉防己一钱　蚕沙三钱　川独活八分牛膝梢三钱　乳香一钱木瓜八分

井水煎，食前服。

治阴疽痈发方

艾叶一斤　雄黄硫磺各五钱

以水同煮半日，捣烂，候温敷上，再煮再易十余次。知痛者可生。

疔

治疗方名飞龙夺命丹

蟾酥二钱汗者，酒化　血竭一钱　乳香二钱　没药二钱　雄黄三钱　轻粉五分　胆矾一钱　麝香五分　铜绿二钱　寒水石一钱　海羊二十个，即蜗牛是也　天龙一条，即蜈蚣是也，酒炙黄，去头足　朱砂二钱，为衣

上为细末，先将海羊连壳研为泥，和前药为丸，如绿豆大。如丸不就，入酒，打面糊为丸。每服二丸，先用葱白三寸，令病人嚼烂，吐于手心，男左女右，将药丸裹在葱白内，用无灰热酒三四杯送。于避风处，以衣被覆之，约人行五里之久，再用热酒数杯，以助药力，发出大汗为度。初起者，服二丸即消。如不出汗，重者，再服二丸，汗出即效。三五日病重者，再进二丸，即愈。如疔疮走黄过心者，难治。汗出冷者，亦死矣。如病人不能嚼葱，擂碎，裹药在内，热酒服下。疮在上，食后服；在下，食前服。服后忌冷水、黄瓜、茄子、猪肉、鸡肉、湿面、一切发风、发疮毒物，又忌妇人洗换，狐臭人触之必发。此药活人多矣。

按：疔毒切忌用风气药、发散药，盖疔毒散则死，聚则生，腐则生，不腐则死，须外敷拨疔腐药，内服清凉解毒诸药。凡疔发于头面者，切不可用冷药敷之，逼热毒于喉间，不能生矣。

又方名追毒丹取黄，去疔头脓者。

蟾酥一钱，干用，酒化　蜈蚣酒浸，炙干黄　硇砂一钱　雄黄二钱　轻粉一钱　白丁香一钱，无此味，加巴豆　巴豆七粒，去壳，不油　朱砂二钱，为衣

上俱为末，面调水为丸。如丸不就，用酒打面糊为丸，如麦粒大，两头尖，入于针破口内，用水澄膏贴之，后用膏药及生肌散，追出脓血毒物。又，如有黑陷漏疮，四围死败肉不去，不生肌者，亦用此药追毒，去死肌，生新肉方愈，小

者用一粒，大者加之。病轻者不必用针，只用手指抓动于疮上，以药敷好，用水澄膏贴之，其疮即时红肿为度，去其败肉为妙。用之神效，立验。

水澄膏方

将白及末放在盏内，用水澄下去，用纸贴之。以此膏围贴，则不伤好肉。

治面上生疗，肿大，用活蛤蟆一只，将小刀划开胸前，露出月干来，取下，贴在疗上，即愈。

治疗毒生在唇上，在大腿弯中紫筋上，用银针刺出血来，即愈。此名委中穴。

治红丝疗方

手足间有黄泡，即起红丝一条，走入心腹，令人闷乱，不救。皆因大喜大怒，气血逆行所致。急用针于红丝所到之处刺之，挤出恶血，再细嚼浮萍草根敷之，立愈。

拔疗方

荔枝肉二两　吸铁石一分雄黄三分

上共捣，分作三饼，分三次敷之，其疗自落。

又方

荔枝肉一二个　蜗牛三四个

上和烂鸡屎，同捣烂，入升药少许，刺破皮肤涂上，疗疮自出。

又方

将银簪脚刺破疗头，用多年露天钱锈，或水中者更妙，研如飞面，将四五厘搽入刺孔内，外用膏药护之，疗根丝丝拔尽，愈矣。

又方

荔枝肉、蛤蟆肝、黄丹，同捣，敷之。

治疗方

用患者耳垢、齿垢、手足指甲屑，和匀，如豆大，放茶匙内，灯火上炙少顷，取为丸。将银簪脚挑开疗头抹入，外用绵纸一层，浸湿覆之，痛立止，内服仙方活命饮二帖。兼可治红丝疗。

治疗膏药方

乳香一粒　麝香米大一粒　黄连末　连翘末　桃仁二个，去皮

上同蛤蟆肝、肠、肺三味共一处，入乳钵内，捣如泥，白皮纸一小方，摊膏药，贴患处。三四日连疗揭去。

治疗方

用家园菊花，捣烂，取汁一碗，服下即愈。无花，根、枝捣汁亦可。有此方，诸方可废。

神验疗毒丸

雄黄　大黄　巴豆去心皮，生用。各三钱

上三味，共合一处，用石臼石杵舂烂如泥，以飞罗面、陈醋煮糊，同前药捣极烂，为丸，如凤仙子大。病重者二十三丸，轻者二十一丸，再轻者十九丸，单数为度，放在舌上，热水送下。服后打呃则命生，如泄更妙。俟泄三四次，即以新汲水饮之，则止。如病重，不省人事，将二十三丸用滚水化开，从嘴角边灌入。服后将病人扶起端坐，待药入腹中，片刻即便苏醒。初服药时，勿吃凉物冷水，恐不泄泻。忌鸡、鱼、葱、蒜、牛、马、猪、犬，并炙煿、辛热、饮酒、行房，至七日方好，不可疏忽。

按：疔疮乃外科迅速之病，有朝发夕死者，有三日五日不死，至一月半月而终死者。其疮最恶，其毒最烈，治之之方虽多，而应手奏效者实少。此药独有起死回生之功，真可谓之神授。但疗有数种，部位既殊，形色亦别，其发甚微，人多疏忽，若不指明列下，使病者知当急治，勿误也。

火焰疗，其患多生唇口、手掌、指节间，初生一点红黄小泡，搔动痒痛非常，肢体麻木，重则寒热交作，头晕眼花，心烦发燥，言语昏愦，此等出于心经之病也。

紫燕疗，其患多生于手足、腰胁、筋骨之间，初生便作紫泡，次日破流血水，三日后筋烂骨伤，疼痛苦楚，重则眼红目昧，指甲纯青，舌强神昏，睡卧惊惕，

此等出于肝经之病也。

黄鼓疔，其发初生黄泡，光亮明润，四边红色缠绕，其患多生于口角、腮颊、眼泡上下，及太阳正面之处，发之便作麻痒，绷急硬强，重则恶心呕吐，肢体麻木，寒热交作，烦渴干哕，此等出于脾经之病也。

白刃疔，其发初生白泡，项硬根突，破流脂水，痒痛骤然。易腐易陷，重则腮损咽焦，毛耸肌热，咳吐脓痰，鼻掀气急，此等出于肺经之病也。

黑靥疔，其患多生耳窍、胸腹、腰肾、偏僻软肉之间，其发初生黑斑紫泡，毒串皮肤，渐攻肌肉，顶硬如钉，痛彻骨髓，重则手足青紫，惊悸沉困，软陷孔深，目睛透露，此等出于肾经之病也。

红丝疔，起于手掌指节间，初起形似小疮，渐发红丝，上攻手膊，令人多作寒热，甚则恶心呕吐。治之若迟，红丝至心，常能坏人。用针于红丝尽处挑断，出血方妙。

凡治此证，贵在乎早，方易痊可。若分辨不清，以生黄豆，令病人嚼之，不腥者即是。速服此药，百无一失。

急治疔疮神效方

乳香六分，去油　冰片六分　没药六分，去油　玄参一钱麝香六分　赤芍二钱　龙虎斗五钱，小青蛇与壁虎斗死者

上七味，共为细末，瓷瓶盛贮，勿令泄气受潮。每用一挖耳角于膏药上，贴患处，约一周时，自能穿破，俟挤出血根，即愈。倘治红丝疔，亦贴于起患处，再着红丝头上挑破一二针，略出血一点，用红细绳扎住，如已过小臂，红丝上亦挑一针，即愈。

按：此药之功效，全在挤出血根，拔出疔毒。慎勿以巴膏与散膏药上贴，若贴则有走黄之祸。盖巴膏、散膏主于消散，散则疔毒不聚，故有走黄之祸也。切忌食猪肉、火腿、烧酒、糟腻等发物。如无龙虎斗，乃加斑蝥六钱（糯米同炒黄，拣去米），全蝎六个（洗，去毒、头、足），立马回疔丹六九代之。

立马回疔丹此非秘方，因前用，故录之。

治疔疮初起，已用针刺后，又或误灸失治，以致疮毒走散不住，乃疔疮走黄

险恶证也，急用此插之。

砰砂　轻粉　麝香　白丁香　蟾酥酒化，各一钱　朱砂二钱　乳香六分　雄黄二钱　蜈蚣一条，炙　金顶砒五分

上共为细末，糊成麦子大。凡遇疔疮，针破，用此一粒，插入孔内，以膏药盖之，待追出脓血疔根为效。

炼金顶砒法　乃用铅一斤，置小罐内，炭火煨化，投白砒二两于化烊铅上，炼至烟尽为度，取起冷定，打开金顶，砒结在铅面上．取下听用。

拔疔散

白蜡二两，切为粗末　乳香三两，去油，研极细　黄蜡十两，刮为粗片　没药三两，去油，研极细　铜绿五两，研细，绢筛过再研至无声为度　百草霜五两，研细，过绢筛，再研至无声为度　松香念两，用桑柴灰煎汁，澄清，入松香，煮烂，取出，纳冷水中少时，再纳灰水中煮，以色白如玉为度　麻油六两

上药，先将麻油入锅内，煎滚；次下制好松香，稍滚；三下白蜡，稍滚；四下黄蜡，稍滚；五下乳香，稍滚；六下没药，稍滚；七下铜绿，稍滚；八下百草霜，滚过数次。于锅内冷透，搓成条子，丸如桂圆核大，藏瓷器内，勿令泄气。专治疔毒，以一丸，呵软，捻扁，贴患处，即粘着不脱（如非疔，贴上不粘着）。顷刻止痛，次日肿消，即愈。已走黄者贴之，亦必霍然，诚疔疮之至宝也。贴后忌荤腥辛辣，沸汤大热，生冷发物，面食、豆腐、茄子、黄瓜、酒，忌水洗，忌恼怒，大忌房事。

取百草霜法　须先刮净锅底，专烧茅柴稻草，取烟煤用之。如杂以别柴，烟煤则不验。

治疔妙方

麝香三钱　乳香三钱，去油　上血竭三钱　没药三钱，去油灵磁石三钱，醋炙　冰片三钱　苍耳虫三钱，瓦上文火炙净油

上七味，研极细末，瓷瓶贮，勿泄气，用一挖耳角，于膏药上，贴之即愈。

又方

刮取旧铁器上铁锈，研极细，瓷瓶贮。凡疔疮初发时，用陈酒磨广木香浓汁，

和铁锈末三钱，仍以酒下之。轻者一服，重者两服．必愈。

消疔散

灶鸡一只　雄黄　巴豆

上三味，共捣烂，放膏药上，贴而扎之，立刻能消。

又方

雄黄一钱，研末　乌梅肉三个，打烂　蜒蚰二条

上药共捣烂，涂疔上，根即拔出。

疔疮经验神效方

入耳内屎，取出，先放于疔疮上，再用芋头一个，烧半熟，去皮，捣烂，加陈香油，调敷于疔疮耳屎之上，即愈。重者再敷一次，全愈。

又方

野茄棵根上皮，取下（在泥内者妙，其野茄棵须有子，若无子者，恐防嫩而无用），洗净，捣烂，再用黑枣一个，去核，同捣和，敷于患处，即愈。

眉心疔神效方

粗草纸上，拣内有米谷，取二三十粒，去壳，将米研细，和砂糖，调涂疔上，数次即愈。

疔疮，毒气入腹，呕吐，苍耳草连根、叶共捣，服之即愈。

梅花点舌丹　治一切疔毒恶疮初起，天行瘟毒，咽喉肿痛等证。

珍珠六分　乳香二钱，去油　朱砂二钱，水飞　没药二钱，去油　熊胆六分蟾酥二钱，人乳泡　硼砂二钱　血竭二钱，另研沉香一钱　雄黄二钱，水飞　麝香六分　西牛黄二钱　樟脑一钱苦葶苈一钱　白梅花一钱二分

上药共为细末，用人乳化蟾酥为丸，如黍米大，金箔为衣。若病轻者，两粒；重者四粒。先用无根水送下一粒，次取一粒，噙于舌下化之，神效。

疔毒初起方

凡疔毒初起，急用针刺中心至痛处出毒血，并刺疔四畔十余针出恶血。即以蟾酥一粒，研碎搽入，上以拔毒膏盖之。针刺之后，宜用乳香一两（炙去油），绿豆粉四两，和匀。每服三钱，甘草浓汤下，即护心散。连下数服，可免毒气攻心。如针之不痛，其人眼黑，或见火光，若呕，直视谵语，如醉者，皆不治。

初起疔毒，不论面目、口鼻、唇颈、四肢前后，忽生一疱，或紫或黄，或黑或麻木，疔也。早发暮死，立即用扎鞋底针将患处刺孔，挤出紫黑恶血，挤尽，见红血而止，然后再医，迟则不救。

疔初起，将蜘蛛一个，放在痛处，必定咬住，俟蜘蛛渐见腹饱，取下，贮在水中，救其命，任其自去，又将一个放在痛处，又如前，取下，放去，再贴膏药，疔毒自解。

内消疔毒神方　专治五色疔疮初起，或有小白头一粒，或痒或麻木，憎寒发热，及疔毒走黄黑陷，昏愦呕恶等症。此药兼治对口脑疽，发背痈肿，无名大毒。屡试屡验，胜于飞龙夺命丹也。

猪牙皂荚切碎，去皮弦子，炒，研，净末三钱　真干蟾酥切薄片，一两　麝香去净毛，三分，研末　生明矾三钱，研末

先将蟾酥用滴花烧酒浸软，加入矾、皂、麝三末，和匀，捣为丸，如绿豆大，晒干，收贮，每服一丸，将葱白衣裹药，以好酒送下，势重者每日服二次。此药每服止可一丸，在极急危之证，必其人体壮实者，服二丸，多服恐致呕吐，慎之！慎之！

疔生唇口方二

唇口生疔，并连七个，头肿如斗，心神昏愦，此名七星赶月，急用蛔虫，捣烂涂之，顷刻疮流黄水，肿消神清。再看大腿弯，有紫筋起者，急用针刺破，以手挤出恶血，无不应效如神而即愈。

一法，如无蛔虫，取活粪蛆数十条（即五谷虫也），白矾三分，加蟾酥少许，同捣烂，涂疔上，亦即疔破，疮流毒水。

疔毒走黄方

生疔人误食猪肉走黄者，急捣芭蕉根汁，多服之，立效。

拔疔散

番礶砂　白丁香　轻粉　蜈蚣各一钱　全蝎　麝香各二钱　金顶砒六分

均制为末，取蟾酥一钱．烧酒浸化，同捣和丸，如芥子大，宜带长，以便插入疔孔。

治疔急救方

家菊花叶，捣汁一碗，冬间用根。生甘草四钱，另煎浓汁半盅，和入菊汁内服之，重者二三次，再无不效。如一时无鲜者，以茶菊四两，甘草四钱，煎浓汁服之。《肘后方》云：生疔垂死者，菊汁入口即活。

立消疔疮外治神效方

松香二十两，制法附后　没药三两，研极细末　白蜡二两，切为粗末　铜绿五两，研细，过绢筛，再研至无声为度　黄蜡十两，刮取粗片　百草霜五两，研细，过绢筛，再研至无声为度　明乳香三两，研极细末　麻油六两。

选吉日，净室焚香，斋戒，虔诚修合，忌妇人、鸡、犬及孝服人见。用桑柴火，先将麻油入锅，煎滚，次下松香，候稍滚，三下白蜡，候稍滚，四下黄蜡，候稍滚，五下乳香，候稍滚，六下没药，候稍滚，七下铜绿，候稍滚，八下百草霜，滚过数次，于锅内冷透，搓成条子，丸如桂圆核大，藏净瓷瓶内。临用，每以一丸，呵软，捻扁，贴患处，顷刻止痛，次日肿消，即愈。已走黄者贴之，亦无不霍然，神速之效，百发百中，疔疮药之至宝也。此方活人甚多，是当广为传扬。贴后忌食腥荤辛辣，沸汤大热食，生冷发物，面食，豆腐，茄子，黄瓜，酒，忌水洗，忌恼怒，大忌房事。

制松香法：用桑柴灰煎汁，澄清，入松香，煮烂，取出，纳冷水中少时，再纳灰水中煮，以色白如玉为度。

取百草霜法：先须刮净锅底，专烧茅柴稻草，取烟煤用。如以别种柴，入用则不验。

四虫丹 治诸般疔疮发背，一应恶疮，神效！

芙蓉叶 紫花地丁各一斤 千金子十两，去油壳 桑虫一两，炙干 活桑一两，晒干，或炙干亦可 姜汁 大蒜汁各半斤葱汁五两

上药，用阴阳水四斤，煎至半斤，去滓。再用江蚶三两、麝香三钱，雄黄一两（研），蜈蚣一两（研），烧酒三两，和倾银罐内，将铁油盏盖定，炭火升过，候酒尽即起，再用烧酒一斤，并后五味药内，熬成膏子，用瓷器收贮。临用时，以井水化开，围患处，如火之热，其毒即时消退。可收下，再治后人。如不煎膏，将前药晒干，洒烧酒，再晒，酒尽为度，作末，收藏，临用时筛细，以井水调围亦妙。

神效千捶膏 专治疮疡疔毒初起，贴之即消，及治瘰疬，连根拔出，小儿鳝拱头，大小臁疮，久不收口用之。

白嫩松香四两，拣净 巴豆肉二钱，去油 蓖麻子仁七钱木鳖子三个，去壳乳香二钱，去油 杏仁一钱，去皮尖 没药二钱，去油 铜绿一钱，研细

上合一处，石臼中捣三千余下，即成膏矣，取起，浸清水中，用时随疮大小，用手捻成薄片，贴疮上，用绢盖之。

血疔，刺破出血不止，用真麻油一盅，服下即止。

鱼脐疔方

丝瓜叶 连根葱白 韭菜

三味同捣烂，取汁，以热酒和服，渣贴腋下，病在右手贴右腋，左手贴左腋，左脚贴左胯，右脚贴右胯，在中贴脐心，用绵缚住候肉下红线处皆白则散矣。须令人抱住，恐其颠倒，则难救矣。

水疔，蜗牛同菊叶捣烂敷之。如无菊叶，以野苎麻头代之。初生白头，痛而兼痒，亦带黑色，不在部位，不发寒热者，易治。

手指罗疔，菊叶捣之，和酒服三次，外以苍耳子内虫一只，捣敷疮口，上以药膏盖之，数次效。夏秋，取苍耳子内或梗内虫，以麻油浸，入瓷瓶内。如遇疔疮肿毒，将虫敷疮口，并冲酒服，其效神速也。

广疮　结毒

治广疮结毒神效方

川芎　当归　金银花　天花粉　防风　生半夏　川贝母　海螵蛸去皮，水飞　白芷各一两　南星两半，姜汁制

用土茯苓一斤，米泔浸，竹刀刮去皮，捣烂，不犯铁器，放砂锅内，用水四碗，将竹箸量定深浅，再加水四碗，煎至四碗，将前药十两五钱投入，再加水四碗，煎至四碗，滤去滓，一日内服尽。忌盐与一切毒物、发物，粥饭只可淡吃。轻者一料，重者两料全愈。

一方，每日调入八宝丹一分二厘。

八宝丹方

真牛黄一钱　血琥珀二钱　珍珠二钱　冰片一钱　钟乳石五钱　飞面八钱　辰砂二钱　飞滑石四钱

又方

胡黄连　宣黄连　大川芎　牛膝各二钱　猪胰脂一个皂荚子七粒

先将土茯苓一斤，以石捶碎，用水八碗，煎至六碗，入前药，煎至五碗，入胰脂，再煎至四碗，温服，仍用水四碗，煎至二碗服。第二次煎时，用竹箸在罐内逐碗量定水痕。此疮必先吃毒物发透，然后服此二三服，疮势便觉稍可矣。后剂再加薏苡仁、当归各二钱于前方内，照法煎服。重者不过四五剂，轻者无出两三服，遍体贴然，且无结毒之患。脱痂后，再服排毒散数帖，尤妙。前药俱不可犯铁器，切忌饮茶。

治头面结毒方

蕲艾一两　川椒八钱　麻黄去节，三钱　川芎二钱　白茯苓二两　猪头天灵盖骨火煅存性，五钱

上研极细末，蒸饼丸如绿豆大，饭后白汤下三钱，三四日疮口干燥不臭，是其验也，服至疮平方止。

治杨梅疮方

雄黄钱半　轻粉一钱　杏仁三十粒，去皮

上共为末，用雄猪胆汁调搽。此武定侯府中方也。

一方，用艾火灸先起第一个五壮，每日空心服麻油一杯，其疮自愈，永不结毒，乃最妙简便方也。

又方

凡一切杨梅广疮，周身红块广粟，不论初起，已经溃烂者，先用茯苓、木通、防风、荆芥各一钱，当归二钱，生黄芪三钱，麻黄一钱（大热有汗时少用），用精羊肉二斤，水五碗，煎至三碗，去肉，用汤煎药，至二碗，先于下午照常食饱，至晚吃药，如寒冷时，服生白酒一杯，盖被出汗，头面亦须出汗，发汗一处不透，此一处即有后患。至天明时，自然汗止，即用热汤沐浴，另换新衣新被。其有汗衣被，换水自洗，不可使他人闻之，若触其气，未有不传染而生者，慎之！次用大黄（研细）一两，加入牙皂荚（炒黄，研）净末三钱，水泛为丸，每早晨食薄饱，即服二钱，白汤下。泻三五次后，吃粥一碗即止。体厚者，间日一服。是后每日服土茯苓，浓煎汤，服三五碗。每服一碗，入五宝丹六粒。病者不得另饮茶汤。逐日照法服，不拘日期，以好为止。

杨梅疮余毒未尽，槐米，拣净，微炒，略研，去尖。每服二钱，不拘白汤好酒，空心下，日二次。服至一二升，永无后患。

治杨梅结毒方

僵蚕　蝉蜕各三个　猪牙皂荚三钱　皂角子七个，研碎土茯苓三钱　生大黄

钱半　甘草三钱　穿山甲三片，煨

上将河水二大碗，酒一大碗，不拘二服三服，以泻为度。若肠中一响，欲泻，可即往高处出恭，不可复闻臭气。泻后，若身子壮者，再服一服，弱者不必再服。忌鸡、鸭、鱼、腥等物。

治结毒敷药秘方

真轻粉二钱　杏仁二十粒，去皮尖，取霜　马钱子火煅存性三钱　儿茶三钱，火煅　胆矾三分　片脑一分

共为极细末，用鹅胆或猪胆调敷，一日一换，数日全愈。

治杨梅疮点药方

儿茶　杏仁霜各一钱　轻粉五分　冰片三分

上用鹅胆调，点一次，过夜即脱犀。

治棉花疮点药方

凡棉花疮毒及下疳，或初感，或毒盛，经久难愈，速用新槐蕊，拣净，不必炒，每日早午晚，在食前用清酒吞下三钱许。服至二三日，则热毒尽去，除根，亦无寒凉败脾之敝。此经验神方也。如不能饮酒，即用滚水、米汤，俱可送下，但不能如酒速效耳。

治服轻粉毒方名五宝汤

紫草　金银.花　山慈菇各一两　乳香　没药各五钱

用新盐水六碗，好陈酒五碗，煎至六七碗，空心温服，取汗，不可见风。一二服，其毒即从大小便泻出。若结毒，先服五宝汤，后用搽药。如有烂去鼻子与阳物等患，即能复原，应验如神。

搽药方

轻粉一钱　乳香六分　没药二分　血竭一分　儿茶一分大珍珠三分　红蝎子二分，烧炭　文蛤二分，烧存性　宫粉六分，煅过　麝香一分　冰片一分　蟾

骨五分　胎发二分，烧存性　白螺蛳壳二分，烧存性

　　上十四味，共为细末，瓷器收贮。用时先将浓甘草汤洗患处，然后搽之。

又方

腊月猪首骨捶碎　土茯苓舂碎金银花各一斤

水煎服，药毕即愈。

治轻粉结毒洗敷方

大枫子肉四两　轻粉一钱　蓖麻仁二两　炉甘石二钱杭粉二两　花椒五钱

　　上共为细末，加麻油，捣捶成膏，用油纸摊贴疮上。其疮，先用花椒、甘草煎汤洗净。三日一换。五六次即愈。

治服霜粉牙根腐烂出血不止方

贯众　黄连各五钱

　　上二味，为末，水一盏，煎四五沸，人冰片少许，搅匀，漱口，每日一次。忌猪腥油腻一月。

鱼口　便毒　下疳

鱼口方二

生在左胯缝内，名鱼口者，其疮口溃大，身立则口必合，身屈则口必张，开合之形状如鱼口，故名。此毒系忍精不泄，怒气伤肝而成。五月五日，采树上青胡桃，筐内阴干，临用，火煅存性，为末，好酒空心服，少行一二次。服三四次，未成者即消，已成者减轻。

用槐米（炒黄色）二两，好酒煎熟服，饮酒，盖被汗出，未成者即消，已成者减轻。

便毒方

生在右腿缝间，又名便痈，又名血疝，无论男女，皆可以生，发于少腹之下，腿根之上，摺文缝中，经属肝肾。由强力房劳、忍精不泄，或欲念不遂，以致精搏血留，聚于中途，壅遏而成。或为暴怒伤肝，气滞血凝而发。

白芷　僵蚕炒黄　穿山甲炮各二钱　当归　生大黄各三钱　乳香　没药各一钱

水煎服，即消。此恶毒初起之妙方也。外用千年石灰，入白矾一撮，食盐少许，米汤调敷，即散。

下疳疮，阴头皮终处，湿烂疼痛，生甘草、瓦松煎汤，洗净，拭干，用凤凰衣（即出鸡雏壳内衣，炒黄色）、儿茶等分，为末敷之。壁上喜蛛钱，逐个在灯上烧存性，研细，加冰片少许，搽之，立能止痛。初起即服大黄一两，皂荚二钱，水泛为丸，照前每服二钱，每日一服，泻去其毒。

杨梅下疳，若因地气卑湿，由受湿热，或触臭气生者，所受不过皮毛肌肉之间，生于前阴，通肾囊筋上者多，或身上紫红色晕癣，不在骨节穴道。用前下疳证下，薏苡仁、木瓜、木通、金银花、防风、甘草、白鲜皮、皂角刺、土茯苓，煎服。若因淫毒传染而生者，盖此淫秽之毒气，从精道乘虚直透命门，以贯冲脉，无处不到，发于头项四肢，骨节穴道之间，为害最恶。若治失其宜，头鼻烂穿者多矣。明哲之人，静而思之，何苦贪瞬间之欢娱，轻则痛苦之灾，毒于别病，重则终身残疾，毒延子女，如此恶途，不寒心知避者，其愚亦甚矣。

九龙丹 治悬痈毒、鱼口、便毒、横痃，初起未成脓者，服之立效。

木香 乳香 没药 儿茶 血竭 巴豆不去油

等分，为末，生蜜调成一块，瓷盒收贮。临用时旋丸豌豆大，每服九丸，空心热酒一杯送下，行四五次，方食稀粥，一服自消。肿甚者，间日再用。

五宝丹 治结毒，筋骨疼痛，腐烂口鼻，诸药不效，服之无不应验。

钟乳石四钱，如乳头下垂，敲之易碎，似蜻蜓翅者方真 朱砂一钱 珍珠二钱，豆腐内煮半炷香时取出 冰片一钱 琥珀二钱

各研极细，和一处，再研数百转，瓷罐密收，用药二钱，加飞罗面八钱，再研，和匀，用土茯苓一斤，水八碗，煎至五碗，滤去滓，作五次，每次加五宝丹一分，和匀，量病上下服，日用十碗。如鼻子腐烂，每日土茯苓内加辛夷三钱煎服，引药上行。忌食海腥、牛羊鹅肉、火酒、煎炒、房事等件。

金蝉脱壳酒

醇酒五斤，大蛤蟆一个，土茯苓五两，浸酒内，瓶口封紧，重汤煮二炷香时取出，待次日饮之，以醉为度，无论冬夏，盖暖，出汗为效。余存之酒，次日随量饮之，酒尽疮愈。又治结毒，筋骨疼痛，诸药不效者，更妙。服酒七日后，禁见风为效。忌口及房欲。

护面散 预服之，治杨梅疮毒，不攻头面，神效！

女人头发煅存性 明雄黄研各三分

共研细，香油半酒盅调匀，滚黄酒冲服，一日三服。

下身生八足虫方

生白果肉，搽之，虫即死。

治鸡瞪疳鱼口下疳方 妇人阴户臭烂，亦用此药，愈。

熟乳香　冰片　珍珠米　象牙末　儿茶各三分　搽面粉一两，入倾银罐内，煅成鹅黄色　墙上白螺蛳壳洗净，入倾银罐内煅过，净末一两

上共研细末，瓷瓶收贮。若要上药，先将米泔水煎滚，入雄黄三钱于汤内，淋洗患处，然后上药。不拘男妇，三日后立效。

治泻浊疳，半边溜烂是也。又名蜡烛疳。从内烂出者，将人脚跟上老皮，不拘多少，瓦上焙脆为末；黄柏末用猪胆汁拌，晒干再研。搽患处，乌金纸包头。

治下疳方

土墙上白螺蛳壳灰一钱　五倍子灰二分　灯草灰五分甘草灰五分　黄柏灰五分　轻粉四分　牛黄五厘　儿茶五分冰片五厘

上为细末，先用皮硝汤洗，次用土茯苓汤洗，后将药搽患处。

又方

大红绒一钱　冰片三分　铁锈一分　凤凰衣五分，煅存性血竭一钱

上研极细末，敷患处，效。

又方

用白鹅一只，以白米养三日，后取鹅粪，以新瓦焙干黄，为末；每服一钱，和朱砂一分，冰片一分，共研极细，用米泔水洗净其疮，如疮干，用雄猪胆润之，以此药敷之。如疮湿，则不必用雄猪胆润之矣。

又方

窑底蚬壳烧红，童便煅七次　橄榄核烧炭　冰片五厘　陈鸭蛋壳内衣

共研末，疳湿，干搽，疳干，唾津调搽。

中毒急救

解百毒方

粉甘草生用，二两　绿豆一升

水煎服，立效。

又方

凡觉腹中不快，即以生黄豆试之，入口不闻腥气，此真中毒也，急以升麻煎汁，连连饮之，将手探吐，自愈。或嚼生矾一块，觉甜而不涩者是毒，否则非也。

治服截疟毒药身体发肿气喘方　此因药内有常山、砒石等毒，使疟邪遏抑于内，药毒攻于皮肤头面，故满身浮肿，气逆发喘，烦躁。

用生绿豆，或一升或半升，连皮捣碎，滚汤泡出浓汁，凉服。少顷，肌肤间有声，一日夜肿消喘止。

解砒石毒方

急用密陀僧一两或二两，研细，冷井水飞，徐徐灌下，或吐或泻，则砒石裹在药末内出矣，神效无比。或外再以井底泥涂胸前，或以生蟹，或用田螺，捣涂脐四旁，更妙。

又方

白蜡三钱，研末，调鸡蛋清三五枚，入口即愈。

治砒石毒并治银匠炉中釉子毒方

锡灰一钱　鸡蛋七个

将二味搅匀，吃上即愈。

按：锡灰，即白铁消后，锅内所遗渣垢也，再连锅烧红，即化成灰。研为细末，每服二钱。若服毒过多，加倍用。神效，诚急救良方也。

头中砒毒方 凡人头上生虱，误听剃头匠言，用砒石搽头毒虱，或有搔伤之处．砒石毒乘隙而入，以致头肿，无法可治，以此三方治之即愈。

一方，用皮蛋一个，建旗茶叶一钱，浓煎，服三次。

二方，用红布一方，皂角一两，炒热熨患处，即愈。

三方，用黄芪、荔枝核各五钱，研碎，煎服三次。

诸药食毒方

砒霜毒，防风一两，研为细末，清水调服。

又，石青研末，清水调服。

铅粉毒，麻油调蜂蜜、饴糖解。又，肥皂水灌下，得吐即解。又，砂糖水调服，亦解。

河豚毒，白矾、五倍子，为末，水调服。又，橄榄、芦根、粪水食之，亦效。

半夏毒，令人音哑，生姜自然汁灌之，垂危者即解。

枫蕈毒，令人笑不止，或煮黑豆汁，或地浆水饮之。

盐卤毒，生豆腐浆饮之，则凝为豆腐，而不凝血，乃解。

百药毒，生甘草、绿豆各等分，水煎滚服，能解百毒。

巴豆毒，口渴面赤，五心烦热，泄泻不止，川黄连二钱（炒），炮干姜一钱，煎服。又，绿豆煮汁，冷服之，效。

中蛊毒，嚼白矾反甜，食黄豆不腥，吐唾于水内，沉下水底，乃是中蛊。或令含黑豆，豆胀皮脱者为蛊。初中在膈上者，急以白矾末、建茶各一钱，新汲水调下，得吐出毒物即解，不净再服，或服清油取吐。遇有益之处，见饮食上有蛛丝者勿食；先用炙甘草一寸，嚼，咽下，然后饮食。即中蛊，仍吐出，再以炙甘草、生姜各二三两，水煎，日三服。

蜈蚣毒，中蜈蚣毒，舌出者，雄鸡冠血一碗，将舌放在血内，加入白吹药，即时收上而愈。

白吹药方

山豆根八分　薄荷四分　白附子一片　硼砂五分　青鱼胆五分　细辛五分
真麝香三分，孕妇忌用　僵蚕六分　上冰片五分

上九味，共研极细，瓷瓶贮，听用。

解食银屑毒方

将黄泥水服二三茶杯，即愈。

解斑蝥毒方

中其毒者，必腹痛呕吐，烦躁欲死，急以生鸡蛋清三四枚灌之，即时止痛而愈。

解误服水银方

在背阴处掘地二三尺，取泥为丸，如梧桐子大，以冷井水送下一丸，腹中即
泻，水银随下矣。

解巴豆毒方

若中此毒，必口渴面赤，五心烦热，泄泻不止，用黄连，煎汤服。

解盐卤毒方

将豆腐浆灌下，或灌肥皂水，皆能令呕吐。切不可饮热汤。饮活羊血尤妙。

解烧酒毒方

用锅盖上气水一杯，灌下即愈。

解中白果毒方

小儿食之过多，饱胀欲死，急用白塍头煎汤，频频灌之，少顷自定。

解食桐油呕吐不止方

将干柿饼食之，立解。

中恶急救方三

多由暮夜登厕，或行人不到之处，忽然眼见鬼物，卒然僵仆，四肢逆冷，两手拳曲，甚者口鼻出血，惟心腹俱暖。凡遇此证，切勿移动，即令众人围绕，鸣锣打鼓，烧火。或紫金锭、苏合香、檀香、樟木之类焚烧，直候省，知人事，方可移动而归。

用菖蒲根，生捣，绞汁，灌口鼻中，即醒。

或用紫金锭，磨汁，灌下。

或用犀角一钱（锉细），麝香、朱砂各二分，共研细末，水调服。

灸法 凡人中鬼祟，一时不醒，用麦大艾丸，灸人中穴一壮，即醒。或于两脚大拇指离指甲一韭叶处各灸七壮，亦效。有时鬼附，昏迷哭笑，或作鬼语者，急将两足大指缠作一排，用艾丸嵌中间爪中尽头连肉处，灸七壮或十四壮，鬼即去矣。若鬼去，而人尚昏沉者，用麻黄五七分，杏仁二三钱，甘草四五分，水煎浓，徐徐灌之，得醒即止。愈后宜服四君子汤（参、术、苓、草）加炙黄芪，多服以补正气。

还魂丹 治中恶已死者。

麻黄二三钱　桂枝二三钱　杏仁二三钱

上三味，水煎，灌下即醒。

经验辟邪丹 治中恶怪疾，及山间九尾狐精为患。

人参　茯神　远志　九节菖蒲　白术　苍术　当归鬼箭羽各一两　辰砂三钱，另研　牛黄一个，另研　金箔二十个桃奴五钱，焙，冬月桃树上干桃　麝香五分　雄黄另研，二钱五分

上药除另研外，共为末，再入雄黄、辰砂、牛黄三味末子，和匀，用酒调米粉，捣糊为丸，如龙眼大，金箔为衣，临卧以木香汤化下一丸，诸邪不敢近。更用绛纱囊裹无七丸，悬于床帐之上，尤妙。

救吞生鸦片烟，用山黄泥半大碗，以井水搅匀，冲服，其面上浮泥水，再以生大黄三钱，泡汤服，服后吐泻而愈。

救吞生鸦片烟三法

自鸦片烟之流毒行于宇内，遂于水火、刀绳、砒毒而外，顿添一自尽之途，

且自尽于烟者，较诸物为尤众。不知，其物只能迷人醉人，实未能致人于必死也。其吞之而致死者，惟大病后、大劳后、产后及虚怯人，真元已离者，则然。然身未僵硬，犹或可救，慎勿轻殓。若壮盛及无病人吞之，不过沉醉三硬，犹或可救，慎勿轻殓。若装盛及无病人吞之，不过沉醉三四日，甚至七八日，断未有不苏醒而起者。此事见于粤东为独多，而浙亦有之。广东三山县人，吞生烟，死而活转，计死去三日四夜。潮州人，一家七口俱吸烟，至无以为生，合家尽吞之，而七人均死，至七日，事已闻于官，而死者渐次全起。浙省朱氏子，吞烟，越三日而苏。广东老仵作云：凡吞生烟死者，棺殓后因事开验，从无平正仰卧之尸，非覆则侧。盖烟性既过，其人醒转，则必翻腾求出，而棺已合，遂至真毙，岂不冤哉！

现载广东新刻《洗冤录》，明著救治之方；吞烟轻者，心中发躁，但用活鸭血，或粪汁，或酱油，或凉水，或白矾、雄黄共研末，或肥皂煎汤，渐次灌之，无弗愈者。

若服多毒重，一时身冷气绝，似乎已死，但其肢体柔软，则脏腑经络之气，仍自流通，实非真死。速将尸安卧阴冷无太阳之地，一经日照，即不可救，撬开牙齿，用箸横在尸口，将金汁或凉水频频灌之，再以冷水不时抚摩胸胁，更将头发解散，浸入冷水盆内，自然得活，已目击救活多人。凡七日内，身不僵硬者，切勿殓棺云云。

又，江苏、闽、广、浙省，救吞生烟死者，取活金鱼五六尾，长三四寸，捣和，入真菜油碗许灌之，令吐即瘥，全活甚众，是更历验不爽者。伏望仁人君子，思其未死活埋之惨，将是说广为传播，以救颠危，以续嗣脉，实为今世活人第一快事。语云救人一命，胜造七级浮图，良不诬也。

自洋烟入中国，嗜此者耗气伤财，多患贪夭，更有短见轻生，用以自尽者。夫生烟之杀人，其死亦骤，熟烟之杀人，其死也渐，骤死可救，渐死不可救。予愿吸烟者，悟为鸩毒，勿自速其死期也。予尤愿未吸烟者，视若火坑，勿自趋于死路也。

救吞生鸦片烟方

净银花五钱　生大黄三钱，不可多用　胆矾二钱　生甘草一两　藜芦三钱。
上药五味，浓煎，去渣，滤清，加入生白蜂蜜五钱，冲服，下咽即愈，其效如神。

北京盐水锭

马牙硝一斤，入铁锅之内，烊之化水，次下皂矾末一两，又次下黄丹一两，朱砂七钱，雄黄一钱。

上药须用烈火，硝方化水，煎成后倾于光平石上，凝硬收之。治一切肿毒疥癣，蛇、蝎、蜘蛛、蜈蚣咬伤，夏月毒蚊虱咬，肿痒疼痛，用醋或水磨搽。口舌生疮，乳蛾咽喉风肿痛，用一块，噙化。心痛，点眼角，三次即愈。牙痛，含于患处。暴发火眼、风眼老眼及眼边赤烂，以滚水化入杯内洗之，皆良。如牛马眼有病，亦点两眼角，效。

蛇狗咬点眼药

雄黄精一钱，此昧要拣道地，火上照去，鲜红而带紫色，放水碗内浮者为更妙　麝香三钱　梅花冰片一钱硝水漂，一两

此药合法，先将雄黄精研细筛净，然后再研四五十天，余药数十遍，至端午日午时，焚香，斋戒，沐浴，一人修合，不与四眼见。以上四味和匀，亦要多研为妙，总以研至极细无声为度。忌妇人见，至要！被蛇狗咬者，点药男左女右，俱点在大眼角内，一日只须两次，不宜多点，伤处不必另用别药涂贴，任他流出毒水，只要淘米泔水洗之，或干燥，用自己涎唾涂搽。须要忌食赤豆百日，至要！至嘱！！如食者，非徒无益，而自害之，不能见效收功也。此药修合成时，贮瓶中，用白蜡封固，不可出气。凡患者，只可人来，就药点之，立刻止痛见效，不可以药与人，犹恐出冰片、麝香之气，点而不灵也。此方又名追毒丹，治疯狗咬，男左女右，点眼角，俟小溲内有红丝解出，即无妨矣，随咬随用，更妙。患处或用糯米饮洗之。

猪马咬伤方

猪咬溃烂者，用龟板，炙，研细，麻油调搽，即愈。马咬溃烂者，用马齿苋一把，煎汤，以愈为度，疮口用马鞭子或笼头索烧灰搽之。

猫鼠咬伤风方

猫咬爪伤，用薄荷叶，或研末搽之，即愈。鼠咬伤，用猫毛，烧灰，香油调敷。

戒鸦片烟瘾方

潞党参一两　金樱子一两　栗壳四钱　萝卜子一两　韭菜子一两　半夏一两　阳春砂仁五钱　广陈皮五钱　陈酒五斤倭芙蓉灰五钱

此方，将各味煎好，滤去渣，和入陈酒内，再煎一沸，置盖

钵中，勿令泄气。于瘾至之时，先饮一盅，瘾可不至。更将淡酒一杯，冲入其中。每饮一盅，即冲入一杯，药性冀其渐减，而烟瘾庶可全消。

急救误食洋烟方

明雄黄二钱　鸡蛋清一个　生桐油一两

调匀，河水灌服，即吐。或吐有未尽，用硬鸡毛蘸桐油，直扫咽喉，乃吐。若同烧酒误食者，加葛花三钱（炒，末），调服。醒后用生甘草五钱，食盐五分，白矾五分，金银花五钱，煎服。又宜多食柿饼，以解洋烟并桐油之毒。如毒中时久，万无生理，用艾绒（如黄豆大）灸气海穴（在脐下一寸五分），较准后用墨一记，即按记处灸之。灸时肚腹两边，即往下推运，不可歇手。灸到手足能动，略知疼痛乃止。仍宜照前服药。

急救跌打损伤方　并治马踢刀箭等伤。

白附子十二两，研末　白芷　天麻　生南星　防风　羌活各一两，研末

就破处敷上。伤重者，用黄酒浸，服数钱。青肿者，水调敷上。

解砒石毒神效方

防风一两，研细末，清水调眼。

又方

石青，研末，清水调服。

以上诸方，系百试百验，真有起死回生之功，勿以寻常方药视之，还望好善诸君，广为传播，造福无量。

蛇咬伤方

白芷二钱，研　麦冬一两，去心

煎浓汁调下，顷刻流出黄水，待肿消皮合，仍用此药敷之。

壁虎入耳，鸡冠血滴入耳内，即出。

诸虫入耳，麻油滴入耳内，即出。

蜈蚣咬伤方

鲜桑叶，捣汁，和醋敷之。苋菜叶搽患处，可以止痛。或用鸡冠血敷，灯煤灰敷。

蜂螫方

生栗子，急口嚼烂，敷之。

蠼螋蜈蚣伤，铁锈和蒜涂之，立愈。

误食木鳖子，肉桂二钱，煎浓服之，立愈。

误食桐油，热酒饮之，即能止呕。

调食铜物，生荸荠三斤，食之物从大便出。

误食金圈金戒指，用长韭菜，水中煮熟，不可太烂，如吃面一般吞食，至次日从大便出，韭菜裹金器而下。出《东医宝鉴》，试验过，甚效。

误中轻粉毒，人如角弓反张，用生扁豆，浸胖，取汁，吊地浆水饮之即愈。

误食水银，水银入腹，法在不治，以其体质沉重，一入肠胃屈曲之处，停留其间，诸药不能驱逐，日久而肠胃烂矣。有医者，法用黄蜡为丸，如桐子大，金箔为衣，擂极薄，每服二三钱，服后视大便中有白星白亮如银者，则水银出矣。再服数日，粪色如常，方为全愈。切忌食鸡。

解颠狗咬方 即不咬破，亦有毒。

用蓑衣草扎住两头，以众人热小便洗去血水，急取斑蝥七个，去头、翅、足，酒洗，和糯米一把，水淘，趁潮同斑蝥炒，以黄为度（须于铜勺内炒），加六一散二两，共为细末，酒下，或木通、灯心草煎浓汤下。老少虚弱者，分作四分，壮年者，作两服，当时一服，余明日清晨服。服后本人头顶心必有红头发一根，要拔去。将草纸摊在灰沙内，撒尿于其上，应有或红或白恶物如狗形者。如服完，即无狗形出，亦不妨矣。服后用甘草汤漱口。忌一切荤腥腻，鸡鸭蛋，百日内要忌房事，如不忌，男女俱伤，小红赤豆、茄子、狗肉终身禁食，至茄子，并不可相近。

颠犬之形，尾反舌垂，舌吐出黑色，宜急避之。

治狗咬方

用木鳖子，烧灰存性，敷之。

解毒蛇咬方

明雄黄五钱　五灵脂一两

共研细末，每服二钱，陈酒送下，即将此末用麻油调敷患处，隔一时再进一服，立愈。亦有加白芷、贝母，四味等分者，亦每服二钱。

又方

用香白芷，为末，每服三钱，麦冬煎汤调服，其腥气黄水从疮口出而愈。

解蜈蚣咬方

用旧毛竹箸，将圆头寸许烧焦，取下，研末，敷患处，立愈。

又方

取蜒蚰，涂上，其痛立止。

治戤毛刺方

用甘草煎浓汤浸洗，砂糖搽之，糖霜亦可。

治误吞针方名吸针丸

用锈磁石，生研，以黄蜡和，捻作针，凉水送下，裹针从大便出。

治误食铜钱方

胡桃肉四两　荸荠一斤

共捣汁，和酒服，其钱即消，自大便而出。

诸 疮

治秃疮方

白鸡子油　松香　小儿头发

用香油煎成膏，涂上即愈。

治一切秃疮并阴阳顽癣，用不落水猪网油摊开，将松香研细，掺在网油上，卷入煤头，在灯头烧着，下用蚌壳，内放生矾末少许，受滴下之油，乘热搅匀，冷定，搽在患处。或用摊油纸摊膏贴，更好。

治秃疮方　先用黄蘖汁洗之，醋汤亦可。

皂荚七个，厕内浸七日，洗净，晒干，火煅　榆白皮煅　枯矾牛烟胶　轻粉
霜梅肉　铜青

将醋浸调，搽之。

又方

白松香四两　肉炖头屑三两，烧灰存性　碎新青布二两，烧灰存性

将多年竹灯烙窝放松香内烧烊，连油滴出，以碗受之，将前三味调匀，敷之，四五日后，待其自落，即愈。

治对口疮神效方

用活鲫鱼一尾，去肠鳞，捣烂，加发垢四两，白蜜少许，搅匀，从疮外圈人里面敷之极厚，留一孔出气，外以纸贴之，一二日即愈。

又方名蟾蜜膏

飞盐五分　葱白三茎　活蛤蟆三个　蜜一两

上共捣一处，敷之。

又方

妇人头上油垢三钱　黑背鲫鱼一个，约一两　猪眼梢一对

上同捣烂，敷之。

又方

将雄猪眼梢肉三钱剁烂如泥，加滑石末四钱，和匀，敷患处，顶上以膏药盖之，拔去僵肉，放出黄水，即愈。

又方

鲜茄蒂七个，干加倍　何首乌一两

河水三碗，煎至一碗，食远服。一服出脓，两服收口。

金花散又名珍珠散。　治男妇新久臁疮烂腿，臭腐不堪，连年不愈，及一切流火湿毒疮疖等证，亦能去腐生肌，长肉收口。

煅石膏一斤，研极细　铅丹一两，飞净

上二味，和匀，再筛再研。如治烂腿臁疮，用真香油调搽，上盖油纸，一日一换。不可用茶水洗，如有脓水流开，只可用纸抹干，盖好肉上疮口。若见湿气，收功最慢。如妇人，一遇月信，虽愈复发，发后再搽，久久自然收功，凡诸疮毒，先用升丹提毒，之后随用此散，长肉生肌。

白玉膏　治久远臁疮，神效！

乳香　没药　象皮　白蜡各五钱　铅粉　黄蜡　密陀僧各二两　轻粉四钱

上除蜡，六味俱为极细末，各自包开，先用真桐油一斤，放锅内，火上滚透，去沫，澄清，先入密陀僧末，搅匀，取起，入二蜡，熔尽，搅匀，待油稍温，方入另五味药末，搅三百余遍，以大绵纸摊上，阴干，随疮大小圆长剪贴。初贴时疮中毒水流出，药变黑色，再换新者贴之。

多年臁疮方

兽医铲下驴蹄甲片，不拘多少，锅内炒黑存性，研末，以脂油、麻油调涂患

处。如疮湿者，不必加油，干敷之，即愈。

湿毒臁疮方

炉甘石八两，用银店大罐子两只，对合，封口，端午日午时，在当天用青炭四面烧着，煅炼一炷香，妇女鸡犬孝服均忌。用时研极细末，加冰片，和匀，先将松萝茶水洗净患处，即将药末放上，又将绢包上，立见功效。

治血瘤方

用甘草，煎膏，以笔涂四围，一日上三次；又将芫花、大戟、甘遂各等分，为末，醋调，另以新笔涂甘草围内，勿近甘草，次日缩小，再如前涂三四次，愈。

系瘤法 兼去鼠奶痔。

用芫花根洗净，带湿，不得犯铁器，于木、石器中捣取汁，用线一条，浸半日，或一宿，系瘤，经宿即落。如未落，再换线，不过两次，自落。落后以龙骨、诃子末敷疮口，即合。系鼠奶痔，依上法，累用之，极效。如无芫花根，只用花，泡浓水，浸线。

消瘤方

用极细生铁屑，醋拌，放铜勺内煅，湿则再煅，如此三四次，研极细末，再用醋调敷，便觉患处不甚适意，过宿剥去，再敷，以平为度。

治眼皮生瘤方

用生鸡蛋一个，顶上敲一小洞，入川贝母末三分，仍糊好，饭上煮熟食之。每日吃三个，一月自愈。

枯瘤散

灰苋菜即藜藿，晒干，烧灰，半碗　荞麦烧灰，半碗　风化石灰一碗。三味和一处，淋汁三碗，慢火熬成霜，取下，配后药　马钱子三个，捣，去油　巴豆六十粒，捣，去油　胡椒十九粒，捣，去粗皮　明雄黄一钱人参一钱

上共为末，入前药，和均，以瓷瓶收贮，不可见风。以滴醋调匀，用新羊毛

笔蘸药点瘤当头，瘤有碗大，则点药如龙眼核大；若茶杯大，则点药如黄豆大。干则频频点之，瘤自枯落。如血瘤破，以发灰掺之，粉瘤破，以白麻皮烧灰掺之，外以膏护好，自能敛口收功。

饮瘤膏　治瘿瘤枯落后，用此药搽贴，生肌收口。

海螵蛸　血竭　轻粉　龙骨　象皮　乳香各一钱　鸡蛋五个，煮熟，用黄，熬油一小盅

上各研细末，将蛋油调匀，用甘草洗净患处，以鸡毛扫敷，再将膏药贴之。

治瘿气颈肿方

黄药子一斤，酒十斤浸之，入瓶，蒸透，常常饮之，勿绝酒气，三五日渐消。常把镜照，或以线每日量之，觉消，即停饮，否则令人项细也。

海带丸　治瘿气久不消。

海带　海藻　贝母　青皮　陈皮各等分

上共为末，蜜丸，如弹子大，食后噙一丸。

脓窠疮方

旧银罐子，不拘多少，研为细末，用麻油调和敷之。

治疮神效方

硫磺二钱　生白矾三钱

上二味，研极细末，鸡蛋清调和，再加熬熟菜油，搅匀，又于饭上蒸过，敷患处，立效。

又方

以前药，加蛇床子二钱，樟脑二钱，如前法敷之，更妙。

又方

洋樟脑二钱　雄黄二钱　生白矾二钱

上三味，共研极细末，另将菜油三两煎滚，用鸡蛋一个，敲开，冲入菜油内，

数十余煎，取出蛋，又用大枫子肉五钱，敲烂，亦入菜油内煎数十余滚，亦取出，但将此油冲入三味内调敷，立效。

治癣初起，海螵蛸一块，常向患处，时时擦之，即愈。

阴癣方

土荆皮两文　槟榔两文

切片，用滴花酒五文，将二药浸三四日，候酒色变赤而腻，蘸涂患处，痛痒立止，癣亦即消。

蜂矾散　专治牛皮血癣，用酸醋调敷，兼治痔漏拔管，用香油调敷，皆神效。

露蜂房（大者，连子）一个，以白矾（研细末）填满蜂房之内，仰置瓦上，炭火炙炭存性，研细收贮，听用。

治脚指缝烂，鲜鹅掌黄皮，阴干，烧炭存性，为末搽之，极效。

又方

好黄丹一味，搽三五次，即愈。

又方

陈松萝茶末搽之。

治脚指缝湿烂痒方

用三白头升药底少许，和白糖霜，打烂敷之。

治脚指头上臭烂疮方　俗名臭田螺。

青石屑用市中多人踏者，又要洁净者，须研极细　丝绵灰少许冰片少许

三味共和匀，搽上，外以膏药贴之，即愈。

治行路足肿方

用草鞋，浸尿缸内半日，以砖一块，烧红，置鞋于上，将足踏之，令热气入足内，肿即消。

治臁疮方

陈石灰　坑砂煅　伏龙肝　百草霜各一两

上共为末，先将葱艾汤洗之，桐油调敷，将草纸盖之，扎紧。

又方

修船旧油灰煅　飞丹　石膏煅。各等分

上研极细，先将豆腐浆水洗净患处，用麻油调药，敷之极厚，三日一洗一换，最妙，无不愈。

又方

桐油　菜油　麻油各五钱　松香制，一两　飞丹制，三钱铜绿二钱　白蜡黄蜡各五钱

先将三油熬数滚，后入松香、黄白蜡，再熬数滚，后入飞丹、铜绿，研细末，收之，摊隔纸膏贴之。

一方，松香只用三钱，铜绿只用一钱五分。

治臁疮久不收口方

杭州破黑伞纸烧灰　飞丹　轻粉各一线　牛脚胳煅至周围焦枯，以刀刮下，再煅再刮，直下至无心，为末，三钱

四味同猪油捣极烂，做夹纸膏，以针刺孔，先以葱、椒、飞盐汤洗净，拭干贴之，生肌长肉，再贴五六日，收口而愈。

又方

用鲜桑白根皮一斤，生猪板油四两，共捣作饼，将一饼贴之，每日换一饼贴之，五六日后，换生肌末药，用赤石脂、乳香、没药、白蜡、冰片、炒黄轻粉、煅过狗胫骨，以麻油调，涂碗内，覆定，烧蕲艾，熏黑碗内药，连番十余次，方以此药做夹纸膏贴之，数日即愈。

腹内生疮，取皂角刺，不拘多少，酒一碗，煎至七分，温服，其脓血俱从大

便中出。

瘤赘方方三

初生如莲子大者，取蛛丝，捻成粗线，缠扎其根，数日其丝渐紧，瘤根渐细，易丝再绕之，即落。

血瘤已成大者，用甘草，浓煎膏，以笔周围涂之，一日上三次。又用芫花、大戟、甘遂各等分，为末醋调。另以新笔涂甘草围内，勿近甘草，频涂即消。

项下瘤，牛蒡子根，为末，蜜丸，常服即消。

天泡疮方方四

小麦，炒黑，为末，以生桐油调涂，立效。

鲜蚕豆荚壳，炒黑，研末，麻油调涂，立效。

丝瓜叶，捣汁涂之，立愈。

日久作烂，疼痛不已，脓水淋漓者，用石膏（火煅，研）、轻粉各一两，青黛、黄柏各三钱，俱研细，甘草汤洗净，以药搽之，其痛立止。

天蛇头疮，生于手指尖，初起以猪胆一个，入蜈蚣一条（焙，末），雄黄少许，套上指头，立效。

漆疮方方四

韭菜，捣汁，入烧酒少许，涂之立效。

麻油调铁锈末，涂之。

蟹壳、滑石，研细末，蜜和涂之. 见效 n

畏漆之人，口嚼川椒，并涂口鼻，可免。

黄水疮方方三

石膏三钱，火煅　龙骨三钱，火煅　松香三钱　枯矾三钱

共研细，用煮熟鸡蛋黄熬油，和前药敷上。

头面俱生者，苍术（炒燥）、糯米粉（炒燥）等分，研匀，搽上即效。

久不愈者，用真柏油熬稠，搽上立效。

脓窠疮方方二

大枫子肉一百粒　蛇床子五钱　雄黄二钱　枯矾　花椒各三钱

俱为末，烛油、猪油各五钱，同捣烂，熔化调搽。

生疮周身，至重，诸药不效者，用穿山甲片，炒黄，研末，每服一两，好酒调服，至三四服后，尽行发出，连进七服后，即如完体，甚效。

疥疮方二

风化石灰和醋，浆水调涂，随手而减。石灰淋汁洗之，甚效。

枯矾五钱　滑石五钱　硫磺三钱

俱为细末，猪油同研糊搽，极效。

治乳癣方

冰片一分　雄黄二分　枯矾七分　大枫子七分　乳香四分紫苏三分　石榴皮一钱　麝香一分　珍珠一分　高良姜四分

均研极细，先用生姜擦患处，后用麻油调敷。

阴癣方

蛇床子　豨莶草　川芎　川黄柏　金银花

共煎浓汁，贮入干净便桶，以身坐上，熏其热气。

癣酒方

槿树皮一两　生南星一两　槟榔一两，生，切　樟脑五钱番木鳖五钱，生，切　真蟾酥三钱　斑蝥三十个，须要去头足翅

上药共浸滴花烧酒，用一斤，勿出气，浸七日，用穿山甲片在癣上刮损些微，以羊毛笔蘸酒搽之。

癣膏药

番木鳖一两　葱白头一两　铅粉一两　麻油一斤

上药熬膏，用桑枝频搅，收至滴水成珠，倾在清水中，浸七日，用布摊贴癣

处，三次即愈。

四平散 专治鬌鬋头，并耳内脓水等证。

黄柏　血丹　胆矾　烟胶在牛圈内买，带黑色者

上药等分，研极细末，先剃头发，后用麻油调和药末敷上，三四次即愈，百发百中。疮干者，用湿药；疮湿者，用干药。

油灰鬌鬋方

吴茱萸四钱，研极细末，用陈蜡烛油入药，烘烊，调厚，先剃头，后搽敷患处，可愈。愈后忌食海鲜一年，不忌必发。

汗癍方

生黄瓜蘸硼砂末搽，以汗出为度。

又方

枯矾、轻粉、硫磺、密陀僧各等分，用浮萍，取汁调匀，搽之即退。或用花红果蘸药搽之，不再发。

麻黄膏 专治诸疮，神效！

麻黄五钱，去节　斑蝥三个，去头足翅　大枫子一百粒，去壳，研烂　蓖麻子一百粒，去壳。研烂　雄猪油四两

先将猪油熬熟，去渣，次下斑蝥，煎数沸，随去斑蝥，再下麻黄，煎枯，去渣，后将大枫子、蓖麻子肉和匀搽之。

楸叶膏

王渔洋云：立秋日，日未出时，采楸叶，熬膏，敷疮疡，立愈。

雨珠丹 治一切肿毒、骨痛、横痃、恶核、外科诸证及大头瘟疫，内服、外敷皆效。

珍珠六分　西牛黄一钱　麝香一钱　冰片一钱　熊胆六分，人乳化　朱砂二钱，水飞　血竭二钱　雄黄二钱　乳香去油，二钱　没药去油，二钱　硼砂二钱　苦葶苈四钱　蟾酥二钱，火酒化开

上药十三味，生研细末，蟾酥、熊胆拌和，捣丸如粟米大，金箔为衣。痈疽、发背、疔疮、瘰疬、乳疖，每服三丸，酒下。如七岁小儿，酒化服一丸。如初起时服之，即散。如烂者，不用敷药、膏药，自能生肌长肉收口。孕妇忌服。

臁疮隔纸膏方二

松香一两，火上化开，顷入水中，取起　乳香　血竭各三钱

共为末，香油调，摊贴纸上，用针刺数百孔，反贴疮上，三日一换。贴时先用米泔水（炖温）洗净。

久年不愈者，用白蜡、陈年猪脂油（数年久者更佳）各等分，乳香三钱（研末），共入锅内熬化，用白绵纸，裁成疮大二三十张，每张在药内提过，候纸两面蜡凝厚为度，将三十张叠成半寸厚，用针刺数百孔，以便通气，贴于疮上，用绢缚住。过一夜，将贴疮一张抽去，又复包上。每日如此，俟恶水消尽，即生肌长肉矣。

烂腿神效方方二

炉甘石，拣白色者，约十四文，用酒镡头泥，研细，和水打烂，如做糊子样将药包裹泥中，炭火上烧红，取出药，冷透，加入冰片七文，同研极细末，用熬熟猪油拌匀，敷患处，神效！

松香、猪脂（熬熟）等分，同捣烂，涂患处，待油干，再涂上，约三四次，必愈。此方专治髻疐头。

湿毒疮烂腿方

商陆一斤，用大麻油煎，收成膏，加铅粉，熬厚，用油纸摊膏，贴上患处即愈。

烂脚丫方

铅丹、松香，二味等分，入于龙爪葱内，放瓷器盆中，在饭镬上蒸一次，露七夜，晒七日，连葱打糊，加冰片少许，先用冷茶洗足，然后涂患处，即愈。此方加入灯窝油、花椒同捣，兼治肥疮，亦效。

葱油膏　治风湿臁疮。

黄芽葱三十六根　麻油一斤半

先将麻油熬热，入葱一根，煎枯，取出葱渣，再入一根，如法煎完三十六根，滤清，再将油煎至滴水成珠，入炒杭粉十二两，收成膏，听用。摊贴。

冻疮方六

初起凝核，冷则痛，热则痒，乘其未破之先，以生姜捣汁，熬浓，搽患处，候干再搽，二三次，必消。

如在脚跟，用红辣椒泡开水洗两三次，亦能自消。

冻疮在手足，白萝卜一个，热柴火内煨熟，去皮，擦患处，效。

又，蟹壳，烧炭存性，研末，菜油调涂。

冻疮在脸上，用活雀脑涂之，立效。

鸽子粪煎洗，亦效。

预治冻疮方二

端午日，用姜葱汁于冻处揉散血结，冬不再发。

鲜樱桃，不拘斤数，入瓷瓶内，封口，放在凉处发过，至冬月，将樱桃水涂冻疮，甚效，数次则不冻矣。

手足冻裂方

蛇壳　乱发　鲜猪板油各二两

用清水数十碗，锅置露天，入药同煮，以棍频搅，熬至蛇壳、乱发无形（如不化，再加水五七碗），加入黄蜡四两，俟蜡化，倾入极厚瓷钵内，待其自凝。患冻裂者，先以温汤洗净，临睡时用抿脚挑入裂内，立时定痛。冬至日制更妙。

治痄腮方

用陈石灰，不拘多少，烧七次，土地窨七日，醋调敷，立愈。

又方

山栀末、飞面各等分，猪胆汁、醋各半，薄调，敷患处。

治拍蟹毒方　即手大指、食指间所生，俗名丁指。

用活蟹，打烂涂之。

治指上疗疮方　名天蛇头，又名雄公蛋。

用鸡蛋一枚，顶上敲一小孔，先去其清，放杯内，后去其黄，仍以清入壳，将蜈蚣一条（煅炭），明雄黄末各一钱，二味共纳入壳，搅匀，以指入壳，周围以绵纸封固三四层，候一昼夜，打碎，远远抛掷，切不可闻其臭气，此疮立愈。

又方

只用蜈蚣，为末，鸡蛋不去黄，套指头上，候热，再换一个，即愈。

又方

猪胆一个，入雄黄末一分，搅匀，套指头上，二三时即愈。

又方

雄黄细末，和蜓蚰，捣烂敷之，即愈。

又方

雄黄七分　白芷三分

共为末，入雄猪胆内，套指头上，立愈。

治坐板疮方　生在臀上，俗名臀支疮。

用八九月间的西瓜皮，刮薄，存一粒米厚者，日中晒脆，研细。疮有脓，则干搽，无脓，将自己津涎调末敷上，少顷疮中流出水来，敷二次即愈。

治烂腿方

用白芷、黄蜡、飞丹、片粉各等分，葱头捣，猪髓调敷，油纸扎住，七日一换，二次全愈。

治脚面生疮不收口方

松香　枯矾　杉木炭各一钱

上共为末，用麻油调涂，数次即愈。

治脱疽方　此证发于脚指，渐上至膝，色黑，肉痛不可忍，逐节脱落而死。亦有发于手者。

土蜂巢，研细，醋调搽，应手而愈，真神方也！

治阴湿脚疮久烂方

铜青　胆矾各五钱　飞丹二钱　密陀僧　轻粉　石膏煅。各一钱

上研末，临卧时搽上，痛一夕即结痂。或有痒处，毒水不干，又搽上。痒极，擦之。

治湿烂臁疮，并一切顽疮不收口者

麻油　柏油各二两半　贯众三钱　象皮五分，切片　血余一大团。同煎至枯，去发，同煎，滴水成珠，下炒飞丹五钱，方下后药朱砂　几茶　轻粉　没药去油　川椒　樟脑各五分　乳香去油，三钱半　血竭一钱

共为末，搅匀，离火。候半冷，下黄蜡二钱五分，杭粉一两五钱，如法熬成膏，摊贴患处，一日一换，神效！

治臁疮久不愈者，秘传夹纸膏

老松香　樟脑　虢丹炒　水龙骨即旧船底内油石灰　轻粉

共为细末，熔化松香，加小清油和之，以油纸随疮大小做夹纸膏，洗净疮后贴之，二三日一换，即愈。若不效，加白芷、川芎、螵蛸于前膏内。若不加入，以此三味煎汤洗之，亦效。

凡臁疮，用夹纸膏，须用旧伞纸，以甘草汤煮，密刺其孔，比他纸尤效。如用寻常油纸，须用甘草、白芷、花椒、荆芥煎汤煮过，晒干摊膏则不痛，且不生拐。

又方

麻油九两　大活雄鲫鱼一个，约斤许者　大枫子肉去油，四两

同熬至鱼焦枯，滤去渣，将油再煎，滴水不散，将油称见分量，每油一分，用飞过黄丹半分，加银珠二钱收之，摊贴。若不能收口，用哺胎不出鸡蛋，瓦上

煅存性，研极细，搽上即收口。此搽药方，不但治臁疮，凡结毒、痈疽、灸疮久烂者，立能收口生肌。

又方名紫脂膏

好麻油四两　净花椒三钱　葱头七大个。连须七寸长

三味同煎至葱焦脆，去渣，入白色松香五钱，黄蜡六钱，文火煎化，去上面浮出渣滓，煎至油面上有花纹，急离火，倾碗内，加入好银珠一钱，搅匀，收之，待冷凝，将碗合土地上三日去火毒，摊夹纸膏贴之，纸只要一面刺孔，每膏贴五日一换。如痛者，用甘草汤先洗。痒者，花椒汤洗。若贴一膏即流尽黄水者，贴至五六膏即愈。若贴至三膏方流尽黄水者，须贴至二十膏而愈。凡初贴之膏出水者，膏中有毒气在内，揭下则无用，水尽后再贴之。膏须存之，以待后来长肉结盖时，用此贴过旧膏贴之，以为收功，最妙！

治湿毒臁疮方

炉甘石，用童便制八九次，猪油调搽，神效！

又方

伏龙肝　蚌壳炭各一两　轻粉钱半

上，或加苍术一钱，黄柏一钱，各炒焦为末，和匀，用菜油调摊夹纸膏，将针刺孔，先用花椒、米泔煎滚，洗疮，贴疮上，三日一换。

治湿疮方

取桑树根上、土中鲜白皮，去粗皮，切细，用生猪油放石臼内打糍，先用冷茶洗疮，拭干，用此药敷之。外以油纸盖之，将帛扎紧，换三五次即愈。加白蜡，同捣作饼，反复贴之，一日夜再换，拔去毒水臭腐，生肌收口。湿疮与臁疮有别，湿疮有水窠，头不烂而甚痒，臁疮必烂而痛。凡治湿疮，切不可用升药及冰片，非为不能奏效，反致溃烂难愈。凡远年湿疮，痒甚，诸药不效者，必有虫在内，须用药引出其虫，则用药有效矣。凡治湿疮，先用铅打薄片贴之，以帛扎住，毒水自流，流尽，然后用药，方易见效。

又方 疥疮白泡亦治。

枫子肉一两 蛇床子炒 烟胶瓦上炒干 黄柏末 自死龟板烧炭。各五钱
黄丹二钱，水飞，炒紫 真轻粉五分

上为细末，桐油调搽，上以油纸覆盖，五日一换，三次即愈。柏油调药更妙。

一方，无灰胶，有煅龙骨，用熟桐油调药。

又方

黄柏末银.珠 飞丹各五钱 煨石膏 龟板烧炭 蚌壳炭各一两 轻粉二钱
嫩松脂三钱

共为细末，菜油调，做夹纸膏贴。

又方名葱连膏。

飞丹二钱 乳香 没药 黄连各五分 血竭一钱 冰片一分 松香五钱
蓖麻子十八粒 葱白带须，七根

共为末，将葱头打烂，和匀，以菜油调，做夹纸膏，贴之。

治臁、湿疮方

黄丹 无名异各五钱 轻粉一钱 乳香 没药 樟脑冰水龙骨 百草霜各
一两

共为细末，桐油调，做夹纸膏，贴之，前后翻换，神效。或加血竭、血余、
儿茶、螵蛸、银珠、铜绿等药。贴过旧药藏好，以备日后收疮口之用。

治一切疮毒方 随贴随愈。并治风湿、痛疽、瘫痪、鹤膝风等证，俱神效。

南星 川大黄 桃仁 羌活 半夏 草乌 川乌 红花 独活 当归各四
钱

用真麻油一斤，加生姜一两，葱白不拘多少，乱发一团，入药内，熬焦枯色，
用绢滤去渣，用上好松香一斤，入滤过清油内，又熬至胡桃花起，先加入密陀僧
二两，再徐徐加入硫磺末半斤，投此二味时，务须慢慢洒入，不可太多太骤，以
滴水成珠为度，将此膏药倾入水中，去火毒。

治热毒湿疮，遍体生疮，痛而不痒，手足尤甚，粘着衣被，日夜不得眠者，

用石菖蒲三斗为末，铺席上，五六日即愈。

治诸疮胬肉，如蛇头突出寸许者，用乌梅肉烧炭，搽上即愈。

治脓窠疮，名鸡黄煎

煨石膏三钱　寒水石二钱　铅丹　硫磺各一钱

共研极细末，将鸡蛋黄熬出油，调敷。

又方

大黄三钱半　吴茱萸去梗，钱半

共研细末，菜油调搽，即效。

治诸疮搽药方

煅熟石膏一两　松香　白芷各三钱　樟脑二钱　轻粉五分冰片一分

上为极细末，熬熟猪油调搽。治白泡疮更效。

治天泡疮方

黄柏末钱半　轻粉一钱　雄黄一钱　青黛二钱　滑石一钱

寒水石二钱，火煅　银珠钱半　辰砂五分　铅粉二钱　侧柏叶末一钱

上为细末，丝瓜叶打汁调搽，立效。

又方

将绿豆装入粗瓷瓶内，以毛竹筷一把塞紧瓶口，再用瓦盆一个，底上凿一孔，将瓶倒插于盆孔内，盆内用砻糠炭屑烧之，绿豆油即在箸头上滴出，下以碗收之，俟出火毒，用油抹、点疮上，二三次即愈。

又方

青黛、滑石各等分，马兰汁调敷。

又方

石膏、黄柏、青黛各等分，为末，扁柏汁调敷。

治痱子方

将腊雪收藏瓶内，封口，至端午日放黄瓜在瓶内浸之，封好，遇有痱子，敷上即愈。

治痱疮痒痛方

滑石五钱　绿豆粉四两，微炒

上研细，和匀，以棉扑之。

一方，有枣叶一两。

治痤痱作痒，抓之又痛，难于坐卧者，用苦参四两，大菖蒲二两，名苦参汤。河水二瓢，同煎数滚，添水两瓢，盖片时，临洗和入雄猪胆汁四五枚洗之，避风，甚效。

治一切热节，用芙蓉叶、菊花叶，同煎水频洗，或捣烂敷之，甚效。

治冻疮久不愈方名雉脑膏　年年发歇，先痒后痛，后即肿破，出黄水及出血不止者。

雄雉脑一枚，捣烂　黄蜡　清油

上三味，以文火熬成膏，去渣，瓷器盛贮，每日涂疮上。

一方，用大蒜梗煎汤洗之。

又方

用白萝卜，打碎或切碎，内拣大者，切二三寸一段，同用水煮一二十滚，不可太烂，亦不可太生，以所煮汤熏洗浸，并将所煮萝卜在疮上摩擦，一日洗三次，发连洗三日即愈，永不发。

治冬月手足开裂方

用清油五钱，文火煮沸，先入黄蜡一块，煎化，再入光粉、五倍子少许，熬令稠紫色为度，先以热汤洗患处，火上烘干，即用药敷其上，以纸贴之，其痛立止，入水亦不落。若油中入粉，多则硬而成块，须以火炙动，挑敷亦不妨。

一方，无五倍子。

一方，加鱼胶、白及末。

又方名油胭脂

用生猪板油（去筋膜）一两，入锅熬净，再入黄蜡五钱，白蜡三钱，同化清，次入银珠、铅丹各五分，搅匀，以软能摊开为妙，敷之即愈。

又方

用童子剃下头发，洗净，令干，将一二两放勺内熬烊，入羊油，再同熬，令其无滓，去火，俟冷如膏药，捻成细条，放入缝内，一日夜即裂缝不痛矣。

治汤火疮方

当归　生地各一两　麻油四两　黄蜡一两. 白者只用五钱

上，先将当归、生地入油煎枯，去渣，将蜡熔化，搅匀，候冷，即成膏矣，用涂患处，将细纸盖之，极效。若发背痈疽溃烂者，用之亦甚效。凡死肉，溃烂将脱，止有些些相连者，宜用剪刀剪去，盖死肉有毒，去迟则伤新肉矣。死肉去尽，尤宜速贴，盖新肉最畏风寒，切不可忽也。

又方

将猪毛煅存性，研末，加轻粉、硼砂少许，麻油调和，敷之立效，且无瘢痕。

又方

用鸡蛋黄，置银石器中，熬出油，调胡粉敷之 u

治烫泡方

将煮熟鸡蛋黄炒出油一杯，调生大黄末一两搽之。

治火烫热油伤方

用生鸡蛋清，好陈酒冲和调敷，三次必愈。

治火烧烂神方

用好陈酒一二十斤，倾人浴缸内，略烧温，令患者坐酒中浸之。极重者，不死。凡遇此证，切不可浸冷水中，热毒内攻，必烂至骨。

治火烫伤方

急使一二岁小儿，不拘男女，撒尿于室中结实净土地上，少顷，取地面上浮腻滑湿之土敷之，即日止痛，解火毒甚妙。

治烫泡火烧方

此证切不可用冷水浇洗。若药不便，先饮童便一碗，或生萝卜汁一碗，再将生大黄细末，或香油，或生桐油调敷。如烂至肌肉者，用山野人家百草霜三钱，轻粉一钱五分，研末，香油调敷，甚效。

治初烫与溃烂方名解毒行血膏

当归　刘寄奴　头发洗净　生地各一两

将麻油六两，铜锅内煎至发化药黑，滤去渣，下白蜡八钱，不住手搅匀，候药稍温，下寒水石、煨生大黄、嫩黄柏、白矾末各一两，轻粉末二钱，搅至药冷，埋土内，出火毒，患者涂之。

治漆咬疮方　木形人每患此证。

用杉木皮煎汤洗之。蟹壳汤洗亦可。

又方

将活蟹捣烂，涂上即愈。

取疮中多骨方

用乌骨鸡胫骨，实以砒石，盐泥封固，煅红，出火毒，研末，饭丸粟米大，将白纸捻送入孔中，以拔毒膏贴之，其骨自出。

诸丹毒

治蛇丹方

刺鳝鱼尾血，同蜒蚰捣涂。

治火丹方

将蜒蚰捣烂，磨好京墨汁，和涂之。

又方

柏叶　蚯蚓尾韭菜地上者尤妙　黄柏　大黄各五钱　赤小豆　轻粉各三钱
共研末，新汲水调搽。
凡生火丹、流火，切不可吃猪肉，吃则发肿小消。

又方

将冬青树叶捣烂，和入鸡蛋清，敷患处，以绢缚之，一周时即愈。

治流火方

鲜紫苏　鲜凤仙花
将二味洗净，连根叶捣烂，放木盆内，以滚水冲入，将脚架盆上熏至可洗，
以软绵洗之，立愈。十余年者，不过洗三四次，不发矣。

治流火毒方

大黄　山栀子　黄柏　雄黄　天南星
上为末，将瓦松捣汁调敷，立效。

无名肿毒

治无名肿毒未成方 初起五天之内，照方一服即消。如毒旺者，接连三服，无不消尽，真神方也。

用鸡蛋一个，倾在碗内，搅匀，入芒硝一钱，隔汤炖熟，用三白酒，照量饮，食尽为度。

内托护心散 防毒气攻心。

真绿豆粉一两　乳香五钱灯心灰

上共为末，和匀，以生甘草一两，煎浓汤，调一钱，时时呷之。

治男妇小儿一切无名肿毒方

将苦丝瓜连筋带子烧存性，为末，每服三钱，白蜜汤送下，日二服，夜一服，则肿消毒散，不致内攻，真妙方也。

无名肿毒方三

山慈菇金灯花根也，九月开花，朱色，与叶不相见，故又名无羞草

水磨涂，可消。或用生大黄磨浓汁涂，效。或用瓦松捣烂，加盐少许涂，亦效。

用生肥皂，去子及弦与筋，捣烂，用好醋和涂，即愈，不愈，再涂，神效。长者为皂荚，短者为肥皂。专治一切无名肿毒初起，贫人僻地，仓卒无药，用此最便，毋忽视之。

用雄鲫鱼（一个，囫囵全用）、鲜山药（与鲫鱼同重）两样捣烂如泥。始起者，涂满可消；已成者，涂于四边，当中留一孔可轻。并可治小儿四湾痘，毒生在节骱之间，恐其有损手足，即将此药敷在一面，使毒移脱骱所，不可四周围敷满，则其毒不能移动矣。

肚内无名肿毒方

腹内生疮，在肠胃，不可医治者，取皂角刺，不拘多少，酒一碗，煎至七分，温服，其脓血俱从大便中出。

定痛方方二　一切肿毒发背，痛不可忍，服之即止。

白芷未溃五钱，已溃二钱五分　贝母未溃二钱五分，已溃五钱

水酒各半，煎浓服。外用壁虎一二个，焙干为末，香油调搽，痛立止。

平陷不高，痛甚者，用赤练蛇，火煅存性，研末，不犯铁器，加姜黄、藤黄，各研细，和匀，米醋调敷，即能止痛。

替针散

一切肿毒，不出头，不穿破者，用蛾口茧（出过蚕蛾者）一枚，烧灰，酒调服，自出头，切不可多服。若服二三服，即出二三头。如痒肿无头，用皂角刺烧灰，酒下三钱，嚼蜀葵子三五粒，即穿。

透骨丹　治一切痈疽肿毒，坚硬不溃，此药立能溃脓。

蟾酥　硼砂　轻粉　巴豆各三钱　蜗牛二个　麝香一分

先将巴豆研如泥，次入蜗牛、麝香，再研，后入各药，研极细，以瓷瓶收藏。每用少许，以乳汁化开，先用银针轻轻拨破，挑药米粒许，纳于疮外，用清凉膏贴之，即溃。

凡疮未破，先湿热，脓水淋漓，不得卧者，用菖蒲晒干，为末涂之。鲜用亦可。

透脓散　一切痈疽肿毒，内脓已成，不穿破者。

生黄芪四钱　川芎　当归各二钱　穿山甲炙　皂角刺各一钱。水二碗，煎一碗，入酒一杯同服，即能出毒　香附　芫花　桃仁炙　厚朴　槟榔　杏仁　细辛　穿山甲　草乌头　独活防风　五倍子　元参　全蝎　天花粉以上各七钱　黄连　蛇蜕各五钱　甘遂　蓖麻子各二两　当归一两五钱　密陀僧四两铅丹飞过，净二十六两。择吉日熬膏

先于五日前用麻油六斤浸药瓷器内，然后熬至药枯，去渣，滤清，入飞过铅丹，搅匀，熬成膏。忌妇人鸡犬见。

观音大士救苦膏　治一切外证，并治肝胃气痛。

生大黄　荆三棱　生地黄　木鳖子　川乌　蓬莪术以上各一两　麻黄　羌活　白芷　大戟　巴豆　肉桂　枳实　黄柏　皂角以上各八钱

具香烛虔求，以煤水素纸入洞，摹壁拓之，虔者得之，或可治者亦得之，否则不应也。彼医之父病发背，虔求而得。此方太史得其实，不肯自秘，遂传于世。

一笔消方

天南星　生半夏　白及各一两　生大黄四两　梅片脑一钱

上为末，用雄猪胆汁丸成锭子。

神灯照方　治发背对口。

血竭　雄黄　乳香各二钱　麝香一钱

上为末，每用四分，以卷纸淬，纸用二寸阔，八寸长，卷成，蘸伏油，点火在患处旋转照之。点三炷一回，三回即愈。

巴豆油膏　专治痈疽、发背、疔疮等证。

巴豆三两，用麻油煎片，时，勿令枯，再用绵料纸滚尽外面油，以擂盆打自然油，用稀布绞出，加入轻粉三分，拌匀，用瓷瓶收贮，勿令走气。用时看患处大小，以油照样涂拌膏药上贴之，每日换三次。

此方，石琢堂太史之侍夫人，在四川随任时患疔，延医用此，得愈。询其方，得之孙真人归真洞摹本，即孙思邈归真之所。土人凡有不治难证。

西域黄灵膏　治痈疽、疔毒、臁疮、血风疮，及跌打损伤、刀伤、杖夹伤。

藤黄末三钱　白蜡六钱　黄蜡五钱

用麻油五两，同二蜡烊化，离火，入藤黄末，搅匀，冷定，下冰片一钱，再搅匀，任用。

黎洞膏　专治无名肿毒。

马钱子三十个，瓷锋刮去毛，打碎　老鸭胆子一两　川黄连五钱　川黄柏六钱　雄猪胆八个　生大黄三钱　五灵脂一两黄芩三钱　真麻油二十两。上药熬枯，滤去渣，再熬至滴水成珠，下炒铅丹十两，黄蜡四两，白蜡三两，搅匀，离火，下后细药　儿茶二两乳香七钱，去油　血竭五钱　没药七钱　片脑二钱　雄黄三钱藤黄二钱　山羊血二钱，出于广西者乃真

共为极细末，入膏内，搅和，摊贴。

以上神灯照与黎洞膏二方，设或错误，实所难免。因原本缺少，无从核对。用此方者，当审慎之。

将军铁箍散　治诸毒疮，红肿突起，用药四围箍之，不令滋蔓，走注毒气。

南星　大黄　盐霜白梅　苍耳根各一两　白及　白蔹防风　川乌各五钱　草乌　雄黄各三钱

上为细末，先以苍耳根、霜梅捣烂，拌药，如干，入醋调匀，在疮四围用药做铁箍敷之，止留疮高突处，如药干，以鸡毛蘸水润之，日换二三次，大妙！方内亦可再加陈小麦粉、五倍子、白芷、蜗牛、芙蓉叶、薄荷、人中白等药。

又方

白及　白蔹　南星　半夏　刘寄奴各四分　草乌　五倍子　石膏　大黄各六两　芙蓉叶八两

上共为末，毒硬者，绿豆粉和醋调敷，毒软者，以蜜调敷，留头出气，外以纸贴之，神效！

又方

五倍子十两，焙黑　凤仙花子三两　皂荚三两，炙炭存性大黄　陈小麦粉炒黑　白矾各三两　木鳖子炒黑　人中白如无，朴硝代之。以上各一两

共为细末，醋调敷，神效！

一方，加芙蓉叶三两。

围药方　无脓即消，有脓即溃。

五倍子一两　白芷六钱　藤黄　百草霜各三钱　生半夏生南星　白及　陈小麦粉　飞面各四钱

共为末，红醋调敷。

一笔消方　治一切痈肿。

雄黄　胆矾　硼砂　藤黄　铜绿　朴硝　草乌头各一两麝香二钱

上为细末，和蟾酥为条，如笔管大，金箔为衣，用时以醋磨浓，将新笔蘸药涂四围，连涂数次即愈。

神应围药方　治气血不和，壅遏为疮，高肿赤痛，又兼治痰郁寒湿为疮者。

用雄小活鲫鱼七个，鲜山药四两，大葱头（连须）二十一个，共捣烂，再用千年陈石灰半斤，生南星、生半夏、白及、赤芍细末各一两，和匀，阴干，再研为细末。临用时，蜜水调敷四围，外用绵纸掩之。

治一切无名肿毒围药方

藤黄五钱　五倍子二两　白蜜　葱头各一两
用米醋调围患处，留顶勿敷。

应手散

金银花　白及　白蔹　川乌　草乌　芙蓉叶　南星半夏　大黄　五倍子炒黑　陈小麦粉炒黑　陈石灰用桃、桑、槐枝拌炒红色为度。各四两　猪牙皂角二两　乳香　没药　蟾酥各五钱　丁香四钱

共研细末，临用时加麝香一分，阳毒用醋调敷，阴毒烧酒调敷，加鲜山药、葱白头、人头上垢、糖霜，捣和前药，调敷患处，中留一孔出气。

立消肿毒方名五色蟾酥墨

雄黄　银珠　胆矾　韶粉　藤黄　铜绿　朱砂　麝香
上共为末，蟾酥为条，如笔管大，阴干，水磨，涂患处，立消。

六仙升丹

水银三两　焰硝三两　白矾五两　铅丹四两　轻粉六钱绿矾即皂矾，一两五钱

以上俱研细，与水银拌匀，入铁锅内，用厚瓷碗覆之，盐泥封碗口，晒干，不令些微透气，用石一块压之，文武火烧三炷香，常看，泥干有缝，即以湿盐泥补之，忌孝服月妇鸡犬见，候冷，升在碗上者，取下收贮。凡升就，一年后用，入疮不痛。

阳和解凝膏

先用香油十斤，入新鲜牛蒡子（根叶梗全用）三斤，活白凤仙梗四两，同煎，煎枯去渣，次日将后药倾入，再煎。

当归　肉桂　附子　桂枝　大黄　官桂　川乌　草乌地龙　僵蚕　赤芍　白芷　白蔹　白及以上各二两　川芎防风　荆芥　木香　陈皮　香橼　续断　五灵脂各一两

俟药煎枯，滤去渣，隔一宿，油冷，见过斤两，每油一斤，加入炒透淘丹七两，搅和，以文火慢熬，熬至滴水成珠，不粘指为度，即以湿粗草纸罨火，将油锅移放冷灶上，取乳香、没药末各二两，苏合香油四两，麝香（研细）一两，入膏内，搅和，半月后即可摊贴。一应腐烂、阴疽、冻疮，贴一张全消，溃者三张全愈。如疟疾，贴背心，亦效。

黎洞丸

西牛黄　梅片脑　麝香各二钱五分　阿魏一两　乳香去油生大黄　天竺黄　没药　血竭　儿茶　三七　藤黄此藤黄隔水煮十数次，去沫，用于羊血拌晒，如有真山羊血，加五钱，不须用子羊血矣。以上各二两　雄黄一两

以上十三味，各为极细末，合时将藤黄化开，和匀各药为丸，如干，量加炼蜜，丸如芡实大，外用蜡壳封固。每用一钱。凡服此药，忌食冷水及水果、发物。凡外敷此药，俱用黄酒调涂四围，中空疮头。

一无名肿毒，昏困欲死，痈疽发背，瘰疬疮疖，蛇蝎蜂螫，蜈蚣疯犬恶兽咬伤，俱用黄酒化服、调敷。

一跌打损伤，瘀血奔心，昏晕不醒，黄酒、童便化服，外用黄酒调敷。

一时行瘟疫，山岚瘴疬，用甘草节、当归尾汤化服。

一血积血瘕，血瘀蛊胀，黄酒化服。

一肺痈，甘草节、枳壳、桔梗汤化服。

一肠痈内溃，薏苡仁、丹皮汤化服。

一河豚毒，半夏汤化服。

一食死马牛羊肉及中一切饮食之毒，黄豆汤化服。

八将擒王散

蜈蚣去头足　穿山甲土炒　全蝎黄酒泡，洗净盐土，晒干蝉蜕去头足，炒。以上各四钱　僵蚕炒　蛇蜕炒。各二钱　生五倍子一两，另研极细末　麝香一钱

雄黄水飞净，五钱

以上共研极细末，和匀，入瓷瓶收贮，黄蜡封口。用时取少许，置膏药上，如上升药法，自初起至收口俱可用。如已成管，以纸搓成条子，照疮深浅，蘸药插入，外用膏药封贴。修合须择天医成日，忌妇女鸡犬见。此药惟疗毒切忌，不可用！

治一切无名肿毒鱼口便毒杨梅结毒等证，名二角消毒散

雄羊角二斤　血余一斤　穿山甲半斤　皂角刺一斤

上四味，俱用文武火煅炭存性，每服二钱或三钱，酒送下。

治一切无名肿毒瘰疬，尤效。名四制鲤鲮丸

归尾五钱　大黄　荆芥　桔梗　乳香炙　没药炙。各二钱黄芩　连翘各三钱防风　羌活各二钱半　全蝎一钱　蝉蜕二十个，去头　僵蚕二十五个　牛皮胶一两，土炒　雄黄七分

用金头蜈蚣四条，去头足，分作四样制法，一条用姜汁搽，焙干；一条用醋搽，焙干；一条用香油搽，焙干；一条用酥搽，炙。再用穿山甲四两，亦作四制。一两用红花五钱煎汤煮，焙干；一两用猪牙皂角五钱，煎汤煮焙干；一两用紫草节五钱，煎汤煮焙干；一两用苏木五钱，煎汤煮焙干。上药共为细末，真米醋打糊为丸，重一钱二分，朱砂一钱五分为衣，瓷瓶收贮，瓶内放麝香五分以养之。每服一丸，滚酒送下。未成内消，已成出脓，神效！

治诸毒已成未脓之际，服此毒不内攻，名琥珀蜡矾丸

白矾一两二钱　黄蜡一两　雄黄一钱二分　琥珀一钱，另研极细　朱砂一钱二分　蜂蜜二钱

上四味，先研极细，另将蜂蜜与黄蜡铜勺内熔化，离火片时，候蜡四边稍凝，方入上药，搅匀，共成一块，一人将药火上微烘，众手急丸小寒豆大，朱砂为衣，瓷瓶收贮。每服二三十丸，白汤食后送下，病重者早晚日进二次。

移毒方　凡毒在紧要处，移在闲处，庶不伤命。

用地龙，装在经霜丝瓜内，煅枯焦，连丝瓜为末，每瓜末三钱，入麝香二分，乳香、没药各五分，雄黄一钱，蟾酥一分，黄蜡一两，共为末，蜡丸，每服三分。上部要处，甘草、桂枝、麻黄煎汤下，即移在手上而散。如在肩上，羌活、防风、姜煎汤下，即移在背上。如在下部，木瓜、牛膝、灵仙、陈皮、独活、姜煎汤下，

即移在足上。神效!

治阴证诸毒膏

附子　肉桂　川乌　草乌　大戟　芫花　甘草　甘遂各七分

一方,加干姜一两四钱,附子以麻油二斤煎。

治阳证肿毒膏

马钱子四两　大黄　生地各二两　薄荷　玄参　黄柏黄芩　栀子　血余各一两　蜗牛十个

上用麻油煎,去渣,滑石研末收。

治诸恶疮肿核赤晕已成脓,不肯用针刺,以此药代之。但用小针点破疮头,贴上膏药,脓即自溃,此秘妙良方。名万宝代针膏

硼砂　血竭　轻粉各钱半　金头蜈蚣一个　蟾酥五分雄黄一钱　冰片少许麝香一分

上为细末,用蜜和为膏,看疮有头处,用小针挑破,以药少许,放纸上封贴,次日其脓自出。如腋下有,要孩儿名暗疔疮,或有走核,可于肿处用针挑破,如前用之。忌鸡、羊、鱼、酒、面等物,吃白粥三日为妙。

加味太乙膏

肉桂　白芷　当归　玄参　赤芍　生地　大黄　木鳖子各二两　上阿魏二钱　轻粉四钱　槐枝　柳枝各一百段　血余一两　铅丹四十两　没药末三钱　乳香五钱　麻油五斤

将上药入油熬熟,滤过,炼成膏,每油一斤,加铅丹六两五钱,夏秋再加五钱。

治痈疽神应膏

真阿胶三钱　麝香二钱　朱砂四钱　雄黄　五灵脂　甘草各一两　川乌草乌各四两

将新鲜闹羊花十斤,拣去梗、叶,打自然汁,入瓦器中,煎成膏,如稠糖为度,将药为细末,入闹羊花膏内,搅匀,勿令凝底,用大瓷盆几个,每盆将药摊

一薄层，置烈日中晒干，取入瓷瓶封固。如遇肿毒，用酒调匀，如半干糊，将笔蘸药，先以红肿上面画一圈，待药将干，再画第二层于圈内，与前圈相连，即将酒润旧干圈上，待第二圈将干，再画第三层于圈内，与第二圈相连，又将酒润外边干处，每干一层，再画进一圈，止空当头如豆大一孔，使毒气从此而出。圈完，用酒常润药上，不可间断，至半日乃止。待药自干落，不必洗去，其毒自消。

一方，只用三味，新鲜闹羊花五十斤，打烂，绞汁，熬膏，川乌、草乌末各一两，和入膏内，用法同前。

八仙膏

龙骨　赤石脂　儿茶　血竭　乳香　没药各一钱　轻粉五分或一钱　冰片二分

用麻油二两，入当归五钱，煎枯，去渣，入龙骨、赤石脂、儿茶、血竭四味，再煎一二沸，次入乳香、没药，略煎匀，后入黄蜡五钱，熔化，冷定，入轻粉、冰片，摊贴。

千捶膏

松香锅内熔化，倾入清水内片时，揉白，取用，约一斤　蓖麻子六两，净柏油二两　白蜡二两　大黄　银珠各二两　左顾牡蛎二两，用粗草包好，入火内煅存性

捶膏之法，在光平青石上，先将松香一二两与蓖麻一二两铺于石上，用铁打碎，干则加蓖麻，湿则加松香，余药亦渐渐添入，捶至极细腻为度。遇无名肿毒，摊贴，用麝香少许。初起者，一张便效。若已溃者，用阿魏少许，即止痛，且易收口。此膏忌见火，须隔汤炖软摊之。

蜜膏　治一切臁疮瘰疬，广疮下疳，久不收敛者。

松香一斤四两，醋、葱汁煮过，为末，筛净，一斤　黄蜡　白蜡各一两　轻粉一两　乳香　没药　樟脑冰　象牙末炒　竹蛀屑　龙骨火煅　赤石脂醋煅　海螵蛸去壳　人中白煅　面粉炒。各五钱儿茶三钱　血竭六钱　蜂蜜一两　桐油十三两

上十八味，先用松香熔化，次下桐油，次下黄蜡、白蜡，次下龙骨等药，次

下轻粉，次下象牙末，次下乳香、没药，次下樟脑冰，次下蜂蜜。

生肌收口膏 治诸疮，并下疳及轻粉毒。

乳香 没药各去油 儿茶 血竭 轻粉各一钱 寒水石水龙骨各煅 韶粉各三钱 发灰 黄蜡 白蜡各二钱 麻油四两

将油先熬数沸，下蜡，后下药末，用槐枝搅匀，摊膏。先以防风、荆芥、苦参、黄柏、黄连、连翘、金银花、甘草、槐花、绿豆粉各三钱煎汤，洗净其疮，然后贴之。

一方，有郁金一钱。

跌打损伤

紫金酒　治一切风气，跌打损伤，血滞气凝，寒湿疝气，移伤定痛。此酒善通经络，沉疴久病，无不获效。每饮三五杯，立见痛止。若预饮之，跌伤亦不痛。

官桂　明乳香　没药　广木香　羊踯躅　川羌活各五钱川芎　元胡　紫荆皮　五加皮　丹皮　郁金　乌药各一钱

上为粗末，将好酒十斤，悬胎煮三炷香，分作十小瓶。

跌仆挛筋，三四年不愈者，杨梅树皮，晒燥，研末，以滴花烧酒隔水炖热，调涂患处，以绢扎好，每日一换，不过三五次即愈。

跌仆损伤方

生地　乳香　海金沙　自然铜　丹皮　当归身　没药五力口皮

上药各一钱，酒水各半煎服，无不应验。

金疮药方　治一切刀斧伤，出血不止，罨上立时止血定痛，且价廉工省，施送尤便。

黄柏十两　细辛一两

上二味，研极细末，瓷瓶收贮，听用。

七厘散　专治跌打损伤，骨断筋折，血流不止，或金刃伤重，食嗓割断，不须鸡皮包扎，急用此药干糁，定痛止血。先以药七厘服之，量伤之大小，复用烧酒调敷，立时见效。并治一切无名肿毒，汤泡火灼，亦如前法。伤轻者，不必服，只用敷。平时未备，临时制用亦可。服不可多，故以七厘名之。

血竭一两　麝香　冰片各一分二厘　乳香　没药　红花各一钱五分　朱砂一钱二分　儿茶二钱四分

上八味，共重一两八钱三分四厘，研极细末，收贮瓷瓶，黄蜡封口。以五月五日午时制合。贮久更妙。

此方传白军营，凡打仗受伤，屡有起死回生之功。两粤云贵得此调治，斗殴诸重伤，无不应手立痊。药虽平淡，配制亦易，功效如铁扇散，更为奇捷，诚急救之神方，济世之宝筏焉。

万金膏　治痈疽及坠仆伤损，或筋骨疼痛。

龙骨　鳖甲　苦参　黄柏　黄芩　黄连　白及　白蔹厚朴　草乌　川芎当归　海螵蛸　猪牙皂角　木鳖子仁白芷各一两　没药另研　乳香另研。各五钱槐枝　柳枝各寸长二十一条　铅丹一斤半，炒过，净　清油四斤

上除乳香、没药、铅丹外，诸药入油，煎黑色，去渣，称净油，每斤入铅丹半斤，不住手搅，令色黑，滴水中不粘手，下乳香、没药，再搅，如硬，入油些少，不粘手为度。

吉利散　治新旧诸般一应损伤。

当归　赤芍　香附　羌活　独活　薄荷以上各一两　枳壳　广陈皮　紫苏五灵脂　人中黄煅。以上各一两五钱　延胡索二两五钱　川芎　乌药　白芷以上各八钱　防风二两　甘草三钱

上为极细末，以红糖油、陈酒空心调服，约每服三钱。

大西洋十宝散　晋人尚气，每有事忽细微，一语不合，辄即斗殴，刃伤较他者为多，又不善于调治，动致毙命。十宝散，治伤神方，屡试屡验，奇效异常。有牧民之责者，亟须捐资，慎选真实药材，如法制备。一有报伤之案，无论跌打损伤，金刃他物、骨折骨碎，立即给药。照方医治，勿卧热炕，定有奇效。州县人心为质，遇有命案，往往执罪疑惟轻之论，不肯严办。然与其曲为开脱，以致死者含冤，何如速加拯救，俾两命俱得保全，功德岂不更大乎。其方列下。

冰片一分二厘　乳香一钱二分，去油　辰砂一钱二分　子红花四钱　麝香一分二厘　雄黄四钱　血竭一钱六分　儿茶二分四厘　没药一钱四分　归尾一两

以上十味，共为极细末，瓷瓶盛贮，黄蜡封口，勿令泄气。

一治刃伤及各器械伤，皮破血流者，以药末搽上，包裹，不可见风，血止即愈。

一治跌打损伤，皮肉青肿未破者，用陈醋调敷患处，肿消即愈。

一治内伤骨碎，或骨已断折，先将骨节凑准，用陈醋调药末罨敷患处，以纸裹，外加老棉絮包好，再用薄板片夹护，将绳慢慢捆紧，不可移动，药性一到，骨自接矣。须静养百日。如犯房事，必成残疾。

一治刃伤深重，未致透膜者，先用桑皮线缝好，多搽药末于上，以活鸡皮急急贴护，如前骨损养法，即愈。

一治跌打，昏迷不醒，急用一钱，用陈醋冲服，自然醒转，以便调治。

此方神奇，虽遇至重之伤，鲜有不起死回生者。照方医治调养，勿卧热炕，定有奇效，宝之！

破伤风神效方 刑曹案牍，多被殴后以伤风死者。在保辜限内，于律不能不拟祗。吕太常含晖，刊秘方以济世，其效如神。

荆芥 黄蜡 鱼鳔炒黄。各五钱

上方，加艾叶三片，入无灰酒一碗，隔水煮一炷香，热饮之，汗出立愈。惟百日之内，不得食鸡肉。

缀耳鼻法

用人发，入阳城罐，以盐泥固济，煅过，为末，乘急以所伤耳鼻蘸药，安缀故处，以软绢缚定，效。

昔江怀禅师被驴咬落其鼻，一僧用此缀之，如旧。

导气通瘀锭 治跌打损伤，撞破头脑，愈后耳聋奇方。

用不去油巴豆一个，斑蝥三个，麝香少许，以葱涎、蜂蜜和，捻如麦粒形，丝绵裹，置耳中，响声如雷鸣，勿得惊惧，待二十一日，耳中有脓水流出，方可去锭，奇妙无比。

人口咬伤，牙黄入内不出，重则丧命，轻则亦烂成痼疾，速用人尿洗净，又浸一二时，待其牙黄出后，以鳖甲、龟板，炙酥，麻油调敷，效。肿溃者，人中黄熬水，时时洗之。

金疮犯房事，出血不止者，女人经布，烧灰，酒调服。

跌仆诸伤，凡折伤证，如跌仆木石所伤，或兵器或汤火伤，为证不一，切不可饮冷水，血见寒则凝，多致不救，慎之，即口渴，以温粥之物解之。又不可食热汤、热粥、热酒，恐血沸而出，则亦无救。

从高处坠下，或木石所压，或仆车落马，一切伤损，瘀血凝滞，气绝欲死者，一时无药，但擘开其口，以热小便灌之，即醒，再取净土五升，蒸热，以旧布重裹作二包，更换熨之，勿过热，恐伤破肉，取痛止则已，神效。如跌破，出血不止，伤处以穿旧丝绵，照伤口略大剪下贴上，或先将丝绵（不拘新旧）烧灰，研末，待冷敷上，立能止血。如无丝绵，用干面和生姜汁捣匀贴伤处，亦能止血止痛。如无预备金疮药敷口，即用白蜡刮细末，罨上伤处。不论大小，皆宜包好，勿见风，七日后方愈。如出血过多，昏沉不醒者，以人参五钱煎汤灌下，醒后，用白米一合，同参渣煮粥服之。出血多者，脉沉细者生，脉浮大者死。若伤处调理不谨，五七日后成脓者，又须外科五仙丹，以收口法治之。

五仙丹即三仙丹

水银、焰硝、白矾各一两，加入朱砂（水飞净）三钱，雄黄（水飞净）三钱同升，利于收口。

瘀血胀痛鸡鸣散　治一切跌打压坠，瘀血腹痛。

大黄酒炒　当归身酒炒

等分，为末，每服二、三、五钱，以瘀积之轻重增减，早晨空心酒调服，大便中取下黑物，自愈。

如痛不可忍者，加桃仁（去皮尖）二十一粒，大黄用至七八钱，鸡鸣时服。**如体虚不能服大黄者，用生地汁一碗，好酒半碗，和匀，温服，三次愈。**

跌仆疼痛，跌打未曾出血，内伤疼痛者，延胡索，盐水炒，研，每服二钱，日进二服，陈酒调下。或用乳香、没药，俱在箬叶上炙去油，研细，每服一二钱，酒调下，皆止痛之妙品也。外用葱白，不拘多少，捣烂，炒热，罨伤处，冷则易之，止痛如神，不拘已伤出血，连伤处罨上，止痛止血之第一品也。

跌坏日久，疼痛，用生姜、陈香糟各一斤，同捣烂，炒热，罨伤处。如不急治，一年之后，成东瓜串，不救。

跌伤青肿，新做热豆腐，切一指厚片，贴伤处，冷则易之，数次即消。凤仙花叶，捣如泥，涂肿处，干则再上，一夜血散，效。

伤痕紫黑血不散，大黄末，以生姜汁调涂，一夜黑者转紫，二夜紫者即白矣。兼治内伤，久发疼痛，咳呛吸气，涂之即愈。

气绝不言：跌打损伤，气绝不能言者，韭菜汁、童便各一盏，温服，即醒。常用韭菜汁和酒少许服，且能止痛。

坠跌吐血，荷花，晒燥为末，每服二三钱，好酒调下。

跌打损伤方　患者气未绝，服下即醒。

金灯笼草，生于麦田内，上有小叶，叶下有子，子中有虫，虫生于小满节气，取之晒干、磨粉，每服三钱，开水送，百发百中。立夏节，虫未去，芒种节，其虫破子飞去，必须在小满节内如法取之。

浑身打伤方

大生蟹一只（小者二三只），捣烂，热黄酒冲服，极醉，一夜即安。

宿伤立愈方

芥菜籽研碎　飞面

二味等分用，调和敷伤处，觉痛，则宿伤出而愈矣。

军中第一方

生狗头一只，将肉刮尽，露天火炙存性，为末。须屠户去买，否恐有殃　陈松香五钱　血余炭　人指甲末炭各一钱

共研细末，搽伤处，断者即续，刀伤即愈。即以四味等分，用陈酒冲服亦可。

金刃伤方

治金刃伤，铁扇散急不可得，即用剃头抹刀旧布烧灰敷伤口，立刻止血结痂，其效如神！

刀斧伤方

韭菜　石灰

二味捣烂，贴在墙上，晒干，研末，收贮。被刀斧伤，流血不止者，搽上立愈。

又方

乳香去油　轻粉　龙骨　三七　没药去油　儿茶　象皮切片，土炒成珠

上药各三钱，共为细末，以大黄二两、白芷一两、冻石灰一斤，三味各炒粉

红色为度，研细，入前药，和匀，收贮瓷瓶。敷刀砍斧伤，流血不止，即愈。

又方

生半夏末，带血敷之，能收口生肌。

又方

松香一斤，水煮去苦味，换水数次，至不苦为佳　银炭一斤，打断，烧红，用碗闷熄

二味为末，收贮。治刀伤、人咬、狗咬，敷之立愈。

陈石灰，用鳖血拌透，晒干，研末，搽患处，立即止血。

又方

龙眼核，剥去光皮，研极细，收贮。治一切金刃伤，敷之无不立愈，止痛收口。用紫降香，锉，研为末，和匀敷之，则无后患。

金疮石灰散

陈石灰，敷患处，即止血和口。凡疮太深者，不宜速合，加滑石，共为末，敷之。

续骨丹

乳香　没药　儿茶　蚕壳烧灰

上药各等分，为末，每服二钱，接骨，用黄酒送下，欲下瘀血，烧酒送下。

接骨丹

木鳖子去壳，一合，炒　半夏三钱　巴豆霜去油，三钱

上为末，每用二分，黄酒送下。

破伤风方方三　表证，未传入里。

蜈蚣一对，炙，研　鱼螵胶三钱，炒焦，为末用　羌活　防风川芎各一钱。煎汤调服

脉气浮紧者，速服即效。

头面身体，因破伤风顷刻肿胀者，急用豨莶草二两，酒煎服，少顷即可，迟则不救。

一切跌破出血及蛇犬伤，不即药护包扎，以致感冒风寒，或吃发毒物，或疮久不收口，因之风寒并作，身体强直，甚则角弓反张，口吐涎沫，传入阴分，则身凉自汗，伤处反平陷如故者，乃毒气内攻，当用万灵丹发汗，令风邪外出。外用天南星、防风、蚯蚓等分，为末，用生姜、薄荷汁调敷伤处，得脓即效。

万灵丹　治一切肿毒风气，四时感冒风寒，头痛身痛，寒热交作，初病在表，宜发散者，葱白汤化服，出汗即愈。如诸病无表证相兼，不必发散者，只用热酒化服。治病甚灵，有力之家，多备济人，美事也。孕妇忌服。

茅苍术八两　全蝎　石斛　明天麻　当归　甘草炙　川芎　荆芥　北细辛防风　麻黄　川乌汤泡，去皮　何首乌草乌汤泡，去皮。以上各一两　雄黄六钱

俱为细末，炼蜜为丸，朱砂为衣，以一两分四丸或一两分六丸或一两分九丸三等做下，瓷瓶收贮，以备年岁老壮、病热缓急取用。治破伤风，每用连须大葱白九枚，煎汤一茶盅，将药一丸，乘热化开，通口服，盖被出汗，愈。

朱砂膏

以熟鸡蛋黄一个，麻油半斤，共煎，化尽，再入头发三钱（剪一寸长），以箸顺搅，化尽，文火煎，方入水飞辰砂、雄黄各一钱，再入黄蜡六钱，搅匀，掇锅地上一夜，待用。治跌打损伤，汤火伤，以翎毛搽上，即愈。

三黄宝蜡丸　专治跌打损伤，药箭棒毒，蛇虫咬伤，及破伤风，并伤力成劳，女人产后，恶露不尽，致生怪证，瘀血奔心窍，危在旦夕，重者服一钱，轻者服三分或五分，用黄酒下，立刻全生。如被鸟枪打伤，铅子在内者，服一钱，吃酒数杯，睡下，一时汗出，即愈。如外敷，将药甩香油热化少许，以鸡翎扫药患处。忌食冷水、生果、发物。

藤黄四两，隔汤煅十数次，去沫　天竺黄三两，如无真者，以陈胆南星代之

雄黄二两，水飞，净　当归尾一两五钱　红芽大戟三两，去骨　刘寄奴三两　琥珀三两　辰砂一两，水飞，净　麝香三钱　儿茶一两　乳香三钱，去油　铅粉三钱　水银三钱。二味同研，则不见星

以上诸药，研为细末，分量称足，再用好黄蜡十四两，炼净，滚汤坐定，将药投入，搅匀，取出，瓷罐收贮。

治箭镞木器伤方

用艾绵，摊成饼子，将硝石细末铺上，再用大蜣螂，捣成末，铺硝石上，包在伤处，一日一夜即出。

又方

用陈腊肉，去皮，取红活美好者，连肥切细，将新象牙末及人指甲末拌腊肉内，剁合一处，厚敷四旁，一饭顷，其镞自出。

一方，巴豆（微炒）同蜣螂虫同研敷之。

治金疮箭镞伤方

真降香一两　五倍子五钱
共为末，搽患处，扎好，即收口。加象皮一两，更妙。

治金疮方

用沥青，不拘多少，为末，加响铜屑，和匀搽，立愈。

又方

陈石灰　无毛小鼠　韭菜根
共捣极烂，作饼，贴在背阴墙上，待干，用刀刮下，研细末敷之。
又方　并治筋骨断。
生半夏　降香节　红铜屑　五倍子炒
上等分，共为末，搽上，扎好。

又方

降香节　制白松香各一两　血竭钱半　没药五分　文蛤五钱，煅

共末，搽，扎。

一方，用五倍子五钱，不用文蛤。

又方

五倍子炙　铅丹　血竭　大贝母各一钱　赤石脂四钱海螵蛸二钱，炙　龙骨二钱

共为细末，搽之。

又方

用好鸡骨炭，掷地有声者，不拘多少，与好松香等分，捣成一块，用老韭菜汁拌入，阴干，如此捣拌三四次，方研细末，收贮，每遇金疮，搽之即愈。切不可饮冷水及稀粥，只吃干饭。

又方

白蜡一两　藤黄三钱

将麻油四两，煎数滚，后下二味，再煎数滚，涂伤处，即愈。此方止痛止血，并治打伤及汤火伤，皆妙。

一方，用白蜡二钱，藤黄一钱，麻油一两。

治刀斧伤方　止血定痛生肌。

真降香剉碎，炒存性　五倍子微炒　头发灰

上各等分，为末，搽之，将干箬叶护住，以软帛扎住，两日一换敷。

立止血方　并治针灸疤肉发红出血，及一切血管出血不止者。

用热黄牛粪涂之，即止。

立止血方

用旧棉絮烧灰罨之。

集灵接骨膏

生地　当归　大黄　寄奴　雄鼠屎各二两　闹羊花　红花　上肉桂　川乌头　草乌头　大戟　芫花　甘草各一两甘遂五钱　五灵脂　穿山甲各一两　紫荆皮　血余　地鳖虫各三两　野苎根四两

上，用麻油四十四两，桐油二十四两煎膏，收好，加乳香、没药、血竭、阿魏各一两，加桃、柳、桑、槐枝更妙，另用地鳖虫末一两，闹羊花末五钱收。

接骨丹

将粪窖内多年瓦片洗净，醋煅九次，研末，每末一两，加五加皮、男子发灰各五钱，好醋调，每岁一分，好酒送下。再用竹四片，将竹青向内，夹定患处，勿动。若皮破者，勿用搽药。

又方

古铜钱五枚，醋淬四十九次　骨碎补去毛，焙，三钱　乳香没药各去油　自然铜醋煅　土鳖虫用生半夏钱半炒，去半夏用。以上各三钱　血竭二钱

加栝蒌仁七个，同研，共为末，服一分，放舌上，酒送下。头一次加麝香一厘。

又方

用母鸡一只，要一斤重者，杀后连毛、骨剁烂如泥，再将鸡血和肉，再剁，敷于患处，用绸包紧，三日即愈。

透骨丹

治跌仆损伤，深入骨髓，或隐隐疼痛，或天阴则痛，或远年四肢沉重无力，此药主之，真神方也！

闹羊花子一两，火酒浸炒三次，童便浸一次，焙干　没药　乳香不去油　真血竭各三钱

上为末，称准，和匀，再加麝香一分，同研，瓷瓶收贮，封固。每服三分，壮者五六分，不必用夜饭，须睡好方服，酒可尽量送下，服后避风，有微汗出为要。忌房事、酸寒茶醋等物。虚弱者，间五日一服，壮实者，间三日一服。

桃花散　治跌损刀伤，狗咬烂脚等证。

年久风化石灰十升，炒至桃花色，存性锦纹　大黄一两焙脆，研末

将真麻油调敷，当日敷更妙。

加昧鼠灰散

陈石灰六两　大黄一两　童子发灰　乳香　没药　蒲黄略炒。各三钱

上，石灰与大黄同炒至石灰紫色为度，研细，取未开眼小鼠，捣极烂，和药，又捣匀，为饼，布包，悬挂阴处。不拘刀斧等伤，研末，用韭汁拌，敷之。

治跌打损伤方

闪挫初时，即于无风处，将纸捻触鼻内，用力，打喷嚏二三十，则气升而通，再用胡桃肉捣烂，倾热酒内，尽量，一醉而愈。

又方

用韭菜汁与童便各半，和热酒饮醉。或有折伤脱节，外用糟汤浸洗，忍痛揉上，用竹木绑紧，急寻地鳖虫，炙脆，为末，酒调服，自愈。

又方　治骨节跌仆脱者。

生蟹一只，打极烂，用滚热酒倾入，连饮数碗，即以蟹渣涂患处，半日间瑟瑟有声，脱处自合。不能饮者，数杯为率。

又方

地鳖虫酒炙，十个　地蟮干焙干，十条　自然铜醋煅，二钱骨碎补三钱　乳香五分

上为末，加苏木三钱，酒煎服。

又方　名七厘散

当归尾　红花　桃仁　大黄酒浸，晒干　自然铜醋煅七次。以上各一钱　土鳖虫去头足，炙焦，五钱　麻黄根烧灰存性　血竭乳香　没药　儿茶　朱砂　雄黄　古铜钱醋煅七次，以上各三钱　麝香五分　骨碎补去毛，三钱

上为末，每服大人一分二厘，小儿七厘，以陈酒送下，出汗为度。

和伤方

用远年地坑中坑沙，其坑虽不必在露天，却要透风，有日光照着者为妙，其沙取滴水石畔凿下厚三四寸者更佳。放屋之净瓦溜中，风吹雨洒，日晒夜露，常常反转，四五个月，看两面俱白，已无臭气，研极细末，每两配入辰砂二三分。每服五六分，空心放舌上，陈酒送下。此方兼治一切虚劳，吐血发热，并妇人一切血瘀、干血痨证。

治青肿，不拘破不破，不用开刀，一夜复原，不痛。名松肉葱白膏

将不精不肥鲜猪肉二斤，去皮骨，加葱白要一斤半，再加明松香三两，研极细末，以筛筛过，方可放在肉内，砧为极细，摊贴患处，以布脚带裹扎紧，不可宽，至周时皮肉还原，与不打无异。床上房内最忌放毡皮等物，须切记。若脓血水，任其流放，总不妨。

治周身打伤方

用大生蟹一只，小者两三只，捣极烂，大热酒冲服，极醉，一夜即安。

治头面跌仆青紫方

用生半夏末，醋调敷之，神效！

治破伤风

久不愈，项背强直，牙关紧闭者。

天南星姜汁制，一两　防风一两　蝉蜕五钱

上为细末，每服三钱，滚黄酒一碗调服，再吃生葱三四根，以被蒙头出汗，汗尽为止。忌烧酒。病重者，加鱼鳔一两，炒存性，研末，每服三钱，黄酒调下，其风自退。

一方，名独胜散。

但用蝉蜕五钱，去头足，为末，好酒煎滚服之。

临杖预服方

自然铜醋煅七次　当归酒洗，打　无名异洗去浮土　土鳖虫　乳香　没药
地龙去土，晒干　苏木

上各等分为末，炼蜜丸鸡头，每服三丸，开水下。

治杖伤方

初杖时，甚者即服童便酒、红花酒，伤处用热酒浸揉，洗血净，或未净，即
用热豆腐铺上，其气如蒸，则血散矣，豆腐连换数次。或白萝卜、煮半熟，打烂，
乘热敷上，连换数次，则不至成杖痈伤命，亦不止溃烂日久也。

又方

用细白矿灰（成块者）五钱，以泉水或井水，入灰于内，化碎，搅数十下，
澄清，用麻油小半碗，亦可以前澄清灰水，倾去灰脚不用，清者倾入油内，以箸
搅数十下，其油即干，次将大黄细末五钱同研匀，入油内调和，然后敷上，以皮
纸盖好，再加草纸，用脚带扎紧，立时黄水血水流尽，松则再扎，肿消痛止而愈。

一方　加生半夏末五钱，白芨二钱，尤妙！

又方

用毛竹节烧炭，重者五钱，轻者三钱，好热酒送下，其痛立止。

治棒疮神膏

用猪板油一斤，熬，去渣，再入黄蜡三钱，同熬，滴水，软硬得中，再下乳香、
没药（去油）、儿茶各一钱二分，冰片一钱，共为末，即倾入瓷瓶内，候温，再
加轻粉末三钱，布上摊贴，三日满口，五日平复。

神效打板膏　治死血郁结，呃逆不食，并夹棍伤烂。

乳香　没药各去油，三钱　轻粉　血竭各三钱　冰片三分麝香一分　樟脑二
钱　黄蜡一两二钱　猪板油熬，去渣，净油三两儿茶二钱

上为细末，将油、蜡同化成膏，贴患处，昼夜流出恶水，即时苏醒。

治夹打伤方　痛不可忍者。

活鲫鱼一个，约二三两重者　陈酒糟一盅　铜绿五钱　胡桃肉四两

共捣，敷患处。

预备夹棍方　并名小金莲方

乳香　没药各去油，一钱　蓖麻仁炒　川乌　草乌各五钱

上为细末，将肥皂角二十个，去弦及内外筋膜，同上药捣极烂，在夹棍先一日做四饼，敷两拐骨，过夜，次日洗去，任夹无妨。并治妇人金莲，敷在足骨上，过一夜，次日洗去，骨软如绵。

又方

肥皂角四个　地鳖虫二十个　铜绿五钱　陈糟二两

共捣敷，如前法。

治来棍疮方

如夹下，将猪肉四两，用胡椒，照人一岁一粒，捣烂，敷上，扎好，不用洗，不可解动，一夜即愈。

又方

一出衙门，即用热童便一盆，将足浸之，如便冷，烧红砖二块淬之，即热，直至童便面上浮起白油，其瘀尽出，庶不瘀痕，再把肥皂角捣如泥，入鸡蛋清调和，敷伤处，以草纸包裹，用脚条缚紧，一夜不动，即愈。

内服末药方

人中白煅，一两　自然铜五钱　乳香去油，二钱　木耳烧炭存性　牛膝各三钱

共为末，再用牛膝三五钱，煎汤调服。

如无末药，可用当归、川芎、乳香、独活、鳖虱、胡麻、骨碎补、红花、五加皮各一钱，将生白酒一壶，煎数沸，随量饮，避风寒，厚被盖，出汗即愈。如骨伤，加地鳖虫一枚。

治拶伤方

指上拶过，有凹痕，用银珠和酒磨浓，依痕圈之，自复，

治自刎断喉方

自刎者，乃迅速证，须救在早，退则额冷气绝，必难救矣。初刎时，气未绝，身未冷，急用热鸡皮贴患处，安稳枕卧，或用丝线缝合刀口，搽上桃花散，多些为要，急以绵纸四五层盖刀口上，以女人旧布裹脚周围绕五六转，扎之，颈项郁而不直，刀口方不开。三日后急手解去前药，再用桃花散搽患处，仍急缠扎。过数日，用红肉膏敷患处，外用生肌长肉大膏药贴之，再以绢帛围裹，针线缝紧，俟其长肉，收功。

桃花散方

石灰半升　大黄一两五钱，切片

二味同炒，至石灰变红色为度，去大黄，筛极细末，一切刀疮出血不止，搽此药俱效。

余粮丸　治脱力劳伤。

皂矾八两，用红醋二茶盅煅至通红色，放地上，出火毒　禹余粮四两，醋煅七次　砂仁四钱，姜汁炒　白豆蔻三钱　枳壳四钱，炒厚朴四钱，炒　真广陈皮三钱　地骨皮二钱　干漆一两，炒至蜡黄　白芷二钱　川贝母二钱　铁梗茵陈五钱，不见火　海金沙一钱　益母草花五钱　广木香二钱

上各为末，煮黑枣为丸。缓证朝服七分，夜服八分；重证每服一二钱，好酒下。此方不独治肿胀，如妇女干血痨，产后朝凉暮热，男妇反胃噎膈腹痛，小儿吃泥土生米等物，及积年虚黄、脱力、黄疸等证。极重者，服至六钱全愈。孕妇忌服。服此药者，忌河豚，终身忌荞麦。

又方

禹余粮四两，醋煅　皂矾四两，浮麦煅红透　生地二两，醋炒熟地二两，酒煮　当归一—两，酒炒　贝母去心，一两　红花五钱香附童便浸炒，二两　生木香一两　陈香橼炒，二两　白术土炒，一两　茵陈　杜仲盐水炒　砂仁去衣　蔻仁炒　白芷炒　川牛膝酒炒　川椒焙　陈皮炒　陈松罗　百草霜　枳壳各一钱豨莶草酒拌晒　益母草花各二两

上共为末，枣肉二斤，丸桐子大，朝服七分，暮服八分，陈酒送下。忌荞麦、诸豆、面食、鱼腥、萱花、糟物、瓜、茄、生冷。产后去皂矾。

诸　风

治大麻风方

此证全身肿胀，头发眉毛俱落，两脚臭烂者重。

将蛤蟆一只，用泥裹之，烧熟，去泥，乘热放瓷碗内，以滚黄酒冲入，上用小瓷碗盖之，泡半时，只服酒，取汗为度，只用一次，三日全愈。

治鹅掌风方

用白鸽粪，为末，夜间先用生桐油涂患处。将鸽粪烧烟熏之。须用旧吊桶，去底，罩火上，以手置桶上，手上用物遮蔽，勿使烟气泄去，熏至黄色为度。熏后勿洗手，须过一夜。二三次即愈。

又方

用紫背浮萍，不拘多少，晒干，瓦上烧烟，将患处熏之，到热时，用卷柏捣汁涂之。极重者，三次必愈。

又方

将稀莶草一把，藏糟一块，煎汤洗手，将生桐油搽患处，用青松毛，扎紧，炭火上烧烟熏手，勿见汤水，次日再搽再熏，如此七日，全愈，指甲坏者俱效，屡试屡验，真神方也。六月伏中治之，更便除根。

又方

用大黄鳝一条，去肠与头尾，切一寸一段，以香油四两，入锅内，将鳝鱼竖起，煎至将枯，去鱼留油，入瓷罐内。将穿山甲烧炭为末，用少许，以此油调，搽患处，将炭火炙。

又方　并治一切手足风。

用香樟木，打碎，煎汤，每日早晚温洗三次，洗半年必愈。

治鹤膝风方　此证初起，虽用火针及灸，及一切敷提之药，皆不能效，必要使两膝眼发泡，泡穿出黄水，方能奏功。

用老虎脚迹草其根，打烂，入蚬壳内，合膝眼上，扎好，待发泡，挑穿出水，俟其结疤，即能行矣，大约一月痊愈。

一方，用铁线扫帚草根一分，石见穿草（用根、梗俱红色者佳，连根、梗、叶俱用，如秋冬根、梗俱老，只用其叶）半分，俱要当日取新鲜者，隔宿勿用，同打，加飞面少许，亦扎膝眼上。

又方

闹羊花　苍术各四两
将童便煎数滚，贴患处。

又方

大肥皂角四个，去核　生姜　葱各四两　大附子八钱　硫磺五钱
将陈米醋一斤煎药，捣如膏，加樟脑冰一两，共研和，敷患处，止痛。

治白癜风方

硫磺　密陀僧　轻粉各一钱　麝香五厘
共为细末，白水茄蒂蘸药搽之，生姜片亦可，糟茄蒂更妙。
治肾囊风，湿热疙瘩作痒，搔之则痛，名蛇床子汤。
蛇床子　当归尾　威灵仙　苦参各五钱
用水五碗，煎数滚，入盆内，先熏后洗，两三次即愈。

治肾囊痒方

用葱三十根，胡椒各一两，蛇床子末一两，均作三服，煎汤洗之，立愈。
治肾囊肿痒方　内有疥虫。

用好花椒，烘脆，研极细末，真柏油调涂，外以旧帛包之。

治肾囊风，肾子肿大。一名绣球风。

将鸡蛋煮熟，去白留黄，炒出油，再用老杉木烧炭存性，调油搽之。

治肾子烂出方

用老杉木（烧炭存性）、苏叶（为末）各等分，搽上，仍以苏叶包之。

治肾子肿如水晶阴汗潮湿方

用灶心土三升，研碎，砂锅内炒极热，加川椒、小茴香于上，将阴囊放在上面，冷即再炒，三次即愈。内服除湿汤。

治肾湿方

枯矾五钱　蛇床子二钱　黄柏　大黄　石菖蒲各一两

上为细末，和匀，河水调敷，湿则干搽。或用六一散搽之，亦效。

治男子阳痿囊湿女子阴痒方

用蛇床子煎汤洗之，立愈。

白癜风方　由于脾湿而生，食后即睡者常有之。

白蒺藜六两，炒黄，去刺，研为细末，水泛为丸。每服二钱，白汤送下，一月除根。久服并能耳目聪明。

用青布收稻露，搽患处，十余次全愈。

鹅掌风方　鹅掌风，患于手足掌指皮上，硬而痒，燥裂者是。

皂荚一条，连壳带子打烂，浸好醋内，每日洗面，蘸醋搽两手，十余日后全愈，不复再发。

又方　鹅掌风，患于手足掌指皮上，硬而痒，燥裂者是。

麻油一两，红砒一钱煅，研细如面，入油煎至砒枯烟绝为度，去砒留油，有风之处，日以火烘、油搽二三次，至愈乃止。

两手如风，亦鹅掌风之类，用角树滋膏搽手上，三四日愈。

骨槽风治法

患在腮内牙根，形同贴骨疽者是也。初起往往有误认牙疼，多服生地、石膏，以致成痈，烂至牙根，延烂咽喉，不救。当用二陈汤、阳和丸，用煎服，或阳和汤消之。

二陈汤

半夏　陈皮　茯苓　甘草
加白芥子。

阳和丸

桂枝　麻黄　姜炭

阳和汤

熟地一两　白芥子二钱　鹿角胶三钱　肉桂一钱　姜炭五分麻黄五分　生甘草一钱

倘遇溃者，以阳和汤、犀黄丸，每日早晚轮服。如有多骨，以推车散吹入，隔一夜，其骨不痛，自行退出。吹至次日，无骨出．以生肌散吹入。内服保元汤，加肉桂、川芎、当归、黄芪、甘草，收功而止。

犀黄丸

乳香　没药各一两　麝香一钱五分　牛黄五分
上四味，共研末，取黄米饭一两，捣烂，入末，再捣为丸，如萝卜子大，晒干，忌火，每服三钱，陈酒送下。

推车散

取蜣螂，炙，研细末，每钱入干姜末五分，研极细，用吹孔内，有骨次日不痛自出。

保元汤

人参 黄芪生 甘草生 肉桂

又方

治法：轻则破相，重则致命。以地骨皮（洗净）一两，大麦冬一两，皂荚（洗净）五钱，同炒，研细。每日早晚以盐汤漱口，后以此药搽之，数月必痊。

疠风论治

疠风者，大风也，一恶疾名也。此病因得天地间杀疠之风，及其酷烈之气，以致遍身疙瘩而起，痒而生虫。然血随气化，气既不施，血为之聚，血聚则肉烂生虫。皆是湿热之所致也。斯疾不外乎阳明一经。阳明者，大肠与胃也，无物不受。风之入人也，气受之，则患在上者多；若血受之，则患在下者多；气血俱受，病则甚重，宁能活斯人乎！其风有五色，黑色不治。虫食其肝，眉落；虫食其肺，鼻崩；虫食其脾，声哑；虫食其肾，足底穿，膝虚肿；虫食其身，则皮痒如虫行。自头面而来是顺风，自足而来是逆风。多因感寒热，与秽浊杂气而成。治法，先以再造散下之，以稀粥养半月，勿妄动作劳，后用醉仙散，或吐或利。若腮喉面肿，其咽难入，出恶涎水，或齿缝出臭水、血丝者，只以竹管吸食稀粥，或一句，或一月，面渐白而愈。病之重者，则用换肌散治之。

再造散 治疠风、疙瘩疮，先见下体者。

锦纹大黄一两 皂角刺一两五钱，黑者佳 郁金五钱，生用白丑头末，六钱，半生半熟

上为末，每服三钱，临卧冷酒送下，或日未出，面东调服，用净桶泄出其虫，黑色者是多年，赤色者，是近日。三日后又进一服，虫尽止药。后宜调理，可用三棱针刺委中穴出血。终身不可食牛、马、骡、驴等肉，大忌房事，再犯必不救矣。

醉仙散 治疠风，疙瘩先见上体者。

胡麻仁 牛蒡子 蔓荆子 枸杞子各五钱，四味同炒 栝蒌根 白蒺藜 防风 苦参各五钱

上为末，每一两五钱，用轻粉一钱，拌匀。每用一钱，晨午夕三次，清茶调

下。服后五七日，先于牙缝内出臭涎水，浑身觉痛，昏闷如醉，利下秽污之物为度。量人大小虚实加减之。忌食盐、酱、醋，诸般鱼腥，椒料瓜果，烧煨油腻及茄子等物。宜淡粥，煮时菜以助之。再宜者，乌梢蛇、白花蛇，淡酒煮熟食之，以助药力则可也。

换肌散 治疠风年深不愈，眉毛脱落，鼻梁崩坏，不逾月取效，如神！

白花蛇　黑花蛇各酒浸一宿　地龙去土。以上各三钱　当归

细辛　白芷　天麻　蔓荆子　荆芥　菊花　苦参　不灰木甘草　天门冬 赤芍药　紫参　威灵仙　木贼　沙参何首乌　苍术　胡麻子　川芎　草乌头　木 鳖子　九节菖蒲　沙苑蒺藜各一两

上为末，每服五钱，温酒调下，取醉尤妙，病笃者用此。按，《医宗金鉴》曰：如无紫参、不灰木，亦可。

五枝萍水汤 治疠风，遍身生疮。

柳枝　桃枝　槐枝　桑枝　楮枝　浮萍

上等分取来，浓煎汤，用大缸盛之，病人坐浸其中，至颈为限。一日俟汤如油，其病如洗，诚仙方也。

又，以荆芥穗、大黄、栀子、郁金、地黄、杜仲、防风、羌活、独活、白蒺藜各等分，为末，以大枫子油，入熟蜜，为丸，梧桐子大。茶清下四五十丸，一日服三次。守戒五年，养心禁欲，永不再发。

大麻风，遍身肿烂，眉发俱落，大蛤蟆一只，用泥裹，煨熟，去泥，以大碗盛蛤蟆，小碗盖住，冲入热酒，再隔水煮一刻，只吃酒，取汗为度。

又方

大黄一两；煨　皂角刺一两

上共为末，每服三钱，空心温酒下，泻恶物如鱼脑，未泻再服。所下之虫，如乱发状，候虫取尽乃止。

癣 疥

治各种癣疮方

用新鲜羊蹄叶，不拘多少，捣烂，加川椒、白糖并食盐少许，以布共包之，浸好陈醋内半日，取布包，搽癣，三日即愈。

治湿癣方

癣成湿疮，浸淫转甚，以至诸药不效者，用芦荟二两，炙甘草一两，俱研极细末，先以温浆水将癣洗净，调敷之，干便瘥，真神方也。

治癣方

大露蜂房一个，以白矾不拘多少填入孔内，用破罐盛之，仰口朝上，用炭火煅，令白矾化尽为度，取出，共研末，搽癣上，一二二次即除根，永不再发。

又方

硝石　石灰　轻粉　硫磺　银珠

上各等分，研细，用老姜汁、穀树汁、大蒜汁、蜜汁、土大黄汁，共合一盅，将前药入汁内，搅如浆糊，先用穿山甲刮破用处，取槟榔，切断，蘸药搽，五日愈。

又方，名九熏丹

用上好铜绿二三两，研细，将上好烧酒拌之，须不干不湿，涂于粗工碗底内，翻转合地上，以砖垫露一线，下以蕲艾熏之，候干，再拌再熏，如此九次，少亦要七次，约以青色带黑为度，然后再研细，将烧酒拌，做成锭子，用时以醋磨搽，每日三次。三五日后，若觉干裂，以莱油少许润之，七日可愈。

又方

生半夏三粒　白矾一钱　凤仙花二十朵，梗叶亦可　土大黄根不拘多少

上共捣烂，和醋少许，先以穿山甲刮破患处，搽上即愈。

又方

银珠　藤黄各一钱

将谷树汁调搽，一二次即愈。

又方

川槿皮　海桐皮　尖槟榔　樟脑冰　苦参　黄柏　白及各二钱　雷丸一钱
五分枫子　杏仁各二十粒　木鳖四个

用火酒浸七日，将穿山甲刮癣，少碎，以酒搽之，即愈。

又方

土荆皮二两　苦参一两　斑蝥一钱，去头足尾，炒黄　土木鳖子肉三钱　尖
槟榔　白矾　生南星各五钱　生半夏三钱

用河水、井水、火酒各一碗，将前六味先浸一宿，至临煎时人生天南星、生
半夏，再添河水、井水、火酒各一碗，煎一炷香时候，去渣存汁，埋土中七日，
出火毒，否则发泡痛甚，不时涂搽。

又方名五黄散

鸡脚大黄　硫磺　雄黄　姜黄　藤黄

上各等分，为细末，菜油调，涂患处，七日勿洗沐，全愈。

又方

硫磺一两，研细　蛇床子一两，略炒枯，取起，乘热掺入硫磺末，令其收入
白矾　枯矾　炒过花椒衣　樟脑　冰片各五钱银珠三钱飞盐三分

上共为细末，以生猪板油（去筋膜，捣如泥）调和少许，先将患处刮破，以
手指染药搽之，药不须多，但取滋润，浴后搽之，每日三五次，忌浴三日，即愈。

或以柏油调，亦可。并治疥疮。

治癞疥疮方

白矾　枯矾　水银.各二钱　雄黄二钱　尖槟榔五钱，忌见火　蛇床子五钱，炒　斑蝥七个，用糯米同炒，炒熟，去米不用

先将水银放罐子内，即入青铅二钱，俟青铅与水银烊成一块，取起，然后将槟榔研细，次将斑蝥，再将白矾、雄黄研，总以极细为妙，诸药和匀，方入水银，再研，用无蜡柏油再研和搽，搽一二次即愈。凡男妇小儿，头上、乳头上、阴囊上俱忌搽，未出痘小儿忌搽。

又方

蛇床子　苦参　芜荑各一两　雄黄五钱　枯矾一两二钱硫磺五钱　轻粉二钱　樟脑二钱　大枫予肉　川椒各五钱

上各为细末，生猪油调搽。

汗 斑

治汗斑方

白附子　硫磺　密陀僧各一两

上俱为末，用生姜蘸搽，三五日即愈。

又方

密陀僧五钱　硫磺一两

上研细末，醋调，煨姜蘸搽患处，次日即焦，每日搽一次。七日内须忌洗浴，待其黑色退，即愈矣。

治夏月汗斑如疹方

密陀僧八钱　雄黄四钱

上研极细，以姜蘸药搽之。

治痱子方

绿豆粉一两　滑石五钱　轻粉二钱

上为细末，以绵蘸药，扑于患处。

雀　斑

治雀斑方名艳容膏

白芷　菊花去梗。各三钱　白果二十个　枣十五个　珠儿粉五钱猪胰一个

上，将珠儿粉研细，余俱捣烂，拌匀，外以蜜拌，酒酿炖化，入前药，蒸过。每晚搽面，清晨洗去。

又方名玉容散

白僵蚕　白附子　白芷　山柰　硼砂各三钱　石膏　滑石各五钱　白丁香一钱　冰片三分

上为细末，临睡用少许，水和搽面，人乳和搽更妙。

治雀斑酒刺白屑风皮作痒，名玉肌散

真绿豆粉八两　滑石一两　白芷一两　白附子五钱

上共为细末，每晚用数钱搽面。

治雀斑方　亦治疮疱。

将清水调鹰粪涂之，自愈。

面生黑点如疥，鹿角烧炭，猪油熬熟，调搽。

疣　痣

点一切疣痣及瘾肉鸡眼方

桑柴灰、风化石灰各一斤，鲜威灵仙六两，煎浓汁，淋二灰，取汁，熬成稀膏，瓷器贮，用点诸患处，不必挑破，应手而除。

治痣方

用水调石灰一盏，如稠粥样，拣整糯米（不破者），半插灰中，半出灰外，经一宿，米色变如水晶样，用簪挑少许，置米于痣上，半日痣自脱出，不得着水，三二日愈。

小儿初生

治小儿初生下，满身无皮，但是红肉，用早稻米粉干扑，至生皮方止，或以伏龙肝、鸡蛋清调涂。

小儿初生方　即服此药，花痘稀疏，并不生疮痂。

大黄一分　甘草一分　朱砂五厘，另研末

将上二味人乳浸，饭上炖一时，去渣，加入朱砂，调匀服之。

凡小儿初生，口腭并牙根生白点，名马牙，不能乳食，急用针挑破出血，用好京墨，薄荷汤磨，以手指蘸墨，遍口腭搽之，切勿令食乳，待睡方可。

遍身鱼泡方　初生下，遍身如鱼泡，或如水晶，破则成水。

用密陀僧，研极细末，干搽，即效。

通便法

初生，二便不通，腹胀欲绝者，急令人以温水漱口，吸吮小儿前后心、两手足心、脐下，共七处。凡三五次，取红赤为度，须臾即通。不尔，无生意。

谷道不通方

初生小儿，谷道不通者，急用金银器或玉簪烧热穿通。不尔，即死。

脐风撮口方

初生七日内，患脐风撮口，百无一活者。急看齿龈之上，有小点泡，如粟米状，以温水蘸青布或丝绵裹指，轻轻擦破，洗之，即开口而安，不必服药。此法出在《藏经》。

螳螂子方

代赭石，用胭脂水磨涂，即消。忌割。

又方

巴豆三钱　蓖麻子三钱

同捣烂，入铅丹、冰片各少许，丸如绿豆大，瓷瓶盛贮。遇有此证，用小膏药三个，每用一丸，一贴眉心，其两个贴两足心涌泉穴，隔半日，候起泡，取下，其螳螂子即消去矣。

又方

麝香一分　朱砂五分　螺蛳七个

同捣如泥，涂囟门上，待其白干自落。切勿割去。若极重者，将针微刺患处出血，即用陈墨摩涂，立愈。

按：历代诸书，并无割法，吴俗盛行此风，忍以赤子之颐，就奸妇之刃，每至割毙，不知归怨，故录此效验之方，以告远近. 救无数赤子之命。

猢狲疳方

真西牛黄一分五厘　真西琥珀一钱同灯草研无声　钟乳石一钱　上濂珠五分，同灯草研无声　川贝母一钱，去心　明乳香五分，去油，同灯草研　大冰片一分五厘　绿豆粉一钱　人中黄五分灯草灰三分

上药共研极细末，每服（称准）一分，另用金银花露、野蔷薇露各二两，和匀，将药末调化，徐徐送下。倘轻者，服五六厘亦可。

敷方

用猢狲粪，炙，研细末，并入前药，调和搽之。倘疳湿者，将干药末一两扑之，亦好。

洗方

苦参五钱　生卷柏五钱　川椒三钱　生甘草三钱　川黄柏五钱　地肤子五钱　忍冬藤五钱

上药煎浓，逐日洗净，即愈。

初生不乳，用葱管一寸长者三段，即将产母乳一酒杯，同葱放勺内，熬滚与

饮，立刻吃乳。

初生气绝不啼，急用棉絮包裹，抱在怀中，不可断脐带，将胞衣置炉炭中烧之，捻大纸条，蘸油点火，于脐带下往来熏之。盖脐带连儿腹，熏时有火气由脐入腹，更以热醋汤烫洗脐带，须臾气回啼哭，方可洗浴，断脐带。

初生啼哭不出方

凡小儿初生，啼哭不出者，须看舌下，若连舌如石榴子，速以指甲摘断之，或用芦苇削作刀割之，微有出血，即愈。若舌下血出多者，将乱发烧灰，同猪脂油少许熬热，相和涂之。若小儿齿根有黄筋两条，以芦苇刀割断，猪乳点之为妙。如儿口难开，先点猪乳。初生下地，即不啼哭，奄奄如死者，急看喉间之前，上腭有一泡，速用指甲摘去，急以棉拭去恶血，勿令咽下，即能通声啼哭。

小儿初生，不小便者，急用葱白四寸，四破之，乳汁半盏，煎两沸，灌下。

赤白游风方

小儿在月中，忽然通体红肿，名赤游，或白肿，名白游风，自下而上，过心必死。

用干木瓜（陈久者良），以麻油（如研墨法）在粗盆中磨下，频敷患处，令人着胸抱之，片刻后即干，后又敷之，以愈为度。此证总因着寒，致胎毒与气血凝滞不行所致。

七窍猢狲疳方

生石膏三钱　冰片三分　白蜡一钱　赤石脂三钱　滑石三钱　青黛一钱
上药共为末，以哺胎鸡蛋调敷患处，倘疳湿，即以药末干敷之，俱可。
治猢狲疳方　是证从肛门或阴囊边红晕长起，渐至遍身，溃烂而死。此证切忌洗浴。用甘草汤揩净，然后用药。此方极秘，神效异常。

绿豆粉一两　标朱一钱　冰片三分　轻粉二钱　牛黄二分
共为细末，将金汁或雪水调，涂患处。如无金汁、雪水，以灯心草、甘草泡汤调涂亦可。然后服化毒丹。

螳螂子方

细生地五钱　生大黄三钱　麝香一厘

上三味，入好福珍酒浸透，不可过湿，缚于脚心，男左女右，一周时即消。

小儿雪口方

硼砂七厘　硝石三厘　铜绿一厘

共研极细末，用新羊毫笔蘸桐油润笔，再蘸药末，敷于口舌上，半日即愈。甚者，敷二三次。

小儿初生，数日内不吃乳，旧方用猪婆乳，然而难得。今用活蚌，剖开，取水三四茶匙服之，即能吃乳矣，神效！

脐烂不干，用白羯子（即獏子）烧灰，敷上即愈。或用枯矾、龙骨（煅过）为末，敷上。

封脐散　断脐带后用。

龙骨一钱，煅　红绵灰一钱　当归头一钱，焙

上为细末，用少许干搽脐上。

小儿无辜卒死，取葱白纳入下部及两鼻孔中，气通或嚏即活。

痘

稀痘丹

赤豆小饭赤豆　黑豆　绿豆　粉甘草各一两

为细末，用竹筒，刮去皮，两头留节，一头凿一孔，以药末入筒中，用杉木楔塞紧，黄蜡封门，以小绳系之，投入腊月厕中，满一月，即取出，洗净，风干，每药一两，配腊月梅花片三钱，和匀。若得雪中梅花片落地者，不着人手，以针刺取者更妙。如急用，入纸封套内，略烘即干。儿大者用一钱，小者用五分，俱以霜后丝瓜藤上小丝瓜煎汤调，空心服，汤宜多服。服后忌荤腥十二日。解出黑粪为验，一次可稀，三次不出。每年服一次。

代天宣化丸

甘草甲己年土运，为君　黄芩乙庚年金运，为君　黄柏丙辛年水运，为君山栀子丁壬年木运，为君　黄连戊癸年火运，为君　山豆根佐　连翘佐　牛蒡子佐

先视其年，所属者为君，次四味为臣，君药倍用，臣药减半，佐药又减半，共为末，于冬至日修合，取雪水煮升麻汁，打面和丸，辰砂为衣，竹叶汤下。

万密斋曰：嘉靖甲午春，痘毒流行，死者什八九，乃一厄也。时有预服三豆汤、丝瓜辰砂散。凡方书所载预解毒之法，罔有见效。予思痘疹疫疠之毒，因岁运灾眚之变，难以药解，而人事未尽，又不可委之天数也。于是检阅古方，得五瘟丹，以五运为主，喜曰：此解毒神药也。依方修合，施售于人，莫不轻疏，人皆神之，因命之曰代天宣化丸。

预解痘毒方

朱丹溪方：初发时，或未出时，以朱砂末三分，蜜水调服，多者可少，少者

可无，重者可轻也。

《直指》方：紫草一钱，陈皮五分，葱白头三寸，用新汲井泉水煎服。

《保和》方：鸡蛋一枚，活地龙一条，入蛋内，饭上蒸熟，去地龙与儿食，每岁立春日食一枚，终身不出痘矣。

李时珍方：绿梅蕊，每岁腊月清晨采百朵，以白糖捣饼食，则出痘稀少。

张璐玉方：橄榄核，烧灰，蜜丸，同黄独子服，能稀痘，性专搜涤胎毒也。

又方

橄榄，先涩后甘，生津止渴。患痘疮者，宜多食，以解其毒，而助胃中温和之气，令痘起发也。和甘草汁、朱砂、雄黄、白蜜，可代化毒丹。

异传经验稀痘奇方

蓖麻子三十粒，去壳衣，拣肥大者　朱砂一钱，抹明透者　麝香五厘，拣真净者

先将朱砂、麝香研极细末，后入蓖麻子，共研成膏，于五月五日午时搽小儿头顶心、前心、背心、两手心、两脚心、两臂弯、两脚弯、两胁，共十三处，俱要搽到，不可缺少，搽如钱大，勿使药有余剩，搽完，不可洗动，听其自落。本年搽过，出痘数粒。次年端午再搽，出痘三五粒。又次年端午再搽，永不出痘。如未过周岁小儿，于七月七日、九月九日依法搽之，更妙。男女皆同。传方之家，不出天花，已十三世矣。

立发闷痘方

鳗鱼头一个　鲫鱼勒结两条蛳蝛团脚爪四只　虾须钳二钱

上四味，水煎服之，立发。

倒靥色黑，唇白冰冷，用狗蝇七枚，擂碎，和酷酒调服，移时即红润如旧。

瘢疮入眼方

马钱子半个，同轻粉、冰片、麝香为末，左目吹右耳，右目吹左耳，日二次，瘢疮自退。

稀痘神方

凡婴儿，无论男女，用肥大光洁川楝子，一岁至三岁者七个，臼内捣烂，水三碗，新砂锅煎浓，倾入盆内，避风处将新白布一方蘸水，自头至足，遍身洗擦，不留余空，仍将布拭干，避风一刻；四五岁者，用川楝子九个，水五碗；六七岁者，用川楝子十五个，水七碗；八岁至十岁者，川楝子二十个，水九碗；十一岁至十五岁，川楝子三十个，水十五碗，照前擦洗。捣药忌铁器，非但不出痘，且免疮痈。若不信，或手或脚留一处，倘出时，必聚一块。此系神效仙方。洗浴日期，须择七个除日，洗七次。如五月至八月初止，内有七个除日。俱在热天，更妙。

又方

取丝瓜，不老不嫩，才不可食者，悬檐下风干。只将近蒂者二三寸许瓦上炙存性，为细末，每钱配水飞朱砂三分。每服五分，用黑砂糖调服。量儿大小，如初生时，一服最妙，三岁内者，两服，三岁外者，可三四服，能使多者稀，稀者少。此古方也，试过百儿，无不稀少，一儿服最多，竟不出。

又方

麻黄五厘　防风五分　川芎二分　藁本二分　升麻五分柴胡二分　红花一分　苏木一分　葛根二分　生地五分　苍术二分，酒浸　黄连三分　羌活五分　当归身三分　白术一分　黄芩二分，酒浸　黄柏五分，酒浸　连翘五厘　细辛一分　吴茱萸五厘　陈皮一分　甘草三分

上药共重五钱二分五厘，每年立春、立夏、立秋、立冬之前一日，用水两盅，煎至八分，露一宿，次早温服。

又方

金银花一个　甘草西两

熬白糖加入，和匀成膏，每日早晚服一二匙，解一切毒。

又方

金银花，微炒，研，白糖调，不住服，久之可免。

牛黄八宝稀痘丹

小川黄连生，研，净末三钱　明雄黄精水飞，净五钱　明琥珀研极细，二钱　真西牛黄研极细，四分　没药去油，三钱　梅花冰片研，二分　真川贝母炒，研极细，三钱　劈朱砂水飞，净五钱　乳香去油，三钱　羌活研极细，三钱　元参晒干，研细，五钱　青黛水飞，三钱　羚羊角磨汁，晒干，研细，三钱　真珍珠飞净，四分　犀角尖磨汁，晒干，研细，三钱。以上十五味，各为极细末，切忌烘炒。

另用：净银花二两　净地丁二两　甘菊花一两　生甘草五钱　紫核桃肉二两

此五味，用长流水五大碗，入锅内，慢火煎至一半，绞汁，去渣，滤净，入炼白蜜碗许，再用桑柴火慢熬至粘箸，再入前十五味细末药，杵和为丸。用水飞净朱砂五钱为衣，每丸约重一分五厘。未出花者小儿，每逢端午、七夕、除夕，各服一粒，其岁内小儿减半。

保婴出痘简易良方

金银花　当归　红花　赤芍药　生地　桃仁　荆芥穗以上各一钱　甘草五分

上八味，用水两茶杯，煎至一酒杯；用小儿本身脐带，约二三寸，用清水漂净，木炭火瓦上焙干，研为末，入药，调匀，尽一日内与小儿服完。第一日服药，次日出痘，三日收功，不灌浆，亦不结痂。在小儿初生十八日内，服之有效，过十八日，则不验矣。十八日内，或有脐带未落者，即用收生时剪下者亦可，见过石灰者忌用。瓦上焙干时，煤火忌用。此方以本身脐带为引，大有妙意。士谔识。

痘后余毒攻眼方

痘后余毒上攻眼，成内障，用蛇蜕一具，洗净焙干，又天花粉等分，为细末，以羊子肝破开，入药在内，麻皮缚定，用泔水煮熟，切食之，良愈。

涂消痘毒方

百草霜七钱　干豆腐一方

二味同捣烂涂，可消。

牙痛牙疳方

大枣一枚，去核，将坑垢放满枣子内，用泥裹，再将湿草纸包好，在火灰内煨透，去泥、草纸，单将枣子、坑垢研细为末，入麝香少许，搽疳上即愈。

治痘疳方　名丝茧散

出蛾蚕茧　白明矾捶碎，入茧内

以炭火，瓦上烧之，令矾汁尽，为末，敷疳疮患处。

防痘入目方

胭脂，不拘多少，在母口中嚼汁，频揩儿眼眶，则痘不入目。如已见点，用牛蒡子，不拘多少，在母口中嚼烂，贴儿头囟门，则痘不入目。

痘出眼中，用象牙磨水，滴入眼中，即愈。

痘疮入目方

目中已生痘，用芥菜籽一合，研碎，入百草霜，同研匀，男女各吐津一口，拌匀，作饼，左目则贴右足心，右目则贴左足心，两目皆有，贴左右足心，一昼夜即消。

闷痘及毒重方

闷痘毒重，至三四朝后，或二便下血，极危者，觅活蟾蜍，至少四五十只，将儿脱尽衣裳，盖在被内，令侧卧，轻将蟾推在前后心，以次排放至下身，蟾得温气，自能将头顶在儿身，儿得蟾酥开窍，痘自出矣。不要惊动，一昼夜后，将蟾取出，用冷水频频浴之，以解痘毒，切不可伤之。冬间蟾在向阳桑树下，掘之可得。

痘不快发，钱仲阳用板蓝根一两，甘草一分，为末，每服五分或一钱，取雄鸡冠血三五滴，同温酒少许调下。

痘疮便秘，陈文中用肥猪膘一块，水煮熟，切如豆大，四五日便秘者与食，自然脏腑滋润，痂疤易落，亦无损于儿也。

痘疮变黑方沈存中良方

痘疮稠密，甚则变黑者，用生猪心血一小杯，龙脑冰片五厘，温酒和服。

李时珍曰：痘疮，火病也，火郁则发之，从治之法，辛主发散故尔。其气先入肺，传于心包，能走能散，使壅塞通利，则经络条达，而惊热自平，疮毒能出。用猪心血，能引龙脑入心经，非龙脑能入心也。

痘中出蛆方

桃叶，不拘多少，揉软，盖在痘疮上，并垫身下，即消。

又方

嫩柳叶，铺席上，卧之，蛆尽出而愈矣。

四圣丹 凡痘中数粒不起，变黑而痛者，痘疔也。或紫黑而大，或黑坏而臭，或中有黑线，此中十死八九。惟牛都御使得秘传此方，点之最妙。用：

豌豆四十九粒，烧存性 头发灰三分 珍珠一分

上入豆腐内煮过，研细为末，以油胭脂同杵成膏，先以簪挑破疔，哑去恶血，以少许点之，即时变为红色也。

痘疮黑陷方

穿山甲、蛤粉，炒为末。每服五分，入麝香少许，温酒服，即发红色。

人牙散

人齿脱落者，入瓦罐固济，煅存性，出火气，研末用。凡治风寒外袭，出不快而黑陷者，猪血调下一钱，效。误服凉药太过，致血涩倒陷者，入麝香，温酒服之，其效如神。

痘不落痂方

羊胫骨髓同炼蜜一两，轻粉一钱，和成膏涂之，痘痂即落，且灭瘢痕。

又方

猪骨髓、白蜜，共捣匀，火上熬三五沸，待冷，用鸡翎刷上，数次即落。

移痘毒法　痘疮毒重，浆行不足，回后复发热，结成痘毒，生于要害之处，如两臂弯、两腿弯，谓之四环，痘毒不伤命即残废，可不惧乎！其法至简至易。极其神效。

用生黄豆，在口中嚼烂，藉津气也，涂于痘毒上，不必留头，连涂数次，轻者消散，重者移生他处，不致伤命残废也。

蛤蟆提浆法

痘疮至七八日无浆，捉大蛤蟆三个，要拣肚皮红色者最佳，用布包其身足，只留头在外，手持蛤蟆，使其口与出痘者之口相对，约一顿饭时久，将蛤蟆放去，再换一个，照前法用三个，其浆自起，屡验。测其义，气血被火毒所伤，血受毒郁，不克化浆，藉此蛤蟆，外吸其毒，气血顿和，自然运行成浆也。

蛤蟆消毒法

痘后结毒高肿，用大蛤蟆一个，取皮，针穿五七孔，盖在毒上，燥则易之，至三四个立消。

梅花丸　治小儿痘疹，起死回生之药。

腊月，取梅花不拘多少，阴干有一两，外用当归一钱五分，茯苓一钱，升麻五分，竹茹八分，甘草三分，用水盅半，煎至八分，乘热时将梅花拌浸一日，取出，晒干，研极细末。如小儿病，用雄鸡一只，吊起左足，良久，将竹枪人鸡喉内取血，调梅花末为丸，如绿豆大，滚水送下二丸，即刻见功。如小女儿病，用老雌鸡吊右足，如前取血制造，晒干，以好瓷器收贮，不拘远年近日听用。此方济人，万无一失。小儿临危，任是毒甚，略有微气，用滚水送下，不拘时。只不宜多服。

换痘丹

犀角一两　梅花蕊一两　丝瓜灰一两　雄黄一钱　朱砂二钱　滑石一钱
麝香三分

上为末，用麻黄膏丸如芡实大，每服一丸，酒浆化下。凡痘密，加蚕种皮毛一片。每服此，毒便解，痘即变，另发一层好痘，起死回生。

紫金锭　治小儿一切危痘，各照汤引，磨服神效！

辰砂五钱　陈胆南星五钱　蝉蜕三钱　甘草三钱　麝香一钱　蛇含石四两

共为极细末，饭捣丸，每锭重五分。

一方，加僵蚕四钱，白附子四钱，白茯苓四钱，白术四钱。

一方，加僵蚕三钱，白附子五钱，减去甘草一钱。

救逆痘法

痘至七八日或十日，灰陷倒塌，抓破无血，空壳无浆，目开不食，破损处如焦木灰色，危笃垂死，老白雄鸡冠血，愈多愈妙，白酒酿十匙，芫荽汁二十匙，三味搅和，隔汤炖，徐徐热服，少待皮肤红活，即有另发大痘，目复闭合，面复肿，其内陷之毒，皆复发出，渐思饮食。初与米饮，次与黄芪粥饮，不必更服他药也。服一次，若未全起，五更再与一服。倘面红气喘，不妨。

神灯照法　治痘痒塌之极，火到痒除。

川椒　艾叶　红枣　芫荽　茵陈　乳香　白芷梢　陈香橼安息香

共为末，作纸捻熏照。

白螺散　治痘抓破。

白螺蛳不拘多少　片脑少许

香油调，搽患处，即愈。

鸡肚兜法

痘被厉邪壅遏，毒重不能发越，神蒙狂躁，嚏泪俱无，或沉默昏睡，渴饮便闭，极点郁白，隐约不显，遍体赤斑，此紫斑白闷，不治，逆证也。用鸡肚兜法，百中亦有四五可生者。法用小雄鸡一只，去头、足、翅，用刀但将鸡背破开，去肠杂，勿落水，勿破肚，勿去毛，再用麝香二三钱，雄黄四五钱，研末，和匀，掺入鸡肚内，将鸡肚连药用布帛缚，扎在脐腹上，一周时，鸡肛发臭，痘点透出者，可生矣。

治痘后翻疤方　浓水溃蔓延，

赤石脂一两　寒水石一两　浙贝母七钱

为末，干搽。

象牙散　治痘后翻疤。

新象牙三钱　儿茶钱半　僵蚕二钱，炒断丝　珍珠三钱，豆腐制

共为极细末，宜用油胭脂调涂，毒水如注，渐渐收口。

痘疮余毒，眼目膜障，用蛇蜕一具，洗净，焙燥，又用天花粉与蝉蜕各等分，将羊肝破开，入药在内，麻皮缚定，再用米泔水煮熟食之，旬余即愈。再，蛇蜕用洁白色者，若用杂色者，有毒。

拔毒散　治痘后手足肩背痘毒壅肿。

韶粉一两　大黄五钱，炒　雄黄三钱，另研　五倍子一两，炒乳香五钱，另研　没药五钱，另研　铅丹五钱　白及一两，炙　黄柏七钱，炒　白芷一两，焙

共为细末，蜜水调搽。

治痘毒方

用新鲜楝树根皮，用绿豆捣烂，厚敷患处，立愈。

齿病敷药方治小儿痘疹余毒，牙龈破烂、出血，或成走马牙疳者，立效，并治大人牙龈烂，口舌破碎，如神。

人中白一钱　铜绿三分　麝香一分

共为细末，茶洗口牙净后，用指头蘸药末敷上，立愈。

天花开在眼中方

用新象牙磨水，滴入眼，其花即退。

疹

疹证发不透方

穿山甲五分，炙，为末，收起，先以西河柳一两，薄荷五分，水煎，滤清，入白酒酿山甲末调和，热服。暑月不用酒酿。

胡荽酒 治疹出不透。

以好酒一斤，煎一二沸，入胡荽四两，盖定，再煎，勿令出气，或绢或布浸入胡荽酒内，绞干，于头面身肢揩刷，不可冒一线风，其疹立即透发。并使病者鼻臭胡荽酒气，更妙。

冒风隐没方

疹发未透，冒风忽隐，肿胀气促，命在顷刻者，用熏法治之。生葱头一二斤，连须捣烂，放在盆内，盆置床上帐中，盆面横一板，将小儿坐于板上，然后将滚水冲入盆内，以葱气熏儿周身，稍温，即抱起，在帐内，勿受一线风吹，疹乃透出而安。

又方

猪粪，炙灰，加砂糖两文，滚水调服，乃透出而安。再用蜜炙麻黄五分，加入治疹药中发之。

疹后成劳方

疹回后身热，日久不退，肉削骨立，毛焦发枯，已成疹劳，十死八九。用背阴草（一名凤尾草，生于背阴之处或井中），用烧酒同草及雄黄末煎数沸，将软绢蘸药，在背脊骨上揩拭，从上至下，久久行之，得愈。

闷疹方

时疠壅遏，闷疹发不出者，分开顶门头发，内有红筋红瘰，挑破，闷者即易出。

惊

探生散　小儿急慢惊风，诸药不治，以此定其死生。

雄黄一钱　没药一钱　乳香五分　麝香二分五厘

上为末，用少许，吹鼻中，如眼泪鼻涕皆出者，可治。

青礞石散　治小儿急慢惊风，潮涎壅塞，命在须臾，此药入口即活。

青礞石一两，入砂锅内，同火硝一两，用炭火煅令通红，以硝尽为度，候冷，如金色，研为细末，每服二三分，薄荷汤下。

治小儿急慢惊风方

五月五日午时，取白颈蚯蚓，不拘多少，去泥，活捣烂，加辰砂等分，和匀为丸，如绿豆大，金箔为衣。每服一丸，白汤送。

取蚯蚓时，用竹刀截两段，看其跳快者，治急惊风，跳慢者，治慢惊风。作二处修合，极妙。

急惊者，身热面红，痰盛，忽然手足牵引，啼不出声，目睛上视者是。取活蚌一个，银簪脚挑开，滴入姜汁，将蚌仰天，片时即有水出，用瓷杯受之，隔汤炖热，灌下立愈，神效！

小儿急惊风方

石菖蒲，捣烂，绞汁二三十匙，老生姜汁数匙，和蜜灌下，即愈。

哑惊风方

细叶菖蒲，捣汁，和雪梨汁同饮。

小儿惊痫，迷闷嚼舌仰目者，犀角尖五分，磨浓汁，滚水冲服。

小儿五痫方

甘遂末一钱，猪心一个，外以面糊包，在灶火内煨熟，去甘遂末，连面食之。

秘传抱龙丸 专治小儿着惊吓，伤心肝二经，即唇青，四肢动摇，起卧不安。盖抱者，保也，龙者，像东方肝木也，故此丸为治惊之要药也。

赤芍一钱 川贝母一钱七 防风五钱 桔梗三钱 明天麻一钱七 钩藤三钱三 枳壳三钱 薄荷叶三钱 胆南星七钱陈皮三钱 天竺黄三钱 茯神二钱

共为细末，炼蜜丸桐子大，朱砂为衣。每服一丸，滚水化下；有外邪，姜汤化下。

诸羊痫风方

白矾一两 雨茶一两

共为细末，蜜和丸，桐子大。每服五十丸，食远陈茶送下。

小儿二三十丸。

急惊风刺法

凡小儿，忽然沉迷不醒，或声气俱变，命在顷刻者，速用针刺大指旁，离指甲如韭叶阔，名少商穴，刺之出血，随时而愈，屡试屡验。

辨虎口纹法

自虎口而上，第一节，名风关，第二节，名气关，第三节，名命关。有纹见风关，易治，透过气关，渐难治，如过三关，则不治。右手之纹，病应脾肺；左手之纹，病应心肝。纹色紫者，风邪在表。纹色青，则受惊。纹色淡红，则受寒在表。纹色深红，则发伤寒痘证。青而红者，惊而热。纹乱则病久。纹细则多啼，乳食不消。纹粗，直射指甲，必主惊风恶证。纹黑如墨，困重难治，不治之症。浑身似火，手足如冰，或黑掩太阳，或年寿光赤，或青遮头角，皆难治者也。

急惊风方

小儿之病，莫大于此。其因有二，外感者，耳闻异声，目见异物，腾然仆地者是也；内生者，由痰生热，热生风也。其状身热痰甚，面红牙紧，忽然手足牵引，目睛上视，啼不出声。其治之法，急于通关，且与截风定搐，俟痰热和平，即养胃安神。

先用绿豆大艾团，灸眉中心三五壮，得喉中出声即愈。或灸尾尻骨下一指之间，亦以绿豆大艾团灸一壮，喉即有声，灸三壮立愈。

宜服陈胆南星八分，朱砂二分，同研细，分两服，午前一服，午后一服，灯心草、姜汤下，以痰轻热退即愈。醒后，以菖蒲根捣汁半酒杯，人姜汁数匙冲和，灌下即效。

牙关紧闭，不能进药，先以生半夏、皂角烧炭存性，俱为末，吹入鼻中，有嚏者生，无嚏者死。

如痰涎壅盛者，用牙皂炭、白矾各等分，研细，每用一茶匙，白汤下，吐出痰涎即效。

凡惊风抽搐，听其自发自止，勿令人抱束，恐他日而有抽搐、身肢自动痼疾，以气不得流通故也。

如服药醒后，仍抽搐吐泻者，与制半夏八分，白术、茯苓、炙甘草各五分，天麻三分，水煎服。

慢惊风方

多因久病之后，或因吐泻，损伤脾胃所致，则四肢厥冷，手足微动，眼上视，面青唇白，或乍发乍静，或身凉身热，二便利，其脉迟缓。治法，培养元气。即有风痰，不得过行消散，致伤元气也。

人参　茯苓　扁豆炒　陈米炒。各一钱　木香　天麻全蝎酒洗，炙脆。各五分

上药匀两剂，加姜、枣，水煎服。

慢脾风方

薛立斋曰：慢惊一证，古无是名。既慢矣，又何惊哉？是证或因大病过服寒凉，或因痘后元虚未复，或因伤食吐泻，以致脾亏胃弱，古人谓之慢脾风。其症则四肢厥冷，脉细或伏，面色青㿠，睡而露睛，或额汗不语，便泄不已者，皆是。盖此证无风可祛，无痰可逐，无惊可疗。治法，温补脾胃，急挽元阳也。

人参　白术　炮姜　炙草　归身　枣仁　天麻　茯苓广陈皮

加生姜、大枣煎。厥冷，加制附子。泄泻，加煨肉果。

黑神丸　治急惊风极效，垂死之儿，一服即瘥。

腻粉一钱五分 金墨 飞面 芦荟炙。各一钱 麝香 龙脑 牛黄 青黛
使君子肉面裹煨。各五分

上药共为细末，面和丸，如桐子大。每服半丸，薄荷汤下；要利，即服一丸，神效。载《苏沈良方》。

惊风吊手足法 不论急慢惊风，皆效。

杏仁 桃仁 山栀各七个

上各为末，再用鸡蛋清一个，飞面一文，好滴花烧酒一杯，调和前药。男左女右，扎手足心，用布缚住。过一时，视手足心，皆青黑色，则中病矣。

慢惊风吊心窝法 慢惊风，肢体逆冷，痰滞咽喉，如牵锯状，唇绛面青，口鼻气微，昏睡露睛。速用：

胡椒七粒 生栀子七个 葱白七枚 飞面一钱

上四味研末，杵和，再加鸡蛋白半个，调匀，摊青布上，贴小儿心窝。一日夜除去，有青黑色，即愈。如不愈，再贴一个。愈后仍当服补脾之药。

急惊风涤痰法 痰涎壅塞咽喉，其响如潮，名曰痰潮，盖无痰不成惊也。

金星礞石（火煅，研细）一钱，入生薄荷汁内，少加白蜜调和，隔水炖温服之。其药能降痰，从大便出，屡试屡验。慢惊忌服。

惊风熏法

紫苏六七斤，浓煎一锅，将小儿头热气熏之，再以手巾绞热气汤，遍身揩到，不可冒风。再服紫金锭，即安。

砂雪丸 治急慢惊风。

朱砂一钱 轻粉一钱 僵蚕七个 全蝎三个

上药四味，各为末，秋间取青蒿节内虫百余条，捣和为丸，如绿豆大。每服一丸，研细，人乳调服。

疳

乳母煎药方 小儿患喉疳，乳母亦宜服药，量精神强弱服，分数不拘。

黄连　金银花　连翘　甘草　赤芍　当归　牛膝　桔梗　黑山栀　薄荷
木通

上各等分，用新汲水煎，渣再煎，食远服。

头耳疳疮，将明松香用草纸卷之，浸菜油内半日，取出点火，将淋下油加飞
丹、枯矾在内，调匀，冷定搽之。

头面疳疮方

黄丹三钱　枯矾一钱　黄柏三钱铜绿三钱　白芷三钱

共研细末，菜油调搽，一二次即愈。

头上疳疮，明松香一两，入葱管内煎过，待冷干了，同飞丹一两，煅过头发
三钱，研细，菜油调搽。

治面耳疳疮下疳诸般恶证方

樟脑二两　铜绿　轻粉'枫子肉各一两　蛇床子二两雄黄　黄丹　寒水石
硫磺豆腐制。各一两五钱　漏芦　枯矾各二两

共为细末，猪油调搽。

疹痘后走马牙疳方

白砂五分　冰片一分五厘　白硼砂二钱　人中白一钱，煅皮硝一钱　雄黄牛
粪尖一个，火煅黑存性

共研细末，吹入患处，立愈。

小儿痘后疹后牙疳方

雄黄牛粪尖，须用经霜者妙，瓦上炒成灰存性，每钱入冰片二分，研细，吹

患处，立愈。

治小儿走马牙疳方

用女人溺桶中白，以火煅过，研末一钱，铜绿三分，麝香一分，共为末，搽患处即愈，

小儿口疳方 并治走马牙疳。

冰片一分五厘　甘草二分　儿茶二分　龙骨一分二厘　黄柏五厘　薄荷五分

春夏用薄荷五分，儿茶二分；秋冬用薄荷三分五厘，儿茶一分五厘。腐烂者，加龙骨；走马牙疳，加珍珠五厘，西牛黄三厘；证凶者，方用上二物。

口疳吹药方

人中白一两　黄柏末一两　青黛一钱　枯矾三钱　冰片少许　文蛤三钱
紫甘蔗皮灰五钱

共为细末，吹之立愈。

集仙固齿丹

五倍子三分　龙骨二分　甘草三分　蔗皮灰五分　人中白五分　黄柏末三分　青黛一分　枯矾一分　冰片一分　薄荷三分　儿茶三分　黄牛粪尖一个，炙存性

共为细末，吹之。

治小儿口疮方 并治牙疳。

人龙用尿洗净，瓦上焙脆，研细，和青黛少许，冰片少许，研匀，搽之立愈。

珠荟散 治小儿疳积发热，牙疳，并花后牙疳。

真芦荟五分　龙脑五分　薄荷叶五分　珍珠四分，研至无声

真青黛三分　宫硼砂二分　大冰片五厘　儿茶五分

上为极细末，瓷瓶贮好，以蜡塞口，勿令泄气，临用吹患处。

治小儿疳积，用蛤蟆一个，放在瓶内，将纸封口，过七日，再用洗净粪中蛆不拘多少，入瓶中，任蛤蟆食之，用炭火煅存性，为末，蜜丸食之。

治头面疳疮及白泡湿毒等疮，并治痘后翻疤、妇人蚀疮，神效。

五倍子一两，去蛀屑，微焙　枯矾二钱五分　没药二钱，去油飞丹五钱屈泡淡，炒　蛇床子七钱，略焙　白芷六钱，烘　真轻粉三钱　明雄黄一钱　乳香二钱，去油

共为极细末，将老松香和熟猪油卷在青客布内，以火燃之，滴油于碗内，待冷，将油调药，搽之即愈。

消疳无价散　治小儿疳积，并治疳眼。

石决明一两半，煅过　炉甘石五钱。童便煅　滑石五钱　雄黄二钱　朱砂五钱　冰片五分　海螵蛸五钱，煅，去壳

共为细末，量儿大小，或三分或五六七分，不落水鸡肝，竹刀切片，上开下连，搽药在内，将箸包好，入沙罐，米泔半碗，重汤煮熟，连汤食尽。眼盲者，服四五服即愈。

鸡肝药方

滑石六钱，水飞　雄黄二钱　朱砂三钱，水飞，忌见火　冰片三分　石决明两半，煅　海螵蛸四钱，煅，去壳　炉甘石六钱，童便煅七次　赤石脂三钱，煅

共为末，每鸡肝一具，入药末五分，陈酒、米泔各半盏，饭上蒸熟食之，开瞽复明。

又方，每岁服一分。

疳积夜眼方　名五色鸡肝散

石决明一两，九孔者，童便煅　炉甘石六钱，煅　赤石脂五钱，煅　朱砂五钱，水飞，不见火　海螵蛸四钱，炒黄　雄黄四钱白滑石八钱

各研极细末，每岁一分，用不落水鸡肝一具，竹刀切开，搽药在内，箸包好，瓦罐内米泔煮熟食之。极重者，二三服即愈。此药忌见铜、锡、铁器。

治小儿夜盲方　或疳积后目闭翳膜者。

羯羊肝一具　谷精草一握

瓦罐内煮熟，不时食之，甚效。

口糜疳疮螳螂子方　小儿口内生疳，色白，名口糜，又名雪口及螳螂子，俱

胎火而成。用新蓝布蘸浓煎松萝茶叶汁，揩净口内腻垢，再用鸡蛋清，仍以蓝布蘸少许，用力揩擦患处，以出血为度，重者二三次即愈。

疳膨食积方

石燕二钱，要雌雄者，煅，研细末　紫蛤蜊壳二钱，醋煅，研细末谷精草五分　鸡内软硬肝一具，不落水者，去内垢，用干布揩净

上药加水同煎，待澄清，均几次服，轻者二三服，虽重至脱发者，亦不过数服即愈。愈后忌生冷。

疳膨食积方

木鳖子研净，去油　铅丹飞净　黄蜡

上各等分，黄蜡熔化为丸，如芡实大。每用一丸，刮作薄片，调入鸡蛋内，炖熟食之，重者不过十丸愈。

腹内虫痛方

乌梅一个　川椒十四粒　榧子七个　老姜三片

上，加黑砂糖少许，煎服，则虫尽出矣。

五疳丸　治一切疳疾，肚大筋青，口舌生疮，皆效。

羊肝一具，竹刀切片，新瓦上焙干　白米五钱，炒　海螵蛸二两，醋浸，炒黄

上共捣丸，如黍米大。日服二钱，米汤下。

疳臌方　久疳腹胀如鼓者。

大蛤蟆一个，剖开，入白豆蔻四十九粒，外用黄泥固济，火煅存性，每服一钱五分，淡酒下，甚效。又，以砂仁易白豆蔻，如法，亦效。

腹中有虫方

小儿喜食茶叶、石灰、炭、生米等类，皆属腹中有虫，宜用使君子六个，将三个灶内煨熟，生者三个，一齐服，逐日如此服，月余可愈，或频食榧子亦可。

益神散　专治小儿肚大青筋，已成疳积，兼治妇人经水不调等证。

川楝子　炒麦芽　炒枳壳　使君子肉醋制，炒　炒乌药炒枳实　炒猪苓　炒山楂　炒川厚朴　炒泽泻　炒槟榔以上各四两　大黄酒制，炒　莪术醋制，炒三棱醋制，炒　胡黄连炒青皮炒。以上各一两二钱五分　绿矾隔纸炒　六神曲醋制，炒。各八两　干漆炒绝烟　苍术醋制，炒。各七钱五分　四制香附十二两针砂五钱，自往做针铺内去买，用盂钵水飞净，另研极细如尘，方为道地　陈皮一钱五分

上药二十三味，各制、炒，同磨为极细末。每服一钱，清晨用黄砂糖拌和，开水调服，灵验异常。

小儿杂证

小儿咳嗽发喘鼻扇肺胀方

透明生白矾（名白花矾）一钱，研极细末，用生白蜜三四钱调和，放舌上，徐徐吃即愈。

治小儿痞块，名三反膏

生甘草　甘遂　苋菜各三钱　鳖肉一两　卤砂一钱　木鳖子肉四个

加葱白七根，入蜜少许，捣成膏，摊狗皮上贴之。如药略干，加葱、蜜润下。用二次愈。

治虫方

朝吃榧子三四个，下午吃使君子三四个，其虫即尽。但须兼服补脾胃药，不然，虫尽则伤人，慎之！

治小儿虫积方

榧子三四个，陆续吃完，即愈。

蒜螺丹　治小儿水肿腹胀，小便不利。

大田螺四个　大蒜五个　车前三钱　麝香少许

上，前三味同研，后加麝香，再研为饼，每用一个，贴脐中，将膏药护之，水从小便而出。

儿金丸　有黄黑二种，通治小儿百病，二种药共十四两。

白丑黄者，用二两，去壳，磨极细，头末　大黄二两　川黄连三钱　雄黄二两　胆南星五钱　神曲五钱　黑丑黑者，用二两，去壳，磨极细，头末　蛤蟆极大者，用一具，须要黄者，用银罐，入内，用油盏盖住，铁丝扎好，外用炭火煅出黑烟，至黄烟为度，放地上冷透，出火毒，劈开，如墨黑者良，如小者，用两具，五月五日午时煅　青黛一两石膏一两　滑石一两　胡黄连三钱

上二种，丸药俱用生研水法，丸如米栖之大，每岁各一丸。匀服。早晚各进一次。

阳春白雪糕　补养脾胃。

白茯苓四两　山药四两，炒　芡实四两　莲子肉四两　陈仓米半升　糯米半升　白糖二斤

先将药、米粉蒸熟，再入白糖，印作饼子，晒干。

锅焦丸　小儿常用，健脾消食。

锅焦炒黄，三斤　神曲四两，炒　砂仁二两，炒　山楂四两，蒸　莲子肉四两　鸡肫皮一两，炒

共为细末，加白糖、米粉和匀，焙作饼用。

肥儿丸　专治小儿肚大筋青，骨瘦毛焦，泻利疳热等症，服之瘦者能肥，弱者能强，效应如神。

建莲肉　山楂肉　山药　白术土炒。各一两五钱　芡实茯苓各一两。以上六味，饭上蒸晒三次　陈皮　泽泻各四钱　五谷虫　白芍药酒炒　神曲炒。各五钱甘草三钱

上为末，炼蜜为丸，如弹子大，空心米饮汤送下三四钱。此药不甚苦，平时可以常服。若在泄泻，但为末，米汤调服，或少加白糖亦可。瘦极成疳，加芦荟三钱。腹中泄泻，加面煨肉豆蔻三钱。内热口干，加姜汁炒黄连三钱。外热，加柴胡。骨蒸，加地骨皮五钱。肚腹胀大，大便稀少，肠鸣作声，加槟榔五分，木香一钱。

饭灰方　此方修合济世，灵验异常，不论大人小儿，风寒食积，头痛发热，大小便闭不畅，消导运化立效，稳妥之极矣。

制厚朴八两　焦茅术六两　制半夏六两　公丁香六两，忌火　白茯苓十二两小青皮六两　广藿香六两　新会橘皮十六两　六神曲十六两　黑山楂肉十六两栝蒌仁五两　鸡内金一百两．不落水者　广木香四两，忌火　陈黄米一百五十两，炒黑，另磨粉。拌和　桂枝六两　防风六两　葛根．六两　荆芥六两　枳实六两苏叶五两　桔梗五两　升麻四两　川芎四两　独活四两槟榔六两　麦芽十六两

羌活四两　炮姜十二两　秦艽四两薄荷六两

上药各炒，磨末拌匀，惟木香、丁香忌火，须晒干，磨末和匀，盛桑皮纸袋内，封口中，勿令出气。每服三四钱，开水送下。此药须藏干燥处，不可着湿，否则有霉变之患。

童劳方

鲜地骨皮三钱　燕窝屑一钱　红枣子七个

煎服，效。

顿咳方

每日用鸡蛋一个，一首开去一孔，纳入贝母末、洁白三盆糖等分，约共三钱，在饭锅上将蛋孔向上蒸熟食之，吃至七个即愈。

又方

建兰叶同冰糖煎服。

又方

日久不愈者，生西瓜子，日日煎服之，即愈。

小儿目赤，黄连一钱，研末，人乳调涂足心内，即愈。

梦中遗尿方

鸡肫皮两个，烧存性　鸡肠一具，焙燥，烧炭　猪胞一个，炙焦

上俱为末，每服二钱，酒调下，男用雌，女用雄，三四次愈。

胎毒攻眼方

胎火胎毒，上攻两眼，或月内或月外，目红不堪，赤烂将瞎，取蚯蚓泥，捣涂囟门，干则再换，二三次愈。

胎癞方

白矾　松香各五钱　葱白头七枚

上三味，饭锅上炖熟，待冷，研细，再加铅丹三钱，冰片三分，用麻油调敷，即愈。

赤游风方

千脚泥一两，晒干或烘干　珍珠三分

上各研极细，和匀，菜油调敷，即愈。

蟮拱头软疖方

大枳壳一个，泡软，去穰，摩平口，以面糊合在疖上，一周时脓血自出。

又方

葱头，汤洗净，用钱局内无用烊铜罐子底研末．菜油调涂。

腊梨头方

白壳虾、白糖，同捣烂，剃头后刮去疮盖涂之，但极痒难忍，切不可搔，结硬不痒，虫在盖内矣。再涂二三次，全愈。

肥疮方　其疮生在头发上者即是。

松香一文　白矾一文　铅丹四文　花椒二文　猪网油十文

上五味，捣烂，卷在五寸真青布内，连布在火上熏出油涂之，数次即愈。

小儿胎痰方　独生一个，白色不红者。

天南星　半夏　川乌头　草乌头

俱生用，等分，研末，或葱、蜜，或鸡、鸭蛋清调敷。一切外证色白者，皆可用。

胎癣名粉艾丹

先用猪肝汁浴净，再用宫粉调涂，碗内晒干，用艾熏至老黄色，取下，为末，绢袋盛贮，扑之。

小儿白秃癞疮名美百膏

百草霜一两　雄黄一两　胆矾六钱　轻粉一钱　榆树皮三钱

用石灰窑内烧红流结土渣网两，共为细末，猪胆汁调，剃头后搽之，神方也。

治白秃头疮方俗名腊梨头。用：

皂矾一钱，炒红　土楝树子三钱，炒　黄豆五钱，炒焦　川椒一钱，炒出汗

共研极细，以豆腐泔水洗之，待燥，用柏油调搽，即愈。

小儿头上黄水疮及秃痂神效，名香粉油

黄丹一两，水飞　无名异一钱，炒　宫粉一钱，炒　轻粉三分，炒　片松香三两，为末

上入葱管内，用线扎定，水煮融化，去葱，候干，共为细末，香油调搽，神效！

治黄水疮，名八宝丹

螵蛸一两，去骨　赤石脂一钱二分，煅　文蛤一钱二分，煅白龙骨八钱　儿茶一钱　枯矾一钱　黄丹一钱　宫粉七分

共为末，搽上，神效！

治小儿黄水疮，不论头面遍身俱有，水流湿处即生。用铅粉，不拘多少，研细，井花水浓调，糊干大碗内，将艾火熏烟覆碗内粉至绿色为度，取下，研细，疮湿者，干搽，干者，用麻油调搽。

治黄水疮方

石膏三钱，飞　龙骨三钱，飞　片松香三钱　白矾三钱，煅

上药共研细末，以鸡蛋黄熬油，和前药敷上。

治小儿体肥，身后、腋下、阴间湿痒者。用海螵蛸，研末，炒微黄，敷之，甚良。其次用宫粉敷之，亦好。

治小儿蟮拱头方

铜绿八钱　杏仁七十五个，去皮尖　木鳖子五个，去壳　乳香五钱　没药五钱　血竭一钱　轻粉一钱　明松香四钱　蓖麻子肉一两

共捣成千锤膏贴之。

又方

用死猫头一个，在瓦上煅焦黑存性，研末，搀在加味太乙膏上贴之，即愈。

小儿鼻衄，不能吃乳，鲜生地黄捣烂，取汁灌之，即愈。

小儿蟮拱头方名绿燕丹

取多年柏油，入铜勺内熬滚，去渣，再入铜绿、生矾、燕窝泥调匀搽。

小儿头上生游丹，欲砭者，必令卧在凳上，将脚跟一头用砖二块垫起凳脚，以坠毒气于头顶，然后用瓷锋砭之，使毒气皆从头顶而出。若乳母抱立，则毒气顺下，壅塞咽喉，必难生矣，慎之！慎之！！

赤游丹方

青黛二分　雄黄五厘　蜒蚰一条

用瓦松一枝，同打烂，绞汁敷。

又方　活蜒蚰、葱头、飞面，鸡蛋清调敷。

一方，加白蜜少许。

妇人经带

通经秘方郑虚庵万金方

用船上多年灰条，炭火煅红，淬入好烧酒内，取出，候干为末。每服三钱，好酒送下，空心服。第二服，红花酒下。第三服，大黄酒下。三次见效，如神。此专通经用者，审之。

经闭方

蓬头七个，陈福珍酒半斤，将蓬头置酒中，饭镬上蒸熟临卧服之，连服三日即愈。

痛经方

新胭脂，泡浓汁，去渣，拌荞麦面为丸服之，数次即愈。

治干血痨奇方　过三年者不治。

用白鸽一只，去肚肠净，入血竭，一年者一两，二年者二两，三年者三两，用针线缝住鸽腹，用无灰酒煮数沸，令病人服之，瘀血即行。如心中慌乱者，食白煮肉一块，即止。

治妇人女子带下虚脱证极效方

芡实粉二两　白茯苓二两　赤石脂一两，煅　牡蛎一两，醋煅　禹余粮一两，煅　牛角腮一两，炙黄

共为末，好醋一杯，拌和前药，晒干，再捣为末，打糊为丸，每服二钱。

治妇人久积虚寒，小便白浊，并滑数不禁，用鹿角屑，炒黄为末，每服二钱，温酒空心下。

治妇人脏躁之方证，好哭悲伤，颠狂骂人，如有鬼神（平时女人好哭，自己不知其故），服之最妙。

生甘草一两　小麦一升　红枣十枚

水六升，煮三升，分三次服即愈。

经闭方

土鳖虫一个，炙存性　上好血琥珀末五钱　麝香三钱

酒打和为丸，每服三分。

月内唾红仙方治妇人月水临期，咳痰吐红，神效！

木耳一两，炙炭，研末，每日空心用陈福珍酒调服一茶匙。

逆经方　久闭，血从口鼻中出者。

用好陈墨，水磨一杯服之，其血即止，次用当归尾、红花各二钱，水煎服；或服韭菜汁甚效。

血瘕方　经闭结，成血瘕，腹胁胀痛欲死者。

水红花　马鞭草各一斤，洗净，煎浓，去渣，熬成膏，配入　当归　生地川芎　白芍药酒炒。各二两　没药去油　红花　乌药木香各一两　延胡索　五灵脂各一两五钱。俱为末，和前膏

少加米糊为丸，桐子大。每日空心温酒送下五七十丸，以好为度。

白带年久不愈，赤白带下，诸药不能疗治者，贯众一个，全用，揉去毛及花萼，以米醋蘸湿，慢火炙焦为末，空心米饮下，每服二钱。累试累验，能不再发。

崩　漏

胶红散

陈阿胶一两，米粉拌炒成珠　全当归一两　藏红花八钱　冬瓜子五钱

上以天泉水煎服两次，然后去渣。此方治年迈妇人骤然血海大崩不止，亦名倒经，服一剂，其崩立止，极效。若身发热，再以六安茶叶三钱煎服一次，身热即退。后用六君子汤加当归、白芍药而愈。

有少妇，大崩不止，服大补剂不效，汤饮不下，昏晕几次，势在危笃，即以此方减去红花一半，投之立效。昔名医叶香岩先生云：初崩宜寒，久崩宜通，其即此义也。

血海败秘方

女贞子五钱　当归身三钱　北沙参三钱　新会橘皮二钱五分　建莲子肉五钱　紫丹参二钱五分　绵黄芪三钱

上方用童子雌鸡一只，以线缉毙，去毛杂，将药置鸡肚内，烧透，去药，食鸡及汤。忌盐。

地榆苦酒煎

妇人行经之后，淋沥不止，名曰经漏。经血忽然大下不止，名曰经崩。若其色紫黑成块，腹胁胀痛者，属热瘀。若日久不止，及去血过多，而无块痛者，多系损伤冲任二经所致。补之仍不止者，当防其滑脱，宜用地榆一两，醋一酒杯，加水煎，露一宿，次早温服，立止神效！

血淋，用发灰二两，藕汁调服。痛甚者，三日即愈。

治血崩方

大生地一两，炒　龙骨四钱，煅，研极细　生牡蛎四钱，煅，研极细　石榴

皮三钱，炒　乌梅肉三钱，炒　阿胶六钱，蒲黄炒　陈棕榈炭三钱　百草霜三钱
陈京墨三钱，炒

上研极细末，用淮山药五钱，研末，醋水打糊为丸，分作七日服。内加人参
三钱，尤效。或用人参汤送下。

血崩方

陈棕榈炭　百草霜各一两

共为末，每服一钱，陈酒送下，即止。

治血崩不止，用陈棕榈、棉花子二味，烧炭存性，黄酒送下，即止。

月水逆行，上出口鼻，韭菜汁、童便温服。

小便血，鲜地骨皮，洗净，捣自然汁，无汁，以水煎浓汁。每服一杯，加酒
少许，食前温服。能清心肾，开郁结，兼以分利。若专温补，反生湿热为害矣。

胎　前

惯常三月滑胎方

南瓜蒂，瓦上炙炭存性，研末，有孕两月起，每月吃一个，拌入炒米粉内同食。

又方

鸽蛋一个，开去一小孔，纳入人参五分，隔水炖熟或饭上蒸熟，每日吃一个。

又方

受孕后，用苎麻根三钱，糯米煮粥食，一月五七次。

胎漏下血不止，生地黄五六钱，淡酒煎浓服。

无故下血，用陈阿胶一两，炒为珠，酒煎化，匀两次服。如血热者，加生地二两，煎汁，和匀服。

胎动恶漏方

妊娠，忽然下黄汁如胶，或如豆汁，胎动腹痛，此气虚也，糯米五合，黄芪一两，煮粥食之，即止。

琉璃胎方

受孕之后，肚腹头面浮肿者，用赤茯苓二钱，防己、苏叶、桑皮各一钱，木香五分，水煎服之，间数日一服。

安胎散又名泰山磐石散。治气血两亏，或肥而气虚，或瘦而血热，或脾胃素虚，倦怠少食，屡有堕胎之患。此方药味和平，兼养脾胃。

人参　当归　续断　黄芪蜜炙　黄芩酒炒。各一钱　熟地八分　甘草炙　砂

仁研。各五分　白术二钱，土炒　川芎　白芍药酒炒。各八分

加糯米三钱，水煎，远食服。如觉血热者，倍加黄芩，少用砂仁。如胃弱者，多用砂仁，少用黄芩。有孕之后，三五日进一服，四月之后，方无虞。宜戒欲事、恼怒，忌酒、醋、辛热之物。

治孕妇痢疾秘传妙方

用鸡蛋一个，破一孔，如指大，以银簪脚搅匀，入铅丹三钱五分，用纸封口，在饭锅上蒸熟食之，即愈。

安胎方　胎气不安，或腹痛，或腰痛，或饮食不甘，俱宜服之，或五六个月常服数帖，最妙，足月亦可服。

人参五分，虚者加倍　白术一钱，土炒　陈皮五分　甘草三分　当归一钱　川芎八分　白芍药一钱，炒　砂仁七分，炒　紫苏一钱　香附六分，炒　黄芩一钱，炒

腹痛，加白芍药；腰痛，加盐水炒杜仲、川续断；内热口渴，去砂仁，加麦冬；见红，加酒炒地榆、生地。以上各一钱。

又方

当归身钱半　川芎七分　白芍药一钱，炒　熟地一钱　白术钱半　条黄芩钱半，炒　砂仁一钱，炒　陈皮一钱　紫苏梗五分　炙甘草四分

如或下血，加炒蒲黄、阿胶；腹痛，加香附、枳壳。如恶阻，加竹茹，去地黄。

治胎漏方

用炒熟蚕豆壳，磨末。每服三四钱，加砂糖少许，调服。

治死胎不下，皮硝二钱（壮者三钱），寒月加熟附子五分，酒半杯，煎二三沸，温服。

治胎衣不下，用牛膝三钱，冬葵子五钱，水煎服。

堕胎下血不止　妊娠，堕胎后，血暴下不止，面黄唇白者，名曰脱营。宜用

独参汤，峻补其气，以生其血，所谓无形能生有形也。

子死腹中论 凡一应伤胎，子死腹中者，须当急下，勿使气奔心胸。然必验其舌青面赤，肚腹胀大，腹冷如冰，久之口中有秽气出者，方可议下。

下胎缓剂，佛手散，方见临产门。下胎峻剂，平胃散。

苍术二钱，米泔水浸，炒　陈皮二钱　厚朴二钱，姜汁炒甘草六分

上加水酒各半，煎浓，入朴硝三钱，再煎三五沸，温服，即化水而下。

下死胎方

百草霜二钱　伏龙肝五钱

上药共为细末，酒、童便调服二钱，少顷再服，三服即下。

玉液金丹

人参二两，老山者佳　当归身一两二钱，酒炒　白术八钱四分，制　川芎二两四钱　茯苓六两四钱　阿胶二两六钱，酒化　甘草三两二钱　蕲艾六钱七分　生地一两二钱　黄芪一两二钱，蜜炙　白芍药一两六钱，酒炒　苁蓉一两二钱，漂淡　麦冬二两五钱，去心　香附二两六钱，四制　川贝二两二钱，去心　广橘皮一两六钱，盐水炒　川断六钱四分，酒炒　枳壳一两二钱　杜仲二两六钱，姜汁炒　楂肉八钱四分　血余八钱四分，煅，净　厚术一两五钱，姜汁制　山药四两三钱　苏叶二两五钱　建莲六两四钱，去心羌活八钱四分　木香八钱五分　沉香一两六钱　砂仁二两九钱西琥珀八钱四分　丹参四两二钱　黄芩一两二钱　菟丝子三两二钱　益母草六两四钱　大腹皮八钱四分　潼蒺藜二两二钱

此丹治胎前、临产、产后及室女月经不至、潮热等证，奇效屡著，活人不少。修合之法，先选择前料，日中晒燥，各磨细末，照方戥准，供于净室，虔礼斗忏三天，大悲忏三天，告圆之日，用炼蜜五斤，并酒化阿胶，和匀，于石臼中杵六千锤为丸。每丸二钱，再晒极干，用朱砂为衣，白蜡为壳，藏贮燥处。济世救人，灵效无比。然灵者药之力，其所以灵者，忏之功。惟愿人之有福慧者，或捐资，为劝募，照法修合，广施济众，俾妇人怀孕，难产无虞，赤子达生，燕胎克遂。上天好生，引丹之施，正曲体好生之德，阴功能不大乎。人若发愿为此善举，将见作善降祥，当不特身膺福极，亦且并子若孙，而共获余庆矣。此方之治病，略附数则于后。

一初孕疑似之间，腹胀呕吐，用蔻仁三分煎汤下。

一头晕，用防风八分煎汤下。

一头眩，用炒金银花一钱五分煎汤下。

一胎动不安，用艾绒五分，子芩一钱，煎汤下。

一子呛，用桑白皮五分煎汤下。

一子烦，用淡竹叶七片煎汤下。

一子悬，胎动不安，如物之悬于虚中，荡而难住，神昏身狂，用赤茯苓八分，葱白一个，煎汤下。

一子冒，危于子悬，血热，心火太盛，胎气上冲于心包，冒于心上，面红，牙关紧闭，气绝欲死，用麦冬一钱，羚羊角五分，煎汤下。

一子肿，用五加皮一钱，赤茯苓一钱，煎汤下。

一子淋，用车前子一钱煎汤下。

一漏胎，用原生地二钱煎汤下。

一尿血，用粳米煎汤下。

一小便不通用冬葵子八分煎汤下。

一潮热，用知母一钱五分煎汤下。

一咳嗽，用杏仁一钱二分，桑白皮五分，煎汤下。

一感冒、疟疾，用苏梗四分，荆芥五分，煎汤下。

一仆跌损胎，用白术五分，当归一钱，煎汤下。

一半产，用益母草二钱煎汤下。

一临产交骨不开，用龟板三钱煎汤下。

一横产、难产，数日不下，及胎死腹中，用川芎一钱，当归二钱，煎汤下。

一胞衣不下，用牛膝二钱，檀香一钱，煎汤下。

一恶露不行，用五灵脂五分，桃仁五分，生蒲黄五分，煎汤下。

一产后喘，或藕汁半杯，或姜汁三匙，当审证用之。

一虚脱，用人参五分煎汤下。

一胎前产后利，用米仁三钱煎汤下。

一产后肿胀，用茯苓皮一钱五分，当归一钱，煎汤下。

一褥劳，用官燕三钱煎汤下。

一倒经吐血,用藕汁下。

一崩漏,用淡白鲞三钱煎汤下。

一经期,或前或后不准,以致于不能受孕,每逢天癸到时服三丸,即能调经受孕,用开水送下。

一胎前产后,患证不一,不及遍载,俱用开水送下,无不立效。

一此丹虔诚修合,神效莫测,有回生起死之奇功,服者幸勿轻视。

何德扬难产方

云母石粉,温酒调服二钱,入口即下。

产难危急方

用寒水石四两,生用二两,煅赤二两,同研细末,入朱砂五分,研匀,如桃花色。每用三分,井花水调如薄糊,以纸花剪如杏叶大,摊上,贴脐心,候干再易,不过三上即产。横生、倒生、死胎皆验。

凡有倒产,儿足先下者,因儿在腹中不能旋转,故足先出来,谓之逆生,须臾不救,母子俱可以亡。若令产母仰卧,令收生之妇将足推入,一则恐产母惊吓,二则收生者虽精良妙手,反致伤人性命,不若以小绢针于儿脚心,刺三五次,用盐少许涂刺处,儿脚缩进,顺生。谚云,讨盐生者,亦即此法也。并以盐摩母腹上。

交骨不开方 产妇交骨不开,有因气血不足者,有因初次胎产者,二者均宜用开骨散,即佛手散。乃通其阴气也。

全当归一两 川芎五钱 败龟板手大一片,醋炙,研碎 生过子女妇人头发三钱,煅灰

如气血不足者,加人参服之,可使其骨立开。

便产神方 此即唐宫秘方,名之曰十二味剂方,义甚精妙,士谔。专治一切产证,怀孕,不拘月数,偶伤胎气,腰酸腹痛,甚至见红,势欲小产者,并一服即安,再服全起。又或临产交骨不开,儿死腹中,横生逆产,至六七日不产,命在须臾者,服此无不神效。但临月多预服三五剂,即无难产之患,真济世神方!药料炮制宜精,分两须准,不可增减,草率自误。

蕲艾七分，醋炒　白芍一钱二分，酒炒，冬用一钱　厚朴七分，姜汁炒　川贝母一钱，去心，净　川芎一钱五分　羌活五分　当归一钱五分，酒洗　甘草五分　枳壳六分，麸炒　生黄芪八分荆芥穗八分　菟丝子一钱，拣净，酒泡

上，加生姜三片，水一碗半，煎至八分，预服者，空心服，临产及胎动不安者，随时煎服。产后不可服。

难产三日不下方

车前子为君　冬葵子为臣　白芷　枳壳为佐

上药君四臣二佐一为法，已服，午生。《本草》以车前为催生要药也。

急救难产良方

三麻四豆脱衣裳，合研细末加麝香，共成一饼贴交骨，须臾母子两分张。

此方用蓖麻子三个，巴豆四个，均去皮，加麝香二分，同研成饼，贴产门上交骨，其胎产下。如月份未足，胎或转动，不可轻用。若足月临盆，周日不下者，用此立验。仪征张姓妇生产，三日不下，子死腹中，命在呼吸，照方配用，死胎产下，产母保全。

佛手散　治一切胎气不安，或因病后，或因跌磕伤胎，子死腹中，疼痛不已，口噤昏闷，或心腹饱满，或血上冲心者，服之生胎即安，死胎即下。又治横生倒产，及产后腹痛，头痛发热。逐败血，生新血，能除诸疾。

全当归五钱　川芎三钱

水七分，酒三分，同煎至七分，温服。

当归、川芎，为血分之主药，性温而味甘辛，温能和血，甘能补血，辛能散血也。古人必以当归君川芎，或一倍或再倍者，盖以川芎辛窜，捷于升散，过则伤气。故寇宗奭云，不可单服久服，亦此义也。然施之于气郁血凝，无不奏效，故用以佐当归而收血病之功，使瘀去新生，血各有所归也。血有所归，则血安其部，而诸血证愈矣。

若夫气虚难产，产后血脱，唇面黄白，少气烦乱，动则昏冒，若误与此，反致增剧，则必倍加人参，速固无形之气，必救有形之血也。胎伤下血腹痛，本方加阿胶、蕲艾、杜仲、续断、白术、条芩服。交骨难开，本方加龟板、发灰，下

输阴道，名开骨散，又名加味芎归汤。至如寒加姜、桂，热加黄芪，汗加桂枝，搐加荆芥，又当以意消息加减可也。

横生倒产，子死腹中，本方加黑马粒豆一合，炒焦，乘热淬入酒中，再加童便、水各半煎服，少刻再服。产后恶露停瘀，上攻迷晕，宜急服之。产后瘀血上冲，入肺而咳，本方加桃仁、红花、杏仁、川贝、延胡索，以破其瘀。徐玉《神验方》言：本方如佛手之神妙也。

回生丹

大黑豆三升，水浸，取壳，用绢袋盛壳，同豆煮熟；去豆不用，将壳晒干，其汁留用　红花三两，炒黄色，入好酒四碗，煎三五滚去渣，存汁听用　苏木三两，打碎，河水五碗，煎汁三碗，听用　米醋九斤，陈者佳　锦纹大黄一斤，为末。

上，将大黄末一斤，入净锅内，下米醋三斤，文火熬之，以长箸不住手搅之，成膏，再加醋三斤熬之，又加醋三斤，次第加毕，然后下黑豆汁三碗，再熬，次下苏木汁，次下红花汁，熬成大黄膏，取入瓷盆，覆之。大黄锅粑亦产下，入后药，同磨。

人参二两　地榆五钱，酒洗　当归一两，酒洗　三棱五钱，醋浸透，面裹煨　川芎一两，酒洗　白术三钱，米泔水浸，炒　苍术一两，米泔水浸，炒　青皮三钱，去穰，炒　桃仁一两，去皮尖油　木瓜三钱　香附一两，醋炒　乌药二两五钱，去皮　蒲黄一两，隔纸炒良姜四钱　茯苓一两　木香四钱　乳香二钱　没药二钱　延胡索一两，醋炒　五灵脂五钱，醋煮化，焙干，研　川牛膝五钱，酒洗白芍药五钱，酒洗　炙甘草五钱　马鞭草五钱　川羌活五钱秋葵子三钱　广橘红五钱　益母草二两　山萸肉五钱，酒浸，蒸，捣烂入药，晒　怀熟地一两，九次蒸晒酒浸，如法制就。

上众味并前黑豆壳共晒干，为末，入石臼内，下大黄膏，拌匀，再下炼熟蜜一斤，共捣千杵，取起，为丸，每丸重二钱七八分，静室阴干，须二十余日，不可晒，不可烘，待干后，止重二钱有零，熔蜡护之，所谓蜡丸也。用时去蜡壳，调服。其汤，又各有所宜，开列于后。

一治难产横生，用参汤服一二丸即下。如无参，用淡炒盐汤亦可。凡胎已成，不食母血，足月血成块，谓之儿枕。将产，儿枕先破，血裹其子，故难产。服此丹，逐去败血，须臾自生。横产逆产同治。亦有因气血虚损难产者，宜多用人参。凡儿手足先出，非催生药可入，必须稳婆先将手足推入，方可用药催之，切记！

一治子死腹中，因产母染热病所致，车前子一钱煎汤，调服二三丸，无不下者。若因血下太早，子死腹中，用人参、车前子，各一钱，煎汤服。如无参，用陈福珍酒，车前子煎汤和匀服。

一治胎衣不下，用炒盐少许，泡汤调服一丸或二三丸，即下。

一治产毕血晕，用薄荷汤调服一丸，即醒。以上四条，乃临产紧要关头，一时即有名医，措手不及。起死回生，此丹必须以预备。

一治产后三日血晕，起止不得，眼见黑花，以滚水调服此丹，即愈。

一治产后七日，气血未定，因食物与血结聚胸中，口干心闷烦渴，滚水化服此丹愈。

一治产后虚羸，血热入于心肺脾胃，寒热似疟，实非疟也，滚水下此丹，愈。

一治产后败血走注，五脏转满，四肢停留，化为浮肿，烦渴，四肢觉寒，乃血肿，非水肿也，服此丹愈。

一治产后败血热极，心中烦躁，言语癫狂，非风邪也，滚水调服此丹。

一治产后败血流塞心孔，失音，用甘菊花三分，桔梗二分煎汤，调服此丹。

一治产后误食酸寒坚硬之物，与血相搏，流入大肠，不得克化，泄痢脓血，用山楂煎汤，调服此丹。

一治产后饮食失节，兼以怒气，余血流入小肠，闭却水道，小便涩结，溺血似鸡肝，用木通四分煎汤，调服此丹。又或流入大肠，闭却肛门，大便涩难，有瘀血成块如鸡肝者，用广皮三分煎汤，调服此丹。

一治产后恶露未净，饮食寒热不得调和，以致崩漏，形如肝色，潮热烦闷，背膊拘急，用白术三分，广皮二分煎汤，调服此丹。

一治产后血停于脾胃，胀满呕吐，非翻胃也，用陈皮煎汤，调服此丹。

一治产后败血入五脏六腑，并走肌肤四肢，面黄口干，鼻中流血，遍身斑点，危证也，陈酒化服此丹可愈。

一治产后小便涩，大便闭，乍寒乍热，如醉如痴，滚水调服此丹愈。

一治生产时，百节开张，血停经络日久，虚胀酸痛，用苏梗三分煎汤，调服此丹。

以上十三条，皆产后败血为害也，故此丹最有奇功。至产后一切奇证，医师不识，服此丹，无不立安。

催生神柞饮　妇人临产服之，活血逐瘀，可保万全，不拘横生倒生，胎烂腹中，胀闷，及少妇交骨不开，用之屡效。

生柞枝二两，洗，锉　甘草五钱

上，将水两碗，煎一碗服。

又方

少妇初产，交骨不开，或因临盆太早，用力催逼，儿横腹内，诸药无效，此方百发百中，实救急之良方妙剂也。

川芎五钱　生柞枝一两，洗，锉　当归五钱　益母草一两人参三分，另煎，冲

上，将水两碗，煎至一碗，冲入参汤，温服。产妇须仰卧片时，待药力到时，交骨自开，儿身顺正，然后扶起产母临盆，脱然而生，全不费力矣。方用柞枝，取其滑泽，益母动血活血，芎、归养血调气，人参接养母力，更兼安心静卧，使药力通达，自必脱然而产矣。

产　后

产后肠出方

产妇肠出不收，用老鸦酸酱草一把，即龙葵也，水煎，先熏后洗，收乃止。

胞衣不下方

产妇胞衣不下者，或因初产用力困乏，令将自己头发梢搅入喉中，恶心即下。或因风冷相干，致血瘀凝，或因下血过多，血枯，产路干涩，或血入胞衣，胀满疼痛，皆能使胞衣不下，均当用夺命散，即没药、血竭二味为散也，免致上攻心胸，胀满喘急，为害不小。且宜谕令稳婆随胎取下，莫使产母闻之，恐其受惊，则愈难下也。

预防发晕，置好醋于床头，用烧红栗炭，盆内常以米醋洒上，令房中常有醋气，或时焚旧漆器，皆妙法也。

血晕，恶露不下，益母草浓煎，加入童便，饮两碗，恶露即下。倘一时难觅，即自便亦妙。

心痛方　即葛可久花蕊石散，此方慎用，士谔。

产后心痛，用花蕊石一大块，火煅红，入陈醋内，如此者七次，取出，研为细末，每服六分，福珍酒送下。甚至恶血冲心，昏晕不省，或胎死腹中，胞衣不出致死，但心胸温暖者，急以童便调灌一钱，取下恶血，即安。若膈上有血，化为黄水，即时吐出，或随小便出，甚效。若阴虚火炎，中无瘀积者，误用必殆。

生化汤　专治产后恶露不通，服之神效！

川芎五分　泽兰一钱五分　楂肉炭一两　炙甘草五分　黑荆芥一钱　黑姜片八分，遇暑天，减轻些　全当归二钱　生香附二钱，捣碎　延胡索一钱五分上红花一钱上十味，用水两碗，煎至一碗，将药滤出，仍入水两碗，再煎至一碗，将药滤出，将两碗药煎至一碗，温服，每日一剂，早晚服之。

回生保命黑龙丹 此丹治产后瘀血沁入心脾间，命在垂危，百药不救者，神验！

五灵脂二两，净 川芎二两 大生地二两 高姜二两 全当归二两

上五味，入沙罐内，纸筋盐泥封固，煅红，候冷，取出，研细，再入后药。

百草霜三钱 生硫磺二钱 真血琥珀七钱 乳香二钱花蕊石二钱。上五味，研细，同前药和匀。米醋煮面和丸，如弹子大。每临服，用炭火煅药通红，投生姜自然汁内浸碎，以无灰酒、童便和服，不过两服即愈，神效！

鸡茎散

产妇小便不通，用雄鸡茎五枚，焙干，为末，用好旨酒作二三次，空心服下即通。

产后中风方

黑豆一茶盅 连须葱五六枚

上，将黑豆焙之有烟时，再以葱、黄酒一盅，水一盅半，共煎至一盅服。虽产后中风危急者，即愈。

乌金丸 专治产后恶血上攻，败血不止，心腹刺痛。

明天麻一钱六分 陈金墨一钱 真没药三钱，须要道地 百草霜三钱 寒食面三钱

上，将金墨用水细细磨浓，和药成丸。一料分作四十九粒，每粒虔诵大悲咒七遍，则灵验如神。每服一二丸，温酒或开水送下。

做寒食面，乃寒食用酒和面为饼，中间包飞罗面，蒸熟，去包皮，将内白面收贮，听用。

活人举卿散 治新产血虚发痉。

荆芥穗，不拘多少，炒，研为末。每服三五钱，外以大黄豆卷，以热酒沃之，去豆卷，用汁调下，效如神。

血余散 治妇人转胞不尿，最能取效。

乱发，不拘多少，烧炭，入麝香少许，共研为末。每服米醋调滚汤，入发香末一钱，调下如神。

少乳方方二

牛乳一两，糖霜三钱，米粉三合，调匀，朝朝以白滚汤下之，其乳自多。

芝麻炒香，捣烂，入盐少许，食之即生乳。

产后血晕方

恶血上冲，不知人事者，须先以两手提起产妇头发，勿放倒，如放倒，恐血攻心则不救。急以韭菜一把，切碎，先放入有嘴壶瓶内，再用米醋煮滚，冲入瓶内，上扎瓶口，以壶嘴出醋气，熏病人口鼻间，或以少许涂产妇口鼻，安定后放手，以荆芥穗六分，炒黑，研细，热童便调，灌下即苏。即一时无药，单用热童便灌下，可救。如去血过多，时时发晕者，用当归五钱，川芎三钱，水煎服。

止乳方方二

产妇气血壮盛，乳房作胀，或无儿饮，因丽肿痛，憎寒发热者，老丝瓜连蒂连子，烧炭存性，为末，酒下，盖被出汗，即消。

或用麦芽三两，炒熟，水煎服立消。外用长布束紧，以手揉散自消。

乳涌方

劳役过度，乳出如泉，神昏痰塞者，以独参汤灌之，即苏，再以十全大补汤服之。

产后腹胀闭结，闷胀气结，坐卧不安，大麦芽，炒，为末，用一合，陈酒调下。一方，每服三钱。

产后面紫，乃恶血上冲，气壅，故目不合，山楂一两，炒焦，童便煎服。

产后面黑，乃恶血入肺，发喘欲死，苏木一两，水三盅，煎至一盅，调人参细末五钱服。

治产后恶露不尽发热，用童子母鸡一只，竹刀杀，干挦去毛，破肚，将陈酒洗净，用益母草花一二两，装入鸡肚内，加陈酒浸，隔汤炖烂，去益母花，只将鸡淡吃，连酒汁亦吃；留鸡骨，炙存性，研末，砂糖调，酒送下，一二只即愈。先吃鸡一只，将第二三只，金茶匙草代益母花，照前法，入鸡肚内，炖吃。

产后血晕，韭菜切，入有嘴瓶内，将米醋三碗煎滚，入瓶内，将瓶嘴塞产妇鼻孔即醒。

产后阴翻，泽兰叶煎浓汤，熏洗即收。

吹乳不通，雄猪前脚爪一个，鬼馒头二个，并煮食之，一日即通。虽无子女人食之，亦有乳。

妇人杂证

治乳岩方 此病因乳中生。一粒大如豆，渐渐大如鸡蛋，七八年后方破烂，一破则不可再治矣，急宜服此药。

生蟹壳数十枚，放砂锅内焙焦，为末。每服二钱，好酒调下。须日日服，不可间断。

青皮散 治乳痈初起。

青皮去穰　山甲炒　白芷　甘草　土贝母各八分

为细末，温酒调服。

乳痈乳痛敷方

活鲫鱼一个　鲜山药一段，如鱼长者

同捣烂，敷上，以纸盖之。

吹奶乳痈方

南星　半夏　皂角去皮弦子，炒黄　五倍子去虫窠，炒黄

各等分，研极细末，醋调，敷一宿，立效。

乳痈煎方

乳香一钱　没药五分　薏苡仁一钱　川芎五分　甘草五分

防风一钱　银花二钱　知母一钱　当归五分　栝蒌仁二钱陈皮一钱　木通一钱　香附一钱　贝母五分　橘叶二十片，鲜者更妙

水酒各半煎，食后服，四服必愈。

乳痈、乳岩及外吹，螃蟹蒸熟，取脚上指甲，砂锅内微火炙脆，研末，一两配鹿角（锉末）二钱。如遇此证，用陈酒，饮一杯，将药一钱或八分放在舌上，

以酒送下，再饮一杯。俱食后服。

治乳癖，用蛤蟆一个，去皮，令净，入半夏二钱，麝香半分，共打烂，为一大饼，敷患处，用帛缚之，约三时许解去，其效如神！

乳痈奶疖，活螃蟹十余只，取爪角尖约七八钱，阴阳瓦焙黄，为末。陈酒送下，出汗即愈。

治乳痈癣病疢敷药，用野花椒叶，晒干、为末，鸡蛋清调敷，立愈。

神效栝蒌散　治妇人乳疽奶痨。

黄栝蒌多子者，一个，去皮，焙，为细末，如急用，只研烂　川当归洗，去芦，焙，切细，半两　生甘草半两　滴乳香一钱，另研　通明没药二钱半，另研

上用无灰酒三升，用于银器中，慢火熬至一升清汁，分为三次食后服。如有奶痨，便服此药，杜绝病根。如毒气已成，能化脓为黄水，毒未成，即内消。疾甚者，再合服，以退为度。乳疽之方甚多，独此一方，神效无比，万不一失。

内消乳痨方

大贝母、白芷，等分为末，每服二钱，白酒下。如有郁证，加白蒺藜。若有孕，忌用白芷。

治男妇乳痨秘方　无不立愈。

鲜橘叶多些　夏枯草　香附童便制　青皮

先将夏枯草切碎用，青皮、香附晒干，后将橘叶放石臼内打烂，同前药拌匀，再晒极干后，方上磨为极细末，陈米饭为丸，白汤下，不拘时服。

治乳瘰痨，溃烂者，方可服，神效！

雄鼠粪三钱，两头尖者是也　土楝树子三钱，经霜者佳，川楝不用　露蜂房三钱

俱煅存性，为末，分为三服，酒下，间两日服一服，痛即止，脓尽，收敛，奇效！

治乳痈方　极凶者，不过四帖。

炒白芍药八分　甘草三分　苏梗七分　柴胡七分　炒黄芩八分　香附一钱，醋炒　当归八分，酒洗　川芎七分　金银花钱半　贝母钱半　连翘八分　栝蒌霜八分，去油，净

加橘红叶三十片，水二盅，煎八分，食远服。无孕，加青皮八分（醋炒）；有孕，加姜汁炒砂仁末五分，同煎。

一方，栝蒌用一个，去油。

海上乳毒奇方

当归 漏芦 穿山甲 独活 乳香 没药 桔梗青皮
水酒煎服，立消。

雄黄藜芦散 治妇人阴中突出如蛇，或鸡冠菌样者。

雄黄一两 冰片二分 轻粉一钱 鳖头煅黄色，一钱 葱管 藜芦二钱，研细如面

俱为末，和匀，再研，瓷罐收贮。先用芎归汤煎洗，随后搽药，早晚二次，其患渐收。

芎归汤

川芎 当归 白芷 甘草 胆草各等分
每用五钱，煎汤洗患处，搽药。

妇人乳肿方 名必胜散。不论内外吹。

取山谷大杨树上木耳菌，拭净，瓦上焙焦存性，为末，每服三钱，砂糖调，陈酒送下，即消。

妇人阴户内生疮，痒痛难堪，用鲜猪肝，切成条，于香油中微荡过，拌樟脑、川椒末，插入阴户内引蛆虫，候一时辰取出，再换，二三条即愈。

妇人阴户内生疮，作痒，活蚌一个，剖开，将有肉半个手拿，对阴户一夜，次日又用一个，全安。蚌蛤亦不用甚大，量阴户大小用之。

妇人阴疮，如虫咬痒痛者，生捣桃叶，绵裹纳之，一日三四易。

妇人交接伤阴，出血不止者，用五倍子，研极细末搽之。